The Pediatric Surgery Volume

Interpretation
of Clinical Pathway
and Therapeutic Drugs

2022年版

临床路径治疗药物释义

INTERPRETATION OF CLINICAL PATHWAY AND THERAPEUTIC DRUGS

小儿外科分册

《临床路径治疗药物释义》专家组 编

中国协和医科大学出版社
北 京

图书在版编目（CIP）数据

临床路径治疗药物释义·小儿外科分册/《临床路径治疗药物释义》专家组编.—北京：中国协和医科大学出版社，2022.6

ISBN 978-7-5679-1984-6

Ⅰ.①临…　Ⅱ.①临…　Ⅲ.①儿科学-外科学-用药法　Ⅳ.R452

中国版本图书馆CIP数据核字（2022）第077679号

临床路径治疗药物释义·小儿外科分册

编　　者：《临床路径治疗药物释义》专家组
责任编辑：许进力　王朝霞
丛书总策划：张晶晶　冯佳佳
本书策划：孙嘉惠　张晶晶

出版发行：中国协和医科大学出版社
（北京市东城区东单三条9号　邮编100730　电话010-65260431）
网　　址：www.pumcp.com
经　　销：新华书店总店北京发行所
印　　刷：北京天恒嘉业印刷有限公司

开　　本：787mm×1092mm　1/16
印　　张：53.75
字　　数：1430千字
版　　次：2022年6月第1版
印　　次：2022年6月第1次印刷
定　　价：316.00元

ISBN 978-7-5679-1984-6

小儿外科临床路径及相关释义编审专家名单

（按姓氏笔画排序）

王大勇　首都医科大学附属北京儿童医院
王桂香　首都医科大学附属北京儿童医院
王维林　中国医科大学盛京医院
叶　辉　首都儿科研究所
刘　晖　首都医科大学附属北京儿童医院
刘　璐　首都医科大学附属北京儿童医院
刘爱民　中国医学科学院北京协和医院
刘婷婷　首都医科大学附属北京儿童医院
孙　宁　首都医科大学附属北京儿童医院
孙　琳　首都医科大学附属北京儿童医院
孙保胜　首都医科大学附属北京儿童医院
李小松　首都医科大学附属北京儿童医院
李仲智　首都医科大学附属北京儿童医院
李丽静　天津市儿童医院
李晓峰　广西医科大学第二附属医院
李艳珍　首都医科大学附属北京儿童医院
李樱子　首都医科大学附属北京儿童医院
肖现民　复旦大学附属儿科医院
吴韫宏　广西医科大学第二附属医院
宋宏程　首都医科大学附属北京儿童医院
张　丹　首都医科大学附属北京儿童医院
张　迪　首都医科大学附属北京儿童医院
陈　伟　北京协和医院
陈诚豪　首都医科大学附属北京儿童医院
金先庆　重庆医科大学附属儿童医院
庞文博　首都医科大学附属北京儿童医院
屈彦超　首都医科大学附属北京儿童医院
秦安京　首都医科大学附属复兴医院
袁继炎　华中科技大学同济医学院附属同济医院
夏慧敏　广州市儿童医院
倪　鑫　首都医科大学附属北京儿童医院
高荣轩　首都医科大学附属北京儿童医院
郭　健　首都医科大学附属北京儿童医院

郭　萍　华北油田总医院
唐力行　首都医科大学附属北京儿童医院
彭春辉　首都医科大学附属北京儿童医院
韩　炜　首都医科大学附属北京儿童医院
曾　骐　首都医科大学附属北京儿童医院

《临床路径治疗药物释义》编审专家名单

编写指导专家

金有豫　首都医科大学
孙忠实　中国人民解放军总医院第六医学中心
李大魁　中国医学科学院北京协和医院
王汝龙　首都医科大学附属北京友谊医院
孙春华　北京医院
贡联兵　中国人民解放军第305医院
李玉珍　北京大学人民医院
王育琴　首都医科大学宣武医院
汤致强　中国医学科学院肿瘤医院
郭代红　中国人民解放军总医院
胡　欣　北京医院
史录文　北京大学医学部
翟所迪　北京大学第三医院
赵志刚　首都医科大学附属北京天坛医院
梅　丹　中国医学科学院北京协和医院
崔一民　北京大学第一医院

编　委（按姓氏笔画排序）

丁玉峰　华中科技大学同济医学院附属同济医院
卜书红　南方医科大学南方医院
马满玲　哈尔滨医科大学附属第一医院
王伟兰　中国人民解放军总医院
王咏梅　首都医科大学附属北京佑安医院
王晓玲　首都医科大学附属北京儿童医院
方建国　华中科技大学同济医学院附属同济医院
史亦丽　中国医学科学院北京协和医院
吕迁洲　复旦大学附属中山医院
朱　珠　中国医学科学院北京协和医院
朱　曼　中国人民解放军总医院
刘丽宏　中日友好医院
刘丽萍　中国人民解放军总医院第五医学中心
刘皋林　上海交通大学附属第一人民医院
孙路路　首都医科大学附属北京世纪坛医院

杜　光　华中科技大学同济医学院附属同济医院
杜广清　首都医科大学附属北京康复医院
李　静　煤炭总医院
李国辉　中国医学科学院肿瘤医院
李雪宁　复旦大学附属中山医院
杨会霞　清华大学第二附属医院
杨莉萍　北京医院
吴建龙　深圳市第二人民医院
沈　素　首都医科大学附属北京友谊医院
张　渊　上海交通大学附属第六人民医院
张相林　中日友好医院
张艳华　北京大学肿瘤医院
陆奇志　广西壮族自治区江滨医院
陆瑶华　上海交通大学附属第六人民医院
陈瑞玲　首都医科大学附属北京天坛医院
林　阳　首都医科大学附属北京安贞医院
周　颖　北京大学第一医院
屈　建　安徽省立医院
侯　宁　山东省立医院
侯连兵　南方医科大学南方医院
徐小薇　中国医学科学院北京协和医院
郭海飞　北京大学第六医院
陶　玲　中山大学附属第三医院
蔡　芸　中国人民解放军总医院

《临床路径治疗药物释义·小儿外科分册》参编专家名单

（按姓氏笔画排序）

丁玉峰　卜书红　马满玲　王大勇　王桂香　王伟兰　王汝龙　王咏梅
王育琴　王晓玲　王维林　方建国　叶　辉　史亦丽　史录文　吕迁洲
朱　珠　朱　曼　刘　晖　刘　璐　刘丽宏　刘丽萍　刘皋林　刘爱民
刘婷婷　汤致强　孙　宁　孙　琳　孙忠实　孙春华　孙保胜　孙路路
贡联兵　杜　光　杜广清　李　静　李大魁　李小松　李玉珍　李仲智
李丽静　李国辉　李晓峰　李艳珍　李雪宁　李樱子　杨会霞　杨莉萍
肖现民　吴建龙　吴韫宏　沈　素　宋宏程　张　丹　张　迪　张　渊
张相林　张艳华　陆瑶华　陈　伟　陈诚豪　陈瑞玲　林　阳　金有豫
金先庆　周　颖　庞文博　屈　建　屈彦超　赵志刚　胡　欣　侯　宁
侯连兵　秦安京　袁继炎　夏慧敏　倪　鑫　徐小薇　高荣轩　郭　健
郭　萍　郭代红　郭海飞　唐力行　梅　丹　崔一民　彭春辉　韩　炜
曾　骐　蔡　芸　翟所迪

序 言

小儿外科是新兴的临床学科，主要研究需手术治疗的小儿疾病。该科范围较广，一般分为新生儿外科、小儿普外、小儿胸心外科、小儿泌尿外科、小儿神经外科、小儿耳鼻咽喉-头颈外科、小儿骨科等专业科室。由于政府对小儿保健工作的重视，使得小儿外科事业得到长足的发展，医护队伍不断扩大，医疗技术不断提高，使很多小儿外科疾病的治疗水平已达到或接近国际的最好水平，有的甚至处于国际领先地位。但是不可否认的是，在我国现阶段，临床实践与规范化治疗之间还存在着差距。在医院管理中，规范医疗行为、提高医疗质量、保障患者安全和降低医疗费用是世界各国都在努力解决的问题。

研究与实践证明，临床路径管理是通过循证医学建立医师共识，以共识规范医疗行为，从而达到整合优化资源、节省成本、避免不必要检查与药物应用、建立较好医疗组合、减少文书作业、减少人为疏失、提高医疗服务质量等诸多方面的目标。因此，实施临床路径管理既是医疗质量管理的重要工作，也在医药卫生体制改革中扮演着重要角色。

迄今临床路径试点工作已进行一段时间，对绝大多数医院而言，这是一项全新的、有挑战性的工作，不可避免地会遇到若干问题，既有临床方面的问题，也有管理方面的问题，尤其对临床路径的理解需要统一思想，并在实践中探索解决问题的最佳方案。

为更好地贯彻国务院办公厅医药卫生体制改革的有关精神，帮助各级医疗机构开展临床路径管理，保证临床路径试点工作顺利进行，受国家卫计委医管局委托，中国医学科学院承担了组织编写《临床路径释义》的工作。中国协和医科大学出版社在组织专家编写《临床路径释义》过程中，根据《临床路径》及《临床路径释义》内容，又组织国内临床药学、药理专家共同编写了《临床路径治疗药物释义》，就临床路径及释义的“治疗方案选择”“选择用药方案”中所涉及药物相关信息做了补充说明。这本《临床路径治疗药物释义·小儿外科分册》就是该丛书中的重要一本。

当然，临床路径如同其他指南性文献一样，随着科学技术的进步将会动态变化，这在新药、新器械、新术式层出不穷的外科领域尤为明显。同时，在不同的医院、不同的临床科室，对临床路径的遵循状况也存在一定差别。我们希望这本书既能成为小儿外科医师的参考工具，也能在未来不断更新，与临床医师共同进步。

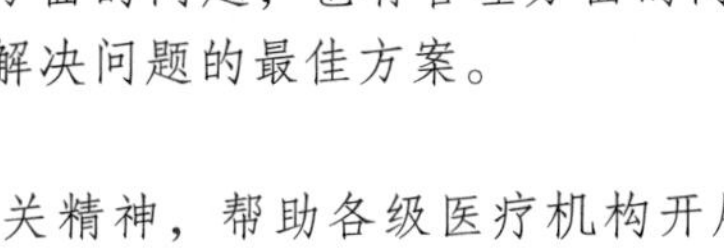

2022年2月

序言

[illegible]

前言

临床路径是由医院管理人员、医师、护师、药师、医技师等多学科专家共同参与，针对特定病种或病例组合的诊疗流程，整合检查、检验、诊断、治疗和护理等多种诊疗措施而制定的标准化、表格化的诊疗规范。开展临床路径工作是实现医疗保健优化、系统化、标准化和全程质量管理的重要途径。

为更好地贯彻国务院办公厅医药卫生体制改革的有关精神，帮助各级医疗机构开展临床路径管理，保证临床路径工作顺利开展，受国家卫生和计划生育委员会委托，中国医学科学院承担了组织编写《临床路径释义》的工作。在此基础上，中国协和医科大学出版社组织国内临床药学、药理学等领域的专家共同编写了《临床路径治疗药物释义》，就临床路径及相关释义中涉及药物的部分进行了补充释义和拓展阅读。

参加本书编写的专家大多数亲身经历了医院临床路径试点工作。他们根据临床路径各病种的具体特点，设计了便于临床医师在诊疗过程中查阅的药品表单，对药物信息进行了系统、简明阐述。全书涵盖了药品的政策和学术来源，并在临床路径及相关释义中，对“治疗方案选择”“选择用药方案”“术前、术中、术后”用药、“医师表单医嘱用药”等项下涉及相关药物的信息进行了归纳整理。

随着医药科技的不断进步，临床路径将根据循证医学的原则动态修正；与此同时，不同地域的不同医疗机构也应根据自身情况，合理制定适合本地区、本院实际情况的临床路径。因时间和条件限制，书中的不足之处在所难免，欢迎同行诸君批评指正。

编　者

2022 年 2 月

目 录

第一篇　小儿外科临床路径及相关释义

第一章　小儿颅骨凹陷性骨折临床路径释义……………………………………………… 3
第二章　先天性脑积水临床路径释义 ……………………………………………………… 16
第三章　小儿气管（支气管）异物临床路径释义 ………………………………………… 27
第四章　甲状舌管囊肿或鳃源性囊肿临床路径释义 ……………………………………… 39
第五章　梨状窝瘘临床路径释义 …………………………………………………………… 51
第六章　先天性食管狭窄临床路径释义 …………………………………………………… 65
第七章　先天性漏斗胸临床路径释义 ……………………………………………………… 81
第八章　小儿先天性肺动脉瓣狭窄临床路径释义 ………………………………………… 94
第九章　小儿先天性动脉导管未闭临床路径释义 ……………………………………… 109
第十章　法洛四联症临床路径释义 ……………………………………………………… 124
第十一章　主动脉缩窄临床路径释义 …………………………………………………… 139
第十二章　小儿室间隔缺损临床路径释义……………………………………………… 154
第十三章　小儿房间隔缺损临床路径释义……………………………………………… 168
第十四章　三尖瓣下移临床路径释义 …………………………………………………… 182
第十五章　右心室双出口临床路径释义………………………………………………… 196
第十六章　先天性胆管扩张症临床路径释义…………………………………………… 211
第十七章　肠梗阻临床路径释义 ………………………………………………………… 227
第十八章　小肠重复畸形临床路径释义………………………………………………… 247
第十九章　急性肠套叠临床路径释义 …………………………………………………… 263
第二十章　先天性巨结肠临床路径释义………………………………………………… 278
第二十一章　急性化脓性阑尾炎临床路径释义 ……………………………………… 297
第二十二章　梅克尔憩室临床路径释义……………………………………………… 313
第二十三章　小儿腹股沟斜疝临床路径释义………………………………………… 331
第二十四章　卵巢扭转临床路径释义 ………………………………………………… 340
第二十五章　婴儿型先天性膈疝或膈膨升临床路径释义 …………………………… 349
第二十六章　先天性脐膨出临床路径释义…………………………………………… 361
第二十七章　食管闭锁临床路径释义 ………………………………………………… 372
第二十八章　胆道闭锁临床路径释义 ………………………………………………… 388
第二十九章　先天性幽门肥厚性狭窄临床路径释义 ………………………………… 405
第三十章　肠闭锁临床路径释义 ………………………………………………………… 418
第三十一章　先天性肠旋转不良临床路径释义 ……………………………………… 431
第三十二章　十二指肠闭锁和狭窄临床路径释义 …………………………………… 450

第三十三章　先天性肛门直肠畸形（中低位）临床路径释义 …… 466
第三十四章　肾盂输尿管连接部梗阻性肾积水临床路径释义 …… 485
第三十五章　神经源性膀胱临床路径释义 …… 499
第三十六章　尿道下裂临床路径释义 …… 540
第三十七章　后尿道瓣膜临床路径释义 …… 554
第三十八章　单侧隐睾（腹股沟型）临床路径释义 …… 576
第三十九章　小儿鞘膜积液临床路径释义 …… 588
第四十章　小儿隐匿性阴茎临床路径释义 …… 598
第四十一章　先天性肌性斜颈临床路径释义 …… 611
第四十二章　发育性髋脱位（2岁以上）临床路径释义 …… 625
第四十三章　儿童股骨头缺血性坏死临床路径释义 …… 642
第四十四章　先天性马蹄内翻足临床路径释义 …… 655
第四十五章　腹膜后神经母细胞瘤（Ⅰ~Ⅱ期）临床路径释义 …… 670
第四十六章　肾母细胞瘤（Ⅰ~Ⅱ期）临床路径释义 …… 692
第四十七章　手术后恶性肿瘤化学治疗（Ⅰ期肾母细胞瘤术后化疗）
临床路径释义 …… 710

第二篇　小儿外科临床路径释义药物信息表

第一章　镇静镇痛药物 …… 723
第二章　止吐药 …… 734
第三章　调节水电解质紊乱和酸碱平衡药 …… 736
第四章　止血药物 …… 740
第五章　通便药 …… 744
第六章　膀胱舒张药 …… 748
第七章　静脉营养药 …… 752
第八章　其他治疗药物 …… 755
第九章　抗感染药物 …… 756
药品名称索引（汉英对照） …… 835
名词缩略语 …… 840
参考文献 …… 841
致读者 …… 843

第一篇

小儿外科临床路径及相关释义

Interpretation of Clinical Pathway

第一章

小儿颅骨凹陷性骨折临床路径释义

【医疗质量控制指标】（专家建议）

指标一、诊断需结合病史、临床表现和影像学检查。

指标二、明确进入临床路径的标准。

指标三、明确不能进入临床路径的情况。

一、小儿颅骨凹陷性骨折编码

疾病名称及编码：颅骨凹陷性骨折（ICD-10：S02.902）

手术操作名称及编码：颅骨骨折碎片提升术（ICD-9-CM-3：02.02）

颅骨瓣形成（ICD-9-CM-3：02.03）

颅骨骨移植术（ICD-9-CM-3：02.04）

颅骨（金属）板置入术（ICD-9-CM-3：02.05）

颅骨成形术（ICD-9-CM-3：02.06）

二、临床路径检索方法

S02.902/伴（02.02-02.06）　　出院科别：儿科

三、国家医疗保障疾病诊断相关分组（CHS-DRG）

MDCB　神经系统疾病及功能障碍

BY1　颅脑开放性损伤

MDCZ　多发严重创伤

四、小儿颅骨凹陷性骨折临床路径标准住院流程

（一）适用对象

第一诊断为颅骨凹陷性骨折（ICD-10：S02.902）。

行颅骨凹陷性骨折整复术（ICD-9-CM-3：02.02-02.06）。

释义

■ 适用对象编码参见第一部分。

■ 本路径适用对象为临床诊断为颅骨凹陷性骨折的患儿，如合并严重的颅内出血，包括脑实质出血、硬膜下出血、硬膜外出血、脑挫裂伤等并发症，导致颅骨凹陷性骨折不能作为第一诊断时，不能归为本路径。

（二）诊断依据

根据《临床诊疗指南·神经外科学分册》（中华医学会编著，人民卫生出版社）、《临床技术操作规范·神经外科分册》（中华医学会编著，人民军医出版社）、《王忠诚神经外科学》（王忠诚主编，湖北科学技术出版社）、《神经外科学》（赵继宗主编，人民卫生出版社）。

1. 临床表现：
（1）病史：多有头部外伤病史。
（2）头皮血肿：在受力点有头皮血肿或挫伤。
（3）局部下陷：急性期可检查出局部骨质下陷。
（4）局灶性症状：当骨折片下陷较深时，可刺破硬脑膜，损伤及压迫脑组织导致偏瘫、失语和/或局灶性癫痫等相应症状。
2. 辅助检查：
（1）头颅X线平片：包括正位、侧位和骨折部位切线位平片，后者可显示骨折片陷入颅内深度。
（2）头颅CT扫描（含骨窗像或3D成像）：凹陷骨折征象，平扫可除外有无继发颅内异常。
（3）血常规。

释义

■ 本路径的制订主要参考国内权威参考书籍和诊疗指南。

■ 病史和临床表现是诊断颅骨凹陷性骨折的初步依据，部分患儿因头颅局部受到外伤导致局部头皮血肿或软组织肿胀，而无法触及局部颅骨下陷头颅CT扫描（含骨窗像或3D成像）见颅骨骨折凹陷可明确诊断。头颅CT检查（脑窗）对除外继发颅内损伤有重要价值。

（三）选择治疗方案的依据

根据《临床诊疗指南·神经外科学分册》（中华医学会编著，人民卫生出版社）、《临床技术操作规范·神经外科分册》（中华医学会编著，人民军医出版社）、《王忠诚神经外科学》（王忠诚主编，湖北科学技术出版社）、《神经外科学》（赵继宗主编，人民卫生出版社）。
1. 颅骨凹陷性骨折诊断明确，骨折凹陷深度>1.5cm需行凹陷骨折整复术：较固定的凹陷骨折，采用凹陷四周钻孔、铣（或锯）下骨瓣，将其整复成形再复位固定，需向家属交代病情及围术期可能出现的并发症。
2. 颅骨凹陷性骨折诊断明确，骨折凹陷深度>0.5cm，同时存在局灶症状或引起颅内压增高者，需行凹陷骨折整复术：较固定的凹陷骨折，采用凹陷四周钻孔、铣（或锯）下骨瓣，将其整复成形再复位固定，需向家属交代病情及围术期可能出现的并发症。
3. 大静脉或静脉窦处的凹陷性骨折，如无明显临床症状，即使下陷较深仍可观察，待充分准备后择期手术；重要功能区的凹陷骨折，当骨折片压迫导致神经功能障碍，如偏瘫、癫痫等，应行骨片复位或清除术。
4. 合并脑损伤或凹陷面积大，导致颅内压增高、CT显示中线结构移位、出现脑疝征象者，行开颅去骨瓣减压术。
5. 开放性粉碎性凹陷性骨折者，行手术清创及骨片清除术。
6. 手术风险较大者，需向患儿或家属交代病情；如不同意手术，应当充分告知风险，履行签字手续，并予严密观察。
7. 对于严密观察、保守治疗的患儿，如出现颅内压增高征象应行急诊手术。

释义

■ 本病确诊后应根据临床出现的不同表现进行对症处理：对于凹陷深度未达到1.0cm，且无局灶症状（颅内出血、头痛、呕吐）者，可暂不行手术治疗，需严密观察。对于凹陷深度>1.0cm，同时伴有局灶症状、颅内出血脑或水肿严重导致脑疝的患儿，需要急诊手术治疗。手术前需要完善术前检查，如凝血功能、血型、血常规，对预计存在术中出血较多的患儿术前需备血准备。

■ 颅骨凹陷性骨折患儿行凹陷性骨折整复手术，并非均采用凹陷四周钻孔、铣（或锯）下骨瓣，将其整复成形再复位固定的方法。可根据每位患儿骨折凹陷的不同情况，采取不同的手术方式。但最终手术都需要达到解除颅骨凹陷导致的局部脑组织受压及颅骨重建，尽量避免术中颅内出血。

■ 颅骨凹陷性骨折患儿行凹陷性骨折整复手术，除了对局部颅骨进行整复的同时，还要探查是否因凹陷颅骨导致其下方硬膜受损破裂，若存在此种情况，需同时对破裂硬膜进行修补（特别是年龄<1 岁的患儿，若未及时修补破裂硬膜会导致生长性骨折的可能）。

（四）标准住院日 7 天

释义

■ 颅骨凹陷性骨折的患儿入院后，术前准备 1~2 天，第 2~3 天行凹陷性骨折整复手术治疗，其后观察患儿生命体征，复查头颅 CT 扫描（含骨窗像或 3D 成像）了解术后颅内及颅骨整复情况，总住院时间不超过 7 天符合本路径要求。

（五）进入路径标准

1. 第一诊断符合 ICD-10：S02.902 颅骨凹陷性骨折疾病诊断编码。
2. 当患儿同时具有其他疾病诊断，但在住院期间不需特殊处理、不影响第一诊断的临床路径流程实施时，可以进入路径。
3. 当患儿同时伴有其他疾病诊断，需要优先于凹陷性骨折处理者，不进入此路径。

释义

■ 进入本路径的患儿为第一诊断为颅骨凹陷性骨折，需除外颅内出血（脑实质、脑室内、硬膜下、硬膜外）脑疝需急诊行颅内血肿清除术的患儿。

■ 入院后常规检查发现有基础疾病其他复合性损伤，如皮肤损伤、腹部脏器损伤、胸肺部损伤等，经系统评估后对颅骨凹陷性骨折诊断治疗无特殊影响且无需相应专科手术治疗，可进入本路径。但可能增加医疗费用，延长住院时间。

（六）术前准备 1~2 天

1. 必需的检查项目：

（1）血常规、尿常规，血型。

（2）凝血功能、肝功能、肾功能、血电解质、血糖、感染性疾病筛查（乙型肝炎、丙型肝炎、艾滋病、梅毒等）。

（3）心电图、胸部X线平片（根据情况选择）。
（4）头颅CT扫描（含骨窗像3D重建）。
2. 根据患儿病情，建议选择的检查项目：
（1）颈部CT扫描、X线平片。
（2）腹部超声。
（3）头颅MRI。

释义

■ 血常规、尿常规、血型是外科最基本的三大常规检查，进入路径的患儿均需完成，对了解患儿血红蛋白，对手术备血有重要意义；凝血功能、肝功能、肾功能、电解质、血糖、感染性疾病筛查对术前了解患儿情况，评估手术风险有重要价值。心电图、X线胸片可评估有无基础疾病，是否影响手术麻醉评估麻醉风险有重要价值。头颅CT扫描（含骨窗像3D重建），对本病的诊断及除外有无继发颅内异常有重要价值，同时可帮助制订个体化手术方案。

■ 颅骨凹陷性骨折，往往存在复合伤。可根据临床表现及致伤机制选择进行颈部CT扫描和X线平片、腹部超声、头颅MRI等检查，以全面评估患儿受伤情况。

（七）预防性抗菌药物选择与使用时机

按照《抗菌药物临床应用指导原则（2015年版）》（国卫办医发〔2015〕43号）选择用药。根据伤口有无污染和感染决定抗菌药物使用时间。

释义

■ 颅骨凹陷性骨折患儿，如仅存在头皮擦伤或裂伤，可选用第二代头孢菌素类抗菌药物。如存在硬膜破损伴脑脊液漏或脑组织外溢的患儿，可选用第三代头孢菌素类抗菌药物（可透过血脑屏障者），同时对局部感染伤口进行细菌学取样培养，根据药敏试验结果对抗菌药物进行调整。

（八）手术日为入院第1~3天

1. 麻醉方式：全身麻醉。
2. 手术方式：颅骨凹陷性骨折整复术。
3. 手术内置物：颅骨修复材料、硬脑膜修复材料、颅骨固定材料等。
4. 输血：根据手术失血情况决定。

释义

■ 颅骨凹陷性骨折整复术，术前根据头颅CT结果，对手术方案进行讨论，对术中出血进行评估，做好术前备血准备。

（九）术后住院恢复4天

1. 必须复查的检查项目：头颅CT、血常规。

2. 根据患儿病情，建议可选择的检查项目：头颈部 MRI、胸腹部 X 线平片、腹部超声、肝功能、肾功能、血电解质。
3. 术后用药：止血药、神经营养药，有严重脑挫裂伤者根据情况可使用抗癫痫药。

释义

■ 术后复查头颅 CT（含骨窗像或 3D 成像），对了解颅内情况及颅骨复位情况有重要价值，术后必须复查。根据术前是否存在其他复合性损伤，选做头颈部 MRI、胸腹部 X 线平片、腹部超声、肝功能、肾功能、血电解质。

（十）出院标准

1. 患儿病情稳定，体温正常，手术切口愈合良好，生命体征平稳。
2. 没有需要住院处理的并发症和/或合并症。

（十一）变异及原因分析

1. 术后继发其他部位硬脑膜外血肿、硬脑膜下血肿、脑内血肿、脑挫裂伤和颅内高压等，严重者需要再次开颅手术，导致住院时间延长、费用增加。
2. 术后切口、颅骨或颅内感染，内置物排异反应，出现严重神经系统并发症，导致住院时间延长与费用增加。
3. 伴发其他疾病需进一步诊治，导致住院时间延长。

五、小儿颅骨凹陷性骨折护理规范

1. 密切观察病情：监测意识、瞳孔、生命体征、肢体活动及脑脊液漏等，及时发现病情变化。
2. 体位：告知患者卧床休息，搬动患者或为患者翻身时，应有人扶持头部，防止头颈部扭曲或震动。
3. 防止颅内感染：①严禁从鼻腔吸痰或安插胃管，禁止滴耳药、鼻滴药、冲洗和填塞耳鼻；②遵医嘱预防性应用抗菌药物，注意观察药物疗效及副作用。
4. 注意有无颅内低压综合征 如果脑脊液丢失量多可引起剧烈头痛、眩晕、呕吐、厌食、反应迟钝、血压偏低等表现，这些表现提示颅内低压综合征。
5. 心理安抚与健康教育：指导正确患者面对颅骨骨折，遵医嘱合理休息。指导患儿及家长不可堵塞耳道、鼻腔，不用力屏气，排便、咳嗽等，防止发生气颅和感染。

六、小儿颅骨凹陷性骨折营养治疗规范

1. 损伤后早期禁食，遵医嘱静脉补充营养。无呕吐及颅内压增高表现可予流质饮食，并逐渐过渡到普通饮食。
2. 进食少者及高热者，适量补液。

七、小儿颅骨凹陷性骨折患者健康宣教

1. 保持手术伤口敷料干洁，避免感染。
2. 注意头部保护，避免手术区域颅骨受压、再次受伤，导致颅骨碎片不稳定。
3. 避免剧烈运动。
4. 定期复查，不适随诊。

八、推荐表单

（一）医师表单

颅骨凹陷性骨折临床路径医师表单

适用对象：第一诊断为颅骨凹陷性骨折（ICD-10：S02.902）

患儿姓名：	性别：　年龄：　门诊号：	住院号：
住院日期：　年　月　日	出院日期：　年　月　日	标准住院日：5~7天

时间	住院第1~3天 （术前）	住院第1~3天 （手术日）
主要诊疗工作	□ 完成询问病史和体格检查，按要求完成病历书写 □ 评估有无急性并发症（如复合性损伤） □ 评估是否需要急诊手术，如需要急诊手术则按急诊手术方案手术治疗。如果需要择期手术，则需要在住院3日内完成手术 □ 安排完善常规检查 □ 上级医师查房 □ 完成三级查房记录 □ 向患儿及家属交代病情，签署手术同意书 □ 止血、营养神经治疗	□ 安排手术 □ 术后观察神经功能恢复情况 □ 完成手术记录及术后记录 □ 向患儿及其家属交代手术情况及术后注意事项
重点医嘱	**长期医嘱：** □ 外科护理常规 □ 根据伤情定护理级别：一级护理或二级护理 □ 根据手术安排决定：是否禁食、禁水 □ 对症治疗 **临时医嘱：** □ 血常规、尿常规、大便常规+隐血 □ 肝功能、肾功能、电解质、凝血功能、血型、Rh因子、感染性疾病筛查 □ 心电图、X线胸片 □ 其他检查（酌情）：头颅CT（含骨窗像3D重建）、头颅MRI；根据是否存在复合伤加做相应检查 □ 如有复合性损伤，可请相应科室会诊	**长期医嘱：** □ 小儿脑外科护理常规 □ 一级护理 □ 饮食：术前6~8小时需要禁食、禁水 □ 止血药 □ 神经营养药 **临时医嘱：** □ 根据病情需要下达相应医嘱 □ 手术医嘱 □ 备皮 □（酌情）术前备血 □ 术前抗菌药物（根据伤口感染级别选用）
病情变异记录	□ 无　□ 有，原因： 1. 2.	□ 无　□ 有，原因： 1. 2.
医师签名		

时间	术后第 1 天	术后第 2~4 天 （出院日）
主要诊疗工作	□ 观察患儿术后生命体征，注意患者精神反应 □ 上级医师查房及诊疗评估 □ 完成查房记录 □ 查看有无术后并发症 □ 观察切口敷料情况	□ 上级医师查房，确定能否出院 □ 通知出院处 □ 通知患儿及家属准备出院 □ 向患儿及家属交代出院后注意事项，预约复诊时间，定期复查头颅 CT □ 如果患儿不能出院，在病程记录中说明原因和继续治疗的方案 □ 告知门诊换药或拆线时间
重点医嘱	**长期医嘱：** □ 小儿神经外科护理常规 □ 一级护理 □ 饮食 □ 止血药 □ 神经营养药 **临时医嘱：** □ 根据病情需要下达相应医嘱 □ 血常规 □ 头颅 CT（含骨窗像 3D 重建）	**临时医嘱：** □ 术后 3 天伤口换药 □ 出院带药 □ 门诊随诊
病情变异记录	□ 无　□ 有，原因： 1. 2.	□ 无　□ 有，原因： 1. 2.
医师签名		

（二）护士表单

颅骨凹陷性骨折临床路径护士表单

适用对象：第一诊断为颅骨凹陷性骨折（ICD-10：S02.902）

患儿姓名：	性别： 年龄： 门诊号：	住院号：
住院日期： 年 月 日	出院日期： 年 月 日	标准住院日：5~7天

时间	住院第1~3天（术前）	住院第1~3天（手术日）	住院第4~7天
健康宣教	□ 入院宣教 □ 介绍主管医师、护士 □ 介绍环境、设施 □ 介绍住院注意事项 □ 介绍探视和陪伴制度 □ 介绍贵重物品制度	□ 药物宣教 □ 手术前宣教 □ 宣教手术前准备 □ 告知术前禁食、禁水 □ 告知患儿及其家属配合医师 □ 主管护士与患儿沟通，消除患儿紧张情绪 □ 告知检查后可能出现的情况及应对方式	□ 术后宣教 □ 告知饮食、体位要求 □ 给予患儿及家属心理支持 □ 再次明确探视陪伴须知
护理处置	□ 核对患儿，佩戴腕带 □ 建立入院护理病历 □ 协助患儿留取各种标本 □ 测量体重	□ 术前备皮 □ 术前针 □ 术前核对患儿 □ 禁食、禁水	□ 接患儿 □ 核对患儿及资料
基础护理	□ 三级护理 □ 晨晚间护理 □ 排泄管理 □ 患儿安全管理	□ 术后护理 □ 晨晚间护理 □ 排泄管理 □ 患儿安全管理	□ 一级护理 □ 晨晚间护理 □ 患儿安全管理
专科护理	□ 护理查体 □ 病情观察 □ 精神反应及生命体征的观察 □ 需要时，填写跌倒及压疮防范表 □ 需要时，请家属陪伴 □ 确定饮食种类 □ 心理护理	□ 病情观察 □ 遵医嘱完成相关检查 □ 心理护理	□ 遵医嘱予补液 □ 病情观察 □ 生命体征和伤口情况 □ 心理护理
重点医嘱	□ 详见医嘱执行单	□ 详见医嘱执行单	□ 详见医嘱执行单
病情变异记录	□ 无 □ 有，原因： 1. 2.	□ 无 □ 有，原因： 1. 2.	□ 无 □ 有，原因： 1. 2.
护士签名			

（三）患儿家属表单

颅骨凹陷性骨折临床路径患儿家属表单

适用对象：第一诊断为颅骨凹陷性骨折（ICD-10：S02.902）

患儿姓名：	**性别：　年龄：　门诊号：**	**住院号：**
住院日期：　年　月　日	**出院日期：**　年　月　日	**标准住院日：5~7天**

时间	入院	术前	手术日
医患配合	□ 配合询问病史、收集资料，务必详细告知既往史、用药史、过敏史 □ 配合进行体格检查 □ 有任何不适告知医师	□ 配合完善术前相关检查，如：采血、留尿、心电图、X线胸片、头颅CT □ 医师与患儿及家属介绍病情及手术谈话、术前签字	□ 配合完善相关检查，如：采血、留尿、手术 □ 配合医师摆好检查体位
护患配合	□ 配合测量体温、脉搏、呼吸3次，血压、体重1次 □ 配合完成入院护理评估（简单询问病史、过敏史、用药史） □ 接受入院宣教（环境介绍、病室规定、订餐制度、贵重物品保管等） □ 配合执行探视和陪伴制度 □ 有任何不适告知护士	□ 配合测量体温、脉搏、呼吸3次，询问大便1次 □ 接受术前宣教 □ 接受饮食宣教 □ 接受药物宣教	□ 配合测量体温、脉搏、呼吸3次，询问大便1次 □ 术前，协助完成核对，带齐影像资料及用药 □ 返回病房后，配合接受生命体征的测量 □ 配合检查意识（全身麻醉者） □ 配合缓解疼痛 □ 接受术后宣教 □ 接受饮食宣教：手术当日禁食 □ 接受药物宣教 □ 有任何不适告知护士
饮食	□ 遵医嘱饮食	□ 遵医嘱饮食	□ 手术前禁食、禁水 □ 术后饮食遵医嘱
排泄	□ 正常排尿便	□ 正常排尿便	□ 正常排尿便
活动	□ 正常活动	□ 正常活动	□ 正常活动

时间	术后	出院
医患配合	□ 配合检查 □ 配合完善术后检查，如：采血，留尿、便，头颅 CT 等	□ 接受出院前指导 □ 知道复查程序 □ 获取出院诊断书
护患配合	□ 配合定时测量生命体征、每日询问大便 □ 配合检查神经系统及伤口 □ 配合伤口换药 □ 接受输液、服药等治疗 □ 接受进食、进水、排便等生活护理 □ 配合活动，预防皮肤压力伤 □ 注意活动安全，避免坠床或跌倒 □ 配合执行探视及陪伴	□ 接受出院宣教 □ 办理出院手续 □ 获取出院带药 □ 知道服药方法、作用、注意事项 □ 知道复印病历程序
饮食	□ 遵医嘱饮食	□ 遵医嘱饮食
排泄	□ 正常排尿便	□ 正常排尿便
活动	□ 正常适度活动，避免疲劳	□ 正常适度活动，避免疲劳

附：原表单（2016 年版）

颅骨凹陷性骨折临床路径表单

适用对象：第一诊断为颅骨凹陷性骨折（ICD-10：S02.902）
行颅骨凹陷性骨折整复术（ICD-9-CM-3：02.02-02.06）

患儿姓名：	性别：　　年龄：　　门诊号：	住院号：
住院日期：　　年　　月　　日	出院日期：　　年　　月　　日	标准住院日：7 天

时间	住院第 1 天	住院第 2 天
主要诊疗工作	□ 病史采集，体格检查 □ 病情告知 □ 如患儿病情重，应当及时通知上级医师 □ 完成病历书写 □ 止血、营养神经治疗	□ 上级医师查看患儿，制订治疗方案，完善术前准备 □ 相关检查 □ 向患儿和/或家属交代病情，签署手术知情同意书 □ 止血、营养神经治疗
重点医嘱	**长期医嘱：** □ 小儿神经外科护理常规 □ 一级护理 □ 饮食 □ 止血药、神经营养药 **临时医嘱：** □ 血常规、C 反应蛋白、尿常规（必要时）、大便常规（必要时） □ 肝功能、肾功能、卡式血型、凝血功能、感染性疾病筛查 □ 心电图、X 线胸片（必要时） □ 头颅 CT 检查	**长期医嘱：** □ 小儿脑外科护理常规 □ 一级护理 □ 饮食 □ 止血药、神经营养药 **临时医嘱：** □ 拟明日全身麻醉下行凹陷性骨折整复术 □ 禁食 □ 备皮 □ 术前针
主要护理工作	□ 入院护理评估及宣教 □ 观察患儿一般状况及神经系统状况 □ 遵医嘱给药 □ 完成护理记录	□ 遵医嘱给药 □ 生活护理 □ 术前指导
病情变异记录	□ 无　□ 有，原因： 1. 2.	□ 无　□ 有，原因： 1. 2.
护士签名		
医师签名		

时间	住院第 3 天 （手术日）	住院第 4 天 （术后 1 日）	住院第 5 天 （术后 2 日）
主要诊疗工作	□ 安排手术 □ 术后观察神经功能恢复情况 □ 完成手术记录及术后记录 □ 向患儿及其家属交代手术情况及术后注意事项	□ 临床观察神经功能恢复情况 □ 观察切口敷料情况 □ 上级医师查房 □ 完成病程记录	□ 临床观察神经功能恢复情况 □ 伤口换药，观察伤口敷料情况 □ 停用止血药 □ 上级医师查房 □ 完成病程记录
重点医嘱	**长期医嘱：** □ 小儿脑外科护理常规 □ 一级护理 □ 饮食 □ 止血药 □ 神经营养药 **临时医嘱：** □ 根据病情需要下达相应医嘱	**长期医嘱：** □ 小儿神经外科护理常规 □ 一级护理 □ 饮食 □ 止血药 □ 神经营养药 **临时医嘱：** □ 根据病情需要下达相应医嘱 □ 血常规 □ 血生化 □ 头颅 CT	**长期医嘱：** □ 小儿神经外科护理常规 □ 一级护理 □ 饮食 □ 神经营养药 **临时医嘱：** □ 根据病情需要下达相应医嘱 □ 换药
主要护理工作	□ 观察患儿一般状况及神经系统功能恢复情况 □ 观察记录患儿神志、瞳孔、生命体征以及手术切口有无渗血渗液 □ 预防并发症护理 □ 完成用药及术后宣教 □ 完成护理记录	□ 观察患儿一般状况及神经系统功能恢复情况 □ 根据患儿病情需要完成护理记录	□ 观察患儿一般状况及切口情况 □ 根据患儿病情需要完成护理记录
病情变异记录	□ 无 □ 有，原因： 1. 2.	□ 无 □ 有，原因： 1. 2.	□ 无 □ 有，原因： 1. 2.
护士签名			
医师签名			

时间	住院第 6 天 （术后 3 日）	住院第 7 天 （术后 4 日）
主要诊疗工作	□ 临床观察神经功能恢复情况 □ 观察切口敷料情况 □ 完成病程记录	□ 确定患儿能否出院 □ 向患儿交代出院注意事项、复查日期 □ 通知出院处 □ 开出院诊断书 □ 完成出院记录
重点医嘱	**长期医嘱：** □ 小儿神经外科护理常规 □ 一级护理 □ 饮食 □ 神经营养药	□ 通知出院 □ 出院后复查，门诊拆线
主要护理工作	□ 观察患儿一般状况 □ 根据患儿病情需要完成护理记录	□ 完成出院指导 □ 帮助患儿办理出院手续
病情变异记录	□ 无　□ 有，原因： 1. 2.	□ 无　□ 有，原因： 1. 2.
护士签名		
医师签名		

备注：

1. 院内感染（是/否）______院感名称：__________________
2. 预防性使用抗菌药物的原因：________________抗菌药物名称：________使用时间：____天
3. 延长住院时间原因：____
4. 退径（是/否）____退径原因：____________________________________
5. 其他特殊事项及原因：____

第二章

先天性脑积水临床路径释义

【医疗质量控制指标】（专家建议）

指标一、诊断需结合病史、临床表现和影像学检查。

指标二、明确进入临床路径的标准。

指标三、明确不能进入临床路径的情况。

一、先天性脑积水编码

1. 原编码：

疾病名称及编码：先天性脑积水（ICD-10：G91.900）

手术操作名称及编码：脑室-腹腔引流术（ICD-9-CM-3：02.3401）

2. 修改编码：

疾病名称及编码：先天性脑积水（ICD-10：Q03.9）

手术操作名称及编码：脑室-腹腔分流术（ICD-9-CM-3：02.34）

二、临床路径检索方法

Q03.9 伴 02.34　　出院科别：儿科

三、国家医疗保障疾病诊断相关分组（CHS-DRG）

MDCB　神经系统疾病及功能障碍

BW1　神经系统先天性疾患

四、先天性脑积水临床路径标准住院流程

（一）适用对象

第一诊断为先天性脑积水（ICD-10：G91.900）。

释义

■ 适用对象编码参见第一部分。

■ 本路径适用对象为临床诊断为先天性脑积水的患儿，如继发性脑积水，需进入其他相应路径或排除出本路径。

（二）诊断依据

根据《临床诊疗指南·小儿外科学分册》（中华医学会编著，人民卫生出版社）、《临床技术操作规范·小儿外科学分册》（中华医学会编著，人民军医出版社）。

1. 病史：发现头围进行性增大或发育迟缓倒退。

2. 体征：头围增大，前囟扩大膨隆，前额突出，头皮浅静脉怒张，落日征。

3. 辅助检查：头颅 CT/MRI 显示脑室和脑池扩大，以侧脑室的颞角和额角变钝变圆最为典型。

诊断方法：1+2 并有辅助检查可确诊。
4. 病情分级：CT/MRI 图像中，在显示侧脑室体部切面，侧脑室外侧壁到中线距离与中线到颅骨内板距离之比。
轻型：26%～40%。
中型：41%～60%。
重型：61%～90%。
极重型：>90%。

释义

■ 本路径的制订主要参考国内权威参考书籍和诊疗指南。

■ 病史和体征是诊断先天性脑积水的初步依据，头围增大、前囟扩大膨隆、前额突出、头皮浅静脉怒张、落日征等体征往往是促使患儿家长带患儿就诊的主要原因。但这些体征和病史只能体现存在脑积水，并不能说明脑积水是否为先天性。因此需要进一步进行辅助检查，比如头颅 CT/MRI，在了解评估脑积水严重程度的同时，排查是否存在继发原因导致脑积水（颅内肿瘤、畸形等）。若脑积水是继发于颅脑其他疾病导致脑积水，则不能纳入本路径。

（三）治疗方案的选择

根据《临床诊疗指南・小儿外科学分册》（中华医学会编著，人民卫生出版社）、《临床技术操作规范・小儿外科学分册》（中华医学会编著，人民军医出版社）。
明确诊断脑积水，且程度为中型以上。

释义

■ 本病确诊后首先需要对脑积水的严重程度进行评估，若存在有颅内压增高表现，同时影像学评估脑积水为中型以上的患儿，需进行手术治疗。目前采取最多的手术治疗方式为脑室-腹腔分流术。

（四）进入路径标准

1. 第一诊断必须符合 ICD-10：G91.900 疾病编码。
2. 当患儿同时具有其他疾病诊断，但在住院期间不需要特殊处理也不影响第一诊断的临床路径实施时，可以进入路径。

释义

■ 进入本路径的患儿为第一诊断为先天性脑积水，需排除继发性脑积水。

■ 入院后常规检查发现有其他异常，如脑脊液存在感染表现、颅内存在肿瘤等导致继发脑积水不应进入本路径。

（五）术前准备 1~2 天

必需的检查项目：

1. 血常规、尿常规、大便常规。
2. 肝功能、肾功能、凝血功能、肝炎、梅毒、艾滋病等传染性疾病筛查。
3. X 线胸片，心电图。
4. 头颅 CT/MRI。

释义

■ 血常规、尿常规、大便常规是外科最基本的三大常规检查，进入路径的患儿均需完成。凝血功能、肝功能、肾功能、感染性疾病筛查对术前了解患儿情况，评估手术风险有重要价值。心电图、X 线胸片可评估有无基础疾病，是否影响手术麻醉评估麻醉风险有重要价值。头颅 CT/MRI，对本病的诊断及除外有无继发颅内异常有重要价值，同时可帮助制订个体化手术方案。

（六）预防性抗菌药物选择与使用时机

按照《抗菌药物临床应用指导原则（2015 年版）》（国卫办医发〔2015〕43 号）执行，不建议使用预防性抗菌药物。

1. 麻醉方式：静脉+气管插管全身麻醉。
2. 术中用药：维持生命体征药物及麻醉用药。
3. 手术方式：脑室-腹腔引流术。

释义

■ 先天性脑积水，已经除外了感染性脑积水，故术前不建议预防性使用抗菌药物。手术方式目前较常用的是脑室-腹腔分流术。手术可采用额角或枕角穿刺侧脑室。目前分流管的种类多种多样，可根据患儿脑积水的严重程度选择使用。

（七）出院标准

1. 一般情况良好，生命体征平稳。
2. 伤口愈合良好。

释义

■ 患儿出院前应完成所有必需检查项目，达到生命体征（体温、脉搏、呼吸、血压）平稳。伤口愈合良好，无红肿、无感染表现。

五、先天性脑积水护理规范

1. 观察神经系统症状：如神志、瞳孔大小、对光反射等。
2. 观察有无颅高压症状：如前囟饱满或凹陷、头痛、喷射性呕吐等。
3. 观察伤口情况：伤口敷料有无渗出，如有渗出及时告知医师给予换药，遵医嘱应用抗菌药物预防感染。

4. 预防压力性损伤：保持床单清洁无渣屑，患儿取平卧或健侧交替卧位，每2小时协助患儿更换体位1次，必要时使用水胶体或泡沫敷料预防压力性损伤，特别注意头枕部及分流泵部位的皮肤。

5. 保持分流管通畅：观察分流管的皮肤，有无红肿有无脑脊液外漏。指导家长患儿出院后如何按压分流管阀门，保持分流管通畅。

6. 饮食护理：注意饮食卫生，少量多餐，食用高营养、易消化、易吸收的饮食。母乳家长在喂奶前洗净乳头和双手，预防患儿腹泻发生。

六、先天性脑积水营养治疗规范

1. 术后早期禁食，遵医嘱静脉补充营养。无呕吐及颅内压增高表现可予流质，并逐渐过渡到普食。

2. 婴幼儿可先试饮水，无异常可过度到母乳或奶制品等。

3. 进食少者及高热者，适量补液。

七、先天性脑积水患者健康宣教

1. 保持手术伤口敷料干洁，避免感染。

2. 注意头部保护，避免手术区域伤口受压。

3. 避免剧烈运动。

4. 避免术后短期内晃动头部。

5. 术后患儿从平卧位到立位避免过快，导致头晕头痛。

6. 如采用可调压分流装置，分流术后行磁共振检查后需重新矫正压力。

7. 避免进入强磁场区域。

八、推荐表单

（一）医师表单

脑积水临床路径医师表单

适用对象：第一诊断为先天性脑积水（ICD-10：Q03.9）
行脑室-腹腔分流术（ICD-9-CM-3：02.34）

患儿姓名：	性别：　　年龄：　　门诊号：	住院号：
住院日期：　　年　月　日	出院日期：　　年　月　日	标准住院日：5~7天

时间	住院第1~2天 （术前）	住院第1~2天 （手术日）
主要诊疗工作	□ 完成询问病史和体格检查，按要求完成病历书写 □ 评估是否需要急诊手术，如需要急诊手术则按急诊手术方案手术治疗。如果需要择期手术，则需要在住院前2日内完成手术 □ 安排完善常规检查 □ 上级医师查房 □ 完成三级查房记录 □ 向患儿及家属交代病情，签署手术同意书 □ 止血、营养神经治疗	□ 安排手术 □ 术后观察神经功能恢复情况 □ 完成手术记录及术后记录 □ 向患儿及其家属交代手术情况及术后注意事项
重点医嘱	**长期医嘱：** □ 外科护理常规 □ 根据伤情定护理级别：一级或二级护理 □ 根据手术安排决定：是否禁食、禁水 □ 对症治疗 **临时医嘱：** □ 血常规、尿常规、大便常规+隐血 □ 肝功能、肾功能、电解质、凝血功能、血型、Rh因子、感染性疾病筛查 □ 心电图、X线胸片 □ 其他检查（酌情）：头颅CT、头颅MRI □ 腰椎穿刺 □ 脑脊液常规、生化及细菌培养	**长期医嘱：** □ 小儿脑外科护理常规 □ 一级护理 □ 饮食：术前6~8小时需要禁食、禁水 □ 止血药 □ 神经营养药 **临时医嘱：** □ 根据病情需要下达相应医嘱 □ 手术医嘱 □ 备皮 □（酌情）术前备血 □ 术前抗菌药物（根据伤口感染级别选用）
病情变异记录	□ 无　□ 有，原因： 1. 2.	□ 无　□ 有，原因： 1. 2.
医师签名		

时间	术后 1 日	术后 2~4 日 （出院日）
主要诊疗工作	□ 观察患儿术后生命体征，注意患儿精神反应 □ 上级医师查房及诊疗评估 □ 完成查房记录 □ 查看有无术后并发症 □ 观察切口敷料情况	□ 上级医师查房，确定能否出院 □ 通知出院处 □ 通知患儿及家属准备出院 □ 向患儿及家属交代出院后注意事项，预约复诊时间，定期复查头颅 CT。如需要定期调整分流泵压力需要告知患儿及其家属 □ 如果患儿不能出院，在病程记录中说明原因和继续治疗的方案 □ 告知门诊换药或拆线时间
重点医嘱	**长期医嘱：** □ 小儿神经外科护理常规 □ 一级护理 □ 饮食 □ 止血药 □ 神经营养药 **临时医嘱：** □ 根据病情需要下达相应医嘱 □ 血常规 □ 头颅 CT	**临时医嘱：** □ 术后 3 天伤口换药 □ 出院带药 □ 门诊随诊
病情变异记录	□ 无　□ 有，原因： 1. 2.	□ 无　□ 有，原因： 1. 2.
医师签名		

（二）护士表单

脑积水临床路径护士表单

适用对象：第一诊断为先天性脑积水（ICD-10：Q03.9）

行脑室-腹腔分流术（ICD-9-CM-3：02.34）

患儿姓名：	性别：　　年龄：　　门诊号：	住院号：
住院日期：　　年　月　日	出院日期：　　年　月　日	标准住院日：5~7天

时间	住院第1~2天（术前）	住院第1~2天（手术日）	住院第3~7天
健康宣教	□ 入院宣教 □ 介绍主管医师、护士 □ 介绍环境、设施 □ 介绍住院注意事项 □ 介绍探视和陪伴制度 □ 介绍贵重物品制度	□ 药物宣教 □ 手术前宣教 □ 宣教手术前准备 □ 告知术前禁食、禁水 □ 告知患儿及其家属配合医师 □ 主管护士与患儿沟通，消除患儿紧张情绪 □ 告知检查后可能出现的情况及应对方式	□ 术后宣教 □ 告知饮食、体位要求 □ 给予患儿及家属心理支持 □ 再次明确探视陪伴须知
护理处置	□ 核对患儿，佩戴腕带 □ 建立入院护理病历 □ 协助患儿留取各种标本 □ 测量体重	□ 术前备皮 □ 术前针 □ 术前核对患儿 □ 禁食、禁水	□ 接患儿 □ 核对患儿及资料
基础护理	□ 三级护理 □ 晨晚间护理 □ 排泄管理 □ 患儿安全管理	□ 术后护理 □ 晨晚间护理 □ 排泄管理 □ 患儿安全管理	□ 一级护理 □ 晨晚间护理 □ 患儿安全管理
专科护理	□ 护理查体 □ 病情观察 □ 精神反应及生命体征的观察 □ 需要时，填写跌倒及压疮防范表 □ 需要时，请家属陪伴 □ 确定饮食种类 □ 心理护理	□ 病情观察 □ 遵医嘱完成相关检查 □ 心理护理	□ 遵医嘱予补液 □ 病情观察 □ 生命体征和伤口情况 □ 心理护理
重点医嘱	□ 详见医嘱执行单	□ 详见医嘱执行单	□ 详见医嘱执行单
病情变异记录	□ 无　□ 有，原因： 1. 2.	□ 无　□ 有，原因： 1. 2.	□ 无　□ 有，原因： 1. 2.
护士签名			

（三）患儿家属表单

脑积水临床路径患儿家属表单

适用对象：第一诊断为先天性脑积水（ICD-10：Q03.9）

行脑室-腹腔分流术（ICD-9-CM-3：02.34）

患儿姓名：	性别：　年龄：　门诊号：	住院号：
住院日期：　年　月　日	出院日期：　年　月　日	标准住院日：5~7天

时间	入院	术前	手术日
医患配合	□ 配合询问病史、收集资料，务必详细告知既往史、用药史、过敏史 □ 配合进行体格检查 □ 有任何不适告知医师	□ 配合完善术前相关检查，如：采血、留尿、心电图、X线胸片、头颅CT □ 医师与患儿及家属介绍病情及手术谈话、术前签字	□ 配合完善相关检查，如：采血、留尿、手术 □ 配合医师摆好检查体位
护患配合	□ 配合测量体温、脉搏、呼吸3次，血压、体重1次 □ 配合完成入院护理评估（简单询问病史、过敏史、用药史） □ 接受入院宣教（环境介绍、病室规定、订餐制度、贵重物品保管等） □ 配合执行探视和陪伴制度 □ 有任何不适告知护士	□ 配合测量体温、脉搏、呼吸3次，询问大便1次 □ 接受术前宣教 □ 接受饮食宣教 □ 接受药物宣教	□ 配合测量体温、脉搏、呼吸3次，询问大便1次 □ 术前，协助完成核对，带齐影像资料及用药 □ 返回病房后，配合接受生命体征的测量 □ 配合检查意识（全身麻醉者） □ 配合缓解疼痛 □ 接受术后宣教 □ 接受饮食宣教：手术当日禁食 □ 接受药物宣教 □ 有任何不适告知护士
饮食	□ 遵医嘱饮食	□ 遵医嘱饮食	□ 手术前禁食、禁水 □ 术后饮食遵医嘱
排泄	□ 正常排尿便	□ 正常排尿便	□ 正常排尿便
活动	□ 正常活动	□ 正常活动	□ 正常活动

时间	术后	出院
医患配合	□ 配合检查 □ 配合完善术后检查，如：采血，留尿、便，头颅 CT 等	□ 接受出院前指导 □ 知道复查程序 □ 获取出院诊断书
护患配合	□ 配合定时测量生命体征、每日询问大便 □ 配合检查神经系统及伤口 □ 配合伤口换药 □ 接受输液、服药等治疗 □ 接受进食、进水、排便等生活护理 □ 配合活动，预防皮肤压力伤 □ 注意活动安全，避免坠床或跌倒 □ 配合执行探视及陪伴	□ 接受出院宣教 □ 办理出院手续 □ 获取出院带药 □ 知道服药方法、作用、注意事项 □ 知道复印病历程序
饮食	□ 遵医嘱饮食	□ 遵医嘱饮食
排泄	□ 正常排尿便	□ 正常排尿便
活动	□ 正常适度活动，避免疲劳	□ 正常适度活动，避免疲劳

附：原表单（2016 年版）

脑积水临床路径执行表单

适用对象：第一诊断为脑积水（ICD-10：G91.900）
行脑室-腹腔引流术（CM-3：02.3401）

患儿姓名	性别： 年龄： 病区	床号 住院号
住院日期： 年 月 日	出院日期： 年 月 日	（标准住院天数≤6 天）
总费用 耗材费	检查费 西药费	

时间	住院第 1 天 （术前）	住院第 2 天 （术前）	住院第 3 天 （手术日，术后医嘱）
重点医嘱	**长期医嘱：** □ 儿外科护理常规 □ 二级护理 □ 普通饮食 **临时医嘱：** □ 血常规，尿常规，大便常规 □ 肝功能、肾功能，凝血功能，肝炎、梅毒、艾滋病筛查 □ X 线胸片、心电图 □ 头颅 CT 或 MRI	**长期医嘱：** □ 儿外科护理常规 □ 二级护理 □ 普通饮食	**长期医嘱：** □ 儿外科护理常规 □ 二级护理 □ 普通饮食 □ 心电监护 **临时医嘱：** □ 补液支持
病情变异记录	□ 无 □ 有，原因： 1. 2.	□ 无 □ 有，原因： 1. 2.	□ 无 □ 有，原因： 1. 2.
护士签名			
医师签名			

时间	住院第 4 天 （术后 1 日）	住院第 5 天 （术后 2 日）	住院第 6 天 （术后 3 日）
重点医嘱	**长期医嘱：** □ 儿外科护理常规 □ 二级护理 □ 普通饮食	**长期医嘱：** □ 儿外科护理常规 □ 二级护理 □ 普通饮食 **临时医嘱：** □ 头颅 CT	**长期医嘱：** □ 儿外科护理常规 □ 二级护理 □ 普通饮食 **临时医嘱：** □ 出院 □ 换药
病情变异记录	□ 无 □ 有，原因： 1. 2.	□ 无 □ 有，原因： 1. 2.	□ 无 □ 有，原因： 1. 2.
护士签名			
医师签名			

备注：

1. 院内感染（是/否）______院感名称：__________________
2. 预防性使用抗菌药物的原因：________________抗菌药物名称：________使用时间：____天
3. 延长住院时间原因：____
4. 退径（是/否）____退径原因：____________________________________
5. 其他特殊事项及原因：____

第三章

小儿气管（支气管）异物临床路径释义

【医疗质量控制指标】（专家建议）

指标一、诊断需结合病史、临床表现和影像学检查。

指标二、对确诊病例尽快实施手术。

指标三、手术前、后需规范抗菌药物使用。

一、小儿气管（支气管）异物编码

1. 原编码：

疾病名称及编码：小儿气管（支气管）异物（ICD-10：T17.401/T17.501）

2. 修改编码：

疾病名称及编码：气管内异物（ICD-10：T17.4）

支气管内异物（ICD-10：T17.5）

细支气管内异物（ICD-10：T17.802）

手术操作名称及编码：内镜下支气管异物取出术（ICD-9-CM-3：33.7801）

非切开气管异物取出术（ICD-9-CM-3：98.1501）

非切开支气管异物取出术（ICD-9-CM-3：98.1502）

气管镜支气管异物取出术（ICD-9-CM-3：98.1503）

气管镜气管异物取出术（ICD-9-CM-3：98.1504）

二、临床路径检索方法

（T17.4/T17.5/T17.802）伴（98.15/33.7801）　　出院科别：儿科

三、国家医疗保障疾病诊断相关分组（CHS-DRG）

MDCE　呼吸系统疾病及功能障碍

EZ1　其他呼吸系统疾患

四、小儿气管（支气管）异物临床路径标准住院流程

（一）适用对象

第一诊断为小儿气管（支气管）异物（ICD-10：T17.401/T17.501）（无并发症患儿）。

释义

■ 适用对象编码参见第一部分。

■ 本路径适用对象为临床诊断为气管（支气管）异物的患儿，如合并气胸、纵隔气肿、皮下气肿、重症肺炎等并发症，需排除在本路径之外，进入其他相应路径。

（二）诊断依据

根据《临床诊疗指南·耳鼻喉科分册》（中华医学会编著，人民卫生出版社）、《实用小儿耳

鼻咽喉科学》（人民卫生出版社）等国内、外临床诊疗指南。

1. 临床症状：误呛异物后咳嗽或突发咳嗽、慢性咳嗽治疗无好转、反复发作同侧气管炎（肺炎）或突发气喘及呼吸困难，严重者可出现窒息、呼吸衰竭等表现。

2. 体征：支气管异物肺部听诊常有一侧呼吸音降低或消失，气管内活动异物可听到声门撞击声，玩具哨类异物可闻哨鸣音，肺部听诊双侧呼吸音粗，可闻及干湿啰音及喘鸣音。

3. 胸透可见一侧肺气肿、肺不张以及纵隔摆动等表现。

4. 胸部 CT 可见主气管或支气管内异物影。

5. 纤维内镜检查见气管或支气管内异物存在。

释义

■ 本路径的制订主要参考《中国儿童气管支气管异物诊断与治疗专家共识》（中华医学会耳鼻咽喉头颈外科学分会小儿学组．中华耳鼻咽喉头颈外科杂志）、《实用小儿耳鼻咽喉科学》（人民卫生出版社）等国内权威参考书籍和诊疗指南。

■ 临床症状：误呛异物后咳嗽或阵发性咳喘、慢性咳嗽治疗无好转、反复发作同侧气管炎（肺炎）或突发气喘及呼吸困难。

■ 体征：支气管异物肺部听诊常有一侧呼吸音减低或消失，主气管异物双侧呼吸音对称或同时减低。气管内活动异物可听到声门撞击声。玩具哨类异物可闻哨鸣音。

■ 胸部透视可见一侧肺气肿、肺不张以及纵隔摆动、心影反常大小等表现。胸部 CT 可见主气管或支气管内异物影，气道堵塞或局部肺炎、肺不张、肺实变等表现。纤维内镜检查见气管或支气管内异物存在。

■ 病史和临床症状是诊断小儿气管（支气管）异物的主要依据，多数患儿依据典型的异物呛咳病史、明显的肺部体征、胸透下纵隔摆动、胸部 CT 或纤维内镜发现气管内异物影可明确诊断。部分患儿异物史不典型，但有迁延性肺部炎症病史且治疗效果不好，或胸部 CT 提示气管或支气管阻塞征象，纤维内镜检查怀疑气管内异物时，亦可进入路径。

（三）治疗方案的选择

根据《临床诊疗指南·耳鼻喉科分册》（中华医学会编著，人民卫生出版社）、《实用小儿耳鼻咽喉科学》（人民卫生出版社）等国内、外临床诊疗指南。

1. 气管异物的治疗原则是尽早取出异物。

2. 根据不同情况，选择不同手术方式：

（1）经直接喉镜异物取出术。

（2）经支气管镜异物取出术。

（3）经纤维支气管镜异物取出术。

（4）必要时气管切开或胸外科开胸取异物。

释义

■ 目前临床广泛应用的是硬质支气管镜经口异物取出的方法，此法可以取出绝大部分气道内异物，辅以 Hopkins 气管内镜，更可达到将 3~4 级支气管内异物取出的目的，此方法建议在全身麻醉情况下进行。

■ 在某些特殊情况下，如咽喉畸形、下颌关节或颈椎病变、细小支气管内异物等，可经纤维支气管镜下将异物取出。纤维镜操作可在局部麻醉下进行，亦可在全身麻醉下进行。

■ 对于一些特殊类型的异物，如笔帽、别针、二极管等，嵌入支气管黏膜内，周围肉芽组织包裹严密，在其他术式不能取出异物的情况下，可考虑开胸取出异物。

■ 对于异物较大，形状特殊，估计难以通过声门的异物（如大的圆珠笔笔帽、玻璃珠、轴承滚珠等），可经气管切开口取异物。

（四）标准住院日≤4 天

释义

■ 怀疑气管（支气管）异物后，气管镜术前准备 1~2 天，第 2~3 天行气管镜检查及异物取出，术后留院观察 1~2 天，主要观察患儿咳喘症状缓解情况及有无并发症出现，总住院时间不超过 4 天符合本路径要求。

（五）进入路径标准

1. 第一诊断必须符合 ICD-10：T17.401/T17.501 气管（支气管）异物疾病编码。
2. 当患儿同时具有其他疾病诊断，但在住院期间不需要特殊处理也不影响第一诊断的临床路径流程实施时，可以进入路径。

释义

■ 进入本路径的患儿为第一诊断为气管（支气管）异物，需除外气胸、皮下气肿、纵隔气肿、严重肺炎等异物并发症。

■ 入院后常规检查发现有基础疾病，如先天性心脏病、糖尿病、肝功能、肾功能不全等，经系统评估后对气管（支气管）异物诊断治疗无特殊影响者，可进入路径。但可能增加医疗费用，延长住院时间。

（六）住院期间检查项目

1. 必需的检查项目：
（1）血常规、尿常规。
（2）肝功能、心肌酶、电解质、凝血功能、感染性疾病筛查（乙型肝炎、丙型肝炎、艾滋病、梅毒等）。
（3）胸透，胸部正侧位 X 线片。
（4）心电图。
2. 诊断有疑问者可查：
（1）气管及支气管 CT 平扫+重建。
（2）纤维内镜检查。

释义

■ 血常规、尿常规是最基本的常规检查，进入路径的患儿均需完成。肝功能、心肌酶、凝血功能、心电图可评估有无基础疾病，是否影响住院时间、费用及其治疗预后；感染性疾病筛查用于气管镜检查前准备；对于考虑患儿伴有并发症时，应完善胸部正侧位X线片，对于特殊异物，术前应完善气管及支气管CT平扫+重建或纤维内镜检查，明确异物位置及异物嵌顿情况。

■ 本病需与其他引起气管支气管梗阻的疾病相鉴别，异物呛咳史在疾病诊断中有至关重要的意义，如病史不明确时，更应借助CT、内镜等影像学等辅助手段，与支气管肺炎、气管内肿物、先天性气管狭窄等鉴别。

（七）术前预防性抗菌药物使用及雾化吸入治疗

1. 抗菌药物：按照《抗菌药物临床应用指导原则（2015年版）》（国卫办医发〔2015〕43号）执行。
2. 术前可使用雾化吸入治疗。

释义

■ 气管（支气管）异物患儿多伴有局部炎症，术前建议预防性抗菌药物，如无特殊过敏反应，建议选用青霉素或头孢菌素类抗菌药物。

■ 为缓解患儿术前咳喘症状，减少术中气道痉挛的发生概率，可使用气道雾化治疗，建议使用布地奈德混悬液联合沙丁胺醇溶液雾化。

（八）手术日为入院2天内

1. 麻醉方式：全身麻醉或局部麻醉。
2. 术前用药：阿托品等。
3. 手术：见治疗方案的选择。
4. 术中处理。

释义

■ 为减少手术并发症的发生，建议小儿在全身麻醉下行气管镜检查，其优点在于：①确保正确体位，方便气管镜置入，易于异物的暴露；②减少组织损伤，降低喉水肿发生率；③防止由于挣扎使呼吸肌及呼吸中枢处于疲劳状态而导致呼吸衰竭；④克服由于刺激喉部引起的迷走神经兴奋产生喉痉挛及心搏骤停；⑤使全身肌肉松弛，减少手术困难，缩短手术时间；⑥克服手术造成的精神创伤及手术痛苦，有助于术后顺利恢复。

■ 术中全身麻醉一般选择静脉复合麻醉或静脉复合加吸入麻醉。

■ 根据异物特点，术前选择适当的手术器械，条件允许时可应用Hopkins气管内镜辅助，在直视下将异物取出，防止异物残留及并发症发生。

■ 异物取出后，应观察患儿呼吸情况，在患儿自主呼吸未恢复情况下可考虑气管插管或插入喉罩辅助呼吸，直到患儿自主呼吸恢复。患儿术后如持续出现呼吸困难、血氧下降，应考虑有无手术并发症出现，并作出及时准确的处置，确保患儿呼吸平稳。

（九）出院标准

咳喘症状缓解，异物无残留，无并发症出现。

释义

■ 患儿出院前应完成相应检查，确定气管（支气管）内无异物残留，并无气胸、纵隔气肿、皮下气肿等并发症出现。如患儿术后伴有较轻气管炎症状，在安排好随诊计划的前提下，可出院。

（十）变异及原因分析

1. 气管镜术后患儿出现并发症，导致住院时间延长。
2. 患儿病情复杂，导致异物未能一次性取出，需要进一步诊治，导致住院时间延长。
3. 遇严重并发症，退出本路径，转入相应临床路径。

释义

■ 小儿气管（支气管）异物属于小儿气道急症之一，病情有时较为复杂，如遇到患儿病史较长，造成异物周围黏膜炎症肿胀明显，会影响异物的完整取出，患儿可于第一次术后予以积极抗炎治疗，视异物位置决定再次手术的时机和方式。

■ 如遇特殊尖锐异物，气管异物围术期极易发生气胸、纵隔气肿、皮下气肿等并发症，应在维持生命体征稳定的前提下，尽早取出异物，避免因异物长期存留导致并发症发生。

■ 异物经开胸或气管切开口取出时，均会大大增加术后恢复时间，可退出本路径。

■ 患儿并发症的出现，势必会增加患儿的住院时间，故对待较严重并发症患儿，应退出本临床路径，转入其他路径。

五、小儿气管（支气管）异物给药方案

（一）用药选择

1. 气管异物患儿多伴有一定程度的气管内炎症，故在围术期可以使用适当的抗菌药物治疗，推荐使用青霉素族或头孢菌素类抗菌药物，除非遇到严重并发症，如脓胸、肺炎败血症等，不建议抗菌药物联合使用。
2. 为缓解患儿围术期的咳喘症状，减少术中气管痉挛的发生，建议在气道异物取出术患儿围术期使用吸入用布地奈德混悬液联合沙丁胺醇雾化。吸入用布地奈德混悬液是一种强效糖皮质激素活性和弱盐皮质激素活性的抗炎性皮质类固醇药物，与糖皮质激素受体的亲和力较强，因而具有较强的局部抗炎作用。局部用布地奈德混悬液，具有显著的抗炎、抗过敏及抗渗出作用。同时可改善肺功能，降低气道高反应性，另外，布地奈德可减轻气道黏膜水肿和充血，抑制气道黏液腺分泌，减少支气管黏膜的厚度，减少气道阻力。沙丁胺醇为速效 β_2 选择性受体激动药，松弛支气管平滑肌作用强，通常在 5 分钟内起效，疗效维持 4~6 小时，同时抑制炎症介质释放，增加支气管纤毛运动，并且能抑制内源性致痉物质的释放及内源性介质引起的水肿，减少黏液分泌，保证了患儿的安全。

3. 对于气管异物病史较长，气管内炎症明显或局部肺不张的病例，可在取异物之前或同时给予气管镜下注药、灌洗治疗。气管内灌洗治疗能够加强局部的消炎作用，减轻局部水肿，利于下呼吸道分泌物的引流，改善局部肺功能。全身麻醉的患儿在手术中均进行气管镜下灌洗治疗，在异物取出前，多采用1%利多卡因支气管镜下灌洗，这样既起到和生理盐水同样的灌洗效果，又能对局部支气管黏膜起到浸润麻醉的作用，有利于异物取出时减少气管痉挛的发生。术中若气管黏膜充血肿胀明显，气管镜触碰肿胀气管黏膜易出血而影响手术视野，使用1：10 000肾上腺素液气管内灌洗（1~2ml），可明显减轻出血，同时也可减轻黏膜肿胀，暴露异物，便于寻找和钳取异物。

（二）药学提示

1. 吸入用布地奈德混悬液雾化，安全性好，极少不良反应，少数患儿出现轻度咽喉刺激症状，在与安慰剂的比较当中，吸入用布地奈德混悬液并未表现出更多的不良反应。
2. 沙丁胺醇溶液雾化，不良反应较少，不良反应包括：①低钾血症；②震颤、头痛；③心动过速；④口腔、咽喉的刺激症状。

（三）注意事项

1. 吸入用布地奈德混悬液雾化时，小儿剂量为一次0.5~1mg，一天2次。
2. 沙丁胺醇溶液雾化的使用剂量为每次2.5mg。
3. 吸入用布地奈德混悬液可与0.9%的氯化钠溶液以及沙丁胺醇的雾化液混合使用，应在混合后30分钟内使用。
4. 利多卡因、生理盐水进行气管（支气管）局部灌洗时，应视患儿情况进行，每次灌洗量在2~3ml，并于灌洗后将气道内分泌物一并吸净。

六、小儿气管（支气管）异物护理规范

1. 对于气管、支气管异物患者应尽量卧床休息，避免哭闹，避免剧烈活动。
2. 观察患儿的口唇颜色、呼吸情况，必要时需给予氧气吸入、心电监测，随时关注生命体征变化。
3. 术前患者予抗菌药物治疗，雾化吸入，注意避免呼吸道刺激。
4. 如突然出现呼吸急促，口唇发绀、憋气等症状，需及时通知医师，并做好抢救准备。

七、小儿气管（支气管）异物营养治疗规范

1. 术前禁食患者需静脉补液，避免低血糖，保持能量摄入。
2. 术后患者需清淡饮食，避免食用干果等易呛入气管的食物。
3. 高热患儿、进食差的患儿可适当补液。

八、小儿气管（支气管）异物患者健康宣教

1. 积极开展宣教工作，避免给3岁以下的幼儿吃花生、瓜子及豆类等不易嚼碎的食物。避免儿童进食过程中哭闹或口含食物玩耍。
2. 教育小孩勿将玩具、笔帽、哨子等含于口中玩耍，若发现后，应婉言劝说，使其自觉吐出，切忌恐吓或用手指强行挖取，以免引起哭闹而误吸入气道。
3. 教育儿童不要吸食果冻。
4. 重视全身麻醉及昏迷患者的护理，须注意是否有义齿及松动的牙齿；将其头偏向一侧，以防呕吐物吸入下呼吸道；施行上呼吸道手术时应注意检查器械，防止松脱；切除的组织，应以钳夹持，勿使其滑落而成为气管支气管异物。

九、推荐表单

（一）医师表单

小儿气管（支气管）异物临床路径医师表单

适用对象：第一诊断为小儿气管（支气管）异物（ICD-10：T17.401/T17.501）（无并发症患儿）

患儿姓名：	**性别：　　年龄：　　门诊号：**	**住院号：**
住院日期：　　年　月　日	**出院日期：**　　年　月　日	**标准住院日：4 天**

时间	住院第 1 天	住院第 1~2 天 （手术日）	住院第 2~4 天 （出院日）
主要诊疗工作	□ 病史询问与体格检查 □ 完成病历书写 □ 上级医师查房及术前评估 □ 完成术前检查与术前评估 □ 根据检查结果等，进行术前讨论，确定手术方案 □ 完成必要的相关科室会诊 □ 签署手术知情同意书，自费用品协议书等	□ 手术 □ 术者完成手术记录 □ 住院医师完成术后病程记录 □ 上级医师查房 □ 向患儿家属交代病情及术后注意事项 □ 注意观察生命体征变化 □ 注意观察咳嗽、气喘及呼吸情况等	□ 上级医师查房 □ 住院医师完成常规病历书写 □ 若咳嗽、气喘及呼吸困难消失，可予以出院 □ 完成出院记录、出院证明书，向患儿家属交代出院后的注意事项
重点医嘱	**长期医嘱：** □ 护理常规 □ 一级护理 □ 饮食 □ 肺部炎症重者全身抗感染对症治疗 □ 病情危重者下病危通知书 **临时医嘱：** □ 血常规、血型 □ 凝血功能、心电图 □ 胸透，X 线胸片 □ 气管及支气管 CT 平扫+重建（必要时） □ 纤维内镜检查（必要时） □ 请相关科室会诊 □ 拟行支气管镜检查术 □ 术前准备 □ 手术医嘱 □ 其他特殊医嘱	**长期医嘱：** □ 术后护理常规 □ 一级护理 □ 饮食 □ 必要时抗菌药物治疗 □ 雾化吸入治疗 □ 对症治疗 **临时医嘱：** □ 心电监护 □ 酌情吸氧 □ 酌情使用镇咳、化痰、平喘药物 □ 其他特殊医嘱	**临时医嘱：** □ 出院医嘱 □ 出院带药 □ 门诊随诊
病情变异记录	□ 无　□ 有，原因： 1. 2.	□ 无　□ 有，原因： 1. 2.	□ 无　□ 有，原因： 1. 2.
医师签名			

（二）护士表单

小儿气管（支气管）异物临床路径护士表单

适用对象：第一诊断为小儿气管（支气管）异物（ICD-10：T17.401/T17.501）（无并发症患儿）

患儿姓名：	性别： 年龄： 门诊号：	住院号：
住院日期： 年 月 日	出院日期： 年 月 日	标准住院日：4 天

时间	住院第 1 天	住院第 1~2 天 （手术日）	住院第 2~4 天 （出院日）
健康宣教	□ 入院宣教 □ 介绍主管医师、护士 □ 介绍环境、设施 □ 介绍住院注意事项 □ 介绍探视和陪伴制度 □ 介绍贵重物品制度	□ 术前宣教 □ 介绍术前护理措施 □ 术后宣教 □ 介绍术后护理措施	□ 出院宣教 □ 完成出院指导
护理处置	□ 核对患儿，佩戴腕带 □ 建立入院护理病历 □ 协助患儿留取各种标本 □ 测量体重、体温	□ 术前 6 小时禁食、禁水 □ 开放静脉通路 □ 备好麻醉床 □ 备好抢救仪器、设备、药品	□ 发放健康处方 □ 指导家长办理出院手续 □ 核对患儿，摘掉腕带
基础护理	□ 一级护理 □ 晨晚间护理 □ 患儿安全管理	□ 一级护理 □ 晨晚间护理 □ 患儿安全管理	□ 二级或一级护理 □ 晨晚间护理 □ 患儿安全管理
专科护理	□ 护理查体 □ 病情观察 □ 呼吸情况观察 □ 需要时，填写跌倒及压疮防范表 □ 心理护理	□ 病情观察 □ 呼吸情况观察 □ 遵医嘱完成相关治疗 □ 心理护理	□ 遵医嘱患儿出院
重点医嘱	□ 详见医嘱执行单	□ 详见医嘱执行单	□ 详见医嘱执行单
病情变异记录	□ 无 □ 有，原因： 1. 2.	□ 无 □ 有，原因： 1. 2.	□ 无 □ 有，原因： 1. 2.
护士签名			

（三）患儿家属表单

小儿气管（支气管）异物临床路径患儿家属表单

适用对象：第一诊断为小儿气管（支气管）异物（ICD-10：T17.401/T17.501）（无并发症患儿）

患儿姓名：	性别：　年龄：　门诊号：	住院号：
住院日期：　年　月　日	出院日期：　年　月　日	标准住院日：4 天

时间	住院第 1 天	住院第 1~2 天 （手术日）	住院第 2~4 天 （出院日）
医患配合	□ 配合询问病史、收集资料，务必详细告知既往史、用药史、过敏史 □ 配合进行体格检查 □ 有任何不适告知医师	□ 配合完善气管镜检查前相关检查，如：采血、留尿、心电图、X 线胸片 □ 医师与患儿及家属介绍病情及气管镜检查谈话、手术同意单签字	□ 接受出院前指导 □ 知道复查程序 □ 获取出院诊断书
护患配合	□ 配合测量体温、脉搏、呼吸 3 次，血压、体重 1 次 □ 配合完成入院护理评估（简单询问病史、过敏史、用药史） □ 接受入院宣教（环境介绍、病室规定、订餐制度、贵重物品保管等） □ 配合执行探视和陪伴制度 □ 有任何不适告知护士	□ 配合测量体温、脉搏、呼吸 3 次，询问大便 1 次 □ 接受气管镜检查前宣教 □ 送内镜中心前，协助完成核对，带齐影像资料及用药 □ 接受饮食宣教：手术当日禁食 □ 返回病房后，配合接受生命体征的测量 □ 配合检查意识（全身麻醉者） □ 接受药物宣教 □ 接受手术后宣教 □ 有任何不适告知护士	□ 接受出院宣教 □ 办理出院手续 □ 获取出院带药 □ 知道服药方法、作用、注意事项 □ 知道复印病历程序
饮食	□ 遵医嘱饮食	□ 遵医嘱饮食（禁食、禁水） □ 手术后，根据医嘱 4~6 小时后试饮水，无不适进流质饮食或者半流质饮食	□ 遵医嘱饮食
活动	□ 避免剧烈活动	□ 避免剧烈活动，术后卧床 6 小时	□ 正常活动

附：原表单（2016 年版）

小儿气管（支气管）异物临床路径表单

适用对象：第一诊断为小儿气管（支气管）异物（ICD-10：T17.401/T17.501）（无并发症患儿）

患儿姓名：	**性别：　　年龄：　　门诊号：**		**住院号：**
住院日期：　　年　月　日	**出院日期：**　　年　月　日		**标准住院日：4 天**

时间	住院第 1 天	住院第 2 天	住院第 3 天
主要诊疗工作	□ 完成询问病史和体格检查，按要求完成病历书写 □ 评估有无急性并发症（如大出血、穿孔、梗阻等） □ 查血淀粉酶除外胰腺炎 □ 安排完善常规检查	□ 上级医师查房 □ 明确下一步诊疗计划 □ 完成上级医师查房记录 □ 做好行 X 线钡餐检查和/或胃镜检查准备 □ 对患儿进行有关溃疡病和行胃镜检查的宣教 □ 向患儿及家属交代病情，签署胃镜检查同意书	□ 上级医师查房 □ 完成三级查房记录 □ 行胃镜检查，明确有无溃疡，溃疡部位、大小、形态等，并行幽门螺杆菌检测及组织活检 □ 观察有无胃镜检查后并发症（如穿孔、出血等） □ 予以标准药物治疗（参见标准药物治疗方案） □ 或行 X 线钡餐检查，并行 ^{13}C 或 ^{14}C 呼气试验评价有无幽门螺杆菌感染
重点医嘱	**长期医嘱：** □ 消化内科护理常规 □ 二级护理 □ 软质饮食 □ 对症治疗 **临时医嘱：** □ 血常规、尿常规、大便常规+隐血 □ 肝功能、肾功能、电解质、血糖、凝血功能、血型、Rh 因子、感染性疾病筛查 □ 心电图、X 线胸片 □ 其他检查（酌情）：血淀粉酶、促胃液素水平、肿瘤标志物筛查，^{13}C 或 ^{14}C 呼气试验，腹部超声、立位腹 X 线平片、X 线钡餐、上腹部 CT 或 MRI	**长期医嘱：** □ 消化内科护理常规 □ 二级护理 □ 软质饮食 □ 对症治疗 **临时医嘱：** □ 次晨禁食	**长期医嘱：** □ 消化内科护理常规 □ 二级护理 □ 软质饮食 □ 诊断胃十二指肠溃疡伴幽门螺杆菌感染者，行根除幽门螺杆菌治疗 □ 诊断胃十二指肠溃疡不伴幽门螺杆菌者，行抑酸治疗和/或胃黏膜保护剂口服 □ 其他对症治疗 **临时医嘱：** □ 复查大便常规+隐血 □ 复查血常规
主要护理工作	□ 协助患儿及家属办理入院手续 □ 入院宣教 □ 静脉抽血	□ 基本生活和心理护理 □ 进行关于内镜检查宣教并行内镜检查前准备	□ 基本生活和心理护理 □ 观察胃镜检查后患儿表现，如有异常及时向医师汇报

续　表

时间	住院第 1 天	住院第 2 天	住院第 3 天
病情变异记录	□ 无　□ 有，原因： 1. 2.	□ 无　□ 有，原因： 1. 2.	□ 无　□ 有，原因： 1. 2.
护士签名			
医师签名			

时间	住院第 4 天	住院第 5~7 天 （出院日）
主要诊疗工作	□ 观察患儿腹部症状和体征，注意患儿大便情况 □ 上级医师查房及诊疗评估 □ 完成查房记录 □ 对患儿坚持治疗和预防复发进行宣教	□ 上级医师查房，确定能否出院 □ 通知出院处 □ 通知患儿及家属准备出院 □ 向患儿及家属交代出院后注意事项，预约复诊时间，定期复查胃镜、钡餐及 ^{13}C 或 ^{14}C 呼气试验 □ 将出院记录的副本交给患儿 □ 如果患儿不能出院，在病程记录中说明原因和继续治疗的方案
重点医嘱	**长期医嘱：** □ 消化内科护理常规 □ 二级护理 □ 软质饮食 □ 诊断胃十二指肠溃疡伴幽门螺杆菌感染者，此前并未根除治疗者，行相应的根除治疗 □ 诊断胃十二指肠溃疡不伴幽门螺杆菌者，行抑酸治疗（质子泵抑制剂和 H_2 受体阻断剂）和/或胃黏膜保护剂口服 □ 其他对症治疗	**临时医嘱：** □ 出院带药（参见标准药物治疗方案，伴发幽门螺杆菌阳性者抗幽门螺杆菌治疗 7~14 天，胃溃疡治疗 6~8 周，十二指肠壶腹溃疡治疗 4~6 周） □ 门诊随诊
主要护理工作	□ 基本生活和心理护理 □ 监督患儿用药 □ 出院前指导	□ 帮助患儿办理出院手续、交费等事宜 □ 出院指导（胃溃疡者需要治疗后复查胃镜和病理）
病情变异记录	□ 无 □ 有，原因： 1. 2.	□ 无 □ 有，原因： 1. 2.
护士签名		
医师签名		

第四章

甲状舌管囊肿或鳃源性囊肿临床路径释义

【医疗质量控制指标】（专家建议）

指标一、诊断需结合临床表现、发病部位、颈部超声和病理检查。

指标二、对感染期患者建议控制感染后再行手术治疗。

指标三、甲状舌管囊肿术中需切除部分舌骨，鳃裂囊肿/瘘管术中需彻底切除病灶，不残留瘘管，以防复发。

指标四、抗菌药物需有指征用药。

一、甲状舌管囊肿或鳃源性囊肿编码

1. 原编码：

疾病名称及编码：甲状舌管囊肿（ICD-10：Q89.202）

鳃源性囊肿（ICD-10：Q18.0）

手术操作名称及编码：甲状舌管囊肿切除术（ICD-9-CM-3：06.7）

鳃源性囊肿切除术（ICD-9-CM-3：29.2）

2. 修改编码：

疾病名称及编码：甲状舌管囊肿（ICD-10：Q89.202）

甲状舌管癌：（ICD-10：Q89.206）

鳃源性囊肿（ICD-10：Q18.0）

手术操作名称及编码：甲状舌管囊肿切除术（ICD-9-CM-3：06.7）

鳃源性囊肿切除术（ICD-9-CM-3：29.2）

二、临床路径检索方法

（Q18.0/Q89.202/Q89.206）伴 06.7/29.2）　　出院科别：儿科

三、国家医疗保障疾病诊断相关分组（CHS-DRG）

MDCD　头颈、耳、鼻、口、咽疾病及功能障碍

DZ1　其他头颈、耳、鼻、咽、口疾患

四、甲状舌管囊肿或鳃源性囊肿临床路径标准住院流程

（一）适用对象

第一诊断为甲状舌管囊肿（ICD-10：Q89.202）或甲状舌管癌（ICD-10：Q89.206）或鳃源性囊肿（ICD-10：Q18.0）。

行甲状舌管囊肿切除术（ICD-9-CM-3：06.7）或鳃源性囊肿切除术（ICD-9-CM-3：29.2）。

释义

■ 诊断为甲状舌管囊肿或鳃源性囊肿可入院行手术根治的患儿。

（二）诊断依据

根据《张金哲小儿外科学》（张金哲主编，人民卫生出版社，2013年），《临床诊疗指南·小儿外科学分册》（中华医学会编著，人民卫生出版社，2005年），《临床技术操作规范·小儿外科学分册》（中华医学会编著，人民军医出版社，2005年），《小儿外科学》（施诚仁等主编，人民卫生出版社，2010年）。

1. 临床表现：颈中线或侧部囊性肿块；如囊肿继发感染可自发破溃或被切开引流，可反复发作，形成瘘管。

2. 体格检查：为圆形囊性肿块，边缘清楚，光滑，较固定，无压痛，可有大小变化；如形成瘘管则在颈中线或侧部见瘘管开口，时有分泌物或脓液溢出。

3. 辅助检查：超声、CT（必要时），了解肿块与甲状腺的关系。

4. 当肿块不能与甲状腺特别是异位甲状腺鉴别时，应当进行甲状腺核素扫描和 T_3、T_4 等检查。

释义

■ 颈部包块、瘘管或反复感染病史明确。

■ 体检发现颈部包块或瘘管。

■ 辅助检查多选取超声检查，发现颈部包块或瘘管可提示诊断，注意包块位置、瘘管走行，了解有无甲状腺及甲状腺与包块或瘘管的关系。

■ 主要与异位甲状腺相鉴别，必要时应行甲状腺核素扫描。避免将异位甲状腺误诊为甲状舌管囊肿或鳃源性囊肿而行切除术。

（三）选择治疗方案的依据

根据《张金哲小儿外科学》（张金哲主编，人民卫生出版社，2013年），《临床诊疗指南·小儿外科学分册》（中华医学会编著，人民卫生出版社，2005年），《临床技术操作规范·小儿外科学分册》（中华医学会编著，人民军医出版社，2005年），《小儿外科学》（施诚仁等主编，人民卫生出版社，2010年）。

行甲状舌管囊肿切除术（ICD-9-CM-3：06.7）或鳃源性囊肿切除术（ICD-9-CM-3：29.2）。

释义

■《临床诊疗指南·小儿外科分册》规定甲状舌管囊肿或鳃源性囊肿需行手术切除。手术切除囊肿及瘘管，防止复发。

■ 甲状舌管囊肿因经舌骨通过舌盲孔与舌底相通，手术需切除囊肿及部分舌骨。

■ 鳃源性囊肿根据位置不同而可能与外耳道、咽隐窝或梨状窝相通，术中需注意瘘管走行，要求不残留瘘管，以防复发。

■ 对于囊肿近期有过感染的患儿，不宜手术，需待感染治愈3个月后再行根治手术。

（四）标准住院日为5~7天

释义

■ 包括术前检查及术后恢复、伤口愈合所需时间。

（五）进入路径标准

1. 第一诊断必须符合ICD-10：Q89.202甲状舌管囊肿疾病编码或ICD-10：Q18.0鳃源性囊肿疾病编码。
2. 当患儿合并其他疾病，但住院期间不需特殊处理，也不影响第一诊断的临床路径实施时，可以进入路径。
3. 如囊肿或瘘存在明显感染，不进入路径，需抗菌药物控制感染后2~3个月后再行手术。

释义

■ 第一诊断为甲状舌管囊肿或鳃源性囊肿。

■ 患儿其他疾病对本次入院手术无影响、无需处理，且不延长住院时间，可进入本路径。

■ 囊肿或瘘感染时，需院外先行抗感染治疗，2~3个月后局部感染消退再考虑手术治疗。这样既降低手术风险，又可尽量保证完整切除囊肿或瘘管、减少复发。

（六）术前准备（术前评估）1~2天

必需的检查项目：
1. 实验室检查：血常规、C反应蛋白（必要时）、血型、尿常规、肝功能、肾功能、电解质、凝血功能、感染性疾病筛查。
2. 影像学检查：超声、X线胸片（正位）、心电图。

释义

■ 包括常规的术前检查评估全麻风险；超声为必需，评估病灶情况；完善电子喉镜检查了解有无舌甲状舌管囊肿；当不能明确甲状腺情况时，需行甲状腺核素扫描。

（七）预防性抗菌药物选择与使用时机

1. 按照《抗菌药物临床应用指导原则（2015年版）》（国卫办医发〔2015〕43号），并结合患儿病情决定选择。
2. 推荐药物治疗方案（使用《国家基本药物》的药物）。
3. 预防性用药时间为1天，术前因感染已应用抗菌药物或术中发现有明显炎症者不在此列。

释义

■ 甲状舌管囊肿因通过舌盲孔与舌底相通，手术切口为Ⅱ类切口；鳃源性囊肿根据位置不同而可能与外耳道、咽隐窝或梨状窝相通，手术切口为Ⅱ类切口。术前当日可予第二代头孢菌素预防感染。

■ 若囊肿或瘘管局部无明显感染表现，术后可不予抗菌药物，若术中发现明显感染征象，术后酌情使用抗菌药物3~5天。

（八）手术日为入院第2~3天

1. 麻醉方式：气管插管全身麻醉。
2. 预防性抗菌药物的给药方法：半合成青霉素、一代或二代头孢抗菌药静脉输入，切开皮肤前30分钟开始给药，手术延长到3小时以上时补充1个剂量。
3. 手术方式：甲状舌管囊肿切除术或鳃源性囊肿。

释义

■ 颈部手术操作应选择气管插管麻醉，便于呼吸道控制。

■ 术前30分钟静脉输入抗菌药物。

■ 甲状舌管囊肿因其有瘘管穿过舌骨手术需同时切除部分舌骨，鳃源性囊肿或瘘管应彻底切除囊肿或瘘管防止残留复发。

■ 如在切除囊肿后皮下组织缺损较多或可能遗留死腔的情况下，需放置皮片引流。

（九）术后住院恢复2~5天

1. 根据当时患儿情况而定：血常规。
2. 术后抗菌药物：用于术中发现局部有炎症者，按照《抗菌药物临床应用指导原则（2015年版）》（国卫办医发〔2015〕43号）执行，用药时间一般为3~5天。

释义

■ 如患儿术后出现发热、伤口渗血或颈部皮下包块等，可行血常规检查了解有无感染、失血。

■ 术中发现局部炎症，术后可予抗菌药物治疗。

（十）出院标准

1. 一般情况良好。
2. 伤口愈合良好，无出血、感染或瘘。
3. 无其他需要住院处理的并发症。

释义

■ 术后恢复顺利、伤口愈合良好、无严重并发症，可正常出院。

（十一）变异及原因分析

1. 围术期并发症等造成住院日延长和费用增加。
2. 术后切口感染、瘘复发等并发症，进入其他路径。

释义

■ 呼吸道感染等围术期疾病需特殊处理、延长住院时间，导致费用增加。

■ 术前检查发现异常需进一步检查和相关科室评估治疗，延长住院时间，导致费用增加。

■ 术后出血、切口感染、瘘复发等，属术后并发症，提示术后恢复不顺利，不进入本路径。

五、甲状舌管囊肿或鳃源性囊肿给药方案

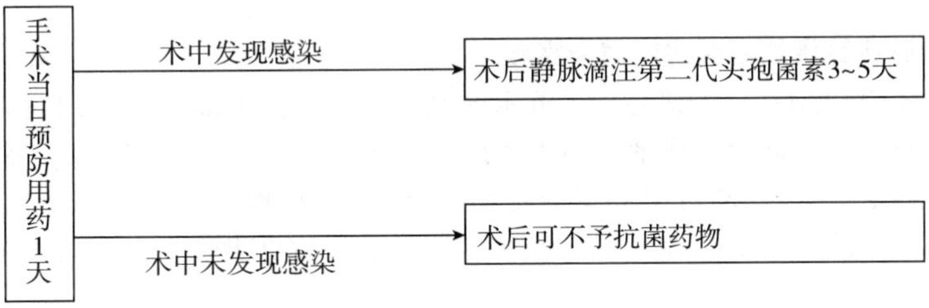

（一）用药选择

1. 根据病情需要可开始抗菌药物经验治疗。应选用较广谱的抗菌药物，致病菌常为革兰阴性杆菌、金黄色葡萄球菌等，推荐使用第二代头孢菌素，如头孢呋辛等。
2. 术中发现感染迹象可做细菌培养，对于术后体温高、有全身症状者应同时送血培养。
3. 轻症患儿可口服用药，重症患儿选用静脉给药，待临床表现显著改善并能口服时改用口服药治疗。但在实际临床工作中大多数患儿口服药物存在一定困难，因此推荐静脉给药。

（二）药学提示

1. 头孢菌素类抗菌药物一般均可安全用于无青霉素过敏的患儿，但对有青霉素过敏史的患儿应特别加以注意。
2. 对于肾功能有损害的患儿，应对其肾功能进行监测。

（三）注意事项

服用过多剂量的头孢菌素会导致大脑受刺激及引起惊厥，可用血液透析法或腹膜透析法降低头孢呋辛的血清浓度。

六、甲状舌管囊肿或鳃源性囊肿护理规范

1. 术前护理：①术前进行有效咳嗽训练，教会患儿正确排痰方法，嘱其深吸气后咳嗽排痰；

②术前 1 天备皮、更衣，减少术后感染。

2. 术后护理：

（1）常规护理：麻醉清醒前护理患儿应专人护理，去枕平卧，头偏向一侧，肩下垫一软枕，及时清除口鼻腔分泌物，保持呼吸道通畅，防止异物吸入气管引起窒息。术后常规给氧 6 小时，酌情准备气管切开，心电监护下密切观察患儿的生命体征等变化。术后 6~8 小时取半卧位，利于呼吸，减少局部出血，促进切口渗出物引流，同时减轻切口缝合处的张力，避免疼痛。

（2）吞咽疼痛及饮食护理：甲状腺舌管囊肿及瘘管手术时在患儿完全清醒后，鼓励其进食，开始饮用温开水，注意有无呛咳。术后 1~3 天行温凉流质或半流质饮食；进食时保持端坐抬头姿势，嘱患儿细嚼慢咽，禁食辛辣刺激等食物；服用固体药物时将药片捣碎，以利吞咽。必要时可辅以镇静镇痛剂，保证患儿的睡眠。

（3）切口护理：预防切口感染，保持切口敷料清洁干燥，术后 24 小时内密切观察切口敷料的渗血、渗液情况，敷料浸湿后立即更换，并严格无菌操作。患儿咳嗽、排痰时轻压切口以减轻疼痛及切口缝合处的张力。术后 24~48 小时拔除橡皮引流条，并遵医嘱准确、及时地使用敏感抗菌药物及止血药。如颈部放置引流，应密切关注引流量。切口愈合过程中，嘱患儿勿用手搔抓皮肤，防止切口感染。

七、甲状舌管囊肿或鳃源性囊肿营养治疗规范

1. 在患儿完全清醒后，鼓励其进食，开始饮用温开水，注意有无呛咳。

2. 术后 1~3 天行温凉流质或半流质饮食；进食时保持端坐抬头姿势，嘱患儿细嚼慢咽，禁食辛辣刺激等食物；服用固体药物时将药片捣碎，以利吞咽嘱患儿加强营养。

八、甲状舌管囊肿或鳃源性囊肿患者健康宣教

1. 术前：增强患儿对病情的信心。注重术前健康宣教。向家属详细介绍病因、病情、治疗手段、禁忌证及适应证等，仔细介绍手术麻醉方式、术前术后护理要点、影响预后的因素等，让患儿及家属有充分的心理准备，主动配合治疗与护理。

2. 术后：需切除部分舌骨以避免术后复发，切除舌骨后可出现吞咽疼痛，向患儿及家属说明疼痛的原因。

3. 出院：术后健康宣教，能有效巩固治疗效果和减少并发症及病情复发。嘱患儿加强营养，适当锻炼，以提高机体抵抗力，注意保暖，预防感冒；保持术口清洁，勿搔抓术口吻合处，以免造成皮损或感染；告知患儿或家属定期复查，以提高手术治愈率和预防复发；把护理工作从医院带到家庭，帮助患儿在康复过程取得更加满意的效果。

九、推荐表单

（一）医师表单

甲状舌管囊肿或鳃源性囊肿临床路径医师表单

适用对象：第一诊断为甲状舌管囊肿或鳃源性囊肿（ICD-10：Q89.202，206）
行甲状舌管囊肿切除术（ICD-9-CM-3：06.7）或鳃源性囊肿切除术（ICD-9-CM-3：29.2）

患儿姓名：	性别：　年龄：　门诊号：	住院号：
住院日期：　年　月　日	出院日期：　年　月　日	标准住院日：5~7 天

时间	住院第 1 天	住院第 2 天	住院第 3 天 （手术日）
主要诊疗工作	□ 询问病史与体格检查 □ 上级医师查房与术前评估 □ 确定诊断、术前准备和手术日期 □ 向患儿监护人交代病情，签署手术知情同意书和手术麻醉知情同意书	□ 上级医师查房与术前评估 □ 评估检查结果符合诊断和手术条件 □ 分析异常结果，处理后复查 □ 麻醉科医师探望患儿并完成麻醉前书面评估 □ 完成手术准备	□ 手术 □ 术者完成手术记录 □ 完成术后医嘱和检查 □ 上级医师查房 □ 向患儿家属交代手术中情况和术后注意事项 □ 确定有无手术和麻醉并发症 □ 麻醉科医师随访和书面评价
重点医嘱	**长期医嘱：** □ 小儿外科护理常规 □ 二级护理 □ 普通饮食 **临时医嘱：** □ 血常规、血型、尿常规、大便常规 □ 肝功能、肾功能、C 反应蛋白（必要时）、电解质、凝血功能 □ 感染性疾病筛查 □ 超声、心电图、X 线胸片 □ CT、放射性核素检查（必要时）	**长期医嘱：** □ 小儿外科护理常规 □ 二级护理 □ 普通饮食 **临时医嘱：** □ 明晨禁食 □ 拟明日全身麻醉下行甲状舌管囊肿或鳃源性囊肿切除术 □ 麻醉前用药	**长期医嘱：** □ 小儿外科术后护理常规 □ 一级护理 □ 心电监护 □ 禁食 □ 记 24 小时出入量 □ 抗菌药物 **临时医嘱：** □ 按体重和出入量补充液体和电解质 □ 术前及术后抗菌药物预防感染 □ 切除组织送病理
病情变异记录	□ 无　□ 有，原因： 1. 2.	□ 无　□ 有，原因： 1. 2.	□ 无　□ 有，原因： 1. 2.
医师签名			

时间	住院第4天 （术后1日）	住院第5~6天 （术后2~3日）	住院第7天 （出院日）
主要诊疗工作	□ 上级医师查房 □ 仔细观察患儿颈部切口情况 □ 对手术进行评估	□ 上级医师查房 □ 仔细观察患儿颈部切口情况 □ 对手术进行评估	□ 检查患儿的一般情况 □ 检查伤口换敷料 □ 完成出院小结 □ 交代家属注意事项
重点医嘱	**长期医嘱：** □ 小儿外科术后护理常规 □ 一级护理 □ 流质饮食 □ 抗菌药物（必要时） **临时医嘱：** □ 血常规（必要时） □ 按体重和出入量补充液体和电解质（必要时）	**长期医嘱：** □ 小儿外科术后护理常规 □ 一级护理 □ 普通饮食 □ 抗菌药物（术后第3天停） **临时医嘱：** □ 伤口换敷料	**临时医嘱：** □ 今日出院 □ 带药（必要时） □ 出院后门诊拆线（如出院日为术后第5天，可在医院拆线）
病情变异记录	□ 无 □ 有，原因： 1. 2.	□ 无 □ 有，原因： 1. 2.	□ 无 □ 有，原因： 1. 2.
医师签名			

（二）护士表单

甲状舌管囊肿或鳃源性囊肿临床路径护士表单

适用对象：第一诊断为甲状舌管囊肿或鳃源性囊肿（ICD-10：Q89.202，206）

行甲状舌管囊肿切除术（ICD-9-CM-3：06.7）或鳃源性囊肿切除术（ICD-9-CM-3：29.2）

患儿姓名：	性别：　　年龄：　　门诊号：	住院号：
住院日期：　　年　月　日	出院日期：　　年　月　日	标准住院日：5~7 天

时间	住院第 1 天	住院第 2 天	住院第 3 天 （手术日）
健康宣教	□ 入院宣教 □ 介绍主管医师、护士 □ 介绍环境、设施 □ 介绍住院注意事项 □ 介绍探视和陪伴制度 □ 介绍贵重物品制度	□ 术前宣教 □ 介绍术前护理措施	□ 术后宣教 □ 介绍术后护理措施
主要护理工作	□ 入院护理评估 □ 静脉取血（明晨取血） □ 指导患儿到相关科室完成辅助检查 □ 心理护理	□ 颈部皮肤准备 □ 手术前物品准备 □ 手术前心理护理 □ 明晨禁食、禁水	□ 心电监护，观察患儿生命体征 □ 开放静脉通路，抗炎静点 □ 吸痰雾化 □ 手术后心理与生活护理 □ 观察切口敷料情况
病情变异记录	□ 无　□ 有，原因： 1. 2.	□ 无　□ 有，原因： 1. 2.	□ 无　□ 有，原因： 1. 2.
护士签名			

时间	住院第4天 （术后1日）	住院第5~6天 （术后2~3日）	住院第7天 （出院日）
健康宣教	□ 介绍术后护理措施	□ 介绍术后护理措施	□ 出院宣教 □ 完成出院指导
主要护理工作	□ 予以半流质饮食或软食，观察患儿饮食情况 □ 手术后生活护理 □ 夜间巡视 □ 观察记录颈部切口情况 □ 疼痛护理指导	□ 观察患儿情况 □ 手术后生活护理 □ 夜间巡视 □ 观察记录颈部切口情况	□ 指导家长办理出院手续等事项 □ 出院宣教
病情变异记录	□ 无 □ 有，原因： 1. 2.	□ 无 □ 有，原因： 1. 2.	□ 无 □ 有，原因： 1. 2.
护士签名			

（三）患儿家属表单

甲状舌管囊肿或鳃源性囊肿临床路径患儿家属表单

适用对象：第一诊断为甲状舌管囊肿或鳃源性囊肿（ICD-10：Q89.202，206）
行甲状舌管囊肿切除术（ICD-9-CM-3：06.7）或鳃源性囊肿切除术（ICD-9-CM-3：29.2）

患儿姓名：	性别： 年龄： 门诊号：		住院号：
住院日期： 年 月 日	出院日期： 年 月 日		标准住院日：5~7天

时间	住院第1天	住院第2天	住院第3天（手术日）
医患配合	□ 配合询问病史、收集资料，务必详细告知既往史、用药史、过敏史 □ 配合进行体格检查 □ 有任何不适告知医师 □ 医师与患儿及家属介绍病情，签署手术同意单	□ 配合完善术前准备	□ 配合医师安抚患儿 □ 配合医师进行体格检查
护患配合	□ 配合测量体温、脉搏、呼吸，血压、体重 □ 配合完成入院护理评估（简单询问病史、过敏史、用药史） □ 接受入院宣教（环境介绍、病室规定、订餐制度、贵重物品保管等） □ 配合执行探视和陪伴制度 □ 有任何不适告知护士	□ 配合完善术前相关检查，如：采血、留尿、心电图、X线胸片	□ 返回病房后，配合接受生命体征的测量 □ 接受饮食宣教：手术当日禁食 □ 配合检查意识（全身麻醉者），安抚患儿 □ 接受药物宣教及受手术后宣教 □ 有任何不适告知护士
病情变异记录	□ 无 □ 有，原因： 1. 2.	□ 无 □ 有，原因： 1. 2.	□ 无 □ 有，原因： 1. 2.
患儿家属签名			

时间	住院第 4 天 （术后 1 日）	住院第 5~6 天 （术后 2~3 日）	住院第 7 天 （出院日）
医患配合	□ 配合医师安抚患儿 □ 配合医师进行体格检查	□ 配合医师换药前安抚患儿	□ 接受出院前指导 □ 知道复查程序 □ 获取出院诊断书
护患配合	□ 配合接受生命体征的测量 □ 接受饮食宣教：半流质饮食 □ 安抚患儿 □ 有任何不适告知护士	□ 配合接受生命体征的测量 □ 安抚患儿，配合护士予以半流质饮食 □ 有任何不适告知护士	□ 接受出院宣教 □ 办理出院手续 □ 知道服药方法、作用、注意事项 □ 知道复印病历程序
病情变异记录	□ 无 □ 有，原因： 1. 2.	□ 无 □ 有，原因： 1. 2.	□ 无 □ 有，原因： 1. 2.
患儿家属签名			

第五章

梨状窝瘘临床路径释义

【医疗质量控制指标】（专家建议）

指标一、诊断需结合临床表现、发病部位、影像学检查和内镜检查。

指标二、对感染期患者建议控制感染后再行手术治疗。

指标三、术后规范应用抗菌药物预防感染。

一、梨状窝瘘编码

疾病名称及编码：梨状窝瘘（ICD-10：Q18.003）

二、临床路径检索方法

Q18.003

三、国家医疗保障疾病诊断相关分组（CHS-DRG）

MDCD　头颈、耳、鼻、口、咽疾病及功能障碍

DZ1　其他头颈、耳、鼻、咽口疾患

四、梨状窝瘘临床路径标准住院流程

（一）适用对象

第一诊断为梨状窝瘘（ICD-10：Q18.003）。

行支撑喉镜下梨状窝内瘘口封闭术。

释义

■ 根据病史、发病部位、影像学检查及内镜检查诊断为梨状窝瘘可入院行手术根治的患儿。

（二）诊断依据

根据《小儿外科学》（中华医学会编著，人民卫生出版社），《实用小儿耳鼻咽喉科学》（主编张亚梅、张天宇，人民卫生出版社）。

1. 病史：左/右/双侧中下颈部包块，或反复红肿、流脓，或反复出现“化脓性甲状腺炎”。

2. 体征：急性期颈部可见红、肿、疼痛等表现，静止期可及颈部包块或皮肤瘢痕（脓肿破溃或引流所致）。

3. 辅助检查：颈部超声检查可及囊性包块，与梨状窝关系密切或有管状结构相连。若行MRI检查可有类似发现。电子喉镜检查了解声带运动情况。

释义

■ 本路径的制订主要参考国内权威参考书籍。

■ 患儿以颈部反复感染史为主要表现；感染灶位于颈中下部（胸锁乳突肌前方）；超声及磁共振可提示甲状腺周围感染灶，与梨状窝关系密切，易误诊为甲状腺炎；对于能配合的部分大龄患儿行电子喉镜检查不仅可以了解声带运动情况，还可探查瘘口情况。

（三）进入路径标准

1. 第一诊断必须符合 ICD-10：Q18.003 梨状窝瘘疾病编码。
2. 炎症静止期的患儿（最佳时机为急性感染期后 1 个月以上）。
3. 当患者同时具有其他疾病诊断，但在住院期间不需要特殊处理也不影响第一诊断的临床路径实施时，可以进入路径。
4. 以下情况视为该术式禁忌：颈椎畸形等无法实施支撑喉镜手术；急性感染并伴有发热等全身症状；凝血功能异常等因素可能导致止血困难；因麻醉药物过敏、肝功能、肾功能严重异常等原因不能全麻手术；其他手术禁忌证。

释义

■ 进入本路径的患儿第一诊断为梨状窝瘘，适用于炎症静止期患儿。最佳手术时机为急性感染期后 1 个月以上，但此期限非强制性标准，急性感染消退即手术也非禁忌，但此时梨状窝常有肉芽遮盖，可能会增加手术难度。

（四）标准住院日 4~5 天

释义

■ 初次手术时为了完善术前评估，观察术后反应，建议住院 4~5 天（术前 1~2 天术前评估，术后观察 3 天），之后的复查可采取日间手术。

（五）住院期间的检查项目

1. 必需的检查项目：
（1）血常规、尿常规。
（2）肝功能、肾功能、甲状腺功能、电解质、凝血功能、Ⅰ型肝炎两对半、梅毒筛查、艾滋病筛查。
（3）颈部超声、电子喉镜检查。
2. 根据病情选择的项目：
（1）超声心动图（心电图异常者）。
（2）颈部 MRI。

释义

■ 必查项目是确保手术安全，术后顺利恢复的基础。所有检查均应在术前完成并进行认真核对，如有异常应及时复查或请相关专业医师进行会诊；甲状腺功能检测可以判断病变是否累及甲状腺，造成化脓性甲状腺炎及甲状腺功能异常；颈部超声可以了解脓肿大小、瘘管走行方向、途经组织结构，以及累及情况。

■ 对于心电图异常或有相关心脏疾病病史及手术者，应完善超声心动描记术了解有无全身麻醉手术禁忌。

■ 感染范围较大者，可行 MRI 检查了解病变区域及与周围组织关系，并为术中可能转为颈外入路手术做准备。

（六）治疗方案的选择

1. 支撑喉镜下梨状窝瘘封闭术：可采用二氧化碳激光烧灼、电烧灼、化学烧灼等方法。
2. 术中若未发现内瘘口，则改行颈侧入路梨状窝瘘切除术，视为变异因素不再使用本临床路径。

释义

■ 依据近年来的权威文献资料，支撑喉镜下梨状窝瘘内瘘口封闭术较传统颈外入路手术具有微创、美容效果好、手术快捷、节约费用等显著优势，可基本替代传统手术。但有极少数病例术中支撑喉镜下探查找不到瘘口，需改行颈侧入路梨状窝瘘切除术。

（七）预防性抗菌药物选择与使用时机

1. 按照《抗菌药物临床应用指导原则（2015 年版）》（国卫办医发〔2015〕43 号）执行。建议使用第一代或者第二代头孢菌素（例如头孢唑林、头孢呋辛）+甲硝唑；预防性抗菌药物在术前 0.5~2 小时使用。

释义

■ 梨状窝瘘与咽腔相通，手术切口为Ⅱ类切口。术前当日及术后可予抗菌药物预防感染。

（八）手术日

1. 麻醉方式：气管插管全身麻醉。
2. 术中用药：麻醉常规用药。
3. 手术方式：支撑喉镜下梨状窝内瘘口封闭术。
4. 输血：通常无需输血。

释义

■ 手术操作应选择气管插管麻醉，下支撑喉镜或撤出支撑喉镜过程中应注意气管插管位置，激光烧灼前用纱布覆盖气管插管，麻醉医师控制好吸入氧气浓度，以避免气道烧伤。

■ 出院2~3个月后应返院再次行一日全身麻醉支撑喉镜梨状窝内瘘口探查术，若内瘘口未闭合，应再次行内瘘口封闭术。直至内瘘口闭合。

■ 目前公认的治愈标准：全麻支撑喉镜梨状窝内瘘口探查见内瘘口已闭合，且无颈部反复感染症状。

（九）术后恢复

1. 必须复查的检查项目：血常规。
2. 术后用药：
（1）抗菌药物：按照《抗菌药物临床应用指导原则（2015年版）》（国卫办医发〔2015〕43号）选用药物，建议用药时间2~3天。
（2）奥美拉唑：按体重使用抑酸药，一般至术后7~14天。
3. 术后多数需鼻饲饮食至1~2周。

释义

■ 本术式伤口位于咽喉部，存在感染风险，因此可按规定适当预防性应用抗菌药物。一般应用第二代头孢类抗菌药物，应用2~3天为宜。

■ 奥美拉唑：术后食管反流胃酸刺激，可影响伤口愈合，增加颈部感染概率。奥美拉唑抑制胃酸分泌，降低食管反流风险。

■ 鼻饲饮食：是否需鼻饲饮食目前尚无定论。考虑到进食可能影响伤口愈合，增加颈部感染概率，目前建议术后鼻饲饮食1~2周。

（十）出院标准

1. 颈部无红、肿、疼痛等感染表现。
2. 体温正常，颈部无阳性体征，相关实验室检查结果基本正常，没有需要住院处理的并发症和/或合并症。

释义

■ 患儿出院前临床表现无异常，体温正常，血常规检查正常，如检查结果明显异常，主管医师应进行仔细分析，并作出相应处理。

■ 患儿吞咽正常，无声音嘶哑等喉返神经损伤表现，无痰中带血及黑便等伤口出血表现。

■ 患儿可带鼻饲管出院，鼻饲1~2周后门诊拔除鼻饲管。

（十一）变异及原因分析

1. 术前发现合并其他影响手术的基础疾病，需要进行相关的诊断和治疗。
2. 术前根据患者病情初步确定手术方式，根据患者术中情况更改手术方式。
3. 手术后继发声音嘶哑，食管瘘等并发症，导致围术期住院时间延长与费用增加。
4. 住院后出现其他内、外科疾病需进一步明确诊断，导致住院时间延长与费用增加。

释义

■ 呼吸道感染等围术期疾病需特殊处理、术前检查发现异常需进一步检查和相关科室评估治疗，延长住院时间，导致费用增加。

■ 术中支撑喉镜下探查未见瘘口，需改为颈侧入路梨状窝瘘切除术。

■ 术后出现声音嘶哑、食管瘘等，属术后并发症，提示术后恢复不顺利，住院时间延长，不进入本路径。

五、梨状窝瘘给药方案

（一）用药选择

1. 梨状窝瘘与咽腔相通，属于Ⅱ类切口，手术当天及术后推荐予以抗菌药物预防感染3天，术后如出现颈部感染适当延长用药时间。
2. 梨状窝瘘继发颈深部感染的致病菌多为口腔和上呼吸道常见菌群，儿童患者多为链球菌、金黄色葡萄球菌；非儿童患者多为肺炎克雷伯菌、肺炎链球菌等，推荐使用第二代头孢菌素，如头孢呋辛等；如术后出现颈部感染，可应用第三代头孢菌素，怀疑合并厌氧菌感染时联合使用抗厌氧菌药物能有效缓解病情。
3. 梨状窝瘘内瘘口封闭术后食管反流易导致伤口处感染，推荐术后使用奥美拉唑抑制反流。

（二）药学提示

1. 头孢菌素类抗菌药物一般均可安全用于无青霉素过敏的患儿，但对有青霉素过敏史的患儿应特别加以注意。
2. 对于肾功能有损害的患儿，应对其肾功能进行监测。
3. 奥美拉唑小儿按体重算，0.8mg/（kg·d），疗程一般7~14天。

（三）注意事项

服用过多剂量的头孢菌素会导致大脑受刺激及引起惊厥，可用血液透析法或腹膜透析法降低头孢呋辛的血清浓度。

六、梨状窝瘘护理规范

1. 对于术前存在颈部感染灶者，术前予以消毒换药，注意观察伤口有无红、肿、压痛，保持伤口周围干燥、清洁。
2. 手术当日予以禁食补液，术前患者予抗菌药物预防感染。
3. 饮食护理：手术当日禁食补液；术后常规留置鼻饲管，予以鼻饲饮食，可给予奶、儿童佳膳、肠内营养乳剂（TP）、肠内营养乳剂（TPF-T）等高营养、高热量、高维生素的流质饮食，鼻饲前后均需用温开冲洗管腔，以防堵管；注入时让患者取坐位或半坐位，以防呕吐、反流等不适；严防鼻饲管堵塞或脱出，做好管道护理，防止非计划脱管。
4. 口腔及口咽部护理：由于术后患者留置胃管，且口腔自净作用减弱，加上术后抵抗力降低，为口腔细菌繁殖提供机会，需加强口腔护理，予以康复新漱口液漱口，每日3次，减少感染内瘘口的机会，消除潜在因素。

5. 体位：床头抬高45°避免反流。

七、梨状窝瘘营养治疗规范

1. 术前禁食患者需静脉补液，避免低血糖，保持能量摄入。

2. 术后予以鼻饲饮食，注入奶、儿童佳膳、肠内营养乳剂（TP）、肠内营养乳剂（TPF-T）、肠内营养混悬液（TPF）等高营养、高热量、高维生素的流质饮食，鼻饲前后均需用温开水20~30ml冲洗管腔，保持管道清洁、畅通；鼻饲饮食需少量多次，避免反流。

八、梨状窝瘘患者健康宣教

1. 嘱患儿家属出院后注意避免上呼吸道感染，从而导致伤口及颈部感染。

2. 嘱患儿家属出院后鼻饲饮食，尽量少量多次，鼻饲前后温开水冲洗管腔，避免堵管，鼻饲时患儿采取坐位或半坐位，避免反流。

3. 嘱加强口腔护理，康复新漱口液勤漱口，减少感染内瘘口的机会。

九、推荐表单

（一）医师表单

梨状窝瘘临床路径医师表单

适用对象：第一诊断为梨状窝瘘（ICD-10：Q18.003）
行支撑喉镜下梨状窝内瘘口封闭术

患儿姓名：	性别： 年龄： 门诊号：	住院号：
住院日期： 年 月 日	出院日期： 年 月 日	标准住院日：4~5 天

时间	住院第 1 天	住院第 2 天 （术前 1 天）	住院第 3 天 （手术日，术后）
诊疗工作	□ 询问病史和体格检查 □ 完成住院病历和首次病程记录 □ 上级医师查房 □ 制订治疗计划 □ 向患儿监护人交代病情，签署手术知情同意书	□ 完善术前准备 □ 上级医师查房与术前检查评估 □ 麻醉科医师探望患儿并完成麻醉前书面评估 □ 完成手术准备	□ 手术 □ 完善术后病程记录 □ 术后监护治疗 □ 向患儿家属交代手术中情况和术后注意事项 □ 确定有无手术和麻醉并发症
重点医嘱	**长期医嘱：** □ 头颈外科护理常规 □ 二级护理 □ 普通饮食 **临时医嘱：** □ 空腹抽血 □ 血常规、尿常规、生化、凝血功能、感染性疾病筛查 □ 甲状腺功能 □ X 线胸片，心电图 □ 电子喉镜 □ 颈部超声（必要时） □ 颈部 MRI（必要时） □ 心脏彩超（必要时）	**长期医嘱：** □ 头颈外科护理常规 □ 二级护理 □ 普通饮食 **临时医嘱：** □ 明晨禁食水 □ 全麻下行支撑喉镜下梨状窝瘘内瘘口封闭术	**长期医嘱：** □ 头颈外科护理常规 □ 一级护理 □ 雾化治疗 **临时医嘱：** □ 禁食补液支持 □ 术前 0.5 小时预防性抗菌药物（第二代头孢菌素+甲硝唑） □ 术后心电监护 □ 抗菌药物（同术前）
病情变异记录	□ 无 □ 有，原因： 1. 2.	□ 无 □ 有，原因： 1. 2.	□ 无 □ 有，原因： 1. 2.
医师签名			

时间	住院第 4 天 （术后第 1 天）	住院第 5 天 （术后第 2 天，出院日）
诊疗工作	□ 询问病情和体格检查 □ 上级医师查房，完善病程记录 □ 复查血常规	□ 询问病情和体格检查 □ 完善病程记录 □ 上级医师查房
重点医嘱	**长期医嘱：** □ 头颈外科护理常规 □ 一级护理 □ 鼻饲 □ 抗菌药物治疗（第二代头孢菌素+甲硝唑） □ 抑制胃酸治疗（奥美拉唑） □ 床头抬高 **临时医嘱：** □ 补液支持 □ 复查血常规	**长期医嘱：** □ 头颈外科护理常规 □ 一级护理 □ 鼻饲 **临时医嘱：** □ 带胃管出院
病情变异记录	□ 无　□ 有，原因： 1. 2.	□ 无　□ 有，原因： 1. 2.
医师签名		

（二）护士表单

梨状窝瘘临床路径护士表单

适用对象：第一诊断为梨状窝瘘（ICD-10：Q18.003）
行支撑喉镜下梨状窝内瘘口封闭术

患儿姓名：	性别：　　年龄：　　门诊号：	住院号：
住院日期：　　年　月　日	出院日期：　　年　月　日	标准住院日：4~5 天

时间	住院第 1 天	住院第 2 天 （术前 1 天）	住院第 3 天 （手术日，术后）
健康宣教	□ 入院宣教 □ 介绍主管医师、护士 □ 介绍环境、设施 □ 介绍住院注意事项 □ 介绍探视和陪伴制度 □ 介绍贵重物品制度	□ 术前宣教 □ 介绍术前护理措施	□ 术后宣教 □ 介绍术后护理措施
护理处置	□ 核对患儿，佩戴腕带 □ 建立入院护理病历 □ 协助患儿留取各种标本 □ 测量体重、体温	□ 协助患儿留取各种标本 □ 测量体温	□ 术前 8 小时禁食、禁水 □ 开放静脉通路 □ 备好麻醉床 □ 备好监护仪器
基础护理	□ 一级护理 □ 晨晚间护理 □ 患儿安全管理	□ 一级护理 □ 晨晚间护理 □ 患儿安全管理	□ 一级护理 □ 晨晚间护理 □ 患儿安全管理
专科护理	□ 护理查体 □ 需要时，填写跌倒及压疮防范表 □ 心理护理	□ 病情观察 □ 遵医嘱完成相关治疗 □ 心理护理	□ 禁食输液 □ 雾化吸痰 □ 术后心电监护
病情变异记录	□ 无　□ 有，原因： 1. 2.	□ 无　□ 有，原因： 1. 2.	□ 无　□ 有，原因： 1. 2.
护士签名			

时间	住院第 4 天 （术后第 1 天）	住院第 5 天 （术后第 2 天，出院日）
健康宣教	□ 指导鼻饲饮食	□ 出院宣教 □ 完成出院指导
护理处置	□ 放置胃管 □ 予以鼻饲饮食 □ 静脉输液	□ 发放健康处方 □ 指导家长办理出院手续 □ 核对患儿，摘掉腕带
基础护理	□ 一级护理 □ 晨晚间护理 □ 患儿安全管理	□ 一级护理 □ 晨晚间护理 □ 患儿安全管理
专科护理	□ 鼻饲饮食，少量多次，注入时取坐位或半坐位 □ 床头抬高	□ 遵医嘱患儿出院 □ 指导患儿家属鼻饲饮食
病情变异记录	□ 无 □ 有，原因： 1. 2.	□ 无 □ 有，原因： 1. 2.
护士签名		

（三）患儿家属表单

梨状窝瘘临床路径患儿家属表单

适用对象：第一诊断为梨状窝瘘（ICD-10：Q18.003）
行支撑喉镜下梨状窝内瘘口封闭术

患儿姓名：	性别：　　年龄：　　门诊号：	住院号：
住院日期：　　年　月　日	出院日期：　　年　月　日	标准住院日：4~5天

时间	住院第1天	住院第2天 （术前1天）	住院第3天 （手术日，术后）
医患配合	□ 配合询问病史、收集资料，务必详细告知既往史、用药史、过敏史 □ 配合进行体格检查 □ 有任何不适告知医师 □ 医师与患儿及家属介绍病情，签署手术同意单	□ 配合完善术前准备	□ 配合医师安抚患儿 □ 配合医师进行体格检查
护患配合	□ 配合测量体温、脉搏、呼吸、血压、体重 □ 配合完成入院护理评估（简单询问病史、过敏史、用药史） □ 接受入院宣教（环境介绍、病室规定、订餐制度、贵重物品保管等） □ 配合执行探视和陪伴制度 □ 有任何不适告知护士	□ 配合完善术前相关检查，如：采血、留尿、心电图、X线胸片	□ 返回病房后，配合接受生命体征的测量 □ 接受饮食宣教：手术当日禁食 □ 配合检查意识（全身麻醉者），安抚患儿 □ 接受药物宣教及受手术后宣教 □ 有任何不适告知护士
患儿家属签名			

时间	住院第4天 （术后第1天）	住院第5天 （术后第2天，出院日）
医患配合		□ 接受出院前指导 □ 知道复查程序 □ 获取出院诊断书
护患配合	□ 配合并学习术后鼻饲饮食	□ 接受出院宣教 □ 办理出院手续 □ 获取出院带药 □ 知道服药方法、作用、注意事项 □ 掌握鼻饲饮食 □ 知道复印病历程序
患儿家属签名		

附：原表单（2017 年版）

梨状窝瘘临床路径表单

适用对象：第一诊断为梨状窝瘘（ICD-10：Q18.003）
行支撑喉镜下梨状窝内瘘口封闭术

患儿姓名：	性别：　年龄：　门诊号：	住院号：
住院日期：　年　月　日	出院日期：　年　月　日	标准住院日：4~5 天

时间	住院第 1 天	住院第 2 天 （术前 1 天）	住院第 3 天 （手术日，术后）
诊疗工作	□ 询问病史和体格检查 □ 完成住院病历和首次病程记录 □ 上级医师查房 □ 制订治疗计划	□ 完善术前准备	□ 完善术后病程记录 □ 术后监护治疗
重点医嘱	**长期医嘱：** □ 头颈外科护理常规 □ 二级护理 □ 禁食 **临时医嘱：** □ 三大常规 □ 肝功能、肾功能 □ 凝血全套 □ 血气分析、电解质 □ 电子喉镜 □ 颈部超声（必要时） □ 颈部 MRI（必要时） □ 心脏彩超（必要时）	**长期医嘱：** □ 头颈外科护理常规 □ 二级护理 □ 普通饮食 **临时医嘱：** □ 手术医嘱 □ 清洁皮肤 □ 术前 0.5 小时预防性抗菌药物（第二代头孢菌素+甲硝唑）	**长期医嘱：** □ 头颈外科护理常规 □ 一级护理 □ 心电监护 □ 禁食 □ 抗菌药物（同术前） **临时医嘱：** □ 补液支持
护理工作	□ □ □	□ □ □	□ □ □
病情变异记录	□ 无　□ 有，原因： 1. 2.	□ 无　□ 有，原因： 1. 2.	□ 无　□ 有，原因： 1. 2.
护士签名			
医师签名			

时间	住院第 4 天 （术后第 1 天）	住院第 5 天 （术后第 2 天，出院日）
诊疗工作	□ 询问病情和体格检查 □ 完善病程记录 □ 上级医师查房	□ 询问病情和体格检查 □ 完善病程记录 □ 上级医师查房
重点医嘱	**长期医嘱：** □ 头颈外科护理常规 □ 二级护理 □ 鼻饲 **临时医嘱：** □ 补液支持 □ 抗菌药物治疗（第二代头孢菌素+甲硝唑） □ 抑制胃酸治疗（奥美拉唑）	**长期医嘱：** □ 头颈外科护理常规 □ 二级护理 □ 鼻饲 **临时医嘱：** □ 补液支持 □ 抗菌药物治疗（第二代头孢菌素+甲硝唑） □ 抑制胃酸治疗（奥美拉唑） □ 出院
护理工作	□ □ □	□ □ □
病情变异记录	□ 无 □ 有，原因： 1. 2.	□ 无 □ 有，原因： 1. 2.
护士签名		
医师签名		

第六章

先天性食管狭窄临床路径释义

【医疗质量控制指标】（专家建议）

指标一、诊断需结合临床表现和辅助检查。

指标二、手术治疗应满足确诊为先天性食管狭窄，且有手术适应证，在感染等并发症纠正后，无手术禁忌证。

指标三、抗菌药物需按指征用药。

一、先天性食管狭窄编码

疾病名称及编码：先天性食管狭窄（ICD-10：Q39.300）

二、临床路径检索方法

Q39.300

三、国家医疗保障疾病诊断相关分组（CHS-DRG）

MDCG　消化系统疾病及功能障碍

GB1　食管、胃、十二指肠大手术

四、先天性食管狭窄临床路径标准住院流程

（一）适用对象

第一诊断为先天性食管狭窄（ICD-10：Q39.300），包括入院诊断为先天性气管软骨异位、肌层肥厚、胃黏膜异位、食管平滑肌瘤、膜式狭窄等，拟行食管部分切除食管食管吻合术（CM3：42.5103）。

释义

■ 适用对象编码参见第一部分。

■ 本路径适用对象为临床诊断为先天性食管狭窄的患儿，如合并其他疾病等，需进入其他相应路径。

（二）诊断依据

根据《小儿外科学》（中华医学会编著，人民卫生出版社），《临床诊疗指南·消化系统疾病分册》（中华医学会编著，人民卫生出版社），《临床诊疗指南·胸外科分册》（中华医学会编著，人民卫生出版社）。

1. 病史：反复呕吐，进食稠厚食物或者质硬食物后呕吐症状明显。可有反复肺炎病史。
2. 体征：体型偏瘦，严重病例可出现营养不良、脱水、电解质紊乱、恶病质等表现。
3. 查体：胸腹部可无异常体征，腹平软，无压痛，未及异常包块，肠鸣音可闻及。
4. 辅助检查：

（1）上消化道造影可见狭窄段食管，常见为食管的中下段。

（2）胃镜可见食管狭窄，部分可伴有胃食管反流，反流性食管炎。

释义

■ 本路径的制订主要参考国内权威参考书籍和诊疗指南。

■ 病史和辅助检查是诊断先天性食管狭窄的主要依据，患儿有反复呕吐，进食稠厚食物或者质硬食物后呕吐症状病史，表现为体型偏瘦，严重病例可出现营养不良、脱水、电解质紊乱、恶病质等。本病可通过上消化道造影及胃镜确诊，可见狭窄段食管，部分可伴有胃食管反流，反流性食管炎。

（三）进入路径标准

根据《小儿外科学》（中华医学会编著，人民卫生出版社），《临床诊疗指南·消化系统疾病分册》（中华医学会编著，人民卫生出版社），《临床诊疗指南·胸外科分册》（中华医学会编著，人民卫生出版社），明确诊断为先天性食管狭窄的病例。

释义

■ 第一诊断必须符合先天性食管狭窄疾病编码（ICD-10：Q39.300）。

■ 有手术适应证，无手术禁忌证。

■ 当患儿同时具有其他疾病诊断，但在住院期间不需要特殊处理也不影响第一诊断的临床路径实施时，可以进入路径。

（四）标准住院日 7~12 天

释义

■ 确诊为先天性食管狭窄的患儿入院后，手术前准备 2 天，第 3 天行手术治疗；第 4~10 天（术后第 1~7 天）予禁食水、留置胃管、胸腔闭式引流、抗菌药物、静脉营养，酌情复查血常规、生化、X 线胸片，对患儿及家长进行健康教育及康复指导；第 11 天（术后第 8 天）在复查上消化道造影无异常情况下，予饮水、流质饮食，酌情停用抗菌药物，根据体温或血常规等情况，决定停用或延长使用抗菌药物，对患儿及家长进行健康教育及康复指导；第 12 天（术后第 9 天）复查 X 线胸片，视引流情况，酌情予拔除胸腔闭式引流管；第 13 天（术后第 10 天）复查 X 线胸片，换药后再次对患儿进行健康教育，通知出院。总住院时间不超过 14 天符合本路径要求。

（五）住院期间的检查项目

1. 必需的检查项目：

（1）血常规、尿常规。

（2）肝功能、肾功能、电解质、凝血功能、血型、血淀粉酶、感染性疾病筛查（乙型肝炎、丙型肝炎、艾滋病、梅毒等）。

（3）胸腹部 X 线平片。
（4）心电图。
（5）上消化道造影。
（6）胃镜。
（7）胸部 CT（平扫+增强扫描）。
2. 根据患者病情进行的检查项目：
（1）全消化道钡餐造影。
（2）超声心动图。
（3）腹部超声。
（4）食管内镜超声等。

释义

■ 血常规、尿常规、肝功能、肾功能、电解质、血型、凝血功能、感染性疾病筛查、心电图、胸腹部 X 线片、上消化道造影、胃镜、胸部 CT 是先天性食管狭窄手术前最基本的常规检查，进入路径的患儿均需完成。如患儿心电图检查发现严重心律失常，或胸部 CT 发现心脏异常，需完善超声心动图；如患儿伴发腹部症状，需酌情完善腹部超声、全消化道造影等检查。

（六）治疗方案的选择

1. 肺炎严重的病例先控制肺部感染。
2. 纠正水电解质紊乱。
3. 完善术前检查。
4. 术前留置胃管。
5. 择期手术。

释义

■ 患儿确诊为先天性食管狭窄，且有手术适应证，在感染等并发症纠正后，无手术禁忌证，需行手术治疗。

（七）预防性抗菌药物选择与使用时机

1. 按照《抗菌药物临床应用指导原则（2015 年版）》（国卫办医发〔2015〕43 号）执行。建议使用第二代头孢菌素（如头孢呋辛）+甲硝唑；明确感染患者，可根据药敏试验结果调整抗菌药物。预防性抗菌药物在术前 0. 5~2 小时使用。

释义

■ 先天性食管狭窄手术后，常规预防应用抗菌药物，术后根据患儿体温情况及感染相关检查结果，酌情更换或停用抗菌药物。

（八）手术日

1. 麻醉方式：气管插管全身麻醉。
2. 术中用药：麻醉常规用药。
3. 输血：根据术前血红蛋白状况及术中出血情况决定。
4. 手术方式：食管部分切除食管食管吻合术。
5. 术后留置胃管，胸腔闭式引流管。

释义

■ 完善手术前相关检查，并确定患儿有手术适应证、无手术禁忌证后，可行手术治疗先天性食管狭窄。手术于气管插管全身麻醉下进行。

（九）术后恢复

1. 必须复查的检查项目：血常规、肝功能、肾功能、电解质。
2. 术后用药：抗菌药物按照《抗菌药物临床应用指导原则（2015 年版）》（国卫办医发〔2015〕43 号）选用药物，用药时间 3~7 天。如合并切口感染、食管瘘等可据细菌培养结果调整抗菌药物、必要时延长抗菌药物使用期限。
3. 术后静脉营养支持，禁食水 5~7 天，复查上消化道造影无食管狭窄、吻合口瘘等可与饮水并逐渐恢复饮食。
4. 术后饮食指导，饮水逐渐过渡至流质饮食、半流质饮食。

释义

■ 先天性食管狭窄手术后需 9~10 天住院恢复，术后予禁食水、静脉营养 5~7 天，酌情复查上消化道造影后予饮食，按时停用预防用抗菌药物，如术后出现发热等情况，可行血常规检查，酌情延长或更换抗菌药物。如果患儿术后出现感染，需结合血常规或细菌学等检查选择相应抗菌药物，同时注意伤口换药等处理。定期胸部 X 线片检查，了解有无术后气胸、胸腔积液等并发症。

（十）出院标准

1. 患者一般情况良好，恢复正常饮食，无反复呕吐，恢复肛门排气排便。
2. 切口愈合良好：伤口无感染，无皮下积液（或门诊可处理的少量胸腔积液）。
3. 体温正常，腹部无阳性体征，相关实验室检查结果和腹部 X 线平片基本正常，没有需要住院处理的并发症和/或合并症。

释义

■ 患儿生命体征平稳、一般情况良好，手术切口愈合良好，血常规、胸部 X 线片检查无异常，且无需要继续住院治疗的先天性食管狭窄或手术相关并发症，可在对患儿进行健康教育指导后出院。

（十一）变异及原因分析

1. 术前合并其他影响手术的基础疾病，需要进行相关的诊断和治疗。
2. 术前根据患者病情初步确定手术方式，根据患者术中情况更改手术方式可能。
3. 手术后继发吻合口瘘，胸腔脓肿、积液等并发症，导致围术期住院时间延长与费用增加。
4. 住院后出现其他内、外科疾病需进一步明确诊断，导致住院时间延长与费用增加。

释义

■ 患儿手术后出现吻合口瘘，胸腔脓肿、积液等复杂情况，因而延长住院时间，需退出本路径。

■ 因患儿方面的主观原因导致执行路径出现变异，需医师在表单中予以说明。

五、先天性食管狭窄给药方案

先天性食管狭窄术前、术后，常规预防应用抗菌药物，术后根据患儿体温情况及感染相关检查结果，酌情更换或停用抗菌药物。一般情况下，若患儿无头孢菌素类抗菌药物过敏史，常规预防应用第二代头孢菌素类抗菌药物。

六、先天性食管狭窄护理规范

1. 患者手术后应定期换药，查看伤口愈合情况，出现伤口感染等，需继续住院抗感染、伤口换药处理等治疗。
2. 对术后胸闷、胸痛、呼吸困难者，必要时行胸片检查，排查气胸、胸腔积液等。

七、先天性食管狭窄营养治疗规范

术后禁食水、静脉营养 7 天，复查上消化道造影无异常后，予饮水、流质饮食。

八、先天性食管狭窄患者健康宣教

1. 术后早期注意饮食，禁酸少甜。
2. 保护伤口，定期换药。
3. 定期门诊复查，观察食管情况。

九、推荐表单

（一）医师表单

先天性食管狭窄临床路径医师表单

适用对象：第一诊断为先天性食管狭窄（ICD-10：Q39.300）
行食管部分切除食管食管吻合术（CM3：42.5103）

患儿姓名：	性别：　年龄：　门诊号：	住院号：
住院日期：　年　月　日	出院日期：　年　月　日	标准住院日：9~13 天

时间	住院第 1 天	住院第 2 天	住院第 3 天 （手术日）
主要诊疗工作	□ 询问病史和体格检查 □ 完成住院病历和首次病程记录 □ 开检查检验单 □ 上级医师查房 □ 初步确定诊治方案和特殊检查项目	□ 询问病史和体格检查 □ 完成术前小结与讨论 □ 安排手术日期 □ 完善术前准备	□ 完成术后病程记录 □ 术后监护及治疗
重点医嘱	**长期医嘱：** □ 食管狭窄护理常规-必选 □ 二级护理-必选 □ 饮食-必选 **临时医嘱：** □ 血常规-必选 □ 尿常规-必选 □ 生化-必选 □ 凝血-必选 □ 乙型肝炎-必选 □ 血型测定-必选 □ 梅毒、艾滋病筛查-必选 □ X 线胸片-必选 □ 心电图-必选 □ 超声心动图-必选 □ 上消化道造影-必选 □ 胃镜-必选 □ 血气分析、电解质-可选 □ 全消化道钡餐造影-可选 □ 胸部 CT-可选 □ 腹部超声-可选 □ 食管内镜超声-可选	**长期医嘱：** □ 食管狭窄护理常规-必选 □ 二级护理-必选 □ 饮食-必选 **临时医嘱：** □ 手术医嘱-必选 □ 清洁皮肤，备皮-必选 □ 备血-必选 □ 术前留置胃管-必选 □ 术前 0.5 小时预防性抗菌药物（第二代头孢菌素+甲硝唑）-必选	**长期医嘱：** □ 食管狭窄护理常规-必选 □ 一级护理-必选 □ 禁食水-必选 □ 心电监护-必选 □ 留置胃管、胃肠减压、记量-必选 □ 留置导尿-必选 □ 记尿量-可选 □ 记 24 小时液体出入量-必选 □ 抗菌药物-必选 **临时医嘱：** □ 血常规-必选 □ 血气分析-可选 □ 生化-可选 □ 补液支持-必选
病情变异记录	□ 无 □ 有，原因： 1. 2.	□ 无 □ 有，原因： 1. 2.	□ 无 □ 有，原因： 1. 2.
医师签名			

时间	住院第 4 天 （术后 1 日）	住院第 5~9 天 （术后 2~6 日）	住院第 10 天 （术后 7 日）
主要诊疗工作	□ 询问病情和体格检查 □ 完善病程记录 □ 上级医师查房	□ 询问病情和体格检查 □ 完善病程记录 □ 上级医师查房	□ 询问病情和体格检查 □ 完善病程记录 □ 上级医师查房
重点医嘱	**长期医嘱：** □ 食管狭窄护理常规-必选 □ 一级护理-必选 □ 禁食水-必选 □ 心电监护-必选 □ 留置胃管、胃肠减压、记量-必选 □ 记 24 小时液体出入量-必选 □ 抗菌药物-必选 □ 胸腔闭式引流-必选 **临时医嘱：** □ 静脉营养-必选 □ 补液支持-必选 □ 生化-可选	**长期医嘱：** □ 食管狭窄护理常规-必选 □ 一级护理-必选 □ 禁食水-必选 □ 留置胃管、自然引流-必选 □ 记 24 小时液体出入量-必选 □ 抗菌药物-必选 □ 胸腔闭式引流-必选 **临时医嘱：** □ 静脉营养-必选 □ 补液支持-必选 □ 生化-可选 □ 伤口换药-必选	**长期医嘱：** □ 食管狭窄护理常规 □ 一级护理 □ 禁食水-必选 □ 留置胃管、自然引流-必选 □ 记 24 小时液体出入量-必选 □ 抗菌药物-必选 □ 胸腔闭式引流-必选 **临时医嘱：** □ 静脉营养-必选 □ 伤口换药-可选 □ 生化-可选 □ 上消化道造影-可选
病情变异记录	□ 无　□ 有，原因： 1. 2.	□ 无　□ 有，原因： 1. 2.	□ 无　□ 有，原因： 1. 2.
医师签名			

时间	住院第 11 天 （术后 8 日）	住院第 12~13 天 （术后 9~10 日）
主要诊疗工作	□ 询问病情和体格检查 □ 完善病程记录 □ 上级医师查房	□ 询问病情和体格检查 □ 完善病程记录 □ 上级医师查房
重点医嘱	**长期医嘱：** □ 食管狭窄护理常规-必选 □ 二级护理-必选 □ 饮水、流质饮食-必选 **临时医嘱：** □ 伤口换药-可选 □ 生化-可选 □ 血常规-可选 □ X 线胸片-可选	**长期医嘱：** □ 食管狭窄护理常规-必选 □ 二级护理-必选 □ 流质饮食或半流质饮食-必选 **临时医嘱：** □ X 线胸片-可选 □ 伤口换药-可选 □ 出院-必选
病情变异记录	□ 无 □ 有，原因： 1. 2.	□ 无 □ 有，原因： 1. 2.
医师签名		

（二）护士表单

先天性食管狭窄临床路径护士表单

适用对象：第一诊断为先天性食管狭窄（ICD-10：Q39.300）
行食管部分切除食管食管吻合术（CM3：42.5103）

患儿姓名：	性别：　　年龄：　　门诊号：	住院号：
住院日期：　　年　月　日	出院日期：　　年　月　日	标准住院日：9~13天

时间	住院第1天	住院第2天	住院第3天（手术日）
健康宣教	□ 入院宣教 □ 介绍主管医师、护士 □ 介绍环境、设施 □ 介绍住院注意事项 □ 介绍探视和陪伴制度 □ 介绍贵重物品制度	□ 术前宣教 □ 宣教手术前准备及注意事项 □ 告知患儿在术前准备中配合 □ 主管护士与患儿沟通，消除患儿紧张情绪 □ 告知术前、术后可能出现的情况及应对方式	□ 手术当日宣教 □ 告知体位要求 □ 告知术后需禁食、禁水 □ 给予患儿及家属心理支持
护理处置	□ 核对患儿，佩戴腕带 □ 建立入院护理病历 □ 协助患儿留取各种标本 □ 测量体重	□ 协助医师完成术前的相关检查 □ 术前准备 □ 禁食、禁水	□ 完成术前准备 □ 备皮、术前用药 □ 核对患儿资料 □ 接患儿 □ 核对患儿及资料
基础护理	□ 二级护理 □ 术前护理 □ 患儿安全管理	□ 二级护理 □ 术前护理 □ 患儿安全管理	□ 一级护理 □ 术后护理 □ 患儿安全管理
专科护理	□ 护理查体 □ 病情观察 □ 护理评估（营养状况、性格变化等） □ 需要时，填写跌倒及压疮防范表 □ 确定饮食种类 □ 心理护理	□ 遵医嘱完成相关检查及术前准备 □ 心理护理	□ 遵医嘱予心电监护、吸氧、补液等对症支持治疗 □ 病情观察 □ 记录生命体征 □ 记录病情变化 □ 指导患儿睡姿 □ 心理护理
重点医嘱	□ 详见医嘱执行单	□ 详见医嘱执行单	□ 详见医嘱执行单
病情变异记录	□ 无　□ 有，原因： 1. 2.	□ 无　□ 有，原因： 1. 2.	□ 无　□ 有，原因： 1. 2.
护士签名			

时间	住院第 4 天 （术后 1 日）	住院第 5~9 天 （术后 2~6 日）	住院第 10 天 （术后 7 日）
健康宣教	□ 术后宣教 □ 术后康复指导 □ 观察患者胃肠减压及胸腔闭式引流情况	□ 术后宣教 □ 术后康复指导 □ 观察患者胃肠减压及胸腔闭式引流情况	□ 术后宣教 □ 术后康复指导 □ 观察患者胃肠减压及胸腔闭式引流情况
护理处置	□ 遵医嘱完成术后相关检查 □ 遵医嘱完成术后伤口护理 □ 术后用药	□ 遵医嘱完成术后相关检查 □ 遵医嘱完成术后伤口护理 □ 术后用药	□ 遵医嘱完成术后相关检查 □ 遵医嘱完成术后伤口 护理 □ 术后用药
基础护理	□ 一级护理 □ 术后护理 □ 患儿安全管理	□ 一级护理 □ 术后护理 □ 患儿安全管理	□一级护理 □ 协助或指导活动 □ 患儿安全管理
专科护理	□ 病情观察 □ 监测生命体征 □ 出血、感染等并发症的观察 □ 胸部症状、体征的观察 □ 观察患者胃肠减压及胸腔闭式引流情况 □ 心理护理	□ 病情观察 □ 监测生命体征 □ 出血、感染等并发症的观察 □ 胸部症状、体征的观察 □ 观察患者胃肠减压及胸腔闭式引流情况 □ 心理护理	□ 病情观察 □ 监测生命体征 □ 出血、感染等并发症的观察 □ 胸部症状、体征的观察 □ 观察患者胃肠减压及胸腔闭式引流情况 □ 心理护理
重点医嘱	□ 详见医嘱执行单	□ 详见医嘱执行单	□ 详见医嘱执行单
病情变异记录	□ 无　□ 有，原因： 1. 2.	□ 无　□ 有，原因： 1. 2.	□ 无　□ 有，原因： 1. 2.
护士签名			

时间	住院第 11 天 （术后 8 日）	住院第 12～13 天 （术后 9～10 日）
健康宣教	□ 术后宣教 □ 术后康复指导 □ 观察患者饮食及胸腔闭式引流情况	□ 出院宣教 □ 康复宣教 □ 复查时间 □ 指导办理出院手续
护理处置	□ 遵医嘱完成术后相关检查 □ 遵医嘱完成术后伤口护理 □ 术后用药	□ 办理出院手续 □ 书写出院小结
基础护理	□ 二级护理 □ 术后护理 □ 患儿安全管理	□ 二级护理 □ 协助或指导活动 □ 患儿安全管理
专科护理	□ 病情观察 □ 监测生命体征 □ 出血、感染等并发症的观察 □ 胸部症状、体征的观察 □ 观察患者饮食及胸腔闭式引流情况 □ 心理护理	□ 病情观察 □ 出血、感染等并发症的观察 □ 胸部症状、体征的观察 □ 出院指导 □ 康复指导（指导患儿饮食注意事项） □ 心理护理
重点医嘱	□ 详见医嘱执行单	□ 详见医嘱执行单
病情变异记录	□ 无　□ 有，原因： 1. 2.	□ 无　□ 有，原因： 1. 2.
护士签名		

（三）患儿家属表单

先天性食管狭窄临床路径表单

适用对象：第一诊断为先天性食管狭窄（ICD-10：Q39.300）
行食管部分切除食管食管吻合术（CM3：42.5103）

患儿姓名：	性别： 年龄： 门诊号：	住院号：
住院日期： 年 月 日	出院日期： 年 月 日	标准住院日：9~13天

时间	入院	手术前	手术日
医患配合	□ 配合询问病史、收集资料，务必详细告知既往史、用药史、过敏史 □ 配合进行体格检查 □ 有任何不适告知医师	□ 配合完善手术前相关检查，如采血、留尿、心电图、胸部X线片等 □ 医师与患儿及家属介绍病情及手术谈话、手术同意书签字	□ 配合完成手术前准备 □ 配合医师摆好手术体位
护患配合	□ 配合测量体温、脉搏、呼吸、血压、体重 □ 配合完成入院护理评估（简单询问病史、过敏史、用药史） □ 接受入院宣教（环境设施介绍、病室规定、探视及陪伴制度、贵重物品保管等） □ 配合执行探视和陪伴制度 □ 有任何不适告知护士	□ 配合测量体温、脉搏、呼吸、血压 □ 接受手术前宣教 □ 接受饮食宣教 □ 配合完成术前准备	□ 配合测量体温、脉搏、呼吸、血压 □ 送手术室前，协助完成核对，带齐影像资料 □ 返回病房后，配合接受生命体征的测量 □ 配合缓解疼痛 □ 接受手术后宣教 □ 接受饮食宣教：手术当日禁食、禁水 □ 有任何不适告知护士
饮食	□遵医嘱饮食	□遵医嘱饮食 □ 按时禁食、禁水	□ 手术前禁食、禁水 □ 手术后禁食、禁水
活动	□ 正常活动	□ 正常活动	□ 去枕平卧

时间	手术后 1~7 日	手术后 8 日	出院
医患配合	□ 配合胸部检查 □ 配合完善手术后检查，如采血等	□ 配合胸部检查 □ 配合完善手术后检查：如上消化道造影、胸部 X 线片等 □ 配合伤口换药	□ 配合伤口换药 □ 接受出院指导 □ 接受康复指导 □ 获取出院诊断书
护患配合	□ 配合定时测量生命体征 □ 配合检查胸部 □ 接受输液等治疗 □ 配合伤口护理 □ 接受术后康复指导 □ 注意活动安全，避免坠床或跌倒 □ 配合执行探视及陪伴	□ 配合定时测量生命体征 □ 配合检查胸部 □ 接受输液等治疗 □ 配合伤口护理 □ 接受术后康复指导 □ 注意活动安全，避免坠床或跌倒 □ 配合执行探视及陪伴	□ 接受出院宣教 □ 办理出院手续 □ 知道手术后坐姿、站姿、睡姿及活动注意事项 □ 知道复印病历程序
饮食	□禁食、禁水	□遵医嘱饮食	□遵医嘱饮食
活动	□ 按照指导，适度活动	□ 按照指导，规范饮食 □ 正常适度活动	□ 按照指导，规范饮食 □ 正常适度活动

附：原表单（2017年版）

先天性食管狭窄临床路径表单

适用对象：第一诊断为先天性食管狭窄（ICD-10：Q39.300）
行食管部分切除食管食管吻合术（CM3：42.5103）

患儿姓名：	性别： 年龄： 门诊号：	住院号：
住院日期： 年 月 日	出院日期： 年 月 日	标准住院日：9~13天

时间	住院第1天	住院第2天 术前1天	住院第3天 （手术日）
诊疗工作	□ 询问病史和体格检查 □ 完成住院病历和首次病程记录 □ 开检查检验单 □ 上级医师查房 □ 初步确定诊治方案和特殊检查项目	□ 询问病史和体格检查 □ 完成术前小结与讨论 □ 安排手术日期 □ 完善术前准备	□ 完成术后病程记录 □ 术后监护及治疗
重点医嘱	**长期医嘱：** □ 普通外科护理常规 □ 二级护理 □ 流质饮食 **临时医嘱：** □ 三大常规 □ 肝功能、肾功能 □ 凝血全套 □ 乙型肝炎两对半 □ 血型测定 □ 梅毒、艾滋病筛查 □ 血气分析、电解质 □ X线胸片 □ 心电图 □ 上消化道造影 □ 胃镜	**长期医嘱：** □ 普通外科护理常规 □ 二级护理 □ 半流质饮食 **临时医嘱：** □ 手术医嘱 □ 清洁皮肤，备皮 □ 备血 □ 术前留置胃管 □ 术前0.5小时预防性抗菌药物（第二代头孢菌素+甲硝唑）	**长期医嘱：** □ 普通外科护理常规 □ 一级护理 □ 禁食、禁水 □ 心电监护 □ 留置胃管、胃肠减压、记量 □ 留置导尿 □ 记尿量（必要时） □ 记24小时液体出入量 □ 抗菌药物（同术前） **临时医嘱：** □ 血常规 □ 血气分析 □ 肝功能、肾功能 □ 静脉营养、补液支持
护理工作	□ □ □	□ □ □	□ □ □
病情变异记录	□ 无 □ 有，原因： 1. 2.	□ 无 □ 有，原因： 1. 2.	□ 无 □ 有，原因： 1. 2.
护士签名			
医师签名			

时间	住院第 4 天 （术后第 1 天）	住院第 5~9 天 （术后第 2~6 天）	住院第 10 天 （术后第 7 天）
诊疗工作	□ 询问病情和体格检查 □ 完善病程记录 □ 上级医师查房	□ 询问病情和体格检查 □ 完善病程记录 □ 上级医师查房	□ 询问病情和体格检查 □ 完善病程记录 □ 上级医师查房
重点医嘱	**长期医嘱：** □ 普通外科护理常规 □ 一级护理 □ 禁食、禁水 □ 心电监护 □ 留置胃管、胃肠减压、记量 □ 记 24 小时液体出入量 □ 抗菌药物（同术前） **临时医嘱：** □ 静脉营养 □ 伤口护理 □ 纠正电解质酸碱平衡紊乱	**长期医嘱：** □ 普通外科护理常规 □ 二级护理 □ 禁食、禁水 □ 留置胃管、自然引流 □ 记 24 小时液体出入量 **临时医嘱：** □ 静脉营养 □ 伤口护理 □ 纠正电解质酸碱平衡紊乱	**长期医嘱：** □ 普通外科护理常规 □ 二级护理 □ 禁食、禁水 □ 留置胃管、记量 □ 记 24 小时液体出入量 **临时医嘱：** □ 静脉营养 □ 伤口护理 □ 复查血常规+肝功能、肾功能、电解质 □ 复查上消化道造影
护理工作	□ □ □	□ □ □	□ □ □
病情变异记录	□ 无　□ 有，原因： 1. 2.	□ 无　□ 有，原因： 1. 2.	□ 无　□ 有，原因： 1. 2.
护士签名			
医师签名			

时间	住院第 11 天 （术后第 8 天）	住院第 11~13 天 （术后第 9~10 天） 出院日
诊疗工作	□ 询问病情和体格检查 □ 完善病程记录 □ 上级医师查房	□ 询问病情和体格检查 □ 完善病程记录 □ 上级医师查房
重点医嘱	**长期医嘱：** □ 普通外科护理常规 □ 二级护理 □ 饮水、流质饮食 **临时医嘱：** □ 补液支持 □ 伤口护理	**长期医嘱：** □ 普通外科护理常规 □ 二级护理 □ 半流质饮食 **临时医嘱：** □ 补液支持 □ 伤口护理 □ 出院
护理工作	□ □ □	□ □ □
病情变异记录	□ 无　□ 有，原因： 1. 2.	□ 无　□ 有，原因： 1. 2.
护士签名		
医师签名		

第七章

先天性漏斗胸临床路径释义

【医疗质量控制指标】（专家建议）

指标一、诊断需结合临床表现和辅助检查。

指标二、手术治疗应满足漏斗胸手术治疗指征。

指标三、抗菌药物需按指征用药。

一、先天性漏斗胸编码

1. 原编码：

疾病名称及编码：先天性漏斗胸（ICD-10：Q67.601）

手术操作名称及编码：行漏斗胸 NUSS 手术（ICD-9-CM-3：34.74008）

胸腔镜下漏斗胸 NUSS 手术（ICD-9-CM-3：34.74010）

2. 修改编码：

疾病名称及编码：先天性漏斗胸（ICD-10：Q67.6）

手术操作名称及编码：漏斗胸畸形矫正术（ICD-9-CM-3：34.7401）

胸腔镜下漏斗胸矫正术（ICD-9-CM-3：34.7402）

二、临床路径检索方法

Q67.6 伴（34.7401/34.7402）　　出院科别：儿科

三、国家医疗保障疾病诊断相关分组（CHS-DRG）

MDCE　呼吸系统疾病及功能障碍

EB1　胸部大手术

四、先天性漏斗胸临床路径标准住院流程

（一）适用对象

第一诊断为先天性漏斗胸（ICD-10：Q67.601），行漏斗胸 NUSS 手术（ICD-9-CM-3：34.74008）或胸腔镜下漏斗胸 NUSS 手术（ICD-9-CM-3：34.74010）。

释义

■ 适用对象编码参见第一部分。

■ 本路径适用对象为临床诊断为先天性漏斗胸的患儿，如合并鸡胸、胸骨裂等，需进入其他相应路径。

（二）诊断依据

根据《临床诊疗指南·小儿外科学分册》（中华医学会编著，人民卫生出版社）、《临床技术操作规范·小儿外科学分册》（中华医学会编著，人民军医出版社）。

1. 病史：发现前胸壁凹陷。

2. 症状：胸闷，胸痛，心律不齐，运动耐力下降，易发生呼吸道感染，食欲低下。
3. 体征：胸骨体向背侧下陷，下部肋软骨向背侧弯曲，双侧肋外翻，特殊体形（头颅前伸、两肩前倾、前胸下陷、后背弓状、腹部膨隆）。
4. 辅助检查：胸部 X 线片、胸部 CT 重建、心电图、超声心动图等。
胸部 CT：胸骨体凹陷，胸骨后与脊柱前间隙距离明显缩短，心脏受压移位。
诊断方法：病史+体征可确诊。
5. 病情分级：胸部 CT 测量 Haller 指数（Haller index，HI）。
轻度：HI<3.2。
中度：3.2≤HI≤3.5。
重度：HI>3.5。

释义

■ 本路径的制订主要参考国内权威参考书籍和诊疗指南。

■ 病史和体征是诊断先天性漏斗胸的主要依据，患儿有前胸壁凹陷病史，表现为胸骨体向背侧下陷，下部肋软骨向背侧弯曲，双侧肋外翻，可伴有胸闷、胸痛、心律不齐、运动耐力下降、易发生呼吸道感染、食欲低下等症状。本病可通过胸部 CT 重建检查测量 HI（胸廓凹陷最低点处最大内横径与同一层面前胸壁凹陷最深点后缘至脊柱前缘距离的比值）为患儿病情分度。胸部 X 线片、心电图、超声心动图等可判断患儿有无合并症及手术禁忌证。

（三）选择治疗方案的依据

根据《临床诊疗指南·小儿外科学分册》（中华医学会编著，人民卫生出版社）、《临床技术操作规范·小儿外科学分册》（中华医学会编著，人民军医出版社）。
明确诊断先天性漏斗胸，且程度为中度及以上；或外观畸形改变明显，不能忍受。

释义

■ 本病确诊后，通过胸部 CT 检查判断 HI 为中度及以上，或胸壁畸形进行性加重，或心电图、肺功能等提示心肺功能损害，或患儿不能忍受畸形的外观改变时，即应通过手术治疗。

（四）标准住院日 5~8 天

释义

■ 确诊为先天性漏斗胸的患儿入院后，手术前准备 3 天，第 4 天行手术治疗；第 5 天（术后第 1 天）根据体温或血常规等情况，决定停用或延长使用抗菌药物，对患儿进行健康教育及康复指导；第 6~7 天酌情停用抗菌药物，复查胸部 X 线片观察胸部情况，并对伤口换药；第 8 天换药后再次对患儿进行健康教育，通知出院。总住院时间不超过 8 天符合本路径要求。

（五）进入路径标准

1. 第一诊断必须符合 ICD-10：Q67.601 先天性漏斗胸疾病编码。
2. 有手术适应证，无手术禁忌证。
3. 当患儿同时具有其他疾病诊断，但在住院期间不需要特殊处理也不影响第一诊断的临床路径实施时，可以进入路径。

释义

■ 进入本路径的患儿为第一诊断为先天性漏斗胸，且有手术适应证、无手术禁忌证。

■ 入院后常规检查发现患儿有其他疾病，经系统评估后对先天性漏斗胸的诊断及手术治疗无特殊影响者，可进入路径。但可能增加医疗费用，延长住院时间。

（六）住院期间检查项目

1. 必需的检查项目：
（1）血常规、尿常规、大便常规。
（2）肝功能、肾功能、电解质、血型、凝血功能、感染性疾病筛查（乙型肝炎、丙型肝炎、梅毒、艾滋病等）。
（3）心电图、胸部 X 线片、超声心动图、肺功能、胸部 CT。
2. 根据患儿病情可选择的检查项目：24 小时动态心电图、心肌酶、脊柱 X 线片。

释义

■ 血常规、尿常规、肝功能、肾功能、电解质、血型、凝血功能、感染性疾病筛查、心电图、胸部 X 线片、超声心动图、肺功能、胸部 CT 是先天性漏斗胸手术前最基本的常规检查，进入路径的患儿均需完成。如患儿心电图检查发现严重心律失常，或超声心动图检查发现心脏相关疾病，需要行 24 小时动态心电图、心肌酶检查；伴有脊柱侧弯等脊柱相关并发疾病的患儿，需要行脊柱 X 线片检查。

（七）治疗方案的选择

NUSS 术。

释义

■ 患儿确诊为先天性漏斗胸，且有手术适应证，无手术禁忌证，需行 NUSS 术治疗。

（八）预防性抗菌药物选择与使用时机

抗菌药物使用：按照《抗菌药物临床应用指导原则（2015 年版）》（国卫办医发〔2015〕43 号）执行，并根据患儿的病情决定抗菌药物的选择与使用时间。可使用第二代头孢菌素类抗菌药物。

释义

■先天性漏斗胸 NUSS 术后，常规预防应用抗菌药物，术后根据患儿体温情况及感染相关检查结果，酌情更换或停用抗菌药物。一般情况下，若患儿无头孢菌素类抗菌药物过敏史，常规预防应用第二代头孢菌素类抗菌药物。

（九）手术日

入院后完善术前检查即可手术。

1. 麻醉方式：气管插管全身麻醉。
2. 术中用药：维持生命体征药物及麻醉用药。
3. 手术植入物：NUSS 板。
4. 手术方式：NUSS 术。

释义

■ 完善手术前相关检查，并确定患儿有手术适应证、无手术禁忌证后，可行手术治疗先天性漏斗胸。手术方式为 NUSS 术，手术于气管插管全身麻醉下进行，手术需应用到内植入物 NUSS 板。

（十）术后恢复

术后住院恢复 4~6 天。

1. 基本治疗方案：嘱患儿术后矫正站姿、坐姿。
2. 必须复查的检查项目：血常规、胸部 X 线片。
3. 抗菌药物使用：按照《抗菌药物临床应用指导原则（2015 年版）》（国卫办医发〔2015〕43 号）执行，并根据患儿的病情决定抗菌药物的选择与使用时间。可使用第二代头孢菌素类抗菌药物。如出现术后感染或排斥，可结合药敏试验结果选择抗菌药物。

释义

■ 先天性漏斗胸 NUSS 术后需 4~6 天住院恢复，应尽早对患儿进行健康教育及康复指导，嘱其早下地活动，规范其站姿、坐姿。术后按时停用预防用抗菌药物，如术后出现发热等情况，可行血常规检查，酌情延长或更换抗菌药物。如果患儿术后出现感染或排斥，需结合血常规或细菌学等检查选择相应抗菌药物，同时注意伤口换药等处理。定期胸部 X 线片检查，了解有无术后气胸、胸腔积液等并发症，以及内植入支架位置情况。部分大年龄小儿由于疼痛等原因，出院时间可适当延长。

（十一）出院标准

1. 患儿病情稳定，体温正常，手术切口愈合良好，生命体征平稳，完成复查项目。
2. 没有需要住院处理的并发症和/或合并症。

释义

■ 患儿生命体征平稳、一般情况良好，手术切口愈合良好，血常规、胸部 X 线片检查无异常，且无需要继续住院治疗的先天性漏斗胸或手术相关并发症，可在对患儿进行健康教育指导后出院。

（十二）变异及原因分析

患儿术后出现感染、排异等并发症，需要继续住院抗感染、伤口换药处理等治疗，导致住院时间延长。

释义

■ 患儿手术后出现感染或排异等复杂情况，因而延长住院时间，需退出本路径。

■ 因患儿方面的主观原因导致执行路径出现变异，需医师在表单中予以说明。

五、先天性漏斗胸给药方案

先天性漏斗胸术前常规预防应用抗菌药物，术后根据患儿体温情况及感染相关检查结果，酌情更换或停用抗菌药物。一般情况下，若患儿无头孢菌素类抗菌药物过敏史，常规预防应用第二代头孢菌素类抗菌药物。

六、先天性漏斗胸护理规范

1. 患者手术后应定期换药，查看伤口愈合情况，出现伤口感染、排异等，需继续住院抗感染、伤口换药处理等治疗。

2. 对术后胸部疼痛较重者，可适当加用口服镇痛药物，必要时行 X 线胸片检查，排查气胸、胸腔积液等。

七、先天性漏斗胸营养治疗规范

1. 饮食无特殊要求，正常饮食即可。
2. 手术后初期因疼痛影响饮食者，可适量补液。

八、先天性漏斗胸患者健康宣教

1. 保持正确的坐姿、站姿。
2. 待伤口愈合后，适当进行体育锻炼。
3. 定期门诊复查，观察胸部及内植入物情况。

九、推荐表单

（一）医师表单

先天性漏斗胸临床路径医师表单

适用对象：第一诊断为先天性漏斗胸（ICD-10：Q67.6）

行 NUSS 术（ICD-9-CM-3：34.7401/ICD-9-CM-3：34.7402）

患儿姓名：	性别：　年龄：　门诊号：	住院号：
住院日期：　年　月　日	出院日期：　年　月　日	标准住院日：5~8 天

时间	住院第 1 天	住院第 2~3 天	住院第 4 天 （手术日）
主要诊疗工作	□ 病史询问，体格检查 □ 完成入院病历书写 □ 安排相关检查 □ 上级医师查房	□ 汇总检查结果 □ 完成术前准备与术前评估 □ 术前讨论，确定手术方案 □ 完成术前小结、上级医师查房记录等病历书写 □ 向患儿及家属交代病情及围术期注意事项 □ 签署手术知情同意书、自费用品协议书	□ 气管插管 □ 手术 □ 术者完成手术记录 □ 完成术后病程记录 □ 向患儿家属交代手术情况及术后注意事项
重点医嘱	**长期医嘱：** □ 先天性漏斗胸护理常规 □ 二级护理 □ 饮食 **临时医嘱：** □ 血常规、尿常规 □ 血型、凝血功能、电解质、肝功能、肾功能、感染性疾病筛查 □ X 线胸片、心电图、超声心动图 □ 肺功能 □ 胸部 CT	**长期医嘱：** □ 先天性漏斗胸护理常规 □ 二级护理 □ 饮食 **临时医嘱：** □ 拟于明日在全身麻醉下行 NUSS 术 □ 备皮 □ 术前禁食、禁水 □ 补液支持 □ 术前抗菌药物 □ 其他特殊医嘱	**长期医嘱：** □ 全身麻醉术后护理 □ 禁食 □ 持续血压、心电及血氧饱和度监测 □ 预防用抗菌药物 **临时医嘱：** □ 补液支持 □ 其他特殊医嘱
病情变异记录	□ 无　□ 有，原因： 1. 2.	□ 无　□ 有，原因： 1. 2.	□ 无　□ 有，原因： 1. 2.
医师签名			

日期	住院第 5 天 （术后 1 日）	住院第 6~7 天 （术后 2~3 日）	住院第 8 天 （术后 4~6 日）
主要诊疗工作	□ 医师查房 □ 嘱患儿早期下床活动	□ 医师查房 □ 观察切口情况	□ 确定患儿可以出院 □ 向患儿交代出院注意事项复查日期 □ 通知出院处 □ 开出院诊断书 □ 完成出院记录
重点医嘱	**长期医嘱：** □ 一级护理 □ 饮食 □ 预防用抗菌药物 **临时医嘱：** □ 复查血常规 □ 其他特殊医嘱	**长期医嘱：** □ 二级护理（酌情） □ 饮食 □ 停抗菌药物（酌情） **临时医嘱：** □ 复查胸部 X 线平片 □ 大换药	**临时医嘱：** □ 大换药 □ 通知出院
病情变异记录	□ 无　□ 有，原因： 1. 2.	□ 无　□ 有，原因： 1. 2.	□ 无　□ 有，原因： 1. 2.
医师签名			

（二）护士表单

先天性漏斗胸临床路径护士表单

适用对象：第一诊断为先天性漏斗胸（ICD-10：Q67.6）
行 NUSS 术（ICD-9-CM-3：34.7401/ICD-9-CM-3：34.7402）

患儿姓名：	性别： 年龄： 门诊号：	住院号：
住院日期： 年 月 日	出院日期： 年 月 日	标准住院日：5~8 天

时间	住院第 1 天	住院第 2~3 天	住院第 4 天 （手术日）
健康宣教	□ 入院宣教 □ 介绍主管医师、护士 □ 介绍环境、设施 □ 介绍住院注意事项 □ 介绍探视和陪伴制度 □ 介绍贵重物品制度	□ 术前宣教 □ 宣教手术前准备及注意事项 □ 告知患儿在术前准备中配合 □ 主管护士与患儿沟通，消除患儿紧张情绪 □ 告知术前、术后可能出现的情况及应对方式	□ 手术当日宣教 □ 告知体位要求 □ 告知术后需禁食、禁水 □ 给予患儿及家属心理支持
护理处置	□ 核对患儿，佩戴腕带 □ 建立入院护理病历 □ 协助患儿留取各种标本 □ 测量体重	□ 协助医师完成术前的相关检查 □ 术前准备 □ 禁食、禁水	□ 完成术前准备 □ 备皮、术前用药 □ 核对患儿资料 □ 接患儿 □ 核对患儿及资料
基础护理	□ 二级护理 □ 术前护理 □ 患儿安全管理	□ 二级护理 □ 术前护理 □ 患儿安全管理	□ 一级护理 □ 术后护理 □ 患儿安全管理
专科护理	□ 护理查体 □ 病情观察 □ 护理评估（营养状况、性格变化等） □ 需要时，填写跌倒及压疮防范表 □ 确定饮食种类 □ 心理护理	□ 遵医嘱完成相关检查及术前准备 □ 心理护理	□ 遵医嘱予心电监护、吸氧、补液等对症支持治疗 □ 病情观察 □ 记录生命体征 □ 记录病情变化 □ 指导患儿睡姿 □ 心理护理
重点医嘱	□ 详见医嘱执行单	□ 详见医嘱执行单	□ 详见医嘱执行单
病情变异记录	□ 无 □ 有，原因： 1. 2.	□ 无 □ 有，原因： 1. 2.	□ 无 □ 有，原因： 1. 2.
护士签名			

时间	住院第5天 （术后1日）	住院第6~7天 （术后2~3日）	住院第8天 （术后4~6日）
健康宣教	□ 术后宣教 □ 术后康复指导 □ 鼓励患儿下床活动	□ 术后宣教 □ 术后康复指导	□ 出院宣教 □ 康复宣教 □ 复查时间 □ 指导办理出院手续
护理处置	□ 遵医嘱完成术后相关检查 □ 遵医嘱完成术后伤口护理 □ 术后用药	□ 遵医嘱完成术后相关检查 □ 遵医嘱完成术后伤口护理 □ 术后用药	□ 办理出院手续 □ 书写出院小结
基础护理	□ 一级护理 □ 术后护理 □ 患儿安全管理	□ 一级或二级护理 □ 术后护理 □ 患儿安全管理	□ 三级护理 □ 协助或指导活动 □ 患儿安全管理
专科护理	□ 病情观察 □ 监测生命体征 □ 出血、感染等并发症的观察 □ 胸部症状、体征的观察 □ 指导患儿术后坐姿、站姿、睡姿 □ 心理护理	□ 病情观察 □ 监测生命体征 □ 出血、感染等并发症的观察 □ 胸部症状、体征的观察 □ 指导患儿术后坐姿、站姿、睡姿 □ 心理护理	□ 病情观察 □ 出血、感染等并发症的观察 □ 胸部症状、体征的观察 □ 出院指导 □ 康复指导（指导患儿术后坐姿、站姿、睡姿及活动注意事项） □ 心理护理
重点医嘱	□ 详见医嘱执行单	□ 详见医嘱执行单	□ 详见医嘱执行单
病情变异记录	□ 无　□ 有，原因： 1. 2.	□ 无　□ 有，原因： 1. 2	□ 无　□ 有，原因： 1. 2.
护士签名			

（三）患儿家属表单

先天性漏斗胸临床路径表单

适用对象：第一诊断为先天性漏斗胸（ICD-10：Q67.6）
行 NUSS 术（ICD-9-CM-3：34.7401/ICD-9-CM-3：34.7402）

患儿姓名：	性别：　　年龄：　　门诊号：	住院号：
住院日期：　　年　月　日	出院日期：　　年　月　日	标准住院日：5~8 天

时间	入院	手术前	手术日
医患配合	□ 配合询问病史、收集资料，务必详细告知既往史、用药史、过敏史 □ 配合进行体格检查 □ 有任何不适告知医师	□ 配合完善手术前相关检查，如采血、留尿、心电图、胸部 X 线片等 □ 医师与患儿及家属介绍病情及手术谈话、手术同意书签字	□ 配合完成手术前准备 □ 配合医师摆好手术体位
护患配合	□ 配合测量体温、脉搏、呼吸、血压、体重 □ 配合完成入院护理评估（简单询问病史、过敏史、用药史） □ 接受入院宣教（环境设施介绍、病室规定、探视及陪伴制度、贵重物品保管等） □ 配合执行探视和陪伴制度 □ 有任何不适告知护士	□ 配合测量体温、脉搏、呼吸、血压 □ 接受手术前宣教 □ 接受饮食宣教 □ 配合完成术前准备	□ 配合测量体温、脉搏、呼吸、血压 □ 送手术室前，协助完成核对，带齐影像资料 □ 返回病房后，配合接受生命体征的测量 □ 配合缓解疼痛 □ 接受手术后宣教 □ 接受饮食宣教：手术当日禁食、禁水 □ 有任何不适告知护士
饮食	□ 遵医嘱饮食	□ 遵医嘱饮食 □ 按时禁食、禁水	□ 手术前禁食、禁水 □ 手术后禁食、禁水
活动	□ 正常活动	□ 正常活动	□ 去枕平卧

时间	手术后1日	手术后2~3日	出院
医患配合	□ 配合胸部检查 □ 配合完善手术后检查，如采血等	□ 配合胸部检查 □ 配合完善手术后检查：如胸部X线片等 □ 配合伤口换药	□ 配合伤口换药 □ 接受出院指导 □ 接受康复指导 □ 获取出院诊断书
护患配合	□ 配合定时测量生命体征 □ 配合检查胸部 □ 接受输液等治疗 □ 配合伤口护理 □ 接受术后康复指导 □ 配合活动 □ 注意活动安全，避免坠床或跌倒 □ 配合执行探视及陪伴	□ 配合定时测量生命体征 □ 配合检查胸部 □ 接受输液等治疗 □ 配合伤口护理 □ 接受术后康复指导 □ 配合活动 □ 注意活动安全，避免坠床或跌倒 □ 配合执行探视及陪伴	□ 接受出院宣教 □ 办理出院手续 □ 知道手术后坐姿、站姿、睡姿及活动注意事项 □ 知道复印病历程序
饮食	□ 遵医嘱饮食	□ 遵医嘱饮食	□ 遵医嘱饮食
活动	□ 按照指导，规范坐姿、站姿、睡姿 □ 正常适度活动 □ 避免撞击胸部	□ 按照指导，规范坐姿、站姿、睡姿 □ 正常适度活动 □ 避免撞击胸部	□ 按照指导，规范坐姿、站姿、睡姿 □ 正常适度活动 □ 避免撞击胸部

附：原表单（2016 年版）

先天性漏斗胸临床路径表单

适用对象：第一诊断为先天性漏斗胸（ICD-10：Q67.601）

行 NUSS 术（ICD-9-CM-3：34.74008 ICD-9-CM-3：34.74010）

患儿姓名：	性别： 年龄： 门诊号：	住院号：
住院日期： 年 月 日	出院日期： 年 月 日	标准住院日：5~8 天

时间	住院第 1 天	住院第 2~3 天	住院第 4 天 （手术日）
主要诊疗工作	□ 病史询问，体格检查 □ 完成入院病历书写 □ 安排相关检查 □ 上级医师查房	□ 汇总检查结果 □ 完成术前准备与术前评估 □ 术前讨论，确定手术方案 □ 完成术前小结、上级医师查房记录等病历书写 □ 向患儿及家属交代病情及围术期注意事项 □ 签署手术知情同意书、自费用品协议书	□ 气管插管 □ 手术 □ 术者完成手术记录 □ 完成术后病程记录 □ 向患儿家属交代手术情况及术后注意事项
重点医嘱	**长期医嘱：** □ 先天性漏斗胸护理常规 □ 二级护理 □ 饮食 **临时医嘱：** □ 血常规、尿常规 □ 血型、凝血功能、电解质、肝功能、肾功能、感染性疾病筛查 □ X 线胸片、心电图、超声心动图 □ 肺功能 □ 胸部 CT	**长期医嘱：** □ 先天性漏斗胸护理常规 □ 二级护理 □ 饮食 **临时医嘱：** □ 拟于明日在全身麻醉下行 NUSS 术 □ 备皮 □ 术前禁食、禁水 □ 补液支持 □ 术前抗菌药物 □ 其他特殊医嘱	**长期医嘱：** □ 全身麻醉术后护理 □ 禁食 □ 持续血压、心电及血氧饱和度监测 □ 预防用抗菌药物 **临时医嘱：** □ 补液支持 □ 其他特殊医嘱
主要护理工作	□ 入院宣教（环境、设施、人员等） □ 入院护理评估（营养状况、性格变化等）	□ 术前准备（备皮等） □ 术前宣教（提醒患儿按时禁水等）	□ 随时观察患儿病情变化 □ 记录生命体征 □ 定期记录重要监测指标
病情变异记录	□ 无 □ 有，原因： 1. 2.	□ 无 □ 有，原因： 1. 2.	□ 无 □ 有，原因： 1. 2.
护士签名			
医师签名			

日期	住院第 5 天 （术后 1 日）	住院第 6~7 天 （术后 2~3 日）	住院第 8 天 （术后 4~6 日）
主要诊疗工作	□ 医师查房 □ 嘱患儿早期下床活动	□ 医师查房 □ 观察切口情况	□ 确定患儿可以出院 □ 向患儿交代出院注意事项复查日期 □ 通知出院处 □ 开出院诊断书 □ 完成出院记录
重点医嘱	**长期医嘱：** □ 一级护理 □ 饮食 □ 预防用抗菌药物 **临时医嘱：** □ 复查血常规 □ 其他特殊医嘱	**长期医嘱：** □ 二级护理（酌情） □ 饮食 □ 停抗菌药物（酌情） **临时医嘱：** □ 复查胸部 X 线平片 □ 大换药	**临时医嘱：** □ 大换药 □ 通知出院
主要护理工作	□ 观察患儿情况 □ 术后康复指导 □ 鼓励患儿下床活动，利于恢复	□ 患儿一般状况及切口情况 □ 术后康复指导	□ 帮助患儿办理出院手续 □ 康复宣教
病情变异记录	□ 无　□ 有，原因： 1. 2.	□ 无　□ 有，原因： 1. 2.	□ 无　□ 有，原因： 1. 2.
护士签名			
医师签名			

备注：

1. 院内感染（是/否）______院感名称：__________________
2. 预防性使用抗菌药物的原因：________________抗菌药物名称：________使用时间：____天
3. 延长住院时间原因：____
4. 退径（是/否）____退径原因：____________________________________
5. 其他特殊事项及原因：____

第八章

小儿先天性肺动脉瓣狭窄临床路径释义

【医疗质量控制指标】（专家建议）

指标一、诊断要结合病史，临床表现，及辅助检查尤其是影像学检查结果。

指标二、选择合适的手术适应证和手术时机。

指标三、严格手术流程及无菌原则。

指标四、术后尽早完善术后复查，评价手术效果。

一、小儿先天性肺动脉瓣狭窄编码

1. 原编码：

疾病名称及编码：小儿先天性非发绀型肺动脉瓣狭窄（ICD-10：Q22.101）

手术操作名称及编码：行直视肺动脉瓣膜切开术和/或右室流出道疏通术（ICD-9-CM-3：35.13，35.25，35.26，35.34，35.35，35.96）

2. 修改编码：

疾病名称及编码：先天性肺动脉瓣狭窄（ICD-10：Q22.1）

手术操作名称及编码：无置换的开放性肺动脉瓣成形术（ICD-9-CM-3：35.13）

建立右心室和肺动脉通道（ICD-9-CM-3：35.92）

二、临床路径检索方法

Q22.1 伴（35.13/35.92）　　出院科别：儿科

三、国家医疗保障疾病诊断相关分组（CHS-DRG）

MDCF　循环系统疾病及功能障碍

FF2　外周动脉及其他手术

四、小儿先天性肺动脉瓣狭窄临床路径标准住院流程

（一）适用对象

第一诊断为小儿先天性非发绀型肺动脉瓣狭窄（ICD-10：Q22.101），行直视肺动脉瓣膜切开术和/或右心室流出道疏通术（ICD-9-CM-3：35.13，35.25，35.26，35.34，35.35，35.96），年龄在1~18岁的患儿。

释义

■ 本路径适用对象为临床诊断为先天性非发绀型肺动脉瓣狭窄的患儿。

■ 肺动脉瓣狭窄的治疗手段多种，本路径针对的是外科直视肺动脉瓣膜切开术和/或右心室流出道疏通术的患儿。

（二）诊断依据

根据《临床诊疗指南·心血管外科学分册》（中华医学会编著，人民卫生出版社，2009）。

1. 病史：轻度狭窄可无症状，中重度狭窄出现活动受限、气促、易疲劳甚至猝死。
2. 体征：肺动脉区听诊可闻及收缩期杂音。
3. 辅助检查：心电图、胸部 X 线片、超声心动图等。

释义

■ 本路径的制定主要参考国内权威参考书籍和诊疗指南。

■ 肺动脉瓣狭窄程度取决于右心室和肺动脉干之间的收缩期压力阶差的大小。轻度狭窄其压力阶差<50mmHg，中度狭窄为 50~80mmHg，重度狭窄>80mmHg。

■ 肺动脉瓣狭窄的症状与狭窄程度、是否有卵圆孔未闭、右心室功能、心肌纤维化程度、是否有三尖瓣反流以及右心室腔大小有关。重度肺动脉瓣狭窄在新生儿期已存在发绀、心脏扩大，甚至发生心力衰竭，发绀与卵圆孔未闭有关，活动后或哭闹后存在心房水平的右向左分流，安静时消失。部分患儿可以出现呼吸困难、乏力、心悸、胸痛，偶见昏厥、心律失常引起猝死。轻度肺动脉瓣狭窄患儿可无临床表现，仅在查体时发现心脏杂音。

■ 肺动脉瓣狭窄患儿肺动脉瓣听诊区可闻及特征性喷射性收缩期杂音，左上方传导，并伴有震颤。轻度狭窄或极重型狭窄可无震颤。在收缩期可听到喀喇音，狭窄严重时不存在喀喇音，肺动脉第二心音减弱或不能闻及肺动脉第二心音。严重狭窄患儿生长发育较差，心前区隆起明显并有抬举感。

■ 如发展至右心衰竭，则可见肝大、腹水及水肿，但因肺内血流量减少并不出现肺充血现象。

■ 心电图：对狭窄程度的判断很有意义。除轻度狭窄心电图可正常外，一般均显示右心室肥大，电轴偏右或出现不完全右束支传导阻滞。右心室肥大程度与狭窄轻重成正比。在重度狭窄时，右心室压力超过 13.3kPa（100mmHg）者，心电图至少有下列三点之一：①RV1>20mV；②P 波高尖，示右心房肥大；③各导联 ST 段偏移，Ⅱ、aVF 以及 V1~V4 导联 T 波倒置，显示心肌劳损。

■ X 线检查：心脏大小随狭窄加重而逐渐加大。一般情况下，轻度狭窄时，心脏可不增大，肺循环血流量大致正常；重度狭窄时，右心室增大明显而左心室不大。肺纹理纤细、减少，肺动脉主干因狭窄后而突出搏动明显，左肺搏动增强而右肺门搏动相对较弱或呈静止状态。

■ 超声心动检查：二维超声多普勒检查可以精确评估狭窄部位及严重程度，检测右心室收缩压与肺动脉压的压差，判断是否合并右心室流出道或肺动脉瓣上狭窄及有无三尖瓣反流。

（三）治疗方案的选择

根据《临床技术操作规范·心血管外科学分册》（中华医学会编著，人民军医出版社，2009）。
直视肺动脉瓣膜切开术和/或右心室流出道疏通术。

释义

■ 肺动脉瓣狭窄的治疗方法随外科技术的进步和医疗材料的完善而不断发展变化。依据患儿病变的病理类型和特点，合理选择手术方式，如体外循环下肺动脉瓣切开术、右心室流出道疏通术，而经皮球囊肺动脉瓣成形术或者经胸镶嵌介入球囊扩张治疗均不在本路径内。

（四）标准住院日 10~14 天

释义

■肺动脉瓣狭窄的患儿入院后，术前准备 1~3 天，在第 2~4 天实施手术，术后恢复 5~10 天出院。总住院时间不超过 14 天均符合本路径要求。

（五）进入路径标准

1. 第一诊断必须符合小儿先天性肺动脉瓣狭窄疾病编码（ICD-10：Q22.101）。
2. 有手术适应证，无禁忌证。
3. 无发绀，超声心动图显示无心房水平右向左分流。
4. 当患儿同时具有其他疾病诊断，但住院期间不需要特殊处理也不影响第一诊断的临床路径流程实施时，可以进入路径。

释义

■ 肺动脉瓣狭窄患儿中，重度肺动脉瓣狭窄婴幼儿合并心力衰竭需要急诊手术。右心室收缩压或超过体循环收缩压，尽管无症状也需尽早手术。

■ 单纯肺动脉瓣狭窄跨肺动差≥40mmHg，首先经皮球囊肺动脉瓣成形术介入治疗。单纯肺动脉瓣狭窄外科治疗与介入治疗效果相仿，但若存在较明显的继发性漏斗部肌肉肥厚、瓣环发育不良、右心室腔小或重度肺动脉瓣狭窄导丝不能通过瓣口必须手术治疗，当压力阶差<40mmHg 时，无临床症状，生长发育正常，无右心室负荷表现时，可定期检查以决定手术。

■ 因重度肺动脉瓣狭窄合并青紫的患儿，其右心室及肺血管的病理改变均较为严重。对此类患儿，术前对适应证的充分评估，围术期的严格处理是治疗成功的关键，这些特殊检查及处理会导致治疗费用上出现较大的变异。为便于统一的医疗质量管理，本路径将重度肺动脉狭窄的患儿排除在入选标准以外。

■ 经入院常规检查发现以往所没有发现的疾病，而该疾病可能对患儿健康的损害更为严重，或者该疾病可能影响手术实施、增加手术或麻醉风险、影响预后，则应优先考虑治疗该种疾病，暂不宜进入路径。如心功能不全、肝功能、肾功能不全、凝血功能障碍等。

（六）术前准备（术前评估）1~3 天

1. 必需的检查项目：

（1）血常规、尿常规。

（2）肝功能、肾功能、血型、凝血功能、感染性疾病（乙型肝炎、丙型肝炎、梅毒、艾滋病等）筛查。
（3）心电图、胸部 X 线片、超声心动图。
（4）血压、经皮血氧饱和度。
2. 根据情况可选择的检查项目：如大便常规、心肌酶、24 小时动态心电图、肺功能检查、血气分析、心脏增强 CT 等。

释义

■ 常规的术前检查有助于明确病情，排除手术隐患，有助于手术的安全。

■ 患儿近期有过感冒及发热病史，可检查心肌酶，若异常增高则不宜进入路径治疗。

■ 既往有呼吸道症状或者明显的胸廓畸形，应行肺功能检查。

■ 如可能合并其他畸形可以做增强 CT 检查，进一步明确诊断。

（七）预防性抗菌药物选择与使用时机

抗菌药物预防性使用：按照《抗菌药物临床应用指导原则（2015 年版）》（国卫办医发〔2015〕43 号）执行，并根据患儿的病情决定抗菌药物的选择与使用时间。可使用第二代头孢菌素类抗菌药物，术前 30 分钟至 1 小时静脉注射。

释义

■ 肺动脉瓣狭窄手术属于Ⅰ类切口手术，但由于有心腔内手术操作、异物植入等易感因素存在，且一旦感染可导致严重后果。因此，可按规定适当预防性应用抗菌药物，通常选用第二代头孢菌素。

（八）手术日

手术日一般在入院 3~6 天。
1. 麻醉方式：全身麻醉。
2. 手术植入物：胸骨固定钢丝等。
3. 术中用药：麻醉常规用药。
4. 输血及血液制品：视术中情况而定。

释义

■ 本路径规定的外科直视肺动脉瓣切开术和/或右心室流出道疏通术均是在全身麻醉、心内直视下实施。其他介入或镶嵌治疗技术不包括在本路径中。

（九）术后住院恢复≤9 天

1. 基本治疗方案：
（1）机械通气（24 小时内）。
（2）24 小时心电监护。

（3）止血（24小时内）。
（4）改善心功能：米力农、β受体阻断剂。
（5）抗菌药物使用：按照《抗菌药物临床应用指导原则（2015年版）》（国卫办医发〔2015〕43号）执行，并根据患儿的病情决定抗菌药物的选择与使用时间。可使用第二代头孢菌素类抗菌药物，如使用头孢呋辛钠，小儿平均1日剂量为60mg/kg，严重感染可用到100mg/kg，分3~4次给予。肾功能不全患儿按照肌酐清除率制订给药方案：肌酐清除率>20ml/min者，每日3次，每次0.75~1.5g；肌酐清除率10~20ml/min患儿，每次0.75g，一日2次；肌酐清除率<10ml/min患儿，每次0.75g，一日1次。如出现术后感染，可结合药敏试验结果选择抗菌药物。
（6）氧疗（鼻导管或面罩），雾化吸入。
2. 必须复查的检查项目：心电图、胸部X线片、超声心动图。

释义

■ 肺动脉瓣狭窄外科直视肺动脉瓣膜切开术和/或右心室流出道疏通术后早期应对患儿进行持续的监测治疗，以便及时掌握病情变化。主管医师评估患儿病情平稳后，方可终止持续监测。24小时内还需行止血治疗，必要时可使用注射用尖吻蝮蛇血凝酶。

■ 根据患儿病情需要，开展相应的检查及治疗。检查项目不只限于路径中规定的必须复查的项目，可根据需要增加，如血气分析、凝血功能分析等。必要时可增加同一项目的检查频次。

（十）出院标准

1. 体温正常，创口愈合良好。
2. 发绀、气促改善或消失，经皮氧饱和度90%以上，心脏杂音减轻。
3. 胸部X线片、超声心动图提示无胸腔、心包积液，跨瓣压差、心房水平及三尖瓣反流程度明显减轻，心电图无心律失常。

释义

■ 患儿出院前不仅应完成必须复查的项目，且复查项目应无明显异常，切口愈合良好。若检查结果明显异常，主管医师应进行仔细分析并作出相应处置。

（十一）变异及原因分析

1. 存在除肺动脉狭窄的其他并发症，需要处理干预。
2. 患儿入院时已发生严重的肺部感染、心功能不良，需积极对症治疗和检查，导致住院时间延长，增加住院费用等。
3. 其他患儿方面的原因等。

释义

■ 变异是指入选临床路径的患儿未能按路径流程完成医疗行为或者未达到预期的医疗质量控制目标。这包含三个方面的情况：①按路径流程完成治疗，但出现非预期结果，可能需要后续进一步处理。如本路径治疗后严重低血氧饱和度，右心衰竭等。②按路径流程完成治疗，但超出路径的时限或限定费用。如实际住院日超出标准住院日要求，或未能在规定的手术日时间限定内实施手术等。③不能按照路径流程完成治疗，患儿需要中途退出路径。如治疗过程中出现严重并发症，导致必须终止路径或需要转入其他路径进行治疗等。对这些患儿，主管医师均应进行变异原因的分析，并在临床路径的表单中予以说明。对于轻微变异，比如由于某种原因，路径指示不能如期进行而要延长，这种改变不会对最终结果产生重大改变，也不会更多地增加住院天数和住院费用，可不出路径。

■ 肺动脉瓣狭窄的并发症主要有低氧血症，心力衰竭、神经系统或其他系统并发症，以及切口感染、延迟愈合。

■ 医师认可的变异原因主要指患儿入选路径后，医师在检查及治疗过程中发现患儿合并存在一些事前未预知的对本路径治疗可能产生影响的情况，需要终止执行路径或者延长治疗时间，增加治疗费用。医师需要在表单中说明。

■ 因患儿主观方面的原因，导致执行路径发生变异，也需要医师在表单中说明。

五、小儿先天性肺动脉瓣狭窄护理规范

1. 基础护理：要保持口腔、皮肤及床铺清洁，定时翻身，按摩受压部位，预防压疮，泌尿系和肺部并发症。

2. 呼吸道护理：术后带气管插管回监护室，检查气管插管的位置是否正确，听诊双肺呼吸音，妥善固定气管插管和呼吸机管道。拔管后按时翻身叩背，雾化吸入，指导、鼓励并协助患者正确地咳嗽排痰，婴幼儿可经口鼻腔吸痰。

3. 严密持续心电监测，心率、血压、中心静脉压、动脉血氧饱和度。严格记录出入量，密切观察尿量变化及颜色变化。引流管要妥善固定，保持通畅，密切注意观察引流液的性质、量，并做好记录。

4. 心理护理：加强与患者沟通交流，尽量满足患者需求，降低患者对陌生环境的恐惧，增加患者抵抗疾病的信心，争取早日康复。

六、小儿先天性肺动脉瓣狭窄营养治疗规范

1. 术前对患儿进行营养评估，对于严重营养不良，可以通过肠内甚至肠外营养支持。

2. 术前禁食水期间，给予适量静脉输液。

3. 术后由于限制入量及利尿，术后要尽早恢复肠道营养，进食困难可考虑鼻胃管喂养。

4. 术后以少食多餐为主，直到恢复正常饮食。

七、小儿先天性肺动脉瓣狭窄患者健康宣教

1. 心理护理：多陪伴，鼓励患者，使其放松心情。

2. 逐步增加活动量，术后 3 个月内避免劳累。

3. 给予高蛋白、高热量、高维生素饮食。

4. 注意保暖，避免到公共场所，预防上呼吸道感染。

5. 遵医嘱服药，定期复查。

八、推荐表单

（一）医师表单

小儿先天性肺动脉瓣狭窄临床路径医师表单

适用对象：第一诊断为先天性肺动脉狭窄（ICD-10：Q22.1）
行无置换的开放性肺动脉瓣成形术、建立右心室和肺动脉通道（ICD-9-CM-3：35.13，92）

患儿姓名：	性别：　　年龄：　　门诊号：	住院号：
住院日期：　　年　月　日	出院日期：　　年　月　日	标准住院日：10~14天

时间	住院第1~2天	住院第2~3天	住院第3~4天 （手术日）
主要诊疗工作	□ 病史询问，体格检查 □ 完成入院病历书写 □ 安排相关检查 □ 上级医师查房	□ 汇总检查结果 □ 完成术前准备与术前评估 □ 术前讨论，确定手术方案 □ 完成术前小结、上级医师查房记录等病历书写 □ 向患儿及家属交代病情及围术期注意事项 □ 签署手术知情同意书、自费用品协议书、输血同意书	□ 气管插管，建立深静脉通路，建立有创血压监测 □ 手术 □ 术后转入监护病房 □ 术者完成手术记录 □ 完成术后病程记录 □ 向患儿家属交代手术情况及术后注意事项
重点医嘱	**长期医嘱：** □ 先天性心脏病护理常规 □ 一级护理 □ 饮食 □ 患儿既往基础用药 **临时医嘱：** □ 血常规、尿常规、大便常规 □ 血型、凝血功能、电解质、肝功能、肾功能、传染性疾病筛查 □ X线胸片、心电图、超声心动图 □ 必要时增强CT或者MRI检查	**长期医嘱：** □ 强心、利尿、补钾治疗 **临时医嘱：** □ 拟于明日在全麻体外循环下行直视下肺动脉瓣膜切开术或/和右室流出道疏通术 □ 备皮 □ 备血 □ 术前晚灌肠 □ 术前禁食、禁水 □ 术前镇静药（酌情） □ 其他特殊医嘱	**长期医嘱：** □ 心脏体外循环直视术后护理 □ 禁食 □ ICU监护 □ 持续血压、心电及血氧饱和度监测 □ 呼吸机辅助呼吸 □ 清醒后拔除气管插管（酌情） □ 预防用抗菌药物 □ 强心利尿治疗 **临时医嘱：** □ 床旁X线胸片 □ 其他特殊医嘱
病情变异记录	□ 无　□ 有，原因： 1. 2.	□ 无　□ 有，原因： 1. 2.	□ 无　□ 有，原因： 1. 2.
医师签名			

时间	住院第 4~6 天 （术后 1~2 日）	住院第 6~10 天 （术后 3~6 日）	住院第 8~14 天 （术后 5~10 日）
主要诊疗工作	□ 各级医师查房 □ 观察切口有无血肿、渗血 □ 拔除胸管（根据引流量） □ 拔除尿管 □ 拔除气管插管撤离呼吸机 □ 患儿出监护室回普通病房	□ 各级医师查房 □ 安排相关复查并分析检查结果 □ 观察切口情况	□ 检查切口愈合情况并拆线 □ 确定患儿可以出院 □ 向患儿交代出院注意事项复查日期 □ 通知出院处 □ 开出院诊断书 □ 完成出院记录
重点医嘱	**长期医嘱：** □ 一级护理 □ 饮食（根据年龄） □ 氧气吸入 □ 心电、无创血压及血氧饱和度监测 □ 预防用抗菌药物 □ 强心、利尿、补钾治疗（酌情） **临时医嘱：** □ 大换药 □ 复查血常规及相关指标 □ 其他特殊医嘱	**长期医嘱：** □ 一级护理（酌情） □ 饮食 □ 停监测（酌情） □ 停抗菌药物（酌情） **临时医嘱：** □ 拔除深静脉置管并行留置针穿刺（酌情） □ 复查 X 线胸片、心电图、超声心动图以及血常规，血生化全套 □ 大换药	**临时医嘱：** □ 通知出院 □ 出院带药 □ 拆线换药
病情变异记录	□ 无　□ 有，原因： 1. 2.	□ 无　□ 有，原因： 1. 2.	□ 无　□ 有，原因： 1. 2.
医师签名			

（二）护士表单

小儿先天性肺动脉瓣狭窄临床路径护士表单

适用对象：第一诊断为先天性肺动脉狭窄（ICD-10：Q22.1）

行无置换的开放性肺动脉瓣成形术、建立右心室和肺动脉通道（ICD-9-CM-3：35.13，92）

患儿姓名：	性别：　　年龄：　　门诊号：	住院号：
住院日期：　　年　月　日	出院日期：　　年　月　日	标准住院日：10~14 天

时间	住院第 1~2 天	住院第 2~3 天	住院第 3~4 天 （手术日）
健康宣教	□ 入院宣教 □ 介绍主管医师、责任护士 □ 介绍环境、设施 □ 介绍住院注意事项 □ 介绍探视和陪床制度和要求	□ 术前宣教 □ 提醒患儿按时禁食、禁水 □ 其他	□ 通知患儿家属准备冠心病监护病房所需物品
护理处置	□ 核对患儿，佩戴腕带 □ 建立入院护理病历 □ 协助患儿留取各种标本 □ 测量血压心率呼吸	□ 术前准备（备皮，外周静脉留置套管针等） □ 药物灌肠 □ 佩戴腕带	□ 观察患儿病情变化 □ 定期记录重要监测指标
基础护理	□ 一级护理 □ 晨晚间护理 □ 安全护理 □ 完善检查 □ 评估患儿情况	□ 一级护理 □ 晨晚间护理 □ 安全护理 □ 完善检查	□ 特级护理 □ 接收手术患儿 □ 核对患儿及资料，应用血制品情况
专科护理	□ 护理查体 □ 病情观察 □ 吸氧（酌情） □ 雾化（酌情）	□ 护理查体 □ 体温监测 □ 术前医嘱的执行	□ 与麻醉医师和手术医师交接病情 □ 心脏体外循环直视术后护理 □ 评价患儿状态及危重程度 □ 循环系统护理（生命体征，体温，尿量） □ 呼吸系统管理（妥善固定气管插管，呼吸机监测，保持呼吸道通畅，拔出气管插管准备） □ 管道管理（静脉通路，动脉测压，引流管管理，胃管，尿管护理） □ 切口护理 □ 监测血气情况 □ 压疮护理
重点医嘱	□ 详见医嘱执行单	□ 详见医嘱执行单	□ 详见医嘱执行单
病情变异记录	□ 无　□ 有，原因： 1. 2.	□ 无 □ 有，原因： 1. 2.	□ 无　□ 有，原因： 1. 2.
护士签名			

时间	住院第 4~6 天 （术后 1~2 日）	住院第 6~10 天 （术后 3~6 日）	住院第 8~14 天 （术后 5~10 日）
健康宣教	□ 术后护理宣教	□ 术后护理宣教 □ 指导家属进行术后护理	□ 出院护理指导 □ 术后健康指导 □ 指导复诊事宜
护理处置	□ 遵医嘱进行相关护理	□ 从冠心病监护病房转运患儿到普通病房	□ 帮助办理出院手续
基础护理	□ 晨晚间护理 □ 排泄管理 □ 患儿安全管理	□ 晨晚间护理 □ 排泄管理 □ 患儿安全管理	□ 晨晚间护理 □ 排泄管理 □ 患儿安全管理
专科护理	□ 观察患儿病情 □ 血压、心电及血氧饱和度 □ 呼吸机辅助呼吸（或氧气吸入或持续气道正压通气呼吸支持） □ 血气 □ 伤口敷料 □ 引流情况 □ 记录生命体征 □ 记录 24 小时出入量 □ 拔除气管插管 □ 拔除导尿管、胃管 □ 执行各项医嘱	□ 执行护理操作 □ 观察患儿病情 □ 观察伤口敷料 □ 术后康复指导 □ 振动仪排痰治疗 □ 叩胸拍背 □ 经鼻、口腔吸痰 □ 指导喂养 □ 按时服药 □ 记录生命体征 □ 记录 24 小时出入量	□ 出院带药 □ 发出院带药 □ 协助医师讲解服药方法 □ 其他 □ 终末消毒
重点医嘱	□ 详见医嘱执行单	□ 详见医嘱执行单	□ 详见医嘱执行单
病情变异记录	□ 无　□ 有，原因： 1. 2.	□ 无　□ 有，原因： 1. 2.	□ 无　□ 有，原因： 1. 2.
护士签名			

（三）患儿家属表单

小儿先天性肺动脉瓣狭窄临床路径患儿家属表单

适用对象：第一诊断为先天性肺动脉狭窄（ICD-10：Q22.1）
行无置换的开放性肺动脉瓣成形术、建立右心室和肺动脉通道（ICD-9-CM-3：35.13，92）

患儿姓名：	性别：　　年龄：　　门诊号：	住院号：
住院日期：　　年　月　日	出院日期：　　年　月　日	标准住院日：10~14 天

时间	住院第 1~2 天	住院第 2~3 天	住院第 3~4 天 （手术日）
医患配合	□ 配合询问病史、收集资料，务必详细告知既往史、用药史、过敏史 □ 配合进行体格检查 □ 有任何不适告知医师	□ 配合完善术前相关检查 □ 医师向家属介绍病情，签手术同意书，自费用品同意书，输血同意书	□ 医师向家属交代手术情况，术后情况
护患配合	□ 配合测量体温、脉搏、呼吸、血压、体重 □ 配合完成入院护理评估（简单询问病史、过敏史、用药史） □ 接受入院宣教配合执行探视和陪伴制度 □ 有任何不适告知护士	□ 配合测量体温、脉搏、呼吸、血压 □ 接受术前宣教 □ 配合进行术前准备，如备皮，抽取血样	□ 配合进行术后护理操作
饮食	□ 遵医嘱饮食	□ 遵医嘱禁食、禁水	□ 遵医嘱禁食、禁水
排泄	□ 正常排尿便	□ 正常排尿便	□ 正常排尿便
活动	□ 正常活动	□ 正常活动	□ 卧床

时间	住院第 4~6 天 （术后 1~2 日）	住院第 6~10 天 （术后 3~6 日）	住院第 8~14 天 （术后 5~10 日）
医患配合	□ 配合医师各种操作及抽血检查 □ 配合医师进行体格检查	□ 配合医师进行术后检查及抽血检验 □ 配合医师进行体格检查	□ 接受出院前指导，康复指导及用药指导 □ 知道复查程序 □ 知道复印病历程序
护患配合	□ 配合进行术后肺部护理 □ 接受输液、服药等治疗 □ 配合护士进行生活护理 □ 配合活动，预防皮肤压力伤 □ 配合执行探视及陪伴	□ 配合进行术后肺部护理 □ 接受输液、服药等治疗 □ 配合护士进行生活护理 □ 配合活动，预防皮肤压力伤 □ 配合执行探视及陪伴	□ 接受出院宣教 □ 办理出院手续 □ 获取出院带药
饮食	□ 限量饮食和水	□ 限量饮食和水	□ 限量饮食和水
排泄	□ 正常排尿便	□ 正常排尿便	□ 正常排尿便
活动	□ 限制活动	□ 限制活动	□ 限制活动

附：原表单（2016年版）

小儿先天性肺动脉瓣狭窄临床路径表单

适用对象：第一诊断为肺动脉狭窄（ICD-10：Q22.101）；行直视肺动脉瓣膜切开术和/或右心室流出道疏通术（ICD-9-CM-3：35.13，35.25，35.26，35.34，35.35，35.96）

患儿姓名：	性别：　　年龄：　　门诊号：	住院号：
住院日期：　　年　月　日	出院日期：　　年　月　日	标准住院日：10~14天

时间	住院第1天	住院第2~3天	住院第3~5天 （手术日）
主要诊疗工作	□ 询问病史及体格检查 □ 病情告知 □ 如患儿病情重，应当及时通知上级医师 □ 完成入院病历	□ 上级医师查房 □ 完善术前准备 □ 询问送检项目报告，并予以相应处置 □ 注意预防并发症 □ 与家长沟通，讲解手术风险及可能并发症 □ 对症治疗 □ 签署手术知情同意书、输血同意书	□ 注意预防并发症 □ 手术治疗 □ 术后监护 □ 完成手术记录、病程记录 □ 向患儿及家属交代病情及术中基本情况
重点医嘱	**长期医嘱：** □ 心外科护理常规 □ 普通饮食 □ 三级护理 □ 健康宣教 **临时医嘱：** □ 血常规、尿常规 □ 肝功能、肾功能、血型+配血、凝血功能、感染性疾病筛查 □ 心电图、胸部X线片、超声心动图 □ 测血压、血氧饱和度	**长期医嘱：** □ 心外科常规护理 **临时医嘱：** □ 拟明日行直视下肺动脉瓣膜切开术和/或右心室流出道疏通术 □ 禁食 □ 开塞露 □ 备血 □ 置胃管 □ 抗菌药物	**长期医嘱：** □ 冠心病监护病房护理常规 □ 特级护理 □ 心电、血压、中心静脉压监测 □ 呼吸机 □ 呼吸道护理、湿化，必要时雾化 □ 强心、利尿治疗；抗菌药物 □ 肝功能异常者保肝治疗 □ 必要时胸腔引流 □ 肺顺应性测定，每4小时1次（酌情） **临时医嘱：** □ 对症治疗 □ 床旁胸部X线片 □ 床旁心电图、心脏超声（必要时） □ 复查血气
主要护理工作	□ 入院宣教 □ 入院护理评估	□ 护理评估 □ 生活护理	□ 观察患儿情况 □ 记录生命体征 □ 记录24小时出入量 □ 术后康复指导

续 表

时间	住院第 1 天	住院第 2~3 天	住院第 3~5 天 （手术日）
病情变异记录	□ 无 □ 有，原因： 1. 2.	□ 无 □ 有，原因： 1. 2.	□ 无 □ 有，原因： 1. 2.
护士签名			
医师签名			

时间	住院第5~6天 （术后1日）	住院第6~12天 （术后2~8日）	住院第13~14天 （出院日）
主要诊疗工作	□ 医师查房 □ 清醒后拔除气管插管 □ 转回普通病房 □ 观察切口有无血肿、渗血 □ 拔除尿管	□ 医师查房 □ 安排相关复查并分析检查结果 □ 观察切口情况	□ 检查切口愈合情况并拆线（根据切口愈合情况） □ 确定患儿可以出院 □ 向患儿交代出院注意事项、复查日期 □ 通知出院处 □ 开出院诊断书 □ 完成出院记录
重点医嘱	**长期医嘱：** □ 一级护理 □ 半流质饮食 □ 氧气吸入 □ 心电、无创血压及经皮血氧饱和度监测 □ 预防用抗菌药物 **临时医嘱：** □ 心电图 □ 大换药 □ 复查血常规及相关指标 □ 其他特殊医嘱	**长期医嘱：** □ 饮食 □ 改二级护理（视病情恢复定） □ 停监测（视病情恢复定） □ 停抗菌药物（视病情恢复定） **临时医嘱：** □ 拔除深静脉置管并行留置针穿刺（视病情恢复定） □ 复查胸部X线片、心电图、超声心动图以及血常规，肝功能、肾功能 □ 大换药	**临时医嘱：** □ 通知出院 □ 出院带药 □ 拆线换药
主要护理工作	□ 观察患儿情况 □ 记录生命体征 □ 记录24小时出入量 □ 术后康复指导	□ 患儿一般状况及切口情况 □ 鼓励患儿下床活动，促进恢复 □ 术后康复指导	□ 帮助患儿办理出院手续 □ 康复宣教
病情变异记录	□ 无 □ 有，原因： 1. 2.	□ 无 □ 有，原因： 1. 2.	□ 无 □ 有，原因： 1. 2.
护士签名			
医师签名			

第九章

小儿先天性动脉导管未闭临床路径释义

【医疗质量控制指标】（专家建议）

指标一、诊断要结合病史，临床表现，及辅助检查尤其是影像学检查结果。

指标二、选择合适的手术适应症和手术时机。

指标三、严格手术流程及无菌原则。

指标四、术后尽早完善术后复查，评价手术效果。

一、小儿先天性动脉导管未闭编码

1. 原编码：

病名称及编码：小儿先天性动脉导管未闭（ICD-10：Q25.001）

手术操作名称及编码：非体外循环下结扎或切断缝合术（ICD-10-CM-3：38.8501-38.8503）

2. 修改编码：

疾病名称及编码：先天性动脉导管未闭（ICD-10：Q25.0）

手术操作名称及编码：动脉导管未闭结扎术（ICD-10-CM-3：38.85）

二、临床路径检索方法

Q25.0 伴 38.85　　出院科别：儿科

三、国家医疗保障疾病诊断相关分组（CHS-DRG）

MDCF　循环系统疾病及功能障碍

FD1　先天性心脏病复杂手术

四、小儿先天性动脉导管未闭临床路径标准住院流程

（一）适用对象

第一诊断为小儿先天性动脉导管未闭（ICD-10：Q25.001），行非体外循环下结扎或切断缝合术（ICD-10-CM-3：38.8501-38.8503，且不包括39.6），年龄在18岁以下的患儿。

释义

■ 本路径适用对象，为临床诊断动脉导管未闭的患儿，包括常见的漏斗型、管型动脉导管未闭及其他少见病理类型。

■ 动脉导管未闭的治疗手段多种，本路径针对的是外科非体外循环下结扎或切断缝合术。

（二）诊断依据

根据《临床诊疗指南·心血管外科学分册》（中华医学会编著，人民卫生出版社，2009）。

1. 病史：可有反复呼吸道感染、乏力、发育迟缓、发现心脏杂音等，轻者可无症状。病程早

期常有上呼吸道感染病史，中期可有心悸、气短，晚期可有发绀、杵状指（趾）等表现。

2. 体征：听诊可有胸骨左缘第2肋间连续性机械性杂音，粗糙、传导广、伴震颤，婴幼儿期或晚期病例常仅有收缩期杂音。可伴有周围血管征。

3. 辅助检查：心电图、胸部X线片、超声心动图等。

（1）心电图：正常或左心室肥厚表现，大分流量时双心室肥厚表现，晚期右心室肥厚心电图表现。

（2）胸部X线片：肺血增多，左心室或左、右心室增大，肺动脉段突出，主动脉结增宽。

（3）超声心动图：主肺动脉分叉与降主动脉之间异常通道分流即可确诊。

4. 鉴别诊断：注意与主-肺动脉间隔缺损、冠状动静脉瘘、主动脉窦瘤破裂进行鉴别。

释义

■ 本路径的制订主要参考国内权威参考书籍和诊疗指南。

■ 动脉导管未闭的症状取决于导管的大小、肺血管阻力等因素。早产儿肺血管阻力下降早，出生后1周即可因大量左向右分流而出现症状。足月儿一般生后6~8周肺血管阻力下降，左向右分流增加，出现心动过速、呼吸急促和喂养困难。单纯动脉导管未闭患儿小儿期少有自觉症状，只是发育欠佳、身材瘦小。有些小儿仅在劳累时疲乏、心悸。肺动脉高压虽在2岁以下可出现，但明显肺动脉高压症状大多在年龄较大时才会出现，如头晕、气促、咯血、活动后发绀（多以下半身明显）。

■ 动脉导管分流量大者，左侧胸廓隆起，心尖搏动增强，一般在胸骨左缘2~3肋间闻及响亮的连续性机械样杂音，向左锁骨下、左胸外侧或左颈部传导，常伴有震颤。动脉导管分流量小者，心脏杂音可不典型，可在相应部位闻及收缩期杂音，合并肺动脉高压病例，因肺动脉高压程度不同，可以收缩期为主，舒张期微弱的双期杂音；单纯收缩期杂音或几乎无杂音。可伴有肺动脉瓣关闭音亢进。有些病例可闻及继发于二尖瓣血流增加导致的心尖部舒张中期柔和杂音。

■ 动脉导管未闭患儿血压可正常，但分流量大者，收缩压往往升高，而舒张压下降，同时出现周围血管征。

■ 大龄小儿及成人动脉导管未闭患儿心电图可显示左心室肥大，随病情进展，心电图逐渐由左心室肥大至左、右心室肥大。若心电图以右心增大为主要表现，常提示存在阻力性肺动脉高压。

■ 中量以上左向右分流量者胸部X线平片显示主动脉结增大，降主动脉形成漏斗征为特征性改变（但阳性率为50%）。胸部X线平片显示心脏增大、肺血增多征象，与分流量相关。

■ 超声心动图是临床诊断的主要手段，具有重要的临床指导意义。通过超声心动图检查可以明确动脉导管未闭的粗细及长度。肺动脉高压严重时，由于血液分流缓慢会影响诊断的准确性。

■ 动脉导管未闭杂音上与主-肺动脉间隔缺损、冠状动静脉瘘、主动脉窦瘤破裂有相似处，如超声诊断不明，可通过增强CT或者磁共振检查明确诊断。

（三）治疗方案的选择

根据《临床技术操作规范·心血管外科学分册》（中华医学会编著，人民军医出版社，2009）。

释义

■ 动脉导管未闭的治疗方法随外科技术的进步和医疗材料的完善而不断发展。由于大部分动脉导管未闭均可以采用介入封堵治疗（非路径内），需要外科手术的越来越少，本路径仅针对非体外循环下后外侧开胸行动脉导管结扎或切断缝合的患儿。

（四）标准住院日 10~14 天

释义

■ 动脉导管未闭的患儿入院后，术前准备 1~3 天，在第 2~4 天实施手术，术后 5~10 天出院。总住院时间不超过 14 天均符合路径要求。

（五）进入路径标准

1. 第一诊断必须符合小儿先天性动脉导管未闭疾病编码（ICD-10：Q25.001）。
2. 当患儿同时具有其他疾病诊断，只要住院期间不需要特殊处理也不影响第一诊断的临床路径流程实施时，可以进入路径。

释义

■ 动脉导管未闭患儿，若诊断明确，检查提示左心容量负荷增加，肺循环血流量增多，即有手术指征。1 岁以内患儿若出现充血性心力衰竭应积极手术治疗。对动脉导管未闭细小（<2mm）的患儿，无临床症状，生长发育正常，无左心容量负荷增加表现，可定期随访，暂不手术。

■ 动脉导管未闭患儿合并其他心血管畸形，或动脉导管未闭造成心肺功能损害者，临床需要相应的综合治疗手段处理，从而导致住院时间延长，治疗费用增加，治疗效果受影响，因此不应入选本临床路径。

■ 因单纯动脉导管未闭而导致重度肺动脉高压的患儿，其肺血管的病理改变均较为严重。对此类患儿，术前对适应证的充分评估及围术期对肺动脉高压的严格处理是治疗成功的关键，这些特殊检查及处理会导致治疗时间及治疗费用上出现较大的变异。为便于进行统一的医疗质量管理，本路径将合并重度肺动脉高压的患儿排除在入选标准以外。

■ 若入院常规检查发现以往所没有发现的疾病，而该疾病可能对患儿健康的损害更为严重，或者该疾病可能影响手术实施、增加手术或麻醉风险、影响预后，则应优先考虑治疗该种疾病，暂不宜进入路径。如心功能不全、肝功能、肾功能不全、凝血功能障碍等。

■ 若以往患有以上疾病，经合理治疗后达到稳定，或目前尚需持续用药，经评估无手术及麻醉禁忌，则可进入路径。但可能增加医疗费用，延长住院时间。

（六）术前准备（术前评估）1~2 天

1. 必需的检查项目：

（1）血常规、尿常规。

（2）肝功能、肾功能、血型、凝血功能、感染性疾病筛查（乙型肝炎、丙型肝炎、梅毒、艾滋病等）。

（3）心电图、胸部 X 线片、超声心电图。

（4）血压、经皮氧饱和度。

2. 根据情况可选择的检查项目：如大便常规、心肌酶、24 小时动态心电图、肺功能检查、血气分析、心脏增强 CT 等。

释义

■ 常规的术前检查有助于明确病情，排除手术隐患，有助于手术的安全。

■ 患儿近期有过感冒及发热病史，可检查心肌酶，若异常增高则不宜进入路径治疗。

■ 既往有呼吸道症状或者明显的胸廓畸形，应行肺功能检查。

■ 如果可能合并其他畸形如主动脉弓缩窄或中断，建议行增强 CT 检查。

（七）预防性抗菌药物选择与使用时机

抗菌药物预防性使用：按照《抗菌药物临床应用指导原则（2015 年版）》（国卫办医发〔2015〕43 号）执行，并根据患儿的病情决定抗菌药物的选择与使用时间。可使用第二代头孢菌素类抗菌药物，术前 30 分钟至 1 小时静脉注射。

释义

■ 动脉导管未闭结扎或切断缝合手术属于Ⅰ类切口手术，但由于有胸腔内手术操作且一旦感染可导致严重后果。因此，可按规定适当预防性应用抗菌药物，通常选用第二代头孢菌素。

（八）手术日

一般在入院 7 天内。

1. 麻醉方式：全身麻醉。

2. 手术植入物：缺损补片材料、胸骨固定钢丝等。

3. 术中用药：麻醉常规用药。

4. 输血及血液制品：视术中情况而定。

释义

■ 本路径规定的动脉导管未闭结扎或切断缝合手术均是在全身麻醉、非体外循环辅助下实施。其他一些体外循环辅助下手术镶嵌或介入封堵治疗技术不包括在本路径中。

■ 对于动脉导管切断缝合或结扎均在本路径中。

（九）术后住院恢复≤9 天

1. 基本治疗方案：

（1）机械通气（术后 24 小时内）。

（2）24 小时心电监护。

（3）止血药物（术后 24 小时内）。

（4）扩血管降血压：硝普钠、卡托普利。

（5）抗菌药物使用：按照《抗菌药物临床应用指导原则（2015 年版）》（国卫办医发〔2015〕43 号）执行，并根据患儿的病情决定抗菌药物的选择与使用时间。可使用第二代头孢菌素类抗菌药物，如头孢呋辛钠，小儿平均一日剂量为 60mg/kg，严重感染可用到 100mg/kg，分 3~4 次给予。肾功能不全患儿按照肌酐清除率制订给药方案：肌酐清除率>20ml/min 者，每日 3 次，每次 0.75~1.5g；肌酐清除率 10~20ml/min 患儿，每次 0.75g，一日 2 次；肌酐清除率<10ml/min 患儿，每次 0.75g，一日 1 次。如出现术后感染，可结合药敏试验结果选择抗菌药物。

（6）强心利尿：地高辛，米力农，呋塞米。

（7）氧疗（鼻导管或面罩），雾化吸入。

2. 必须复查的检查项目：心电图、胸部 X 线片、超声心动图。

释义

■ 动脉导管非体外循环下切断/结扎术后早期应对患儿进行持续的监测治疗，以便及时掌握病情变化。主管医师评估患儿病情平稳后，方可终止持续监测。

■ 根据患儿病情需要，开展相应的检查及治疗。检查项目不只限于路径中规定的必须复查的项目，可根据需要增加，如血气分析、凝血功能分析等。必要时可增加同一项目的检查频次。

■ 通常比较粗大的动脉导管未闭术后，患儿血压明显升高，术后早期可应用硝普钠控制血压，然后用卡托普利接替口服降压治疗。

■ 根据患儿出血情况，必要时可使用注射用尖吻蝮蛇血凝酶等止血药，减少术后出血，促进创面愈合和恢复。

（十）出院标准

1. 患儿一般情况良好，体温正常，完成复查项目。

2. 切口愈合好，引流管拔除，伤口无感染。

3. 没有需要住院处理的并发症。

释义

■ 患儿出院前不仅应完成必须复查的项目，且复查项目应无明显异常，切口愈合良好。若检查结果明显异常，主管医师应进行仔细分析并作出相应处置。

（十一）变异及原因分析

1. 存在除动脉导管未闭的其他并发症，需要处理干预。

2. 患儿入院时已发生严重的肺部感染、心功能不良，需进行积极对症治疗和检查，导致住院时间延长，增加住院费用等。

释义

■ 变异是指入选临床路径的患儿未能按路径流程完成医疗行为或者未达到预期的医疗质量控制目标。这包含三个方面的情况：①按路径流程完成治疗，但出现非预期结果，可能需要后续进一步处理。如本路径治疗后动脉导管再通、出现乳糜胸等。②按路径流程完成治疗，但超出路径的时限或限定费用。如实际住院日超出标准住院日要求，或未能在规定的手术日时间限定内实施手术等。③不能按照路径流程完成治疗，患儿需要中途退出路径。如治疗过程中出现严重并发症，导致必须终止路径或需要转入其他路径进行治疗等。对这些患儿，主管医师均应进行变异原因的分析，并在临床路径的表单中予以说明。对于轻微变异，比如由于某种原因，路径指示不能如期进行而要延长，这种改变不会对最终结果产生重大改变，也不会更多地增加住院天数和住院费用，可不出路径。

■ 动脉导管非体外循环下切断缝合/结扎术可能出现的并发症有动脉导管再通（残余分流）、乳糜胸、喉返神经损伤或者其他重要并发症切口感染、延迟愈合等。

■ 医师认可的变异原因主要指患儿入选路径后，医师在检查及治疗过程中发现患儿合并存在一些事前未知的对本路径治疗可能产生影响的情况，需要终止执行路径或者延长治疗时间、增加治疗费用。医师需要在表单中说明。

■ 因患儿方面的主观原因导致执行路径出现变异，也需要医师在表单中予以说明。

五、小儿先天性动脉导管未闭护理规范

1. 基础护理：要保持口腔、皮肤及床铺清洁，定时翻身，按摩受压部位，预防压疮，泌尿系和肺部并发症。

2. 呼吸道护理：术后带气管插管回监护室，检查气管插管的位置是否正确，听诊双肺呼吸音，妥善固定气管插管和呼吸机管道。拔气管插管后按时翻身叩背，雾化吸入，指导、鼓励并协助患者正确的咳嗽排痰，婴幼儿可经口鼻腔吸痰。

3. 严密持续心电监测，心率、血压、中心静脉压、动脉血氧饱和度。严格记录出入量，密切观察尿量变化及颜色变化。引流管要妥善固定，保持通畅，密切注意观察引流液的性质、量，并做好记录。

4. 心理护理：加强与患者沟通交流，尽量满足患者需求，降低患者对陌生环境的恐惧，增加患者抵抗疾病的信心，争取早日康复。

六、小儿先天性动脉导管未闭营养治疗规范

1. 术前对患儿进行营养评估，对于严重营养不良，可以通过肠内甚至肠外营养支持来供给热量、液体和营养物质。同时，要密切监测患儿营养相关指标，对患儿的营养状态变化进行准确评定，及时调整营养支持治疗方案。氨基酸建议使用小儿专用氨基酸，并含适量牛磺酸。

2. 术前禁食水期间，给予适量静脉输液。

3. 术后由于限制入量及利尿，术后要尽早恢复肠道营养，进食困难可考虑鼻胃管喂养。当肠内营养支持无法满足能量需求时，可适当给予肠外营养支持补充，防止因营养支持不足导致各种并发症的发生。

4. 术后以少食多餐为主，直到恢复正常饮食。

七、小儿先天性动脉导管未闭患者健康宣教

1. 心理护理：多陪伴，鼓励患者，使其放松心情。
2. 逐步增加活动量，术后 3 个月内避免劳累。
3. 给予高蛋白、高热量、高维生素饮食。
4. 注意保暖，避免到公共场所，预防上呼吸道感染。
5. 遵医嘱服药，定期复查。

八、推荐表单

（一）医师表单

小儿先天性动脉导管未闭临床路径医师表单

适用对象：第一诊断为小儿先天性动脉导管未闭（ICD-10：Q25.0）
行动脉导管未闭结扎术（ICD-10-CM-3：38.85）

患儿姓名：	性别： 年龄： 门诊号：	住院号：
住院日期： 年 月 日	出院日期： 年 月 日	标准住院日：10~14 天

时间	住院第 1~2 天	住院第 2~3 天	住院第 3~4 天 （手术日）
主要诊疗工作	□ 病史询问，体格检查 □ 完成入院病历书写 □ 安排相关检查 □ 上级医师查房	□ 汇总检查结果 □ 完成术前准备与术前评估 □ 术前讨论，确定手术方案 □ 完成术前小结、上级医师查房记录等病历书写 □ 向患儿及家属交代病情及围术期注意事项 □ 签署手术知情同意书、自费用品协议书、输血同意书	□ 气管插管，建立深静脉通路，建立有创血压监测 □ 手术 □ 术后转入监护病房 □ 术者完成手术记录 □ 完成术后病程记录 □ 向患儿家属交代手术情况及术后注意事项
重点医嘱	**长期医嘱：** □ 先天性心脏病护理常规 □ 一级护理 □ 饮食 □ 患儿既往基础用药 **临时医嘱：** □ 血常规、尿常规、大便常规 □ 血型、凝血功能、电解质、肝功能、肾功能、传染性疾病筛查 □ X 线胸片、心电图、超声心动图 □ 必要时增强 CT 或者磁共振检查	**长期医嘱：** □ 强心、利尿、补钾治疗 **临时医嘱：** □ 拟于明日在全身麻醉下行非体外循环下动脉导管结扎或切断缝合术 □ 备皮 □ 备血 □ 术前晚灌肠 □ 术前禁食、禁水 □ 术前镇静药（酌情） □ 其他特殊医嘱	**长期医嘱：** □ 心脏体外循环直视术后护理 □ 禁食 □ ICU 监护 □ 持续血压、心电及血氧饱和度监测 □ 呼吸机辅助呼吸 □ 清醒后拔除气管插管（酌情） □ 预防用抗菌药物 □ 强心利尿治疗 **临时医嘱：** □ 床旁 X 线胸片 □ 其他特殊医嘱
病情变异记录	□ 无 □ 有，原因： 1. 2.	□ 无 □ 有，原因： 1. 2.	□ 无 □ 有，原因： 1. 2.
医师签名			

时间	住院第 4~6 天 （术后 1~2 日）	住院第 6~10 天 （术后 3~6 日）	住院第 8~14 天 （术后 5~10 日）
主要诊疗工作	□ 各级医师查房 □ 观察切口有无血肿、渗血 □ 拔除胸管（根据引流量） □ 拔除尿管 □ 拔除气管插管撤离呼吸机 □ 患儿出监护室回普通病房	□ 各级医师查房 □ 安排相关复查并分析检查结果 □ 观察切口情况	□ 检查切口愈合情况并拆线 □ 确定患儿可以出院 □ 向患儿交代出院注意事项复查日期 □ 通知出院处 □ 开出院诊断书 □ 完成出院记录
重点医嘱	**长期医嘱：** □ 一级护理 □ 饮食（根据年龄） □ 氧气吸入 □ 心电、无创血压及血氧饱和度监测 □ 预防用抗菌药物 □ 强心、利尿、补钾治疗（酌情） **临时医嘱：** □ 大换药 □ 复查血常规及相关指标 □ 其他特殊医嘱	**长期医嘱：** □ 一级护理（酌情） □ 饮食 □ 停监测（酌情） □ 停抗菌药物（酌情） **临时医嘱：** □ 拔除深静脉置管并行留置针穿刺（酌情） □ 复查 X 线胸片、心电图、超声心动图以及血常规，血生化全套 □ 大换药	**临时医嘱：** □ 通知出院 □ 出院带药 □ 拆线换药
病情变异记录	□ 无 □ 有，原因： 1. 2.	□ 无 □ 有，原因： 1. 2.	□ 无 □ 有，原因： 1. 2.
医师签名			

（二）护士表单

小儿先天性动脉导管未闭临床路径护士表单

适用对象：第一诊断为小儿先天性动脉导管未闭（ICD-10：Q25.0）
行动脉导管未闭结扎术（ICD-10-CM-3：38.85）

患儿姓名：	性别： 年龄： 门诊号：	住院号：
住院日期： 年 月 日	出院日期： 年 月 日	标准住院日：10~14天

时间	住院第1~2天	住院第2~3天	住院第3~4天 （手术日）
健康宣教	□ 入院宣教 □ 介绍主管医师、责任护士 □ 介绍环境、设施 □ 介绍住院注意事项 □ 介绍探视和陪床制度和要求	□ 术前宣教 □ 提醒患儿按时禁食、禁水 □ 其他	□ 通知患儿家属准备冠心病重症监护病房所需物品
护理处置	□ 核对患儿，佩戴腕带 □ 建立入院护理病历 □ 协助患儿留取各种标本 □ 测量血压心率呼吸	□ 术前准备（备皮，外周静脉留置套管针等） □ 药物灌肠 □ 佩戴腕带	□ 观察患儿病情变化 □ 定期记录重要监测指标
基础护理	□ 一级护理 □ 晨晚间护理 □ 安全护理 □ 完善检查 □ 评估患儿情况	□ 一级护理 □ 晨晚间护理 □ 安全护理 □ 完善检查	□ 特级护理 □ 接收手术患儿 □ 核对患儿及资料，应用血制品情况
专科护理	□ 护理查体 □ 病情观察 □ 吸氧（酌情） □ 雾化（酌情）	□ 护理查体 □ 体温监测 □ 术前医嘱的执行	□ 与麻醉医师和手术医师交接病情 □ 心脏体外循环直视术后护理 □ 评价患儿状态及危重程度 □ 循环系统护理（生命体征，体温，尿量） □ 呼吸系统管理（妥善固定气管插管，呼吸机监测，保持呼吸道通畅，拔出气管插管准备） □ 管道管理（静脉通路，动脉测压，引流管管理，胃管，尿管护理） □ 切口护理 □ 监测血气情况 □ 压疮护理
重点医嘱	□ 详见医嘱执行单	□ 详见医嘱执行单	□ 详见医嘱执行单
病情变异记录	□ 无 □ 有，原因： 1. 2.	□ 无 □ 有，原因： 1. 2.	□ 无 □ 有，原因： 1. 2.
护士签名			

时间	住院第 4~6 天 （术后 1~2 日）	住院第 6~10 天 （术后 3~6 日）	住院第 8~14 天 （术后 5~10 日）
健康宣教	□ 术后护理宣教	□ 术后护理宣教 □ 指导家属进行术后护理	□ 出院护理指导 □ 术后健康指导 □ 指导复诊事宜
护理处置	□ 遵医嘱进行相关护理	□ 从冠心病重症监护病房转运患儿到普通病房	□ 帮助办理出院手续
基础护理	□ 晨晚间护理 □ 排泄管理 □ 患儿安全管理	□ 晨晚间护理 □ 排泄管理 □ 患儿安全管理	□ 晨晚间护理 □ 排泄管理 □ 患儿安全管理
专科护理	□ 观察患儿病情 □ 血压、心电及血氧饱和度 □ 呼吸机辅助呼吸（或氧气吸入或持续气道正压通气呼吸支持）血气 □ 伤口敷料 □ 引流情况 □ 记录生命体征 □ 记录 24 小时出入量 □ 拔除气管插管 □ 拔除导尿管，胃管 □ 执行各项医嘱	□ 执行护理操作 □ 观察患儿病情 □ 观察伤口敷料 □ 术后康复指导 □ 振动仪排痰治疗 □ 叩胸拍背 □ 经鼻、口腔吸痰 □ 指导喂养 □ 按时服药 □ 记录生命体征 □ 记录 24 小时出入量	□ 出院带药 □ 发出院带药 □ 协助医师讲解服药方法 □ 其他 □ 终末消毒
重点医嘱	□ 详见医嘱执行单	□ 详见医嘱执行单	□ 详见医嘱执行单
病情变异记录	□ 无　□ 有，原因： 1. 2.	□ 无　□ 有，原因： 1. 2.	□ 无　□ 有，原因： 1. 2.
护士签名			

（三）患儿家属表单

小儿先天性动脉导管未闭临床路径患儿家属表单

适用对象：第一诊断为小儿先天性动脉导管未闭（ICD-10：Q25.0）
行动脉导管未闭结扎术（ICD-10-CM-3：38.85）

患儿姓名：	性别： 年龄： 门诊号：	住院号：
住院日期： 年 月 日	出院日期： 年 月 日	标准住院日：10~14天

时间	住院第1~2天	住院第2~3天	住院第3~4天 （手术日）
医患配合	□ 配合询问病史、收集资料，务必详细告知既往史、用药史、过敏史 □ 配合进行体格检查 □ 有任何不适告知医师	□ 配合完善术前检查前相关检查 □ 医师向家属介绍病情，签手术同意书，自费用品同意书，输血同意书	□ 医师向家属交代手术情况，术后情况
护患配合	□ 配合测量体温、脉搏、呼吸、血压、体重 □ 配合完成入院护理评估（简单询问病史、过敏史、用药史） □ 接受入院宣教配合执行探视和陪伴制度 □ 有任何不适告知护士	□ 配合测量体温、脉搏、呼吸、血压 □ 接受术前宣教 □ 配合进行术前准备，如备皮、抽取血样	□ 配合进行术后护理操作
饮食	□ 遵医嘱饮食	□ 遵医嘱禁食、禁水	□ 遵医嘱禁食、禁水
排泄	□ 正常排尿便	□ 正常排尿便	□ 正常排尿便
活动	□ 正常活动	□ 正常活动	□ 卧床

时间	住院第 4~6 天 （术后 1~2 日）	住院第 6~10 天 （术后 3~6 日）	住院第 8~14 天 （术后 5~10 日）
医患配合	□ 配合医师各种操作及抽血检查 □ 配合医师进行体格检查	□ 配合医师进行术后检查及抽血检验 □ 配合医师进行体格检查	□ 接受出院前指导，康复指导及用药指导 □ 知道复查程序 □ 知道复印病历程序
护患配合	□ 配合进行术后肺部护理 □ 接受输液、服药等治疗 □ 配合护士进行生活护理 □ 配合活动，预防皮肤压力伤 □ 配合执行探视及陪伴	□ 配合进行术后肺部护理 □ 接受输液、服药等治疗 □ 配合护士进行生活护理 □ 配合活动，预防皮肤压力伤 □ 配合执行探视及陪伴	□ 接受出院宣教 □ 办理出院手续 □ 获取出院带药
饮食	□ 限量饮食和水	□ 限量饮食和水	□ 限量饮食和水
排泄	□ 正常排尿便	□ 正常排尿便	□ 正常排尿便
活动	□ 限制活动	□ 限制活动	□ 限制活动

附：原表单（2016年版）

小儿先天性动脉导管未闭临床路径表单

适用对象：第一诊断为小儿先天性动脉导管未闭（ICD-10：Q25.001）；行非体外循环下结扎或切断缝合术（ICD-10-CM-3：38.8501-38.8503，且不包括：39.6）

患儿姓名：	性别：　　年龄：　　门诊号：	住院号：
住院日期：　　年　月　日	出院日期：　　年　月　日	标准住院日：10~14天

时间	住院第1天	住院第2~3天	住院第4~5天 （手术日）
主要诊疗工作	□ 询问病史及体格检查 □ 病情告知 □ 如患儿病情重，应当及时通知上级医师 □ 完成入院病历	□ 上级医师查房 □ 完善术前准备 □ 询问送检项目报告，有异常者应当及时向上级医师汇报，并予以相应处置 □ 注意预防并发症 □ 与家长沟通，讲解手术风险及可能并发症 □ 对症治疗 □ 签署手术知情同意书、输血同意书	□ 注意预防并发症 □ 手术治疗 □ 术后监护 □ 完成手术记录、病程记录 □ 向患儿及家属交代病情及术中基本情况
重点医嘱	**长期医嘱：** □ 心外科护理常规 □ 三级护理 □ 饮食 □ 健康宣教 **临时医嘱：** □ 血常规、尿常规，肝功能、肾功能、血型+配血、凝血功能、感染性疾病筛查，心电图、胸部X线片、超声心电图 □ 测血压、血氧饱和度	**长期医嘱：** □ 心外科护理常规 **临时医嘱：** □ 拟明日行非体外循环下动脉导管结扎或切断缝合术 □ 禁食 □ 开塞露 □ 备血 □ 置胃管 □ 抗菌药物	**长期医嘱：** □ 术后医嘱 □ 特级护理 □ 心电、血压监测 □ 胸部引流 □ 呼吸机 □ 湿化、呼吸道护理 **临时医嘱：** □ 吸氧、补液 □ 对症治疗 □ 必要时复查血气分析，复查胸部X线片、心电图，血常规 □ 抗菌药物
主要护理工作	□ 入院宣教 □ 入院护理评估	□ 护理评估 □ 生活护理	□ 观察患儿情况 □ 记录生命体征 □ 记录24小时出入量 □ 术后康复指导
病情变异记录	无　□ 有，原因 1. 2.	无　□ 有，原因 1. 2.	无　□ 有，原因 1. 2.
护士签名			
医师签名			

时间	住院第 6 天 （术后第 1 天）	住院第 7~12 天 （术后 2~6 天）	住院第 12~14 天 （出院日）
主要诊疗工作	□ 医师查房 □ 清醒后拔除气管插管 □ 转回普通病房 □ 观察切口有无血肿、渗血 □ 拔除胸腔引流管（根据引流量） □ 拔除尿管	□ 医师查房 □ 安排相关复查并分析检查结果 □ 观察切口情况	□ 检查切口愈合情况并拆线 □ 确定患儿可以出院 □ 向患儿交代出院注意事项、复查日期 □ 通知出院处 □ 开出院诊断书 □ 完成出院记录
重点医嘱	**长期医嘱：** □ 一级护理 □ 半流质饮食 □ 氧气吸入 □ 心电、无创血压及经皮血氧饱和度监测 □ 预防用抗菌药物 □ 强心、利尿、补钾治疗 **临时医嘱：** □ 心电图 □ 大换药 □ 复查血常规及相关指标 □ 其他特殊医嘱	**长期医嘱：** □ 饮食 □ 改二级护理（视病情恢复定） □ 停监测 □ 停抗菌药物（视病情恢复定） **临时医嘱：** □ 拔除深静脉置管并行留置针穿刺（视病情恢复定） □ 复查胸部 X 线片、心电图、超声心动图以及血常规、肝功能、肾功能、电解质 □ 大换药	**临时医嘱：** □ 通知出院 □ 出院带药 □ 拆线换药
主要护理工作	□ 观察患儿情况 □ 记录生命体征 □ 记录 24 小时出入量 □ 术后康复指导	□ 患儿一般状况及切口情况 □ 鼓励患儿下床活动，利于恢复 □ 术后康复指导	□ 帮助患儿办理出院手续 □ 康复宣教
病情变异记录	□ 无　□ 有，原因 1. 2.	□ 无　□ 有，原因 1. 2.	□ 无　□ 有，原因 1. 2.
护士签名			
医师签名			

第十章

法洛四联症临床路径释义

【医疗质量控制指标】（专家建议）

指标一、诊断要结合病史，临床表现，及辅助检查尤其是影像学检查结果。

指标二、选择合适的手术适应证和手术时机。

指标三、严格手术流程及无菌原则。

指标四、术后尽早完善术后复查，评价手术效果。

一、法洛四联症编码

疾病名称及编码：法洛四联症（ ICD-10：Q21.3）

手术操作名称及编码：法洛四联症根治术（ICD-9-CM-3：35.81）

二、临床路径检索方法

Q21.3 伴 35.81　　出院科别：儿科

三、国家医疗保障疾病诊断相关分组（CHS-DRG）

MDCF　循环系统疾病及功能障碍

FV1　先天性心脏病

四、法洛四联症临床路径标准住院流程

（一）适用对象

第一诊断为法洛四联症（ICD-10：Q21.3）；行法洛四联症根治术（ICD-9-CM-3：35.81）。

释义

■ 本路径适用对象为临床诊断为法洛四联症（右心室肥厚、主动脉骑跨、室间隔缺损、肺动脉狭窄）的患儿，法洛四联症根治术主要包括室间隔缺损修补及右心室流出道（肺动脉）疏通术。

■ 本路径针对的是体外循环下心内直视法洛四联症根治术。

（二）诊断依据

根据《临床诊疗指南·心血管外科学分册》（中华医学会编著，人民卫生出版社，2009）。

1. 病史：可有不同程度发绀、呼吸困难、行动受限、喜蹲踞、晕厥等。
2. 体征：可有唇、甲发绀，杵状指（趾），肺动脉听诊区第二心音减弱甚至消失，可闻及胸骨左缘收缩期喷射性杂音等。
3. 辅助检查：血常规、心电图、胸部X线片、超声心动图、心导管和心血管造影等。

释义

■ 法洛四联症因存在右向左分流，因此患儿多数有发绀，部分轻症患儿发绀不明显，患儿一般体力较差，较大的小儿喜欢蹲踞以改善供血，有部分流出道狭窄的患儿哭闹后因缺氧发作可出现晕厥。口唇和甲床因缺氧可呈现发绀，部分轻症患儿可不明显，长期慢性缺氧可导致指趾端血管床扩张、血流量增多和组织增生，出现杵状指（趾），常在青紫出现后的6~12个月内出现。法洛四联症患儿一般在胸骨左缘3~4肋间可闻及粗糙的喷射性收缩期杂音，这是由于右心室流出道狭窄而产生的。第二心音因肺动脉狭窄而减弱、延长或消失。

■ 法洛四联症血常规检查，常伴有血细胞比容的升高。心电图特征为右心室压力负荷过大所导致的右心室肥厚，以及电轴右偏。在体表心电图上表现为V3、V1呈大R波型，V5和V6呈深S波。双室肥厚可见于较轻的四联症。部分患儿可见右束支传导阻滞。典型的法洛四联症后前位X线胸片特征为肺纹理细小和靴型心。肺门血管阴影小，搏动不著。肺野清晰，中外带血管细小。超声心动图可以确诊法洛四联症。超声检查可明确肺动脉主干及左右肺动脉发育情况，室间隔缺损大小，心室发育情况，有无明显侧支及部分冠状动脉畸形。

■ 如果肺动脉发育不良，明显体-肺动脉侧支，可以考虑其他影像学检查如增强CT、磁共振，甚至心脏造影及导管检查，进一步明确病情。

（三）选择治疗方案的依据

根据《临床技术操作规范·心血管外科学分册》（中华医学会编著，人民军医出版社，2009）。

行法洛四联症根治术。

释义

■ 法洛四联症根治术主要是室间隔缺损修补，右心室流出道和/或肺动脉疏通术，本路径仅适用于不需要分期手术的法洛四联症，不包括同时需要介入封堵体-肺动脉侧支治疗，或需要行分期手术治疗，或者已经行姑息手术再行二期根治术的患儿。

（四）标准住院日≤21天

释义

■ 法洛四联症住院时间稍长，住院后行术前检查1~3天，有些患儿还需要增强CT或者造影等其他影像学检查，同时术后恢复也较简单先天性心脏畸形长，如果出现一些并发症可能还要长一些，1次标准住院日为3周以内，总住院时间不超过21天均符合路径要求。

（五）进入路径标准

1. 第一诊断必须符合法洛四联症疾病编码（ICD-10：Q21.3）。

2. 有适应证，无禁忌证。
3. 无肺动脉闭锁及严重的左、右肺动脉发育不良；无重要冠状动脉分支横跨，影响右心室流出道补片扩大；无异常粗大的体-肺动脉侧支。
4. 年龄>6个月或体重>6kg。
5. 当患儿同时具有其他疾病诊断，但在住院期间不需要特殊处理也不影响第一诊断的临床路径实施时，可以进入路径。

释义

■ 法洛四联症的临床诊断是国际公认的诊断标准。

■ 肺动脉闭锁是一种法洛四联症的极端类型，矫治困难，大多需要分期手术，因此不包括在本路径中。

■ 左右肺动脉发育不良，手术达不到一次根治标准，强行进行根治手术不包括在本路径中。

■ 粗大冠状动脉横跨右心室流出道，不能顺利行右心室流出道流出道补片，可能影响右心室流出道疏通效果，有的还得外加人工管道进行矫治，也不在本路径中。如果患儿存在异常粗大的体-肺动脉侧支，可能需要侧支结扎或者封堵治疗，且整体治疗效果较差，患儿术后恢复缓慢，因此也不在本路径中。

■ 法洛四联症患儿一般推荐6个月及6个月以上的患儿进行矫治手术，患儿6个月大时的器官成熟度相对较好，手术的安全性及恢复情况好。如果年龄不到，但是孩子发育尚可，体重达到6kg或6kg以上也可以行手术进入本路径。如果体重或年龄均不达标，需要急诊手术的严重缺氧发作的患儿不进入本路径。

■ 法洛四联症同时有脑脓肿的患儿建议规范治疗后，待脓肿消失再行手术治疗，如果患儿有明显的心功能不全、肝功能、肾功能不全、凝血功能不全，因手术风险大，不建议进入本路径。

■ 有些患儿同时有其他疾病，如疝或鞘膜积液，无肛，多指或趾畸形，染色体或基因疾患，不需要同时治疗的，可以进入本路径。

（六）术前准备（术前评估）≤7天

1. 必需的检查项目：
（1）血常规、尿常规。
（2）肝功能测定、肾功能测定、血电解质、血型、凝血功能、感染性疾病（乙型肝炎、丙型肝炎、梅毒、艾滋病等）筛查。
（3）心电图、胸部X线片、超声心动图。
2. 根据患儿病情可选择的检查项目：如便常规、心肌酶、心功能测定（如B型脑钠肽测定、B型钠尿肽前体测定等）、24小时动态心电图、肺功能检查、血气分析、心脏CT、心脏MRI、心导管及造影检查等。

释义

■ 法洛四联症患儿的术前检查和其他简单先天性心脏病是一致的，对于超声一般很难明确肺动脉发育及体-肺动脉侧支情况，一般需要心脏增强CT或MRI，必要时需要行心脏导管及造影检查，因此术前准备时间超过简单先天性心脏畸形，同时由于脑萎缩高发，推荐术前进行头颅 CT 检查。

■ 患儿近期有过感冒及发热病史，可检查心肌酶，若异常增高则不宜进入路径治疗。

■ 既往有呼吸道症状或者明显的胸廓畸形，应行肺功能检查。

（七）预防性抗菌药物选择与使用时机

抗菌药物：按照《抗菌药物临床应用指导原则（2015 年版）》（国卫办医发〔2015〕43 号）执行，并根据患儿的病情决定抗菌药物的选择与使用时间。建议使用第一、第二代头孢菌素。如可疑感染，需做相应的微生物学检查，必要时做药敏试验。

释义

■ 法洛四联症根治术是Ⅰ类切口手术，手术是心内直视手术，一般需要人工补片或带瓣管道，所以需要严格的无菌操作，预防性抗菌药物的适用会减少术后的感染，一般推荐第二代头孢菌素。对于术前有感染的患儿需要做相关培养，选择有效针对性的抗菌药物治疗。

（八）手术日

手术日一般在入院 7 天内。

1. 麻醉方式：全身麻醉。
2. 体外循环辅助。
3. 手术植入物：补片材料、带瓣补片材料、胸骨固定钢丝等。
4. 术中用药：麻醉和体外循环常规用药。
5. 输血及血液制品：视术中情况而定。输血前需行血型鉴定、抗体筛选和交叉合血。

释义

■ 法洛四联症手术完善术前检查后，需要全身麻醉体外循环下行根治手术，仅一次性根治手术进入本路径，需要同时进行体-肺动脉侧支介入封堵治疗，需要分期治疗的不在本路径。

■ 法洛四联症中室间隔缺损一般需要人工补片材料或者心包，右心室流出道或肺动脉一般行人工补片或者心包进行加宽。

■ 法洛四联症患儿因凝血较差，一般术中术后需要用血制品，如果出血较多，可以应用血小板。

（九）术后住院恢复时间≤14 天

1. 术后早期持续监测治疗，观察生命体征。
2. 必须复查的检查项目：血常规、血电解质、肝功能、肾功能，心电图、胸部 X 线片、超声心动图。
3. 抗菌药物：按照《抗菌药物临床应用指导原则（2015 年版）》（国卫办医发〔2015〕43

号）执行，并根据患儿的病情决定抗菌药物的选择与使用时间。如可疑感染，需做相应的微生物学检查，必要时做药敏试验。

4. 根据病情需要进行支持治疗及可能出现的重要脏器并发症的防治。

释义

■ 法洛四联症后早期应对患儿进行持续的监测治疗，以便及时掌握病情变化。主管医师评估患儿病情平稳后，方可终止持续监测。

■ 根据患儿病情需要，开展相应的检查及治疗。检查项目不只限于路径中规定的必须复查的项目，可根据需要增加，如血气分析、凝血功能分析等。必要时可增加同一项目的检查频次。

■ 术后恢复时间在2周之内，法洛四联症患儿术后因病情不同，同时可能出现一些并发症，因此恢复时间比简单畸形长，如果出现严重并发症如严重肾衰竭、毛细血管渗漏综合征、呼吸节律异常、三度房室传导阻滞等，导致术后恢复时间超过2周，不在本路径。

（十）出院标准

1. 患儿一般情况良好，完成复查项目。
2. 引流管拔除，切口愈合无感染。
3. 没有需要住院处理的并发症。

释义

■ 患儿出院前不仅应完成必须复查的项目，且复查项目应无明显异常，切口愈合良好。若检查结果明显异常，主管医师应进行仔细分析并作出相应处置。

（十一）变异及原因分析

1. 围术期并发症等造成住院日延长或费用增加。
2. 手术耗材的选择：由于病情不同，使用不同的内植物和耗材，导致住院费用存在差异。
3. 医师认可的变异原因分析。
4. 其他患儿方面的原因等。

释义

■ 变异是指入选临床路径的患儿未能按路径流程完成医疗行为或者未达到预期的医疗质量控制目标。这包含三个方面的情况：①按路径流程完成治疗，但出现非预期结果，可能需要后续进一步处理。如本路径治疗后室间隔残余分流、三度房室传导阻滞、肾衰竭等。②按路径流程完成治疗，但超出路径的时限或限定费用。如实际住院日超出标准住院日要求，或未能在规定的手术日时间限定内实施手术等。③不能按照路径流程完成治疗，患儿需要中途退出路径。如治疗过程中出现严重并发症，导致必须终止路径或需要转入其他路径进行治疗等。对这些患儿，主管医师均应进行变异原因的分析，并在临床路径的表单中予以说明。

■ 法洛四联症的并发症主要有心律失常（房室传导阻滞），室间隔缺损残余分流，瓣膜反流（主动脉瓣反流、三尖瓣反流），右心室流出道梗阻，肾衰竭，神经系统或其他系统并发症，以及切口感染、延迟愈合。

■ 医师认可的变异原因主要指患儿入选路径后，医师在检查及治疗过程中发现患儿合并存在一些事前未预知的对本路径治疗可能产生影响的情况，需要终止执行路径或者延长治疗时间、增加治疗费用。医师需要在表单中说明。

■ 因患儿主观方面的原因，导致执行路径发生变异，也需要医师在表单中说明。

五、法洛四联症护理规范

1. 基础护理：要保持口腔、皮肤及床铺清洁，定时翻身，按摩受压部位，预防压疮，泌尿系和肺部并发症。
2. 呼吸道护理：术后带气管插管回监护室，检查气管插管的位置是否正确，听诊双肺呼吸音，妥善固定气管插管和呼吸机管道。拔管后按时翻身叩背，雾化吸入，指导、鼓励并协助患者正确的咳嗽排痰，婴幼儿可经口鼻腔吸痰。
3. 严密持续心电监测，心率、血压、中心静脉压、动脉血氧饱和度。严格记录出入量，密切观察尿量变化及颜色变化。引流管要妥善固定，保持通畅，密切注意观察引流液的性质、量，并做好记录。
4. 心理护理：加强与患者沟通交流，尽量满足患者需求，降低患者对陌生环境的恐惧，增加患者抵抗疾病的信心，争取早日康复。

六、法洛四联症营养治疗规范

1. 术前对患儿进行营养评估，对于严重营养不良，可以通过肠内甚至肠外营养支持。
2. 术前禁食水期间，给予适量静脉输液。
3. 术后由于限制入量及利尿，术后要尽早恢复肠道营养，进食困难可考虑鼻胃管喂养。
4. 术后以少食多餐为主，直到恢复正常饮食。

七、法洛四联症患者健康宣教

1. 心理护理：多陪伴，鼓励患者，使其放松心情。
2. 逐步增加活动量，术后 3 个月内避免劳累。
3. 给予高蛋白、高热量、高维生素饮食。
4. 注意保暖，避免到公共场所，预防上呼吸道感染。
5. 遵医嘱服药，定期复查。

八、推荐表单

（一）医师表单

法洛四联症临床路径医师表单

适用对象：第一诊断为法洛四联症（ICD-10：Q21.3）
行法洛四联症根治术（ICD-9-CM-3：35.81）

患儿姓名：	性别：　年龄：　门诊号：	住院号：
住院日期：　年　月　日	出院日期：　年　月　日	标准住院日：≤21 天

时间	住院第 1~2 天	住院第 2~6 天	住院第 3~7 天 （手术日）
主要诊疗工作	□ 病史询问，体格检查 □ 完成入院病历书写 □ 安排相关检查 □ 上级医师查房	□ 汇总检查结果 □ 完成术前准备与术前评估 □ 术前讨论，确定手术方案 □ 完成术前小结、上级医师查房记录等病历书写 □ 向患儿及家属交代病情及围术期注意事项 □ 签署手术知情同意书、自费用品协议书、输血同意书	□ 气管插管，建立深静脉通路，建立有创血压监测 □ 手术 □ 术后转入监护病房 □ 术者完成手术记录 □ 完成术后病程记录 □ 向患儿家属交代手术情况及术后注意事项
重点医嘱	**长期医嘱：** □ 先天性心脏病护理常规 □ 一级护理 □ 饮食 □ 患儿既往基础用药 **临时医嘱：** □ 血常规、尿常规、大便常规 □ 血型、凝血功能、电解质、肝功能、肾功能、传染性疾病筛查 □ X 线胸片、心电图、超声心动图 □ 必要时增强 CT 或者磁共振检查	**长期医嘱：** □ 强心、利尿、补钾治疗 **临时医嘱：** □ 拟于明日在全麻体外循环下行法洛四联症根治术 □ 备皮 □ 备血 □ 术前晚灌肠 □ 术前禁食、禁水 □ 术前镇静药（酌情） □ 其他特殊医嘱	**长期医嘱：** □ 心脏体外循环直视术后护理 □ 禁食 □ ICU 监护 □ 持续血压、心电及血氧饱和度监测 □ 呼吸机辅助呼吸 □ 清醒后拔除气管插管（酌情） □ 预防用抗菌药物 □ 强心利尿治疗 **临时医嘱：** □ 床旁 X 线胸片 □ 其他特殊医嘱
病情变异记录	□ 无　□ 有，原因： 1. 2.	□ 无　□ 有，原因： 1. 2.	□ 无　□ 有，原因： 1. 2.
医师签名			

时间	住院第 3~8 天 （术后 1 日）	住院第 4~20 天 （术后 2 日至出院前）	住院第 9~21 天 （术后 7~14 日）
主要诊疗工作	□ 各级医师查房 □ 观察切口有无血肿、渗血 □ 拔除胸管（根据引流量） □ 拔除尿管 □ 拔除气管插管撤离呼吸机 □ 患儿出监护室回普通病房	□ 各级医师查房 □ 安排相关复查并分析检查结果 □ 观察切口情况	□ 检查切口愈合情况并拆线 □ 确定患儿可以出院 □ 向患儿交代出院注意事项复查日期 □ 通知出院处 □ 开出院诊断书 □ 完成出院记录
重点医嘱	**长期医嘱：** □ 一级护理 □ 饮食（根据年龄） □ 氧气吸入 □ 心电、无创血压及血氧饱和度监测 □ 预防用抗菌药物 □ 强心、利尿、补钾治疗（酌情） **临时医嘱：** □ 大换药 □ 复查血常规及相关指标 □ 其他特殊医嘱	**长期医嘱：** □ 一级护理（酌情） □ 饮食 □ 停监测（酌情） □ 停抗菌药物（酌情） **临时医嘱：** □ 拔除深静脉置管并行留置针穿刺（酌情） □ 复查 X 线胸片、心电图、超声心动图以及血常规，血生化全套 □ 大换药	**临时医嘱：** □ 通知出院 □ 出院带药 □ 拆线换药
病情变异记录	□ 无 □ 有，原因： 1. 2.	□ 无 □ 有，原因： 1. 2.	□ 无 □ 有，原因： 1. 2.
医师签名			

（二）护士表单

法洛四联症临床路径护士表单

适用对象：第一诊断为法洛四联症（ICD-10：Q21.3）
行法洛四联症根治术（ICD-9-CM-3：35.81）

患儿姓名：	性别：　年龄：　门诊号：	住院号：
住院日期：　年　月　日	出院日期：　年　月　日	标准住院日：≤21 天

时间	住院第 1~2 天	住院第 2~6 天	住院第 3~7 天 （手术日）
健康宣教	□ 入院宣教 □ 介绍主管医师、责任护士 □ 介绍环境、设施 □ 介绍住院注意事项 □ 介绍探视和陪床制度和要求	□ 术前宣教 □ 提醒患儿按时禁食、禁水 □ 其他	□ 通知患儿家属准备冠心病重症监护室所需物品
护理处置	□ 核对患儿，佩戴腕带 □ 建立入院护理病历 □ 协助患儿留取各种标本 □ 测量血压心率呼吸	□ 术前准备（备皮，外周静脉留置套管针等） □ 药物灌肠 □ 佩戴腕带	□ 观察患儿病情变化 □ 定期记录重要监测指标
基础护理	□ 一级护理 □ 晨晚间护理 □ 安全护理 □ 完善检查 □ 评估患儿情况	□ 一级护理 □ 晨晚间护理 □ 安全护理 □ 完善检查	□ 特级护理 □ 接收手术患儿 □ 核对患儿及资料，应用血制品情况
专科护理	□ 护理查体 □ 病情观察 □ 吸氧（酌情） □ 雾化（酌情）	□ 护理查体 □ 体温监测 □ 术前医嘱的执行	□ 与麻醉医师和手术医师交接病情 □ 心脏体外循环直视术后护理 □ 评价患儿状态及危重程度 □ 循环系统护理（生命体征，体温，尿量） □ 呼吸系统管理（妥善固定气管插管，呼吸机监测，保持呼吸道通畅，拔出气管插管准备） □ 管道管理（静脉通路，动脉测压，引流管管理，胃管，尿管护理） □ 切口护理 □ 监测血气情况 □ 压疮护理
重点医嘱	□ 详见医嘱执行单	□ 详见医嘱执行单	□ 详见医嘱执行单
病情变异记录	□ 无　□ 有，原因： 1. 2.	□ 无　□ 有，原因： 1. 2.	□ 无　□ 有，原因： 1. 2.
护士签名			

时间	住院第 3~8 天 （术后 1 日）	住院第 4~20 天 （术后 2 日至出院前）	住院第 9~21 天 （术后 7~14 日）
健康宣教	□ 术后护理宣教	□ 术后护理宣教 □ 指导家属进行术后护理	□ 出院护理指导 □ 术后健康指导 □ 指导复诊事宜
护理处置	□ 遵医嘱进行相关护理	□ 从冠心病重症监护病房转运患儿到普通病房	□ 帮助办理出院手续
基础护理	□ 晨晚间护理 □ 排泄管理 □ 患儿安全管理	□ 晨晚间护理 □ 排泄管理 □ 患儿安全管理	□ 晨晚间护理 □ 排泄管理 □ 患儿安全管理
专科护理	□ 观察患儿病情 □ 血压、心电及血氧饱和度 □ 呼吸机辅助呼吸（或氧气吸入或持续气道正压通气呼吸支持） □ 血气 □ 伤口敷料 □ 引流情况 □ 记录生命体征 □ 记录 24 小时出入量 □ 拔除气管插管 □ 拔除导尿管、胃管 □ 执行各项医嘱	□ 执行护理操作 □ 观察患儿病情 □ 观察伤口敷料 □ 术后康复指导 □ 振动仪排痰治疗 □ 叩胸拍背 □ 经鼻、口腔吸痰 □ 指导喂养 □ 按时服药 □ 记录生命体征 □ 记录 24 小时出入量	□ 出院带药 □ 发出院带药 □ 协助医师讲解服药方法 □ 其他 □ 终末消毒
重点医嘱	□ 详见医嘱执行单	□ 详见医嘱执行单	□ 详见医嘱执行单
病情变异记录	□ 无　□ 有，原因： 1. 2.	□ 无　□ 有，原因： 1. 2.	□ 无　□ 有，原因： 1. 2.
护士签名			

（三）患儿家属表单

法洛四联症临床路径患儿家属表单

适用对象：第一诊断为法洛四联症（ICD-10：Q21.3）

行法洛四联症根治术（ICD-9-CM-3：35.81）

患儿姓名：	性别：　年龄：　门诊号：	住院号：
住院日期：　年　月　日	出院日期：　年　月　日	标准住院日：≤21 天

时间	住院第 1~2 天	住院第 2~6 天	住院第 3~7 天（手术日）
医患配合	□ 配合询问病史、收集资料，务必详细告知既往史、用药史、过敏史 □ 配合进行体格检查 □ 有任何不适告知医师	□ 配合完善术前相关检查 □ 医师向家属介绍病情，签手术同意书，自费用品同意书，输血同意书	□ 医师向家属交代手术情况，术后情况
护患配合	□ 配合测量体温、脉搏、呼吸、血压、体重 □ 配合完成入院护理评估（简单询问病史、过敏史、用药史） □ 接受入院宣教配合执行探视和陪伴制度 □ 有任何不适告知护士	□ 配合测量体温、脉搏、呼吸、血压 □ 接受术前宣教 □ 配合进行术前准备，如备皮、抽取血样	□ 配合进行术后护理操作
饮食	□ 遵医嘱饮食	□ 遵医嘱禁食、禁水	□ 遵医嘱禁食、禁水
排泄	□ 正常排尿便	□ 正常排尿便	□ 正常排尿便
活动	□ 正常活动	□ 正常活动	□ 卧床

时间	住院第 3~8 天 （术后 1 日）	住院第 4~20 天 （术后 2 日至出院前）	住院第 9~21 天 （术后 7~14 日）
医患配合	□ 配合医师各种操作及抽血检查 □ 配合医师进行体格检查	□ 配合医师进行术后检查及抽血检验 □ 配合医师进行体格检查	□ 接受出院前指导，康复指导及用药指导 □ 知道复查程序 □ 知道复印病历程序
护患配合	□ 配合进行术后肺部护理 □ 接受输液、服药等治疗 □ 配合护士进行生活护理 □ 配合活动，预防皮肤压力伤 □ 配合执行探视及陪伴	□ 配合进行术后肺部护理 □ 接受输液、服药等治疗 □ 配合护士进行生活护理 □ 配合活动，预防皮肤压力伤 □ 配合执行探视及陪伴	□ 接受出院宣教 □ 办理出院手续 □ 获取出院带药
饮食	□ 限量饮食和水	□ 限量饮食和水	□ 限量饮食和水
排泄	□ 正常排尿便	□ 正常排尿便	□ 正常排尿便
活动	□ 限制活动	□ 限制活动	□ 限制活动

附：原表单（2016 年版）

法洛四联症临床路径表单

适用对象：第一诊断为法洛四联症（ICD-10：Q21.3）；行法洛四联症根治术（ICD-9-CM-3：35.81）

患儿姓名：	**性别：　　年龄：　　门诊号：**	**住院号：**
住院日期：　　年　月　日	**出院日期：**　　年　月　日	**标准住院日：≤21 天**

时间	住院第 1~2 天	住院第 2~6 天	住院第 3~7 天 （手术日）
主要诊疗工作	□ 询问病史 □ 体格检查 □ 完成入院病历书写 □ 安排相关检查 □ 上级医师查房	□ 汇总检查结果 □ 完成术前准备与术前评估 □ 术前讨论，确定手术方案 □ 完成术前小结、上级医师查房记录等病历书写 □ 向患儿及家属交代病情及围术期注意事项 □ 签署手术知情同意书、自费用品协议书、输血同意书	□ 气管插管，建立深静脉通路 □ 手术、术后转入监护病房 □ 术者完成手术记录 □ 完成术后病程记录 □ 向患儿家属交代手术情况及术后注意事项 □ 上级医师查房 □ 麻醉医师查房 □ 观察生命体征及有无术后并发症并作相应处理
重点医嘱	**长期医嘱：** □ 先天性心脏病护理常规 □ 二级护理 □ 普通饮食 □ 吸氧 1 小时，每天 3 次 **临时医嘱：** □ 血常规、尿常规 □ 肝功能、肾功能、血电解质、血型、凝血功能、感染性疾病筛查 □ 心电图、胸部 X 线片、超声心动图 □ 经皮血氧饱和度检测 □ 测四肢血压	**临时医嘱：** □ 拟于明日在全身麻醉体外循环下行法洛四联症根治术 □ 备皮 □ 备血 □ 血型 □ 术前晚灌肠（酌情） □ 术前禁食、禁水 □ 5%葡萄糖溶液静脉滴注（酌情） □ 术前镇静药（酌情） □ 其他特殊医嘱	**长期医嘱：** □ 心脏体外循环直视术后护理 □ 禁食 □ 持续血压、心电及血氧饱和度监测 □ 呼吸机辅助呼吸 □ 预防用抗菌药物 □ 留置引流管并计引流量 □ 保留尿管并记录尿量 **临时医嘱：** □ 血常规、血气分析 □ 床旁胸部 X 线片 □ 补液，给予血管活性药 □ 输血及或补晶体、胶体液（必要时） □ 其他特殊医嘱
主要护理工作	□ 入院宣教（环境、设施、人员等） □ 入院护理评估（营养状况、性格变化等）	□ 术前准备（备皮等） □ 术前宣教（提醒患儿按时禁水等）	□ 观察患儿病情变化 □ 定期记录重要监测指标

续　表

时间	住院第 1~2 天	住院第 2~6 天	住院第 3~7 天 （手术日）
病情变异记录	□无　□有，原因： 1. 2.	□无　□有，原因： 1. 2.	□无　□有，原因： 1. 2.
护士签名			
医师签名			

时间	住院第 3~8 天 （术后 1 日）	住院第 4~20 天 （术后 2 日至出院前）	住院第 9~21 天 （术后 7~14 日）
主要诊疗工作	□ 上级医师查房 □ 住院医师完成病程记录 □ 观察体温、生命体征情况、有无并发症等并作出相应处理 □ 观察切口有无血肿、渗血 □ 拔除胸腔引流管（根据引流量） □ 拔除尿管（酌情）	□ 医师查房 □ 安排相关复查并分析检查结果 □ 观察切口情况	□ 检查切口愈合情况 □ 确定患儿可以出院 □ 向患儿交代出院注意事项复查日期 □ 通知出院处 □ 开出院诊断书 □ 完成出院记录
重点医嘱	**长期医嘱：** □ 特级或一级护理 □ 半流质饮食 □ 氧气吸入 □ 心电、血压及血氧饱和度监测 □ 预防用抗菌药物 □ 强心、利尿、补钾治疗 **临时医嘱：** □ 心电图 □ 输血和/或补晶体、胶体液（必要时） □ 镇痛等对症处理 □ 血管活性药 □ 换药 □ 复查血常规及相关指标 □ 其他特殊医嘱	**长期医嘱：** □ 二级护理（酌情） □ 普通饮食 □ 停监测（酌情） □ 停抗菌药物（酌情） **临时医嘱：** □ 拔除深静脉置管并行留置针穿刺（酌情） □ 复查心电图、胸部 X 线片、超声心动图以及血常规、血电解质 □ 换药 □ 其他特殊医嘱	**临时医嘱：** □ 通知出院 □ 出院带药 □ 切口换药
主要护理工作	□ 观察患儿情况 □ 记录生命体征 □ 记录 24 小时出入量 □ 术后康复指导	□ 患儿一般状况及切口情况 □ 鼓励患儿下床活动，促进恢复 □ 术后康复指导	□ 帮助患儿办理出院手续 □ 康复宣教
病情变异记录	□ 无 □ 有，原因： 1. 2.	□ 无 □ 有，原因： 1. 2.	□ 无 □ 有，原因： 1. 2.
护士签名			
医师签名			

第十一章

主动脉缩窄临床路径释义

【医疗质量控制指标】（专家建议）

指标一、诊断要结合病史，临床表现，及辅助检查尤其是影像学检查结果。

指标二、选择合适的手术适应证和手术时机。

指标三、严格手术流程及无菌原则。

指标四、术后尽早完善术后复查，评价手术效果。

一、国家医疗保障疾病诊断相关分组（CHS-DRG）

MDCF　循环系统疾病及功能障碍

FD1　先天性心脏病复杂手术

FE1　主动脉手术

FV1　先天性心脏病

二、主动脉缩窄纠治术临床路径标准住院流程

（一）适用对象

第一诊断为主动脉缩窄，行主动脉缩窄纠治术，年龄 18 岁以下的患者。

释义

■ 本路径主动脉缩窄（coarctation of aorta）是指主动脉局限性狭窄的一种常见先天性血管畸形，不包括同时合并其他畸形如室间隔缺损、右心室双出口等。同时存在动脉导管未闭或者动脉韧带。

■ 主动脉缩窄矫治术是体外循环下或非体外循环下施行。

（二）诊断依据

根据《临床诊疗指南·心血管外科学分册》（中华医学会编著，人民卫生出版社）。

1. 病史：可有反复呼吸道感染，生长发育迟缓，心脏杂音等。
2. 体征：可有心前区心脏杂音、足背动脉搏动弱等。
3. 辅助检查：心电图、胸部 X 线平片、超声心动图、心脏 CT 增强等。

释义

■ 无症状的主动脉缩窄患者，通常体检时发现高血压，通常高血压产生头痛，鼻出血，下肢动脉供血不足导致间歇性跛行，常年未经治疗可导致心力衰竭、主动脉瘤形成、细菌性心内膜炎、冠心病甚至脑出血。

■ 新生儿主动脉缩窄病情较重，患儿呼吸急促，心动过速，喂养困难，下肢脉搏减弱消失等表现，背部听诊，有连续性杂音。

■ 辅助检查：

1. X线：左心增大，年龄较大的孩子可出现肋骨“开槽”现象。

2. 心电图：心电图改变主要取决于缩窄病变和高血压的轻重程度和病程的长短。可以没有异常发现，或显示左心室肥大和扩大。

3. 超声心动图：超声心动图主要用于检查心内其他合并畸形，如室间隔缺损。胸骨上窝二维超声可以检查主动脉缩窄情况，同时可以测量缩窄的直径和压差。

4. 心脏增强CT检查：目前是主要的无创检查，同时可以确诊，主动脉增强CT可以明确狭窄段的直径、长度，明确侧支的形成情况及主动脉弓发育情况，对手术提供直接的影像支持。

（三）治疗方案的选择

根据《临床技术操作规范·心血管外科学分册》（中华医学会编著，人民军医出版社）。
主动脉缩窄纠治术。

释义

■ 主动脉缩窄矫治术主要包括体外循环下胸骨正中切口或者非体外循环下左后外侧胸部切口下，主动脉缩窄切除加端端吻合术，扩大的端端吻合术，或者主动脉弓补片加宽。采用人工管道连接及介入球囊下扩张术均不在此路径中。同时切断缝合动脉导管或者动脉韧带也包括在此路径中。

（四）标准住院日为11~15天

释义

■ 单纯主动脉缩窄的患儿入院后，术前准备1~3天，在第2~4天实施手术，术后5~10天出院。总住院时间不超过15天均符合路径要求。

（五）进入路径标准

1. 第一诊断必须符合主动脉缩窄编码。
2. 有适应证，无禁忌证。
3. 不合并重度肺动脉高压、左右心室发育不良、心内结构畸形的患者。
4. 当患者同时具有其他疾病诊断，但在住院期间不需要特殊处理也不影响第一诊断的临床路径流程实施时，可以进入路径。

释义

■ 本路径适用对象是单纯主动脉缩窄患儿，可以同时合并动脉导管或者动脉韧带；如果合并严重主动脉弓发育不良，可能导致术后并发症增多不在此路径中；合并其他心内畸形如果不同时治疗，对患儿病情影响很小，也可进入此路径；如患儿同时合并小的房间隔缺损或室间隔缺损，对患儿血流动力学影响不大可以进入本路径；合并较大的室间隔缺损或者右心室双出口，房室通道缺损的患儿则不在此路径中。

■ 主动脉缩窄一经诊断，均应考虑手术治疗。

■ 如患儿有心室发育异常，严重肺动脉高压，多发的主动脉狭窄，严重的主动脉弓发育不良，心功能不全均不在此路径中。

■ 若入院常规检查发现以往所没有发现的疾病，而该疾病可能对患儿健康的损害更为严重，或者该疾病可能影响手术实施、增加手术或麻醉风险、影响预后，则应优先考虑治疗该种疾病，暂不宜进入路径。如心功能不全、肝功能、肾功能不全、凝血功能障碍等。

■ 若以往患有以上疾病，经合理治疗后达到稳定，或目前尚需持续用药，经评估无手术及麻醉禁忌，则可进入路径。但可能增加医疗费用，延长住院时间。

（六）术前准备（术前评估）2~3 天

1. 必需的检查项目：

（1）血常规、尿常规。

（2）肝功能、肾功能、电解质、血型、凝血功能、感染性疾病筛查（乙型肝炎、丙型肝炎、梅毒、艾滋病等）。

（3）心电图、24 小时动态心电图、胸部 X 线平片、超声心动图、心脏 CT 增强。

2. 根据情况可选择的检查项目：如大便常规、心肌酶、肺功能检查、心血管造影等。

释义

■ 常规的术前检查有助于明确病情，排除手术隐患，有助于手术的安全。

■ 患儿近期有过感冒及发热病史，可检查心肌酶，若异常增高则不宜进入路径治疗。

■ 既往有呼吸道症状或者明显的胸廓畸形，应行肺功能检查。

■ 术前检查应该有心脏增强 CT 检查，可以明确狭窄情况和手术指征。

（七）预防性抗菌药物选择与使用时机

抗菌药物使用：按照《抗菌药物临床应用指导原则（2015 年版）》（国卫办医发〔2015〕43 号）执行，并根据患者的病情决定抗菌药物的选择与使用时间。可使用第二代头孢类抗菌药物，如头孢呋辛钠，术前 0.5~1 小时静脉注射。

释义

■ 主动脉缩窄矫治手术属于Ⅰ类切口手术，但由于可能有异物植入等易感因素存在，且一旦感染可导致严重后果。因此，可按规定适当预防性应用抗菌药物，通常选用第二代头孢菌素。

（八）手术日为入院第 3~4 天

1. 麻醉方式：全身麻醉。

2. 体外循环辅助。
3. 手术植入物：缺损补片材料、胸骨固定钢丝等。
4. 术中用药：麻醉和体外循环常规用药。
5. 输血及血液制品：视术中情况而定。

释义

■ 本路径规定的主动脉缩窄手术均是在全身麻醉、体外循环或者非体外循环辅助下实施。根据手术需要采用切断缩窄段行端端吻合，或者扩大端端吻合，或者采用补片加宽缩窄段。

■ 术中用药依据麻醉医师和体外循环师选择相关药品，维护术中血流动力学稳定，减少损伤。

■ 是否输入血制品，要看患儿情况，术中由外科医师或者体外循环医师选择。

（九）术后住院恢复 8~11 天

1. 术后转监护病房，持续监测治疗。
2. 病情平稳后转回普通病房。
3. 必须复查的检查项目：血常规、血电解质、肝功能、肾功能、胸部 X 线平片、心电图、超声心动图。
4. 抗菌药物使用：按照《抗菌药物临床应用指导原则（2015 年版）》（国卫办医发〔2015〕43 号）执行，并根据患者的病情决定抗菌药物的选择与使用时间。可使用第二代头孢类抗菌药物，如头孢呋辛钠，儿童平均一日剂量为 60mg/kg，严重感染可用到 100mg/kg，分 2~4 次给予。肾功能不全患者按照肌酐清除率制订给药方案：肌酐清除率>50ml/min 者，每日 3 次，每次 25mg/kg；肌酐清除率 10~50ml/min 者，每次 25mg/kg，一日 2~3 次；肌酐清除率<10ml/min 者，每次 25mg/kg，一日 2 次。如出现术后感染，可结合药敏结果选择抗菌药物。

释义

■ 主动脉缩窄矫治术后早期应对患儿进行持续的监测治疗，以便及时掌握病情变化。主管医师评估患儿病情平稳后，方可终止持续监测，术后如果患儿出现明显血压增高可以考虑采用血管扩张药物治疗（如硝普钠、卡托普利等）。

■ 根据患儿病情需要，开展相应的检查及治疗。检查项目不只限于路径中规定的必须复查的项目，可根据需要增加，如血气分析、凝血功能分析、心脏超声等。必要时可增加同一项目的检查频次。

■ 术后常规应用第二代头孢菌素，如果有药敏试验结果，或者血常规异常，肺部病变重，可选取敏感抗菌药物或更高级抗菌药物，甚至联用多种抗菌药物。

（十）出院标准

1. 患者一般情况良好，体温正常，完成复查项目。
2. 切口愈合好：引流管拔除，伤口无感染。
3. 没有需要住院处理的并发症。

释义

■ 患儿出院前不仅应完成必须复查的项目，且复查项目应无明显异常。切口愈合良好，若检查结果明显异常，主管医师应进行仔细分析并作出相应处置。

（十一）变异及原因分析

1. 围术期并发症等造成住院日延长和费用增加。
2. 手术耗材的选择：由于病情不同，使用不同的内植物和耗材，导致住院费用存在差异。
3. 医师认可的变异原因分析。
4. 其他患者方面的原因等。

释义

■ 变异是指入选临床路径的患儿未能按路径流程完成医疗行为或者未达到预期的医疗质量控制目标。这包含三个方面的情况：①按路径流程完成治疗，但出现非预期结果，可能需要后续进一步处理。如本路径治疗后出现乳糜胸，或者气管压迫狭窄等。②按路径流程完成治疗，但超出路径的时限或限定费用。如实际住院日超出标准住院日要求或未能在规定的手术日时间限定内实施手术等。③不能按照路径流程完成治疗，患儿需要中途退出路径。如治疗过程中出现严重并发症，导致必须终止路径或需要转入其他路径进行治疗等。对这些患儿，主管医师均应进行变异原因的分析，并在临床路径的表单中予以说明。对于轻微变异，比如由于某种原因，路径指示不能如期进行而要延长，这种改变不会对最终结果产生重大改变，也不会更多的增加住院天数和住院费用，可不出路径。

■ 主动脉缩窄并发症主要有残余主动脉狭窄，乳糜胸，气管压迫狭窄，截瘫，缩窄切开综合征等。如果残余主动脉狭窄不需要再次手术则在此路径中，如果出现比较严重并发症（如乳糜胸，气管压迫狭窄，截瘫或者缩窄切开综合征），住院时间及费用将大幅改变，需要终止路径。

■ 医师认可的变异原因主要指患儿入选路径后，医师在检查及治疗过程中发现患儿同时存在一些事前未预知的对本路径治疗可能产生影响的情况，需要终止执行路径或者延长治疗时间，增加治疗费用。医师需要在表单中说明。

■ 因患儿主观方面的原因，导致执行路径发生变异，也需要医师在表单中说明。

三、主动脉狭窄护理规范

1. 基础护理：要保持口腔、皮肤及床铺清洁，定时翻身，按摩受压部位，预防压疮，泌尿系和肺部并发症。
2. 呼吸道护理：术后带气管插管回监护室，检查气管插管的位置是否正确，听诊双肺呼吸音，妥善固定气管插管和呼吸机管道。拔管后按时翻身叩背，雾化吸入，指导、鼓励并协助患者正确咳嗽排痰，婴幼儿可经口鼻腔吸痰。
3. 严密持续心电监测，心率、血压、中心静脉压、动脉血氧饱和度。严格记录出入量，密切观察尿量变化及颜色变化。引流管要妥善固定，保持通畅，密切注意观察引流液的性质、量，并做好记录。

4. 心理护理：加强与患者沟通交流，尽量满足患者需求，降低患者对陌生环境的恐惧，增加患者抵抗疾病的信心，争取早日康复。

四、主动脉狭窄营养治疗规范

1. 术前对患儿进行营养评估，对于严重营养不良，可以通过肠内甚至肠外营养支持。

2. 术前禁食水期间，给予适量静脉输液。术后24小时内一般需要禁食水处理，避免肠道并发症。

3. 术后由于限制入量及利尿，术后要尽早恢复肠道营养，进食困难可考虑鼻胃管喂养。

4. 术后以少食多餐为主，直到恢复正常饮食。

五、主动脉狭窄患者健康宣教

1. 心理护理：多陪伴，鼓励患者，使其放松心情。

2. 逐步增加活动量，术后3个月内避免劳累。

3. 给予高蛋白、高热量、高维生素饮食。

4. 注意保暖，避免到公共场所，预防上呼吸道感染。

5. 遵医嘱服药，定期复查，经常监测上下肢血压。

六、推荐表单

（一）医师表单

主动脉缩窄临床路径医师表单

适用对象：第一诊断为主动脉缩窄
　　　　　行主动脉缩窄纠治术

患儿姓名：	性别：　　年龄：　　门诊号：	住院号：
住院日期：　　年　月　日	出院日期：　　年　月　日	标准住院日：11~15 天

时间	住院第 1~2 天	住院第 2~3 天	住院第 3~4 天 （手术日）
主要诊疗工作	□ 病史询问，体格检查 □ 完成入院病历书写 □ 安排相关检查 □ 上级医师查房	□ 汇总检查结果 □ 完成术前准备与术前评估 □ 术前讨论，确定手术方案 □ 完成术前小结、上级医师查房记录等病历书写 □ 向患儿及家属交代病情及围术期注意事项 □ 签署手术知情同意书、自费用品协议书、输血同意书	□ 气管插管，建立深静脉通路，建立有创血压监测 □ 手术 □ 术后转入监护病房 □ 术者完成手术记录 □ 完成术后病程记录 □ 向患儿家属交代手术情况及术后注意事项
重点医嘱	**长期医嘱：** □ 先天性心脏病护理常规 □ 一级护理 □ 饮食 □ 患儿既往基础用药 **临时医嘱：** □ 血常规、尿常规、大便常规 □ 血型、凝血功能、电解质、肝功能、肾功能、传染性疾病筛查 □ X 线胸片、心电图、超声心动图 □ 必要时增强 CT 或者磁共振检查	**长期医嘱：** □ 强心、利尿、补钾治疗 **临时医嘱：** □ 拟于明日在全身麻醉体外循环下行房间隔缺损修补术 □ 备皮 □ 备血 □ 术前晚灌肠 □ 术前禁食、禁水 □ 术前镇静药（酌情） □ 其他特殊医嘱	**长期医嘱：** □ 心脏体外循环直视术后护理 □ 禁食 □ ICU 监护 □ 持续血压、心电及血氧饱和度监测 □ 呼吸机辅助呼吸 □ 清醒后拔除气管插管（酌情） □ 预防用抗菌药物 □ 强心利尿治疗 **临时医嘱：** □ 床旁 X 线胸片 □ 其他特殊医嘱
病情变异记录	□ 无　□ 有，原因： 1. 2.	□ 无　□ 有，原因： 1. 2.	□ 无　□ 有，原因： 1. 2.
医师签名			

时间	住院第 4~6 天 （术后 1~2 日）	住院第 6~10 天 （术后 3~6 日）	住院第 8~14 天 （术后 5~10 日）
主要诊疗工作	□ 各级医师查房 □ 观察切口有无血肿，渗血 □ 拔除胸管（根据引流量） □ 拔除尿管 □ 拔除气管插管撤离呼吸机 □ 患儿出监护室回普通病房	□ 各级医师查房 □ 安排相关复查并分析检查结果 □ 观察切口情况	□ 检查切口愈合情况并拆线 □ 确定患儿可以出院 □ 向患儿交代出院注意事项复查日期 □ 通知出院处 □ 开出院诊断书 □ 完成出院记录
重点医嘱	**长期医嘱：** □ 一级护理 □ 禁食 □ 氧气吸入 □ 心电、无创血压及血氧饱和度监测 □ 预防用抗菌药物 □ 强心、利尿、补钾治疗（酌情） **临时医嘱：** □ 大换药 □ 复查血常规及相关指标 □ 其他特殊医嘱	**长期医嘱：** □ 一级护理（酌情） □ 饮食 □ 停监测（酌情） □ 停抗菌药物（酌情） **临时医嘱：** □ 拔除深静脉置管并行留置针穿刺（酌情） □ 复查 X 线胸片、心电图、超声心动图以及血常规、血生化全套 □ 大换药	**临时医嘱：** □ 通知出院 □ 出院带药 □ 拆线换药
病情变异记录	□ 无 □ 有，原因： 1. 2.	□ 无 □ 有，原因： 1. 2.	□ 无 □ 有，原因： 1. 2.
医师签名			

（二）护士表单

主动脉缩窄临床路径护士表单

适用对象：第一诊断为主动脉缩窄
行主动脉缩窄纠治术

患儿姓名：	性别： 年龄： 门诊号：	住院号：
住院日期： 年 月 日	出院日期： 年 月 日	标准住院日：11~15 天

时间	住院第 1~2 天	住院第 2~3 天	住院第 3~4 天 （手术日）
健康宣教	□ 入院宣教 □ 介绍主管医师、责任护士 □ 介绍环境、设施 □ 介绍住院注意事项 □ 介绍探视和陪床制度和要求	□ 术前宣教 □ 提醒患儿按时禁食、禁水 □ 其他	□ 通知患儿家属准备冠心病重症监护病房所需物品
护理处置	□ 核对患儿，佩戴腕带 □ 建立入院护理病历 □ 协助患儿留取各种标本 □ 测量血压心率呼吸	□ 术前准备（备皮，外周静脉留置套管针等） □ 药物灌肠 □ 佩戴腕带	□ 观察患儿病情变化 □ 定期记录重要监测指标
基础护理	□ 一级护理 □ 晨晚间护理 □ 安全护理 □ 完善检查 □ 评估患儿情况	□ 一级护理 □ 晨晚间护理 □ 安全护理 □ 完善检查	□ 特级护理 □ 接收手术患儿 □ 核对患儿及资料，应用血制品情况
专科护理	□ 护理查体 □ 病情观察 □ 吸氧（酌情） □ 雾化（酌情）	□ 护理查体 □ 体温监测 □ 术前医嘱的执行	□ 与麻醉医师和手术医师交接病情 □ 心脏体外循环直视术后护理 □ 评价患儿状态及危重程度 □ 循环系统护理（生命体征，体温，尿量） □ 呼吸系统管理（妥善固定气管插管，呼吸机监测，保持呼吸道通畅，拔出气管插管准备） □ 管道管理（静脉通路，动脉测压，引流管管理，胃管，尿管护理） □ 切口护理 □ 监测血气情况 □ 压疮护理

续 表

时间	住院第 1~2 天	住院第 2~3 天	住院第 3~4 天 （手术日）
重点医嘱	□ 详见医嘱执行单	□ 详见医嘱执行单	□ 详见医嘱执行单
病情变异记录	□ 无 □ 有，原因： 1. 2.	□ 无 □ 有，原因： 1. 2.	□ 无 □ 有，原因： 1. 2.
护士签名			

时间	住院第 4~6 天 （术后 1~2 日）	住院第 6~10 天 （术后 3~6 日）	住院第 8~14 天 （术后 5~10 日）
健康宣教	□ 术后护理宣教	□ 术后护理宣教 □ 指导家属进行术后护理	□ 出院护理指导 □ 术后健康指导 □ 指导复诊事宜
护理处置	□ 遵医嘱进行相关护理	□ 从冠心病重症监护病房转运患儿到普通病房	□ 帮助办理出院手续
基础护理	□ 晨晚间护理 □ 排泄管理 □ 患儿安全管理	□ 晨晚间护理 □ 排泄管理 □ 患儿安全管理	□ 晨晚间护理 □ 排泄管理 □ 患儿安全管理
专科护理	□ 观察患儿病情 □ 血压、心电及血氧饱和度 □ 呼吸机辅助呼吸（或氧气吸入或持续气道正压通气呼吸支持） □ 血气 □ 伤口敷料 □ 引流情况 □ 记录生命体征 □ 记录 24 小时出入量 □ 拔除气管插管 □ 拔除导尿管、胃管 □ 执行各项医嘱	□ 执行护理操作 □ 观察患儿病情 □ 观察伤口敷料 □ 术后康复指导 □ 振动仪排痰治疗 □ 叩胸拍背 □ 经鼻、口腔吸痰 □ 指导喂养 □ 按时服药 □ 记录生命体征 □ 记录 24 小时出入量	□ 出院带药 □ 发出院带药 □ 协助医师讲解服药方法 □ 其他 □ 终末消毒
重点医嘱	□ 详见医嘱执行单	□ 详见医嘱执行单	□ 详见医嘱执行单
病情变异记录	□ 无　□ 有，原因： 1. 2.	□ 无　□ 有，原因： 1. 2.	□ 无　□ 有，原因： 1. 2.
护士签名			

（三）患儿家属表单

主动脉缩窄临床路径患儿家属表单

适用对象：第一诊断为主动脉缩窄

行主动脉缩窄纠治术

患儿姓名：	**性别：　　年龄：　　门诊号：**	**住院号：**
住院日期：　　年　月　日	**出院日期：**　　年　月　日	**标准住院日：11~15 天**

时间	住院第 1~2 天	住院第 2~3 天	住院第 3~4 天 （手术日）
医患配合	□ 配合询问病史、收集资料，务必详细告知既往史、用药史、过敏史 □ 配合进行体格检查 □ 有任何不适告知医师	□ 配合完善术前检查前相关检查 □ 医师向家属介绍病情，签手术同意书，自费用品同意书，输血同意书	□ 医师向家属交代手术情况，术后情况
护患配合	□ 配合测量体温、脉搏、呼吸、血压、体重 □ 配合完成入院护理评估（简单询问病史、过敏史、用药史） □ 接受入院宣教配合执行探视和陪伴制度 □ 有任何不适告知护士	□ 配合测量体温、脉搏、呼吸、血压 □ 接受术前宣教 □ 配合进行术前准备，如备皮，抽取血样	□ 配合进行术后护理操作
饮食	□ 遵医嘱饮食	□ 遵医嘱禁食、禁水	□ 遵医嘱禁食、禁水
排泄	□ 正常排尿便	□ 正常排尿便	□ 正常排尿便
活动	□ 正常活动	□ 正常活动	□ 卧床

时间	住院第 4~6 天 （术后 1~2 日）	住院第 6~10 天 （术后 3~6 日）	住院第 8~14 天 （术后 5~10 日）
医患配合	□ 配合医师各种操作及抽血检查 □ 配合医师进行体格检查	□ 配合医师进行术后检查及抽血检验 □ 配合医师进行体格检查	□ 接受出院前指导，康复指导及用药指导 □ 知道复查程序 □ 知道复印病历程序
护患配合	□ 配合进行术后肺部护理 □ 接受输液、服药等治疗 □ 配合护士进行生活护理 □ 配合活动，预防皮肤压力伤 □ 配合执行探视及陪伴	□ 配合进行术后肺部护理 □ 接受输液、服药等治疗 □ 配合护士进行生活护理 □ 配合活动，预防皮肤压力伤 □ 配合执行探视及陪伴	□ 接受出院宣教 □ 办理出院手续 □ 获取出院带药
饮食	□ 限量饮食和水	□ 限量饮食和水	□ 限量饮食和水
排泄	□ 正常排尿便	□ 正常排尿便	□ 正常排尿便
活动	□ 限制活动	□ 限制活动	□ 限制活动

附：原表单（2017 年版）

主动脉缩窄临床路径表单

适用对象：第一诊断为主动脉缩窄
行主动脉缩窄纠治术

患儿姓名：	性别：　年龄：　门诊号：	住院号：
住院日期：　年　月　日	出院日期：　年　月　日	标准住院日：11~15 天

时间	住院第 1 天	住院第 2~3 天	住院第 4 天（手术日）
主要诊疗工作	□ 病史询问，体格检查 □ 完成入院病历书写 □ 安排相关检查 □ 上级医师查房	□ 汇总检查结果 □ 完成术前准备与术前评估 □ 术前讨论，确定手术方案 □ 完成术前小结、上级医师查房记录等病历书写 □ 向患者及家属交代病情及围术期注意事项 □ 签署手术知情同意书、自费用品协议书、输血同意书	□ 气管插管，建立深静脉通路 □ 手术 □ 术后转入重症监护病房 □ 术者完成手术记录 □ 完成术后病程记录 □ 向患者家属交代手术情况及术后注意事项
重点医嘱	**长期医嘱：** □ 先心病护理常规 □ 二级护理 □ 饮食 □ 患者既往基础用药 **临时医嘱：** □ 血常规、尿常规、大便常规 □ 血型、凝血功能、电解质、肝功能、肾功能、感染性疾病筛查 □ X 线胸片、心电图、心脏 CT 增强、超声心动图 □ 肺功能（必要时） □ 心血管造影（必要时）	**长期医嘱：** □ 强心、利尿、补钾治疗 **临时医嘱：** □ 拟于明日在全身麻醉体外循环下行主动脉缩窄纠治术 □ 备皮 □ 备血 □ 术前晚灌肠 □ 术前禁食水 □ 术前镇静药（酌情） □ 其他特殊医嘱	**长期医嘱：** □ 心脏体外循环直视术后护理 □ 禁食 □ 持续血压、心电及血氧饱和度监测 □ 呼吸机辅助呼吸 □ 预防用抗菌药物 **临时医嘱：** □ 床旁心电图、X 线胸片 □ 其他特殊医嘱
主要护理工作	□ 入院宣教（环境、设施、人员等） □ 入院护理评估（营养状况、性格变化等）	□ 术前准备（备皮等） □ 术前宣教（提醒患者按时禁水等）	□ 随时观察患者病情变化 □ 记录生命体征 □ 记录 24 小时出入量 □ 定期记录重要监测指标
病情变异记录	□ 无　□ 有，原因： 1. 2.	□ 无 □ 有，原因： 1. 2.	□ 无　□ 有，原因： 1. 2.
护士签名			
医师签名			

时间	住院第 5~6 日 （术后第 1~2 天）	住院第 7~10 日 （术后第 3~6 天）	住院第 11~15 日 （术后第 7~11 天）
主要诊疗工作	□ 医师查房 □ 清醒后拔除气管插管 □ 转回普通病房 □ 观察切口有无血肿，渗血 □ 拔除胸管（根据引流量） □ 拔除尿管	□ 医师查房 □ 安排相关复查并分析检查结果 □ 观察切口情况	□ 检查切口愈合情况并拆线 □ 确定患者可以出院 □ 向患者交代出院注意事项复查日期 □ 通知出院处 □ 开出院诊断书 □ 完成出院记录
重点医嘱	**长期医嘱：** □ 一级护理 □ 半流饮食 □ 氧气吸入 □ 心电、无创血压及血氧饱和度监测 □ 预防用抗菌药物 □ 强心、利尿、补钾治疗 **临时医嘱：** □ 心电图 □ 大换药 □ 复查血常规及相关指标 □ 其他特殊医嘱	**长期医嘱：** □ 二级护理（酌情） □ 饮食 □ 停监测（酌情） □ 停用抗菌药物（酌情） **临时医嘱：** □ 拔除深静脉置管并行留置针穿刺（酌情） □ 复查胸部 X 线平片、心电图、超声心动图以及血常规、血生化 □ 大换药	**临时医嘱：** □ 通知出院 □ 出院带药 □ 拆线换药
主要护理工作	□ 观察患者情况 □ 记录生命体征 □ 记录 24 小时出入量 □ 术后康复指导	□ 患者一般状况及切口情况 □ 鼓励患者下床活动，利于恢复 □ 术后康复指导	□ 帮助患者办理出院手续 □ 康复宣教
病情变异记录	□ 无　□ 有，原因： 1. 2.	□ 无 □ 有，原因： 1. 2.	□ 无　□ 有，原因： 1. 2.
护士签名			
医师签名			

第十二章

小儿室间隔缺损临床路径释义

【医疗质量控制指标】（专家建议）

指标一、诊断要结合病史，临床表现，及辅助检查尤其是影像学检查结果。

指标二、选择合适的手术适应证和手术时机。

指标三、严格手术流程及无菌原则。

指标四、术后尽早完善术后复查，评价手术效果。

一、小儿室间隔缺损编码

疾病名称及编码：室间隔缺损（ICD-10：Q21.0）

手术操作名称及编码：心室间隔缺损假体修补术：（ICD-9-CM-3 35.53）

室间隔缺损组织补片修补术（ICD-9-CM-3 35.62）

心室间隔缺损修补术（ICD-9-CM-3 35.72）

二、临床路径检索方法

Q21.0 伴 35.53/35.62/35.72　　出院科别：儿科

三、国家医疗保障疾病诊断相关分组（CHS-DRG）

MDCF　循环系统疾病及功能障碍

FV1　先天性心脏病

四、小儿室间隔缺损直视修补术临床路径标准住院流程

（一）适用对象

第一诊断为室间隔缺损（ICD-10：Q21.0），行室间隔缺损直视修补术（ICD-9-CM-3：35.53/35.62/ 35.72），年龄在18岁以下的患儿。

释义

■ 本路径适用对象为临床诊断为先天性室间隔缺损的患儿，包括常见的干下型、嵴内型、嵴下型、膜周部缺损等。

■ 室间隔缺损的治疗手段多种，本路径针对的是体外循环下心内直视修补术。

（二）诊断依据

根据《临床诊疗指南·心血管外科学分册》（中华医学会编著，人民卫生出版社）。

1. 病史：发现心脏杂音，可伴有反复呼吸道感染，生长发育迟缓等。
2. 体征：可有胸骨左缘3~4肋间全收缩期粗糙杂音等。
3. 辅助检查：心电图、胸部X线平片、超声心动图等。

释义

■ 本路径的制定主要参考国内权威参考书籍和诊疗指南。

■ 室间隔缺损分流量的大小决定患儿的症状，大的室间隔缺损超过主动脉直径的1/2，患儿可有反复呼吸道感染，明显的发育不良，如果出现上述情况应当尽早手术。如果缺损很小，患儿无明显症状，发育也不受影响，可以选择择期手术。

■ 典型室间隔缺损的患儿在胸骨左缘第3~4肋间全收缩期杂音，向右胸传导，常伴有震颤。室间隔缺损大小及位置对杂音的变化可产生一定的影响，如大型室间隔缺损伴有肺动脉高压的患儿，收缩期杂音缩短，多无震颤，肺动脉第二心音明显亢进。肌小梁部室间隔缺损，其直径随心肌收缩而变化，杂音最响部位常偏低，可在心尖部，收缩晚期可消失。干下型室间隔缺损，杂音最响位置可出现在胸骨左缘第2~3肋间。

■ 室间隔缺损较小者，心电图可以正常或仅提示左心室肥大、左心房增大。室间隔缺损较大并伴有肺动脉高压者，心电图表现为左、右心均增大。若心电图以右心增大为主要表现，常提示存在阻力性肺动脉高压。

■ 室间隔缺损较小者，胸部X线平片可正常或左心房、左心室增大，主动脉弓大小正常。室间隔缺损较大且分流量较大者，X线平片可显示全心增大，主动脉弓大小正常或偏小，肺动脉主干及其分支明显增粗，呈明显肺血增多征象，随时间延长出现肺动脉高阻力改变。室间隔缺损较大并伴有肺血管阻力升高者，心影可不大，肺动脉主支明显增粗，但血管影不粗甚至变细。

■ 超声心动图是临床诊断的主要手段，具有重要的临床指导意义。通过超声心动图检查可以明确室间隔缺损的大小、部位；同时可精确描述心室流出道、主动脉瓣及房室瓣情况，以利于对室间隔缺损是否合并其他心脏畸形加以判断，而且可以对心功能进行测定，估测肺动脉高压的程度。但与心导管检查相比，其对肺血流量的测定、肺动脉压力的测定仍缺乏精确的数据。对合并重度肺动脉高压的患儿，心导管检查仍是确定手术适应证的重要依据。

（三）治疗方案的选择

根据《临床技术操作规范·心血管外科学分册》（中华医学会编著，人民军医出版社）
室间隔缺损直视修补术（ICD-9-CM-3：35.53/35.62/ 35.72）。

释义

■ 本路径只包括需要体外循环下行室间隔缺损修补术的患儿，非体外循环下的镶嵌治疗或者介入封堵治疗则不在此路径内。切口可选择正中切口或者右腋下切口进行。

（四）标准住院日为11~15天

释义

■ 室间隔缺损患儿入院后，术前准备一般1~3天，在2~4天实施手术，术后恢复1周左右，总住院时间不超过15天均符合本路径要求。

（五）进入路径标准

1. 第一诊断必须符合 ICD-10：Q21.0 室间隔缺损疾病编码。
2. 有适应证，无禁忌证。
3. 不合并重度肺动脉高压的患儿。
4. 当患儿同时具有其他疾病诊断，但在住院期间不需要特殊处理也不影响第一诊断的临床路径流程实施时，可以进入路径。

释义

■ 本路径适用对象为临床诊断为先天性室间隔缺损的患儿，常见干下型缺损、嵴内型缺损、嵴下型缺损、膜周缺损。原发性间隔缺损归类于房室通道缺损因此不在本路径内。

■ 中小型室间隔缺损的患儿由于存在自行闭合的可能，无临床症状，生长发育正常，可密切随访下择期手术；小型室间隔缺损，无临床症状，生长发育正常，无心脏负荷增加表现，是否手术虽仍有争议，但是由于手术安全性的提高，仍建议学龄前手术治疗。大型室间隔缺损出现充血性心力衰竭及肺炎内科治疗困难者，可于出生后 3 个月限期手术；内科治疗满意而无心力衰竭者，可在出生后 6 个月手术治疗。

■ 多发肌部室间隔缺损病理变化较为复杂，手术矫治技术要求高，术后并发症发生率高，少数病例需分期手术治疗，本路径将其排除在路径以外。

■ 室间隔缺损合并其他心血管畸形，或室间隔缺损造成严重心肺功能损害者，临床需要相应的综合治疗手段处理，从而导致住院时间延长，治疗费用增加，治疗效果受影响，因此不应入选本临床路径。

■ 单纯室间隔缺损而导致重度肺动脉高压的患儿，其肺血管的病理改变均较为严重。对此类患儿，术前对适应证的充分评估及围术期对肺动脉的严格处理是治疗成功的关键，这些特殊检查及处理会导致治疗时间和治疗疗费用上出现较大的变异。为便于统一的医疗质量管理，本路径将合并重度肺动脉高压的患儿排除在入选标准以外。

■ 经入院常规检查发现以往所没有发现的疾病，而可能对患儿健康的损害更为严重，或者可能影响手术、增加手术或麻醉风险，影响预后，则应优先考虑治疗该病种，暂不进入路径径。例如心功能不全、肝功能、肾功能不全，严重的凝血障碍等。

■ 若以往患有以上疾病，经合理治疗后达到稳定，或者目前尚需持续用药，经评估无手术及麻醉禁忌，则可进入临床路径。

（六）术前准备（术前评估）2~3 天

1. 必需的检查项目：

（1）血常规、尿常规、大便常规。

（2）肝功能、肾功能、电解质、血型、凝血功能、感染性疾病筛查（乙型肝炎、丙型肝炎、梅毒、艾滋病等）。

（3）心电图、胸部 X 线平片、超声心动图。

2. 根据情况可选择的检查项目：如心肌酶、24 小时动态心电图、肺功能检查、心脏增强 CT 等。

释义

■ 常规的术前检查有助于明确病情，排除手术隐患，有助于手术的安全

■ 患儿近期有过感冒及发热病史，可检查心肌酶，若异常增高则不宜进入本路径治疗。

■ 既往有呼吸道症状或者明显的胸廓畸形，应行肺功能检查。

■ 如可能合并其他畸形可以做增强 CT 检查，进一步明确诊断。

（七）预防性抗菌药物选择与使用时机

抗菌药物使用：按照《抗菌药物临床应用指导原则（2015 年版）》（国卫办医发〔2015〕43 号）执行，并根据患儿的病情决定抗菌药物的选择与使用时间。可使用第二代头孢菌素类抗菌药物，术前 30 分钟至 1 小时静脉注射，总预防时间一般不超过 24 小时，个别情况可延长至 48 小时。如皮试过敏者可调整使用抗菌药物。

释义

■ 室间隔缺损修补手术属于Ⅰ类切口手术，但由于有心腔内手术操作、异物植入等易感因素存在，且一旦感染可导致严重后果。因此，可按规定适当预防性应用抗菌药物，通常选用第二代头孢菌素。

（八）手术日为入院第 3~4 天

1. 麻醉方式：全身麻醉。
2. 体外循环辅助下室间隔缺损修补术。
3. 手术植入物：缺损补片材料、胸骨固定钢丝等。
4. 术中用药：麻醉和体外循环常规用药。
5. 输血及血液制品：视术中情况而定。

释义

■ 本路径规定的室间隔缺损修补手术均是在全身麻醉、体外循环辅助下实施。其他一些非体外循环辅助下室间隔缺损封堵治疗技术或镶嵌治疗均不包括在此路径中。

■ 对于室间隔缺损修补术，直接缝合或采用补片修补缺损，均为本路径范围。补片材料可选用自体心包或人工材料。

（九）术后住院恢复 5~10 天

1. 术后转监护病房，持续监测治疗。
2. 病情平稳后转回普通病房。
3. 必须复查的检查项目：血常规、血电解质、肝功能、肾功能胸部 X 线平片。必要时查超声心动图、心电图等。
4. 抗菌药物使用：按照《抗菌药物临床应用指导原则（2015 年版）》（国卫办医发〔2015〕

43号）执行，并根据患儿的病情决定抗菌药物的选择与使用时间。可使用第二代头孢菌素类抗菌药物，如头孢呋辛钠。如出现术后感染，可结合药敏试验结果选择抗菌药物。

释义

■ 室间隔缺损修补术后早期应对患儿进行持续的监测治疗，以便及时掌握病情变化。主管医师评估患儿病情平稳后，方可终止持续监测。

■ 根据患儿病情需要，开展相应的检查及治疗。检查项目不只限于路径中规定的必须复查的项目，可根据需要增加，如血气分析、凝血功能分析等。必要时可增加同一项目的检查频次。

■ 术后常规应用第二代头孢菌素，如果有药敏试验结果，或者血常规异常，肺部病变重，可选取敏感抗菌药物或更高级抗菌药物，甚至联用多种抗菌药物。

（十）出院标准

1. 患儿一般情况良好，体温正常，完成复查项目。
2. 切口愈合好：引流管拔除，伤口无感染。
3. 没有需要住院处理的并发症。

释义

■ 患儿出院前不仅应完成必须复查的项目，且复查项目应无明显异常。切口愈合良好，若检查结果明显异常，主管医师应进行仔细分析并作出相应处置。

（十一）变异及原因分析

1. 围术期并发症等可造成住院日延长或费用超出参考费用标准。
2. 手术耗材的选择：由于病情不同，使用不同的内植物和耗材，导致住院费用存在差异。
3. 入院后手术前发生不宜手术的情况。
4. 术中发现可能需要矫治的其他心脏大血管畸形。
5. 医师认可的变异原因分析。
6. 其他患儿方面的原因等。

释义

■ 变异是指入选临床路径的患儿未能按路径流程完成医疗行为或者未达到预期的医疗质量控制目标。这包含三个方面的情况：①按路径流程完成治疗，但出现非预期结果，可能需要后续进一步处理。如本路径治疗后室间隔残余分流、三度房室传导阻滞，术中发现其他畸形等。②按路径流程完成治疗，但超出路径的时限或限定费用。如实际住院日超出标准住院日要求，或未能在规定的手术日时间限定内实施手术等。③不能按照路径流程完成治疗，患儿需要中途退出路径。如治疗过程中出现严重并发症，导致必须终止路径或需要转入其他路径进行治疗等。对这些患儿，主管医师均应进行变异原因的分析，并在临床路径的表单中予以说明。对于轻微变异，比如由于某种原因，路径指示不能如期进行而要延长，这种改变不会对最终结果产生重大改变，也不会更多地增加住院天数和住院费用，可不出路径。

■ 室间隔缺损的并发症主要有心律失常（房室传导阻滞），室间隔缺损残余分流，瓣膜反流（主动脉瓣反流、三尖瓣反流），神经系统或其他系统并发症，以及切口感染、延迟愈合。

■ 医师认可的变异原因主要指患儿入选本路径后，医师在检查及治疗过程中发现患儿同时存在一些事前未预知的对本路径治疗可能产生影响的情况，需要终止执行路径或者延长治疗时间，增加治疗费用。医师需要在表单中说明。

■ 因患儿主观方面的原因，导致执行路径发生变异，也需要医师在表单中说明。

五、小儿室间隔缺损护理规范

1. 基础护理：要保持口腔、皮肤及床铺清洁，定时翻身，按摩受压部位，预防压疮，泌尿系和肺部并发症。
2. 呼吸道护理：术后带气管插管回监护室，检查气管插管的位置是否正确，听诊双肺呼吸音，妥善固定气管插管和呼吸机管道。拔气管插管后按时翻身叩背，雾化吸入，指导、鼓励并协助患者正确地咳嗽排痰，婴幼儿可经口鼻腔吸痰。
3. 严密持续心电监测，心率、血压、中心静脉压、动脉血氧饱和度。严格记录出入量，密切观察尿量变化及颜色变化。引流管要妥善固定，保持通畅，密切注意观察引流液的性质、量，并做好记录。
4. 心理护理：加强与患者沟通交流，尽量满足患者需求，降低患者对陌生环境的恐惧，增加患者抵抗疾病的信心，争取早日康复。

六、小儿室间隔缺损营养治疗规范

1. 术前对患儿进行营养评估，对于严重营养不良，可以通过肠内甚至肠外营养支持。
2. 术前禁食水期间，给予适量静脉输液。
3. 术后由于限制入量及利尿，术后要尽早恢复肠道营养，进食困难可考虑鼻胃管喂养。
4. 术后以少食多餐为主，直到恢复正常饮食。

七、小儿室间隔缺损患者健康宣教

1. 心理护理：多陪伴、鼓励患者，使其放松心情。
2. 逐步增加活动量，术后 3 个月内避免劳累。
3. 给予高蛋白、高热量、高维生素饮食。
4. 注意保暖，避免到公共场所，预防上呼吸道感染。
5. 遵医嘱服药，定期复查。

八、推荐表单

（一）医师表单

小儿室间隔缺损临床路径医师表单

适用对象：第一诊断为室间隔缺损（ICD10：Q21.0）

行室间隔缺损直视修补术（ICD-9-CM-3：35.53/35.62/35.72）

患儿姓名：	性别：　年龄：　门诊号：	住院号：
住院日期：　年　月　日	出院日期：　年　月　日	标准住院日：11~15天

时间	住院第1~2天	住院第2~3天	住院第3~4天 （手术日）
主要诊疗工作	□ 病史询问，体格检查 □ 完成入院病历书写 □ 安排相关检查 □ 上级医师查房	□ 汇总检查结果 □ 完成术前准备与术前评估 □ 术前讨论，确定手术方案 □ 完成术前小结、上级医师查房记录等病历书写 □ 向患儿及家属交代病情及围术期注意事项 □ 签署手术知情同意书、自费用品协议书、输血同意书	□ 气管插管，建立深静脉通路，建立有创血压监测 □ 手术 □ 术后转入监护病房 □ 术者完成手术记录 □ 完成术后病程记录 □ 向患儿家属交代手术情况及术后注意事项
重点医嘱	**长期医嘱：** □ 先天性心脏病护理常规 □ 一级护理 □ 饮食 □ 患儿既往基础用药 **临时医嘱：** □ 血常规、尿常规、大便常规 □ 血型、凝血功能、电解质、肝功能、肾功能、传染性疾病筛查 □ X线胸片、心电图、超声心动图 □ 必要时增强CT或者磁共振检查	**长期医嘱：** □ 强心、利尿、补钾治疗 **临时医嘱：** □ 拟于明日在全身麻醉体外循环下行房间隔缺损修补术 □ 备皮 □ 备血 □ 术前晚灌肠 □ 术前禁食、禁水 □ 术前镇静药（酌情） □ 其他特殊医嘱	**长期医嘱：** □ 心脏体外循环直视术后护理 □ 禁食 □ ICU监护 □ 持续血压、心电及血氧饱和度监测 □ 呼吸机辅助呼吸 □ 清醒后拔除气管插管（酌情） □ 预防用抗菌药物 □ 强心利尿治疗 **临时医嘱：** □ 床旁X线胸片 □ 其他特殊医嘱
病情变异记录	□ 无　□ 有，原因： 1. 2.	□ 无 □ 有，原因： 1. 2.	□ 无　□ 有，原因： 1. 2.
医师签名			

时间	住院第 4~6 天 （术后 1~2 日）	住院第 6~10 天 （术后 3~6 日）	住院第 8~14 天 （术后 5~10 日）
主要诊疗工作	□ 各级医师查房 □ 观察切口有无血肿、渗血 □ 拔除胸管（根据引流量） □ 拔除尿管 □ 拔除气管插管撤离呼吸机 □ 患儿出监护室回普通病房	□ 各级医师查房 □ 安排相关复查并分析检查结果 □ 观察切口情况	□ 检查切口愈合情况并拆线 □ 确定患儿可以出院 □ 向患儿交代出院注意事项复查日期 □ 通知出院处 □ 开出院诊断书 □ 完成出院记录
重点医嘱	**长期医嘱：** □ 一级护理 □ 饮食（根据年龄） □ 氧气吸入 □ 心电、无创血压及血氧饱和度监测 □ 预防用抗菌药物 □ 强心、利尿、补钾治疗（酌情） **临时医嘱：** □ 大换药 □ 复查血常规及相关指标 □ 其他特殊医嘱	**长期医嘱：** □ 一级护理（酌情） □ 饮食 □ 停监测（酌情） □ 停抗菌药物（酌情） **临时医嘱：** □ 拔除深静脉置管并行留置针穿刺（酌情） □ 复查 X 线胸片、心电图、超声心动图以及血常规、血生化全套 □ 大换药	**临时医嘱：** □ 通知出院 □ 出院带药 □ 拆线换药
病情变异记录	□ 无　□ 有，原因： 1. 2.	□ 无 □ 有，原因： 1. 2.	□ 无　□ 有，原因： 1. 2.
医师签名			

（二）护士表单

小儿室间隔缺损临床路径护士表单

适用对象：第一诊断为室间隔缺损（ICD10：Q21.0）

行室间隔缺损直视修补术（ICD-9-CM-3：35.53/35.62/35.72）

患儿姓名：	性别：　　年龄：　　门诊号：	住院号：
住院日期：　　年　月　日	出院日期：　　年　月　日	标准住院日：11~15天

时间	住院第1~2天	住院第2~3天	住院第3~4天（手术日）
健康宣教	□ 入院宣教 □ 介绍主管医师、责任护士 □ 介绍环境、设施 □ 介绍住院注意事项 □ 介绍探视和陪床制度和要求	□ 术前宣教 □ 提醒患儿按时禁食、禁水 □ 其他	□ 通知患儿家属准备冠心病重症监护病房所需物品
护理处置	□ 核对患儿，佩戴腕带 □ 建立入院护理病历 □ 协助患儿留取各种标本 □ 测量血压心率呼吸	□ 术前准备（备皮，外周静脉留置套管针等） □ 药物灌肠 □ 佩戴腕带	□ 观察患儿病情变化 □ 定期记录重要监测指标
基础护理	□ 一级护理 □ 晨晚间护理 □ 安全护理 □ 完善检查 □ 评估患儿情况	□ 一级护理 □ 晨晚间护理 □ 安全护理 □ 完善检查	□ 特级护理 □ 接收手术患儿 □ 核对患儿及资料，应用血制品情况
专科护理	□ 护理查体 □ 病情观察 □ 吸氧（酌情） □ 雾化（酌情）	□ 护理查体 □ 体温监测 □ 术前医嘱的执行	□ 与麻醉医师和手术医师交接病情 □ 心脏体外循环直视术后护理 □ 评价患儿状态及危重程度 □ 循环系统护理（生命体征，体温，尿量） □ 呼吸系统管理（妥善固定气管插管，呼吸机监测，保持呼吸道通畅，拔出气管插管准备） □ 管道管理（静脉通路，动脉测压，引流管管理，胃管，尿管护理） □ 切口护理 □ 监测血气情况 □ 压疮护理
重点医嘱	□ 详见医嘱执行单	□ 详见医嘱执行单	□ 详见医嘱执行单
病情变异记录	□ 无　□ 有，原因： 1. 2.	□ 无 □ 有，原因： 1. 2.	□ 无　□ 有，原因： 1. 2.
护士签名			

时间	住院第 4~6 天 （术后 1~2 日）	住院第 6~10 天 （术后 3~6 日）	住院第 8~14 天 （术后 5~10 日）
健康宣教	□ 术后护理宣教	□ 术后护理宣教 □ 指导家属进行术后护理	□ 出院护理指导 □ 术后健康指导 □ 指导复诊事宜
护理处置	□ 遵医嘱进行相关护理	□ 从冠心病重症监护病房转运患儿到普通病房	□ 帮助办理出院手续
基础护理	□ 晨晚间护理 □ 排泄管理 □ 患儿安全管理	□ 晨晚间护理 □ 排泄管理 □ 患儿安全管理	□ 晨晚间护理 □ 排泄管理 □ 患儿安全管理
专科护理	□ 观察患儿病情 □ 血压、心电及血氧饱和度 □ 呼吸机辅助呼吸（或氧气吸入或持续气道正压通气呼吸支持） □ 血气分析 □ 伤口敷料 □ 引流情况 □ 记录生命体征 □ 记录 24 小时出入量 □ 拔除气管插管 □ 拔除导尿管，胃管 □ 执行各项医嘱	□ 执行护理操作 □ 观察患儿病情 □ 观察伤口敷料 □ 术后康复指导 □ 振动仪排痰治疗 □ 叩胸拍背 □ 经鼻、口腔吸痰 □ 指导喂养 □ 按时服药 □ 记录生命体征 □ 记录 24 小时出入量	□ 出院带药 □ 发出院带药 □ 协助医师讲解服药方法 □ 其他 □ 终末消毒
重点医嘱	□ 详见医嘱执行单	□ 详见医嘱执行单	□ 详见医嘱执行单
病情变异记录	□ 无　□ 有，原因： 1. 2.	□ 无 □ 有，原因： 1. 2.	□ 无　□ 有，原因： 1. 2.
护士签名			

（三）患儿家属表单

小儿室间隔缺损临床路径患儿家属表单

适用对象：第一诊断为室间隔缺损（ICD10：Q21.0）

行室间隔缺损直视修补术（ICD-9-CM-3：35.53/35.62/35.72）

患儿姓名：	性别：　　年龄：　　门诊号：	住院号：
住院日期：　　年　月　日	出院日期：　　年　月　日	标准住院日：11~15天

时间	住院第1~2天	住院第2~3天	住院第3~4天 （手术日）
医患配合	□ 配合询问病史、收集资料，务必详细告知既往史、用药史、过敏史 □ 配合进行体格检查 □ 有任何不适告知医师	□ 配合完善术前相关检查 □ 医师向家属介绍病情，签手术同意书，自费用品同意书，输血同意书	□ 医师向家属交代手术情况，术后情况
护患配合	□ 配合测量体温、脉搏、呼吸、血压、体重 □ 配合完成入院护理评估（简单询问病史、过敏史、用药史） □ 接受入院宣教配合执行探视和陪伴制度 □ 有任何不适告知护士	□ 配合测量体温、脉搏、呼吸、血压 □ 接受术前宣教 □ 配合进行术前准备，如备皮，抽取血样	□ 配合进行术后护理操作
饮食	□ 遵医嘱饮食	□ 遵医嘱禁食、禁水	□ 遵医嘱禁食、禁水
排泄	□ 正常排尿便	□ 正常排尿便	□ 正常排尿便
活动	□ 正常活动	□ 正常活动	□ 卧床

时间	住院第 4~6 天 （术后 1~2 日）	住院第 6~10 天 （术后 3~6 日）	住院第 8~14 天 （术后 5~10 日）
医患配合	□ 配合医师各种操作及抽血检查 □ 配合医师进行体格检查	□ 配合医师进行术后检查及抽血检验 □ 配合医师进行体格检查	□ 接受出院前指导，康复指导及用药指导 □ 知道复查程序 □ 知道复印病历程序
护患配合	□ 配合进行术后肺部护理 □ 接受输液、服药等治疗 □ 配合护士进行生活护理 □ 配合活动，预防皮肤压力伤 □ 配合执行探视及陪伴	□ 配合进行术后肺部护理 □ 接受输液、服药等治疗 □ 配合护士进行生活护理 □ 配合活动，预防皮肤压力伤 □ 配合执行探视及陪伴	□ 接受出院宣教 □ 办理出院手续 □ 获取出院带药
饮食	□ 限量饮食和水	□ 限量饮食和水	□ 限量饮食和水
排泄	□ 正常排尿便	□ 正常排尿便	□ 正常排尿便
活动	□ 限制活动	□ 限制活动	□ 限制活动

附：原表单（2016年版）

室间隔缺损临床路径表单

适用对象：第一诊断为室间隔缺损（ICD10：Q21.0）
行室间隔缺损直视修补术（ICD-9-CM-3：35.53/35.62/35.72）

患儿姓名：	性别：　　年龄：　　门诊号：	住院号：
住院日期：　　年　月　日	出院日期：　　年　月　日	标准住院日：11~15天

时间	住院第1天	住院第2~3天	住院第3~4天（手术日）
主要诊疗工作	□ 病史询问，体格检查 □ 完成入院病历书写 □ 安排相关检查 □ 上级医师查房	□ 汇总检查结果 □ 完成术前准备与术前评估 □ 术前讨论，确定手术方案 □ 完成术前小结、上级医师查房记录等病历书写 □ 向患儿及家属交代病情及围术期注意事项 □ 签署手术知情同意书、自费用品协议书、输血同意书	□ 气管插管，建立深静脉通路 □ 手术 □ 术后转入重症监护病房 □ 术者完成手术记录 □ 完成术后病程记录 □ 向患儿家属交代手术情况及术后注意事项
重点医嘱	**长期医嘱：** □ 先天性心脏病护理常规 □ 二级护理 □ 饮食 □ 患儿既往基础用药 **临时医嘱：** □ 血常规、尿常规、大便常规 □ 血型、凝血功能、电解质、肝功能、肾功能、感染性疾病筛查 □ X线胸片、心电图、超声心动图 □ 肺功能（必要时） □ 冠状动脉造影（必要时）	**长期医嘱：** □ 强心、利尿、补钾治疗 **临时医嘱：** □ 拟于明日在全身麻醉体外循环下行室间隔缺损修补术 □ 备皮 □ 备血 □ 术前晚灌肠 □ 术前禁食、禁水 □ 术前镇静药（酌情） □ 其他特殊医嘱	**长期医嘱：** □ 心脏体外循环直视术后护理 □ 禁食 □ 持续血压、心电及血氧饱和度监测 □ 呼吸机辅助呼吸 □ 预防用抗菌药物 □ 血管活性药（酌情） **临时医嘱：** □ 床旁心电图、X线胸片 □ 其他特殊医嘱
主要护理工作	□ 入院宣教（环境、设施、人员等） □ 入院护理评估（营养状况、性格变化等）	□ 术前准备（备皮等） □ 术前宣教（提醒患儿按时禁水等）	□ 随时观察患儿病情变化 □ 记录生命体征 □ 记录24小时出入量 □ 定期记录重要监测指标
病情变异记录	□ 无　□ 有，原因： 1. 2.	□ 无 □ 有，原因： 1. 2.	□ 无　□ 有，原因： 1. 2.
护士签名			
医师签名			

日期	住院第5~6天 （术后1~2日）	住院第7~10天 （术后3~6日）	住院第11~14天 （术后5~10日）
主要诊疗工作	□ 医师查房 □ 清醒后拔除气管插管 □ 转回普通病房 □ 观察切口有无血肿，渗血 □ 拔除胸管（根据引流量） □ 拔除尿管	□ 医师查房 □ 安排相关复查并分析检查结果 □ 观察切口情况	□ 检查切口愈合情况并拆线 □ 确定患儿可以出院 □ 向患儿交代出院注意事项复查日期 □ 通知出院处 □ 开出院诊断书 □ 完成出院记录
重点医嘱	**长期医嘱：** □ 一级护理 □ 半流质饮食 □ 氧气吸入 □ 心电、无创血压及血氧饱和度监测 □ 预防用抗菌药物 □ 强心、利尿、补钾治疗（酌情） **临时医嘱：** □ 心电图 □ 大换药 □ 复查血常规及相关指标 □ 其他特殊医嘱	**长期医嘱：** □ 二级护理（酌情） □ 饮食 □ 停监测（酌情） □ 停抗菌药物（酌情） **临时医嘱：** □ 拔除深静脉置管并行留置针穿刺（酌情） □ 复查胸部X线平片、心电图、超声心动图以及血常规，血生化 □ 大换药	**临时医嘱：** □ 通知出院 □ 出院带药 □ 拆线换药
主要护理工作	□ 观察患儿情况 □ 记录生命体征 □ 记录24小时出入量 □ 术后康复指导	□ 患儿一般状况及切口情况 □ 鼓励患儿下床活动，利于恢复 □ 术后康复指导	□ 帮助患儿办理出院手续 □ 康复宣教
病情变异记录	□ 无　□ 有，原因： 1. 2.	□ 无 □ 有，原因： 1. 2.	□ 无　□ 有，原因： 1. 2.
护士签名			
医师签名			

备注：
1. 院内感染（是/否）______院感名称：__________________
2. 预防性使用抗菌药物的原因：________________抗菌药物名称：________使用时间：____天
3. 延长住院时间原因：____
4. 退径（是/否）____退径原因：____________________________________
5. 其他特殊事项及原因：____

第十三章

小儿房间隔缺损临床路径释义

【医疗质量控制指标】（专家建议）

指标一、诊断要结合病史，临床表现，及辅助检查尤其是影像学检查结果。

指标二、选择合适的手术适应证和手术时机。

指标三、严格手术流程及无菌原则。

指标四、术后尽早完善术后复查，评价手术效果。

一、小儿房间隔缺损编码

疾病名称及编码：房间隔缺损（继发孔型）（ICD-10：Q21.102）

手术操作名称及编码：心房间隔缺损假体修补术（ICD-9-CM-3：35.51）

心房间隔缺损组织补片修补术（ICD-9-CM-3：35.61）

心房间隔缺损修补术（ICD-9-CM-3：35.71）

二、临床路径检索方法

Q21.102 伴 35.51/35.61/35.71　　出院科别：儿科

三、国家医疗保障疾病诊断相关分组（CHS-DRG）

MDCF　循环系统疾病及功能障碍

FV1　先天性心脏病

四、小儿房间隔缺损临床路径标准住院流程

（一）适用对象

第一诊断为房间隔缺损（继发孔型）（ICD-10：Q21.102）行房间隔缺损直视修补术（ICD-9-CM-3：35.51/35.61/ 35.71），年龄在18岁以下的患儿。

释义

■ 本路径适用对象为临床诊断为单纯房间隔缺损（继发孔型）的患儿。本路径不包括原发孔型房间隔缺损、静脉窦型房间隔缺损及冠状窦型房间隔缺损。

■ 房间隔缺损的治疗多样，本路径仅针对的是外科直视修补术。

（二）诊断依据

根据《临床诊疗指南·心血管外科学分册》（中华医学会编著，人民卫生出版社）。

1. 病史：可有心脏杂音，活动后心悸、气促等。
2. 体征：可以出现胸骨左缘第二、三肋间收缩期柔和杂音，第二心音固定分裂等。
3. 辅助检查：心电图、胸部X线平片、超声心动图等。

释义

■ 本路径的制订主要参考国内权威参考书籍和诊疗指南。

■ 大多数房间隔缺损由于分流量有限，小儿期患儿往往没有明显的临床症状，而仅在查体时发现心脏杂音。大多数房间隔缺损患儿在胸骨左缘第二、三肋间可闻及2~3级的收缩期杂音，一般不会超过3/6级。肺动脉瓣听诊区第二心音固定分裂在房间隔缺损中较有特征性，随年龄增长而越加明显。

■ 房间隔缺损的心电图表现为电轴右偏、右心室肥大和不完全性右束支传导阻滞。小的房间隔缺损患儿心电图表现可正常。中等大小房间隔缺损的典型X线征象是肺循环血流量增多，右心房、右心室增大，肺动脉段突出。超声心动是临床诊断的主要手段，具有重要的临床指导意义。通过超声心动图检查可以明确房间隔缺损的大小、部位和数目，估测肺动脉高压的程度，判断有无其他合并畸形。

（三）治疗方案的选择

根据《临床技术操作规范·心血管外科学分册》（中华医学会编著，人民军医出版社）。
房间隔缺损（继发孔型）直视修补术（ICD-9-CM-3：35.51/35.61/35.71）。

释义

■ 房间隔缺损的治疗方法随着外科技术的进步和医疗材料的完善而不断发展变化。

■ 目前可采用胸骨正中切口手术，或右腋下切口手术进行治疗，可根据情况选用补片修补或者直接缝合。房间隔缺损介入封堵术或者镶嵌治疗不在本路径中。

（四）标准住院日一般不超过15天

释义

■房间隔缺损的患儿入院后，术前准备1~3天，在入院第2~4天实施手术，术后恢复5~11天出院。只要总住院时间不超过15天，均符合本路径要求。

（五）进入路径标准

1. 第一诊断必须符合ICD-10：Q21.102房间隔缺损（继发孔型）疾病编码。
2. 有适应证，无禁忌证。
3. 不合并中度以上肺动脉高压的患儿。
4. 当患儿同时具有其他疾病诊断，但在住院期间不需要特殊处理也不影响第一诊断的临床路径流程实施时，可以进入路径。

释义

■ 手术的适应证选择：小的房间隔缺损有自行闭合的机会无临床症状，生长发育正常，超声检查心脏大小未见异常，一般不主张手术治疗。少数患儿因房间隔缺损较大，有相应临床症状或影响发育，超声检查右心房室中重度增大，则需尽早手术。一部分房间隔缺损可以在3岁左右行介入封堵治疗，而避免开胸手术。房间隔缺损<5mm，无临床症状，生长发育正常，无心脏负荷增加表现，不建议手术治疗。

■ 原发性房间隔缺损的病理变化完全不同于继发孔型房间隔缺损，手术矫治技术要求高，术后并发症发生率高；静脉窦型房间隔缺损多合并部分肺静脉异位引流，手术方式多样，矫治要求技术高；冠状窦型房间隔缺损也较复杂，如合并左上腔静脉矫治会相对困难。因此原发孔房间隔缺损、合并部分肺静脉异位引流的静脉窦型房间隔缺损及合并左上腔的冠状静脉窦型房间隔缺损不在本路径内。

■ 房间隔缺损合并其他心血管畸形，或房间隔缺损造成心肺功能损害者，临床需要相应的综合治疗手段处理，从而导致住院时间延长，治疗费用增加，治疗效果受影响，因此不应入选本临床路径。

■ 单纯房间隔缺损导致中度以上的肺动脉高压的患儿（排除患儿比较严重的肺炎或肺不张），其肺血管的病理改变均较为严重，对此类患儿，术前需对患儿病情进行充分评估，治疗费用上可能出现较大的变异。为便于进行统一的医疗质量管理，本路径将合并重度肺动脉高压的患儿排除在入选标准之外。

■ 只要是采用直视修补，无论房间隔缺损直接缝合还是补片修补（自体心包补片或者人工材料补片），均适用本径路。

■ 经入院常规检查发现以往所没有发现的畸形，而该疾病可能对患儿健康的损害更为严重，或者该疾病可能影响手术实施、增加手术或麻醉的风险、影响预后，则应优先考虑治疗该种疾病，暂不宜进入本路径。如心功能不全、肝功能、肾功能不全、凝血功能障碍等。

■ 若以往患有以上疾病，经合理治疗后达到稳定，或者目前尚需持续用药，经评估无手术及麻醉禁忌，则可进入本临床路径。

（六）术前准备（术前评估）不超过3天

1. 必需的检查项目：

（1）血常规、尿常规、大便常规。

（2）肝功能、肾功能、电解质、血型、凝血功能、感染性疾病筛查（乙型肝炎、丙型肝炎、梅毒、艾滋病等）。

（3）心电图、胸部X线平片、超声心动图。

2. 根据情况可选择的检查项目：如心肌酶、24小时动态心电图、肺功能检查、血气分析、心脏增强CT等。

释义

■ 术前常规检查包括血常规、尿常规、大便常规，肝功能、肾功能、电解质、血型、凝血功能、感染性疾病筛查（乙型肝炎、丙型肝炎、梅毒、艾滋病等），心电图、胸部X线平片、超声心动图检查必须在术前完成，是确保手术治疗安全、有效的基础，相关人员应认真分析检查结果，以便及时发现异常情况并采取对应处理。

■ 患儿近期有过感冒、发热，可检查心肌酶，建议常规检查心肌酶，若异常增高则不宜进入本路径治疗。

■ 既往有反复呼吸道疾病病史或胸廓明显畸形患儿，应进行肺功能检查。

■ 如可能合并其他畸形可以做增强CT检查，进一步明确诊断。

（七）预防性抗菌药物选择与使用时机

抗菌药物使用：按照《抗菌药物临床应用指导原则（2015年版）》（国卫办医发〔2015〕43号）执行，并根据患儿的病情决定抗菌药物的选择与使用时间。可使用第二代头孢菌素类抗菌药物，术前30分钟至1小时静脉注射，总预防时间一般不超过24小时，个别情况可延长至48小时。如皮试过敏者可调整使用抗菌药物。

释义

■ 房间隔缺损修补术属于Ⅰ类切口手术，但由于有心腔内手术操作、异物植入等易感因素存在，且一旦感染可导致严重后果，因此，可按照规定适当预防性应用抗菌药物，通常选择第二代头孢菌素。

（八）手术日一般在入院3~4天

1. 麻醉方式：全身麻醉。
2. 体外循环辅助下房间隔缺损修补术。
3. 手术植入物：缺损补片材料、胸骨固定线等。
4. 术中用药：麻醉和体外循环常规用药。
5. 输血及血液制品：视术中情况而定。

释义

■ 本路径规定的房间隔缺损修补手术均是在全身麻醉、体外循环辅助下实施。其他一些非体外循环辅助下继发孔型房间隔缺损介入封堵或者镶嵌治疗不包括在本路径中。

■ 对于房间隔缺损修补可以采用补片、自体心包修补或者直接缝合。

■ 术中用药依据麻醉医师和体外循环师选择相关药品，维护术中血流动力学稳定，减少损伤。

■ 是否输入血制品，要看患儿情况，术中由体外循环医师选择。

（九）术后住院恢复~10天

1. 术后转监护病房，持续监测治疗。
2. 病情平稳后转回普通病房。

3. 必须复查的检查项目：血常规、血电解质、肝功能、肾功能胸部 X 线平片。必要时查超声心动图、心电图等。
4. 抗菌药物使用：按照《抗菌药物临床应用指导原则（2015 年版）》（国卫办医发〔2015〕43 号）执行，并根据患儿的病情决定抗菌药物的选择与使用时间。可使用第二代头孢菌素类抗菌药物，如出现术后感染，可结合药敏试验结果选择抗菌药物。

释义

■ 房间隔缺损修补术后早期应对患儿进行持续的监测治疗，以便及时掌握病情变化。主管医师评估患儿病情平稳后，方可终止持续监测。

■ 根据患儿病情需要，开展相应的检查及治疗。检查项目不只限于路径中规定的必须复查的项目，可根据需要增加，如血气分析、凝血功能分析等。必要时可增加同一项目的检查频次。

■ 术后常规应用第二代头孢菌素，如果有药敏试验结果，或者血常规异常，肺部病变重，可选取敏感抗菌药物或更高级抗菌药物，甚至联用多种抗菌药物。

（十）出院标准

1. 患儿一般情况良好，体温正常，完成复查项目。
2. 引流管拔除，切口愈合无感染。
3. 没有需要住院处理的并发症。

释义

■ 患儿出院前不仅应完成必须复查的项目，且复查项目应无明显异常，切口愈合良好。若检查结果明显异常，主管医师应进行仔细分析并作出相应处置。

（十一）变异及原因分析

1. 围术期并发症等可造成住院日延长或费用超出参考费用标准。
2. 手术耗材的选择：由于病情不同，使用不同的内植物和耗材，导致住院费用存在差异。
3. 入院后手术前发生不宜手术的情况。
4. 术中发现可能需要矫治的其他心脏大血管畸形。
5. 医师认可的变异原因分析。
6. 其他患儿方面的原因等。

释义

■ 变异是指入选临床路径的患儿未能按路径流程完成医疗行为或者未达到预期的医疗质量控制目标。这包含三个方面的情况：①按路径流程完成治疗，但出现非预期结果，可能需要后续进一步处理。如本路径治疗后出现严重的房性心律失常等。②按路径流程完成治疗，但超出路径的时限或限定费用。如实际住院日超出标准住院日要求，或未能在规定的手术日时间限定内实施手术等。③不能按照路径流程完成治疗，患儿需要中途退出路径。如治疗过程中出现严重并发症，导致必须终止路径或需要转入其他路径进行治疗等。对这些患儿，主管医师均应进行变异原因的分析，并在临床路径的表单中予以说明，对于轻微变异，比如由于某种原因，路径指示不能如期进行而要延长，这种改变不会对最终结果产生重大改变，也不会更多地增加住院天数和住院费用，可不出路径。

■ 房间隔缺损的并发症主要有心律失常（房性心律失常）、房间隔缺损残余分流、心包积液、神经系统或其他系统并发症以及切口感染、延迟愈合。

■ 医师认可的变异原因主要指患儿入选路径后，医师在检查及治疗过程中发现患儿同时存在一些事前未预知的对本路径治疗可能产生影响的情况，需要终止执行路径或者延长治疗时间，增加治疗费用。医师需要在表单中说明。

■ 因患儿主观方面的原因，导致执行路径发生变异，也需要医师在表单中说明。

五、小儿房间隔缺损护理规范

1. 基础护理：要保持口腔、皮肤及床铺清洁，定时翻身，按摩受压部位，预防压疮，泌尿系和肺部并发症。

2. 呼吸道护理：术后带气管插管回监护室，检查气管插管的位置是否正确，听诊双肺呼吸音，妥善固定气管插管和呼吸机管道。拔出气管插管后按时翻身叩背，雾化吸入，指导、鼓励并协助患者正确地咳嗽排痰，婴幼儿可经口鼻腔吸痰。

3. 严密持续心电监测，心率、血压、中心静脉压、动脉血氧饱和度。严格记录出入量，密切观察尿量变化及颜色变化。引流管要妥善固定，保持通畅，密切注意观察引流液的性质、量，并做好记录。

4. 心理护理：加强与患者沟通交流，尽量满足患者需求，降低患者对陌生环境的恐惧，增加患者抵抗疾病的信心，争取早日康复。

六、小儿房间隔缺损营养治疗规范

1. 术前对患儿进行营养评估，对于严重营养不良，可以通过肠内甚至肠外营养支持来供给热量、液体和营养物质。同时，要密切监测患儿营养相关指标，对患儿的营养状态变化进行准确评定，及时调整营养支持治疗方案。氨基酸建议使用小儿专用氨基酸，并含适量牛磺酸。

2. 术前禁食水期间，给予适量静脉输液。

3. 术后由于限制入量及利尿，术后要尽早恢复肠道营养，进食困难可考虑鼻胃管喂养。当肠内营养支持无法满足能量需求时，可适当给予肠外营养支持补充，防止因营养支持不足导致各种并发症的发生。

4. 术后以少食多餐为主，直到恢复正常饮食。

七、小儿房间隔缺损患者健康宣教

1. 心理护理：多陪伴，鼓励患者，使其放松心情。

2. 逐步增加活动量，术后 3 个月内避免劳累。

3. 给予高蛋白、高热量、高维生素饮食。

4. 注意保暖，避免到公共场所，预防上呼吸道感染。

5. 遵医嘱服药，定期复查。

八、推荐表单

（一）医师表单

小儿房间隔缺损临床路径医师表单

适用对象：第一诊断为房间隔缺损继发孔型（ICD-10：Q21.102）

行房间隔缺损直视修补术（ICD-9-CM-3：35.51/35.61/35.71）

患儿姓名：	性别：　年龄：　门诊号：	住院号：
住院日期：　年　月　日	出院日期：　年　月　日	标准住院日：≤15 天

时间	住院第 1~2 天	住院第 2~3 天	住院第 3~4 天 （手术日）
主要诊疗工作	□ 病史询问，体格检查 □ 完成入院病历书写 □ 安排相关检查 □ 上级医师查房	□ 汇总检查结果 □ 完成术前准备与术前评估 □ 术前讨论，确定手术方案 □ 完成术前小结、上级医师查房记录等病历书写 □ 向患儿及家属交代病情及围术期注意事项 □ 签署手术知情同意书、自费用品协议书、输血同意书	□ 气管插管，建立深静脉通路，建立有创血压监测 □ 手术 □ 术后转入监护病房 □ 术者完成手术记录 □ 完成术后病程记录 □ 向患儿家属交代手术情况及术后注意事项
重点医嘱	**长期医嘱：** □ 先天性心脏病护理常规 □ 一级护理 □ 饮食 □ 患儿既往基础用药 **临时医嘱：** □ 血常规、尿常规、大便常规 □ 血型、凝血功能、电解质、肝功能、肾功能、传染性疾病筛查 □ X 线胸片、心电图、超声心动图 □ 必要时增强 CT 或者 MRI 检查	**长期医嘱：** □ 强心、利尿、补钾治疗 **临时医嘱：** □ 拟于明日在全身麻醉体外循环下行房间隔缺损修补术 □ 备皮 □ 备血 □ 术前晚灌肠 □ 术前禁食、禁水 □ 术前镇静药（酌情） □ 其他特殊医嘱	**长期医嘱：** □ 心脏体外循环直视术后护理 □ 禁食 □ ICU 监护 □ 持续血压、心电及血氧饱和度监测 □ 呼吸机辅助呼吸 □ 清醒后拔除气管插管（酌情） □ 预防用抗菌药物 □ 强心利尿治疗 **临时医嘱：** □ 床旁 X 线胸片 □ 其他特殊医嘱
病情变异记录	□ 无　□ 有，原因： 1. 2.	□ 无　□ 有，原因： 1. 2.	□ 无　□ 有，原因： 1. 2.
医师签名			

时间	住院第4~6天 （术后1~2日）	住院第6~10天 （术后3~6日）	住院第8~14天 （术后5~10日）
主要诊疗工作	□ 各级医师查房 □ 观察切口有无血肿，渗血 □ 拔除胸管（根据引流量） □ 拔除尿管 □ 拔除气管插管撤离呼吸机 □ 患儿出监护室回普通病房	□ 各级医师查房 □ 安排相关复查并分析检查结果 □ 观察切口情况	□ 检查切口愈合情况并拆线 □ 确定患儿可以出院 □ 向患儿交代出院注意事项复查日期 □ 通知出院处 □ 开出院诊断书 □ 完成出院记录
重点医嘱	**长期医嘱：** □ 一级护理 □ 饮食（根据年龄） □ 氧气吸入 □ 心电、无创血压及血氧饱和度监测 □ 预防用抗菌药物 □ 强心、利尿、补钾治疗（酌情） **临时医嘱：** □ 大换药 □ 复查血常规及相关指标 □ 其他特殊医嘱	**长期医嘱：** □ 一级护理（酌情） □ 饮食 □ 停监测（酌情） □ 停抗菌药物（酌情） **临时医嘱：** □ 拔除深静脉置管并行留置针穿刺（酌情） □ 复查X线胸片、心电图、超声心动图以及血常规，血生化全套 □ 大换药	**临时医嘱：** □ 通知出院 □ 出院带药 □ 拆线换药
病情变异记录	□ 无　□ 有，原因： 1. 2.	□ 无　□ 有，原因： 1. 2.	□ 无　□ 有，原因： 1. 2.
医师签名			

（二）护士表单

小儿房间隔缺损临床路径护士表单

适用对象：第一诊断为房间隔缺损继发孔型（ICD-10：Q21.102）

行房间隔缺损直视修补术（ICD-9-CM-3：35.51/35.61/35.71）

患儿姓名：	性别：　　年龄：　　门诊号：	住院号：
住院日期：　　年　　月　　日	出院日期：　　年　　月　　日	标准住院日：≤15 天

时间	住院第 1~2 天	住院第 2~3 天	住院第 3~4 天 （手术日）
健康宣教	□ 入院宣教 □ 介绍主管医师、责任护士 □ 介绍环境、设施 □ 介绍住院注意事项 □ 介绍探视和陪床制度和要求	□ 术前宣教 □ 提醒患儿按时禁食、禁水 □ 其他	□ 通知患儿家属准备冠心病重症监护病房所需物品
护理处置	□ 核对患儿，佩戴腕带 □ 建立入院护理病历 □ 协助患儿留取各种标本 □ 测量血压、心率、呼吸	□ 术前准备（备皮，外周静脉留置套管针等） □ 药物灌肠 □ 佩戴腕带	□ 观察患儿病情变化 □ 定期记录重要监测指标
基础护理	□ 一级护理 □ 晨晚间护理 □ 安全护理 □ 完善检查 □ 评估患儿情况	□ 一级护理 □ 晨晚间护理 □ 安全护理 □ 完善检查	□ 特级护理 □ 接收手术患儿 □ 核对患儿及资料，应用血制品情况
专科护理	□ 护理查体 □ 病情观察 □ 吸氧（酌情） □ 雾化（酌情）	□ 护理查体 □ 体温监测 □ 术前医嘱的执行	□ 与麻醉医师和手术医师交接病情 □ 心脏体外循环直视术后护理 □ 评价患儿状态及危重程度 □ 循环系统护理（生命体征，体温，尿量） □ 呼吸系统管理（妥善固定气管插管，呼吸机监测，保持呼吸道通畅，拔出气管插管准备） □ 管道管理（静脉通路，动脉测压，引流管管理，胃管，尿管护理） □ 切口护理 □ 监测血气情况 □ 压疮护理
重点医嘱	□ 详见医嘱执行单	□ 详见医嘱执行单	□ 详见医嘱执行单
病情变异记录	□ 无　□ 有，原因： 1. 2.	□ 无 □ 有，原因： 1. 2.	□ 无　□ 有，原因： 1. 2.
护士签名			

时间	住院第4~6天 （术后1~2日）	住院第6~10天 （术后3~6日）	住院第8~14天 （术后5~10日）
健康宣教	□ 术后护理宣教	□ 术后护理宣教 □ 指导家属进行术后护理	**出院护理指导：** □ 术后健康指导 □ 指导复诊事宜
护理处置	□ 遵医嘱进行相关护理	□ 从冠心病重症监护病房转运患儿到普通病房	□ 帮助办理出院手续
基础护理	□ 晨晚间护理 □ 排泄管理 □ 患儿安全管理	□ 晨晚间护理 □ 排泄管理 □ 患儿安全管理	□ 晨晚间护理 □ 排泄管理 □ 患儿安全管理
专科护理	**观察患儿病情：** □ 血压、心电及血氧饱和度 □ 呼吸机辅助呼吸（或氧气吸入或持续气道正压通气呼吸支持） □ 血气 □ 伤口敷料 □ 引流情况 □ 记录生命体征 □ 记录24小时出入量 □ 拔除气管插管 □ 拔除导尿管、胃管 □ 执行各项医嘱	**执行护理操作：** □ 观察患儿病情 □ 观察伤口敷料 □ 术后康复指导 □ 振动仪排痰治疗 □ 叩胸拍背 □ 经鼻、口腔吸痰 □ 指导喂养 □ 按时服药 □ 记录生命体征 □ 记录24小时出入量	□ 出院带药 □ 发出院带药 □ 协助医师讲解服药方法 □ 其他 □ 终末消毒
重点医嘱	□ 详见医嘱执行单	□ 详见医嘱执行单	□ 详见医嘱执行单
病情变异记录	□ 无 □ 有，原因： 1. 2.	□ 无 □ 有，原因： 1. 2.	□ 无 □ 有，原因： 1. 2.
护士签名			

（三）患儿家属表单

小儿房间隔缺损临床路径患儿家属表单

适用对象：第一诊断为房间隔缺损继发孔型（ICD-10：Q21.102）

行房间隔缺损直视修补术（ICD-9-CM-3：35.51/35.61/35.71）

患儿姓名：	性别：　年龄：　门诊号：	住院号：
住院日期：　年　月　日	出院日期：　年　月　日	标准住院日：≤15天

时间	住院第1~2天	住院第2~3天	住院第3~4天 （手术日）
医患配合	□ 配合询问病史、收集资料，务必详细告知既往史、用药史、过敏史 □ 配合进行体格检查 □ 有任何不适告知医师	□ 配合完善术前相关检查 □ 医师向家属介绍病情，签手术同意书，自费用品同意书，输血同意书	□ 医师向家属交代手术情况，术后情况
护患配合	□ 配合测量体温、脉搏、呼吸、血压、体重 □ 配合完成入院护理评估（简单询问病史、过敏史、用药史） □ 接受入院宣教配合执行探视和陪伴制度 □ 有任何不适告知护士	□ 配合测量体温、脉搏、呼吸、血压 □ 接受术前宣教 □ 配合进行术前准备，如备皮，抽取血样	□ 配合进行术后护理操作
饮食	□ 遵医嘱饮食	□ 遵医嘱禁食	□ 遵医嘱禁食、禁水
排泄	□ 正常排尿便	□ 正常排尿便	□ 正常排尿便
活动	□ 正常活动	□ 正常活动	□ 卧床

时间	住院第 4~6 天 （术后 1~2 日）	住院第 6~10 天 （术后 3~6 日）	住院第 8~14 天 （术后 5~10 日）
医患配合	□ 配合医师各种操作及抽血检查 □ 配合医师进行体格检查	□ 配合医师进行术后检查及抽血检验 □ 配合医师进行体格检查	□ 接受出院前指导，康复指导及用药指导 □ 知道复查程序 □ 知道复印病历程序
护患配合	□ 配合进行术后肺部护理 □ 接受输液、服药等治疗 □ 配合护士进行生活护理 □ 配合活动，预防皮肤压力伤 □ 配合执行探视及陪伴	□ 配合进行术后肺部护理 □ 接受输液、服药等治疗 □ 配合护士进行生活护理 □ 配合活动，预防皮肤压力伤 □ 配合执行探视及陪伴	□ 接受出院宣教 □ 办理出院手续 □ 获取出院带药
饮食	□ 限量饮食和水	□ 限量饮食和水	□ 限量饮食和水
排泄	□ 正常排尿便	□ 正常排尿便	□ 正常排尿便
活动	□ 限制活动	□ 限制活动	□ 限制活动

附：原表单（2016年版）

小儿房间隔缺损临床路径表单

适用对象：第一诊断为房间隔缺损继发孔型（ICD-10：Q21.102）

行房间隔缺损直视修补术（ICD-9-CM-3：35.51/35.61/35.71）

患儿姓名：	性别：　年龄：　门诊号：	住院号：
住院日期：　年　月　日	出院日期：　年　月　日	标准住院日：≤15天

时间	住院第1~2天	住院第2~3天	住院第3~4天 （手术日）
主要诊疗工作	□ 病史询问，体格检查 □ 完成入院病历书写 □ 安排相关检查 □ 上级医师查房	□ 汇总检查结果 □ 完成术前准备与术前评估 □ 术前讨论，确定手术方案 □ 完成术前小结、上级医师查房记录等病历书写 □ 向患儿及家属交代病情及围术期注意事项 □ 签署手术知情同意书、自费用品协议书、输血同意书	□ 气管插管，建立深静脉通路 □ 手术 □ 术后转入监护病房 □ 术者完成手术记录 □ 完成术后病程记录 □ 向患儿家属交代手术情况及术后注意事项
重点医嘱	**长期医嘱：** □ 先天性心脏病护理常规 □ 一级护理 □ 饮食 □ 患儿既往基础用药 **临时医嘱：** □ 血常规、尿常规、大便常规 □ 血型、凝血功能、电解质、肝功能、肾功能、感染性疾病筛查 □ X线胸片、心电图、超声心动图	**长期医嘱：** □ 强心、利尿、补钾治疗 **临时医嘱：** □ 拟于明日在全身麻醉体外循环下行房间隔缺损修补术 □ 备皮 □ 备血 □ 血型 □ 术前晚灌肠 □ 术前禁食、禁水 □ 术前镇静药（酌情） □ 其他特殊医嘱	**长期医嘱：** □ 心脏体外循环直视术后护理 □ 禁食 □ ICU监护 □ 持续血压、心电及血氧饱和度监测 □ 呼吸机辅助呼吸 □ 清醒后拔除气管插管（酌情） □ 预防用抗菌药物 **临时医嘱：** □ 床旁X线胸片 □ 其他特殊医嘱
主要护理工作	□ 入院宣教（环境、设施、人员等） □ 入院护理评估（营养状况、性格变化等）	□ 术前准备（备皮等） □ 术前宣教（提醒患儿按时禁水等）	□ 观察患儿病情变化 □ 定期记录重要监测指标
病情变异记录	□ 无　□ 有，原因： 1. 2.	□ 无 □ 有，原因： 1. 2.	□ 无　□ 有，原因： 1. 2.
护士签名			
医师签名			

时间	住院第 4~6 天 （术后 1~2 日）	住院第 6~10 天 （术后 3~6 日）	住院第 8~14 天 （术后 5~10 日）
主要诊疗工作	□ 医师查房 □ 观察切口有无血肿，渗血 □ 拔除胸管（根据引流量） □ 拔除尿管 □ 拔除气管插管撤离呼吸机 □ 患儿出监护室回普通病房	□ 医师查房 □ 安排相关复查并分析检查结果 □ 观察切口情况	□ 检查切口愈合情况并拆线 □ 确定患儿可以出院 □ 向患儿交代出院注意事项 □ 复查日期 □ 通知出院处 □ 开出院诊断书 □ 完成出院记录
重点医嘱	**长期医嘱：** □ 一级护理 □ 半流质饮食 □ 氧气吸入 □ 心电、无创血压及血氧饱和度监测 □ 预防用抗菌药物 □ 强心、利尿、补钾治疗（酌情） **临时医嘱：** □ 心电图 □ 大换药 □ 复查血常规及相关指标 □ 其他特殊医嘱	**长期医嘱：** □ 二级护理（酌情） □ 饮食 □ 停监测（酌情） □ 停抗菌药物（酌情） **临时医嘱：** □ 拔除深静脉置管并行留置针穿刺（酌情） □ 复查 X 线胸片、心电图、超声心动图以及血常规，血生化全套 □ 大换药	**临时医嘱：** □ 通知出院 □ 出院带药 □ 拆线换药
主要护理工作	□ 观察患儿情况 □ 记录生命体征 □ 记录 24 小时出入量 □ 术后康复指导	□ 患儿一般状况及切口情况 □ 鼓励患儿下床活动，利于恢复 □ 术后康复指导	□ 帮助办理出院手续 □ 康复宣教
病情变异记录	□ 无　□ 有，原因： 1. 2.	□ 无 □ 有，原因： 1. 2.	□ 无　□ 有，原因： 1. 2.
护士签名			
医师签名			

备注：
1. 院内感染（是/否）______院感名称：____________________
2. 预防性使用抗菌药物的原因：__________________抗菌药物名称：________使用时间：____天
3. 延长住院时间原因：____
4. 退径（是/否）____退径原因：____
5. 其他特殊事项及原因：____

第十四章

三尖瓣下移临床路径释义

【医疗质量控制指标】（专家建议）

指标一、诊断要结合病史，临床表现，及辅助检查尤其是影像学检查结果。

指标二、选择合适的手术适应证和手术时机。

指标三、严格手术流程及无菌原则。

指标四、术后尽早完善术后复查，评价手术效果。

一、国家医疗保障疾病诊断相关分组（CHS-DRG）

MDCF　循环系统疾病及功能障碍

FT1　瓣膜疾患

二、三尖瓣下移根治术临床路径标准住院流程

（一）适用对象

第一诊断为三尖瓣下移，行三尖瓣下移根治术，年龄在1岁至18岁以下的患者。

释义

■ 三尖瓣下移畸形是指部分或整个有效的三尖瓣瓣环向下移位于右心室，同时伴有三尖瓣瓣膜的畸形和右心室结构的改变，又称埃布斯坦综合征。

■ 卡尔庞捷将埃布斯坦综合征的病理解剖按严重程度分为下列4型，临床上可由超声心动图辨别，从而可估计成形术的难度：A型，前瓣宽大，活动自如。房化右心室很小，有收缩力，功能右心室有足够的容量。B型，前瓣宽大，活动自如。后瓣和隔瓣明显下移，房化右心室很大，无收缩力，功能右心室细小。C型，前瓣活动受限，下缘附着于心室面，导致右心室流出道梗阻。功能右心室细小，收缩力减退。D型，前瓣下缘附着于心室面，与粘连的后瓣和隔瓣连接。巨大房化右心室与小的漏斗部仅通过前瓣隔瓣交界的狭小孔相通。

■ 本路径只是针对施行三尖瓣下移根治手术（三尖瓣成形术）患儿，不包括其他术式如一个半心室矫治术、三尖瓣置换术。

（二）诊断依据

根据《临床诊疗指南·心血管外科学分册》（中华医学会编著，人民卫生出版社）。

1. 病史：可有反复呼吸道感染，生长发育迟缓，心律失常等。
2. 体征：可有或无心脏杂音等。
3. 辅助检查：心电图、24小时动态心电图、胸部X线平片、超声心动图等。

释义

■ 三尖瓣下移畸形少部分患儿在出生后1周内即可呈现呼吸困难、发绀和充血性心力衰竭。但大多数患者进入童年期后才逐渐出现劳累后气急乏力、心悸、发绀和心力衰竭。

■ 患儿可没有杂音或者胸骨左缘可听到三尖瓣关闭不全产生的收缩期杂音，有时还可听到三尖瓣狭窄产生的舒张期杂音，吸气时杂音响度增强。

■ 各个年龄组患者均可呈现室上性心动过速，一部分患者则有预激综合征。

■ 三尖瓣下移畸形患儿X线检查表现：典型病例可见右心房增大和右心室流出道移向上外方，上纵隔变窄，肺血管纹理正常或减少。少数病例心影可无异常征象。心电图检查典型表现为右心房肥大，P波高尖，不完全性或完全性右束支传导阻滞。电轴右偏，胸导联R波电压变低，P-R间隔延长，常有室上性心律失常，约5%患者显示预激综合征。超声心动图和多普勒检查显示三尖瓣前瓣叶增大，活动幅度大。隔瓣叶和后瓣叶明显下移，发育不良，活动度差。三尖瓣关闭延迟，瓣膜位置左移，室间隔动作反常。右心房及房化右心室共同显示巨大的右心房腔，功能性右心室腔纵径缩短。多普勒检查可显示心房水平右向左分流和三尖瓣反流。

（三）治疗方案的选择

根据《临床技术操作规范·心血管外科学分册》（中华医学会编著，人民军医出版社）。
三尖瓣下移根治术。

释义

■ 三尖瓣下移根治术，主要是包括房化心室的折叠或者切除，同时行三尖瓣成形。不包括一个半心室矫治术，三尖瓣置换术，或其他姑息手术方式。同时进行房间隔缺损直接缝合或者修补手术的患儿也在此路径中。

（四）标准住院日为11~15天

释义

■ 三尖瓣下移畸形患儿入院后，术前准备一般1~3天，在2~4天实施手术，术后恢复1周左右，总住院时间不超过15天均符合本路径要求。

（五）进入路径标准

1. 第一诊断必须符合三尖瓣下移疾病编码。
2. 有适应证，无禁忌证。
3. 不合并重度肺动脉高压、左右心室发育不良的患者。
4. 当患者同时具有其他疾病诊断，但在住院期间不需要特殊处理也不影响第一诊断的临床路径流程实施时，可以进入路径。

释义

■ 本路径仅适用于临床诊断为三尖瓣下移畸形的患儿（伴有或不伴有房间隔缺损），同时合并其他畸形（如室间隔缺损）及同时有预激综合征则不包括在本路径中。

■ 合并重度肺动脉高压的患儿，治疗时间和治疗费用可能产生较大变异，因此不在本路径中。

■ 同时合并左右心室发育不良，手术方式将会发生改变，可能采用姑息手术方式或者一个半心室矫治，属非根治手术，手术时间、手术次数及费用有较大变异，也不在本路径中。

■ 有些患儿同时有其他疾病，如疝或鞘膜积液等，不需要同时治疗的，可以进入本路径。

（六）术前准备（术前评估）2~3天

1. 必需的检查项目：

（1）血常规、尿常规。

（2）肝功能、肾功能、电解质、血型、凝血功能、感染性疾病筛查（乙型肝炎、丙型肝炎、梅毒、艾滋病等）。

（3）心电图、24小时动态心电图、胸部X线平片、超声心动图。

2. 根据情况可选择的检查项目：如大便常规、心肌酶、肺功能检查、心脏增强CT等。

释义

■ 常规的术前检查有助于明确病情，排除手术隐患，有助于手术的安全。

■ 患儿近期有过感冒及发热病史，可检查心肌酶，若异常增高则不宜进入本路径治疗。

■ 既往有呼吸道症状或者明显的胸廓畸形，应行肺功能检查。

■ 如可能合并其他畸形可以做心脏增强CT检查，进一步明确诊断。

■ 如果有室上性心律失常的，术前可以行心电图及24小时心电图。

（七）预防性抗菌药物选择与使用时机

抗菌药物使用：按照《抗菌药物临床应用指导原则（2015年版）》（国卫办医发〔2015〕43号）执行，并根据患者的病情决定抗菌药物的选择与使用时间。可使用二代头孢类抗菌药物，如头孢呋辛钠，术前0.5~1小时静脉注射。

释义

■ 三尖瓣下移根治手术属于Ⅰ类切口手术，但由于有心腔内手术操作、异物植入等易感因素存在，且一旦感染可导致严重后果。因此，可按规定适当预防性应用抗菌药物，通常选用第二代头孢菌素。

（八）手术日为入院第 3~4 天

1. 麻醉方式：全身麻醉。
2. 体外循环辅助。
3. 手术植入物：缺损补片材料、胸骨固定钢丝等。
4. 术中用药：麻醉和体外循环常规用药。
5. 输血及血液制品：视术中情况而定。

释义

■ 本路径规定的三尖瓣下移根治手术均是在全身麻醉、体外循环辅助下实施。

■ 对于手术可能用到或者不采用补片材料，均在本路径中。

■ 术中麻醉用药及体外循环常用药物，遵循麻醉师和体外循环师要求，符合路径要求。是否输血要看术中情况，均符合路径要求。

（九）术后住院恢复 8~11 天

1. 术后转监护病房，持续监测治疗。
2. 病情平稳后转回普通病房。
3. 必须复查的检查项目：血常规、血电解质、肝功能、肾功能、胸部 X 线平片、心电图、超声心动图。
4. 抗菌药物使用：按照《抗菌药物临床应用指导原则（2015 年版）》（国卫办医发〔2015〕43 号）执行，并根据患者的病情决定抗菌药物的选择与使用时间。可使用二代头孢类抗菌药物，如头孢呋辛钠，儿童平均一日剂量为 60mg/kg，严重感染可用到 100mg/kg，分 2~4 次给予。肾功能不全患者按照肌酐清除率制订给药方案：肌酐清除率>50ml/min 者，每日 3 次，每次 25mg/kg；肌酐清除率 10~50ml/min 者，每次 25mg/kg，一日 2~3 次；肌酐清除率<10ml/min 者，每次 25mg/kg，一日 2 次。如出现术后感染，可结合药敏结果选择抗菌药物。

释义

■ 三尖瓣下移畸形根治术术后早期应对患儿进行持续的监测治疗，以便及时掌握病情变化。主管医师评估患儿病情平稳后，方可终止持续监测。

■ 根据患儿病情需要，开展相应的检查及治疗。检查项目不只限于路径中规定的必须复查的项目，可根据需要增加，如血气分析、凝血功能分析等。必要时可增加同一项目的检查频次。

■ 术后常规应用第二代头孢菌素，如果有药敏试验结果，或者血常规异常，肺部病变重，可选取敏感抗菌药物或更高级抗菌药物，甚至联用多种抗菌药物。

■ 如果术后出现心律失常，可以应用抗心律失常药物。如果出现三度房室传导阻滞，导致术后恢复时间超过 11 天，则不在本路径中。

（十）出院标准

1. 患者一般情况良好，体温正常，完成复查项目。
2. 切口愈合好：引流管拔除，伤口无感染。
3. 没有需要住院处理的并发症。

释义

■ 患儿出院前不仅应完成必须复查的项目，且复查项目应无明显异常，切口愈合良好。若检查结果明显异常，主管医师应进行仔细分析并作出相应处置。

（十一）变异及原因分析

1. 围术期并发症等造成住院日延长和费用增加。
2. 手术耗材的选择：由于病情不同，使用不同的内植物和耗材，导致住院费用存在差异。
3. 医师认可的变异原因分析。
4. 其他患者方面的原因等。

释义

■ 变异是指入选临床路径的患儿未能按路径流程完成医疗行为或者未达到预期的医疗质量控制目标。这包含三个方面的情况：①按路径流程完成治疗，但出现非预期结果，可能需要后续进一步处理。如本路径治疗后三度房室传导阻滞、严重的三尖瓣反流等。②按路径流程完成治疗，但超出路径的时限或限定费用。如实际住院日超出标准住院日要求，或未能在规定的手术日时间限定内实施手术等。③不能按照路径流程完成治疗，患儿需要中途退出路径。如治疗过程中出现严重并发症，导致必须终止路径或需要转入其他路径进行治疗等。对这些患儿，主管医师均应进行变异原因的分析，并在临床路径的表单中予以说明。对于轻微变异，比如由于某种原因，路径指示不能如期进行而要延长，这种改变不会对最终结果产生重大改变，也不会更多地增加住院天数和住院费用，可不出路径。

■ 三尖瓣下移畸形因其下移程度不同手术方案及手术效果存在巨大差别，轻者术后可无任何症状，能达到正常人的生活标准；而重者术后并发症较多，近远期效果均差，多为三尖瓣修复不全和长期心功能不全所致。主要有心律失常、低心排出量综合征、充血性心力衰竭、严重三尖瓣关闭不全等，如出现严重并发症，明显延长住院时间，明显增加住院费用应该退出本路径。

■ 医师认可的变异原因主要指患儿入选路径后，医师在检查及治疗过程中发现患儿合并存在一些事前未预知的对本路径治疗可能产生影响的情况，需要终止执行路径或者延长治疗时间、增加治疗费用。医师需要在表单中说明。

■ 因患儿主观方面的原因，导致执行路径发生变异，也需要医师在表单中说明。

三、三尖瓣下移护理规范

1. 基础护理：要保持口腔、皮肤及床铺清洁，定时翻身，按摩受压部位，预防压疮、泌尿系和肺部并发症。

2. 呼吸道护理：术后带气管插管回监护室，检查气管插管的位置是否正确，听诊双肺呼吸音，妥善固定气管插管和呼吸机管道。拔出气管插管后按时翻身叩背，雾化吸入，指导、鼓励并协助患者正确咳嗽排痰，婴幼儿可经口鼻腔吸痰。

3. 严密持续心电监测，心率、血压、中心静脉压、动脉血氧饱和度。严格记录出入量，密切观察尿量变化及颜色变化。引流管要妥善固定，保持通畅，密切注意观察引流液的性质、量，并做好记录。

4. 心理护理：加强与患者沟通交流，尽量满足患者需求，降低患者对陌生环境的恐惧，增加患者抵抗疾病的信心，争取早日康复。

四、三尖瓣下移营养治疗规范

1. 术前对患儿进行营养评估，对于严重营养不良，可以通过肠内甚至肠外营养支持。
2. 术前禁食水期间，给予适量静脉输液。
3. 术后由于限制入量及利尿，术后要尽早恢复肠道营养，进食困难可考虑鼻胃管喂养。
4. 术后以少食多餐为主，直到恢复正常饮食。

五、三尖瓣下移患者健康宣教

1. 心理护理：多陪伴，鼓励患者，使其放松心情。
2. 逐步增加活动量，术后 3 个月内避免劳累。
3. 给予高蛋白、高热量、高维生素饮食。
4. 注意保暖，避免到公共场所，预防上呼吸道感染。
5. 遵医嘱服药，定期复查。

六、推荐表单

（一）医师表单

小儿三尖瓣下移临床路径医师表单

适用对象：第一诊断为三尖瓣下移
行三尖瓣下移根治术

患儿姓名：	性别：　年龄：　门诊号：	住院号：
住院日期：　年　月　日	出院日期：　年　月　日	标准住院日：11~15 天

时间	住院第 1~2 天	住院第 2~3 天	住院第 3~4 天 （手术日）
主要诊疗工作	□ 病史询问，体格检查 □ 完成入院病历书写 □ 安排相关检查 □ 上级医师查房	□ 汇总检查结果 □ 完成术前准备与术前评估 □ 术前讨论，确定手术方案 □ 完成术前小结、上级医师查房记录等病历书写 □ 向患儿及家属交代病情及围术期注意事项 □ 签署手术知情同意书、自费用品协议书、输血同意书	□ 气管插管，建立深静脉通路，建立有创血压监测 □ 手术 □ 术后转入监护病房 □ 术者完成手术记录 □ 完成术后病程记录 □ 向患儿家属交代手术情况及术后注意事项
重点医嘱	**长期医嘱：** □ 先天性心脏病护理常规 □ 一级护理 □ 饮食 □ 患儿既往基础用药 **临时医嘱：** □ 血常规、尿常规、大便常规 □ 血型、凝血功能、电解质、肝功能、肾功能、传染性疾病筛查 □ X 线胸片、心电图、超声心动图 □ 必要时增强 CT 或者磁共振检查	**长期医嘱：** □ 强心、利尿、补钾治疗 **临时医嘱：** □ 拟于明日在全身麻醉体外循环下行房间隔缺损修补术 □ 备皮 □ 备血 □ 术前晚灌肠 □ 术前禁食、禁水 □ 术前镇静药（酌情） □ 其他特殊医嘱	**长期医嘱：** □ 心脏体外循环直视术后护理 □ 禁食 □ ICU 监护 □ 持续血压、心电及血氧饱和度监测 □ 呼吸机辅助呼吸 □ 清醒后拔除气管插管（酌情） □ 预防用抗菌药物 □ 强心利尿治疗 **临时医嘱：** □ 床旁 X 线胸片 □ 其他特殊医嘱
病情变异记录	□ 无　□ 有，原因： 1. 2.	□ 无　□ 有，原因： 1. 2.	□ 无　□ 有，原因： 1. 2.
医师签名			

时间	住院第 4~6 天 （术后 1~2 日）	住院第 6~10 天 （术后 3~6 日）	住院第 8~14 天 （术后 5~10 日）
主要诊疗工作	□ 各级医师查房 □ 观察切口有无血肿，渗血 □ 拔除胸管（根据引流量） □ 拔除尿管 □ 拔除气管插管撤离呼吸机 □ 患儿出监护室回普通病房	□ 各级医师查房 □ 安排相关复查并分析检查结果 □ 观察切口情况	□ 检查切口愈合情况并拆线 □ 确定患儿可以出院 □ 向患儿家属交代出院注意事项复查日期 □ 通知出院处 □ 开出院诊断书 □ 完成出院记录
重点医嘱	**长期医嘱：** □ 一级护理 □ 饮食（根据年龄） □ 氧气吸入 □ 心电、无创血压及血氧饱和度监测 □ 预防用抗菌药物 □ 强心、利尿、补钾治疗（酌情） **临时医嘱：** □ 大换药 □ 复查血常规及相关指标 □ 其他特殊医嘱	**长期医嘱：** □ 一级护理（酌情） □ 饮食 □ 停监测（酌情） □ 停用抗菌药物（酌情） **临时医嘱：** □ 拔除深静脉置管并行留置针穿刺（酌情） □ 复查 X 线胸片、心电图、超声心动图以及血常规、血生化全套 □ 大换药	**临时医嘱：** □ 通知出院 □ 出院带药 □ 拆线换药
病情变异记录	□ 无　□ 有，原因： 1. 2.	□ 无　□ 有，原因： 1. 2.	□ 无　□ 有，原因： 1. 2.
医师签名			

（二）护士表单

三尖瓣下移临床路径护士表单

适用对象：第一诊断为三尖瓣下移

行三尖瓣下移根术

患儿姓名：	性别：　　年龄：　　门诊号：		住院号：
住院日期：　　年　月　日	出院日期：　　年　月　日		标准住院日：11~15 天

时间	住院第 1~2 天	住院第 2~3 天	住院第 3~4 天 （手术日）
健康宣教	□ 入院宣教 □ 介绍主管医师、责任护士 □ 介绍环境、设施 □ 介绍住院注意事项 □ 介绍探视和陪床制度和要求	□ 术前宣教 □ 提醒患儿按时禁食、禁水 □ 其他	□ 通知患儿家属准备冠心病重症监护病房所需物品
护理处置	□ 核对患儿，佩戴腕带 □ 建立入院护理病历 □ 协助患儿留取各种标本 □ 测量血压心率呼吸	□ 术前准备（备皮，外周静脉留置套管针等） □ 药物灌肠 □ 佩戴腕带	□ 观察患儿病情变化 □ 定期记录重要监测指标
基础护理	□ 一级护理 □ 晨晚间护理 □ 安全护理 □ 完善检查 □ 评估患儿情况	□ 一级护理 □ 晨晚间护理 □ 安全护理 □ 完善检查	□ 特级护理 □ 接收手术患儿 □ 核对患儿及资料，应用血制品情况
专科护理	□ 护理查体 □ 病情观察 □ 吸氧（酌情） □ 雾化（酌情）	□ 护理查体 □ 体温监测 □ 术前医嘱的执行	□ 与麻醉医师和手术医师交接病情 □ 心脏体外循环直视术后护理 □ 评价患儿状态及危重程度 □ 循环系统护理（生命体征，体温，尿量） □ 呼吸系统管理（妥善固定气管插管，呼吸机监测，保持呼吸道通畅，拔出气管插管准备） □ 管道管理（静脉通路，动脉测压，引流管管理，胃管，尿管护理） □ 切口护理 □ 监测血气情况 □ 压疮护理
重点医嘱	□ 详见医嘱执行单	□ 详见医嘱执行单	□ 详见医嘱执行单
病情变异记录	□ 无　□ 有，原因： 1. 2.	□ 无　□ 有，原因： 1. 2.	□ 无　□ 有，原因： 1. 2.
护士签名			

时间	住院第4~6天 （术后1~2日）	住院第6~10天 （术后3~6日）	住院第8~14天 （术后5~10日）
健康宣教	□ 术后护理宣教	□ 术后护理宣教 □ 指导家属进行术后护理	□ 出院护理指导 □ 术后健康指导 □ 指导复诊事宜
护理处置	□遵医嘱进行相关护理	□ 从冠心病重症监护病房转运患儿到普通病房	□ 帮助办理出院手续
基础护理	□ 晨晚间护理 □ 排泄管理 □ 患儿安全管理	□ 晨晚间护理 □ 排泄管理 □ 患儿安全管理	□ 晨晚间护理 □ 排泄管理 □ 患儿安全管理
专科护理	□ 观察患儿病情 □ 血压、心电及血氧饱和度 □ 呼吸机辅助呼吸（或氧气吸入或持续气道正压通气呼吸支持） □ 血气分析 □ 伤口敷料 □ 引流情况 □ 记录生命体征 □ 记录24小时出入量 □ 拔除气管插管 □ 拔除导尿管、胃管 □ 执行各项医嘱	□ 执行护理操作 □ 观察患儿病情 □ 观察伤口敷料 □ 术后康复指导 □ 振动仪排痰治疗 □ 叩胸拍背 □ 经鼻、口腔吸痰 □ 指导喂养 □ 按时服药 □ 记录生命体征 □ 记录24小时出入量	□ 出院带药 □ 发出院带药 □ 协助医师讲解服药方法 □ 其他 □ 终末消毒
重点医嘱	□ 详见医嘱执行单	□ 详见医嘱执行单	□ 详见医嘱执行单
病情变异记录	□ 无 □ 有，原因： 1. 2.	□ 无 □ 有，原因： 1. 2.	□ 无 □ 有，原因： 1. 2.
护士签名			

（三）患儿家属表单

小儿三尖瓣下移临床路径患儿家属表单

适用对象：第一诊断为三尖瓣下移
行三尖瓣下移根术

患儿姓名：	性别： 年龄： 门诊号：	住院号：
住院日期： 年 月 日	出院日期： 年 月 日	标准住院日：11~15 天

时间	住院第 1~2 天	住院第 2~3 天	住院第 3~4 天 （手术日）
医患配合	□ 配合询问病史、收集资料，务必详细告知既往史、用药史、过敏史 □ 配合进行体格检查 □ 有任何不适告知医师	□ 配合完善术前相关检查 □ 医师向家属介绍病情，签手术同意书，自费用品同意书，输血同意书	□ 医师向家属交代手术情况，术后情况
护患配合	□ 配合测量体温、脉搏、呼吸、血压、体重 □ 配合完成入院护理评估（简单询问病史、过敏史、用药史） □ 接受入院宣教配合执行探视和陪伴制度 □ 有任何不适告知护士	□ 配合测量体温、脉搏、呼吸、血压 □ 接受术前宣教 □ 配合进行术前准备，如备皮，抽取血样	□ 配合进行术后护理操作
饮食	□ 遵医嘱饮食	□ 遵医嘱禁食、禁水	□ 遵医嘱禁食、禁水
排泄	□ 正常排尿便	□ 正常排尿便	□ 正常排尿便
活动	□ 正常活动	□ 正常活动	□ 卧床

时间	住院第4~6天 (术后1~2日)	住院第6~10天 (术后3~6日)	住院第8~14天 (术后5~10日)
医患配合	□ 配合医师各种操作及抽血检查 □ 配合医师进行体格检查	□ 配合医师进行术后检查及抽血检验 □ 配合医师进行体格检查	□ 接受出院前指导，康复指导及用药指导 □ 知道复查程序 □ 知道复印病历程序
护患配合	□ 配合进行术后肺部护理 □ 接受输液、服药等治疗 □ 配合护士进行生活护理 □ 配合活动，预防皮肤压力伤 □ 配合执行探视及陪伴	□ 配合进行术后肺部护理 □ 接受输液、服药等治疗 □ 配合护士进行生活护理 □ 配合活动，预防皮肤压力伤 □ 配合执行探视及陪伴	□ 接受出院宣教 □ 办理出院手续 □ 获取出院带药
饮食	□ 限量饮食和水	□ 限量饮食和水	□ 限量饮食和水
排泄	□ 正常排尿便	□ 正常排尿便	□ 正常排尿便
活动	□ 限制活动	□ 限制活动	□ 限制活动

附：原表单（2017 年版）

三尖瓣下移临床路径表单

适用对象：第一诊断为三尖瓣下移
行三尖瓣下移根治术

患儿姓名：	性别：　年龄：　门诊号：	住院号：
住院日期：　年　月　日	出院日期：　年　月　日	标准住院日：11~15 天

时间	住院第 1 天	住院第 2~3 天	住院第 4 天（手术日）
主要诊疗工作	□ 病史询问，体格检查 □ 完成入院病历书写 □ 安排相关检查 □ 上级医师查房	□ 汇总检查结果 □ 完成术前准备与术前评估 □ 术前讨论，确定手术方案 □ 完成术前小结、上级医师查房记录等病历书写 □ 向患者及家属交代病情及围术期注意事项 □ 签署手术知情同意书、自费用品协议书、输血同意书	□ 气管插管，建立深静脉通路 □ 手术 □ 术后转入重症监护病房 □ 术者完成手术记录 □ 完成术后病程记录 □ 向患者家属交代手术情况及术后注意事项
重点医嘱	**长期医嘱：** □ 先心病护理常规 □ 二级护理 □ 饮食 □ 患者既往基础用药 **临时医嘱：** □ 血常规、尿常规、大便常规 □ 血型、凝血功能、电解质、肝功能、肾功能、感染性疾病筛查 □ X 线胸片、心电图、24 小时动态心电图、超声心动图 □ 肺功能（必要时） □ 冠状动脉造影（必要时）	**长期医嘱：** □ 强心、利尿、补钾治疗 **临时医嘱：** □ 拟于明日在全麻体外循环下行三尖瓣下移根治术 □ 备皮 □ 备血 □ 术前晚灌肠 □ 术前禁食水 □ 术前镇静药（酌情） □ 其他特殊医嘱	**长期医嘱：** □ 心脏体外循环直视术后护理 □ 禁食 □ 持续血压、心电及血氧饱和度监测 □ 呼吸机辅助呼吸 □ 预防用抗菌药物 **临时医嘱：** □ 床旁心电图、X 线胸片 □ 其他特殊医嘱
主要护理工作	□ 入院宣教（环境、设施、人员等） □ 入院护理评估（营养状况、性格变化等）	□ 术前准备（备皮等） □ 术前宣教（提醒患者按时禁水等）	□ 随时观察患者病情变化 □ 记录生命体征 □ 记录 24 小时出入量 □ 定期记录重要监测指标
病情变异记录	□ 无　□ 有，原因： 1. 2.	□ 无　□ 有，原因： 1. 2.	□ 无　□ 有，原因： 1. 2.
护士签名			
医师签名			

时间	住院第 5~6 日 （术后第 1~2 天）	住院第 7~10 日 （术后第 3~6 天）	住院第 11~15 日 （术后第 7~11 天）
主要诊疗工作	□ 医师查房 □ 清醒后拔除气管插管 □ 转回普通病房 □ 观察切口有无血肿，渗血 □ 拔除胸管（根据引流量） □ 拔除尿管	□ 医师查房 □ 安排相关复查并分析检查结果 □ 观察切口情况	□ 检查切口愈合情况并拆线 □ 确定患者可以出院 □ 向患者交代出院注意事项复查日期 □ 通知出院处 □ 开出院诊断书 □ 完成出院记录
重点医嘱	**长期医嘱：** □ 一级护理 □ 半流质饮食 □ 氧气吸入 □ 心电、无创血压及血氧饱和度监测 □ 预防用抗菌药物 □ 强心、利尿、补钾治疗 **临时医嘱：** □ 心电图 □ 大换药 □ 复查血常规及相关指标 □ 其他特殊医嘱	**长期医嘱：** □ 二级护理（酌情） □ 饮食 □ 停监测（酌情） □ 停抗菌药物（酌情） **临时医嘱：** □ 拔除深静脉置管并行留置针穿刺（酌情） □ 复查胸部 X 线平片、心电图、超声心动图以及血常规，血生化 □ 大换药	**临时医嘱：** □ 通知出院 □ 出院带药 □ 拆线换药
主要护理工作	□ 观察患者情况 □ 记录生命体征 □ 记录 24 小时出入量 □ 术后康复指导	□ 患者一般状况及切口情况 □ 鼓励患者下床活动，利于恢复 □ 术后康复指导	□ 帮助患者办理出院手续 □ 康复宣教
病情变异记录	□ 无　□ 有，原因： 1. 2.	□ 无　□ 有，原因： 1. 2.	□ 无　□ 有，原因： 1. 2.
护士签名			
医师签名			

第十五章

右心室双出口临床路径释义

【医疗质量控制指标】（专家建议）

指标一、诊断要结合病史，临床表现，及辅助检查尤其是影像学检查结果。

指标二、选择合适的手术适应证和手术时机。

指标三、严格手术流程及无菌原则。

指标四、术后尽早完善术后复查，评价手术效果。

一、国家医疗保障疾病诊断相关分组（CHS-DRG）

MDCF　循环系统疾病及功能障碍

FD1　先天性心脏病复杂手术

FV1　先天性心脏病

二、右心室双出口根治术临床路径标准住院流程

（一）适用对象

第一诊断为右心室双出口，行右心室双出口根治术，年龄 18 岁以下的患者。

释义

■ 本路径适用对象为临床诊断为右心室双出口的患儿，不合并肺动脉狭窄，主要针对室间隔缺损位于主动脉瓣下或者双动脉下，室间隔缺损为远离型或者位于肺动脉瓣下均不在此路径下。

■ 右室双出口根治术是指体外循环下心室内隧道修补术同时包括或者不包括右心室流出道扩大成形术。

（二）诊断依据

根据《临床诊疗指南·心血管外科学分册》（中华医学会编著，人民卫生出版社）。

1. 病史：可有青紫、反复呼吸道感染，生长发育迟缓，心脏杂音等。
2. 体征：青紫、可有心前区心脏杂音等。
3. 辅助检查：心电图、胸部 X 线平片、超声心动图、心脏 CT 增强等。

释义

■ 在大部分右室双出口不伴肺动脉狭窄的病例，肺部血流明显增多，生后早期即可出现充血性心力衰竭，有心悸、气短和反复呼吸道感染等表现，在新生儿和在婴儿期很难与单纯室间隔缺损鉴别，但较后者更易早期产生肺动脉高压和肺血管梗阻性病变。有部分患儿不同程度的发绀。在无肺动脉狭窄的右心室双出口患者，心前

区多隆起，叩诊心界增大，听诊胸骨左缘第三、四肋间可闻及3/6~4/6级收缩期杂音，肺动脉瓣区第二心音亢进，分流量大时心尖区可闻及隆隆样舒张期杂音。发绀明显者可有杵状指。

■ 辅助检查

1. 心电图：大多数右心室双出口的心电图显示电轴右偏和右心室肥厚。

2. 胸部X线平片：右心室双出口的X线胸片显示肺部血管纹理明显增多，肺动脉段明显凸出，心影增大。胃泡、肝脏阴影和心尖位置可帮助鉴别心脏与内脏正位或反位，房室关系等。

3. 超声心动图：绝大多数患者可经二维超声心动图确定右心室双出口的诊断，它可以为手术方案的选择提供病理解剖的多项细节：①两根大动脉的起源及相互关系；②室间隔缺损的位置和大小；③有无肺动脉狭窄；④冠状动脉的起始和分布；⑤有无合并其他严重畸形。

4. 心脏增强CT检查：可以明确室间隔缺损的位置，有无其他心血管畸形，如主动脉缩窄、肺动脉狭窄情况、有无冠状动脉畸形等。

5. 心导管检查和心血管造影：必要时行此两项检查，不仅可以核对超声心动图的诊断，而且可以提供超声心动图无法得到的数据，对提高治疗效果有重要意义。心导管术可以测出两大动脉的血氧饱和度，各心腔血氧含量和肺动脉压力，并由此得出心内分流量和肺血管阻力，这对术式的正确选择有极大帮助。心血管造影术应该重点明确以下几点：①室间隔缺损大小、位置以及与大血管的关系，注意有无多发室间隔缺损；②是否存在肺动脉狭窄及狭窄部位；③房室连接关系；④房室瓣的形态及功能；⑤有无冠状动脉畸形；⑥是否合并其他心内畸形等。

（三）治疗方案的选择

根据《临床技术操作规范·心血管外科学分册》（中华医学会编著，人民军医出版社）。行右心室双出口根治术。

释义

■ 右室双出口根治数主要是心脏内隧道修补术，如心室内隧道阻塞右心室流出道，需要同时采用右心室流出道补片加宽，也在本路径中，如果是因为原发右心室流出道梗阻采用右心室流出道补片加宽则不在本路径中，本路径仅适用于不需要分期手术的右心室双出口根治术，不包括同时需要介入封堵体-肺动脉侧支治疗，或需要行分期手术治疗，或者已经行姑息手术再行二期根治术的患儿。

（四）标准住院日为11~15天

释义

■ 右心室双出口患儿入院后，术前准备一般1~3天，在2~4天实施手术，术后恢复1周左右，总住院时间不超过15天均符合本路径要求。

（五）进入路径标准

1. 第一诊断必须符合右心室双出口编码。
2. 有适应证，无禁忌证。
3. 不合并重度肺动脉高压、左右心室发育不良、肺动脉狭窄、室间隔缺损远离两大动脉的患者。
4. 当患者同时具有其他疾病诊断，但在住院期间不需要特殊处理也不影响第一诊断的临床路径流程实施时，可以进入路径。

释义

■ 本路径适用对象为临床诊断为右心室双出口的患儿，室间隔缺损位于主动脉瓣下，或者双动脉下的患儿，而室间隔缺损远离大动脉，室间隔缺损位于肺动脉瓣下的均不在本路径内。

■ 右心室双出口合并非限制性的主动脉下或双动脉下室间隔缺损而无肺动脉狭窄时，其病理生理类似单纯大型室间隔缺损，早期产生充血性心力衰竭、肺动脉高压和阻塞性肺血管病变因此一经发现应该给尽早手术。

■ 右心室双出口同时合并其他心血管畸形，如主动脉缩窄或肺动脉狭窄，手术治疗过程复杂，导致住院时间延长，治疗费用增加，治疗效果受影响，因此不在本临床路径中。

■ 右心室双出口而导致重度肺动脉高压的患儿，其肺血管的病理改变均较为严重。对此类患儿，术前对适应证的充分评估及围术期对肺动脉的严格处理是治疗成功的关键，这些特殊检查及处理会导致治疗时间和治疗费用上出现较大的变异。本路径将合并重度肺动脉高压的患儿排除在入选标准以外。

■ 右心室双出口合并左右心室发育不良的患儿，因为心室发育差，手术方式需要改变，治疗时间和费用会发生很大变异，因此不在本路径中。

■ 右心室双出口，室间隔缺损远离大动脉，手术困难，手术效果差，治疗时间和费用会发生很大变异，因此也不在本路径中，右心室双出口患儿，室间隔缺损位于肺动脉瓣下，其病理生理类似完全大动脉转位，手术方式复杂，治疗时间和费用发生变异，也不在本路径中。

■ 经入院常规检查发现以往所没有发现的疾病，而可能对患儿健康的损害更为严重，或者可能影响手术、增加手术或麻醉风险，影响预后，则应优先考虑治疗该病种，暂不进入路径。例如心功能不全、肝功能、肾功能不全、严重的凝血障碍等。

■ 若以往患有以上疾病，经合理治疗后达到稳定，或者目前尚需持续用药，经评估无手术及麻醉禁忌，则可进入临床路径。

（六）术前准备（术前评估）2~3 天

1. 必需的检查项目：
（1）血常规、尿常规。
（2）肝功能、肾功能、电解质、血型、凝血功能、感染性疾病筛查（乙型肝炎、丙型肝炎、梅毒、艾滋病等）。
（3）心电图、24 小时动态心电图、胸部 X 线平片、超声心动图、心脏 CT 增强。
2. 根据情况可选择的检查项目：如大便常规、心肌酶、肺功能检查、心血管造影等。

释义

■ 常规的术前检查有助于明确病情，排除手术隐患，有助于手术的安全。

■ 患儿近期有过感冒及发热病史，可检查心肌酶，若异常增高则不宜进入本路径治疗。

■ 既往有呼吸道症状或者明显的胸廓畸形，应行肺功能检查。

■ 如可能合并其他畸形或者超声不完全明确诊断的可以做增强 CT 检查或心脏造影检查，进一步明确诊断。

（七）预防性抗菌药物选择与使用时机

抗菌药物使用：按照《抗菌药物临床应用指导原则（2015 年版）》（国卫办医发〔2015〕43 号）执行，并根据患者的病情决定抗菌药物的选择与使用时间。可使用二代头孢类抗菌药物，如头孢呋辛钠，术前 0.5~1 小时静脉注射。

释义

■ 右心室双出口根治手术属于Ⅰ类切口手术，但由于有心腔内手术操作、异物植入等易感因素存在，且一旦感染可导致严重后果。因此，可按规定适当预防性应用抗菌药物，通常选用第二代头孢菌素。

（八）手术日为入院第 3~4 天

1. 麻醉方式：全身麻醉。
2. 体外循环辅助。
3. 手术植入物：缺损补片材料、胸骨固定钢丝等。
4. 术中用药：麻醉和体外循环常规用药。
5. 输血及血液制品：视术中情况而定。

释义

■ 右心室双出口根治术完善术前检查后，需要全身麻醉体外循环下行根治手术，仅一次性根治手术进入本路径。

■ 右心室双出口根治术室间隔缺损一般需要人工补片材料或者心包，右心室流出道如果需要可以进行加宽术。

■ 麻醉用药及体外循环常规用药要遵循相关医师要求使用。输血及血液制品，视术中情况决定。

（九）术后住院恢复 8~11 天

1. 术后转监护病房，持续监测治疗。
2. 病情平稳后转回普通病房。
3. 必须复查的检查项目：血常规、血电解质、肝功能、肾功能、胸部 X 线平片、心电图、超声心动图。

4. 抗菌药物使用：按照《抗菌药物临床应用指导原则》（卫医发〔2004〕285号）执行，并根据患者的病情决定抗菌药物的选择与使用时间。可使用第二代头孢类抗菌药物，如头孢呋辛钠，儿童平均一日剂量为60mg/kg，严重感染可用到100mg/kg，分2~4次给予。肾功能不全患者按照肌酐清除率制订给药方案：肌酐清除率>50ml/min者，每日3次，每次25mg/kg；肌酐清除率10~50ml/min者，每次25mg/kg，一日2~3次；肌酐清除率<10ml/min者，每次25mg/kg，一日2次。如出现术后感染，可结合药敏结果选择抗菌药物。

释义

■ 右心室双出口根治术后早期应对患儿进行持续的监测治疗，以便及时掌握病情变化。主管医师评估患儿病情平稳后，方可终止持续监测。

■ 根据患儿病情需要，开展相应的检查及治疗。检查项目不只限于路径中规定的必须复查的项目，可根据需要增加，如血气分析、凝血功能分析、超声心动图等。必要时可增加同一项目的检查频次。

■ 术后常规应用第二代头孢菌素，如果有药敏试验结果，或者血常规异常，肺部病变重，可选取敏感抗菌药物或更高级抗菌药物，甚至联用多种抗菌药物。

（十）出院标准

1. 患者一般情况良好，体温正常，完成复查项目。
2. 切口愈合好：引流管拔除，伤口无感染。
3. 没有需要住院处理的并发症。

释义

■ 患儿出院前不仅应完成必须复查的项目，且复查项目应无明显异常。切口愈合良好，若检查结果明显异常，主管医师应进行仔细分析并作出相应处置。

（十一）变异及原因分析

1. 围术期并发症等造成住院日延长和费用增加。
2. 手术耗材的选择：由于病情不同，使用不同的内植物和耗材，导致住院费用存在差异。
3. 医师认可的变异原因分析。
4. 其他患者方面的原因等。

释义

■ 变异是指入选临床路径的患儿未能按路径流程完成医疗行为或者未达到预期的医疗质量控制目标。这包含三个方面的情况：①按路径流程完成治疗，但出现非预期结果，可能需要后续进一步处理。如本路径治疗后室间隔残余分流、三度房室传导阻滞，术中发现其他畸形等。②按路径流程完成治疗，但超出路径的时限或限定费用。如实际住院日超出标准住院日要求，或未能在规定的手术日时间限定内实施手术等。③不能按照路径流程完成治疗，患儿需要中途退出路径。如治疗过程中出现严重并发症，导致必须终止路径或需要转入其他路径进行治疗等。对这些患儿，主管医师均应进行变异原因的分析，并在临床路径的表单中予以说明。对于轻微变异，比如由于某种原因，路径指示不能如期进行而要延长，这种改变不会对最终结果产生重大改变，也不会更多的增加住院天数和住院费用，可不出路径。

■ 右心室双出口的并发症主要有心律失常（房室传导阻滞），室间隔缺损残余分流，左心室或者右心室流出道狭窄，神经系统或其他系统并发症，以及切口感染、延迟愈合。如果出现严重并发症，明显影响住院时间及住院费用应退出本路径。

■ 医师认可的变异原因主要指患儿入选本路径后，医师在检查及治疗过程中发现患儿同时存在一些事前未预知的对本路径治疗可能产生影响的情况，需要终止执行路径或者延长治疗时间，增加治疗费用。医师需要在表单中说明。

■ 因患儿主观方面的原因，导致执行路径发生变异，也需要医师在表单中说明。

三、右心室双出口护理规范

1. 基础护理：要保持口腔、皮肤及床铺清洁，定时翻身，按摩受压部位，预防压疮、泌尿系和肺部并发症。

2. 呼吸道护理：术后带气管插管回监护室，检查气管插管的位置是否正确，听诊双肺呼吸音，妥善固定气管插管和呼吸机管道。拔出气管插管后按时翻身叩背，雾化吸入，指导、鼓励并协助患者正确的咳嗽排痰，婴幼儿可经口鼻腔吸痰。

3. 严密持续心电监测，心率、血压、中心静脉压、动脉血氧饱和度。严格记录出入量，密切观察尿量变化及颜色变化。引流管要妥善固定，保持通畅，密切注意观察引流液的性质、量，并做好记录。

4. 心理护理：加强与患者沟通交流，尽量满足患者需求，降低患者对陌生环境的恐惧，增加患者抵抗疾病的信心，争取早日康复。

四、右心室双出口营养治疗规范

1. 术前对患儿进行营养评估，对于严重营养不良，可以通过肠内甚至肠外营养支持。
2. 术前禁食水期间，给予适量静脉输液。
3. 术后由于限制入量及利尿，术后要尽早恢复肠道营养，进食困难可考虑鼻胃管喂养。
4. 术后以少食多餐为主，直到恢复正常饮食。

五、右心室双出口患者健康宣教

1. 心理护理：多陪伴，鼓励患者，使其放松心情。
2. 逐步增加活动量，术后 3 个月内避免劳累。
3. 给予高蛋白、高热量、高维生素饮食。
4. 注意保暖，避免到公共场所，预防上呼吸道感染。
5. 遵医嘱服药，定期复查。

六、推荐表单

（一）医师表单

右心室双出口临床路径医师表单

适用对象：第一诊断为右心室双出口
行右心室双出口根治术

患儿姓名：	性别：　年龄：　门诊号：	住院号：
住院日期：　年　月　日	出院日期：　年　月　日	标准住院日：11~15天

时间	住院第1~2天	住院第2~3天	住院第3~4天 （手术日）
主要诊疗工作	□ 病史询问，体格检查 □ 完成入院病历书写 □ 安排相关检查 □ 上级医师查房	□ 汇总检查结果 □ 完成术前准备与术前评估 □ 术前讨论，确定手术方案 □ 完成术前小结、上级医师查房记录等病历书写 □ 向患儿及家属交代病情及围术期注意事项 □ 签署手术知情同意书、自费用品协议书、输血同意书	□ 气管插管，建立深静脉通路，建立有创血压监测 □ 手术 □ 术后转入监护病房 □ 术者完成手术记录 □ 完成术后病程记录 □ 向患儿家属交代手术情况及术后注意事项
重点医嘱	**长期医嘱：** □ 先天性心脏病护理常规 □ 一级护理 □ 饮食 □ 患儿既往基础用药 **临时医嘱：** □ 血常规、尿常规、大便常规 □ 血型、凝血功能、电解质、肝功能、肾功能、传染性疾病筛查 □ X线胸片、心电图、超声心动图 □ 必要时增强CT或者磁共振检查	**长期医嘱：** □ 强心、利尿、补钾治疗 **临时医嘱：** □ 拟于明日在全身麻醉体外循环下行房间隔缺损修补术 □ 备皮 □ 备血 □ 术前晚灌肠 □ 术前禁食、禁水 □ 术前镇静药（酌情） □ 其他特殊医嘱	**长期医嘱：** □ 心脏体外循环直视术后护理 □ 禁食 □ ICU监护 □ 持续血压、心电及血氧饱和度监测 □ 呼吸机辅助呼吸 □ 清醒后拔除气管插管（酌情） □ 预防用抗菌药物 □ 强心利尿治疗 **临时医嘱：** □ 床旁X线胸片 □ 其他特殊医嘱
病情变异记录	□ 无　□ 有，原因： 1. 2.	□ 无　□ 有，原因： 1. 2.	□ 无　□ 有，原因： 1. 2.
医师签名			

时间	住院第 4~6 天 （术后 1~2 日）	住院第 6~10 天 （术后 3~6 日）	住院第 8~14 天 （术后 5~10 日）
主要诊疗工作	□ 各级医师查房 □ 观察切口有无血肿，渗血 □ 拔除胸管（根据引流量） □ 拔除尿管 □ 拔除气管插管撤离呼吸机 □ 患儿出监护室回普通病房	□ 各级医师查房 □ 安排相关复查并分析检查结果 □ 观察切口情况	□ 检查切口愈合情况并拆线 □ 确定患儿可以出院 □ 向患儿交代出院注意事项复查日期 □ 通知出院处 □ 开出院诊断书 □ 完成出院记录
重点医嘱	**长期医嘱：** □ 一级护理 □ 饮食（根据年龄） □ 氧气吸入 □ 心电、无创血压及血氧饱和度监测 □ 预防用抗菌药物 □ 强心、利尿、补钾治疗（酌情） **临时医嘱：** □ 大换药 □ 复查血常规及相关指标 □ 其他特殊医嘱	**长期医嘱：** □ 一级护理（酌情） □ 饮食 □ 停监测（酌情） □ 停抗菌药物（酌情） **临时医嘱：** □ 拔除深静脉置管并行留置针穿刺（酌情） □ 复查 X 线胸片、心电图、超声心动图以及血常规、血生化全套 □ 大换药	**临时医嘱：** □ 通知出院 □ 出院带药 □ 拆线换药
病情变异记录	□ 无　□ 有，原因： 1. 2.	□ 无　□ 有，原因： 1. 2.	□ 无　□ 有，原因： 1. 2.
医师签名			

（二）护士表单

右心室双出口临床路径护士表单

适用对象：第一诊断为右心室双出口
行右心室双出口根治术

患儿姓名：	性别： 年龄： 门诊号：	住院号：
住院日期： 年 月 日	出院日期： 年 月 日	标准住院日：11~15 天

时间	住院第 1~2 天	住院第 2~3 天	住院第 3~4 天 （手术日）
健康宣教	□ 入院宣教 □ 介绍主管医师、责任护士 □ 介绍环境、设施 □ 介绍住院注意事项 □ 介绍探视和陪床制度和要求	□ 术前宣教 □ 提醒患儿按时禁食、禁水 □ 其他	□ 通知患儿家属准备冠心病重症监护病房所需物品
护理处置	□ 核对患儿，佩戴腕带 □ 建立入院护理病历 □ 协助患儿留取各种标本 □ 测量血压心率呼吸	□ 术前准备（备皮，外周静脉留置套管针等） □ 药物灌肠 □ 佩戴腕带	□ 观察患儿病情变化 □ 定期记录重要监测指标
基础护理	□ 一级护理 □ 晨晚间护理 □ 安全护理 □ 完善检查 □ 评估患儿情况	□ 一级护理 □ 晨晚间护理 □ 安全护理 □ 完善检查	□ 特级护理 □ 接收手术患儿 □ 核对患儿及资料，应用血制品情况
专科护理	□ 护理查体 □ 病情观察 □ 吸氧（酌情） □ 雾化（酌情）	□ 护理查体 □ 体温监测 □ 术前医嘱的执行	□ 与麻醉医师和手术医师交接病情 □ 心脏体外循环直视术后护理 □ 评价患儿状态及危重程度 □ 循环系统护理（生命体征，体温，尿量） □ 呼吸系统管理（妥善固定气管插管，呼吸机监测，保持呼吸道通畅，拔出气管插管准备） □ 管道管理（静脉通路，动脉测压，引流管管理，胃管，尿管护理） □ 切口护理 □ 监测血气情况 □ 压疮护理

续　表

时间	住院第 1~2 天	住院第 2~3 天	住院第 3~4 天 （手术日）
重点医嘱	□ 详见医嘱执行单	□ 详见医嘱执行单	□ 详见医嘱执行单
病情变异记录	□ 无　□ 有，原因： 1. 2.	□ 无　□ 有，原因： 1. 2.	□ 无　□ 有，原因： 1. 2.
护士签名			

时间	住院第 4~6 天 （术后 1~2 日）	住院第 6~10 天 （术后 3~6 日）	住院第 8~14 天 （术后 5~10 日）
健康宣教	□ 术后护理宣教	□ 术后护理宣教 □ 指导家属进行术后护理	□ 出院护理指导 □ 术后健康指导 □ 指导复诊事宜
护理处置	□ 遵医嘱进行相关护理	□ 从冠心病重症监护病房转运患儿到普通病房	□ 帮助办理出院手续
基础护理	□ 晨晚间护理 □ 排泄管理 □ 患儿安全管理	□ 晨晚间护理 □ 排泄管理 □ 患儿安全管理	□ 晨晚间护理 □ 排泄管理 □ 患儿安全管理
专科护理	□观察患儿病情 □ 血压、心电及血氧饱和度 □ 呼吸机辅助呼吸（或氧气吸入或持续气道正压通气呼吸支持） □ 血气分析 □ 伤口敷料 □ 引流情况 □ 记录生命体征 □ 记录 24 小时出入量 □ 拔除气管插管 □ 拔除导尿管、胃管 □ 执行各项医嘱	□ 执行护理操作 □ 观察患儿病情 □ 观察伤口敷料 □ 术后康复指导 □ 振动仪排痰治疗 □ 叩胸拍背 □ 经鼻、口腔吸痰 □ 指导喂养 □ 按时服药 □ 记录生命体征 □ 记录 24 小时出入量	□ 出院带药 □ 发出院带药 □ 协助医师讲解服药方法 □ 其他 □ 终末消毒
重点医嘱	□ 详见医嘱执行单	□ 详见医嘱执行单	□ 详见医嘱执行单
病情变异记录	□ 无　□ 有，原因： 1. 2.	□ 无　□ 有，原因： 1. 2.	□ 无　□ 有，原因： 1. 2.
护士签名			

（三）患儿家属表单

右心室双出口临床路径患儿家属表单

适用对象：第一诊断为右心室双出口
行右心室双出口根治术

患儿姓名：	性别：　年龄：　门诊号：	住院号：
住院日期：　年　月　日	出院日期：　年　月　日	标准住院日：11~15 天

时间	住院第 1~2 天	住院第 2~3 天	住院第 3~4 天 （手术日）
医患配合	□ 配合询问病史、收集资料，务必详细告知既往史、用药史、过敏史 □ 配合进行体格检查 □ 有任何不适告知医师	□ 配合完善术前检查前相关检查 □ 医师向家属介绍病情，签手术同意书，自费用品同意书，输血同意书	□ 医师向家属交代手术情况，术后情况
护患配合	□ 配合测量体温、脉搏、呼吸、血压、体重 □ 配合完成入院护理评估（简单询问病史、过敏史、用药史） □ 接受入院宣教配合执行探视和陪伴制度 □ 有任何不适告知护士	□ 配合测量体温、脉搏、呼吸、血压 □ 接受术前宣教 □ 配合进行术前准备，如备皮、抽取血样	□ 配合进行术后护理操作
饮食	□ 遵医嘱饮食	□ 遵医嘱禁食、禁水	□ 遵医嘱禁食、禁水
排泄	□ 正常排尿便	□ 正常排尿便	□ 正常排尿便
活动	□ 正常活动	□ 正常活动	□ 卧床

时间	住院第 4~6 天 （术后 1~2 日）	住院第 6~10 天 （术后 3~6 日）	住院第 8~14 天 （术后 5~10 日）
医患配合	□ 配合医师各种操作及抽血检查 □ 配合医师进行体格检查	□ 配合医师进行术后检查及抽血检验 □ 配合医师进行体格检查	□ 接受出院前指导，康复指导及用药指导 □ 知道复查程序 □ 知道复印病历程序
护患配合	□ 配合进行术后肺部护理 □ 接受输液、服药等治疗 □ 配合护士进行生活护理 □ 配合活动，预防皮肤压力伤 □ 配合执行探视及陪伴	□ 配合进行术后肺部护理 □ 接受输液、服药等治疗 □ 配合护士进行生活护理 □ 配合活动，预防皮肤压力伤 □ 配合执行探视及陪伴	□ 接受出院宣教 □ 办理出院手续 □ 获取出院带药
饮食	□ 限量饮食和水	□ 限量饮食和水	□ 限量饮食和水
排泄	□ 正常排尿便	□ 正常排尿便	□ 正常排尿便
活动	□ 限制活动	□ 限制活动	□ 限制活动

附：原表单（2017 年版）

右心室双出口临床路径表单

适用对象：第一诊断为右心室双出口

行右心室双出口根治术

患儿姓名：	性别：　年龄：　门诊号：	住院号：
住院日期：　年　月　日	出院日期：　年　月　日	标准住院日：11~15 天

时间	住院第 1 天	住院第 2~3 天	住院第 4 天（手术日）
主要诊疗工作	□ 病史询问，体格检查 □ 完成入院病历书写 □ 安排相关检查 □ 上级医师查房	□ 汇总检查结果 □ 完成术前准备与术前评估 □ 术前讨论，确定手术方案 □ 完成术前小结、上级医师查房记录等病历书写 □ 向患者及家属交代病情及围术期注意事项 □ 签署手术知情同意书、自费用品协议书、输血同意书	□ 气管插管，建立深静脉通路 □ 手术 □ 术后转入重症监护病房 □ 术者完成手术记录 □ 完成术后病程记录 □ 向患者家属交代手术情况及术后注意事项
重点医嘱	**长期医嘱：** □ 先心病护理常规 □ 二级护理 □ 饮食 □ 患者既往基础用药 **临时医嘱：** □ 血常规、尿常规、大便常规 □ 血型、凝血功能、电解质、肝功能、肾功能、感染性疾病筛查 □ X 线胸片、心电图、心脏 CT 增强、超声心动图 □ 肺功能（必要时） □ 心血管造影（必要时）	**长期医嘱：** □ 强心、利尿、补钾治疗 **临时医嘱：** □ 拟于明日在全麻体外循环下行右心室双出口根治术 □ 备皮 □ 备血 □ 术前晚灌肠 □ 术前禁食水 □ 术前镇静药（酌情） □ 其他特殊医嘱	**长期医嘱：** □ 心脏体外循环直视术后护理 □ 禁食 □ 持续血压、心电及血氧饱和度监测 □ 呼吸机辅助呼吸 □ 预防用抗菌药物 **临时医嘱：** □ 床旁心电图、X 线胸片 □ 其他特殊医嘱
主要护理工作	□ 入院宣教（环境、设施、人员等） □ 入院护理评估（营养状况、性格变化等）	□ 术前准备（备皮等） □ 术前宣教（提醒患者按时禁水等）	□ 随时观察患者病情变化 □ 记录生命体征 □ 记录 24 小时出入量 □ 定期记录重要监测指标
病情变异记录	□ 无　□ 有，原因： 1. 2.	□ 无　□ 有，原因： 1. 2.	□ 无　□ 有，原因： 1. 2.
护士签名			
医师签名			

时间	住院第5~6日 （术后第1~2天）	住院第7~10日 （术后第3~6天）	住院第11~15日 （术后第7~11天）
主要诊疗工作	□ 医师查房 □ 清醒后拔除气管插管 □ 转回普通病房 □ 观察切口有无血肿，渗血 □ 拔除胸管（根据引流量） □ 拔除尿管	□ 医师查房 □ 安排相关复查并分析检查结果 □ 观察切口情况	□ 检查切口愈合情况并拆线 □ 确定患者可以出院 □ 向患者交代出院注意事项复查日期 □ 通知出院处 □ 开出院诊断书 □ 完成出院记录
重点医嘱	**长期医嘱：** □ 一级护理 □ 半流质饮食 □ 氧气吸入 □ 心电、无创血压及血氧饱和度监测 □ 预防用抗菌药物 □ 强心、利尿、补钾治疗 **临时医嘱：** □ 心电图 □ 大换药 □ 复查血常规及相关指标 □ 其他特殊医嘱	**长期医嘱：** □ 二级护理（酌情） □ 饮食 □ 停监测（酌情） □ 停抗菌药物（酌情） **临时医嘱：** □ 拔除深静脉置管并行留置针穿刺（酌情） □ 复查胸部X线平片、心电图、超声心动图以及血常规，血生化 □ 大换药	**临时医嘱：** □ 通知出院 □ 出院带药 □ 拆线换药
主要护理工作	□ 观察患者情况 □ 记录生命体征 □ 记录24小时出入量 □ 术后康复指导	□ 患者一般状况及切口情况 □ 鼓励患者下床活动，利于恢复 □ 术后康复指导	□ 帮助患者办理出院手续 □ 康复宣教
病情变异记录	□ 无 □ 有，原因： 1. 2.	□ 无 □ 有，原因： 1. 2.	□ 无 □ 有，原因： 1. 2.
护士签名			
医师签名			

第十六章

先天性胆管扩张症临床路径释义

【医疗质量控制指标】（专家建议）

指标一、术前诊断应基于临床表现、影像学检查结果而得出。

指标二、手术过程需完成扩张胆总管切除，术中控制出血；肝管-肠吻合、肠-肠吻合，保证吻合口的一期愈合率。

指标三、术后预防性使用抗菌药物，降低腹腔感染、切口感染的发生率。

一、先天性胆管扩张症编码

先天性胆管扩张症为临床上最常见的一种先天性胆道畸形。其病变主要是指胆总管的一部分呈囊状或梭状扩张，有时可伴有肝内胆管扩张的先天性畸形。

疾病名称及编码：先天性胆管扩张症（ICD-10：Q44.5）

胆总管囊肿（ICD-10：Q44.4）

手术操作名称及编码：扩张胆总管切除、胆道重建术（ICD-9-CM-3：51.63）

二、临床路径检索方法

Q44.4/Q44.5 伴 51.63　　出院科别：儿科

三、国家医疗保障疾病诊断相关分组（CHS-DRG）

MDCH　肝、胆、胰疾病及功能障碍

HC1　胆囊切除伴胆总管手术

HC2　胆总管手术

HC4　除胆囊切除术以外的胆道手术

四、先天性胆管扩张症临床路径标准住院流程

（一）适用对象

第一诊断为先天性胆管扩张症（胆总管囊肿）（ICD-10：Q44.4/Q44.504）。

行扩张胆总管切除、胆道重建术（ICD-9-CM-3：51.6301）。

释义

■ 本路径适用对象为临床诊断为先天性胆管扩张症（先天性胆总管囊肿）的患儿。

■ 治疗方法：本路径针对的是（腹腔镜）扩张胆总管切除、胆道重建手术。

（二）诊断依据

根据《临床诊疗指南·小儿外科学分册》（中华医学会编著，人民卫生出版社）、《临床技术操作规范·小儿外科学分册》（中华医学会编著，人民军医出版社）、《小儿外科学》（施诚仁等主编，第4版，人民卫生出版社，2009）。

1. 本病有3个主要临床特征，即腹痛、黄疸和腹部肿块，具体病例可仅有其中的1或2项。
2. 影像学检查：超声可显示肝内外胆管扩张、结石、肝实质损害、胆囊壁增厚、胰管扩张和胰腺水肿等情况，CT或MRI亦可用于检查。
3. 实验室检查：血白细胞计数升高提示合并感染，血、尿淀粉酶升高提示胰胆管合流伴发胰腺炎，碱性磷酸酶、氨基转移酶升高提示肝功能不良，胆红素检查呈梗阻性黄疸等。

释义

■ 本路径的制订主要参考国内权威参考书籍和诊疗指南。

■ 胆管扩张症（先天性胆总管囊肿）患儿的临床表现通常分为两种：婴儿型和成人型。婴儿型通常在生后1~3个月表现为梗阻性黄疸、肝大和无胆汁粪便。成人型胆管扩张症通常在2岁以后才出现明显症状，通常是间歇性的。

■ 实验室检查不可能确诊胆管扩张症，但可以提示患儿的临床状况。超声是最好的筛查手段，可以显示胰胆管直径的变化，也可以提供一些关于肝密度及肝纤维化的信息。所有婴儿均需行超声检查。

（三）选择治疗方案的依据

根据《临床诊疗指南·小儿外科学分册》（中华医学会编著，人民卫生出版社）、《临床技术操作规范·小儿外科学分册》（中华医学会编著，人民军医出版社）、《小儿外科学》（施诚仁等主编，第4版，人民卫生出版社，2009）。
行扩张胆总管切除、胆道重建术（ICD-9-CM-3：51.6301）。

释义

■ 扩张胆总管切除、胆道重建术：切除胆囊及扩张的胆总管，距十二指肠悬韧带15cm的空肠处切断，空肠升支从横结肠后引至肝下，行肝总管空肠端侧吻合。在距肝总管空肠吻合口25cm处行空肠-空肠端侧吻合，并做矩形瓣防反流。

■ 胆道穿孔引起胆汁性腹膜炎、严重的胆管炎及患儿全身条件较差致囊肿切除困难的病例，为了减少对患儿的打击，可行囊肿外引流术，待患儿病情好转后，再次行根治手术。

■ 扩张胆总管切除、胆道重建术后有吻合口狭窄的可能，虽然概率较低，但如果出现，需再次手术。

（四）标准住院日10~12天

释义

■ 肝总管与空肠是两种不同的组织，容易出现吻合口漏等。待肠功能恢复后进食，查看有无吻合口漏，方能决定可否出院。

（五）进入临床路径标准

1. 第一诊断必须符合ICD-10：Q44.4/Q44.504先天性胆管扩张症（胆总管囊肿）疾病

编码。

2. 患儿一般情况良好，可耐受手术。

3. 当患儿合并其他疾病，但住院期间不需特殊处理，也不影响第一诊断的临床路径实施时，可以进入临床路径。

4. 因本病发生胆管穿孔或严重感染等，已行胆管或胆囊外引流术者不进入临床路径。

释义

■ 第一诊断符合此诊断患儿即可进入本路径。但因本病发生胆管穿孔或严重感染等，已行胆管或胆囊外引流术者不进入路径。此类患儿手术难度可能会增大，医疗费用可能会增加等。

■ 经入院常规检查发现以往没有发现的疾病，而该疾病可能对患儿健康影响更为严重，或者该疾病可能影响手术实施、增加手术和麻醉风险、影响预后，则应优先考虑治疗该种疾病，暂不宜进入本路径。如重症感染、心功能不全、肝功能、肾功能不全、凝血功能障碍等。

■ 若既往患有上述疾病，经合理治疗后达到稳定，抑或目前尚需要持续用药，经评估无手术及麻醉禁忌，则可进入本路径。但可能会增加医疗费用，延长住院时间。

（六）术前准备（术前评估）3 天

1. 必需的检查项目：

（1）实验室检查：血常规、血型、C 反应蛋白、尿常规、肝功能、肾功能、血淀粉酶、凝血功能、感染性疾病筛查、血电解质、血气分析。

（2）X 线胸片（正位）、心电图、超声心动图（心电图异常者）。

（3）超声。

2. 根据患儿情况可选择：CT、磁共振胰胆管成像（magnetic resonance cholangiopancreatography，MRCP）或经内镜逆行胆胰管成像（endoscopic retrograde cholangiopancreatography，ERCP）检查。

释义

■ 必查项目是确保手术治疗安全、有效开展的基础，在术前必须完成。相关人员应认真分析检查结果，以便及时发现异常情况并采取对应处置。

■ 实验室检查虽不可能确诊胆管扩张症，但可以提示患儿的临床状况，以便及时对症处理。

■ ERCP 虽可以提供胰胆管连接异常的信息，也可以确诊胰腺分裂畸形等，但是其为有创操作，应优先选择无创检查——MRCP。

（七）预防性抗菌药物选择与使用时机

1. 按照《抗菌药物临床应用指导原则（2015 年版）》（国卫办医发〔2015〕43 号），并结合患儿病情决定选择。

2. 推荐药物治疗方案（使用《国家基本药物》的药物）。

3. 预防性用药时间为 1 天，术前因感染已应用抗菌药物或术中发现胆管或胰腺有炎症者不在此列。

释义

■ 抗菌药物的使用主要参考国内权威药物使用指南。如果存在胆管炎或胰腺炎等，可依照病情使用抗菌药物，必要时送各项病原学的检查。

（八）手术日为入院第4天

1. 麻醉方式：气管插管全身麻醉。
2. 预防性抗菌药物的给药方法：第二代头孢菌素类（如头孢呋辛）或第三代头孢菌素类（如头孢曲松或头孢哌酮）静脉输入，切开皮肤前30分钟开始给药，手术延长到3小时以上或大量失血时，补充1个剂量（用头孢曲松时无需追加剂量）。
3. 手术方式：开放经腹或腹腔镜辅助下扩张胆总管切除、肝总管空肠 Roux-Y 吻合。
4. 输血：视术中和术后情况而定。

释义

■ 本路径规定的手术均是在全身麻醉辅助下实施的。一般不需要输血，但如果囊肿炎症重，或囊肿巨大，分离后创面渗血多，可根据具体病情输血或血制品。

（九）术后住院恢复6~8天

1. 必须复查的检查项目：血常规、C反应蛋白、血电解质、肝功能、肾功能、淀粉酶。
2. 术后抗菌药物：第二代头孢菌素类（如头孢呋辛）、第三代头孢菌素类（如头孢曲松或头孢哌酮）及甲硝唑，用药时间一般为3~5天。
3. 出院前超声检查：吻合口情况，有无胰腺水肿、腹水等。

释义

■ 如果患儿术前有梗阻性黄疸及肝功能损害，或者有胰腺炎，淀粉酶升高情况，术后第7天需复查胆红素、氨基转移酶及淀粉酶恢复情况。

■ 术后第3天复查血常规及C反应蛋白，如果无异常，可停用抗菌药物。

（十）出院标准

1. 一般情况好，无发热，消化道功能恢复好。
2. 切口愈合良好，引流管拔除后愈合良好，无瘘形成。
3. 无其他需要住院处理的并发症。

释义

■ 患儿出院前不仅应完成必须复查的项目，且复查项目应无明显异常。若检查结果明显异常，主管医师应进行仔细分析并作出对应处置。

（十一）变异及原因分析

1. 术前合并其他基础疾病影响手术的患儿，需要进行相关的诊断和治疗。
2. 为进一步明确诊断，术中须常规抽取胆囊或扩张胆管内胆汁，检测淀粉酶水平、细菌培养加药敏试验；可行术中胆管造影显示胰胆合流情况和肝内胆管畸形，以利手术具体方式和抗菌药物的选择。
3. 有并发症（有严重肝功能损害及黄疸、胆管穿孔、急性胰腺炎、胆管出血或恶变等）的先天性胆管扩张症，则转入相应临床路径。

释义

■ 胆管扩张症术前可能有严重的并发症，如胆管穿孔、急性胰腺炎、严重肝功能损害等，而这些并发症可能会增加根治手术的风险，因此，不能进入路径。

■ 医师认可的变异原因主要指患儿入选路径后，医师在检查及治疗过程中发现患儿合并存在一些事前未预知的对本路径治疗可能产生影响的情况，需要终止执行路径或者延长治疗时间、增加治疗费用。医师需在表单中明确说明。

■ 因患儿方面的主观原因导致执行路径出现变异，也需要医师在表单中予以说明。

五、先天性胆管扩张症给药方案

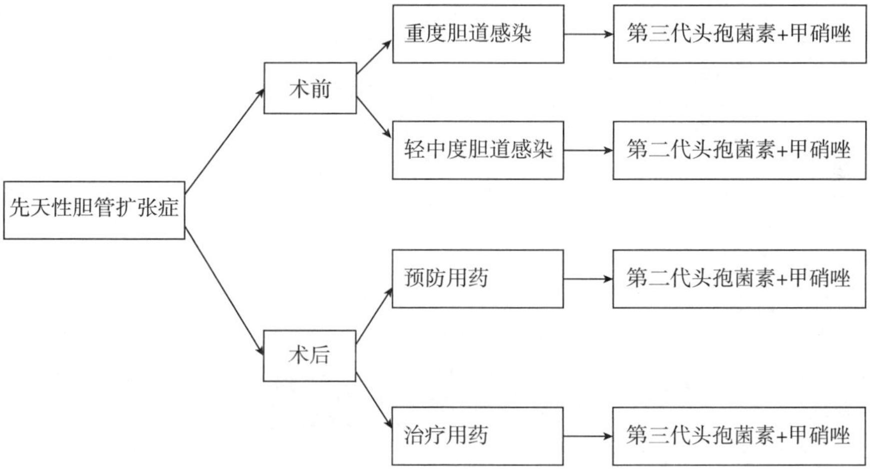

（一）用药选择

1. 先天性胆管扩张症胆汁细菌培养，主要为大肠埃希菌、粪肠球菌、克雷伯菌属。重症胆道感染时，需尽早开始抗菌药物经验治疗，首选从胆道排泄的头孢哌酮。轻中度感染，可选用第二代头孢菌素。
2. 体温高、全身症状严重者应送血培养，以对症下药。

（二）药学提示

头孢哌酮选用剂量多为 40～80mg/（kg·d），分 2 次或 3 次给予，重症感染可增加剂量至 150mg/（kg·d）。

（三）注意事项

无感染症状，术前不必预防用药，术前 30 分钟给抗菌药物 1 剂即可。

六、先天性胆管扩张症护理规范

1. 术前常规腹部备皮，留置胃管。
2. 术前给予开塞露排空结肠，利于为腹腔镜手术创造空间。
3. 术前30分钟给予静脉滴注抗菌药物。
4. 术后妥善固定腹腔引流管、胃管及尿管。
5. 术后24小时应密切监护患儿心率、血压、尿量及腹腔引流液情况，出现异常及时通知医师处理。
6. 腹腔引流管周渗液时应加强护理，保持伤口干洁。

七、先天性胆管扩张症营养治疗规范

1. 术前合并胆管炎的患儿应常规禁食，给予静脉营养支持。
2. 术后排气排便后应试饮水，无异常后逐渐从流食过渡至正常饮食。
3. 合并肝功能受损的患儿应避免过油腻饮食，并加用保肝药物。

八、先天性胆管扩张症患者健康宣教

1. 术前应清淡饮食，手术前6小时停止进食、水。
2. 术后注意安抚患儿情绪，配合医护看护好各种引流管，保持伤口干洁。
3. 加强伤口管理，保持敷料干洁。
4. 出院后规律饮食，避免油腻生冷饮食。
5. 定期复查，观察患儿大便性状，出现大便颜色变浅、皮肤黄染等情况及时返院就诊。

九、推荐表单

（一）医师表单

先天性胆管扩张症临床路径医师表单

适用对象：第一诊断为先天性胆管扩张症（胆总管囊肿）（ICD-10：Q44.4/Q44.5）

行（腹腔镜）扩张胆总管切除、胆道重建术（ICD-9-CM-3：51.63）

患儿姓名：	性别： 年龄： 门诊号：	住院号：
住院日期： 年 月 日	出院日期： 年 月 日	标准住院日：10~12 天

时间	住院第 1 天	住院第 2 天	住院第 3 天
主要诊疗工作	□ 询问病史与体格检查 □ 上级医师查房与术前评估 □ 确定诊断和手术日期 □ 与患儿家属沟通病情并予以指导	□ 确定所有检查结果符合诊断和手术条件，异常者分析处理后复查 □ 签署输血知情同意书	□ 向患儿监护人交代病情，签署手术知情同意书 □ 麻醉科医师探望患儿并完成麻醉前书面评估 □ 完成手术准备
重点医嘱	**长期医嘱：** □ 二级护理 □ 无渣低脂饮食 **临时医嘱：** □ 血常规、尿常规、C 反应蛋白、血型 □ 肝功能、肾功能、血电解质、凝血功能、血淀粉酶或尿淀粉酶、乙型肝炎五项、丙型肝炎、艾滋病、梅毒 □ 心电图、X 线胸片 □ 超声 □ MRCP □ 超声心动图（必要时） □ ERCP（必要时）	**长期医嘱：** □ 二级护理 □ 无渣低脂半流质饮食 □ 给予广谱抗菌药物（必要时） □ 给予维生素 K_1（必要时）	**临时医嘱：** □ 明晨禁食 □ 拟明日全身麻醉下行扩张胆总管切除、胆道重建术 □ 开塞露或灌肠通便 □ 带预防性抗菌药物、胃管、导尿管各 1 根，集尿袋 1 只 □ 备血
病情变异记录	□ 无 □ 有，原因： 1. 2.	□ 无 □ 有，原因： 1. 2.	□ 无 □ 有，原因： 1. 2.
医师签名			

时间	住院第4天 （手术日）	住院第5天 （术后1日）	住院第6天 （术后2日）
主要诊疗工作	□ 完成胆总管切除、胆道重建术 □ 完成术后医嘱和检查 □ 上级医师查房 □ 向患儿家属交代手术后注意事项 □ 确定有无手术并发症 □ 确定有无麻醉并发症（麻醉科医师随访和书面评价）	□ 上级医师查房 □ 仔细观察患儿腹部体征变化，腹腔引流情况（如有），伤口有无出血等，对手术进行评估	□ 上级医师查房 □ 仔细观察患儿腹部体征变化，腹腔引流情况，伤口情况
重点医嘱	**长期医嘱：** □ 禁食 □ 一级护理 □ 心电监护，血压，血氧饱和度 □ 胃肠减压接负压吸引，记量 □ 留置导尿，记量 □ 如有腹腔引流，接袋，记量 □ 甲硝唑静脉滴注 □ 广谱抗菌药物 **临时医嘱：** □ 血常规、C反应蛋白 □ 血电解质、血气分析、肝功能、肾功能、淀粉酶（必要时） □ 按体重和出入量补液和电解质 □ 必要时按需输血	**长期医嘱：** □ 禁食、禁水 □ 二级护理 □ 甲硝唑静脉滴注 □ 广谱抗菌药物 □ 心电监护，血压，血氧饱和度 □ 胃肠减压接负压吸引，记量 □ 留置导尿，记量 □ 如有腹腔引流，接袋，记量 **临时医嘱：** □ 按体重和出入量补液和电解质	**长期医嘱：** □ 禁食、禁水 □ 二级护理 □ 甲硝唑静脉滴注 □ 广谱抗菌药物 □ 心电监护，血压，血氧饱和度 □ 胃肠减压接负压吸引，记量 □ 留置导尿，记量 □ 如有腹腔引流，接袋，记量 **临时医嘱：** □ 按体重和出入量补液和电解质
病情变异记录	□ 无 □ 有，原因： 1. 2.	□ 无 □ 有，原因： 1. 2.	□ 无 □ 有，原因： 1. 2.
医师签名			

时间	住院第 7 天 （术后 3 日）	住院第 8~9 天 （术后 4~5 日）	住院第 10~12 天 （术后 6~8 日，出院日）
主要诊疗工作	□ 上级医师查房，确定有无手术并发症和手术切口感染 □ 仔细观察患儿腹部体征变化，腹腔引流情况，伤口情况 □ 消化道恢复功能情况	□ 上级医师查房，确定有无手术并发症和手术切口感染	□ 上级医师查房，确定有无手术并发症和手术切口感染 □ 了解所有实验室检查报告 □ 请示上级医师给予出院 □ 出院医嘱 □ 完成出院病程记录、出院小结 □ 通知患儿及其家属，交代出院后注意事项，预约复诊日期
重点医嘱	**长期医嘱：** □ 禁食、禁水 □ 二级护理 □ 如有腹腔引流，接袋，记量 **临时医嘱：** □ 按体重和出入量补液和电解质 □ 停留置导尿 □ 停胃肠减压 □ 血常规、C 反应蛋白 □ 伤口换药	**长期医嘱：** □ 流质或半流质饮食 □ 二级护理 **临时医嘱：** □ 按需补液	**长期医嘱：** □ 半流质饮食 □ 二级护理 **临时医嘱：** □ 术后 7 天拔除腹腔引流管
病情变异记录	□ 无　□ 有，原因： 1. 2.	□ 无　□ 有，原因： 1. 2.	□ 无　□ 有，原因： 1. 2.
医师签名			

（二）护士表单

先天性胆管扩张症临床路径护士表单

适用对象：第一诊断为先天性胆管扩张症（胆总管囊肿）（ICD-10：Q44.4/Q44.5）

行（腹腔镜）扩张胆总管切除、胆道重建术（ICD-9-CM-3：51.63）

患儿姓名：	性别：　　年龄：　　门诊号：	住院号：
住院日期：　　年　月　日	出院日期：　　年　月　日	标准住院日：10~12天

时间	住院第1天	住院第2天	住院第3天
主要护理工作	入院宣教： □ 病房环境、设施和设备 □ 主治医师、责任护士 □ 陪住制度、作息制度、探视要求 入院评估： □ 跌倒、坠床 □ 自理能力 基础护理： □ 晨晚间护理 □ 安全护理 □ 心理护理 专科护理： □ 观察有无发热、腹痛、黄疸 □ 观察腹部体征 □ 协助医师完成各项检查 □ 动静脉取血（次日晨取血） □ 指导患儿到相关科室进行检查 健康教育： □ 饮食指导 □ 活动指导 □ 绝对卧床 □ 减少活动 □ 适当活动	观察病情变化： □ 有无发热、腹痛、黄疸 □ 腹部体征 基础护理： □ 晨晚间护理 □ 安全护理 □ 心理护理 专科护理： □ 遵医嘱正确给药（必要时） 健康教育： □ 饮食指导 □ 活动指导 □ 绝对卧床 □ 减少活动 □ 适当活动	观察病情变化： □ 有无发热、腹痛、黄疸 □ 腹部体征 基础护理： □ 晨晚间护理 □ 安全护理 □ 心理护理 专科护理： □ 术前准备 □ 术前禁食、禁水 □ 皮肤准备 □ 肠道准备 □ 物品准备 健康教育： □ 饮食指导 □ 活动指导 □ 绝对卧床 □ 减少活动 □ 适当活动
病情变异记录	□ 无　□ 有，原因： 1. 2.	□ 无　□ 有，原因： 1. 2.	□ 无　□ 有，原因： 1. 2.
护士签名			

时间	住院第4天 (手术日)	住院第5天 (术后1日)	住院第6天 (术后2日)
主要护理工作	**观察病情变化：** □ 生命体征 □ 血氧饱和度 □ 伤口敷料情况 □ 观察腹部体征变化 **护理措施：** □ 基础护理 □ 晨晚间护理 □ 安全护理 □ 心理护理 □ 专科护理 □ 饮食护理，禁食、禁水 □ 胃肠减压的护理 □ 适当活动 □ 保护性约束 □ 正确给药 □ 遵医嘱正确补液 □ 记录大小便 □ 协助医师完善各项实验室检查 □ 腹腔引流的护理（必要时） □ 记录引流液的颜色、性质、量 □ 留置导尿的护理 □ 准确记录24小时出入量 □ 其他 □ 药物不良反应观察和护理 □ 疼痛护理指导及镇痛泵（必要时）	**观察病情变化：** □ 生命体征 □ 血氧饱和度 □ 伤口敷料情况 □ 观察腹部体征变化 **护理措施：** □ 基础护理 □ 晨晚间护理 □ 安全护理 □ 心理护理 □ 专科护理 □ 饮食护理，禁食、禁水 □ 胃肠减压的护理 □ 适当活动 □ 保护性约束 □ 正确给药 □ 遵医嘱正确补液 □ 记录大小便 □ 腹腔引流的护理（必要时） □ 记录引流液的颜色、性质、量 □ 留置导尿的护理 □ 准确记录24小时出入量 □ 其他 □ 药物不良反应观察和护理 □ 疼痛护理指导及镇痛泵（必要时）	**观察病情变化：** □ 生命体征 □ 血氧饱和度 □ 伤口敷料情况 □ 观察腹部体征变化 **护理措施：** □ 基础护理 □ 晨晚间护理 □ 安全护理 □ 心理护理 □ 专科护理 □ 饮食护理，禁食、禁水 □ 胃肠减压的护理 □ 适当活动 □ 保护性约束 □ 正确给药 □ 遵医嘱正确补液 □ 记录大小便 □ 腹腔引流的护理（必要时） □ 记录引流液的颜色、性质、量 □ 留置导尿的护理 □ 准确记录24小时出入量 □ 其他 □ 药物不良反应观察和护理 □ 疼痛护理指导及镇痛泵（必要时）
病情变异记录	□ 无　□ 有，原因： 1. 2.	□ 无　□ 有，原因： 1. 2.	□ 无　□ 有，原因： 1. 2.
护士签名			

时间	住院第7天 （术后3日）	住院第8~9天 （术后4~5日）	住院第10~12天 （术后6~8日，出院日）
主要护理工作	**观察病情变化：** □ 生命体征 □ 伤口敷料情况 □ 观察腹部体征变化 **护理措施：** □ 基础护理 □ 晨晚间护理 □ 安全护理 □ 心理护理 □ 专科护理 □ 饮食护理，禁食、禁水 □ 适当活动 □ 保护性约束 □ 正确给药 □ 遵医嘱正确补液 □ 协助医师完成各项实验室检查 □ 记录大小便 □ 腹腔引流的护理（必要时） □ 记录引流液的颜色、性质、量 □ 其他 □ 药物不良反应观察和护理 □ 拔除胃肠减压后有无呕吐 □ 拔除尿管后排尿情况	**观察病情变化：** □ 生命体征 □ 伤口敷料情况 □ 观察腹部体征变化 **护理措施：** □ 基础护理 □ 晨晚间护理 □ 安全护理 □ 心理护理 □ 专科护理 □ 正确饮食：流质或半流质饮食 □ 适当活动 □ 保护性约束 □ 正确给药 □ 记录大小便 □ 腹腔引流的护理（必要时） □ 记录引流液的颜色、性质、量 □ 其他 □ 药物不良反应观察和护理 □ 进食后胃肠情况	**观察病情变化：** □ 生命体征 □ 伤口敷料情况 □ 观察腹部体征变化 **护理措施：** □ 基础护理 □ 晨晚间护理 □ 安全护理 □ 心理护理 □ 专科护理 □ 正确饮食 □ 适当活动 □ 记录大小便 **出院指导：** □ 对患儿家属进行出院准备指导和出院宣教 □ 服药指导 □ 遵医嘱按时服药 □ 避免剧烈活动 □ 定期来院复查 □ 指导家长办理出院手续 □ 预约复诊日期 □ 发放健康处方
病情变异记录	□ 无 □ 有，原因： 1. 2.	□ 无 □ 有，原因： 1. 2.	□ 无 □ 有，原因： 1. 2.
护士签名			

（三）患儿家属表单

先天性胆管扩张症临床路径患儿家属表单

适用对象：第一诊断为先天性胆管扩张症（胆总管囊肿）（ICD-10：Q44.4/Q44.5）

行（腹腔镜）扩张胆总管切除、胆道重建术（ICD-9-CM-3：51.63）

患儿姓名：	性别：　年龄：　门诊号：	住院号：
住院日期：　年　月　日	出院日期：　年　月　日	标准住院日：10~12 天

时间	住院第 1~3 天	住院第 4 天	住院第 5~9 天	住院第 10~12 天
医患配合	□ 接受入院宣教 □ 接受入院护理评估 □ 接受病史询问 □ 进行体格检查 □ 交代既往用药情况 □ 进行相关体格检查 □ 向患儿家长交代病情，患儿家长签署手术麻醉知情同意书和输血知情同意书	□ 患儿及家属与医师在手术前、后交流了解病情	□ 了解术后病情变化	□ 接受出院前康复宣教 □ 学习出院注意事项 □ 了解复查程序 □ 办理出院手续 □ 获取出院诊断书 □ 获取出院带药
重点诊疗及检查	**重点诊疗：** □ 一级护理 □ 抗炎、补液 □ 退黄、保肝 **重要检查：** □ 术前常规实验室检查 □ X 线胸片、MRCP、超声	**重点诊疗：** □ 手术	**重点诊疗：** □ 补液、支持治疗 □ 防止电解质平衡紊乱	**重点诊疗：** □ 出院
病情变异记录	□ 无　□ 有，原因： 1. 2.	□ 无　□ 有，原因： 1. 2.	□ 无　□ 有，原因： 1. 2.	□ 无　□ 有，原因： 1. 2.

附：原表单（2016年版）

先天性胆管扩张症临床路径表单

适用对象：第一诊断为先天性胆管扩张症（胆总管囊肿）（ICD-10：Q44.4/Q44.504）
行扩张胆总管切除、胆道重建术（ICD-9-CM-3：51.6301）

患儿姓名：	性别：　年龄：　门诊号：	住院号：
住院日期：　年　月　日	出院日期：　年　月　日	标准住院日：10~12天

时间	住院第1天	住院第2天	住院第3天
主要诊疗工作	□ 询问病史与体格检查 □ 上级医师查房与术前评估 □ 确定诊断和手术日期 □ 与患儿家属沟通病情并予以指导	□ 确定所有检查结果符合诊断和手术条件，异常者分析处理后复查 □ 签署输血知情同意书	□ 向患儿监护人交代病情，签署手术知情同意书 □ 麻醉科医师探望患儿并完成麻醉前书面评估 □ 完成手术准备
重点医嘱	**长期医嘱：** □ 二级护理 □ 无渣低脂饮食 **临时医嘱：** □ 血常规、尿常规、C反应蛋白、血型、大便常规 □ 肝功能、肾功能、血气分析、血电解质、凝血功能、血淀粉酶或尿淀粉酶 □ 心电图、X线胸片 □ 超声 □ MRCP（必要时） □ 超声心动图（必要时） □ ERCP（必要时）	**长期医嘱：** □ 二级护理 □ 无渣低脂半流质饮食 □ 给予广谱抗菌药物（必要时） □ 给予维生素 K_1（必要时）	**临时医嘱：** □ 明晨禁食 □ 拟明日全身麻醉下行扩张胆总管切除、胆道重建术 □ 开塞露或灌肠通便 □ 带预防性抗菌药物、胃管、导尿管各1根，集尿袋1只 □ 备血
主要护理工作	□ 入院宣教：介绍责任护士、床位医师、病房环境、设施和设备 □ 入院护理评估 □ 动静脉取血（明晨取血） □ 指导患儿到相关科室进行检查	□ 饮食护理 □ 观察有无发热、腹痛、黄疸 □ 观察腹部体征	□ 手术前皮肤准备 □ 手术前物品准备 □ 手术前心理护理 □ 明晨禁食、禁水
病情变异记录	□ 无　□ 有，原因： 1. 2.	□ 无　□ 有，原因： 1. 2.	□ 无　□ 有，原因： 1. 2.
护士签名			
医师签名			

时间	住院第 4 天 （手术日）	住院第 5 天 （术后 1 日）	住院第 6 天 （术后 2 日）
主要诊疗工作	□ 完成胆总管切除、胆道重建术 □ 完成术后医嘱和检查 □ 上级医师查房 □ 向患儿家属交代手术后注意事项 □ 确定有无手术并发症 □ 确定有无麻醉并发症（麻醉科医师随访和书面评价）	□ 上级医师查房 □ 仔细观察患儿腹部体征变化，腹腔引流情况（如有），伤口有无出血等，对手术进行评估	□ 上级医师查房 □ 仔细观察患儿腹部体征变化，腹腔引流情况，伤口情况
重点医嘱	**长期医嘱：** □ 禁食 □ 一级护理 □ 置监护病房 □ 心电监护，血压，血氧饱和度 □ 胃肠减压接负压吸引，记量 □ 留置导尿，记量 □ 如有腹腔引流，接袋，记量 □ 甲硝唑静脉滴注 □ 广谱抗菌药物 **临时医嘱：** □ 血常规、C 反应蛋白 □ 血电解质、血气分析、肝功能、肾功能、淀粉酶（必要时） □ 按体重和出入量补液和电解质 □ 必要时按需输血	**长期医嘱：** □ 禁食 □ 转入普通病房 □ 二级护理 □ 甲硝唑静脉滴注 □ 广谱抗菌药物 □ 心电监护，血压，血氧饱和度 □ 胃肠减压接负压吸引，记量 □ 留置导尿，记量 □ 如有腹腔引流，接袋，记量 **临时医嘱：** □ 按体重和出入量补液和电解质	**长期医嘱：** □ 禁食 □ 二级护理 □ 甲硝唑静脉滴注 □ 广谱抗菌药物 □ 心电监护，血压，血氧饱和度 □ 胃肠减压接负压吸引，记量 □ 留置导尿，记量 □ 如有腹腔引流，接袋，记量 **临时医嘱：** □ 按体重和出入量补液和电解质
主要护理工作	□ 观察患儿生命体征、腹部体征 □ 手术后心理与生活护理 □ 伤口护理 □ 引流管护理 □ 疼痛护理指导及镇痛泵（必要时）	□ 观察患儿生命和腹部体征 □ 手术后心理与生活护理 □ 引流管护理 □ 药物不良反应观察和护理 □ 疼痛护理指导及镇痛泵使用	□ 观察患儿生命体征 □ 手术后心理与生活护理 □ 引流管护理 □ 观察排便排气情况 □ 伤口护理 □ 疼痛护理指导及镇痛泵使用
病情变异记录	□ 无　□ 有，原因： 1. 2.	□ 无　□ 有，原因： 1. 2.	□ 无　□ 有，原因： 1. 2.
护士签名			
医师签名			

时间	住院第 7 天 （术后 3 日）	住院第 8~9 天 （术后 4~5 日）	住院第 10~12 天 （术后 6~8 日，出院日）
主要诊疗工作	□ 上级医师查房，确定有无手术并发症和手术切口感染 □ 仔细观察患儿腹部体征变化，腹腔引流情况，伤口情况 □ 消化道恢复功能情况	□ 上级医师查房，确定有无手术并发症和手术切口感染	□ 上级医师查房，确定有无手术并发症和手术切口感染 □ 了解所有实验室检查报告 □ 请示上级医师给予出院 **出院医嘱：** □ 完成出院病程录、出院小结 □ 通知患儿及其家属，交代出院后注意事项，预约复诊日期
重点医嘱	**长期医嘱：** □ 禁食 □ 二级护理 □ 如有腹腔引流，接袋，记量 **临时医嘱：** □ 按体重和出入量补液和电解质 □ 停留置导尿	**长期医嘱：** □ 流质或半流质饮食 □ 二级护理 **临时医嘱：** □ 停胃肠减压 □ 血常规、C 反应蛋白、肝功能、肾功能、淀粉酶 □ 拔除腹腔引流（如有）	**长期医嘱：** □ 低脂饮食 □ 二级护理 **临时医嘱：** □ 复查超声 □ 术后 7 天拆线
主要护理工作	□ 随时观察患儿情况 □ 手术后心理与生活护理 □ 按医嘱拔除尿管、镇痛泵管	□ 随时观察患儿情况 □ 手术后心理与生活护理 □ 指导并监督患儿手术后活动 □ 饮食护理 □ 按医嘱拔除胃管	□ 对患儿家属进行出院准备指导和出院宣教 □ 帮助患儿家属办理出院手续
病情变异记录	□ 无 □ 有，原因： 1. 2.	□ 无 □ 有，原因： 1. 2.	□ 无 □ 有，原因： 1. 2.
护士签名			
医师签名			

第十七章

肠梗阻临床路径释义

【医疗质量控制指标】（专家建议）

指标一、早期诊断，早期干预。

指标二、根据梗阻类型，选择合适的手术时机。

指标三、术中轻柔操作，避免副损伤。

指标四、加强伤口管理，降低感染率。

一、国家医疗保障疾病诊断相关分组（CHS-DRG）

MDCG　消化系统疾病及功能障碍

GB2　小肠、大肠（含直肠）的大手术

GC2　小肠、大肠（含直肠）的其他手术

GG1　腹腔/盆腔内粘连松解术

二、肠梗阻临床路径标准住院流程

（一）适用对象

第一诊断为肠梗阻（ICD-10：K56.0/K56.2 /K56.5- K56.7）

行肠粘连松解术、小肠部分切除吻合术、肠短路吻合术、肠外置术、结肠造口术（ICD-9-CM-3：45.62/ 45.91/46.01 /46.10/54.59）。

释义

■ 本路径适用于十二指肠悬韧带远端的下消化道机械性梗阻，保守治疗失败后实施手术治疗的患儿。上消化道梗阻不入本路径。

（二）诊断依据

根据《临床诊疗指南・外科学分册》（中华医学会编著，人民卫生出版社），《外科学》（第7版，人民卫生出版社），《胃肠外科学》（人民卫生出版社）。

1. 病史：腹痛、腹胀、呕吐并肛门停止排气、排便。

2. 体征：单纯梗阻早期患者表情痛苦，严重患者可出现脱水、虚弱或休克现象。

3. 查体：腹部查体可见腹胀、肠型、蠕动波，触诊可有压痛，叩诊鼓音，听诊肠鸣音活跃，可闻及气过水声及高调金属音或振水音。绞窄性肠梗阻，可表现为腹膜炎体征，有时可有移动性浊音，腹壁压痛，肠鸣音微弱或消失。

4. 辅助检查：白细胞计数、血红蛋白和红细胞比容都可增高，尿比重增高，血气分析、血生化、肾功能紊乱。X 线检查可辅助诊断。

释义

■ 肠梗阻的典型临床表现：腹胀、呕吐、停止排气排便，查体有时可见肠型，穿孔或肠绞窄时有腹膜炎的表现，立位腹部X线平片提示腹部阶梯状液平、肠管扩张、盆腔致密无气影，腹部超声可协助诊断梗阻部位及梗阻类型。

（三）进入路径标准

根据《临床诊疗指南·外科学分册》（中华医学会编著，人民卫生出版社），《外科学》（第7版，人民卫生出版社），《胃肠外科学》（人民卫生出版社）。

经保守治疗无效拟行肠粘连松解术、小肠部分切除吻合术、肠短路吻合术、肠外置术、结肠造口术。

释义

■ 本路径适用于下消化道机械性梗阻保守治疗失败后选择手术治疗的患儿，以小肠梗阻最为常见，术中根据具体情况选择适合的处理方式，包括单纯的肠粘连松解、小肠部分切除、肠造瘘术等。

（四）标准住院日为7~14天

释义

■ 机械性肠梗阻的患儿通常首选保守治疗，不全性肠梗阻可保守治疗观察72小时，完全性肠梗阻可保守治疗观察24小时，以上2种类型肠梗阻无明显缓解或进行性加重时，需及时手术治疗；绞窄性肠梗阻一经确诊或高度怀疑诊断需紧急手术治疗，术后待患儿排气排便后可给予饮水，耐受良好的情况下可逐渐增加饮食，整个治疗过程预计7~14天。

（五）住院期间的检查项目

1. 必需的检查项目：

（1）血常规、尿常规。

（2）肝功能、肾功能、电解质、凝血功能、血型、血淀粉酶、感染性疾病筛查（乙型肝炎、丙型肝炎、艾滋病、梅毒等）。

（3）腹部立卧位X线片。

（4）心电图、胸部正位X线片。

2. 根据患者病情进行的检查项目：如消化系统肿瘤标志物检查、腹部超声检查、腹部CT、肺功能测定、钡灌肠或结肠镜、动脉血气分析、超声心动图等。

释义

■ 肠梗阻诊断一经确立，需第一时间完善手术相关的检查，为全身麻醉手术做好准备，同时行立位腹部X线平片以及超声检查判断梗阻的类型及程度，对于结肠的梗阻可酌情完善结肠镜以及钡灌肠检查协助诊断。腹部CT不作为常规的影像学检查，除非高度怀疑占位引起的机械性梗阻。

（六）治疗方案的选择

1. 禁食水、胃肠减压。
2. 补充水、电解质。
3. 纠正酸碱平衡紊乱。

释义

■ 机械性肠梗阻在除外肠管血运障碍（肠绞窄）以及肠穿孔的情况下首选保守治疗，包括禁食水并胃肠减压，减少肠腔内压力，将反流的消化液排出体外，避免误吸，缓解腹胀的症状，根据消化道液体的丢失量进行液体疗法，补充液体量，在消化液丢失较多的情况下根据血气及血生化的结果纠正酸中毒，维持内环境的稳定。

（七）预防性抗菌药物选择与使用时机

按照《抗菌药物临床应用指导原则（2015年版）》（国卫办医发〔2015〕43号）执行。建议使用第二代头孢菌素或头孢曲松或头孢噻肟，可加用甲硝唑；明确感染患者，可根据药敏试验结果调整抗菌药物。预防性抗菌药物在术前0.5~2小时使用。

释义

■ 肠梗阻导致的肠腔压力升高以及局部的血运障碍容易导致肠壁黏膜屏障破坏，有肠道内细菌移位的可能，细菌类型以肠杆菌为主，因此在肠梗阻诊断成立后应给予广谱抗菌药物（如第三代头孢菌素）预防感染；术中出现肠穿孔、肠壁缺血、肠坏死等情况时，手术切口为Ⅲ类切口，应使用第三代头孢联合甲硝唑控制感染，严重感染的情况下可酌情使用更高级别抗菌药物，并根据药敏结果调整抗菌药物。

（八）手术日

1. 麻醉方式：气管插管全身麻醉。
2. 术中用药：麻醉常规用药。
3. 输血：根据术前血红蛋白状况及术中出血情况决定。
4. 手术方式：肠粘连松解术、小肠部分切除吻合术、肠短路吻合术、肠外置术、结肠造口术

释义

■ 肠梗阻手术前应视情况备血，以防术中因剥离面较大导致的失血，根据具体情况选择单纯的肠粘连松解术、肠切除吻合术等。

（九）术后恢复（5~11 天）

1. 必须复查的检查项目：血常规、肝功能、肾功能、电解质。
2. 术后用药：

抗菌药物：按照《抗菌药物临床应用指导原则（2015 年版）》（国卫办医发〔2015〕43 号）选用药物，用药时间 1~3 天。

3. 术后饮食指导。

释义

■ 术后在肠道功能恢复（排气、排便）之前，需严格监测出入量，强调液体疗法，补足液量，根据生化或血气结果调整输液的种类和总量，维持电解质平衡。根据血常规结果以及伤口愈合情况调整抗菌药物。肠道功能恢复后拔除胃管，开始给予试饮水，若耐受良好可逐渐过渡至流质饮食、半流质饮食直到正常饮食，但应注意少食多餐，避免肠道负担过重。

（十）出院标准

1. 患者一般情况良好，恢复正常饮食，恢复肛门排气排便。
2. 切口愈合良好：引流管拔除，伤口无感染，无皮下积液（或门诊可处理的少量积液）。
3. 体温正常，腹部无阳性体征，相关实验室检查结果和腹部 X 线平片基本正常，没有需要住院处理的并发症和/或合并症。

释义

■ 肠梗阻术后肠功能恢复，可正常排气排便，证明肠道梗阻解除，经饮水、流质饮食、半流质饮食至正常饮食，患儿无明显不适，必要时可复查腹部平片及腹部超声协助判断肠粘连情况以及有无腹腔残余感染；伤口愈合良好或存在轻微并发症，如少量皮下积液，患儿家长可自行换药处理或门诊处理，无其他严重需要继续住院治疗的并发症后，可办理出院。

（十一）变异及原因分析

1. 术前合并其他影响手术的基础疾病，需要进行相关的诊断和治疗。
2. 术前根据患者病情初步确定手术方式，根据患者术中情况更改手术方式可能。
3. 机械性肠梗阻患者术中活检提示肿瘤、结核、克罗恩病、胰腺炎等，转入相应临床路径管理。
4. 手术后继发切口感染、腹腔内感染、肠瘘、肠梗阻、吻合口出血等并发症，导致围术期住院时间延长与费用增加。

5. 住院后出现其他内、外科疾病需进一步明确诊断，导致住院时间延长与费用增加。

释义

■ 本路径适用于因单纯肠梗阻入院的患儿，合并其他基础疾病如肠道肿瘤、肠结核等情况时，由于需要额外的相关治疗导致住院时间延长、费用增加，不纳入该路径。

■ 肠梗阻术后严重并发症，如肠瘘、切口裂开、腹腔严重感染等情况，导致住院时间延长、费用增加，亦不纳入本路径。

三、肠梗阻给药方案

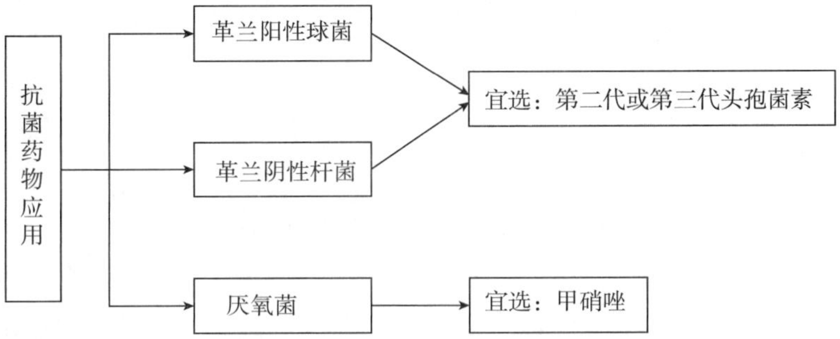

四、肠梗阻护理规范

1. 术前留置胃管，手术区域备皮。
2. 建立静脉通路，保证液体供给。
3. 术后麻醉尚未完全清醒时，给予适当约束，固定好相关的引流管（如胃管、尿管），避免拽、拉引流管。
4. 禁食水期间给患儿准备润唇膏，避免口唇干裂，小年龄患儿可准备安抚奶嘴，防止患儿哭闹。
5. 患儿排气、排便后拔除胃管，从饮水开始逐渐过渡至流质饮食、半流质饮食直到正常饮食。
6. 协助患儿早期下床活动，促进肠功能恢复，防止肠粘连。
7. 协助医师进行伤口管理，降低伤口感染率。

五、肠梗阻营养治疗规范

1. 术前以及术后肠功能恢复（排气、排便）之前，严格禁食水，对于基础条件较差、病史较长的患儿，在保守治疗期间可增加静脉营养改善一般情况。
2. 患儿正常排气、排便后拔除胃管，给予试饮水，若耐受良好可逐渐过渡为流质饮食、半流质饮食至正常饮食，但应少食多餐，避免暴饮暴食以防肠道负担过大造成二次梗阻。
3. 在恢复正常饮食之前应适当静脉输液，补足人体所需液量，维持出入量平衡。

六、肠梗阻患者健康宣教

1. 术前因禁食水、留置胃管，患儿情绪反应较大属于正常现象，应尽可能配合医护安抚患儿，减少紧张情绪。

2. 术后协助医护进行伤口护理，避免伤口感染。
3. 严格遵照医嘱给患儿添加饮食。
4. 术后早期协助患儿下床活动，促进肠功能恢复。
5. 出院后严格控制饮食，避免暴饮暴食，以防肠道负担过大造成肠梗阻复发。
6. 定期门诊复查。

七、推荐表单

（一）医师表单

肠阻临床路径医师表单

适用对象：第一诊断肠梗阻（ICD-10：K56.0/K56.2/K56.5-K56.7）
行肠粘连松解术、小肠部分切除吻合术、肠短路吻合术、肠外置术、结肠造口术
（ICD-9-CM-3：45.62/ 45.91/46.01/46.10/54.59）

患儿姓名：	**性别：**　　**年龄：**　　**门诊号：**	**住院号：**
住院日期：　　年　月　日	**出院日期：**　　年　月　日	**标准住院日：**　　天

时间	住院第1天	住院第2~4天
主要诊疗工作	□ 询问病史和体格检查 □ 完成住院病历和首次病程记录 □ 开检查检验单 □ 上级医师查房 □ 初步确定诊治方案和特殊检查项目	□ 上级医师查房 □ 完成术前准备与术前评估 □ 完成必要的相关科室会诊 □ 根据各项检验及检查结果，进行术前讨论，确定治疗方案
重点医嘱	**长期医嘱：** □ 普通外科护理常规 □ 一级或二级护理 □ 饮食：禁食、禁饮 □ 测生命体征 □ 留置胃管、胃肠减压、记量（必要时） □ 记尿量 □ 记24小时液体出入量 □ 通便灌肠（必要时） □ 药物治疗：抑酸剂（必要时） □ 维持水电解质平衡 □ 应用抗菌药物 **临时医嘱：** □ 血常规、尿常规 □ 肝功能、肾功能、电解质、凝血功能、血型、血尿淀粉酶、感染性疾病筛查 □ 腹部立卧位X线片、心电图、胸部正位X线片 □ 肺功能测定、超声心动图、CT、动脉血气分析（必要时）	**长期医嘱：** □ 患者既往基础用药 □ 若有梗阻或轻中度营养不良者，则予静脉肠外营养治疗 □ 其他相关治疗 **临时医嘱：** □ 相关专科医师会诊 □ 术前营养支持（必要时） □ 复查有异常的检查
病情变异记录	□ 无　□ 有，原因： 1. 2.	□ 无　□ 有，原因： 1. 2.
医师签名		

<table>
<tr><th rowspan="2">时间</th><th rowspan="2">住院第 3~5 天
（术前 1 天）</th><th colspan="2">住院第 4~7 天（手术日）</th></tr>
<tr><th>术前与术中</th><th>术后</th></tr>
<tr><td>主要诊疗工作</td><td>□ 手术医嘱
□ 完成上级医师查房记录、术前小结等，术前造口评估
□ 完成术前总结
□ 向患者及家属交代病情、手术安排及围术期注意事项
□ 签署手术知情同意书、自费用品协议书、输血同意书、麻醉同意书、授权委托书
□ 必要时预约 ICU</td><td>□ 送患者入手术室
□ 麻醉准备，监测生命体征
□ 施行手术
□ 保持各引流管通畅
□ 解剖标本，送病理检查</td><td>□ 完成手术记录、麻醉记录和术后当天的病程记录
□ 上级医师查房
□ 开术后医嘱
□ 向患者及家属交代病情及术后注意事项
□ 有切除标本时送病理检查</td></tr>
<tr><td>重点医嘱</td><td>长期医嘱：
□ 外科二级护理常规
□ 半流质饮食
临时医嘱：
□ 术前医嘱
1）常规准备明日在气管内插管全身麻醉下行肠梗阻松解术
2）备皮及造口定位
3）术前禁食 4～6 小时，禁饮 2~4 小时
4）必要时行肠道准备
5）麻醉前用药
6）术前留置胃管和尿管
□ 术中特殊用药带药
□ 备血
□ 药物过敏试验</td><td>长期医嘱：
□ 肠梗阻常规护理
□ 一级护理
□ 禁食
临时医嘱：
□ 术前 0.5 小时使用抗菌药物
□ 液体治疗
□ 相应治疗（视情况）</td><td>长期医嘱：
□ 普通外科术后常规护理
□ 一级护理
□ 禁食、禁饮
□ 记 24 小时出入量
□ 留置胃管、胃肠减压、记量
□ 腹腔引流记量
□ 尿管接袋记量
□ 抗菌药物
□ 抑酸剂、生长抑素（必要时）
□ 液体治疗
临时医嘱：
□ 术后急查血生化、肝功能、肾功能、血常规、血淀粉酶
□ 心电监护、吸氧
□ 其他特殊医嘱</td></tr>
<tr><td>病情变异记录</td><td>□ 无 □ 有，原因：
1.
2.</td><td>□ 无 □ 有，原因：
1.
2.</td><td>□ 无 □ 有，原因：
1.
2.</td></tr>
<tr><td>医师签名</td><td></td><td></td><td></td></tr>
</table>

时间	住院第5~8天 （术后第1日）	住院第6~9天 （术后第2日）	住院第7~10天 （术后第3日）
主要诊疗工作	□ 上级医师查房 □ 注意胃管、腹腔引流量及性状 □ 注意观察体温、血压等生命体征 □ 观察肠功能恢复情况 □ 观察切口情况 □ 完成常规病程记录 □ 评估镇痛效果（视情况）	□ 上级医师查房 □ 观察病情变化 □ 观察引流量和性状 □ 评估镇痛效果（视情况） □ 复查实验室检查 □ 住院医师完成常规病程记录 □ 必要时进行相关特殊检查	□ 上级医师查房 □ 住院医师完成病历书写 □ 注意病情变化、引流量 □ 注意观察体温、血压等 □ 根据引流情况明确是否拔除引流管 □ 复查实验室检查
重点医嘱	**长期医嘱：** □ 一级或二护理 □ 禁食、禁饮 □ 记24小时液体出入量 □ 留置胃管、胃肠减压、胃管记量（视情况早期拔除） □ 腹腔引流记量 □ 尿管接袋记量（视情况） □ 心电监护、吸氧 □ 液体治疗 **临时医嘱：** □ 早期拔除胃管、尿管、引流管（视情况）	**长期医嘱：** □ 继续监测生命体征（视情况） □ 肠外营养支持或液体治疗 □ 无感染证据时停用抗菌药物 **临时医嘱：** □ 营养支持或液体支持 □ 血常规、血液生化、肝功能	**长期医嘱：** □ 二级或三级护理 □ 禁食、禁饮 □ 停引流记量 □ 停尿管接袋记量 □ 停胃肠减压、胃管记量 □ 液体治疗 **临时医嘱：** □ 手术伤口更换敷料 □ 复查血常规、肝功能、肾功能、电解质
病情变异记录	□ 无　□ 有，原因： 1. 2.	□ 无　□ 有，原因： 1. 2.	□ 无　□ 有，原因： 1. 2.
医师签名			

时间	住院第11~12天 (术后第4~5日)	住院第13~14天 (术后第6日)	住院第15天 (出院日)
主要诊疗工作	□ 上级医师查房，确定有无手术并发症和手术切口感染 □ 住院医师完成病程记录 □ 根据肠功能恢复情况，逐步恢复到流质饮食、减少补液 □ 注意观察体温、血压等 □ 复查实验室检查	□ 上级医师查房，确定有无手术并发症和手术切口感染 □ 完成日常病程记录	□ 上级医师查房，进行手术及伤口评估，确定有无手术并发症和切口愈合不良情况，明确是否出院 □ 通知患者及其家属办理出院 □ 向患者及其家属交代出院后注意事项，预约复诊日期及拆线日期 □ 完成出院记录、病案首页、出院证明书 □ 将出院小结的副本交给患者或其家属
重点医嘱	**长期医嘱:** □ 二级或三级护理 □ 流质饮食 □ 补液 **临时医嘱:** □ 伤口换药	**长期医嘱:** □ 三级护理 □ 半流质饮食 **临时医嘱:** □ 复查血常规、电解质、肝功能、肾功能	**临时医嘱:** □ 根据患者全身状况决定检查项目 □ 拆线、换药 □ 出院带药
病情变异记录	□ 无 □ 有，原因: 1. 2.	□ 无 □ 有，原因: 1. 2.	□ 无 □ 有，原因: 1. 2.
医师签名			

（二）护士表单

肠阻临床路径护士表单

适用对象：第一诊断肠梗阻（ICD-10：K56.0/K56.2/K56.5-K56.7）
行肠粘连松解术、小肠部分切除吻合术、肠短路吻合术、肠外置术、结肠造口术（ICD-9-CM-3：45.62/ 45.91/46.01/46.10/54.59）

患儿姓名：	性别：　　年龄：　　门诊号：	住院号：
住院日期：　　年　月　日	出院日期：　　年　月　日	标准住院日：　　天

时间	住院第1天	住院第2~4天
主要护理工作	□ 入院介绍 □ 入院评估 □ 协助生活护理 □ 停留胃管 □ 停留尿管（必要时） □ 记录24小时出入量 □ 健康教育：活动指导、饮食指导、患者相关检查配合的指导、疾病知识指导、术前指导、用药指导、心理支持 □ 留置管道护理及指导 □ 治疗护理 □ 密切观察患者病情变化	□ 静脉抽血 □ 健康教育 □ 饮食：术前禁食、禁饮 □ 术前沐浴、更衣，取下义齿、饰物 □ 告知患者及家属术前流程及注意事项 □ 备皮、配血、药物过敏试验等 □ 术前手术物品准备 □ 促进睡眠（环境、药物） □ 心理支持（患者及家属）
病情变异记录	□ 无　□ 有，原因： 1. 2.	□ 无　□ 有，原因： 1. 2.
护士签名		

时间	住院第 3~5 天 （术前 1 天）	住院第 4~7 天（手术日）	
		术前与术中	术后
主要护理工作	□ 患者活动：无限制 □ 饮食：禁食（术前 1 天晚上 8 点后） □ 心理支持 □ 进行备皮、肠道准备等术前准备 □ 告知患者手术流程及注意事项	□ 术晨按医嘱清洁肠道、留置胃管、尿管 □ 术前注射麻醉用药 □ 健康教育 □ 饮食指导：禁饮、禁食 □ 指导术前注射麻醉用药后注意事项 □ 安排陪送患者入手术室 □ 心理支持（患者及家属）	□ 体位与活动：去枕平卧 6 小时，协助改变体位及足部活动，指导有效咳嗽排痰 □ 生活护理（一级护理） □ 禁食、禁饮 □ 密切观察患者病情变化 □ 观察患者腹部体征及观察肠功能恢复情况 □ 疼痛护理、皮肤护理、管道护理及指导、治疗护理 □ 记录 24 小时出入量 □ 营养支持护理 □ 造口护理（必要时） □ 心理支持（患儿及家属）
病情变异记录	□ 无 □ 有，原因： 1. 2.	□ 无 □ 有，原因： 1. 2.	□ 无 □ 有，原因： 1. 2.
护士签名			

时间	住院第 5~8 天 （术后第 1 日）	住院第 6~9 天 （术后第 2 日）	住院第 7~10 天 （术后第 3 日）
主要护理工作	□ 体位与活动：协助翻身、取半坐或斜坡卧位，指导床上活动 □ 生活护理（一级护理） □ 饮食：禁食、禁饮 □ 密切观察患者病情变化 □ 观察患者腹部体征及肠道功能恢复的情况 □ 记录 24 小时出入量 □ 疼痛护理 □ 皮肤护理 □ 管道护理及指导营养支持护理 □ 治疗护理 □ 造口护理（必要时） □ 康复指导（运动指导）	□ 体位与活动：取半卧位，指导床上或床边活动 □ 禁食、禁饮 □ 疼痛护理 □ 留置管道护理及指导（腹腔、深静脉管） □ 生活护理（一级护理） □ 观察患者腹部体征、伤口敷料、胃肠道功能恢复等情况 □ 皮肤护理 □ 营养支持护理 □ 心理支持（患者及家属） □ 康复指导	□ 体位与活动：斜坡卧位，协助下床活动 □ 协助生活护理 □ 饮食：禁食、禁饮 □ 密切观察患者病情变化 □ 观察患者腹部体征及肠道功能恢复的情况 □ 遵医嘱拔除胃管、尿管 □ 营养支持护理 □ 造口护理（必要时） □ 心理支持（患者及家属） □ 康复指导 □ 静脉抽血
病情变异记录	□ 无 □ 有，原因： 1. 2.	□ 无 □ 有，原因： 1. 2.	□ 无 □ 有，原因： 1. 2.
护士签名			

时间	住院第 11~12 天 （术后第 4~5 日）	住院第 13~14 天 （术后第 6 日）	住院第 15 天 （出院日）
主要护理工作	□ 体位与活动：自主体位，鼓励离床活动 □ 协助生活护理 □ 清流质饮食指导 □ 密切观察患者病情变化 □ 营养支持护理 □ 造口护理（必要时） □ 康复指导	□ 体位与活动：离床活动 □ 协助生活护理 □ 半流质饮食指导 □ 密切观察患者病情变化 □ 造口护理（必要时） □ 静脉抽血 □ 康复指导	□ 出院指导 □ 办理出院手续 □ 预约复诊时间 □ 作息、饮食、活动指导 □ 服药指导 □ 日常保健 □ 清洁卫生 □ 疾病知识及后续治疗宣教 □ 造口护理教育
病情变异记录	□ 无 □ 有，原因： 1. 2.	□ 无 □ 有，原因： 1. 2.	□ 无 □ 有，原因： 1. 2.
护士签名			

（三）患儿家属表单

肠阻临床路径患儿家属表单

适用对象：第一诊断肠梗阻（ICD-10：K56.0/K56.2/K56.5-K56.7）
行肠粘连松解术、小肠部分切除吻合术、肠短路吻合术、肠外置术、结肠造口术（ICD-9-CM-3：45.62/ 45.91/46.01/46.10/54.59）

患儿姓名：	性别： 年龄： 门诊号：	住院号：
住院日期： 年 月 日	出院日期： 年 月 日	标准住院日： 天

时间	住院第1天	住院第2~4天	住院第4~7天（手术日）		住院第8~14天	住院第15天（出院日）
			术前与术中	术后		
医患配合	□ 接受入院宣教 □ 接受入院护理评估 □ 接受病史询问 □ 进行体格检查 □ 交代既往用药情况 □ 进行相关体格检查 □ 配合医护留置胃管 □ 配合医护留置尿管（必要时）	□ 患儿及家属与医师在手术前交流了解病情 □ 签署手术同意书 □ 禁食水 □ 保护静脉通路 □ 保持伤口干洁 □ 观察排气排便 □ 停留胃管，保持胃管通畅，避免胃管脱落	□ 配合麻醉师完成术前麻醉访视，了解麻醉的风险及并发症，签署知情同意书 □ 协助护士备皮 □ 安抚患儿情绪	□ 去枕平卧6小时 □ 协助口腔护理,辅助排痰 □ 固定好引流管,避免脱落 □ 伤口护理 □ 造瘘口护理（必要时）	□ 观察排气排便 □ 加强伤口护理 □ 肠功能恢复后拔除胃管，从饮水开始逐渐过渡为流质饮食、半流质饮食 □ 协助完成实验室检查如血常规、生化等 □ 协助完成影像学检查，如腹部X线平片、超声等（必要时） □ 协助患儿早期下床活动，促进肠功能恢复，避免再次梗阻 □ 学习造瘘口护理（必要时）	□ 接受出院前康复宣教 □ 学习出院注意事项 □ 了解复查程序 □ 办理出院手续 □ 获取出院诊断书 □ 获取出院带药
护患配合	□ 一级护理 □ 抗炎、补液 □ 禁食、禁水 □ 胃肠减压	□ 补液	□ 补液、抗感染	□ 口腔护理，辅助排痰 □ 伤口、造瘘口护理	□ 饮食调节	□ 出院

附：原表单（2017年版）

肠梗阻临床路径表单

适用对象：第一诊断肠梗阻（ICD-10：K56.0/K56.2/K56.5-K56.7）

行肠粘连松解术、小肠部分切除吻合术、肠短路吻合术、肠外置术、结肠造口术（ICD-9-CM-3：45.62/ 45.91/46.01/46.10/54.59）

患儿姓名：	**性别：　　年龄：　　门诊号：**	**住院号：**
住院日期：　年　月　日	**出院日期：**　年　月　日	**标准住院日：**　天

时间	住院第1天	住院第2~4天
主要诊疗工作	□ 询问病史和体格检查 □ 完成住院病历和首次病程记录 □ 开检查检验单 □ 上级医师查房 □ 初步确定诊治方案和特殊检查项目	□ 上级医师查房 □ 完成术前准备与术前评估 □ 完成必要的相关科室会诊 □ 根据各项检验及检查结果，进行术前讨论，确定治疗方案
重点医嘱	**长期医嘱：** □ 普通外科护理常规 □ 一级或二级护理 □ 饮食：禁食、禁饮 □ 测生命体征 □ 留置胃管、胃肠减压、记量（必要时） □ 记尿量 □ 记24小时液体出入量 □ 通便灌肠（必要时） □ 药物治疗：抑酸剂（必要时） □ 维持水电解质平衡 □ 应用抗菌药物 **临时医嘱：** □ 血常规、尿常规 □ 肝功能、肾功能、电解质、凝血功能、血型、血尿淀粉酶、感染性疾病筛查 □ 腹部立卧位X线片、心电图、胸部正位X线片 □ 肺功能测定、超声心动图、CT、动脉血气分析（必要时）	**长期医嘱：** □ 患者既往基础用药 □ 若有梗阻或轻中度营养不良者，则予静脉肠外营养治疗 □ 其他相关治疗 **临时医嘱：** □ 相关专科医师会诊 □ 术前营养支持（必要时） □ 复查有异常的检查
主要护理工作	□ 入院介绍 □ 入院评估 □ 协助生活护理 □ 停留胃管 □ 停留尿管（必要时） □ 记录24小时出入量 □ 健康教育：活动指导、饮食指导、患者相关检查配合的指导、疾病知识指导、术前指导、用药指导、心理支持 □ 留置管道护理及指导 □ 治疗护理 □ 密切观察患者病情变化	□ 静脉抽血 □ 健康教育 □ 饮食：术前禁食、禁饮 □ 术前沐浴、更衣，取下义齿、饰物 □ 告知患者及家属术前流程及注意事项 □ 备皮、配血、药物过敏试验等 □ 术前手术物品准备 □ 促进睡眠（环境、药物） □ 心理支持（患者及家属）

续　表

时间	住院第 1 天	住院第 2~4 天
病情变异记录	□无　□有，原因： 1. 2.	□无　□有，原因： 1. 2.
护士签名		
医师签名		

<table>
<tr><th rowspan="2">时间</th><th rowspan="2">住院第 3~5 天
（术前 1 天）</th><th colspan="2">住院第 4~7 天（手术日）</th></tr>
<tr><th>术前与术中</th><th>术后</th></tr>
<tr><td>主要诊疗工作</td><td>□ 手术医嘱
□ 完成上级医师查房记录、术前小结等，术前造口评估
□ 完成术前总结
□ 向患者及家属交代病情、手术安排及围术期注意事项
□ 签署手术知情同意书、自费用品协议书、输血同意书、麻醉同意书、授权委托书
□ 必要时预约 ICU</td><td>□ 送患者入手术室
□ 麻醉准备，监测生命体征
□ 施行手术
□ 保持各引流管通畅
□ 解剖标本，送病理检查</td><td>□ 完成手术记录、麻醉记录和术后当天的病程记录
□ 上级医师查房
□ 开术后医嘱
□ 向患者及家属交代病情及术后注意事项
□ 有切除标本时送病理检查</td></tr>
<tr><td>重点医嘱</td><td>长期医嘱：
□ 外科二级护理常规
□ 半流饮食
临时医嘱：
□ 术前医嘱
1）常规准备明日在气管内插管全身麻醉下行肠梗阻松解术
2）备皮及造口定位
3）术前禁食 4~6 小时，禁饮2~4 小时
4）必要时行肠道准备
5）麻醉前用药
6）术前留置胃管和尿管
□ 术中特殊用药带药
□ 备血
□ 药物过敏试验</td><td>长期医嘱：
□ 肠梗阻常规护理
□ 一级护理
□ 禁食
临时医嘱：
□ 术前 0.5 小时使用抗菌药物
□ 液体治疗
□ 相应治疗（视情况）</td><td>长期医嘱：
□ 普通外科术后常规护理
□ 一级护理
□ 禁食、禁饮
□ 记 24 小时出入量
□ 留置胃管、胃肠减压、记量
□ 腹腔引流记量
□ 尿管接袋记量
□ 抗菌药物
□ 抑酸剂、生长抑素（必要时）
□ 液体治疗
临时医嘱：
□ 术后急查血生化、肝功能、肾功能、血常规、血淀粉酶
□ 心电监护、吸氧
□ 其他特殊医嘱</td></tr>
<tr><td>主要护理工作</td><td>□ 患者活动：无限制
□ 饮食：禁食（术前 1 天晚上 8 点后）
□ 心理支持
□ 进行备皮、肠道准备等术前准备
□ 告知患者手术流程及注意事项</td><td>□ 术晨按医嘱清洁肠道、留置胃管、尿管
□ 术前注射麻醉用药
□ 健康教育
□ 饮食指导：禁饮、禁食
□ 指导术前注射麻醉用药后注意事项
□ 安排陪送患者入手术室
□ 心理支持（患者及家属）</td><td>□ 体位与活动：去枕平卧 6 小时，协助改变体位及足部活动，指导有效咳嗽排痰
□ 生活护理（一级护理）
□ 禁食、禁饮
□ 密切观察患者病情变化
□ 观察患者腹部体征及观察肠功能恢复情况
□ 疼痛护理、皮肤护理、管道护理及指导、治疗护理
□ 记录 24 小时出入量
□ 营养支持护理
□ 造口护理（必要时）
□ 心理支持（患儿及家属）</td></tr>
<tr><td>病情变异记录</td><td>□ 无 □ 有，原因：
1.
2.</td><td>□ 无 □ 有，原因：
1.
2.</td><td>□ 无 □ 有，原因：
1.
2.</td></tr>
<tr><td>护士签名</td><td></td><td></td><td></td></tr>
<tr><td>医师签名</td><td></td><td></td><td></td></tr>
</table>

时间	住院第 5~8 天 （术后第 1 日）	住院第 6~9 天 （术后第 2 日）	住院第 7~10 天 （术后第 3 日）
主要诊疗工作	□ 上级医师查房 □ 注意胃管、腹腔引流量及性状 □ 注意观察体温、血压等生命体征 □ 观察肠功能恢复情况 □ 观察切口情况 □ 完成常规病程记录 □ 评估镇痛效果（视情况）	□ 上级医师查房 □ 观察病情变化 □ 观察引流量和性状 □ 评估镇痛效果（视情况） □ 复查实验室检查 □ 住院医师完成常规病程记录 □ 必要时进行相关特殊检查	□ 上级医师查房 □ 住院医师完成病历书写 □ 注意病情变化、引流量 □ 注意观察体温、血压等 □ 根据引流情况明确是否拔除引流管 □ 复查实验室检查
重点医嘱	**长期医嘱：** □ 一级或二护理 □ 禁食、禁饮 □ 记 24 小时液体出入量 □ 留置胃管、胃肠减压、胃管记量（视情况早期拔除） □ 腹腔引流记量 □ 尿管接袋记量（视情况） □ 心电监护、吸氧 □ 液体治疗 **临时医嘱：** □ 早期拔除胃管、尿管、引流管（视情况）	**长期医嘱：** □ 继续监测生命体征（视情况） □ 肠外营养支持或液体治疗 □ 无感染证据时停用抗菌药物 **临时医嘱：** □ 营养支持或液体支持 □ 血常规、血液生化、肝功能	**长期医嘱：** □ 二级或三级护理 □ 禁食、禁饮 □ 停引流记量 □ 停尿管接袋记量 □ 停胃肠减压、胃管记量 □ 液体治疗 **临时医嘱：** □ 手术伤口更换敷料 □ 复查血常规、肝功能、肾功能、电解质
主要护理工作	□ 体位与活动：协助翻身、取半坐或斜坡卧位，指导床上活动 □ 生活护理（一级护理） □ 饮食：禁食、禁饮 □ 密切观察患者病情变化 □ 观察患者腹部体征及肠道功能恢复的情况 □ 记录 24 小时出入量 □ 疼痛护理 □ 皮肤护理 □ 管道护理及指导营养支持护理 □ 治疗护理 □ 造口护理（必要时） □ 康复指导（运动指导）	□ 体位与活动：取半卧位，指导床上或床边活动 □ 禁食、禁饮 □ 疼痛护理 □ 留置管道护理及指导（腹腔、深静脉管） □ 生活护理（一级护理） □ 观察患者腹部体征、伤口敷料、胃肠道功能恢复等情况 □ 皮肤护理 □ 营养支持护理 □ 心理支持（患者及家属） □ 康复指导	□ 体位与活动：斜坡卧位，协助下床活动 □ 协助生活护理 □ 饮食：禁食、禁饮 □ 密切观察患者病情变化 □ 观察患者腹部体征及肠道功能恢复的情况 □ 遵医嘱拔除胃管、尿管 □ 营养支持护理 □ 造口护理（必要时） □ 心理支持（患者及家属） □ 康复指导 □ 静脉抽血
病情变异记录	□ 无　□ 有，原因： 1. 2.	□ 无　□ 有，原因： 1. 2.	□ 无　□ 有，原因： 1. 2.
护士签名			
医师签名			

时间	住院第 11~12 天 （术后第 4~5 日）	住院第 13~14 天 （术后第 6 日）	住院第 15 天 （出院日）
主要诊疗工作	□ 上级医师查房，确定有无手术并发症和手术切口感染 □ 住院医师完成病程记录 □ 根据肠功能恢复情况，逐步恢复到流质饮食、减少补液 □ 注意观察体温、血压等 □ 复查实验室检查	□ 上级医师查房，确定有无手术并发症和手术切口感染 □ 完成日常病程记录	□ 上级医师查房，进行手术及伤口评估，确定有无手术并发症和切口愈合不良情况，明确是否出院 □ 通知患者及其家属办理出院 □ 向患者及其家属交代出院后注意事项，预约复诊日期及拆线日期 □ 完成出院记录、病案首页、出院证明书 □ 将出院小结的副本交给患者或其家属
重点医嘱	**长期医嘱：** □ 二级或三级护理 □ 流质饮食 □ 补液 **临时医嘱：** □ 伤口换药	**长期医嘱：** □ 三级护理 □ 半流质饮食 **临时医嘱：** □ 复查血常规、电解质、肝功能、肾功能	**临时医嘱：** □ 根据患者全身状况决定检查项目 □ 拆线、换药 □ 出院带药
主要护理工作	□ 体位与活动：自主体位，鼓励离床活动 □ 协助生活护理 □ 清流质饮食指导 □ 密切观察患者病情变化 □ 营养支持护理 □ 造口护理（必要时） □ 康复指导	□ 体位与活动：离床活动 □ 协助生活护理 □ 半流质饮食指导 □ 密切观察患者病情变化 □ 造口护理（必要时） □ 静脉抽血 □ 康复指导	□ 出院指导 □ 办理出院手续 □ 预约复诊时间 □ 作息、饮食、活动指导 □ 服药指导 □ 日常保健 □ 清洁卫生 □ 疾病知识及后续治疗宣教 □ 造口护理教育
病情变异记录	□ 无　□ 有，原因： 1. 2.	□ 无　□ 有，原因： 1. 2.	□ 无　□ 有，原因： 1. 2.
护士签名			
医师签名			

第十八章

小肠重复畸形临床路径释义

【医疗质量控制指标】（专家建议）

指标一、保证术前诊断的准确性。

指标二、术中肠吻合需精细操作，避免吻合口漏。

指标三、腹腔内操作过程应避免副损伤，减少术后肠粘连梗阻的发生率。

指标四、术后鼓励早期下床活动，促进肠功能恢复。

一、小肠重复畸形编码

疾病名称及编码：小肠重复畸形（ICD-10：Q43.400）

手术操作及编码：十二指肠小肠吻合术（ICD-10：CM-3：45.9101）

二、临床路径检索方法

CM3：45.9101　出院科别：儿科

三、国家医疗保障疾病诊断相关分组（CHS-DRG）

MDCG　消化系统疾病及功能障碍

GB2　小肠、大肠（含直肠）的大手术

四、小肠重复畸形临床路径标准住院流程

（一）适用对象

第一诊断为小肠重复畸形（ICD-10：Q43.400）行十二指小肠吻合术（CM-3：45.9101）。

释义

■ 肠重复畸形可发生于消化道的任何部位，治疗方法分为单纯重复畸形切除和包括重复畸形在内的相邻肠管切除吻合术，该路径仅针对发生于小肠的重复畸形并行重复畸形及相连肠管切除吻合的患儿。

（二）诊断依据

根据《小儿外科学》（中华医学会编著，人民卫生出版社）。

1. 病史：腹痛、腹胀、呕吐、伴或不伴有便血。

2. 体征：导致肠梗阻病例可出现脱水、虚弱或休克现象。

3. 查体：腹壁平软，无压痛，肠鸣音可闻及，腹部有时可触及包块，质实、边界不清，肠梗阻时可有腹部压痛、肠鸣音亢进。

4. 辅助检查：有时超声/CT可见腹腔内囊性肿块，肿块内可见肌层及黏膜结构，并可见重复畸形肠管与正常肠管共壁。

释义

■ 小肠重复畸形从形态学上分为两种类型，即囊肿型和管状型，以消化道症状为主要表现，包括间断腹痛、呕吐、便血等，合并感染的情况下可有发热、腹膜炎的表现。大多数患儿查体无明显阳性体征，可以通过超声或者腹部 CT 作为辅助诊断，重复畸形与正常肠管共壁，位于肠系膜缘，呈囊性结构。明确诊断需要手术探查。

（三）进入路径标准

根据《小儿外科学》（中华医学会编著，人民卫生出版社），明确诊断为小肠重复畸形的病例。

释义

■ 本路径近针对小肠重复畸形的患儿，消化道其余部位的重复畸形不进入该路径。手术方法为包括重复畸形在内的相连小肠切除及吻合，单纯的重复畸形切除不进入该路径。

（四）标准住院日为 7~10 天

释义

■ 住院时间类似于常规肠切除吻合的患儿。小肠重复畸形病例，除有消化道穿孔、急性肠梗阻、休克、出血等急腹症体征，需行急诊剖腹探查术的病例，其余病例需待完善相关术前检查后，择期行手术治疗。手术行小肠重复畸形及相邻小肠切除吻合术，术后第 4 天试饮水，逐渐过渡饮食，胃肠道功能恢复较慢。一般术后 1 周，患儿胃肠道功能基本恢复正常，腹部切口如需拆线，术后 7 天基本可判断伤口愈合情况及能否拆线，并判断患儿是否达到出院标准。

（五）住院期间的检查项目

1. 必需的检查项目：

（1）血常规、尿常规。

（2）肝功能、肾功能、电解质、凝血功能、血型、感染性疾病筛查（乙型肝炎、丙型肝炎、艾滋病、梅毒等）。

（3）胸腹部 X 线平片。

（4）心电图。

2. 根据患者病情进行的检查项目：腹部超声、CT、同位素异位胃黏膜显像（核素扫描）。

释义

■ 大多数肠重复畸形手术类型属限期/择期手术，术前需进行常规术前检查，影像学检查以超声检查为主，典型的图像包括与肠壁相连的囊性结构、与正常肠管有共壁的管状肌性结构，腹部CT作为进一步的确诊手段。在诊断不清且合并消化道出血的情况下可酌情完善放射性核素异位胃黏膜显像（核素扫描），但并不是所有的小肠重复畸形都含有异位的胃黏膜，因此核素扫描具有一定的假阴性率，不作为常规的检查手段。

（六）治疗方案的选择

1. 引起肠梗阻的病例按照肠梗阻处理。
2. 择期手术病例术前需完善相关检查。
3. 根据病情选择急诊或择期手术。

释义

■ 小肠重复畸形有引起肠梗阻的可能，通常为囊肿型重复畸形，这种情况下须急诊手术治疗。无明显急腹症的情况下按择期/限期手术管理，需完善必要的术前检查，包括术前超声和腹部CT，待检查完备后再行手术治疗。

（七）预防性抗菌药物选择与使用时机

按照《抗菌药物临床应用指导原则（2015年版）》（国卫办医发〔2015〕43号）执行。建议使用第二代头孢菌素（如头孢呋辛）+甲硝唑；明确感染患者，可根据药敏试验结果调整抗菌药物。预防性抗菌药物在术前0.5~2小时使用。

释义

■ 该路径纳入的小肠重复畸形的手术方案为包括重复畸形在内的相连肠管切除吻合术，切口类型为Ⅱ类切口，需常规给予第二代头孢菌素联合甲硝唑预防感染；在合并严重腹腔感染的情况下须根据药敏结果选择抗菌药物的种类。

（八）手术日

1. 麻醉方式：气管插管全身麻醉。
2. 术中用药：麻醉常规用药。
3. 输血：根据术前血红蛋白状况及术中出血情况决定。
4. 手术方式：肠切除、肠吻合术。

释义

■ 该路径纳入的小肠重复畸形的手术方案为包括重复畸形在内的相连肠管切除吻合术；在合并消化道出血或长期营养不良时需根据患儿的具体情况输注血制品，以改善患儿的一般状况，减少术后并发症的发生率。

（九）术后恢复

1. 必须复查的检查项目：血常规、肝功能、肾功能、电解质。
2. 术后用药：抗菌药物：按照《抗菌药物临床应用指导原则（2015 年版）》（国卫办医发〔2015〕43 号）选用药物，用药时间 1~3 天。
3. 术后饮食指导。

释义

■ 因小肠重复畸形导致急腹症（如肠梗阻、肠穿孔）急诊手术的患儿，术后需常规复查血常规、生化（包括肝功能、肾功能），必要时需复查腹部超声以了解患儿术后恢复情况。择期手术治疗的小肠重复畸形术后常规复查血常规，没有特殊情况超声检查作为门诊复查内容。手术过程需进行肠切除吻合，择期手术切口类型为Ⅱ类切口，需常规预防性使用抗菌药物，术后第 3 天进行血常规检查和伤口换药，无明显感染征象的情况下停止静脉输入抗菌药物。

（十）出院标准

1. 患者一般情况良好，恢复正常饮食，恢复肛门排气排便。
2. 切口愈合良好：伤口无感染，无皮下积液（或门诊可处理的少量积液）。
3. 体温正常，腹部无阳性体征，相关实验室检查结果和腹部 X 线平片、腹部超声基本正常，没有需要住院处理的并发症和/或合并症。

释义

■ 小肠重复畸形的手术过程需进行肠切除吻合，择期手术切口为Ⅱ类切口，术后肠功能恢复（排气、排便）、无感染征象、可正常经口进食的情况即可出院，伤口愈合情况不作为出院标准的绝对指标，对于未累及肌层的浅表感染可于门诊规律换药。对于择期进行的小肠重复畸形，住院期间无特殊情况可不行超声检查和腹部 X 线平片，以上影像学检查可于门诊复查时完成。

（十一）变异及原因分析

1. 术前合并其他影响手术的基础疾病，需要进行相关的诊断和治疗。
2. 术前根据患者病情初步确定手术方式，根据患者术中情况更改手术方式可能。
3. 手术后继发切口感染、腹腔内感染、肠瘘、肠梗阻、吻合口出血、狭窄等并发症，导致围术期住院时间延长与费用增加。
4. 住院后出现其他内、外科疾病需进一步明确诊断，导致住院时间延长与费用增加。

释义

■ 根据术前、术中情况小肠重复畸形诊断必须明确。患儿合并其他疾病但并不影响小肠重复畸形治疗的情况可进入临床路径。如患儿合并其他疾病，如基础代谢病、先天性心脏病等对手术及术后恢复造成影响的因素，患儿手术时机的把握及术后治疗情况较为复杂，因此不能进入路径。术后合并严重并发症如肠梗阻、吻合口漏、腹腔感染等影响预后及延长住院时间的病例排除路径。

五、小肠重复畸形给药方案

小肠重复畸形有继发腹腔感染的概率，其症状和体征与急性阑尾炎相似，结合术前检查结果，应及时应用抗菌药物，多予抗革兰阴性菌药物和抗革兰阳性菌药物，并联用抗厌氧菌药物。对于无明显炎症表现的患儿，医师需按照相关规定及患儿病情，酌情预防性应用抗菌药物。

六、小肠重复畸形护理规范

1. 术前常规腹部备皮，留置静脉通路。
2. 术前留置胃管。
3. 术后妥善固定胃管和尿管，注意伤口护理，保持敷料干洁。
4. 术后鼓励早期下床活动，促进肠功能恢复。

七、小肠重复畸形营养治疗规范

1. 术前 6 小时禁食，4 小时禁水。
2. 肠功能恢复后（排气排便）给予试饮水，并逐渐过渡至半流质饮食。
3. 合理喂养，避免暴饮暴食。
4. 若患儿术前存在营养不良或肠穿孔腹膜炎，则术后酌情予以静脉营养支持。

八、小肠重复畸形患者健康宣教

1. 注意伤口护理，保持敷料干洁，定期换药。
2. 术后鼓励早期下床活动，促进肠功能恢复。
3. 出院后合理喂养，避免暴饮暴食。
4. 出院后出现腹痛、呕吐、停止排气排便需及时返院就诊。

九、推荐表单

（一）医师表单

小肠重复畸形临床路径医师表单

适用对象：第一诊断为小肠重复畸形（ICD-10：Q43.400）
行小肠吻合术（CM-3：45.9101）

患儿姓名：	性别：　年龄：　门诊号：		住院号：
住院日期：　年　月　日	出院日期：　年　月　日		标准住院日：10天

时间	住院第1天	住院第2天 术前1天	住院第3天 （手术日，术后）
主要诊疗工作	□ 询问病史和体格检查 □ 完成住院病历和首次病程记录 □ 开检查检验单 □ 上级医师查房 □ 初步确定诊治方案和特殊检查项目	□ 询问病史和体格检查 □ 完成术前小结与讨论 □ 安排手术日期 □ 完善术前准备	□ 完成术后病程记录 □ 术后监护及治疗
重点医嘱	**长期医嘱：** □ 外科常规护理 □ 二级护理 □ 无渣饮食 **临时医嘱：** □ 血常规、血型、尿常规、大便常规 □ 肝功能、肾功能，凝血功能，电解质 □ 感染性疾病筛查 □ 心电图、X线胸片、腹部消化道超声 □ 核素显像（必要时） □ 开塞露或灌肠通便	**长期医嘱：** □ 外科常规护理 □ 二级护理 □ 无渣饮食 **临时医嘱：** □ 手术医嘱 □ 术前补液和抗生素 □ 其他特殊医嘱	**长期医嘱：** □ 外科术后常规护理 □ 一级护理 □ 禁食、禁水 □ 心电监护 □ 留置胃管、胃肠减压、记量 □ 留置导尿 □ 记24小时液体出入量（必要时） □ 抗菌药物（同术前） **临时医嘱：** □ 术后急查血常规（必要时）、电解质（必要时）、血气分析（必要时） □ 按体重和出入量补充液体和电解质
病情变异记录	□ 无　□ 有，原因： 1. 2.	□ 无　□ 有，原因： 1. 2.	□ 无　□ 有，原因： 1. 2.
医师签名			

时间	住院第 4 天 （术后 1 日）	住院第 5 天 （术后 2 日）
主要诊疗工作	□ 上级医师查房 □ 注意观察生命体征 □ 观察胃管、尿管及性状 □ 观察肠功能恢复情况 □ 观察切口情况 □ 评估辅助检查结果 □ 完成常规病历书写	□ 上级医师查房 □ 注意胃管、尿管及性状 □ 观察肠功能恢复情况 □ 观察切口情况 □ 完成常规病历书写
重点医嘱	**长期医嘱：** □ 外科术后常规护理 □ 一级或二级护理 □ 禁食、禁水 □ 记 24 小时出入量 □ 留置胃管、胃肠减压、胃管护理记量 □ 尿管接袋记量 □ 抗菌药物 □ 心电监护 **临时医嘱：** □ 按体重和出入量补充液体和电解质	**长期医嘱：** □ 外科术后常规护理 □ 二级护理 □ 禁食、禁水 □ 记 24 小时出入量 □ 留置胃管、胃肠减压、胃管护理记量 □ 尿管接袋，记量 □ 抗菌药物 **临时医嘱：** □ 按体重和出入量补充液体和电解质
病情变异记录	□ 无 □ 有，原因： 1. 2.	□ 无 □ 有，原因： 1. 2.
医师签名		

时间	住院第6天 （术后3日）	住院第7~9天 （术后4~6日）	住院第10天 （术后7日，出院日）
主要诊疗工作	□ 上级医师查房 □ 完成常规病历书写 □ 注意病情变化、引流量 □ 确定有无手术并发症和手术切口感染 □ 注意观察体温、血压等	□ 上级医师查房 □ 完成常规病历书写 □ 注意病情变化，确定有无手术并发症和手术切口感染 □ 注意观察体温、血压等	□ 上级医师查房 □ 完成常规病历书写 □ 注意病情变化，确定有无手术并发症和手术切口感染 □ 术后7天拆线 □ 通知患儿家属出院 □ 交代出院后注意事项及术后随访事宜，预约复诊日期
重点医嘱	**长期医嘱：** □ 外科术后常规护理 □ 二级护理 □ 留置胃管、胃肠减压、胃管护理记量 □ 停尿管接袋记量 □ 抗菌药物 **临时医嘱：** □ 切口换药 □ 复查血常规、电解质 □ 拔除胃管（酌情） □ 拔除尿管	**长期医嘱：** □ 外科术后常规护理 □ 二级护理 □ 少量饮水过渡至半流质饮食 □ 停胃肠减压、胃管记量 □ 视情况停抗菌药物	**出院医嘱：** □ 出院带药 □ 定期随访
病情变异记录	□ 无 □ 有，原因： 1. 2.	□ 无 □ 有，原因： 1. 2.	□ 无 □ 有，原因： 1. 2.
医师签名			

（二）护士表单

小肠重复畸形临床路径护士表单

适用对象：第一诊断为小肠重复畸形（ICD-10：Q43.400）
　　　　　行小肠吻合术（CM-3：45.9101）

患儿姓名：	性别：　　年龄：　　门诊号：	住院号：
住院日期：　　年　月　日	出院日期：　　年　月　日	标准住院日：10 天

时间	住院第 1~2 天	住院第 3 天 （手术日）
主要护理工作	□ 入院宣教：介绍责任护士、床位医师、病房环境、设施和设备 □ 入院护理评估 □ 静脉取血（明晨取血） □ 指导患儿到相关科室进行检查	□ 保留胃管、尿管 □ 术后密切观察患儿情况 □ 术后心理、生活护理 □ 疼痛护理 □ 留置管道护理及指导 □ 记录 24 小时出入量观察患儿生命体征和腹部体征
病情变异记录	□ 无　□ 有，原因： 1. 2.	□ 无　□ 有，原因： 1. 2.
护士签名		

时间	住院第4天 （术后1日）	住院第5天 （术后2日）
主要护理工作	□ 密切观察患儿病情变化 □ 观察胃肠功能恢复情况 □ 留置管道护理及指导 □ 生活、心理护理 □ 记录24小时出入量 □ 疼痛护理	□ 密切观察患儿病情变化 □ 观察胃肠功能恢复情况 □ 留置管道护理及指导 □ 生活、心理护理 □ 记录24小时出入量 □ 疼痛护理 □ 按医嘱拔除尿管
病情变异记录	□ 无 □ 有，原因： 1. 2.	□ 无 □ 有，原因： 1. 2.
护士签名		

时间	住院第 6 天 （术后 3 日）	住院第 7~9 天 （术后 4~6 日）	住院第 10 天 （术后 7 日，出院日）
主要护理工作	□ 密切观察患儿病情变化 □ 生活、心理护理 □ 按医嘱拔除胃管、尿管	□ 观察患儿情况 □ 手术后生活护理	□ 观察患儿情况 □ 手术后生活护理 □ 对患儿家属进行出院准备指导和出院宣教 □ 帮助患儿家属办理出院手续
病情变异记录	□ 无 □ 有，原因： 1. 2.	□ 无 □ 有，原因： 1. 2.	□ 无 □ 有，原因： 1. 2.
护士签名			

（三）患儿家属表单

小肠重复畸形临床路径患儿家属表单

适用对象：第一诊断为小肠重复畸形（ICD-10：Q43.400）
行小肠吻合术（CM-3：45.9101）

患儿姓名：	性别：　年龄：　门诊号：	住院号：
住院日期：　年　月　日	出院日期：　年　月　日	标准住院日：10 天

时间	住院第 1~2 天	住院第 3 天 （手术日）
医患配合	□ 接受入院宣教 □ 接受入院护理评估 □ 接受病史询问，体格检查，协助医师完成病历书写 □ 病情告知，如患儿病情较重，应有上级医师与家属沟通 □ 签署必要文书（如临床路径知情同意书、输血同意书、有创操作同意书、手术同意书等） □ 接受相关检查及治疗 □ 患儿病情变化及时通知家属，需要家属同意的操作或检查手续要完备 □ 协助医师及护士完成患儿术前各项准备工作	□ 协助医师及护士完成患儿术前准备（备皮、留置胃管等） □ 手术 □ 术后患儿返回病房，协助医师及护士做好患儿安抚、约束等工作 □ 保护留置管道 □ 保护伤口，避免污染 □ 密切观察患儿病情，如有变化及时通知医师及护士
护患配合	**重点诊疗：** □ 体温 □ 饮食 □ 大小便情况 □ 必要时输血 **重要检查：** □ 血常规、血型、尿常规、大便常规 □ 肝功能、肾功能，凝血功能，电解质 □ 感染性疾病筛查 □ 心电图、X 线胸片 □ 梅克尔憩室 24 小时核素显像 □ 开塞露或灌肠通便	**重点诊疗：** □ 外科术后常规护理 □ 禁食、禁水 □ 记 24 小时出入量 □ 留置胃管、胃肠减压、记量 □ 尿管接袋记量 □ 抗菌药物 □ 心电监护 **重点检查：** □ 术后急查血常规、电解质 □ 根据患儿病情接受相关检查

时间	住院第 4 天 （术后 1 日）	住院第 5 天 （术后 2 日）
医患配合	□ 注意观察生命体征 □ 观察胃管、尿管及性状 □ 记录 24 小时出入量 □ 观察肠功能恢复情况 □ 观察切口情况	□ 注意观察生命体征 □ 观察胃管、尿管及性状 □ 观察肠功能恢复情况 □ 观察切口情况
护患配合	**重点诊疗：** □ 外科术后常规护理 □ 一级或二级护理 □ 禁食、禁水 □ 记 24 小时出入量 □ 留置胃管、胃肠减压、胃管护理记量 □ 尿管接袋记量 □ 抗菌药物 □ 心电监护 **重要检查：** □ 视之前检查结果及有无输血情况，决定是否复查血常规、电解质	**重点诊疗：** □ 外科术后常规护理 □ 二级护理 □ 禁食、禁水 □ 记 24 小时出入量 □ 留置胃管、胃肠减压、胃管护理记量 □ 尿管接袋记量 □ 抗菌药物 **重要检查：** □ 视患儿胃肠减压量情况，酌情复查电解质

时间	住院第 6 天 （术后 3 日）	住院第 7~9 天 （术后 4~6 日）	住院第 10 天 （术后 7 日，出院日）
医患配合	□ 注意病情变化、引流量 □ 接受换药，观察有无手术切口感染 □ 注意观察体温等	□ 注意病情变化、引流量 □ 注意患儿进食后腹部情况及胃肠功能恢复情况 □ 注意保护伤口 □ 注意观察体温等	□ 注意病情变化，确定有无手术并发症和手术切口感染 □ 术后 7 天换药/拆线 □ 通知出院 □ 接受出院准备指导和出院宣教 □ 医师交代出院后注意事项及术后随访事宜，预约复诊日期
护患配合	**重点诊疗：** □ 外科术后常规护理 □ 二级护理 □ 留置胃管、胃肠减压、胃管护理记量 □ 拔除胃管（酌情） □ 停尿管接袋记量 □ 抗菌药物 **重要检查：** □ 切口换药 □ 复查血常规、电解质	**重点诊疗：** □ 外科术后常规护理 □ 二级护理 □ 少量饮水过渡至半流质饮食 □ 停胃肠减压、胃管记量 □ 视情况停抗菌药物	**重点诊疗：** □ 出院带药 □ 定期随访 **重要检查：** □ 切口换药

附：原表单（2017 年版）

小肠重复畸形临床路径表单

适用对象：第一诊断为小肠重复畸形（ICD-10：Q43.400）
行小肠吻合术（CM-3：45.9101）

患儿姓名：	性别：　　年龄：　　门诊号：	住院号：
住院日期：　　年　月　日	出院日期：　　年　月　日	标准住院日：10 天

时间	住院第 1 天	住院第 2 天 术前 1 天	住院第 3 天 （手术日，术后）
主要诊疗工作	□ 询问病史和体格检查 □ 完成住院病历和首次病程记录 □ 开检查检验单 □ 上级医师查房 □ 初步确定诊治方案和特殊检查项目	□ 询问病史和体格检查 □ 完成术前小结与讨论 □ 安排手术日期 □ 完善术前准备	□ 完成术后病程记录 □ 术后监护及治疗
重点医嘱	**长期医嘱：** □ 普通外科护理常规 □ 二级护理 □ 半流质饮食 **临时医嘱：** □ 三大常规 □ 肝功能、肾功能 □ 凝血全套 □ 乙型肝炎两对半 □ 血型测定 □ 梅毒、艾滋病筛查 □ 血气分析、电解质 □ X 线胸片 □ 心电图 □ 腹部超声（必要时） □ 腹部 CT（必要时） □ 同位素异位胃黏膜显像（必要时）	**长期医嘱：** □ 普通外科护理常规 □ 二级护理 □ 半流质饮食 **临时医嘱：** □ 手术医嘱 □ 清洁皮肤 □ 备血 □ 术前 0.5 小时预防性抗菌药物（第二代头孢菌素+甲硝唑）	**长期医嘱：** □ 普通外科护理常规 □ 一级护理 □ 禁食、禁水 □ 心电监护 □ 留置胃管、胃肠减压、记量 □ 留置导尿 □ 记尿量（必要时） □ 记 24 小时液体出入量 □ 抗菌药物（同术前） **临时医嘱：** □ 血常规 □ 血气分析 □ 肝功能、肾功能 □ 白蛋白（必要时） □ 补液支持
护理工作			
病情变异记录	□ 无　□ 有，原因： 1. 2.	□ 无　□ 有，原因： 1. 2.	□ 无　□ 有，原因： 1. 2.
护士签名			
医师签名			

时间	住院第 4 天 （术后第 1 天）	住院第 5~7 天 （术后第 2~4 天）	住院第 8~9 天 （术后第 5~6 天）	住院第 10 天 （术后第 7 天，出院日）
诊疗工作	□ 询问病情和体格检查 □ 完善病程记录 □ 上级医师查房	□ 询问病情和体格检查 □ 完善病程记录 □ 上级医师查房	□ 询问病情和体格检查 □ 完善病程记录 □ 上级医师查房	□ 询问病情和体格检查 □ 完善病程记录 □ 上级医师查房
重点医嘱	**长期医嘱：** □ 普通外科护理常规 □ 一级护理 □ 禁食、禁水 □ 心电监护 □ 留置胃管、胃肠减压、记量 □ 记 24 小时液体出入量 □ 抗菌药物（同术前） **临时医嘱：** □ 补液支持 □ 伤口护理 □ 纠正电解质酸碱平衡 □ 静脉营养（必要时）	**长期医嘱：** □ 普通外科护理常规 □ 二级护理 □ 禁食、禁水 □ 留置胃管、胃肠减压、记量 □ 记 24 小时液体出入量 **临时医嘱：** □ 补液支持 □ 伤口换药 □ 纠正电解质酸碱平衡 □ 静脉营养（必要时）	**长期医嘱：** □ 普通外科护理常规 □ 二级护理 □ 饮水、半流质饮食 **临时医嘱：** □ 伤口护理 □ 复查血气分析、电解质（必要时） □ 复查血常规+C 反应蛋白	**长期医嘱：** □ 普通外科护理常规 □ 二级护理 □ 半流质饮食 **临时医嘱：** □ 伤口护理 □ 出院
护理工作				
病情变异记录	□ 无 □ 有，原因： 1. 2.	□ 无 □ 有，原因： 1. 2.	□ 无 □ 有，原因： 1. 2.	□ 无 □ 有，原因： 1. 2.
护士签名				
医师签名				

第十九章

急性肠套叠临床路径释义

【医疗质量控制指标】（专家建议）

指标一、提高诊断的准确率，一经确诊尽早治疗。

指标二、术中轻柔操作，避免副损伤。

指标三、客观判断肠管血运，避免复位后迟发性穿孔。

一、急性肠套叠编码

疾病名称及编码：急性肠套叠（ICD-10：K56.1）

手术操作及编码：肠套叠手术复位（ICD-9-CM-3：46.80-46.82）

二、临床路径检索方法

K56.1　　出院科别：儿科

三、国家医疗保障疾病诊断相关分组（CHS-DRG）

MDCG　消化系统疾病及功能障碍

GC2　小肠、大肠（含直肠）的其他手术

四、急性肠套叠临床路径标准住院流程

（一）适用对象

第一诊断为急性肠套叠（灌肠复位失败）（ICD-10：K56.1）。

行肠套叠手术复位（ICD-9-CM-3：46.80-46.82）。

释义

■ 本路径适合用于第一诊断为急性肠套叠（灌肠复位失败），需行肠套叠手术复位的患儿。

■ 不适用于未行灌肠复位而直接手术的患儿。

（二）诊断依据

根据《张金哲小儿外科学》（张金哲主编，人民卫生出版社，2013年），《临床诊疗指南·小儿外科学分册》（中华医学会编著，人民卫生出版社，2005年），《临床技术操作规范·小儿外科学分册》（中华医学会编著，人民军医出版社，2005年）。

1. 病史：阵发性哭闹或伴有呕吐、果酱样便。
2. 体征：腹部包块。
3. 辅助检查：超声提示同心圆阴影；钡灌肠见杯口状阴影。

具备2条以上可确诊。

释义

■ 本路径的制订主要参考国内权威参考书籍及诊疗指南。
■ 典型的急性肠套叠临床表现为阵发性哭闹、呕吐、血便和腹部包块。
■ 超声：横断面呈同心圆征或环靶征，纵断面呈套筒征或假肾征。

（三）治疗方案的选择

根据《张金哲小儿外科学》（张金哲主编，人民卫生出版社，2013年），《临床诊疗指南·小儿外科学分册》（中华医学会编著，人民卫生出版社，2005年），《临床技术操作规范·小儿外科学分册》（中华医学会编著，人民军医出版社，2005年）。
明确诊断急性肠套叠（灌肠复位失败）者，并征得患儿家长的同意，可以行肠套叠手术复位或肠切除术（限于肠坏死，异常病变者）。

释义

■ 典型的肠套叠多为末端回肠套入结肠中，在无禁忌证的情况下气灌肠或水灌肠是首选的治疗方法。只有在气灌肠或水灌肠失败的情况下才考虑手术治疗。

■ 手术方法为开腹将病变肠段提出腹腔外，手术者将套叠远端肠段用挤压手法使其整复。对于复位后肠壁血运破坏严重不能恢复的病例，可酌情行病变肠管切除再吻合。

（四）标准住院日为≤8天

释义

■ 肠套叠手术复位/肠切除吻合术为急诊手术，术后恢复一般7~8天。总住院时间8天。

（五）进入路径标准

1. 第一诊断必须符合ICD-10：K56.1急性肠套叠（灌肠复位失败）疾病编码。
2. 当患儿同时具有其他疾病诊断，但在住院期间不需要特殊处理也不影响第一诊断的临床路径实施时，可以进入路径。

释义

■ 出现术后并发症影响住院时间且明显增加住院费用的情况下不进入本路径。
■ 术中探查证实为继发性肠套叠的病例不进入本路径。

（六）术前准备 2~4 小时

1. 必需的检查项目：

（1）血常规、尿常规、大便常规。

（2）肝功能、肾功能、电解质、血气分析（必要时）、血型、凝血功能、感染性疾病筛查（乙型肝炎、丙型肝炎、艾滋病、梅毒等）。

2. 根据患儿病情可选择检查项目：X 线胸片、腹立位 X 线片、心电图等。

3. 必要时术前配血。

4. 补充水、电解质，维持内环境稳定。

释义

■ 血常规、血型、凝血、生化、传染性疾病筛查为手术前常规检查。

■ 急诊手术，如无特殊情况可不行 X 线胸片、心电图等检查。

■ 对于术前感染中毒症状严重或预计手术过程中需切除大段坏死肠管的患儿，需术前备血、备血浆，同时积极纠正休克和水电解质紊乱。常用的晶体液包括生理盐水、葡萄糖氯化钠钾、醋酸钠林格注射液、等张碳酸氢钠，胶体液常用低分子右旋糖酐、新鲜冷冻血浆等。

■ 肠套叠属肠梗阻范畴，需入院后给予胃肠减压。

（七）预防性抗菌药物选择与使用时机

按照《抗菌药物临床应用指导原则（2015 年版）》（国卫办医发〔2015〕43 号）执行，并结合患儿病情合理使用抗菌药物。

释义

■ 肠套叠手术复位或肠切除吻合术属于污染手术，根据肠道菌群特点应选用第三代头孢菌素及甲硝唑类抗菌药物。

（八）手术日为入院 0~1 天

1. 麻醉方式：静脉+气管插管全身麻醉或骶管麻醉。

2. 术中用药：维持生命体征药物及麻醉用药。

3. 手术方式：行肠套叠手术复位或肠切除术（限于肠坏死、异常病变者）。

4. 输血：必要时。

释义

■ 肠套叠属外科急腹症，灌肠复位失败的患儿需急诊手术。

■ 复位成功后应评估受累肠段是否存在血运障碍，对于可疑存在血运障碍的肠段可以温盐水湿敷 10~15 分钟，若不见明显好转则需行肠切除吻合术；此外需探查套叠头端肠管，除外继发因素；阑尾受累严重的情况下可将其切除。

（九）术后住院恢复 8 天

1. 必须复查的检查项目（根据当时患儿情况而定）：血常规、血气分析（必要时）、电解质、肝功能、肾功能。
2. 术后用药：抗菌治疗，按照《抗菌药物临床应用指导原则（2015 年版）》（国卫办医发〔2015〕43 号）执行，根据患儿病情合理使用抗菌药物。

释义

■ 应用第三代头孢菌素及甲硝唑类抗菌药物。

（十）出院标准

1. 一般情况良好。
2. 腹部查体无异常。
3. 伤口愈合良好。

释义

■ 从临床表现（体温、饮食情况、大小便情况）、查体（伤口情况、是否腹胀）、辅助检查（血常规、生化），判断患儿是否可以出院。

（十一）变异及原因分析

1. 患儿术前病情存在差异（如肠穿孔、肠坏死、酸中毒、休克、肠切除等），需要给予相应的诊疗，导致住院时间和费用产生差异。
2. 围术期并发症等造成住院时间延长和费用增加。

释义

■ 对于术前患儿一般情况差，出现明显的休克、感染中毒症状、严重的酸中毒等情况，预计住院时间和治疗费用明显增加的情况需退出本路径。

■ 术后出现肠套叠复发、肠吻合口漏、粘连梗阻、切口裂开等严重并发症的情况，需退出路径。

五、急性肠套叠给药方案

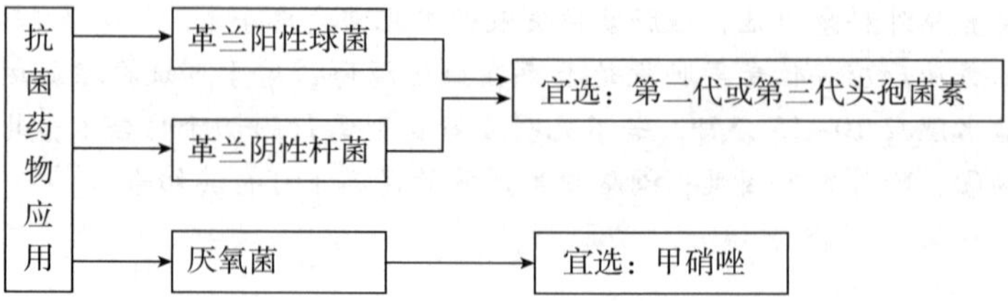

进入本路径的患儿为灌肠失败需要手术复位，往往病史较长或套叠较紧，肠套叠鞘部长时间压迫套入部的肠管可造成局部肠壁缺血，引起肠壁黏膜屏障破坏甚至肠壁缺血坏死，肠道细菌可通过破坏的肠壁黏膜屏障移位入血，因此应预防性使用抗菌药物。具体使用方法为术前给予广谱第三代头孢菌素类抗菌药物联合甲硝唑，根据术中探查结果调整用药：肠壁血运条件好、无明显坏死灶的病例，术后可给予第二代头孢菌素联合或不联合使用甲硝唑类抗菌药物；对于肠壁血运障碍严重，不除外局部坏死的病例需给予第三代头孢菌素联合甲硝唑类抗菌药物。根据术后患儿体温、腹部体征、伤口愈合情况及血常规检查结果酌情停减抗菌药物。

六、急性肠套叠护理规范

1. 术前留置胃管。
2. 常规腹部备皮。
3. 术前 30 分钟给予抗菌药物静脉滴注。
4. 术后妥善固定尿管、胃管。
5. 术后早期有迟发肠穿孔的可能，需密切关注患儿腹部及生命体征。
6. 伤口护理，保持敷料干洁。

七、急性肠套叠营养治疗规范

1. 胃肠功能恢复后（排气排便）可试饮水，逐渐过渡正常饮食。
2. 出院后规律饮食，避免暴饮暴食。

八、急性肠套叠患者健康宣教

1. 注意伤口护理，定期门诊换药。
2. 合理喂养，避免暴饮暴食。
3. 观察患儿排气排便情况，出现阵发性腹痛症状需及时就诊。

九、推荐表单

（一）医师表单

急性肠套叠临床路径医师表单

适用对象：第一诊断为急性肠套叠（灌肠复位失败）（ICD-10：K56.1）
行肠套叠手术复位（ICD-9-CM-3：46.80-46.82）

患儿姓名：	性别：　　年龄：　　门诊号：	住院号：
住院日期：　　年　月　日	出院日期：　　年　月　日	标准住院日：≤8 天

时间	住院第 1 天（手术日）		住院第 2 天（术后 1 日）
	术　前	术　后	
主要诊疗工作	□ 询问病史与体格检查 □ 完成病历书写 □ 完成上级医师查房记录 □ 确定手术时间 □ 向患儿监护人交代病情，签署手术相关知情同意书	□ 完成术后记录 □ 完成手术记录 □ 完成术后医嘱 □ 向家属展示切除组织 □ 向家属交代交代手术情况	□ 检查患儿的全身情况及腹部情况 □ 检查伤口敷料情况 □ 评估辅助检查结果 □ 上级医师查房
重点医嘱	**长期医嘱：** □ 一级护理 □ 禁食、禁水 □ 胃肠减压 □ 抽胃液 □ 保留导尿（必要时） □ 心电监护（必要时） □ 吸氧（必要时） □ 会阴冲洗（必要时） **临时医嘱：** □ 血常规+血型 □ 尿常规 □ 生化 □ 凝血 □ 传染病学检查（乙型肝炎、丙型肝炎、梅毒、艾滋病） □ 输血前检查（必要时） □ 备血（必要时） □ 红细胞悬液（必要时） □ 新鲜冷冻血浆（必要时） □ X 线胸片、腹立位 X 线片（必要时） □ 心电图（必要时） □ 补液纠酸、抗菌药物应用 □ 抑酸药物应用 □ 导尿（必要时） □ 今日在全身麻醉下行肠套叠手术复位或肠切除术 □ 备皮	**长期医嘱：** □ 术后医嘱 □ 一级护理 □ 禁食、禁水 □ 胃肠减压 □ 抽胃液 □ 记 24 小时出入量（必要时） □ 心电监护 □ 吸氧 □ 保留导尿 □ 会阴冲洗（必要时） **临时医嘱：** □ 术后医嘱 □ 急诊生化（必要时） □ 补充水电解质 □ 纠正酸中毒（必要时） □ 红细胞悬液（必要时） □ 新鲜冰冻血浆（必要时） □ 抗菌药物 □ 抑酸 □ 止血药物（必要时） □ 病理检查 □ 腹腔液体培养+药敏试验（必要时）	**长期医嘱：** □ 一级护理 □ 心电监护 □ 禁食、禁水 □ 胃肠减压 □ 抽胃液 □ 记 24 小时出入量（必要时） □ 抗菌药物 □ 生理维持液 □ 静脉营养（必要时） □ 抑酸药物 □ 保心肌（必要时） □ 保肝（必要时） □ 保留导尿 □ 会阴冲洗（必要时） **临时医嘱：** □ 血常规（必要时） □ 补充液体及电解质 □ 输血（必要时） □ 纠酸（必要时） □ 止血药（必要时）

续　表

时间	住院第 1 天（手术日）		住院第 2 天（术后 1 日）
	术　前	术　后	
病情变异记录	□ 无　□ 有，原因： 1. 2.	□ 无　□ 有，原因： 1. 2.	□ 无　□ 有，原因： 1. 2.
医师签名			

时间	住院第3天 （术后2日）	住院第4天 （术后3日）	住院第5~7天 （术后4~6日）	住院第8天 （出院日）
主要诊疗工作	□ 了解患儿的出入量 □ 检查患儿的一般情况及腹部情况 □ 检查伤口敷料 □ 评估实验室检查结果 □ 医师查房	□ 了解患儿的出入量 □ 检查患儿的一般情况及腹部情况 □ 检查伤口换敷料	□ 了解一般情况及腹部情况 □ 了解患儿的出入量 □ 检查伤口敷料	□ 检查患儿的一般情况及腹部情况 □ 了解患儿的出入量 □ 检查伤口换敷料 □ 完成出院小结 □ 交代家属注意事项
重点医嘱	**长期医嘱：** □ 一级护理 □ 心电监护 □ 禁食、禁水 □ 胃肠减压 □ 抽胃液 □ 记24小时出入量（必要时） □ 抗菌药物 □ 生理维持液 □ 静脉营养（必要时） □ 抑酸药物 □ 保心肌（必要时） □ 保肝（必要时） □ 保留导尿 □ 会阴冲洗（必要时） **临时医嘱：** □ 补充液体及电解质	**长期医嘱：** □ 一级护理 □ 停心电监护 □ 禁食 □ 停胃肠减压 □ 停抽胃液 □ 停记24小时出入量（必要时） □ 饮水 □ 抗菌药物 □ 生理维持液 □ 静脉营养（必要时） □ 抑酸药物 □ 保心肌（必要时） □ 保肝（必要时） □ 停保留导尿 □ 停会阴冲洗（必要时） □ 伤口理疗 □ 胃管自然引流（必要时） **临时医嘱：** □ 补充液体及电解质 □ 通便（必要时） □ 换药 □ 血常规	**长期医嘱：** □ 一级护理 □ 停禁食、禁水 □ 逐渐增加饮食 □ 抗菌药物（必要时） □ 生理维持液 □ 静脉营养减量 □ 停抑酸药物 □ 伤口理疗 **临时医嘱：** □ 超声复查（必要时）	**临时医嘱：** □ 今日出院 □ 带药（必要时） □ 换药
病情变异记录	□ 无 □ 有，原因： 1. 2.	□ 无 □ 有，原因： 1. 2.	□ 无 □ 有，原因： 1. 2.	□ 无 □ 有，原因： 1. 2.
医师签名				

（二）护士表单

急性肠套叠临床路径护士表单

适用对象：第一诊断为急性肠套叠（灌肠复位失败）（ICD-10：K56.1）
　　　　　行肠套叠手术复位（ICD-9-CM-3：46.80-46.82）

患儿姓名：	性别：　　年龄：　　门诊号：	住院号：
住院日期：　　年　月　日	出院日期：　　年　月　日	标准住院日：≤8天

时间	住院第1天 （手术日）	住院第2天 （术后1日）
主要护理工作	□ 入院宣教：介绍责任护士、床位医师、病房环境、设施和设备 □ 入院护理评估 □ 静脉取血 □ 指导患儿到相关科室进行检查 □ 留置胃管	□ 保留胃管、尿管 □ 术后密切观察患儿情况 □ 术后心理、生活护理 □ 疼痛护理 □ 留置管道护理及指导 □ 记录24小时出入量观察患儿生命体征和腹部体征
病情变异记录	□ 无　□ 有，原因： 1. 2.	□ 无　□ 有，原因： 1. 2.
护士签名		

时间	住院第3天 （术后2日）	住院4天 （术后3日）
主要护理工作	□ 密切观察患儿病情变化 □ 观察胃肠功能恢复情况 □ 留置管道护理及指导 □ 生活、心理护理 □ 记录24小时出入量 □ 疼痛护理	□ 密切观察患儿病情变化 □ 观察胃肠功能恢复情况 □ 留置管道护理及指导 □ 生活、心理护理 □ 记录24小时出入量 □ 疼痛护理 □ 按医嘱拔除尿管
病情变异记录	□ 无 □ 有，原因： 1. 2.	□ 无 □ 有，原因： 1. 2.
护士签名		

时间	住院第 5~7 天 （术后 4~6 日）	住院第 8 天 （术后 7 日，出院日）
主要护理工作	□ 观察患儿情况 □ 手术后生活护理	□ 观察患儿情况 □ 手术后生活护理 □ 对患儿家属进行出院准备指导和出院宣教 □ 帮助患儿家属办理出院手续
病情变异记录	□ 无　□ 有，原因： 1. 2.	□ 无　□ 有，原因： 1. 2.
护士签名		

（三）患儿家属表单

急性肠套叠临床路径患儿家属表单

适用对象：第一诊断为急性肠套叠（灌肠复位失败）（ICD-10：K56.1）
行肠套叠手术复位（ICD-9-CM-3：46.80-46.82）

患儿姓名：	性别： 年龄： 门诊号：	住院号：
住院日期： 年 月 日	出院日期： 年 月 日	标准住院日：≤8 天

时间	住院第 1 天 （手术日）	住院第 2 天 （术后 1 日）
主要医患配合工作	□ 接受入院宣教：明确责任护士、床位医师、病房环境、设施和设备 □ 接受护理评估 □ 配合静脉取血 □ 在医护指导下到相关科室进行检查 □ 保护胃管防止脱出 □ 签署医疗知情同意书（输血同意书、手术同意书、病情告知书、静脉营养同意书、麻醉同意书等）	□ 保护胃管、尿管防止脱出 □ 术后密切观察患儿一般情况 □ 医患沟通，了解患儿病情
病情变异记录	□ 无 □ 有，原因： 1. 2.	□ 无 □ 有，原因： 1. 2.
家长签名		

时间	住院第 3~5 天	住院 6~7 天	住院第 8 天 （出院日）
主要医患配合工作	□ 密切观察患儿病情变化 □ 保护静脉通路 □ 观察排气排便情况 □ 医患沟通，了解病情变化 □ 遵医嘱给予少量饮水并逐渐增加饮食 □ 注意保持伤口干洁	□ 密切观察患儿病情变化 □ 加强饮食护理 □ 保持伤口干洁 □ 观察排气排便情况 □ 医患沟通，了解病情变化	□ 接受出院前康复宣教 □ 学习出院注意事项 □ 了解复查程序 □ 办理出院手续 □ 获取出院诊断书 □ 获取出院带药
病情变异记录	□ 无　□ 有，原因： 1. 2.	□ 无　□ 有，原因： 1. 2.	□ 无　□ 有，原因： 1. 2.
家长签名			

附：原表单（2019年版）

急性肠套叠临床路径表单

适用对象：第一诊断为急性肠套叠（灌肠复位失败）（ICD-10：K56.1）
行肠套叠手术复位（ICD-9-CM-3：46.80-46.82）

患儿姓名：	**性别：　　年龄：　　门诊号：**	**住院号：**
住院日期：　　年　月　日	**出院日期：**　　年　月　日	**标准住院日：≤8天**

时间	住院第1天（手术日）		住院第2天（术后1日）
	术　前	术　后	
主要诊疗工作	□ 询问病史与体格检查 □ 肛门指诊 □ 完成病历书写 □ 完成上级医师查房记录 □ 确定手术时间 □ 向患儿监护人交代病情，签署手术相关知情同意书	□ 完成术后记录 □ 完成手术记录 □ 完成术后医嘱 □ 向家属展示切除组织 □ 向家属交代交代手术情况	□ 检查患儿的全身情况及腹部情况 □ 检查伤口敷料情况 □ 评估辅助检查结果 □ 上级医师查房
重点医嘱	**长期医嘱：** □ 一级护理 □ 禁食 **临时医嘱：** □ 血常规、尿常规、大便常规 □ 血型、肝功能、肾功能、凝血功能、血气分析、血电解质、感染性疾病筛查 □ 输血前检查 □ 备血 □ X线胸片、腹立位X线片（必要时） □ 心电图（必要时） □ 补液纠酸、抗菌药物应用（必要时） □ 胃肠减压 □ 留置导尿（必要时） □ 今日在全身麻醉下行肠套叠手术复位或肠切除术	**长期医嘱：** □ 必要时送ICU □ 小儿外科护理常规 □ 一级护理 □ 心电监护 □ 禁食 □ 胃肠减压 □ 记24小时出入量 □ 抗菌药物 **临时医嘱：** □ 血常规 □ 血气分析 □ 电解质 □ 切除组织送病理 □ 腹腔液体培养+药敏试验（必要时）	**长期医嘱：** □ 小儿外科护理常规 □ 一级护理 □ 心电监护 □ 禁食 □ 胃肠减压 □ 记24小时出入量 □ 抗菌药物 □ 维持水、电解质平衡 □ 必要时静脉营养 **临时医嘱：** □ 血常规 □ 补充液体及电解质 □ 输血（必要时） □ 纠酸（必要时）
主要护理工作	□ 卫生护理 □ 观察患儿一般情况	□ 观察患儿一般情况 □ 观察记录引流物	□ 观察患儿一般情况 □ 观察记录引流物
病情变异记录	□ 无　□ 有，原因： 1. 2.	□ 无　□ 有，原因： 1. 2.	□ 无　□ 有，原因： 1. 2.
护士签名			
医师签名			

时间	住院第3天 （术后2日）	住院第4天 （术后3日）	住院第5~7天 （术后第4~6天）	住院第8天 （出院日）
主要诊疗工作	□ 了解患儿的出入量 □ 检查患儿的一般情况及腹部情况 □ 检查伤口敷料 □ 评估实验室检查结果 □ 医师查房	□ 了解患儿的出入量 □ 检查患儿的一般情况及腹部情况 □ 检查伤口换敷料	□ 了解一般情况及腹部情况 □ 了解患儿的出入量 □ 检查伤口敷料	□ 检查患儿的一般情况及腹部情况 □ 了解患儿的出入量 □ 检查伤口换敷料 □ 完成出院小结 □ 交代家属注意事项
重点医嘱	**长期医嘱：** □ 心电监护（必要时） □ 一级护理 □ 禁食 □ 胃肠减压 □ 记24小时出入量 □ 抗菌药物 □ 维持水、电解质平衡 □ 必要时静脉营养 **临时医嘱：** □ 血常规 □ 血气分析 □ 血电解质测定 □ 补充液体及电解质 □ 输血（必要时） □ 通便（必要时）	**长期医嘱：** □ 心电监护（必要时） □ 一或二级护理 □ 停禁食（无肠切除） □ 少量多次饮水（无肠切除） □ 停胃肠减压（无肠切除） □ 停导尿管 □ 停腹腔引流（无肠切除） □ 停抗菌药物（无肠切除） □ 维持水、电解质平衡 □ 必要时静脉营养 **临时医嘱：** □ 补充液体及电解质 □ 通便（必要时）	**长期医嘱：** □ 二级护理 □ 流质或半流质饮食 □ 减少静脉营养支持 □ 减少输液支持 **临时医嘱：** □ 血常规（必要时） □ 转普通病房（无肠切除）	**临时医嘱：** □ 今日出院 □ 带药（必要时） □ 拆线或出院后门诊拆线
主要护理工作	□ 观察患儿一般情况 □ 观察补液速度 □ 观察记录引流物	□ 饮食护理 □ 观察患儿一般情况 □ 观察补液速度 □ 观察记录引流物	□ 观察患儿一般情况 □ 观察补液速度 □ 观察记录引流物	□ 观察患儿一般情况 □ 帮助患儿办理出院手续
病情变异记录	□ 无　□ 有，原因： 1. 2.	□ 无　□ 有，原因： 1. 2.	□ 无　□ 有，原因： 1. 2.	□ 无　□ 有，原因： 1. 2.
护士签名				
医师签名				

第二十章

先天性巨结肠临床路径释义

【医疗质量控制指标】（专家建议）

指标一、术前规范结肠灌洗，保证手术效果。

指标二、完善相关检查，明确诊断。

指标三、术中精细操作，保护重要组织脏器。

指标四、术后肛门规范护理，降低感染率。

一、先天性巨结肠编码

疾病名称及编码：先天性巨结肠（ICD-10：Q43.1）

手术操作及编码：手术治疗（ICD-9-CM-3：48.4101-48.4103）

二、临床路径检索方法

Q43.1　出院科别：儿科

三、国家医疗保障疾病诊断相关分组（CHS-DRG）

MDCG　消化系统疾病及功能障碍

GB2　小肠、大肠（含直肠）的大手术

GC2　小肠、大肠（含直肠）的其他手术

四、先天性巨结肠临床路径标准住院流程

（一）适用对象

第一诊断为先天性巨结肠（ICD-10：Q43.1）。

行手术治疗（ICD-9-CM-3：48.4101-48.4103）。

释义

■ 本路径适用于临床诊断“先天无神经节性巨结肠（赫希施斯普龙病）”的患儿。继发性巨结肠不纳入本路径。

（二）诊断依据

根据《张金哲小儿外科学》（张金哲主编，人民卫生出版社，2013年），《临床诊疗指南·小儿外科学分册》（中华医学会编著，人民卫生出版社，2005年），《临床技术操作规范·小儿外科学分册》（中华医学会编著，人民军医出版社，2005年）。

1. 出生后出现便秘症状且日益加重。
2. 钡灌肠显示有肠管狭窄、移行和扩张的表现。
3. 肛直肠测压无内括约肌松弛反射。
4. 直肠活检提示先天性巨结肠病理改变。

其中1为必备，2、3、4具备两项可确诊。

释义

■ 本路径的制订主要参考国内外权威参考书籍和诊疗指南。

■ 前述“出生后出现胎便排出延迟，便秘症状日益加重”为典型临床表现。便秘可引起肠炎，导致便秘与腹泻交替出现。

■ 钡灌肠为传统影像学检查方法，可显示肠管狭窄（痉挛）、移行和扩张段的程度及范围，对于本症的诊断、分型及手术方案的制订均具有重要意义，应作为必要的检查手段。

■ 肛管直肠测压为重要的辅助检查项目，本症患儿“无内括约肌松弛反射”。检查结果的可靠性受患儿年龄、仪器性能及操作手法的影响。

■ 直肠活检提示先天性巨结肠病理改变。直肠活检更多用于术中确定切除病变肠管部位及根治手术后进一步证实诊断。还可用于经钡灌肠及直肠测压检查仍不能确定诊断的非典型病例。

（三）治疗方案的选择

根据《张金哲小儿外科学》（张金哲主编，人民卫生出版社，2013年），《临床诊疗指南·小儿外科学分册》（中华医学会编著，人民卫生出版社，2005年），《临床技术操作规范·小儿外科学分册》（中华医学会编著，人民军医出版社，2005年）。

1. 经肛门结肠拖出术。
2. 腹腔镜辅助或开腹经肛门结肠拖出术。
3. 开腹巨结肠根治术。

释义

■先天性巨结肠的手术目的是切除包括痉挛段、移行段以及部分扩张段在内的肠管，目前标准的手术入路为齿状线上0.8～1.0cm切口，黏膜下剥离直肠至腹膜反折，然后全层切除病变结肠，经肛门结肠脱出（Soave术），病变肠管长度较长的情况下须开腹或腹腔镜辅助下游离近端病变肠管，将正常肠管断端与切缘吻合。

（四）标准住院日为14～21天

若住院前已完成部分术前准备，住院日可适当缩短。

释义

■ 多数患儿住院14～21天。住院时间因病变类型、程度、术前准备时间和手术方式不同而有较大差异。

■ 传统开腹手术住院时间偏长，经肛门结肠拖出术及腹腔镜或开腹辅助经肛门结肠拖出术住院时间较短。

■ 如患儿术前即合并严重肠炎、电解质紊乱及营养不良，术后需要继续治疗则延长住院时间。

（五）进入临床路径标准

1. 第一诊断必须符合 ICD-10：Q43.1 先天性巨结肠疾病编码。
2. 符合短段型、普通型、长段型巨结肠诊断的病例，进入临床路径。
3. 当患儿同时具有其他疾病诊断，但在住院期间不需要特殊处理也不影响第一诊断的临床路径实施时，可以进入临床路径。

释义

■ 进入本路径患儿的第一诊断为先天性巨结肠。

■ 如诊断为本症，合并一定程度的肠炎、电解质紊乱、营养不良等，仍可进入路径，但可能会增加医疗费用，延长住院时间。

■ 若并发症使患儿全身情况恶化，甚至出现巨结肠危象，危险程度明显增加，治疗复杂，不进入本路径。

（六）术前准备 7~14 天

1. 必需的检查项目：

（1）实验室检查：血常规、尿常规、便常规+隐血+培养、血型、C 反应蛋白（必要时）、肝功能、肾功能、电解质、血气分析（必要时）、凝血功能、感染性疾病筛查（乙型肝炎、丙型肝炎、梅毒、艾滋病等）。

（2）心电图、X 线胸片（正位）。

2. 根据患儿病情可选择：超声心动图等。
3. 术前进行充分肠道准备。
4. 下消化道造影。

释义

■ 入院即行术前准备。

■ 血常规、尿常规和便常规是最基本的三大常规检查，每个进入路径的患儿均需完成。合并肠炎患儿可测定大便隐血及细菌培养。

■ 肝功能、肾功能、电解质（血生化）及血气分析检查可以评价患儿电解质、酸碱平衡及营养状态。

■ 血型、凝血功能、感染性疾病筛查（乙型肝炎、丙型肝炎、梅毒、艾滋病等）为手术患儿常规检查项目。

■ 心电图、X 线胸片对于麻醉管理的安全性具有重要意义，应作为常规检查。

■ 心电图检查发现异常者应进行超声心动检查，必要时请心内科会诊，进一步评价心功能、手术和麻醉耐受能力。

■ 下消化道造影可提示病变肠管的形态，判断痉挛段、移行段、扩张段的长度，在进行结肠灌洗治疗前后需各检查 1 次，提高诊断的准确性。

■ 可能合并严重细菌感染的患儿测定 C 反应蛋白，作为决定手术方式、选用抗菌药物的重要参考。

■ 本症术前肠道准备时间差异很大。患儿年龄小、肠管扩张轻、未合并肠炎，术前准备时间短；患儿年龄大、肠管扩张重或合并严重肠炎，则术前准备时间长。

■ 传统的术前肠道准备时间为7~14天。目前，由于患儿就诊时间前移和管理理念的进步，术前准备时间缩短，基础情况较好的患儿，可争取在入院1周内手术。

（七）预防性抗菌药物选择与使用时机

抗菌药物使用：按照《抗菌药物临床应用指导原则（2015年版）》（国卫办医发〔2015〕43号）执行，并结合患儿的病情决定抗菌药物的选择与使用时间。

释义

■ 基础情况较好的患儿除术前预防性静脉应用抗菌药物外，由于术后肛提肌的收缩以及局部细菌数量较多，应适当术后根据伤口、腹部及血常规检查情况继续应用7~10天。

（八）手术日为入院第8~15天

1. 麻醉方式：气管插管全身麻醉，可加骶管麻醉。
2. 手术方式：短段型及普通型巨结肠行经肛门结肠拖出术，长段型行腹腔镜辅助或开腹经肛门结肠拖出术。
3. 输血：视术中和术后情况而定。

释义

■ 前述“短段型及普通型巨结肠行经肛门结肠拖出术，长段型行腹腔镜辅助或开腹经肛门结肠拖出术”为术式选择的基本原则。可根据患儿的具体情况有所调整。年龄小，病变肠管短的患儿优先选择经肛门手术；年龄大，病变肠管长或肠系膜紧张的患儿经肛门手术困难时，应通过腹腔镜或开腹松解肠系膜，更为安全。

■ 除特殊情况，一般不需术中输血。

（九）术后住院恢复6~8天

1. 术后必须复查的检查项目：血常规、C反应蛋白、血气分析（必要时）、肝功能、肾功能、电解质。
2. 术后用药：抗菌药物使用按照《抗菌药物临床应用指导原则（2015年版）》（国卫办医发〔2015〕43号）执行。

释义

■ 一般情况下吻合口愈合、肠功能恢复正常时间需要6~8天。

■ 术后3天及出院前复查血常规。

■ 基础情况较差患儿术后复查C反应蛋白、血气分析、肝功能、肾功能、电解质（血生化）。

■ 根据患儿情况及血常规、C反应蛋白指标决定手术后应用抗菌药物的种类和时间。

（十）出院标准

1. 一般情况良好。
2. 便秘症状消失。
3. 伤口愈合良好，无出血、感染、瘘等。
4. 无其他需要住院处理的并发症。

释义

■ 出院时患儿应全身情况较好，体温大致正常，无严重腹胀，完全经口进食，便秘症状消失（可能大便次数增多）。

■ 出院前血常规基本正常。

■ 需要时术后复查C反应蛋白、血气分析、肝功能、肾功能、电解质（血生化），无严重偏差。

■ 伤口无感染。

（十一）变异及原因分析

1. 经手术证实为特殊类型先天性巨结肠（全结肠型、超短段型等），手术困难，术后恢复慢，导致住院时间延长和费用增加。
2. 围术期并发症等造成住院时间延长和费用增加。

释义

■ 全结肠型巨结肠、巨结肠危象患儿及巨结肠类缘病等，病理状态复杂、病情危重、治疗方案的个体差异大、疗程长，不进入本路径。

■ 如治疗过程中出现肠道感染加重、消化道穿孔、吻合口漏、腹腔及伤口感染等并发症，也将导致住院时间延长，费用增加。以上情况应由主管医师在临床路径表单中予以说明。

■ 因患儿方面的主观原因导致执行路径出现变异，也需要主管医师在临床路径表单中予以说明。

五、先天性巨结肠给药方案

先天性巨结肠术前无需应用药物，仅需肠道准备即可。

术前30分钟给予第二代或第三代头孢菌素+甲硝唑静脉给药。

术后可给予第二代或第三代头孢菌素+甲硝唑静脉给药防治感染，用药时长为1周左右。

六、先天性巨结肠护理规范

1. 术前7~14天规律洗肠，必要时可通过饮食调节（无渣饮食）辅助洗肠。

2. 术前 30 分钟给予抗菌药物静脉滴注。
3. 术前常规备皮，备皮范围应包含腹部，以备术中开腹或腹腔镜辅助松解病变肠管。
4. 术前留置胃管。
5. 术前晚、术日晨清洁洗肠。
6. 术后给予规范肛门护理

七、先天性巨结肠营养治疗规范

1. 术前加强营养，多饮水，以无渣饮食为主，利于肠道准备。
2. 术后开始排便之前禁食水，患儿基础情况较差的情况下需要辅助静脉营养支持。
3. 开始排便后可正常饮食，少时多餐。

八、先天性巨结肠患者健康宣教

1. 术后患儿全麻尚未完全清醒，需去枕平卧，垫高肩部，头偏向一侧，防止呕吐、误吸。
2. 术后密切关注患儿生命体征，如发现呼吸困难、心搏异常应及时通知医护人员。
3. 术后认真学习肛门护理，及时清理大便，避免伤口感染。
4. 患儿排便后可正常进食，加强营养，避免生冷油腻饮食。
5. 术后 2~3 周返院学习扩肛，配合坐浴扩肛 6~12 个月，定期门诊复查。

九、推荐表单

（一）医师表单

先天性巨结肠临床路径医师表单

适用对象：第一诊断为先天性巨结肠（ICD-10：Q43. 1）

行手术治疗（ICD-9-CM-3：48. 4101-48. 4103）

患儿姓名：	性别： 年龄： 门诊号：		住院号：
住院日期： 年 月 日	出院日期： 年 月 日		标准住院日：14~21 天

时间	住院第 1 天	住院第 2~7 天 （肠道准备阶段， 可延长至 14 天）	住院第 8 天 （术前 3 日）	住院第 10 天 （术前 1 日）
主要诊疗工作	□ 询问病史与体格检查 □ 上级医师查房与术前评估 □ 确定诊断、术前准备和手术日期 □ 与患儿家属沟通病情并予以指导	□ 上级医师查房与术前评估 □ 评估检查结果符合诊断和手术条件 □ 分析异常结果，处理后复查	□ 评估检查结果符合诊断和手术条件 □ 异常者分析处理后复查 □ 签署输血知情同意书	□ 上级医师查房与术前评估 □ 向患儿监护人交代病情，签署手术知情同意书 □ 麻醉科医师探望患儿并完成麻醉前书面评估 □ 完成手术准备
重点医嘱	**长期医嘱：** □ 小儿外科护理常规 □ 二级或一级护理 □ 无渣普通饮食（或奶） □ 巨结肠清洁灌肠qd×10 天（必要时） **临时医嘱：** □ 血常规、尿常规、大便常规+隐血+培养 □ 肝功能、肾功能、血气分析、C 反应蛋白、电解质、凝血功能 □ 感染性疾病筛查 □ 心电图、X 线胸片 □ 超声心动图（必要时） □ 告知清洁灌肠风险	**长期医嘱：** □ 小儿外科护理常规 □ 二级或一级护理 □ 无渣普通饮食（或奶） □ 巨结肠清洁灌肠 qd	**长期医嘱：** □ 小儿外科护理常规 □ 二级或一级护理 □ 无渣普通饮食（或奶） □ 巨结肠清洁灌肠 qd □ 抗菌药物 **临时医嘱：** □ 复查钡剂灌肠造影（必要时）	**临时医嘱：** □ 明晨禁食 □ 拟明日全身麻醉下行先天性巨结肠手术 □ 今晚、明晨洗肠至干净为止 □ 备胃管、导尿管（必要时） □ 备血（必要时）
病情变异记录	□ 无 □ 有，原因： 1. 2.	□ 无 □ 有，原因： 1. 2.	□ 无 □ 有，原因： 1. 2.	□ 无 □ 有，原因： 1. 2.
医师签名				

时间	住院第 11 天 （手术日）	住院第 12 天 （术后 1 日）	住院第 13~14 天 （术后 2~4 日）
主要诊疗工作	□ 手术 □ 完成术后医嘱和检查 □ 上级医师查房 □ 向患儿家属交代手术中情况和术后注意事项 □ 确定有无手术和麻醉并发症 □ 麻醉科医师随访和书面评价	□ 上级医师查房 □ 仔细观察患儿腹部体征变化，腹腔引流情况 □ 对手术进行评估	□ 上级医师查房 □ 仔细观察患儿腹部体征变化，腹腔引流情况 □ 对手术进行评估仔细观察患儿腹部体征变化，腹腔引流情况（如有），肛门有无出血等，对手术进行评估 □ 确定有无手术并发症
重点医嘱	**长期医嘱：** □ 今日在全身麻醉下行先天性巨结肠手术 □ 小儿外科护理常规 □ 置监护病房（必要时） □ 一级护理 □ 禁食 □ 留置肛管（必要时） □ 持续心电监护 □ 胃肠减压接负压吸引，记量（必要时） □ 留置导尿，记量（必要时） □ 如有腹腔引流，接袋，记量 □ 肛周护理 □ 甲硝唑静脉滴注 □ 广谱抗菌药物 **临时医嘱：** □ 按体重和出入量补充液体和电解质 □ 必要时按需输血	**长期医嘱：** □ 小儿外科护理常规 □ 转入普通病房 □ 一级护理 □ 流质饮食（如可以） □ 甲硝唑静脉滴注 □ 广谱抗菌药物 □ 肛周护理 **如为经腹（腹腔镜或开放）手术，除上述外，则：** □ 一级护理 □ 持续心电、血压、血氧饱和度监测 □ 胃肠减压接负压吸引，记量 □ 留置导尿，记量 □ 如有腹腔引流，接袋，记量 **临时医嘱：** □ 复查血常规、C 反应蛋白、电解质、血气分析（必要时） □ 按体重和出入量补充液体和电解质	**长期医嘱：** □ 小儿外科护理常规 □ 一级或二级护理 □ 半流质饮食（去除胃肠减压后，如可以） □ 甲硝唑静脉滴注 □ 广谱抗菌药物 □ 肛周护理 □ 去除胃肠减压（如可以） □ 拔除导尿管 □ 拔除腹腔引流 **如为经腹（腹腔镜或开放）手术：** □ 流质饮食 □ 转入普通病房 □ 一级或二级护理 **临时医嘱：** □ 复查血常规、C 反应蛋白、电解质、血气分析、肝功能、肾功能 □ 按体重和出入量补充液体和电解质
病情变异记录	□ 无 □ 有，原因： 1. 2.	□ 无 □ 有，原因： 1. 2.	□ 无 □ 有，原因： 1. 2.
医师签名			

时间	住院第 15 天 （术后 5 日）	住院第 16~19 天 （术后 6~9 日）	住院第 20 天 （出院日）
主要诊疗工作	□ 上级医师查房，确定有无手术并发症和手术切口感染	□ 上级医师查房，确定有无手术并发症和手术切口感染	□ 上级医师查房，确定有无手术并发症和手术切口感染 □ 指导家长术后 2 周返院，肛门指诊检查吻合口愈合情况，根据检查结果决定是否可以进行扩肛 **如果患儿可以出院：** □ 通知患儿及其家属出院 □ 交代出院后注意事项及术后随访事宜，预约复诊日期及拆线日期
重点医嘱	**长期医嘱：** □ 小儿外科护理常规 □ 二级或一级护理 □ 普通饮食（或奶） □ 肛周护理	**长期医嘱：** □ 小儿外科护理常规 □ 二级或一级护理 □ 普通饮食（或奶） □ 肛周护理 **临时医嘱：** □ 拆线（如腹部有小切口缝线）	**长期医嘱：** □ 出院带药
病情变异记录	□ 无 □ 有，原因： 1. 2.	□ 无 □ 有，原因： 1. 2.	□ 无 □ 有，原因： 1. 2.
医师签名			

（二）护士表单

先天性巨结肠临床路径护士表单

适用对象：第一诊断为先天性巨结肠（ICD-10：Q43. 1）

行手术治疗（ICD-9-CM-3：48. 4101-48. 4103）

患儿姓名：	性别： 年龄： 门诊号：	住院号：
住院日期： 年 月 日	出院日期： 年 月 日	标准住院日：14~21 天

时间	住院第 1 天	住院第 2~7 天 （肠道准备阶段， 可延长至 14 天）	住院第 8 天 （术前 3 日）	住院第 10 天 （术前 1 日）
主要护理工作	□ 入院宣教：介绍医护人员、病房环境、设施和设备 □ 入院护理评估 □ 动静脉取血（明晨取血） □ 指导患儿到相关科室完成辅助检查	□ 饮食护理 □ 灌肠护理 □ 观察腹部体征、大便性状 □ 保暖	□ 饮食护理 □ 灌肠护理 □ 观察腹部体征、大便性状 □ 保暖	□ 会阴部准备 □ 手术前沐浴、更衣 □ 手术前肠道准备 □ 手术前物品准备 □ 手术前心理护理 □ 明晨禁食、禁水
重点医嘱	**长期医嘱：** □ 小儿外科护理常规 □ 二级或一级护理 □ 无渣普通饮食（或奶） □ 巨结肠清洁灌肠qd×10 天（必要时） **临时医嘱：** □ 血常规、尿常规、大便常规+隐血+培养 □ 肝功能、肾功能、血气分析、C 反应蛋白、电解质、凝血功能 □ 感染性疾病筛查 □ 心电图、X 线胸片 □ 超声心动图（必要时） □ 告知清洁灌肠风险	**长期医嘱：** □ 小儿外科护理常规 □ 二级或一级护理 □ 无渣普通饮食（或奶） □ 巨结肠清洁灌肠 qd	**长期医嘱：** □ 小儿外科护理常规 □ 二级或一级护理 □ 无渣普通饮食（或奶） □ 巨结肠清洁灌肠 qd □ 抗菌药物 **临时医嘱：** □ 复查钡剂灌肠造影（必要时）	**临时医嘱：** □ 明晨禁食 □ 拟明日全身麻醉下行先天性巨结肠手术 □ 今晚、明晨洗肠至干净为止 □ 备胃管、导尿管（必要时） □ 备血
病情变异记录	□ 无 □ 有，原因： 1. 2.	□ 无 □ 有，原因： 1. 2.	□ 无 □ 有，原因： 1. 2.	□ 无 □ 有，原因： 1. 2.
护士签名				

时间	住院第 11 天 （手术日）	住院第 12 天 （术后 1 日）	住院第 13~14 天 （术后 2~4 日）
主要护理工作	□ 观察患儿生命体征、腹部体征 □ 手术后心理与生活护理 □ 完成患儿疼痛程度评分 □ 会阴部护理、引流管护理 □ 禁用肛表	□ 观察患儿生命和腹部体征 □ 手术后心理与生活护理 □ 会阴部护理、引流管护理 □ 药物不良反应观察和护理 □ 禁用肛表	□ 观察患儿生命和腹部体征 □ 手术后心理与生活护理 □ 会阴部护理、引流管护理 □ 观察大便性状 □ 伤口护理
重点医嘱	**长期医嘱：** □ 今日在全身麻醉下行先天性巨结肠手术 □ 小儿外科护理常规 □ 置监护病房（必要时） □ 一级护理 □ 禁食 □ 留置肛管（必要时） □ 持续心电监护 □ 胃肠减压接负压吸引，记量（必要时） □ 留置导尿，记量 □ 如有腹腔引流，接袋，记量 □ 肛周护理 □ 甲硝唑静脉滴注 □ 广谱抗菌药物 **临时医嘱：** □ 按体重和出入量补充液体和电解质 □ 必要时按需输血	**长期医嘱：** □ 小儿外科护理常规 □ 转入普通病房 □ 一级护理 □ 流质饮食（如可以） □ 甲硝唑静脉滴注 □ 广谱抗菌药物 □ 肛周护理 **如为经腹（腹腔镜或开放）手术，除上述外，则：** □ 一级护理 □ 持续心电、血压、血氧饱和度监测 □ 胃肠减压接负压吸引，记量 □ 留置导尿，记量 □ 如有腹腔引流，接袋，记量 **临时医嘱：** □ 复查血常规、C 反应蛋白、电解质、血气分析（必要时） □ 按体重和出入量补充液体和电解质	**长期医嘱：** □ 小儿外科护理常规 □ 一级或二级护理 □ 半流质饮食（去除胃肠减压后，如可以） □ 甲硝唑静脉滴注 □ 广谱抗菌药物 □ 肛周护理 □ 去除胃肠减压（如可以） □ 拔除导尿管 □ 拔除腹腔引流 **如为经腹（腹腔镜或开放）手术：** □ 流质饮食 □ 转入普通病房 □ 一级或二级护理 **临时医嘱：** □ 复查血常规、C 反应蛋白、电解质、血气分析、肝功能、肾功能 □ 按体重和出入量补充液体和电解质
病情变异记录	□ 无 □ 有，原因： 1. 2.	□ 无 □ 有，原因： 1. 2.	□ 无 □ 有，原因： 1. 2.
护士签名			

时间	住院第 15 天 （术后 5 日）	住院第 16~19 天 （术后 6~9 日）	住院第 20 天 （出院日）
主要护理工作	□ 观察患儿情况 □ 手术后心理与生活护理 □ 会阴部护理 □ 饮食护理	□ 观察患儿情况 □ 手术后心理与生活护理 □ 会阴部护理 □ 指导并监督患儿术后活动	□ 对患儿家属进行出院准备指导和出院宣教 □ 明确复查时间 □ 帮助患儿家属办理出院手续
重点医嘱	**长期医嘱：** □ 小儿外科护理常规 □ 二级或一级护理 □ 普通饮食（或奶） □ 肛周护理	**长期医嘱：** □ 小儿外科护理常规 □ 二级或一级护理 □ 普通饮食（或奶） □ 肛周护理 **临时医嘱：** □ 拆线（如腹部有小切口缝线）	**长期医嘱：** □ 出院带药
病情变异记录	□ 无　□ 有，原因： 1. 2.	□ 无　□ 有，原因： 1. 2.	□ 无　□ 有，原因： 1. 2.
护士签名			

（三）患儿家属表单

先天性巨结肠临床路径患儿家属表单

适用对象：第一诊断为先天性巨结肠（ICD-10：Q43.1）

行手术治疗（ICD-9-CM-3：48. 4101-48.4103）

患儿姓名：	性别： 年龄： 门诊号：	住院号：
住院日期： 年 月 日	出院日期： 年 月 日	标准住院日：14~21 天

时间	住院第 1 天	住院第 2~7 天 （肠道准备阶段，可延长至 14 天）	住院第 8 天 （术前 3 日）	住院第 10 天 （术前 1 日）
患者配合	□ 接受入院宣教 □ 接受入院护理评估 □ 接受询问病史 □ 接受体格检查 □ 提供既往病史及用药情况 □ 配合相关检查 □ 配合观察病情并与医护人员交流 □ 签署自费用品协议	□ 配合记录 24 小时出入量 □ 配合完成巨结肠清洁灌肠 □ 配合其他相关诊疗工作 □ 配合观察病情并与医护人员交流	□ 配合记录 24 小时出入量 □ 配合完成巨结肠清洁灌肠 □ 配合其他相关诊疗工作 □ 配合观察病情并与医护人员交流 □ 签署输血知情同意书	□ 了解手术方案及围术期注意事项 □ 签署手术知情同意书，签署麻醉知情同意书 □ 接受术前宣教 □ 配合完成手术准备 □ 配合其他相关诊疗工作
重点诊疗及检查	□ 小儿外科护理常规 □ 二级或一级护理 □ 普通饮食（或奶） □ 血常规、尿常规、大便常规+隐血+培养 □ 肝功能、肾功能、血气分析、C 反应蛋白、电解质、凝血功能 □ 感染性疾病筛查 □ 心电图、X 线胸片 □ 超声心动图（必要时） □ 告知清洁灌肠风险 □ 巨结肠清洁灌肠qd×10 天（必要时）	□ 小儿外科护理常规 □ 二级或一级护理 □ 无渣普通饮食（或奶） □ 巨结肠清洁灌肠	□ 小儿外科护理常规 □ 二级或一级护理 □ 无渣普通饮食（或奶） □ 巨结肠清洁灌肠 □ 抗菌药物 □ 复查钡剂灌肠造影（必要时） □ 签署输血知情同意书	□ 向患儿监护人交代病情，签署手术知情同意书 □ 麻醉科医师探望患儿并完成麻醉前书面评估 □ 明晨禁食 □ 拟明日全身麻醉下行先天性巨结肠手术 □ 今晚、明晨洗肠至干净为止 □ 备胃管、导尿管（必要时） □ 会阴部准备 □ 手术前沐浴、更衣 □ 手术前肠道准备 □ 手术前物品准备 □ 手术前心理护理 □ 备血（必要时）
病情变异记录	□ 无 □ 有，原因： 1. 2.	□ 无 □ 有，原因： 1. 2.	□ 无 □ 有，原因： 1. 2.	□ 无 □ 有，原因： 1. 2.

时间	住院第 11 天 （手术日）	住院第 12 天 （术后 1 日）	住院第 13~14 天 （术后 2~4 日）
患者配合	□ 接受术后康复指导 □ 配合禁食 □ 配合胃肠减压 □ 配合维护其他导管 □ 配合记录 24 小时出入量 □ 配合其他相关诊疗工作 □ 配合观察病情并与医护人员交流	□ 配合禁食 □ 配合胃肠减压 □ 配合维护其他导管 □ 配合记录 24 小时出入量 □ 配合其他相关诊疗工作 □ 配合观察病情并与医护人员交流	□ 配合禁食（必要时） □ 配合胃肠减压（必要时） □ 配合维护其他导管（必要时） □ 配合记录 24 小时出入量 □ 配合其他相关诊疗工作 □ 配合观察病情并与医护人员交流
重点诊疗及检查	□ 在全身麻醉下完成先天性巨结肠手术 □ 向患儿家属交代手术情况和术后注意事项 □ 小儿外科护理常规 □ 置监护病房（必要时） □ 一级护理 □ 禁食 □ 留置肛管（必要时） □ 持续心电监护 □ 胃肠减压接负压吸引，记量（必要时） □ 留置导尿，记量 □ 如有腹腔引流，接袋，记量 □ 肛周护理 □ 甲硝唑静脉滴注 □ 广谱抗菌药物 □ 按体重和出入量补充液体和电解质 □ 必要时按需输血 □ 观察患儿生命体征、腹部体征 □ 手术后心理与生活护理 □ 会阴部护理、引流管护理	□ 小儿外科护理常规 □ 转入普通病房 □ 一级护理 □ 流质饮食（如可能） □ 甲硝唑静脉滴注 □ 广谱抗菌药物 □ 肛周护理 **如为经腹（腹腔镜或开放）手术，除上述外，则：** □ 一级护理 □ 持续心电、血压、血氧饱和度监测 □ 胃肠减压接负压吸引，记量 □ 留置导尿，记量 □ 如有腹腔引流，接袋，记量 □ 复查血常规、C 反应蛋白、电解质、血气分析（必要时） □ 按体重和出入量补充液体和电解质 □ 观察患儿生命和腹部体征 □ 手术后心理与生活护理 □ 会阴部护理、引流管护理	□ 小儿外科护理常规 □ 一级或二级护理 □ 半流质饮食（如可能） □ 甲硝唑静脉滴注 □ 广谱抗菌药物 □ 肛周护理 □ 去除胃肠减压（如可以） □ 拔除导尿管 □ 拔除腹腔引流 **如为经腹（腹腔镜或开放）手术：** □ 流质饮食（如可能） □ 转入普通病房 □ 一级或二级护理 □ 复查血常规、C 反应蛋白、电解质、血气分析、肝功能、肾功能 □ 按体重和出入量补充液体和电解质 □ 观察患儿生命和腹部体征 □ 手术后心理与生活护理 □ 会阴部护理、引流管护理
病情变异记录	□ 无　□ 有，原因： 1. 2.	□ 无　□ 有，原因： 1. 2.	□ 无　□ 有，原因： 1. 2.

时间	住院第 15 天 （术后 5 日）	住院第 16~19 天 （术后 6~9 日）	住院第 20 天 （出院日）
患者配合	□ 配合记录 24 小时出入量 □ 配合其他相关诊疗工作 □ 配合观察病情并与医护人员交流	□ 配合记录 24 小时出入量 □ 配合其他相关诊疗工作 □ 配合观察病情并与医护人员交流	□ 配合相关诊疗工作 □ 接受出院前康复宣教 □ 了解出院注意事项 □ 了解复查程序 □ 办理出院手续 □ 获取出院诊断书 □ 获取出院带药
重点诊疗及检查	□ 小儿外科护理常规 □ 二级或一级护理 □ 普通饮食（或奶） □ 肛周护理 □ 手术后心理与生活护理 □ 会阴部护理	□ 小儿外科护理常规 □ 二级或一级护理 □ 普通饮食（或奶） □ 肛周护理 □ 手术后心理与生活护理 □ 会阴部护理 □ 拆线（需要时）	□ 上级医师查房，确定有无手术并发症和切口感染 □ 术后 2 周返院复查，肛指检查了解吻合口情况，并确定扩张器直径，指导患儿家属扩肛操作 □ 通知出院 □ 交代出院后注意事项及术后随访事宜，预约复诊日期及拆线日期 □ 出院带药 □ 出院宣教
病情变异记录	□ 无 □ 有，原因： 1. 2.	□ 无 □ 有，原因： 1. 2.	□ 无 □ 有，原因： 1. 2.

附：原表单（2019 年版）

先天性巨结肠临床路径表单

适用对象：第一诊断为先天性巨结肠（ICD-10：Q43.1）
行手术治疗（ICD-9-CM-3：48.4101-48.4103）

患儿姓名：	性别：　年龄：　门诊号：	住院号：
住院日期：　年　月　日	出院日期：　年　月　日	标准住院日：14~21 天

时间	住院第 1 天	住院第 2~7 天（肠道准备阶段，可延长至 14 天）	住院第 8 天（术前 3 日）	住院第 10 天（术前 1 日）
主要诊疗工作	□ 询问病史与体格检查 □ 上级医师查房与术前评估 □ 确定诊断、术前准备和手术日期 □ 与患儿家属沟通病情并予以指导	□ 上级医师查房与术前评估 □ 评估检查结果符合诊断和手术条件 □ 分析异常结果，处理后复查	□ 上级医师查房与术前评估 □ 评估检查结果符合诊断和手术条件 □ 异常者分析处理后复查 □ 签署输血知情同意书	□ 向患儿监护人交代病情，签署手术知情同意书 □ 麻醉科医师探望患儿并完成麻醉前书面评估 □ 完成手术准备
重点医嘱	**长期医嘱：** □ 小儿外科护理常规 □ 二级护理 □ 无渣普通饮食 □ 巨结肠清洁灌肠qd×10 天 **临时医嘱：** □ 血常规、尿常规、大便常规＋隐血＋培养 □ 肝功能、肾功能、血气分析、C 反应蛋白、电解质、凝血功能 □ 感染性疾病筛查 □ 心电图、X 线胸片 □ 超声心动图（必要时） □ 告知清洁灌肠风险	**长期医嘱：** □ 小儿外科护理常规 □ 二级护理 □ 无渣普通饮食 □ 巨结肠清洁灌肠 qd	**长期医嘱：** □ 小儿外科护理常规 □ 二级护理 □ 无渣普通饮食 □ 巨结肠清洁灌肠 qd □ 抗菌药物 **临时医嘱：** □ 复查钡剂灌肠造影（必要时）	**临时医嘱：** □ 明晨禁食 □ 拟明日全身麻醉下行先天性巨结肠手术 □ 今晚、明晨洗肠至干净为止 □ 备胃管、导尿管 □ 备血
主要护理工作	□ 入院宣教：介绍医护人员、病房环境、设施和设备 □ 入院护理评估 □ 动静脉取血（明晨取血） □ 指导患儿到相关科室完成辅助检查	□ 饮食护理 □ 灌肠护理 □ 观察腹部体征、大便性状 □ 保暖	□ 饮食护理 □ 灌肠护理 □ 观察腹部体征、大便性状 □ 保暖	□ 会阴部准备 □ 手术前沐浴、更衣 □ 手术前肠道准备 □ 手术前物品准备 □ 手术前心理护理 □ 明晨禁食、禁水

续　表

时间	住院第 1 天	住院第 2~7 天 （肠道准备阶段，可延长至 14 天）	住院第 8 天 （术前 3 日）	住院第 10 天 （术前 1 日）
病情变异记录	□无　□有，原因： 1. 2.	□无　□有，原因： 1. 2.	□无　□有，原因： 1. 2.	□无　□有，原因： 1. 2.
护士签名				
医师签名				

时间	住院第 11 天 （手术日）	住院第 12 天 （术后 1 日）	住院第 13~14 天 （术后 2~4 日）
主要诊疗工作	□ 手术 □ 完成术后医嘱和检查 □ 上级医师查房 □ 向患儿家属交代手术中情况和术后注意事项 □ 确定有无手术和麻醉并发症 □ 麻醉科医师随访和书面评价	□ 上级医师查房 □ 仔细观察患儿腹部体征变化，腹腔引流情况 □ 对手术进行评估	□ 上级医师查房 □ 仔细观察患儿腹部体征变化，腹腔引流情况 □ 对手术进行评估仔细观察患儿腹部体征变化，腹腔引流情况（如有），肛门有无出血等，对手术进行评估 □ 确定有无手术并发症
重点医嘱	**长期医嘱：** □ 今日在全身麻醉下行先天性巨结肠手术 □ 小儿外科护理常规 □ 置监护病房（必要时） □ 一级护理 □ 禁食 □ 留置肛管（必要时） □ 持续心电监护 □ 胃肠减压接负压吸引，记量 □ 留置导尿，记量 □ 如有腹腔引流，接袋，记量 □ 肛周护理 □ 甲硝唑静脉滴注 □ 广谱抗菌药物 **临时医嘱：** □ 按体重和出入量补充液体和电解质 □ 必要时按需输血	**长期医嘱：** □ 小儿外科护理常规 □ 转入普通病房 □ 一级护理 □ 流质饮食 □ 甲硝唑静脉滴注 □ 广谱抗菌药物 □ 肛周护理 **如为经腹（腹腔镜或开放）手术，除上述外，则：** □ 一级护理 □ 持续心电、血压、血氧饱和度监测 □ 胃肠减压接负压吸引，记量 □ 留置导尿，记量 □ 如有腹腔引流，接袋，记量 **临时医嘱：** □ 复查血常规、C 反应蛋白、电解质、血气分析（必要时） □ 按体重和出入量补充液体和电解质	**长期医嘱：** □ 小儿外科护理常规 □ 一级或二级护理 □ 半流质饮食 □ 甲硝唑静脉滴注 □ 广谱抗菌药物 □ 肛周护理 □ 去除胃肠减压 □ 拔除导尿管 □ 拔除腹腔引流 **如为经腹（腹腔镜或开放）手术：** □ 流质饮食 □ 转入普通病房 □ 一级或二级护理 **临时医嘱：** □ 复查血常规、C 反应蛋白、电解质、血气分析、肝功能、肾功能 □ 按体重和出入量补充液体和电解质
主要护理工作	□ 观察患儿生命体征、腹部体征 □ 手术后心理与生活护理 □ 完成患儿疼痛程度评分 □ 会阴部护理、引流管护理 □ 禁用肛表	□ 观察患儿生命和腹部体征 □ 手术后心理与生活护理 □ 会阴部护理、引流管护理 □ 药物不良反应观察和护理 □ 禁用肛表	□ 观察患儿生命和腹部体征 □ 手术后心理与生活护理 □ 会阴部护理、引流管护理 □ 观察大便性状 □ 伤口护理
病情变异记录	□ 无　□ 有，原因： 1. 2.	□ 无　□ 有，原因： 1. 2.	□ 无　□ 有，原因： 1. 2.
护士签名			
医师签名			

时间	时间住院第 15 天 （术后 5 日）	住院第 16~19 天 （术后 6~9 日）	住院第 20 天 （出院日）
主要诊疗工作	□ 上级医师查房，确定有无手术并发症和手术切口感染	□ 上级医师查房，确定有无手术并发症和手术切口感染	□ 上级医师查房，确定有无手术并发症和手术切口感染 □ 肛指检查了解吻合口情况，并确定扩张器直径，指导患儿家属进行扩肛操作 **如果该患儿可以出院：** □ 通知患儿及其家属出院 □ 交代出院后注意事项及术后随访事宜，预约复诊日期及拆线日期
重点医嘱	**长期医嘱：** □ 小儿外科护理常规 □ 二级护理 □ 普通饮食 □ 肛周护理	**长期医嘱：** □ 小儿外科护理常规 □ 二级护理 □ 普通饮食 □ 肛周护理 **临时医嘱：** □ 拆线（如腹部有小切口缝线）	**长期医嘱：** □ 出院带药
主要护理工作	□ 观察患儿情况 □ 手术后心理与生活护理 □ 会阴部护理 □ 饮食护理	□ 观察患儿情况 □ 手术后心理与生活护理 □ 会阴部护理 □ 指导并监督患儿术后活动	□ 对患儿家属进行出院准备指导和出院宣教 □ 对患儿家属进行扩肛指导 □ 帮助患儿家属办理出院手续
病情变异记录	□ 无 □ 有，原因： 1. 2.	□ 无 □ 有，原因： 1. 2.	□ 无 □ 有，原因： 1. 2.
护士签名			
医师签名			

第二十一章

急性化脓性阑尾炎临床路径释义

【医疗质量控制指标】（专家建议）

指标一、早期诊断，早期治疗。

指标二、术中严格无菌操作，降低手术切口感染率。

指标三、术中吸净腹腔脓液，降低残余腹腔感染发生率。

指标四、术中操作轻柔，避免副损伤，降低术后肠粘连梗阻的发生率。

指标五、术后合理使用抗菌药物。

一、急性化脓性阑尾炎编码

疾病名称及编码：急性化脓性阑尾炎（ICD-10：K35.901）

手术操作名称及编码：（腹腔镜）阑尾切除术（ICD-9-CM-3：47.01）

二、临床路径检索方法

K35.901 伴 47.01　　出院科别：儿科

三、国家医疗保障疾病诊断相关分组（CHS-DRG）

MDCG　消化系统疾病及功能障碍

GZ1　其他消化系统诊断

GD2　阑尾切除术

四、急性化脓性阑尾炎临床路径标准住院流程

（一）适用对象

第一诊断为急性化脓性阑尾炎（ICD-10：K35.901）。

行（腹腔镜）阑尾切除术（ICD-9-CM-3：47.01）。

释义

■ 本路径适用对象为临床诊断急性化脓性阑尾炎的患儿。

■ 治疗方法：本路径针对的是（腹腔镜）阑尾切除术。

（二）诊断依据

根据《张金哲小儿外科学》（张金哲主编，人民卫生出版社，2013 年），《临床诊疗指南·小儿外科学分册》（中华医学会编著，人民卫生出版社，2005 年），《临床技术操作规范·小儿外科学分册》（中华医学会编著，人民军医出版社，2005 年），《小儿外科学》（施诚仁等主编，人民卫生出版社，2010 年）。

1. 临床表现：持续性右下腹痛，伴食欲减退、恶心或呕吐，可有发热。
2. 腹部体检：右下腹有固定压痛，反跳痛。
3. 实验室检查：血白细胞总数和中性粒细胞增多，尿常规、便常规一般无异常，C 反应蛋白

可升高。

4. 影像学检查：超声可显示阑尾肿胀，阑尾周围有渗出液积聚。必要时 CT 亦可用于检查。

释义

■ 临床表现：本病典型的症状为转移性右下腹痛，多伴有发热、呕吐，部分患儿可有轻度腹泻；婴幼儿患儿可表现为哭闹、厌食、发热、不喜动、腹部拒按等症状，年龄越小症状越不典型。

■ 本病多表现为阑尾原发或继发（如粪石嵌顿等）引起的细菌感染，致病菌多为革兰阴性杆菌，血常规表现为白细胞总数升高、中性粒细胞增多为主，伴有 C 反应蛋白升高。

■ 对于经验丰富的超声医师来说可以通过发现阑尾形态上的变化及周围渗出、粘连情况提示阑尾发炎的可能性，CT 检查并不是常规检查。膈下游离气体是新生儿阑尾炎伴穿孔的特有表现。

（三）选择治疗方案的依据

根据《张金哲小儿外科学》（张金哲主编，人民卫生出版社，2013 年），《临床诊疗指南・小儿外科学分册》（中华医学会编著，人民卫生出版社，2005 年），《临床技术操作规范・小儿外科学分册》（中华医学会编著，人民军医出版社，2005 年），《小儿外科学》（施诚仁等主编，人民卫生出版社，2010 年）。

行（腹腔镜）阑尾切除术（ICD-9-CM-3：47.01）。

释义

■ 腹腔镜阑尾切除术是目前阑尾炎首选治疗方式。对于病史超过 72 小时、腹痛局限于右下腹、余腹部无明显腹膜刺激征且超声提示阑尾脓肿形成的患儿，慎行手术治疗。

■ 手术目的为切除病变阑尾，尽可能吸净腹腔脓液，适当冲洗腹腔，但不可为追求吸净脓液而过度冲洗腹腔导致炎症扩散。对于术中发现阑尾周围粘连成团，强行分离有可能损伤正常肠管的患儿可留置腹腔引流姑息治疗，择期二次手术切除阑尾。

（四）标准住院日为 5~7 天

释义

■ 阑尾炎诊断一经确认应第一时间给予抗感染治疗，根据肠道菌群特点多选用第三代头孢菌素联合甲硝唑类抗菌药物，术后应继续抗感染治疗。对于单纯和化脓性阑尾炎应在术后 3 天行血常规检查了解感染控制情况，酌情停静脉滴注改口服抗感染；对于伴有阑尾穿孔、坏疽的患儿应适当延长静点抗菌药物使用时间，并酌情选用更高级别的抗菌药物，根据临床表现、查体及辅助检查结果决定抗感染时间。

（五）进入路径标准

1. 第一诊断必须符合 ICD-10：K35.901 急性化脓性阑尾炎疾病编码。
2. 当患儿合并其他疾病，但住院期间不需特殊处理，也不影响第一诊断的临床路径实施时，可以进入路径。
3. 如诊断为穿孔性阑尾炎，坏疽性阑尾炎，不进入本路径。

释义

■ 穿孔、坏疽性阑尾炎由于病史较长、术中情况复杂、术后并发症较多尤其是残余感染的发生率较高，住院时间较长，治疗费用较高，因此不进入本路径。

（六）术前准备 2~4 小时

必需的检查项目：
1. 实验室检查：血常规、血型、C 反应蛋白（必要时）、凝血常规、尿常规、大便常规（必要时）、血生化、感染性疾病筛查。
2. X 线胸片（必要时）。

释义

■ 阑尾炎手术属急诊手术，主要完善实验室检查，在患儿明显合并呼吸道症状时需完善 X 线胸片检查，以除外严重呼吸系统疾病，降低麻醉风险。

（七）预防性抗菌药物选择与使用时机

1. 按照《抗菌药物临床应用指导原则（2015 年版）》（国卫办医发〔2015〕43 号），并结合患儿病情决定选择。
2. 推荐药物治疗方案（使用《国家基本药物》的药物）。

释义

■ 阑尾炎的致病菌多为肠道的革兰阴性杆菌及脆弱拟杆菌，如大肠埃希菌等，应选用敏感的第三代头孢菌素联合甲硝唑类抗菌药物。

■ 腹腔感染严重或对头孢类抗菌药物过敏的情况亦可选用碳青霉烯类一代的抗菌药物如厄他培南，联合甲硝唑，以达到降低术后残余感染率，缩短住院时间的目的。

（八）手术日为入院第 1 天

1. 麻醉方式：气管插管全身麻醉，或基础+椎管内麻醉。
2. 手术方式：（腹腔镜）阑尾切除术。

释义

■（腹腔镜）阑尾切除术属急诊手术，完善检查无手术禁忌后尽早进行。

（九）术后住院恢复4~6天

1. 根据当时病情而定，可选择血常规、C反应蛋白、血电解质、肝功能、肾功能、超声等。
2. 术后抗菌药物：根据病情及术前已用药物，可选择第二代头孢菌素（如头孢呋辛）+甲硝唑或第三代头孢菌素（如头孢哌酮舒巴坦）+甲硝唑，感染较重或对头孢类抗菌药物过敏的情况可选用碳青霉烯类抗菌药物，如厄他培南+甲硝唑，用药时间一般不超过3~5天，感染较重的情况可适当延长。

释义

■ 通常情况下阑尾炎手术的操作范围仅限于回盲部附近，对腹腔和肠管影响不大，术后肠功能可在短时间内恢复，常规术后第一天给予试饮水，若耐受好可逐渐增加到流质饮食至半流质饮食；术后3天行血常规检查了解感染控制情况，同时检查伤口有无感染征象，为调整抗菌药物的使用提供依据。

（十）出院标准

1. 一般情况好。
2. 体温正常
3. 切口愈合良好。
4. 腹部查体无异常。

释义

■ 严格把握出院指征，避免院外发生严重并发症造成危险。可酌情带口服抗菌药物。1周左右返院复查。

（十一）变异及原因分析

视病变程度，如腹膜炎、腹腔残余感染、切口感染、肠粘连等，处理及病程则有所变动。

释义

■ 阑尾炎术后常见并发症包括切口感染、腹腔残余脓肿、肠粘连梗阻，应根据实际情况调整治疗方案。

五、急性化脓性阑尾炎给药方案

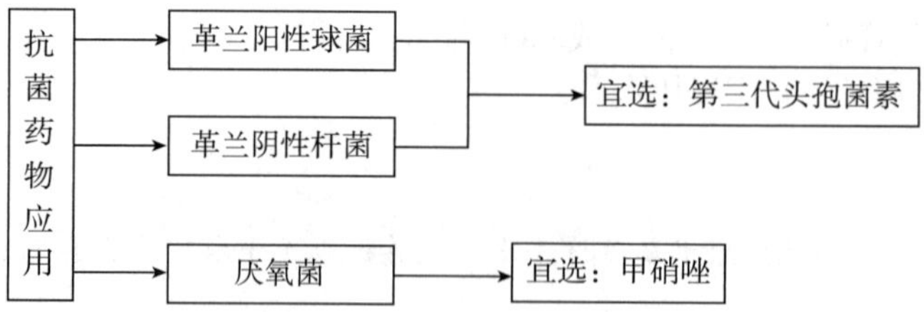

急性化脓性阑尾炎的病理改变为肠道菌群引起阑尾局部炎症，累及阑尾壁全层，肠道菌群以革兰阴性菌杆菌为主，如大肠埃希菌，同时可以合并脆弱类杆菌等厌氧菌和屎肠球菌、链球菌等阳性球菌，根据药敏试验结果应选用第三代头孢菌素联合甲硝唑类抗菌药物。抗菌药物的使用应在急性化脓性阑尾炎诊断成立后尽早开始。术后通常需要继续静点抗感染 5~7 天，根据患儿体温、腹部症状、伤口愈合情况及血常规检查结果酌情减停抗菌药物。

六、急性化脓性阑尾炎护理规范

1. 尽早建立静脉通路，给予抗菌药物静脉滴注。
2. 术前常规腹部备皮，对于腹腔镜手术应严格消毒备皮脐部、会阴，预防伤口感染。
3. 术后严格伤口管理，保持敷料干洁。留意伤口愈合情况，发生感染脓液渗出较多时，及时清创处理，可考虑局部应用胰蛋白酶等。
4. 鼓励患儿尽早下地活动。

七、急性化脓性阑尾炎营养治疗规范

1. 术后麻醉清醒后即可饮水，术后第 1 天给予流质饮食，逐渐过渡至半流质饮食。
2. 术后早期避免暴饮暴食，以防增加肠道负荷导致肠梗阻。

八、急性化脓性阑尾炎患者健康宣教

1. 注意伤口护理，保持敷料干洁。
2. 术后合理饮食，避免暴饮暴食。
3. 鼓励早期下床活动。

九、推荐表单

（一）医师表单

急性化脓性阑尾炎临床路径医师表单

适用对象：第一诊断为急性化脓性阑尾炎（ICD-10：K35.901）
行（腹腔镜）阑尾切除术（ICD-9-CM-3：47.01）

患儿姓名：	性别： 年龄： 门诊号：	住院号：
住院日期： 年 月 日	出院日期： 年 月 日	标准住院日：5~7 天

日期	住院第 1 天 （手术前）	住院第 1 天 （手术后）
主要诊疗工作	□ 询问病史与体格检查 □ 完成病历书写 □ 完成上级医师查房记录 □ 确定手术时间 □ 向患儿监护人交代病情，签署手术相关知情同意书	□ 完成术后记录 □ 完成手术记录 □ 完成术后医嘱 □ 向家属展示切除组织 □ 向家属交代交代手术情况
重点医嘱	**长期医嘱：** □ 一级护理 □ 禁食、禁水 **临时医嘱：** □ 血常规+血型 □ 尿常规 □ 生化 □ 凝血 □ 传染病学检查（乙型肝炎、丙型肝炎、梅毒、艾滋病） □ X 线胸片、腹立位片（必要时） □ 心电图（必要时） □ 补液 □ 抗菌药物应用 □ 今日在全身麻醉下行（腹腔镜）阑尾切除术 □ 备皮	**长期医嘱：** □ 术后医嘱 □ 一级护理 □ 禁食、禁水 □ 吸氧 □ 保留导尿（必要时） □ 会阴冲洗（必要时） **临时医嘱：** □ 术后医嘱 □ 心电监护 □ 补充水电解质 □ 抗菌药物 □ 止血药物（必要时） □ 病理检查 □ 腹腔液体培养+药敏试验（必要时）
病情变异记录	□ 无 □ 有，原因： 1. 2.	□ 无 □ 有，原因： 1. 2.
医师签名		

日期	住院第 2 天 （术后 1 日）	住院第 3 天 （术后 2 日）
主要 诊疗 工作	□ 检查患儿的全身情况及腹部情况 □ 了解肠功能恢复情况 □ 检查伤口敷料情况 □ 评估辅助检查结果 □ 上级医师查房	□ 了解患儿的出入量 □ 检查患儿的一般情况及腹部情况 □ 检查伤口敷料 □ 评估实验室检查结果 □ 医师查房
重 点 医 嘱	**长期医嘱：** □ 一级护理 □ 饮水 □ 抗菌药物 □ 生理维持液 □ 静脉营养（必要时） □ 保心肌（必要时） □ 保肝（必要时） □ 停保留导尿（必要时） □ 停会阴冲洗（必要时） **临时医嘱：** □ 血常规（必要时） □ 补充液体及电解质 □ 纠酸（必要时） □ 止血药（必要时）	**长期医嘱：** □ 一级护理 □ 流质饮食或半流质饮食 □ 抗菌药物 □ 生理维持液 □ 静脉营养（必要时） □ 保心肌（必要时） □ 保肝（必要时） **临时医嘱：** □ 补充液体及电解质
病情 变异 记录	□ 无　□ 有，原因： 1. 2.	□ 无　□ 有，原因： 1. 2.
医师 签名		

日期	住院第4天 （术后3日）	住院第5~7天 （术后4~6日，出院日）
主要诊疗工作	□ 了解患儿的出入量 □ 检查患儿的一般情况及腹部情况 □ 检查伤口换敷料	□ 检查患儿的一般情况及腹部情况 □ 检查伤口换敷料 □ 完成出院小结 □ 交代家属注意事项
重点医嘱	**长期医嘱：** □ 一级护理 □ 半流质饮食或普通饮食 □ 抗菌药物 □ 生理维持液 □ 保心肌（必要时） □ 保肝（必要时） □ 伤口理疗 **临时医嘱：** □ 补充液体及电解质 □ 血常规 □ 换药	**临时医嘱：** □ 今日出院 □ 带药 □ 换药 □ 超声检查（必要时） □ 血常规（必要时）
病情变异记录	□ 无 □ 有，原因： 1. 2.	□ 无 □ 有，原因： 1. 2.
医师签名		

（二）护士表单

急性化脓性阑尾炎临床路径护士表单

适用对象：第一诊断为急性化脓性阑尾炎（ICD-10：K35.901）
行（腹腔镜）阑尾切除术（ICD-9-CM-3：47.01）

患儿姓名：	性别：　　年龄：　　门诊号：	住院号：
住院日期：　　年　月　日	出院日期：　　年　月　日	标准住院日：5~7 天

日期	住院第 1 天 （手术前）	住院第 1 天 （手术后）
主要护理工作	入院宣教： □ 环境 □ 设施 □ 主管医师 □ 责任护士、护士长 □ 规章制度 入院评估： □ 体温 □ 生活自理能力 护理措施： □ 基础护理： □ 晨晚间护理 □ 安全护理 □ 保护性约束 □ 监测生命体征 □ 心理护理 □ 专科护理 □ 禁食 □ 疼痛护理 □ 协助完成各项检查 □ 发热的护理 术前准备： □ 备皮 □ 禁食、禁水 健康教育： □ 药物知识 □ 围术期注意事项	观察病情变化： □ 生命体征 □ 伤口敷料 □ 腹部情况 护理措施： □ 禁食 □ 术后卧床 □ 活动指导 □ 保护性约束 □ 用药护理 □ 正确给药 □ 观察补液速度 □ 观察用药反应 □ 疼痛护理 □ 心理护理 健康教育： □ 术后注意事项
病情变异记录	□ 无　□ 有，原因： 1. 2.	□ 无　□ 有，原因： 1. 2.
护士签名		

日期	住院第2天 （术后1日）	住院第3天 （术后2日）
主要护理工作	**观察病情变化：** □ 生命体征 □ 腹部情况 □ 伤口敷料 **护理措施：** □ 饮食指导：流质饮食 □ 适当活动 □ 安全护理 □ 用药护理 □ 遵医嘱正确给药 □ 观察补液速度 □ 观察用药反应 □ 疼痛指导 □ 心理护理 **健康教育：** □ 饮食 □ 活动	**观察病情变化：** □ 生命体征 □ 腹部情况 □ 伤口敷料 □ 排便情况 **护理措施：** □ 饮食指导：半流质饮食 □ 适当活动 □ 安全护理 □ 用药护理 □ 正确给药 □ 观察补液速度 □ 观察用药反应 □ 引流管的护理 □ 心理护理 **健康教育：** □ 预防感染 □ 药物知识
病情变异记录	□ 无 □ 有，原因： 1. 2.	□ 无 □ 有，原因： 1. 2.
护士签名		

日期	住院第 4 天 （术后 3 日）	住院第 5~7 天 （术后 4~6 日，出院日）
主要护理工作	**观察病情变化：** □ 生命体征 □ 腹部情况 □ 伤口敷料 □ 排便情况 **护理措施：** □ 饮食指导：半流质饮食 □ 适当活动 □ 安全护理 □ 用药护理 □ 正确给药 □ 观察补液速度 □ 观察用药反应 □ 配合医师换药 □ 心理护理 **健康教育：** □ 术后康复指导	**观察病情变化：** □ 生命体征 □ 腹部情况 □ 伤口敷料 **护理措施：** □ 饮食指导：半流质饮食或普通饮食 □ 适当活动 □ 安全护理 □ 用药护理 □ 正确给药 □ 观察补液速度 □ 观察用药反应 □ 出院指导 □ 饮食指导 □ 用药指导 □ 健康处方 □ 指导办理出院手续
病情变异记录	□ 无 □ 有，原因： 1. 2.	□ 无 □ 有，原因： 1. 2.
护士签名		

（三）患儿家属表单

急性化脓性阑尾炎临床路径患儿家属表单

适用对象：第一诊断为急性化脓性阑尾炎（ICD-10：K35.901）

行（腹腔镜）阑尾切除术（ICD-9-CM-3：47.01）

患儿姓名：	性别：　　年龄：　　门诊号：	住院号：
住院日期：　　年　月　日	出院日期：　　年　月　日	标准住院日：5~7 天

时间	住院第 1 天	住院第 2 天 （术后 1 日）	住院第 3~6 天	住院第 7 天 （出院日）
医患配合	□ 接受入院宣教 □ 接受入院护理评估 □ 接受病史询问 □ 进行体格检查 □ 交代既往用药情况 □ 进行相关体格检查 □ 向患儿家长交代病情，患儿家长签署手术、麻醉知情同意书	□ 患儿及家属与医师在手术前、后交流了解病情 □ 保护静脉通路 □ 保持伤口干洁 □ 观察排气排便	□ 了解术后病情变化	□ 接受出院前康复宣教 □ 学习出院注意事项 □ 了解复查程序 □ 办理出院手续 □ 获取出院诊断书 □ 获取出院带药
重点诊疗及检查	**重点诊疗：** □ 一级护理 □ 抗炎、补液 □ 禁食、禁水 □ 手术	**重点诊疗：** □ 饮水 □ 抗感染	**重点诊疗：** □ 补液、抗感染 □ 逐渐增加饮食 □ 伤口护理	**重点诊疗：** □ 出院
病情变异记录	□ 无　□ 有，原因： 1. 2.	□ 无　□ 有，原因： 1. 2.	□ 无　□ 有，原因： 1. 2.	□ 无　□ 有，原因： 1. 2.

附：原表单（2019年版）

急性化脓性阑尾炎临床路径表单

适用对象：第一诊断为急性化脓性阑尾炎（ICD-10：K35.901）
行阑尾切除术（ICD-9-CM-3：47.09）

患儿姓名：	性别： 年龄： 门诊号：	住院号：
住院日期： 年 月 日	出院日期： 年 月 日	标准住院日：5~7天

日期	住院第1天 （手术前）	住院第1天 （手术后）
主要诊疗工作	□ 询问病史与体格检查 □ 完成病历 □ 完成上级医师查房记录 □ 完成首次病程记录 □ 开常规及特殊检查单 □ 确定手术时间 □ 与家属谈话，告知治疗计划及手术风险、可能的并发症，签订手术同意书及其他告知事项	□ 完成手术记录 □ 完成术后记录 □ 完成术后医嘱 □ 切除组织给家属过目（必要时签字）
重点医嘱	**长期医嘱：** □ 二级护理 □ 卫生宣教 □ 禁食 **临时医嘱：** □ 血常规+C反应蛋白+血型 □ 凝血常规 □ 尿常规 □ 大便常规 □ 肝功能、肾功能 □ X线胸片 □ X线腹立位片（必要时） □ 心电图（必要时） □ 超声、CT（必要时） □ 抗菌药物应用 □ 胃肠减压（必要时） □ 手术医嘱	**长期医嘱：** □ 一级护理 □ 生命体征监测 □ 禁食 □ 胃肠减压记量色（必要时） □ 抗菌药物应用 **临时医嘱：** □ 血常规（必要时） □ 术后至次日上午8点液体电解质补充量 □ 切除组织送病理 □ 腹腔液体培养+药敏试验（必要时）
主要护理工作	□ 介绍床位医师和医院有关规定 □ 卫生护理 □ 生命体征监测 □ 执行各项医嘱	□ 观察生命体征 □ 执行各项医嘱 □ 观察补液速度 □ 观察记录引流物 □ 记录二便 □ 疼痛护理指导

续 表

日期	住院第 1 天 （手术前）	住院第 1 天 （手术后）
病情变异记录	□ 无 □ 有，原因： 1. 2.	□ 无 □ 有，原因： 1. 2.
护士签名		
医师签名		

日期	住院第 2 天 （术后 1 日）	住院第 3 天 （术后 2 日）
主要诊疗工作	□ 检查患儿的全身情况及肠鸣音的恢复情况 □ 检查伤口敷料有否渗出物 □ 了解所有实验室检查报告 □ 修改医嘱 □ 完成病程记录 □ 向上级医师汇报	□ 了解患儿的生命体征 □ 了解患儿各引流管引流量色 □ 了解患儿的进出量 □ 检查患儿的一般情况及肠鸣音的恢复情况 □ 检查伤口敷料有否渗出物 □ 了解所有实验室检查报告 □ 修改医嘱 □ 完成病程记录 □ 向上级医师汇报
重点医嘱	**长期医嘱：** □ 进流质饮食 □ 抗菌药物应用 □ 维持水、电解质平衡必要时需要静脉营养补充 **临时医嘱：** □ 补充累计额外丧失量液体及电解质	**长期医嘱：** □ 置普通病房 □ 半流质饮食 □ 抗菌药物应用 **临时医嘱：** □ 补充累计丧失量液体及电解质 □ 开塞露 1 支通便（必要时）
主要护理工作	□ 观察生命体征 □ 执行各项医嘱 □ 观察补液速度 □ 观察记录引流物 □ 记录二便 □ 疼痛护理指导	□ 观察生命体征 □ 执行各项医嘱 □ 观察补液速度 □ 观察记录引流物 □ 记录二便 □ 疼痛护理指导
病情变异记录	□ 无 □ 有，原因： 1. 2.	□ 无 □ 有，原因： 1. 2.
护士签名		
医师签名		

日期	住院第4天 （术后3日）	住院第5~7天 （术后4~6日，出院日）
主要诊疗工作	□ 了解患儿的生命体征 □ 了解患儿的进出量 □ 检查患儿的一般情况及肠鸣音的恢复情况 □ 检查伤口换敷料 □ 了解所有实验室检查报告 □ 修改医嘱 □ 完成病程记录 □ 完成上级医师查房记录	□ 检查患儿一般情况及肠鸣音恢复情况 □ 了解患儿的进出量 □ 检查伤口敷料有否渗出物 □ 了解所有实验室检查报告 □ 请示上级医师给予出院 □ 修改医嘱 □ 完成出院病程记录 □ 完成出院小结 □ 嘱咐家属注意事项
重点医嘱	**长期医嘱：** □ 置普通病房 □ 半流质饮食 □ 抗菌药物应用 □ 维持水、电解质平衡 **临时医嘱：** □ 补充累计丧失量液体及电解质 □ 开塞露1支通便（必要时） □ 伤口换药	**长期医嘱：** □ 二级护理 □ 半流质或普通饮食 □ 停输液支持 □ 停抗菌药物 **临时医嘱：** □ 血常规（必要时） □ 腹部超声（必要时） □ 今日出院 □ 带药（必要时） □ 拆线或门诊拆线（提前出院时）
主要护理工作	□ 饮食护理 □ 观察生命体征 □ 执行各项医嘱 □ 观察补液速度 □ 观察记录引流物 □ 记录二便	□ 观察生命体征 □ 执行各项医嘱 □ 观察记录引流物 □ 记录二便
病情变异记录	□ 无 □ 有，原因： 1. 2.	□ 无 □ 有，原因： 1. 2.
护士签名		
医师签名		

第二十二章

梅克尔憩室临床路径释义

【医疗质量控制指标】（专家建议）

指标一、合理选择影像学检查手段，提高诊断准确率。

指标二、术前有贫血的患儿应积极补充血容量，降低手术风险。

指标三、保证肠吻合的成功率，术中轻柔操作，避免副损伤。

一、梅克尔憩室编码

疾病名称及编码：梅克尔憩室（ICD-10：Q43.0）

手术操作名称及编码：憩室切除伴小肠吻合术（ICD-9-CM-3：45.33 伴 45.91）

二、临床路径检索方法

Q43.0 伴 45.33 伴 45.91　　出院科别：儿科

三、国家医疗保障疾病诊断相关分组（CHS-DRG）

MDCG　消化系统疾病及功能障碍

GB2　小肠、大肠（含直肠）的大手术

四、梅克尔憩室临床路径标准住院流程

（一）适用对象

第一诊断为梅克尔憩室（ICD-10：Q43.0）。

行开腹或腹腔镜憩室切除+小肠吻合术（ICD-9-CM-3：45.33 伴 45.91）。

释义

■ 梅克尔憩室又称先天性回肠末端憩室，由于卵黄管退化不全、其肠端未闭合引起，为一真性憩室，多位于距离回盲瓣 100cm 左右的回肠末端，在肠系膜对侧缘。

■ 诊断明确的病例，均应行手术治疗。

（二）诊断依据

根据《张金哲小儿外科学》（张金哲主编，人民卫生出版社，2013 年），《临床诊疗指南·小儿外科学分册》（中华医学会编著，人民卫生出版社，2005 年）、《临床技术操作规范·小儿外科学分册》（中华医学会编著，人民军医出版社，2005 年），《小儿外科学》（施诚仁等主编，人民卫生出版社，2010 年）。

1. 临床表现：患儿以无痛性便血、肠梗阻或炎症三者之一为主要表现。便血者大便呈鲜红、暗红或褐色，大量出血时可发生休克；肠梗阻与炎症者与其他原因引起的机械性肠梗阻及阑尾炎的临床表现相似。

2. 体格检查：便血者腹部无特殊体征，大量出血者呈贫血貌；肠梗阻与炎症者与其他机械性肠梗阻及阑尾炎相似。

3. 梅克尔憩室24小时核素显像检查：锝-99m放射性核素扫描可见中腹部或偏下存在异常浓聚灶。
4. 术中探查：探查回肠末端而证实。

释义

■ 梅克尔憩室含有肠管的所有层次，约50%的憩室内有迷生组织，如胃黏膜（80%）、胰腺组织（5%）、空肠黏膜、十二指肠黏膜、结肠黏膜等。憩室可因迷生组织分泌消化液，损伤黏膜而引起溃疡、出血及穿孔；可因粪块、异物、寄生虫而发生急性炎症、坏死及穿孔；可因扭转、套叠、疝入、压迫、粘连而引起各种急性肠梗阻，继而出现便血、肠梗阻及炎症等临床表现。

■ 锝-99m对胃黏膜壁层细胞具有亲和力，并能被摄取，对于憩室壁层含有胃黏膜面积大于0.5cm×0.5cm的病例，腹部扫描可显示放射性浓集区。

（三）治疗方案的选择

根据《张金哲小儿外科学》（张金哲主编，人民卫生出版社，2013年），《临床诊疗指南·小儿外科学分册》（中华医学会编著，人民卫生出版社，2005年）、《临床技术操作规范·小儿外科学分册》（中华医学会编著，人民军医出版社，2005年），《小儿外科学》（施诚仁等主编，人民卫生出版社，2010年）。
行开腹或腹腔镜憩室切除+小肠吻合术（ICD-9-CM-3：45.33伴45.91）。

释义

■ 凡有梅克尔憩室并发症的病例，都应进行手术，将憩室切除。手术以肠切除肠吻合为妥，如仅楔形切除可造成异位黏膜残留。目前腹腔镜手术切除梅克尔憩室已得到广泛应用，具有微创、美观、方便探查等诸多优点。手术方法主要是经腹腔镜探查明确憩室后，将其经脐部切口提出腹腔，在腹腔外行肠切除肠吻合后，再将肠管回纳腹腔。

（四）标准住院日为10天

释义

■ 梅克尔憩室病例，除有消化道穿孔、急性肠梗阻、休克、出血等急腹症体征、需行急诊剖腹探查术的病例，其余病例需待完善相关术前检查后，择期行手术治疗。手术行憩室切除+小肠吻合术，术后第4天试饮水，逐渐过渡饮食，胃肠道功能恢复较慢。一般术后1周，患儿胃肠道功能基本恢复正常，腹部切口如需拆线，术后7天基本可判断伤口愈合情况及能否拆线，并判断患儿是否达到出院标准。

（五）进入临床路径标准

1. 第一诊断必须符合ICD-10：Q43.001梅克尔憩室疾病编码。
2. 当患儿合并其他疾病，但住院期间不需特殊处理，也不影响第一诊断的临床路径实施时，可以进入路径。

释义

■ 根据术前、术中情况梅克尔憩室诊断必须明确。

■ 患儿合并其他疾病但并不影响梅克尔憩室治疗的情况可进入临床路径。

■ 如患儿合并其他疾病，如基础代谢病、先天性心脏病等对手术及术后恢复造成影响的因素，患儿手术时机的把握及术后治疗情况较为复杂，因此不能进入路径。

（六）术前准备（术前评估）2 天

1. 必需的检查项目：

（1）实验室检查：血常规、血型、尿常规（必要时）、大便常规（必要时）、肝功能、肾功能、电解质、血气分析（必要时）、凝血功能、感染性疾病筛查。

（2）X 线胸片、心电图。

2. 根据患儿情况可选择的检查项目：锝-99m 核素扫描、超声、钡剂灌肠造影、消化内镜、CT、MRI 等。

释义

■ 手术均需全身麻醉，麻醉及术前常规检查是必要的。相关检查正常且无明显手术禁忌证的病例，方可手术。

■ 目前超声诊断日趋成熟，对梅克尔憩室的诊断起到很大的辅助作用。如超声检查提示回肠憩室样结构，结合患儿典型的无痛性血便病史，即可高度怀疑梅克尔憩室诊断，有手术探查指征。

■ 小儿消化内镜检查一般需在麻醉下进行，增加了患儿的麻醉次数。CT、MRI 等检查虽在影像学方面提供了诊断的可靠依据，但目前并不推荐为首选诊断方式。

（七）预防性抗菌药物选择与使用时机

1. 按照《抗菌药物临床应用指导原则（2015 年版）》（国卫办医发〔2015〕43 号），并结合患儿病情决定选择。

2. 推荐药物治疗方案（使用《国家基本药物》的药物）。

释义

■ 梅克尔憩室有 14%~34% 出现憩室炎，其症状和体征与急性阑尾炎相似，结合术前检查结果，应及时应用抗菌药物，多予抗革兰阴性和阳性菌药物，并联用抗厌氧菌药物。对于无明显炎症表现的患儿，医师需按照相关规定及患儿病情，酌情预防性应用抗菌药物。

（八）手术日为入院第 3 天

1. 麻醉方式：气管插管全身麻醉。

2. 预防性抗菌药物的给药方法：可选择第二代头孢菌素类（如头孢呋辛）+甲硝唑静脉输入，切开皮肤前30分钟开始给药，如有明显感染高危因素，可再用1次或数次，一般不超过2天。
3. 手术方式：（开腹或腹腔镜）憩室切除+小肠吻合术。
4. 手术内置物：无。
5. 输血：必要时。

释义

■ 本手术大多为择期手术，基本均为全身麻醉。

■ 预防性应用抗菌药物于切皮前30分钟给药。如患儿入院时已出现消化道穿孔、急性肠梗阻、休克等急腹症体征，且实验室检查室检查提示白细胞、中性粒细胞、C反应蛋白等感染指标超出正常标准时，应规范应用抗菌药物治疗，并根据病情、感染情况及时调整用药，可选用第三代头孢菌素类抗菌药物（如拉氧头孢、头孢哌酮等），并联合应用甲硝唑。

■ 开腹手术切口一般选取右上腹探查横切口，发现憩室后行憩室切除+小肠吻合术。腹腔镜手术选脐部切口放置Trocar，探查发现憩室后将其自腹腔内提出，在腹腔外行肠切除肠吻合后，再将肠管回纳腹腔。在这里应强调下腹腔镜手术将憩室提出腹腔前，应适当扩大脐部切口。因为将憩室及肠管提出腹腔进行切除+肠吻合术，如脐部切口较小，会影响局部肠管、系膜血运，首先出现静脉淤血性扩张，肠壁出现不同程度的水肿表现，对缝合操作及术后吻合口愈合有一定影响；缝合结束后，将肠管送还腹腔时，如肠壁肿胀，将增加送还难度，影响手术效果。特此提出。

■ 如患儿血红蛋白值<7g/L时，可输血纠正贫血。如患儿大量消化道出血导致休克时，需及时扩容、补充血容量，并急诊行剖腹探查术。

（九）术后住院恢复7天

1. 必须复查的检查项目：血常规、尿常规（必要时）、肝功能、肾功能（必要时）、电解质（必要时）。
2. 术后用药：抗菌治疗药物使用按照《抗菌药物临床应用指导原则（2015年版）》（国卫办医发〔2015〕43号）执行。

释义

■ 因行肠道手术，故术后前3天内，患儿需禁食、行胃肠减压，期间需要根据患儿病情及时复查生化，了解电解质有无紊乱并及时纠正。术后3天常规复查血常规，了解患儿感染控制及血红蛋白情况，决定是否需要继续输血、应用抗菌药物。如患儿术中输血，术后第1天应复查血常规。

■ 术后常规应用抗革兰阴性和阳性菌药物，并联用抗厌氧菌药物，一般予第二代头孢菌素类+甲硝唑静脉滴注。

■ 术后第3天，常规换药看伤口。观察伤口有无红肿、皮下漂浮感、渗出、裂开、流脓等情况。

■ 术后第4天，予试饮水，注意观察患儿腹部情况，如患儿耐受良好，可适当增加单次饮水量。如患儿出现腹痛、呕吐等症状，查体发现腹部除切口部位外有明显压痛，甚至出现肌紧张（+）时，应立即禁食，并行立位腹X线平片及超声检查，了解有无吻合口瘘。如明确诊断吻合口瘘，需再次开腹探查，此时禁忌腹腔镜探查。

■ 如患儿饮水耐受良好，腹部无异常情况出现，消化道排气、排便良好，可逐渐过渡为流质饮食、半流质饮食，并注意患儿腹部情况，有无呕吐、腹痛、停止排气、排便等。

（十）出院标准

1. 一般情况良好。
2. 伤口愈合良好，无出血、感染等。
3. 腹部查体无异常。
4. 无其他需要住院处理的并发症。

释义

■ 主管医师应严格掌握出院指征，以避免因短期术后并发症而造成院外危险或再次返院。

（十一）变异及原因分析

1. 围术期并发症等造成住院时间延长和费用增加。
2. 存在其他系统的先天畸形，不能耐受手术的患儿，转入相应的路径治疗。

释义

■ 变异是指入选临床路径的患儿未能按路径流程完成医疗行为或未达到预期的医疗质量控制目标。这包含有以下情况：①按路径流程完成治疗，但超出了路径规定的时限或限定的费用。如围术期并发症等造成住院日延长和费用增加。②不能按路径流程完成治疗，患儿需要中途退出路径。如存在其他系统的先天畸形或不能耐受手术的患儿，需转入相应的路径治疗。对这些患儿，主管医师均应进行变异原因的分析，并在临床路径的表单中予以说明。

■ 医师认可的变异原因主要指患儿入选路径后，医师在检查及治疗过程中发现患儿合并存在一些事前未预知的对本路径治疗可能产生影响的情况，需要终止执行路径或者是延长治疗时间、增加治疗费用。医师需在表单中明确说明。

■ 因患儿方面的主观原因导致执行路径出现变异，也需要医师在表单中予以说明。

■ 梅克尔憩室如合并腹内疝，或因术中、术后情况较为复杂，围术期出现并发症包括吻合口狭窄、吻合口瘘，伤口感染、裂开，腹腔出血等情况，必要时需再次手术治疗，患儿恢复较慢，主管医师在治疗上需根据临床变化及时作出调整，应退出本路径。

■ 梅克尔憩室患儿，常伴发其他先天性畸形，如先天性巨结肠、唐氏综合征、脐膨出、食管闭锁、十二指肠闭锁、肠旋转不良和先天性心脏病等。如合并上述疾病，多需要住院治疗，故需转入相应路径。

五、梅克尔憩室给药方案

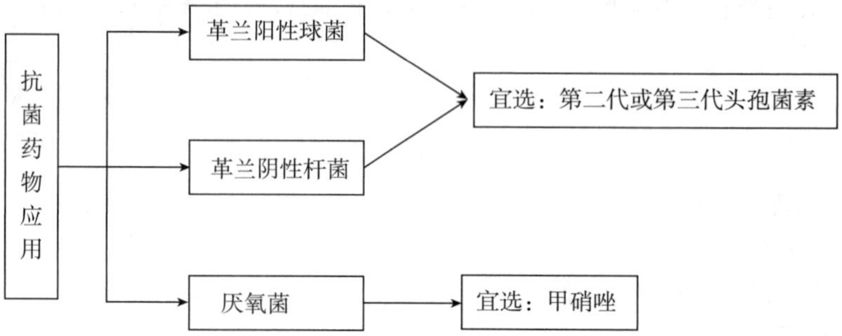

梅克尔憩室有14%~34%出现憩室炎，其症状和体征与急性阑尾炎相似，结合术前检查结果，应及时应用抗菌药物。针对胃肠道细菌如大肠埃希菌、肠球菌，厌氧菌如粪杆菌属、双歧杆菌属和真杆菌属等，术前及术后多予抗革兰阴性和阳性菌药物，并联用抗厌氧菌药物。临床上多用第二代头孢菌素类连用甲硝唑静脉输注。如患儿无明显炎症表现，医师需按照相关规定及患儿病情，酌情预防性应用抗菌药物。

六、梅克尔憩室护理规范

1. 术前常规腹部备皮，留置静脉通路。
2. 术前留置胃管。
3. 术后妥善固定胃管和尿管，注意伤口护理，保持敷料干洁。
4. 术后鼓励早期下床活动，促进肠功能恢复。

七、梅克尔憩室营养治疗规范

1. 术前6小时禁食，4小时禁水。
2. 肠功能恢复后（排气排便）给予试饮水，并逐渐过渡至半流质饮食。
3. 合理喂养，避免暴饮暴食。

八、梅克尔憩室患者健康宣教

1. 注意伤口护理，保持敷料干洁，定期换药。
2. 术后鼓励早期下床活动，促进肠功能恢复。
3. 出院后合理喂养，避免暴饮暴食。
4. 出院后出现腹痛、呕吐、停止排气排便需及时返院就诊。

九、推荐表单

（一）医师表单

梅克尔憩室临床路径医师表单

适用对象：第一诊断为梅克尔憩室（ICD-10：Q43.0）

行开腹/腹腔镜憩室切除+小肠吻合术（ICD-9-CM-3：45.33 伴 45.91）

患儿姓名：	性别：　　年龄：　　门诊号：	住院号：
住院日期：　　年　月　日	出院日期：　　年　月　日	标准住院日：10 天

时间	住院第 1~2 天	住院第 3 天 （手术日）
主要诊疗工作	□ 询问病史，体格检查，完成病历书写 □ 开检查单 □ 上级医师查房并确定手术指征，确定手术方案 □ 改善一般情况，完善术前准备 □ 向患儿及家属交代围术期注意事项、签署各种医疗文书	□ 手术 □ 完成手术记录、麻醉记录和术后当天的病程记录 □ 上级医师查房 □ 开术后医嘱 □ 向患儿家属交代病情及术后注意事项 □ 确定有无麻醉、手术并发症
重点医嘱	**长期医嘱：** □ 外科常规护理 □ 二级护理 □ 无渣饮食 **临时医嘱：** □ 血常规、血型、尿常规、大便常规 □ 肝功能、肾功能，凝血功能，电解质 □ 感染性疾病筛查 □ 心电图、X 线胸片、腹部消化道超声 □ 梅克尔憩室 24 小时核素显像（必要时） □ 开塞露或灌肠通便	**长期医嘱：** □ 外科术后常规护理 □ 一级护理 □ 禁食、禁水 □ 记 24 小时出入量 □ 留置胃管、胃肠减压、记量 □ 尿管接袋记量 □ 抗菌药物 □ 心电监护 **临时医嘱：** □ 术后急查血常规（必要时）、电解质（必要时） □ 按体重和出入量补充液体和电解质 □ 其他特殊医嘱
病情变异记录	□ 无　□ 有，原因： 1. 2.	□ 无　□ 有，原因： 1. 2.
医师签名		

时间	住院第4天 （术后1日）	住院第5天 （术后2日）
主要诊疗工作	□ 上级医师查房 □ 注意观察生命体征 □ 观察胃管、尿管及性状 □ 观察肠功能恢复情况 □ 观察切口情况 □ 评估辅助检查结果 □ 完成常规病历书写	□ 上级医师查房 □ 注意胃管、尿管及性状 □ 观察肠功能恢复情况 □ 观察切口情况 □ 完成常规病历书写
重点医嘱	**长期医嘱：** □ 外科术后常规护理 □ 一级或二级护理 □ 禁食、禁水 □ 记24小时出入量 □ 留置胃管、胃肠减压、胃管护理记量 □ 尿管接袋记量 □ 抗菌药物 □ 心电监护 **临时医嘱：** □ 按体重和出入量补充液体和电解质	**长期医嘱：** □ 外科术后常规护理 □ 二级护理 □ 禁食、禁水 □ 记24小时出入量 □ 留置胃管、胃肠减压、胃管护理记量 □ 尿管接袋记量 □ 抗菌药物 **临时医嘱：** □ 按体重和出入量补充液体和电解质
病情变异记录	□ 无 □ 有，原因： 1. 2.	□ 无 □ 有，原因： 1. 2.
医师签名		

时间	住院第 6 天 （术后 3 日）	住院第 7~9 天 （术后 4~6 日）	住院第 10 天 （术后 7 日，出院日）
主要诊疗工作	□ 上级医师查房 □ 完成常规病历书写 □ 注意病情变化、引流量 □ 确定有无手术并发症和手术切口感染 □ 注意观察体温、血压等	□ 上级医师查房 □ 完成常规病历书写 □ 注意病情变化，确定有无手术并发症和手术切口感染 □ 注意观察体温、血压等	□ 上级医师查房 □ 完成常规病历书写 □ 注意病情变化，确定有无手术并发症和手术切口感染 □ 术后 7 天拆线 □ 通知患儿家属出院 □ 交代出院后注意事项及术后随访事宜，预约复诊日期
重点医嘱	**长期医嘱：** □ 外科术后常规护理 □ 二级护理 □ 留置胃管、胃肠减压、胃管护理记量 □ 停尿管接袋记量 □ 抗菌药物 **临时医嘱：** □ 切口换药 □ 复查血常规、电解质 □ 拔除胃管（酌情） □ 拔除尿管	**长期医嘱：** □ 外科术后常规护理 □ 二级护理 □ 少量饮水过渡至半流质饮食 □ 停胃肠减压、胃管记量 □ 视情况停抗菌药物	**出院医嘱：** □ 出院带药 □ 定期随访
病情变异记录	□ 无　□ 有，原因： 1. 2.	□ 无　□ 有，原因： 1. 2.	□ 无　□ 有，原因： 1. 2.
医师签名			

（二）护士表单

梅克尔憩室临床路径护士表单

适用对象：第一诊断为梅克尔憩室（ICD-10：Q43.0）

行开腹/腹腔镜憩室切除+小肠吻合术（ICD-9-CM-3：45.33 伴 45.91）

患儿姓名：	性别：　　年龄：　　门诊号：	住院号：
住院日期：　　年　月　日	出院日期：　　年　月　日	标准住院日：10 天

时间	住院第 1~2 天	住院第 3 天 （手术日）
主要护理工作	□ 入院宣教：介绍责任护士、床位医师、病房环境、设施和设备 □ 入院护理评估 □ 静脉取血（次日晨取血） □ 指导患儿到相关科室进行检查	□ 保留胃管、尿管 □ 术后密切观察患儿情况 □ 术后心理、生活护理 □ 疼痛护理 □ 留置管道护理及指导 □ 记录 24 小时出入量观察患儿生命体征和腹部体征
病情变异记录	□ 无　□ 有，原因： 1. 2.	□ 无　□ 有，原因： 1. 2.
护士签名		

时间	住院第4天 （术后1日）	住院第5天 （术后2日）
主要护理工作	□ 密切观察患儿病情变化 □ 观察胃肠功能恢复情况 □ 留置管道护理及指导 □ 生活、心理护理 □ 记录24小时出入量 □ 疼痛护理	□ 密切观察患儿病情变化 □ 观察胃肠功能恢复情况 □ 留置管道护理及指导 □ 生活、心理护理 □ 记录24小时出入量 □ 疼痛护理 □ 按医嘱拔除尿管
病情变异记录	□ 无 □ 有，原因： 1. 2.	□ 无 □ 有，原因： 1. 2.
护士签名		

时间	住院第6天 （术后3日）	住院第7~9天 （术后4~6日）	住院第10天 （术后7日，出院日）
主要护理工作	□ 密切观察患儿病情变化 □ 生活、心理护理 □ 按医嘱拔除胃管、尿管	□ 观察患儿情况 □ 手术后生活护理	□ 观察患儿情况 □ 手术后生活护理 □ 对患儿家属进行出院准备指导和出院宣教 □ 帮助患儿家属办理出院手续
病情变异记录	□ 无 □ 有，原因： 1. 2.	□ 无 □ 有，原因： 1. 2.	□ 无 □ 有，原因： 1. 2.
护士签名			

（三）患儿家属表单

梅克尔憩室临床路径患儿家属表单

适用对象：第一诊断为梅克尔憩室（ICD-10：Q43.0）
行开腹/腹腔镜憩室切除+小肠吻合术（ICD-9-CM-3：45.33 伴 45.91）

患儿姓名：	性别： 年龄： 门诊号：	住院号：
住院日期： 年 月 日	出院日期： 年 月 日	标准住院日：10 天

时间	住院第 1~2 天	住院第 3 天 （手术日）
医患配合	□ 接受入院宣教 □ 接受入院护理评估 □ 接受病史询问，体格检查，协助医师完成病历书写 □ 病情告知，如患儿病情较重，应有上级医师与家属沟通 □ 签署必要文书（如临床路径知情同意书、输血同意书、有创操作同意书、手术同意书等） □ 接受相关检查及治疗 □ 患儿病情变化及时通知家属，需要家属同意的操作或检查手续要完备 □ 协助医师及护士完成患儿术前各项准备工作	□ 协助医师及护士完成患儿术前准备（备皮、留置胃管等） □ 手术 □ 术后患儿返回病房，协助医师及护士做好患儿安抚、约束等工作 □ 保护留置管道 □ 保护伤口，避免污染 □ 密切观察患儿病情，如有变化及时通知医师及护士
重点诊疗及检查	**重点诊疗：** □ 体温 □ 饮食 □ 大小便情况 □ 必要时输血 **重要检查：** □ 血常规、血型、尿常规、大便常规 □ 肝功能、肾功能，凝血功能，电解质 □ 感染性疾病筛查 □ 心电图、X 线胸片 □ 梅克尔憩室 24 小时核素显像 □ 开塞露或灌肠通便	**重点诊疗：** □ 外科术后常规护理 □ 禁食、禁水 □ 记 24 小时出入量 □ 留置胃管、胃肠减压、记量 □ 尿管接袋记量 □ 抗菌药物 □ 心电监护 **重点检查：** □ 术后急查血常规、电解质 □ 根据患儿病情接受相关检查

时间	住院第4天 （术后1日）	住院第5天 （术后2日）
医患配合	□ 注意观察生命体征 □ 观察胃管、尿管及性状 □ 记录24小时出入量 □ 观察肠功能恢复情况 □ 观察切口情况	□ 注意观察生命体征 □ 观察胃管、尿管及性状 □ 观察肠功能恢复情况 □ 观察切口情况
重点诊疗及检查	**重点诊疗：** □ 外科术后常规护理 □ 一级或二级护理 □ 禁食、禁水 □ 记24小时出入量 □ 留置胃管、胃肠减压、胃管护理记量 □ 尿管接袋记量 □ 抗菌药物 □ 心电监护 **重要检查：** □ 视之前检查结果及有无输血情况，决定是否复查血常规、电解质	**重点诊疗：** □ 外科术后常规护理 □ 二级护理 □ 禁食、禁水 □ 记24小时出入量 □ 留置胃管、胃肠减压、胃管护理记量 □ 尿管接袋记量 □ 抗菌药物 **重要检查：** □ 视患儿胃肠减压量情况，酌情复查电解质

时间	住院第 6 天 （术后 3 日）	住院第 7~9 天 （术后 4~6 日）	住院第 10 天 （术后 7 日，出院日）
医患配合	□ 注意病情变化、引流量 □ 接受换药，观察有无手术切口感染 □ 注意观察体温等	□ 注意病情变化、引流量 □ 注意患儿进食后腹部情况及胃肠功能恢复情况 □ 注意保护伤口 □ 注意观察体温等	□ 注意病情变化，确定有无手术并发症和手术切口感染 □ 术后 7 天换药/拆线 □ 通知出院 □ 接受出院准备指导和出院宣教 □ 医师交代出院后注意事项及术后随访事宜，预约复诊日期
重点诊疗及检查	**重点诊疗：** □ 外科术后常规护理 □ 二级护理 □ 留置胃管、胃肠减压、胃管护理记量 □ 拔除胃管（酌情） □ 停尿管接袋记量 □ 抗菌药物 **重要检查：** □ 切口换药 □ 复查血常规、电解质	**重点诊疗：** □ 外科术后常规护理 □ 二级护理 □ 少量饮水过渡至半流质饮食 □ 停胃肠减压、胃管记量 □ 视情况停抗菌药物	**重点诊疗：** □ 出院带药 □ 定期随访 **重要检查：** □ 切口换药

附：原表单（2019年版）

梅克尔憩室临床路径表单

适用对象：第一诊断为梅克尔憩室（ICD-10：Q43.001）

行开腹/腹腔镜憩室切除+小肠吻合术（ICD-9-CM-3：45.3301/45.3302+45.9101）

患儿姓名：	性别： 年龄： 门诊号：	住院号：
住院日期： 年 月 日	出院日期： 年 月 日	标准住院日：10天

时间	住院第1~2天	住院第3天 （手术日）
主要诊疗工作	□ 询问病史，体格检查，完成病历书写 □ 开检查、实验室检查单 □ 上级医师查房并确定手术指征，确定手术方案 □ 改善一般情况，完善术前准备 □ 向患儿及家属交代围术期注意事项、签署各种医疗文书	□ 手术 □ 完成手术记录、麻醉记录和术后当天的病程记录 □ 上级医师查房 □ 开术后医嘱 □ 向患儿家属交代病情及术后注意事项 □ 确定有无麻醉、手术并发症
重点医嘱	**长期医嘱：** □ 外科常规护理 □ 二级护理 □ 无渣饮食 **临时医嘱：** □ 血常规、血型、尿常规、大便常规 □ 肝功能、肾功能，凝血功能，电解质 □ 感染性疾病筛查 □ 心电图、X线胸片 □ 梅克尔憩室24小时核素显像 □ 开塞露或灌肠通便	**长期医嘱：** □ 外科术后常规护理 □ 一级护理 □ 禁食、禁水 □ 记24小时出入量 □ 留置胃管、胃肠减压、记量 □ 尿管接袋记量 □ 抗菌药物 □ 心电监护 **临时医嘱：** □ 术后急查血常规、电解质 □ 按体重和出入量补充液体和电解质 □ 其他特殊医嘱
主要护理工作	□ 入院宣教：介绍责任护士、床位医师、病房环境、设施和设备 □ 入院护理评估 □ 静脉取血（次日晨取血） □ 指导患儿到相关科室进行检查	□ 保留胃管、尿管 □ 术后密切观察患儿情况 □ 术后心理、生活护理 □ 疼痛护理 □ 留置管道护理及指导 □ 记录24小时出入量观察患儿生命体征和腹部体征
病情变异记录	□ 无 □ 有，原因： 1. 2.	□ 无 □ 有，原因： 1. 2.
护士签名		
医师签名		

时间	住院第4天 （术后1日）	住院第5天 （术后2日）
主要诊疗工作	□ 上级医师查房 □ 注意观察生命体征 □ 观察胃管、尿管及性状 □ 观察肠功能恢复情况 □ 观察切口情况 □ 评估辅助检查结果 □ 完成常规病历书写	□ 上级医师查房 □ 注意胃管、尿管及性状 □ 观察肠功能恢复情况 □ 观察切口情况 □ 完成常规病历书写
重点医嘱	**长期医嘱：** □ 外科术后常规护理 □ 一级或二级护理 □ 禁食、禁水 □ 记24小时出入量 □ 留置胃管、胃肠减压、胃管护理记量 □ 尿管接袋记量 □ 抗菌药物 □ 心电监护 **临时医嘱：** □ 按体重和出入量补充液体和电解质	**长期医嘱：** □ 外科术后常规护理 □ 二级护理 □ 禁食、禁水 □ 记24小时出入量 □ 留置胃管、胃肠减压、胃管护理记量 □ 尿管接袋记量 □ 抗菌药物 **临时医嘱：** □ 按体重和出入量补充液体和电解质
主要护理工作	□ 密切观察患儿病情变化 □ 观察胃肠功能恢复情况 □ 留置管道护理及指导 □ 生活、心理护理 □ 记录24小时出入量 □ 疼痛护理	□ 密切观察患儿病情变化 □ 观察胃肠功能恢复情况 □ 留置管道护理及指导 □ 生活、心理护理 □ 记录24小时出入量 □ 疼痛护理 □ 按医嘱拔除尿管
病情变异记录	□ 无　□ 有，原因： 1. 2.	□ 无　□ 有，原因： 1. 2.
护士签名		
医师签名		

时间	住院第 6 天 （术后 3 日）	住院第 7~9 天 （术后 4~6 日）	住院第 10 天 （术后 7 日，出院日）
主要诊疗工作	□ 上级医师查房 □ 完成常规病历书写 □ 注意病情变化、引流量 □ 确定有无手术并发症和手术切口感染 □ 注意观察体温、血压等	□ 上级医师查房 □ 完成常规病历书写 □ 注意病情变化，确定有无手术并发症和手术切口感染 □ 注意观察体温、血压等	□ 上级医师查房 □ 完成常规病历书写 □ 注意病情变化，确定有无手术并发症和手术切口感染 □ 术后 7 天拆线 □ 通知患儿家属出院 □ 交代出院后注意事项及术后随访事宜，预约复诊日期
重点医嘱	**长期医嘱：** □ 外科术后常规护理 □ 二级护理 □ 留置胃管、胃肠减压、胃管护理记量 □ 停尿管接袋记量 □ 抗菌药物 **临时医嘱：** □ 切口换药 □ 复查血常规、电解质 □ 拔除胃管（酌情） □ 拔除尿管	**长期医嘱：** □ 外科术后常规护理 □ 二级护理 □ 少量饮水过渡至半流质饮食 □ 停胃肠减压、胃管记量 □ 视情况停抗菌药物	**出院医嘱：** □ 出院带药 □ 定期随访
主要护理工作	□ 密切观察患儿病情变化 □ 生活、心理护理 □ 按医嘱拔除胃管、尿管	□ 观察患儿情况 □ 手术后生活护理	□ 观察患儿情况 □ 手术后生活护理 □ 对患儿家属进行出院准备指导和出院宣教 □ 帮助患儿家属办理出院手续
病情变异记录	□ 无 □ 有，原因： 1. 2.	□ 无 □ 有，原因： 1. 2.	□ 无 □ 有，原因： 1. 2.
护士签名			
医师签名			

第二十三章

小儿腹股沟斜疝临床路径释义

【医疗质量控制指标】（专家建议）

指标一、诊断需结合临床表现、查体及辅助检查（超声）结果。

指标二、手术切口属I类切口，手术时间短，原则上不使用抗菌药物。

指标三、术后复发率应控制在3%以下。

一、小儿腹股沟斜疝编码

1. 原编码：

疾病名称及编码：腹股沟斜疝（ICD-10：K40.2，K40.9）

手术操作名称及编码：腹股沟斜疝疝囊高位结扎术（ICD-9-CM-3：53.0-53.1）

2. 修改编码：

疾病名称及编码：双侧腹股沟斜疝（ICD-10：K40.201）

双侧滑动性腹股沟斜疝（ICD-10：K40.203）

腹股沟斜疝（ICD-10：K40.901）

腹股沟滑动疝（ICD-10：K40.903）

手术操作名称及编码：单侧腹股沟斜疝修补术（ICD-9-CM-3：53.02）

双侧腹股沟斜疝修补术（ICD-9-CM-3：53.12）

二、临床路径检索方法

K40.201/K40.203/K40.901/K40.903 伴 53.02/53.12　　出院科别：儿科

三、国家医疗保障疾病诊断相关分组（CHS-DRG）

MDCG　消化系统疾病及功能障碍

GE1　腹股沟及腹疝手术

四、小儿腹股沟斜疝临床路径标准住院流程

（一）适用对象

第一诊断为腹股沟斜疝（ICD-10：K40.2，K40.9），行腹股沟斜疝疝囊高位结扎术（ICD-9-CM-3：53.0-53.1）。除外嵌顿疝及复发腹股沟斜疝。

释义

■ 本路径适用于临床诊断为腹股沟斜疝的患儿。

■ 治疗方法：本路径针对的是腹股沟斜疝疝囊高位结扎术，腹腔镜腹股沟斜疝疝囊高位结扎术。

（二）诊断依据

根据《临床诊疗指南·小儿外科学分册》（中华医学会编著，人民卫生出版社，2010）。

1. 病史：腹股沟可复肿块。
2. 体征：单侧或双侧腹股沟肿块，可还纳，透光试验（-）。
3. 辅助检查：腹股沟、阴囊超声。

释义

■ 临床表现：单侧或双侧腹股沟可复性肿物，腹压增加时出现，部分病例肿物可降入阴囊，平静或平卧后自行还纳。

■ 查体：腹股沟肿物，有时可降入阴囊，质中等，透光试验（-）。

■ 辅助检查：超声是首选，能够提示疝内容物情况。

（三）标准住院日 1~4 天

释义

■ 传统的疝囊高位结扎手术操作区域仅限于腹股沟外环口以上层面，腹腔镜手术操作部位仅局限于腹股沟内环口处，两种术式均不涉及重要脏器，住院时间的长短主要与麻醉水平相关，理论上麻醉清醒后 4~6 小时即可出院。

（四）住院期间的检查项目

1. 必需的检查项目：
（1）血常规、尿常规、生化全套、凝血功能、感染性疾病筛查。
（2）腹股沟及阴囊超声、X 线胸片、心电图。
2. 根据患儿病情进行的检查项目：
（1）心脏彩超。
（2）泌尿系统超声。
（3）肝胆胰脾超声。

释义

■（腹腔镜）腹股沟斜疝疝囊高位结扎术属典型的择期手术类型，需完善相关的实验室和影像学检查，以除外手术和麻醉的禁忌证。

（五）治疗方案的选择

腹股沟斜疝疝囊高位结扎术。

释义

■（腹腔镜）腹股沟斜疝疝囊高位结扎术。

（六）预防性抗菌药物选择与使用时机

目前无需应用抗菌药物。

释义

■ 手术切口的类型属Ⅰ类切口，且手术时间短，根据抗菌药物应用原则术前术后不应使用抗菌药物。

（七）手术日

手术日一般在入院1~3天。

1. 麻醉方式：全身麻醉。
2. 术中用药：麻醉常规用药。

（八）术后恢复

术后住院恢复≤3天。

基本对症治疗方案。如出现术后感染，可结合药敏试验结果选择抗菌药物。

（九）出院标准

体温正常，切口无出血，腹股沟、阴囊区域无明显血肿形成。

释义

■ 体温正常，切口无出血，腹股沟、阴囊区域无明显血肿形成。麻醉完全清醒，患儿可正常应答以及进食。

（十）变异及原因分析

1. 存在相关并发症，需要处理干预。
2. 患儿入院后，在术前发生不适宜手术的情况，如发热、腹泻等，导致住院时间延长、增加住院费用等。

释义

■ 术后最常见的并发症为腹股沟、阴囊血肿，需静脉滴注止血药物，必要时需再次手术止血。切口感染低于千分之一，除非严重难治性感染需给予必要的抗感染治疗，普通的伤口感染仅需常规的伤口换药。

五、小儿腹股沟斜疝给药方案

进入该路径的患儿术前术后均不应给予抗菌药物。

腹股沟斜疝疝囊高位结扎术手术切口属典型的Ⅰ类切口，手术时间短、出血少且术中不涉及消化道、泌尿系等空腔脏器，术前术后均不应使用抗菌药物。

六、小儿腹股沟斜疝护理规范

1. 入院宣教，核对患儿信息。

2. 术前备皮，开塞露辅助排便，排空膀胱。

3. 确定禁食、水时间，术前需禁食超过 6 小时，禁水超过 4 小时，小年龄患儿必要时需开通静脉通路补充液量。

4. 术后观察患儿麻醉苏醒情况，神志清楚，能正常应答，进食流质饮食无呛咳，手术区域敷料固定好，无渗血，阴囊无血肿的情况下方可办理出院。

七、小儿腹股沟斜疝营养治疗规范

手术过程不涉及重要脏器，手术时间短，术后 2~4 小时即可恢复正常饮食，故不需要营养支持治疗。

八、小儿腹股沟斜疝患者健康宣教

1. 保持伤口敷料干洁，术后 3 天换药。
2. 平卧 5~7 天，避免剧烈活动 1 个月。
3. 伤口渗血、阴囊血肿须及时返院就诊。

九、推荐表单

（一）医师表单

小儿腹股沟斜疝临床路径医师表单

适用对象：第一诊断为腹股沟斜疝（ICD-10：K40.201，K40.203，K40.901，K40.903）
行腹股沟斜疝修补术（ICD-9-CM-3：52.02，53.12）

患儿姓名：	性别：　年龄：　门诊号：	住院号：
住院日期：　年　月　日	出院日期：　年　月　日	标准住院日：3~4 天

时间	住院第 1 天	住院第 2 天	住院第 3 天 （手术日）	住院第 4 天 （出院日）
主要诊疗工作	□ 病史询问与体格检查 □ 完成病历 □ 常规相关检查 □ 上级医师查房及术前评估 □ 向患儿监护人交代病情，签署医患沟通、手术同意书	□ 向患儿监护人交代病情、手术方案、签署手术同意书 □ 麻醉师探视患儿，签署麻醉知情同意书	□ 早晨再次术前评估 □ 手术 □ 完成手术记录和术后病程记录 □ 向患儿家长交代病情及术后注意事项	□ 上级医师查房，进行疗效评估 □ 告知如何保护手术创口 □ 完成出院记录、病案首页、出院证明书 □ 向患儿家长交代出院后注意事项 □ 将出院小结及出院证明书交患儿家长
重点医嘱	**长期医嘱：** □ 小儿外科护理常规 □ 二级护理 □ 普通饮食 **临时医嘱：** □ 血常规、尿常规 □ 全套生化、血型、凝血功能、感染性疾病筛查 □ 心电图及正位 X 线胸片 □ 腹股沟超声	**长期医嘱：** □ 小儿外科护理常规 □ 二级护理 **临时医嘱：** □ 拟明日在全身麻醉下行腹股沟斜疝疝囊高位结扎术 □ 术前禁食 6 小时 □ 常规皮肤准备	**长期医嘱：** □ 小儿外科护理常规 □ 一级护理 □ 术后禁食 6 小时后半流质饮食 □ 止血剂（必要时） □ 静脉补液 **临时医嘱：** □ 今日全身麻醉下行腹股沟斜疝疝囊高位结扎术 □ 术前针肌内注射	**临时医嘱：** □ 今日出院
病情变异记录	□ 无　□ 有，原因： 1. 2.	□ 无　□ 有，原因： 1. 2.	□ 无　□ 有，原因： 1. 2.	□ 无　□ 有，原因： 1. 2.
医师签名				

（二）护士表单

小儿腹股沟斜疝临床路径护士表单

适用对象：第一诊断为腹股沟斜疝（ICD-10：K40.2，K40.9）
行疝囊高位结扎术（ICD-9-CM-3：53.0-53.1）

患儿姓名：	性别：　年龄：　门诊号：	住院号：
住院日期：　年　月　日	出院日期：　年　月　日	标准住院日：3~4 天

时间	住院第 1 天	住院第 2 天	住院第 3 天 （手术日）	住院第 4 天 （出院日）
主要护理工作	□ 介绍病房环境、设施和设备、安全教育 □ 指导患儿到相关科室进行心电图、X 线胸片等检查 □ 静脉取血 □ 协助患儿家属对患儿手术野清洁	□ 宣教、备皮等术前准备 □ 手术前心理护理 □ 提醒患儿术前禁食、禁水	□ 观察患儿情况 □ 术后心理与生活护理 □ 全身麻醉术后护理 □ 心电监护 □ 静脉穿刺置管，术前肌内注射	□ 指导家长如何办理出院手续等事项 □ 出院宣教
病情变异记录	□ 无　□ 有，原因： 1. 2.	□ 无　□ 有，原因： 1. 2.	□ 无　□ 有，原因： 1. 2.	□ 无　□ 有，原因： 1. 2.
护士签名				

（三）患儿家属表单

小儿腹股沟斜疝临床路径患儿家属表单

适用对象：第一诊断为腹股沟斜疝（ICD-10：K40.201，K40.203，K40.901，K40.903）
行腹股沟斜疝修补术（ICD-9-CM-3：52.02，53.12）

患儿姓名：	性别： 年龄： 门诊号：	住院号：
住院日期： 年 月 日	出院日期： 年 月 日	标准住院日：3~4 天

时间	住院第 1 天	住院第 2 天 （手术前 1 日）	住院第 3 天 （手术日）	住院第 4 天 （出院日）
医患配合	□ 接受入院宣教 □ 接受入院护理评估 □ 接受病史询问，体格检查，协助医师完成病历书写 □ 病情告知 □ 签署必要文书（如临床路径知情同意书、手术同意书等） □ 接受相关检查及治疗 □ 患儿病情变化及时通知家属，需要家属同意的操作或检查手续要完备 □ 协助医师及护士完成患儿术前各项准备工作	□ 协助医师及护士完成患儿术前准备 □ 注意禁食、禁水时间 □ 密切观察患儿病情，如有变化及时通知医师及护士	□ 观察患儿情况 □ 术后心理与生活护理 □ 全身麻醉术后护理 □ 心电监护 □ 静脉穿刺置管，术前肌内注射	□ 保持伤口敷料干洁 □ 观察患儿精神状态，饮食情况及伤口情况（阴囊有无血肿） □ 接受出院宣教
重点诊疗及检查	**重点诊疗：** □ 体温 □ 饮食 □ 大小便情况 **重要检查：** □ 血常规、血型、尿常规、大便常规 □ 肝功能、肾功能，凝血功能，电解质 □ 感染性疾病筛查 □ 心电图、X 线胸片 □ 开塞露或灌肠通便	**重点诊疗：** □ 备皮 □ 按时禁食、禁水	**重点诊疗：** □ 术后禁食 6~8 小时后半流质饮食 □ 止血剂 □ 静脉补液	**重点诊疗：** □ 全身麻醉下行腹股沟斜疝疝囊高位结扎术 □ 术前针肌内注射

附：原表单（2016年版）

小儿腹股沟斜疝临床路径表单

适用对象：第一诊断为腹股沟斜疝（ICD-10：K40.2，K40.9）
行疝囊高位结扎术（ICD-9-CM-3：53.0-53.1）

患儿姓名：	性别：　年龄：　门诊号：	住院号：
住院日期：　年　月　日	出院日期：　年　月　日	标准住院日：3~4天

时间	住院第1天	住院第2天	住院第3天 （手术日）	住院第4天 （出院日）
主要诊疗工作	□ 病史询问与体格检查 □ 完成病历 □ 常规相关检查 □ 上级医师查房及术前评估 □ 向患儿监护人交代病情，签署医患沟通、手术同意书	□ 向患儿监护人交代病情、手术方案、签署手术同意书 □ 麻醉师探视患儿，签署麻醉知情同意书	□ 早晨再次术前评估 □ 手术 □ 完成手术记录和术后病程记录 □ 向患儿家长交代病情及术后注意事项	□ 上级医师查房，进行疗效评估 □ 告知如何保护手术创口 □ 完成出院记录、病案首页、出院证明书 □ 向患儿家长交代出院后注意事项 □ 将出院小结及出院证明书交患儿家长
重点医嘱	**长期医嘱：** □ 小儿外科护理常规 □ 二级护理 □ 普通饮食 **临时医嘱：** □ 血常规、尿常规、大便常规 □ 全套生化、血型、凝血功能、感染性疾病筛查 □ 心电图及正位X线胸片 □ 腹股沟超声	**长期医嘱：** □ 小儿外科护理常规 □ 二级护理 **临时医嘱：** □ 拟明日在全身麻醉下行鞘状突高位结扎术 □ 术前禁食8小时 □ 常规皮肤准备	**长期医嘱：** □ 小儿外科护理常规 □ 一级护理 □ 术后禁食6小时后半流质饮食 □ 止血剂 □ 静脉补液 **临时医嘱：** □ 今日全身麻醉下行腹股沟斜疝疝囊高位结扎术 □ 术前针肌内注射	**临时医嘱：** □ 今日出院
主要护理工作	□ 介绍病房环境、设施和设备、安全教育 □ 指导患儿到相关科室进行心电图、X线胸片等检查 □ 静脉取血 □ 协助患儿家属对患儿手术野清洁	□ 宣教、备皮等术前准备 □ 手术前心理护理 □ 提醒患儿术前禁食、禁水	□ 观察患儿情况 □ 术后心理与生活护理 □ 全身麻醉术后护理 □ 心电监护 □ 静脉穿刺置管，术前肌内注射	□ 指导家长如何办理出院手续等事项 □ 出院宣教

续 表

时间	住院第 1 天	住院第 2 天	住院第 3 天 （手术日）	住院第 4 天 （出院日）
病情变异记录	□ 无 □ 有，原因： 1. 2.	□ 无 □ 有，原因： 1. 2.	□ 无 □ 有，原因： 1. 2.	□ 无 □ 有，原因： 1. 2.
护士签名				
医师签名				

备注：

1. 院内感染（是/否）______院感名称：__________________
2. 预防性使用抗菌药物的原因：________________抗菌药物名称：________使用时间：____天
3. 延长住院时间原因：____
4. 退径（是/否）____退径原因：____________________________________
5. 其他特殊事项及原因：____

第二十四章

卵巢扭转临床路径释义

【医疗质量控制指标】（专家建议）

指标一、早期诊断，尽早手术。

指标二、合理判断卵巢组织缺血是否可逆，决定是否保留卵巢。

指标三、完整切除/剥离卵巢占位，避免复发。

指标四、合理选择术中快速冷冻病理检查，判断卵巢占位良恶性。

一、卵巢扭转编码

疾病名称及编码：卵巢扭转（ICD-10：N83.501）

手术操作及编码：卵巢扭转松解术（ICD-9-CM-3：65.95001）、卵巢固定术（ICD-CM-3：65.79005）、卵巢肿物剥除术、卵巢肿物切除术、单侧卵巢切除术

二、临床路径检索方法

65.95001，65.79005

三、国家医疗保障疾病诊断相关分组（CHS-DRG）

MDCN　女性生殖系统疾病及功能障碍

NA2　女性生殖器官恶性肿瘤除广泛切除术以外的手术

ND1　附件手术

四、卵巢扭转临床路径标准住院流程

（一）适用对象

第一诊断为卵巢扭转（ICD-10：N83.501）行卵巢扭转松解术（ICD-9-CM-3：65.95001）、卵巢固定术（ICD-CM-3：65.79005）、卵巢肿物剥除术、卵巢肿物切除术、单侧卵巢切除术。

释义

■ 临床诊断符合卵巢扭转的患儿，伴有/不伴有卵巢良性占位的疾病。

（二）诊断依据

1. 病史：突发下腹痛，可呈钝痛或绞痛，伴或不伴呕吐，无发热，无腹泻。
2. 体征：腹痛发作时痛苦面容，患者可处于蹲位。
3. 查体：扭转侧下腹部有压痛，可有反跳痛，伴或不伴肌紧张。
4. 辅助检查：超声可见扭转的卵巢，CT 可见盆腔内一侧异常肿块，盆腔积液。

释义

■ 卵巢扭转可导致急性下腹痛，小年龄患儿可表现为剧烈的哭闹，腹部拒按，不喜动，伴有巨大占位时下腹可触及包块；囊肿破裂的情况下可有腹膜炎表现；无菌性坏死可无明显的全身症状。

（三）进入路径标准

明确诊断为卵巢扭转需手术治疗的病例。

释义

■ 术前、术中证实为卵巢扭转的患儿，可伴有/不伴有卵巢占位，术后病理证实占位为良性，不需要后续再次扩大手术或放化疗的情况，可进入临床路径。恶性占位因需要再次手术或相应的放化疗，导致住院时间和住院费用的延长，不进入该路径。

（四）标准住院日 3~4 天

释义

卵巢扭转属急诊手术范畴，通常术前检查及手术治疗于诊断后第一时间完成，在没有明显坏死的情况下仅预防性使用抗菌药物治疗，手术过程中不累及消化道，全麻清醒后即可正常进食，在院时间较短。

（五）住院期间的检查项目

1. 必需的检查项目：

（1）血常规+C 反应蛋白、血型、尿常规。

（2）肝功能、肾功能、电解质、凝血功能、乙型肝炎两对半、梅毒筛查、艾滋病筛查。

（3）甲胎蛋白、人绒毛膜促性腺激素、性激素六项。

（4）腹部超声。

2. 根据患者病情进行的检查项目：盆腔 CT。

释义

■ 卵巢扭转属急腹症，需尽早安排手术治疗，术前检查仅包含全身麻醉相关的必需项目，但应包括常规的肿瘤及卵巢功能相关的血检项目，如甲胎蛋白、人绒毛膜促性腺激素、性激素六项，以利于术后结合病理结果协助诊断，为后续治疗提供依据。CT 由于检查时间较长，导致手术延误，因此仅在超声检查不能明确的情况下作为补充的影像学检查应用。

（六）治疗方案的选择

1. 完善术前检查及准备。
2. 急诊手术。

释义

■ 卵巢扭转属于外科急腹症，一经诊断需积极手术治疗。

（七）预防性抗菌药物选择与使用时机

建议围术期使用抗菌药物。

释义

■ 卵巢扭转通常伴有器官组织的缺血，严重的情况下会导致器官组织坏死，应预防性使用抗菌药物。

（八）手术日

1. 麻醉方式：气管插管全身麻醉。
2. 术中用药：麻醉常规用药。
3. 手术方式：卵巢扭转松解术（CM3：65.95001）、卵巢固定术（CM3：65.79005）、卵巢肿物剥除术、卵巢肿物切除术、单侧卵巢切除术（开腹手术或腹腔镜手术）。

释义

■ 手术目的主要为复位扭转的卵巢及输卵管，恢复血运，在合并占位的情况下须完整切除占位，必要时需术中行快速冷冻病理检查以判断占位良恶性，根据占位的良恶性以及卵巢组织是否发生不可逆性坏死决定是否保留卵巢；术中应常规探查对侧卵巢；对于多次发生卵巢扭转的患儿可酌情行卵巢固定术。

（九）术后恢复

1. 必须复查的检查项目：血常规+C反应蛋白。
2. 术后用药：抗菌药物，围术期24小时使用抗菌药物。
3. 术后饮食指导。

释义

■ 由于卵巢扭转多伴有组织器官的缺血甚至坏死，因此属Ⅱ类手术切口，应预防性使用抗菌药物，根据实际手术探查结果决定后续抗菌药物的使用；手术过程不累及消化道，理论上全麻清醒后即可经口进食。

（十）出院标准

1. 切口愈合良好：伤口无感染，无皮下积液（或门诊可处理的少量积液）。
2. 体温正常，腹部无阳性体征，相关实验室检查结果基本正常，没有需要住院处理的并发症和/或合并症。

释义

手术属Ⅱ类切口，尤其合并腹腔积液的情况需注意伤口感染情况的发生；在卵巢组织可疑坏死的情况下，需注意毒素吸收情况的发生，停用抗菌药物之前需行血常规检查以除外腹腔感染；术后24~48小时可酌情行腹部超声检查了解复位后的卵巢血运；合并占位的情况下需根据病理回报结果决定后续治疗方案。

（十一）变异及原因分析

1. 术前合并其他影响手术的基础疾病，需要进行相关的诊断和治疗。
2. 术前根据患者病情初步确定手术方式，根据患者术中情况更改手术方式可能。
3. 住院后出现其他内、外科疾病需进一步明确诊断，导致住院时间延长与费用增加。

释义

■ 该路径包括单纯卵巢扭转、卵巢或输卵管良性占位合并扭转的患儿，对于恶性占位导致的卵巢扭转因需要再次手术或接受放化疗，导致住院时间延长和住院费用增加，不进入该路径。

五、卵巢扭转给药方案

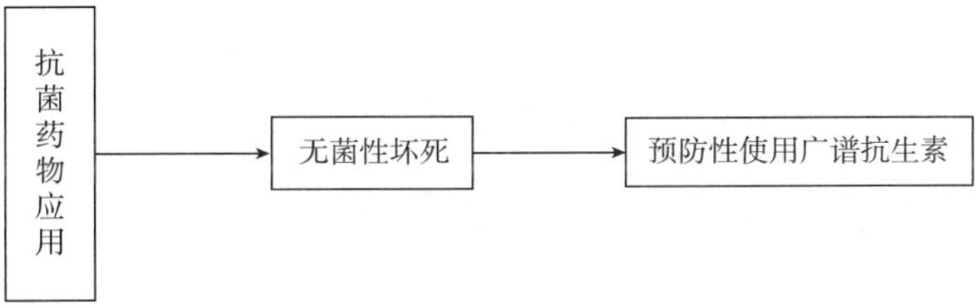

卵巢扭转坏死属于无菌性坏死，通常预防性使用广谱抗菌药物，避免出现继发性的细菌感染，在解除坏死因素后常规观察1~2天，没有继续的坏死物质吸收导致的体温升高、腹膜炎，血常规检查正常后即可停药，抗菌药物可选第二代头孢菌素或者第三代头孢菌素，没有特殊情况不需联合使用抗菌药物。

六、卵巢扭转护理规范

1. 术前常规备皮。
2. 术后注意伤口护理，保持敷料干洁。
3. 麻醉清醒后即可试饮水，逐渐过渡至正常饮食。

七、卵巢扭转营养治疗规范

1. 术前禁食6小时，禁水4小时。

2. 麻醉清醒后即可试饮水，逐渐过渡至正常饮食。
3. 出院后不需特殊营养支持及饮食指导。

八、卵巢扭转患者健康宣教

1. 注意伤口护理，保持敷料干洁。
2. 定期门诊复查，追问病理结果。
3. 出现腹痛症状需及时复诊，以防卵巢扭转复发。

九、推荐表单

（一）医师表单

卵巢扭转临床路径医师表单

适用对象：第一诊断为卵巢扭转（ICD-10：N83.501）

行（腹腔镜）卵巢扭转松解术（CM3：65.95001）、卵巢固定术（CM3：65.79005）、卵巢肿物剥除术、卵巢肿物切除术、单侧卵巢切除术

患儿姓名：	性别：　年龄：　门诊号：	住院号：
住院日期：　年　月　日	出院日期：　年　月　日	标准住院日：3~4 天

时间	住院第 1 天 （手术前）	住院第 1 天 （手术后）	住院第 2 天 （术后第 1 日）	住院第 3~4 天 （术后第 2~3 日，出院日）
主要诊疗工作	□ 询问病史和体格检查 □ 完成住院病历和首次病程记录 □ 上级医师查房 □ 完善术前准备 □ 急诊手术	□ 完成术后病程记录 □ 术后监护及治疗	□ 询问病史和体格检查 □ 完成病程记录	□ 询问病情和体格检查 □ 完善病程记录 □ 上级医师查房
重点医嘱	**长期医嘱：** □ 普通外科护理常规 □ 一级护理 □ 禁食 **临时医嘱：** □ 三大常规 □ 肝功能、肾功能 □ 凝血全套 □ 梅毒筛查 □ 艾滋病筛查 □ 甲胎蛋白、人绒毛膜促性腺激素、性激素六项 □ 腹部超声 □ 手术医嘱 □ 术前抗生素及补液	**长期医嘱：** □ 普通外科护理常规 □ 一级或二级护理 □ 禁食水或饮水 □ 心电监护 **临时医嘱：** □ 术后抗生素及补液支持 □ 血常规+C 反应蛋白（必要时）	**长期医嘱：** □ 普通外科护理常规 □ 一级或二级护理 □ 心电监护（必要时） □ 饮水或流食 **临时医嘱：** □ 补液支持 □ 血常规+C 反应蛋白（必要时）	**长期医嘱：** □ 普通外科护理常规 □ 二级护理 □ 半流质饮食 **临时医嘱：** □ 复查血常规 □ 酌情复查腹部超声 □ 伤口护理 □ 出院
病情变异记录	□ 无　□ 有，原因： 1. 2.	□ 无　□ 有，原因： 1. 2.	□ 无　□ 有，原因： 1. 2.	□ 无　□ 有，原因： 1. 2.
医师签名				

（二）护士表单

卵巢扭转临床路径护士表单

适用对象：第一诊断为卵巢扭转（ICD-10：N83.501）

行（腹腔镜）卵巢扭转松解术（CM3：65.95001）、卵巢固定术（CM3：65.79005）、卵巢肿物剥除术、卵巢肿物切除术、单侧卵巢切除术

患儿姓名：	性别：　年龄：　门诊号：	住院号：
住院日期：　年　月　日	出院日期：　年　月　日	标准住院日：3~4天

时间	住院第1天 （手术前）	住院第1天 （手术后）	住院第2天 （术后1日）	住院第3~4天 （术后2~3日，出院日）
主要护理工作	**入院宣教：** □ 环境 □ 设施 □ 主管医师 □ 责任护士、护士长 □ 规章制度 **入院评估：** □ 体温 □ 生活自理能力 **护理措施：** □ 基础护理 □ 晨晚间护理 □ 安全护理 □ 保护性约束 □ 监测生命体征 □ 心理护理 □ 专科护理 □ 禁食 □ 疼痛护理 □ 协助完成各项检查 □ 发热的护理 **术前准备：** □ 备皮 □ 禁食、禁水 **健康教育：** □ 药物知识 □ 围术期注意事项	**观察病情变化：** □ 生命体征 □ 伤口敷料 □ 腹部情况 **护理措施：** □ 禁食 □ 术后卧床 □ 活动指导 □ 保护性约束 □ 用药护理 □ 正确给药 □ 观察补液速度 □ 观察用药反应 □ 疼痛护理 □ 心理护理 **健康教育：** □ 术后注意事项	**观察病情变化：** □ 生命体征 □ 腹部情况 □ 伤口敷料 **护理措施：** □ 饮食指导 □ 适当活动 □ 安全护理 □ 用药护理 □ 遵医嘱正确给药 □ 观察补液速度 □ 观察用药反应 □ 疼痛指导 □ 心理护理 **健康教育：** □ 饮食 □ 活动	**观察病情变化：** □ 生命体征 □ 腹部情况 □ 伤口敷料 **护理措施：** □ 饮食指导：半流质饮食或普通饮食 □ 适当活动 □ 安全护理 □ 用药护理 □ 正确给药 □ 观察补液速度 □ 观察用药反应 □ 出院指导 □ 饮食指导 □ 用药指导 □ 健康处方 □ 指导办理出院手续
病情变异记录	□ 无　□ 有，原因： 1. 2.	□ 无　□ 有，原因： 1. 2.	□ 无　□ 有，原因： 1. 2.	□ 无　□ 有，原因： 1. 2.
护士签名				

（三）患儿家属表单

卵巢扭转临床路径患儿家属表单

适用对象：第一诊断为卵巢扭转（ICD-10：N83.501）

行（腹腔镜）卵巢扭转松解术（CM3：65.95001）、卵巢固定术（CM3：65.79005）、卵巢肿物剥除术、卵巢肿物切除术、单侧卵巢切除术

患儿姓名：	性别：　　年龄：　　门诊号：	住院号：
住院日期：　　年　月　日	出院日期：　　年　月　日	标准住院日：3~4 天

时间	住院第 1 天 （手术前）	住院第 1 天 （手术后）	住院第 2 天 （术后 1 日）	住院第 3~4 天 （出院日）
医患配合	□ 接受入院宣教 □ 接受入院护理评估 □ 接受病史询问 □ 进行体格检查 □ 交代既往用药情况 □ 进行相关体格检查 □ 向患儿家长交代病情，患儿家长签署手术、麻醉知情同意书	□ 患儿及家属与医师在手术前、后交流了解病情 □ 保护静脉通路 □ 保持伤口干洁 □ 观察排气排便	□ 了解术后病情变化	□ 接受出院前康复宣教 □ 学习出院注意事项 □ 了解复查程序 □ 办理出院手续 □ 获取出院诊断书 □ 获取出院带药
重点诊疗及检查	重点诊疗： □ 一级护理 □ 抗炎、补液 □ 禁食、禁水 □ 手术	重点诊疗： □ 禁食水或饮水 □ 抗感染	重点诊疗： □ 补液、抗感染 □ 逐渐增加饮食 □ 伤口护理	重点诊疗： □ 出院

附：原表单（2017年版）

卵巢扭转临床路径患儿家属表单

适用对象：第一诊断为卵巢扭转（ICD-10：N83.501）

行（腹腔镜）卵巢扭转松解术（CM3：65.95001）、卵巢固定术（CM3：65.79005）、卵巢肿物剥除术、卵巢肿物切除术、单侧卵巢切除术

患儿姓名：	性别：　年龄：　门诊号：	住院号：
住院日期：　年　月　日	出院日期：　年　月　日	标准住院日：3~4天

时间	住院第1天（手术前）	住院第1天（手术后）	住院第2天（术后第1日）	住院第3~4天（术后第2~3日，出院日）
诊疗工作	□ 询问病史和体格检查 □ 完成住院病历和首次病程记录 □ 上级医师查房 □ 完善术前准备 □ 急诊手术	□ 完成术后病程记录 □ 术后监护及治疗	□ 询问病史和体格检查 □ 完成病程记录	□ 询问病情和体格检查 □ 完善病程记录 □ 上级医师查房
重点医嘱	**长期医嘱：** □ 普通外科护理常规 □ 二级护理 □ 禁食 **临时医嘱：** □ 三大常规 □ 肝功能、肾功能 □ 凝血全套 □ 梅毒筛查 □ 艾滋病筛查 □ 甲胎蛋白、人绒毛膜促性腺激素、性激素六项 □ 腹部超声 □ 手术医嘱	**长期医嘱：** □ 普通外科护理常规 □ 一级或二级护理 □ 禁食或饮水 □ 心电监护 **临时医嘱：** □ 补液支持 □ 血常规+C反应蛋白	**长期医嘱：** □ 普通外科护理常规 □ 二级护理 □ 半流质饮食 **临时医嘱：** □ 补液支持	**长期医嘱：** □ 普通外科护理常规 □ 二级护理 □ 半流质饮食 **临时医嘱：** □ 复查血常规 □ 酌情复查腹部超声 □ 伤口护理 □ 出院
护理工作				
病情变异记录	□ 无　□ 有，原因： 1. 2.	□ 无　□ 有，原因： 1. 2.	□ 无　□ 有，原因： 1. 2.	□ 无　□ 有，原因： 1. 2.
护士签名				
医师签名				

第二十五章

婴儿型先天性膈疝或膈膨升临床路径释义

【医疗质量控制指标】（专家建议）

指标一、诊断需结合临床表现和辅助检查。

指标二、手术治疗应满足先天性膈疝或膈膨升手术治疗指征。

指标三、抗菌药物需有指征用药。

一、婴儿型先天性膈疝或膈膨升编码

1. 原编码：

疾病名称及编码：婴儿型先天性膈疝（ICD-10：Q79.001）

手术操作名称及编码：经胸膈疝修补术（ICD-10：53.801）

经腹膈疝修补术（ICD-10：53.702）

经胸腔镜膈疝修补术

经胸、经腹、胸腔镜膈肌折叠术

2. 修改编码：

疾病名称及编码：先天性膈疝（ICD-10：Q79.0）

先天性膈膨升（ICD-10：Q79.102）

手术操作名称及编码：经胸膈疝修补术（ICD-9-CM-3：53.80）

经腹膈疝修补术（ICD-9-CM-3：53.72）

腹腔镜腹入路横膈疝修补术（ICD-9-CM-3：53.71）

胸腔镜下膈疝修补术（ICD-9-CM-3：53.8003）

横膈折叠术（ICD-9-CM-3：53.8100）

经胸膈肌折叠术（ICD-9-CM-3：53.8101）

经腹膈肌折叠术（ICD-9-CM-3：53.8102）

胸腔镜膈肌折叠术（ICD-9-CM-3：53.8103）

二、临床路径检索方法

Q79.0/Q79.102 伴 53.71/53.72/53.80/53.81　　出院科别：儿科

三、国家医疗保障疾病诊断相关分组（CHS-DRG）

MDCE　呼吸系统疾病及功能障碍

EB1　胸部大手术

ED1　胸部其他手术

MDCG　消化系统疾病及功能障碍

GE2　疝其他手术

四、婴儿型先天性膈疝或膈膨升临床路径标准住院流程

（一）适用对象

第一诊断为先天性膈疝（ICD-10：Q79.001）或先天性膈膨升的婴幼儿，呼吸平稳，术前不需特殊呼吸支持的患儿，行经胸膈疝修补术（ICD-9-CM-3：53.801）、经腹膈疝修补术

(ICD-9-CM-3：53.702)、经胸腔镜膈疝修补术和经胸、经腹、胸腔镜膈肌折叠术。

释义

■ 本路径适用对象为诊断为先天性膈疝或膈膨升的患儿。先天性膈疝特指先天性后外侧膈疝，不包含其他种类膈肌发育异常导致的胸骨后疝或食管裂孔疝等。

■ 先天性膈疝患儿因肺发育不良、肺动脉高压导致不同程度缺氧、高碳酸血症和酸中毒，术前呼吸困难，需要持续气道正压通气或气管插管呼吸支持的患儿不进入本路径。膈膨升需要呼吸支持的患儿亦不进入本路径。

■ 先天性膈疝或膈膨升的手术方式包括经胸、经腹及应用胸腔镜手术，本路径中各种手术方式的效果类似，故各种手术方式均可。腔镜手术费用可能稍高。

（二）诊断依据

根据《临床诊疗指南·小儿外科学分册》（中华医学会编著，人民卫生出版社）、《临床技术操作规范·小儿外科学分册》（中华医学会编著，人民军医出版社）。

1. 病史：呼吸道感染或X线片偶然发现。
2. 症状：易发生呼吸道感染或呕吐、营养不良、贫血等症状。
3. 体征：可在肺部听到肠鸣音或无特殊体征。
4. 辅助检查：胸部X线片、上消化道造影、胸部CT。
5. 诊断方法：X线胸片提供诊断，上消化道造影明确诊断。

释义

■ 膈疝或膈膨升患儿因部分腹腔脏器疝入胸腔，压迫肺组织，易合并呼吸道感染。因肠管疝入，导致不完全性肠梗阻，患儿可以反复呕吐，甚至出现营养不良的表现。有些较大小儿或右侧膈疝肝脏疝入，可无任何症状，仅在X线检查时偶然发现，查体可无明确体征，当肠管疝入较多时，胸部听诊可闻及肠鸣音。

■ 有疝囊膈疝与膈膨升患儿诊断不易区分，治疗两者类似，术前无需一定区分开来。

■ X线胸片即可见胸部异常组织，在X线胸片不能明确诊断时，可行上消化道造影明确肠管疝入胸腔。胸部CT检查有助于诊断。

（三）治疗方案的选择

根据《临床诊疗指南·小儿外科学分册》（中华医学会编著，人民卫生出版社）、《临床技术操作规范·小儿外科学分册》（中华医学会编著，人民军医出版社）。

经胸膈疝修补术（ICD-9-CM-3：53.801）、经腹膈疝修补术（ICD-9-CM-3：53.702）、经胸腔镜膈疝修补术或经胸、经腹、胸腔镜膈肌折叠术。

释义

■ 膈膨升手术可选择经胸或经腹手术，依据手术医师的习惯或技术特点来选择。但多数右侧膈疝或膈膨升因肝脏疝入，经腹手术较困难，选择经胸术式较好。胸腔镜手术对患儿打击较小，术后美观，也可依据技术掌握情况选择经胸腔镜手术。

■ 膈疝因膈肌缺损，手术修补缺损后纠正畸形。如缺损过大，需用补片治疗，则不能入本路径。

■ 部分膈疝患儿可以合并先天性肠旋转不良，术前难以明确诊断，经腹手术有一定优势。

（四）标准住院日 6~14 天

释义

■ 完善术前必需检查后，入院后 1~2 天进行手术治疗。术后依据患儿胃肠道功能恢复情况，能正常饮食，无手术并发症可出院。标准住院日 6~14 天。术前患儿营养状态差可导致住院时间延长。腔镜手术患儿可能减少住院日数。

（五）进入路径标准

1. 第一诊断必须符合 ICD-10：Q79.001 先天性膈疝疾病编码。
2. 有手术适应证，无手术禁忌证。
3. 当患儿同时具有其他疾病诊断，但在住院期间不需要特殊处理也不影响第一诊断的临床路径实施时，可以进入路径。

释义

■ 第一诊断符合膈疝或膈膨升的患儿，呼吸道感染已基本控制，不影响手术麻醉，可以进入路径。合并营养不良及贫血患儿，可能会增加住院费用。重症膈疝患儿可因肺发育不良生后即需气管插管辅助呼吸。严重肺发育不良患儿手术治疗并不能改善肺功能，治疗难度明显增加，故不进入本路径治疗。

■ 先天性膈膨升超过 3 个肋间，伴有呼吸困难、反复呼吸道感染或膈肌反向运动，需手术治疗。但术前需呼吸支持患儿不入此路径。

■ 患儿合并其他脏器畸形，但不会增加手术难度及住院时间的，可以进入本路径。

（六）住院期间检查项目

1. 必需的检查项目：
（1）血常规，尿常规，大便常规。
（2）肝功能、肾功能、电解质、血型、凝血功能、感染性疾病筛查（乙型肝炎、丙型肝炎、梅毒、艾滋病等）。
（3）心电图、胸部 X 线片、超声心动图、上消化道造影。
2. 根据患儿病情可选择的检查项目：胸 CT。

释义

■ 必查项目是确保手术治疗安全、有效开展的基础，在术前必须完成。相关人员应认真分析检查结果，以便及时发现异常情况并采取对应处理。

■ 患儿合并上呼吸道感染、肺炎，则不宜进入路径治疗。

■ 为缩短患儿术前等待时间，检查项目可以在患儿入院前于门诊完成。

（七）预防性抗菌药物选择与使用时机

抗菌药物使用：按照《抗菌药物临床应用指导原则（2015年版）》（国卫办医发〔2015〕43号）执行，并根据患儿的病情决定抗菌药物的选择与使用时间。

释义

■ 膈肌修补及膈肌折叠术属于Ⅰ类切口手术，可不使用抗菌药物。术后注意观察，如有感染征象，可使用相应抗菌药物治疗。

（八）手术日

入院后完善术前检查即可手术。

1. 麻醉方式：气管插管全身麻醉。
2. 术中用药：维持生命体征药物及麻醉用药。
3. 手术方式：经胸膈疝修补术、经腹膈疝修补术、胸腔镜下膈疝修补术、经胸膈肌折叠术、经腹膈肌折叠术、胸腔镜膈肌折叠术。

释义

■ 本路径规定的手术均是在全身麻醉辅助下实施。一般不需输血，对营养不良患儿可根据具体病情输血或血制品。

（九）术后恢复

术后住院恢复5~10天。

基本治疗方案：

1. 胃肠减压，对症治疗，营养支持。
2. 根据术中情况，酌情进监护室或呼吸支持治疗。
3. 必须复查的检查项目：血常规、胸腹X线平片。
4. 抗菌药物使用：按照《抗菌药物临床应用指导原则（2015年版）》（国卫办医发〔2015〕43号）执行，并根据患儿的病情决定抗菌药物的选择与使用时间。

释义

■ 术后需复查血常规、X线胸片，观察病情变化。如术后患儿胃肠减压量不减少，肠功能恢复欠佳时，可视胃肠减压量进行补充，必要时复查血电解质。

■ 根据患儿病情需要，检查内容不只限于路径中规定的必须复查项目，可根据需要增加，如血气分析、肝功能、肾功能、血电解质分析等。必要时可增加同一项目的检查频次。

■ 本病为Ⅰ类手术切口，可不使用抗菌药物。合并肠旋转不良患儿切除阑尾，可按相应的Ⅱ类切口预防使用抗菌药物。

■ 可酌情应用静脉营养支持治疗。

（十）出院标准

1. 患儿病情稳定，体温正常，手术切口愈合良好，生命体征平稳，完成复查项目。

2. 没有需要住院处理的并发症和/或合并症。

释义

■ 患儿出院前需确认膈疝修补确切，无器官疝入胸腔，患儿可正常进食，无呕吐；伤口愈合良好，无感染征象。对于检查项目，不仅应完成必须复查的项目，且复查项目应无明显异常；若检查结果明显异常，主管医师应进行仔细分析并作出对应处置。

五、婴儿型先天性膈疝或膈膨升给药方案

膈肌修补及膈肌折叠术属于Ⅰ类切口手术，可不使用抗菌药物。术后注意观察，如有感染征象，可使用相应抗菌药物治疗。合并肠旋转不良患儿切除阑尾，可按相应的Ⅱ类切口预防使用抗菌药物。按照《抗菌药物临床应用指导原则（2015 年版）》（国卫办医发〔2015〕43 号）执行。

六、婴儿型先天性膈疝或膈膨升护理规范

1. 膈疝或膈膨升患儿均可以因脏器疝入胸腔而严重影响心肺功能，严密监测生命体征变化；呼吸困难或发绀者给予吸氧，及时清除呼吸道分泌物。留置胃肠减压患儿观察引流液质、量。

2. 观察患儿疼痛反应，及时给予处理，防止因为疼痛出现剧烈哭闹影响手术效果。

3. 经胸手术患儿术后注意呼吸道管理，给予雾化治疗，定期拍背吸痰。

七、婴儿型先天性膈疝或膈膨升营养治疗规范

1. 术前待手术期，依据患儿情况，无消化道梗阻症状的膈膨升，不限制饮食。

2. 术前病情严重需要禁食患儿，如禁食时间超过 5 天（新生儿超过 3 天），需肠外营养支持。

3. 术后视肠功能恢复情况，逐渐过渡为肠内营养，经口摄入不足之时，加用肠外营养支持。

八、婴儿型先天性膈疝或膈膨升患者健康宣教

1. 术后定期复查，了解肺发育及生长发育情况。

2. 膈疝合并肠旋转不良患儿，告知术后有再次出现肠扭转的可能，如再次出现胆汁性呕吐、腹痛，及时就诊。

九、推荐表单

（一）医师表单

婴儿型先天性膈疝或膈膨升临床路径医师表单

适用对象：第一诊断为先天性膈疝（ICD-10：Q79.001）/先天性膈膨升（ICD-10：Q79.102）

患儿姓名：	性别：　年龄：　门诊号：	住院号：
住院日期：　年　月　日	出院日期：　年　月　日	标准住院日：6~14天

时间	住院第1天	住院第2~3天	住院第3~4天 （手术日）
主要诊疗工作	□ 病史询问，体格检查 □ 完成入院病历书写 □ 安排相关检查 □ 上级医师查房	□ 汇总检查结果 □ 完成术前准备与术前评估 □ 术前讨论，确定手术方案 □ 完成术前小结、上级医师查房记录等病历书写 □ 向患儿及家属交代病情及围术期注意事项 □ 签署手术知情同意书、自费用品协议书	□ 气管插管 □ 手术 □ 术者完成手术记录 □ 完成术后病程记录 □ 向患儿家属交代手术情况及术后注意事项
重点医嘱	**长期医嘱：** □ 先天性膈疝护理常规 □ 二级护理 □ 饮食 **临时医嘱：** □ 血常规、尿常规、大便常规 □ 血型、凝血功能、电解质、肝功能、肾功能、感染性疾病筛查 □ X线胸片、心电图 □ 上消化道造影 □ 超声心动图（酌情） □ 胸部CT（酌情）	**长期医嘱：** □ 先天性膈疝护理常规 □ 二级护理 □ 饮食 **临时医嘱：** □ 拟明日在全身麻醉下行膈疝修补术 □ 备皮 □ 术前禁食、禁水 □ 补液支持 □ 术前下胃管 □ 术前抗菌药物 □ 其他特殊医嘱	**长期医嘱：** □ 全身麻醉术后护理 □ 禁食、减压 □ 持续血压、心电及血氧饱和度监测 □ 预防用抗菌药物 □ 入监护室和呼吸支持（酌情） □ 胸腔引流管（酌情） **临时医嘱：** □ 补液支持（酌情静脉营养） □ 其他特殊医嘱
病情变异记录	□ 无　□ 有，原因： 1. 2.	□ 无　□ 有，原因： 1. 2.	□ 无　□ 有，原因： 1. 2.
医师签名			

时间	住院第4~7天 （术后1~3日）	住院第7~9天 （术后4~6日）	住院第10天 （术后7日）
主要诊疗工作	□ 医师查房 □ 禁食、减压 □ 营养支持 □ 全量补液 □ 胸、腹部查体情况	□ 医师查房 □ 观察切口情况 □ 胸、腹部查体情况	□ 确定患儿可以出院 □ 向患儿交代出院注意事项复查日期 □ 通知出院处 □ 开出院诊断书 □ 完成出院记录
重点医嘱	**长期医嘱：** □ 一级护理 □ 禁食、减压 □ 营养支持 □ 预防用抗菌药物 □ 出监护室和撤离呼吸机（酌情） □ 拔除胸腔引流管（酌情） **临时医嘱：** □ 复查血常规 □ 复查X线胸片（酌情） □ 其他特殊医嘱	**长期医嘱：** □ 二级护理（酌情） □ 停胃肠减压，逐渐进食 □ 停抗菌药物（酌情） **临时医嘱：** □ 复查胸部X线平片 □ 伤口换药 □ 酌情拔除胸腔引流管	**临时医嘱：** □ 伤口换药（拆线） □ 出院
病情变异记录	□ 无　□ 有，原因： 1. 2.	□ 无　□ 有，原因： 1. 2.	□ 无　□ 有，原因： 1. 2.
医师签名			

（二）护士表单

婴儿型先天性膈疝或膈膨升临床路径护士表单

适用对象：第一诊断为先天性膈疝（ICD－10：Q79.001）/先天性膈膨升（ICD－10：Q79.102）

患儿姓名：	性别：　年龄：　门诊号：	住院号：
住院日期：　年　月　日	出院日期：　年　月　日	标准住院日：6~14天

时间	住院第1天	住院第2~3天	住院第3~4天 （手术日）
重点医嘱	**长期医嘱：** □ 先天性膈疝护理常规 □ 二级护理 □ 饮食 **临时医嘱：** □ 血常规、尿常规、大便常规 □ 血型、凝血功能、电解质、肝功能、肾功能、感染性疾病筛查 □ X线胸片、心电图 □ 上消化道造影 □ 超声心动图（酌情） □ 胸部CT（酌情）	**长期医嘱：** □ 先天性膈疝护理常规 □ 二级护理 □ 饮食 **临时医嘱：** □ 拟明日在全身麻醉下行膈疝修补术 □ 备皮 □ 术前禁食、禁水 □ 补液支持 □ 术前下胃管 □ 术前抗菌药物 □ 其他特殊医嘱	**长期医嘱：** □ 全身麻醉术后护理 □ 禁食、减压 □ 持续血压、心电及血氧饱和度监测 □ 预防用抗菌药物 □ 入监护室和呼吸支持（酌情） □ 胸腔引流管（酌情） **临时医嘱：** □ 补液支持（酌情静脉营养） □ 其他特殊医嘱
主要护理工作	□ 入院宣教（环境、设施、人员等） □ 入院护理评估（营养状况、性格变化等）	□ 术前准备（备皮等） □ 术前宣教（提醒患儿按时禁水等）	□ 随时观察患儿病情变化 □ 记录生命体征 □ 定期记录重要监测指标
病情变异记录	□ 无　□ 有，原因： 1. 2.	□ 无　□ 有，原因： 1. 2.	□ 无　□ 有，原因： 1. 2.
护士签名			

日期	住院第 4~7 天 （术后 1~3 日）	住院第 7~9 天 （术后 4~6 日）	住院第 10 天 （术后 7 日）
重点医嘱	**长期医嘱：** □ 一级护理 □ 禁食、减压 □ 营养支持 □ 预防用抗菌药物 □ 出监护室和撤离呼吸机（酌情） □ 拔除胸腔引流管（酌情） **临时医嘱：** □ 复查血常规 □ 复查 X 线胸片（酌情） □ 其他特殊医嘱	**长期医嘱：** □ 二级护理（酌情） □ 停胃肠减压，逐渐进食 □ 停抗菌药物（酌情） **临时医嘱：** □ 复查胸部 X 线平片 □ 伤口换药 □ 酌情拔除胸腔引流管	**临时医嘱：** □ 伤口换药（拆线） □ 出院
主要护理工作	□ 观察患儿情况 □ 术后康复指导 □ 观察胃肠减压及胸腔引流情况	□ 患儿一般状况及切口情况 □ 术后康复指导	□ 帮助患儿办理出院手续 □ 康复宣教
病情变异记录	□ 无　□ 有，原因： 1. 2.	□ 无　□ 有，原因： 1. 2.	□ 无　□ 有，原因： 1. 2.
护士签名			

（三）患儿家属表单

婴儿型先天性膈疝或膈膨升临床路径患儿家属表单

适用对象：第一诊断为先天性膈疝（ICD-10：Q79.001）/先天性膈膨升（ICD-10：Q79.102）

患儿姓名：	性别：　年龄：　门诊号：	住院号：
住院日期：　年　月　日	出院日期：　年　月　日	标准住院日：6~14天

时间	住院第1天	住院第2~3天	住院第4~9天	住院第10天
医患配合	□ 接受入院宣教 □ 接受入院护理评估 □ 接受病史询问 □ 进行体格检查 □ 交代既往用药情况 □ 进行相关体格检查 □ 向患儿家长交代病情，患儿家长签署手术麻醉知情同意书和输血知情同意书	□ 患儿及家属与医师在手术前、后交流了解病情	□ 了解术后病情变化	□ 接受出院前康复宣教 □ 学习出院注意事项 □ 了解复查程序 □ 办理出院手续 □ 获取出院诊断书 □ 获取出院带药
重点诊疗及检查	诊疗： □ 先天性膈疝护理常规 □ 二级护理 □ 饮食 检查： □ 血常规、尿常规、大便常规 □ 血型、凝血功能、电解质、肝功能、肾功能、感染性疾病筛查 □ X线胸片、心电图 □ 上消化道造影 □ 超声心动图（酌情） □ 胸部CT（酌情）	重点诊疗： □ 手术 □ 补液、支持治疗	重点诊疗： □ 补液、支持治疗 □ 防止电解质平衡紊乱	重点诊疗： □ 出院
病情变异记录	□ 无　□ 有，原因： 1. 2.	□ 无　□ 有，原因： 1. 2.	□ 无　□ 有，原因： 1. 2.	□ 无　□ 有，原因： 1. 2.

附：原表单（2016年版）

先天性膈疝/膈膨升（婴儿型）临床路径表单

适用对象：第一诊断为先天性膈疝（ICD-10：Q79.001）

行膈疝修补术（ICD-9-CM-3：53.801 ICD-9-CM-3：53.702）/膈肌折叠术

患儿姓名：	性别： 年龄： 门诊号：	住院号：
住院日期： 年 月 日	出院日期： 年 月 日	标准住院日：6~14天

时间	住院第1天	住院第2~3天	住院第3~4天 （手术日）
主要诊疗工作	□ 病史询问，体格检查 □ 完成入院病历书写 □ 安排相关检查 □ 上级医师查房	□ 汇总检查结果 □ 完成术前准备与术前评估 □ 术前讨论，确定手术方案 □ 完成术前小结、上级医师查房记录等病历书写 □ 向患儿及家属交代病情及围术期注意事项 □ 签署手术知情同意书、自费用品协议书	□ 气管插管 □ 手术 □ 术者完成手术记录 □ 完成术后病程记录 □ 向患儿家属交代手术情况及术后注意事项
重点医嘱	**长期医嘱：** □ 先天性膈疝护理常规 □ 二级护理 □ 饮食 **临时医嘱：** □ 血常规、尿常规、大便常规 □ 血型、凝血功能、电解质、肝功能、肾功能、感染性疾病筛查 □ X线胸片、心电图 □ 上消化道造影 □ 超声心动图（酌情） □ 胸部CT（酌情）	**长期医嘱：** □ 先天性膈疝护理常规 □ 二级护理 □ 饮食 **临时医嘱：** □ 拟明日在全身麻醉下行膈疝修补术 □ 备皮 □ 术前禁食、禁水 □ 补液支持 □ 术前下胃管 □ 术前抗菌药物 □ 其他特殊医嘱	**长期医嘱：** □ 全身麻醉术后护理 □ 禁食、减压 □ 持续血压、心电及血氧饱和度监测 □ 预防用抗菌药物 □ 入监护室和呼吸支持（酌情） □ 胸腔引流管（酌情） **临时医嘱：** □ 补液支持（酌情静脉营养） □ 其他特殊医嘱
主要护理工作	□ 入院宣教（环境、设施、人员等） □ 入院护理评估（营养状况、性格变化等）	□ 术前准备（备皮等） □ 术前宣教（提醒患儿按时禁水等）	□ 随时观察患儿病情变化 □ 记录生命体征 □ 定期记录重要监测指标
病情变异记录	□ 无 □ 有，原因： 1. 2.	□ 无 □ 有，原因： 1. 2.	□ 无 □ 有，原因： 1. 2.
护士签名			
医师签名			

时间	住院第 4~7 天 （术后 1~3 日）	住院第 7~9 天 （术后 4~6 日）	住院第 10 天 （术后 7 日）
主要诊疗工作	□ 医师查房 □ 禁食、减压 □ 营养支持 □ 全量补液 □ 腹部查体情况	□ 医师查房 □ 观察切口情况 □ 腹部查体情况	□ 确定患儿可以出院 □ 向患儿交代出院注意事项复查日期 □ 通知出院处 □ 开出院诊断书 □ 完成出院记录
重点医嘱	**长期医嘱：** □ 一级护理 □ 禁食、减压 □ 营养支持 □ 预防用抗菌药物 □ 出监护室和撤离呼吸机（酌情） □ 拔除胸腔引流管（酌情） **临时医嘱：** □ 复查血常规 □ 复查 X 线胸片（酌情） □ 其他特殊医嘱	**长期医嘱：** □ 二级护理（酌情） □ 停胃肠减压，逐渐进食 □ 停抗菌药物（酌情） **临时医嘱：** □ 复查胸部 X 线平片 □ 伤口换药 □ 酌情拔除胸腔引流管	**临时医嘱：** □ 伤口换药/拆线 □ 出院
主要护理工作	□ 观察患儿情况 □ 术后康复指导 □ 观察胃肠减压及胸腔引流情况	□ 患儿一般状况及切口情况 □ 术后康复指导	□ 帮助患儿办理出院手续 □ 康复宣教
病情变异记录	□ 无 □ 有，原因： 1. 2.	□ 无 □ 有，原因： 1. 2.	□ 无 □ 有，原因： 1. 2.
护士签名			
医师签名			

第二十六章

先天性脐膨出临床路径释义

【医疗质量控制指标】（专家建议）

指标一、术前术后诊断符合率。

指标二、围术期抗菌药物使用率。

指标三、全胃肠外营养使用时间占住院天数比例。

一、先天性脐膨出编码

1. 原编码：

疾病名称及编码：脐膨出（ICD-10：N43.301）

手术操作名称及编码：一期脐膨出修补术（ICD-9-CM-3：35.51/35.61/35.71）

2. 修改编码：

疾病名称及编码：先天性脐膨出（ICD-10：Q79.201）

手术操作名称及编码：脐膨出修补术（ICD-9-CM-3：53.49）

二、临床路径检索方法

Q79.201 伴 53.49　　出院科别：儿科

三、国家医疗保障疾病诊断相关分组（CHS-DRG）

MDCG　消化系统疾病及功能障碍

GZ1　其他消化系统诊断

四、先天性脐膨出临床路径标准住院流程

（一）适用对象

第一诊断为脐膨出（ICD-10：N43.301），行一期脐膨出修补术。

释义

■ 适用对象编码参见上文。为临床诊断为脐膨出患儿，不包含巨大脐膨出。

■ 本路径适用治疗方法为一期行脐膨出修补术。如因为巨大脐膨出需分期及应用 SILO 袋延期治疗的患儿不进入此路径。同时，合并复杂心脏畸形及染色体异常患儿，可能增加住院时间及治疗难度，也不进入此路径。

（二）诊断依据

根据《临床诊疗指南·小儿外科学分册》（中华医学会编著，人民卫生出版社，2010）。

1. 病史：脐部发育异常伴内脏膨出。

2. 体征：脐部肿块，见内脏膨出。

释义

■ 本路径的制订主要参考国内权威参考书籍和诊疗指南。

■ 病史和体征比较易于诊断，主要注意与腹裂相鉴别。脐膨出患儿为脐部肿物膨出并伴有囊膜包裹。如囊膜破裂，则与腹裂鉴别困难。关键是观察有无正常脐带，腹裂患儿脐带发育正常，且腹裂常见于腹壁右侧。

（三）进入路径标准

1. 第一诊断必须符合 ICD-10：N43.301 疾病编码。
2. 当患儿同时具有其他疾病诊断，但在住院期间不需要特殊处理也不影响第一诊断的临床路径实施时，可以进入路径。
3. 合并复杂心脏畸形、染色体异常除外。
4. 巨大脐膨出分期手术或 SILO 术除外。

释义

■ 适用对象第一诊断为脐膨出患儿，不包含巨大脐膨出。先天性脐膨出患儿可合并其他脏器畸形，如巨舌-巨体-脐膨出综合征，如不需要同期治疗或手术，可以进入路径。

■ 合并复杂心脏畸形及染色体异常患儿，可能增加住院时间及治疗难度，则不进入此路径。

■ 本路径适用治疗方法仅适用于一期行脐膨出修补术。因为巨大脐膨出需分期及应用 SILO 袋延期治疗的患儿不进入此路径。

（四）标准住院日 10~14 天

释义

■ 患儿入院后，如囊膜完整，可于术前完善各项检查，除外合并畸形，1~2 天急诊手术关闭缺损。术后视胃肠功能恢复时间，标准住院日不超过 10~14 天符合路径要求。

（五）住院期间的检查项目

1. 必需的检查项目：血常规、血型、尿常规、大便常规、凝血功能、生化、感染性疾病筛查、X 线胸片、心电图、心脏超声。
2. 根据患儿病情进行的检查项目：

（1）泌尿系统超声。

（2）肝胆胰脾超声。

（3）染色体检查。

释义

■ 患儿入院后必须完成术前常规检查，除外血源性传播疾病及有可能影响手术的心肺功能异常，有助于预估手术风险。

■ 如怀疑患儿合并其他脏器及染色体异常，则需做相应检查。

（六）治疗方案的选择

一期脐膨出修补术。

释义

■ 患儿一期可行脐膨出修补，将疝出脏器还纳，关闭腹壁肌层及皮肤。

（七）预防性抗菌药物选择与使用时机

抗菌药物使用：按照《抗菌药物临床应用指导原则（2015 年版）》（国卫办医发〔2015〕43 号）执行，建议使用第三代头孢菌素类广谱抗菌药物。

释义

■ 依据有无囊膜破损及污染情况，酌情使用抗菌药物，如污染严重，可使用第三代头孢菌素类抗菌药物。如仅为小型脐带根部疝，且囊膜完整，则可按照清洁或清洁-污染切口，使用预防抗菌药物。

（八）手术日

手术日一般在入院 1~2 天。

1. 麻醉方式：全身麻醉。
2. 术中用药：麻醉常规用药。

释义

■ 依据病情，占用 1~2 天酌情完善术前检查后进行手术。

（九）术后恢复

术后住院恢复 7~9 天。

1. 基本治疗方案：呼吸管理，补液、抗炎，保暖，肠功能恢复。
2. 必须复查的检查项目：血常规、血气分析。
3. 术后可选择复查项目：腹部 X 线平片，X 线胸片。
4. 抗菌药物使用：按照《抗菌药物临床应用指导原则（2015 年版）》（国卫办医发〔2015〕43 号）执行，并根据患儿的病情决定抗菌药物的选择与使用时间。

释义

■ 脐膨出患儿在还纳腹腔脏器后，可因腹压升高影响呼吸，术后注意呼吸管理。及时复查血常规、血气分析等检查，及时处理。

■ 脐膨出患儿因器官疝出体腔外，且就诊年龄小，术前术后都要注意保暖及监测。

■ 如脐膨出囊膜破损、脏器外露、污染重，需应用广谱抗菌药物，并及时送病原标本培养，为今后抗菌药物的使用及更改提出指导。

（十）出院标准

1. 患儿病情稳定，体温正常，手术切口愈合良好，生命体征平稳，完成复查项目。
2. 没有需要住院处理的并发症和/或合并症。

释义

■ 患儿消化道功能恢复良好，进食基本正常，排便正常，无腹胀。切口愈合良好，无感染征象。

五、先天性脐膨出给药方案

依据有无囊膜破损及污染情况，酌情使用抗菌药物，如污染严重，可使用第三代头孢菌素类抗菌药物。如仅为小型脐带根部疝，且囊膜完整，则可按照清洁或清洁-污染切口，使用预防抗菌药物。按照《抗菌药物临床应用指导原则（2015年版）》（国卫办医发〔2015〕43号）执行。

六、先天性脐膨出护理规范

1. 注意保暖。
2. 术后注意观察切口情况，伤口渗出较多时，应及时更换敷料。
3. 维护各种管路畅通，如有外周中心静脉导管置管，需定期维护及换药；有其他引流时，注意观察引流液质、量。
4. 患儿年龄幼小，注意及时更换尿裤及衣物，加强生活护理。

七、先天性脐膨出营养治疗规范

1. 术前患儿需要禁食，术后肠功能恢复时间较长，需肠外营养支持。
2. 术后视肠功能恢复情况，逐渐过渡为肠内营养，经口摄入不足之时，加用肠外营养支持。

八、先天性脐膨出患者健康宣教

1. 术后可因肠粘连引起梗阻，出院后注意观察腹部情况，如有呕吐、腹胀、停止排气排便，及时就诊。
2. 合并其他器官系统畸形患儿，需视相应情况进行观察或治疗。
3. 出院后早期注意合理喂养，防止因喂养不当出现消化系统并发症。

九、推荐表单

（一）医师表单

脐膨出临床路径医师表单

适用对象：第一诊断为先天性脐膨出（ICD-10：Q21.102）
行脐膨出修补术（ICD-9-CM-3：53.49）

患儿姓名：	性别： 年龄： 门诊号：	住院号：	
住院日期： 年 月 日	出院日期： 年 月 日	标准住院日：≤14 天	

时间	住院第 1 天	住院第 1~2 天	住院第 2~3 天 （手术日）
主要诊疗工作	□ 病史询问，体格检查 □ 完成入院病历书写 □ 安排相关检查 □ 上级医师查房	□ 汇总检查结果 □ 完成术前准备与术前评估 □ 术前讨论，确定手术方案 □ 完成术前小结、上级医师查房记录等病历书写 □ 向患儿及家属交代病情及围术期注意事项 □ 签署手术知情同意书、自费用品协议书、输血同意书	□ 气管插管，建立深静脉通路 □ 手术 □ 术后转入监护病房 □ 术者完成手术记录 □ 完成术后病程记录 □ 向患儿家属交代手术情况及术后注意事项
重点医嘱	**长期医嘱：** □ 新生儿护理常规 □ 一级护理 □ 禁食、禁水 **临时医嘱：** □ 血常规、尿常规、大便常规 □ 血型、凝血功能、电解质、肝功能、肾功能、感染性疾病筛查 □ X 线胸片、心电图、超声心动图、腹部超声	**长期医嘱：** □ 保暖、补液 **临时医嘱：** □ 拟于明日在全身麻醉下一期脐膨出修补术 □ 备皮 □ 备血 □ 血型 □ 术前禁食、禁水 □ 术前镇静药（酌情） □ 其他特殊医嘱	**长期医嘱：** □ 新生儿脐膨出术后护理 □ 禁食 □ NICU 监护 □ 持续血压、心电及血氧饱和度监测 □ 呼吸机辅助呼吸（酌情） □ 清醒后拔除气管插管（酌情） □ 预防用抗菌药物 **临时医嘱：** □ 床旁 X 线胸片（酌情） □ 其他特殊医嘱
病情变异记录	□ 无 □ 有，原因： 1. 2.	□ 无 □ 有，原因： 1. 2.	□ 无 □ 有，原因： 1. 2.
医师签名			

时间	住院第3~4天 (术后1~2日)	住院第5~10天 (术后3~8日)	住院第10~14天 (术后8~12日)
主要诊疗工作	□ 医师查房 □ 观察切口有无血肿，渗血 □ 拔除尿管 □ 拔除气管插管撤离呼吸机（酌情） □ 患儿出监护室回普通病房（酌情）	□ 医师查房 □ 安排相关复查并分析检查结果 □ 观察切口情况	□ 检查切口愈合情况并拆线 □ 确定患儿可以出院 □ 向患儿交代出院注意事项复查日期 □ 通知出院处 □ 开出院诊断书 □ 完成出院记录
重点医嘱	**长期医嘱：** □ 一级护理 □ 禁食、禁水 □ 生命体征监测 □ 预防用抗菌药物 □ 补液（酌情静脉营养） **临时医嘱：** □ 复查血常规及相关指标（酌情） □ 其他特殊医嘱	**长期医嘱：** □ 一级护理 □ 根据肠功能恢复情况开始胃肠喂养 □ 停监测（酌情） □ 停抗菌药物（酌情） **临时医嘱：** □ 复查胸腹X线平片、血常规，血生化全套（酌情） □ 大换药	**临时医嘱：** □ 通知出院 □ 出院带药 □ 拆线换药
病情变异记录	□ 无 □ 有，原因： 1. 2.	□ 无 □ 有，原因： 1. 2.	□ 无 □ 有，原因： 1. 2.
医师签名			

（二）护士表单

脐膨出临床路径护士表单

适用对象：第一诊断为先天性脐膨出（ICD-10：Q21.102）
　　　　　行脐膨出修补术（ICD-9-CM-3：53.49）

患儿姓名：	性别：　　年龄：　　门诊号：	住院号：
住院日期：　　年　月　日	出院日期：　　年　月　日	标准住院日：≤14 天

时间	住院第 1 天	住院第 1~2 天	住院第 2~3 天 （手术日）
重点医嘱	**长期医嘱：** □ 新生儿护理常规 □ 一级护理 □ 禁食、禁水 **临时医嘱：** □ 血常规、尿常规、大便常规 □ 血型、凝血功能、电解质、肝功能、肾功能、感染性疾病筛查 □ X 线胸片、心电图、超声心动图、腹部超声	**长期医嘱：** □ 保暖、补液 **临时医嘱：** □ 拟于明日在全身麻醉下一期脐膨出修补术 □ 备皮 □ 备血 □ 血型 □ 术前禁食、禁水 □ 术前镇静药（酌情） □ 其他特殊医嘱	**长期医嘱：** □ 新生儿脐膨出术后护理 □ 禁食 □ NICU 监护 □ 持续血压、心电及血氧饱和度监测 □ 呼吸机辅助呼吸（酌情） □ 清醒后拔除气管插管（酌情） □ 预防用抗菌药物 **临时医嘱：** □ 床旁 X 线胸片（酌情） □ 其他特殊医嘱
主要护理工作	□ 入院宣教（环境、设施、人员等） □ 入院护理评估（营养状况、性格变化等）	□ 术前准备 □ 术前宣教	□ 观察患儿病情变化 □ 定期记录重要监测指标
病情变异记录	□ 无　□ 有，原因： 1. 2.	□ 无　□ 有，原因： 1. 2.	□ 无　□ 有，原因： 1. 2.
护士签名			

时间	住院第 3~4 天 （术后 1~2 日）	住院第 5~10 天 （术后 3~8 日）	住院第 10~14 天 （术后 8~12 日）
重点医嘱	**长期医嘱：** □ 一级护理 □ 禁食、禁水 □ 生命体征监测 □ 预防用抗菌药物 □ 补液（酌情静脉营养） **临时医嘱：** □ 复查血常规及相关指标（酌情） □ 其他特殊医嘱	**长期医嘱：** □ 一级护理 □ 根据肠功能恢复情况开始胃肠喂养 □ 停监测（酌情） □ 停抗菌药物（酌情） **临时医嘱：** □ 复查胸腹 X 线平片、血常规，血生化全套（酌情） □ 大换药	**临时医嘱：** □ 通知出院 □ 出院带药 □ 拆线换药
主要护理工作	□ 观察患儿情况 □ 记录生命体征 □ 记录 24 小时出入量 □ 术后康复指导	□ 患儿一般状况及切口情况 □ 术后康复指导	□ 帮助办理出院手续 □ 康复宣教
病情变异记录	□ 无　□ 有，原因： 1. 2.	□ 无　□ 有，原因： 1. 2.	□ 无　□ 有，原因： 1. 2.
护士签名			

（三）患儿家属表单

脐膨出临床路径患儿家属表单

适用对象：第一诊断为先天性脐膨出（ICD-10：Q21.102）
　　　　　行脐膨出修补术（ICD-9-CM-3：53.49）

患儿姓名：	性别：　　年龄：　　门诊号：	住院号：
住院日期：　　年　月　日	出院日期：　　年　月　日	标准住院日：≤14 天

时间	住院第 1~2 天	住院第 2~3 天	住院第 4~9 天	住院第 10~14 天
医患配合	□ 接受入院宣教 □ 接受入院护理评估 □ 接受病史询问 □ 进行体格检查 □ 交代既往用药情况 □ 进行相关体格检查 □ 医护人员交代病情，患儿家长签署手术麻醉知情同意书和输血知情同意书等	□ 患儿及家属与医师在手术前、后交流了解病情	□ 了解术后病情变化	□ 接受出院前康复宣教 □ 学习出院注意事项 □ 了解复查程序 □ 办理出院手续 □ 获取出院诊断书 □ 获取出院带药
重点诊疗及检查	□ 新生儿护理常规 □ 一级护理 □ 禁食、禁水 □ 血常规、尿常规、大便常规 □ 血型、凝血功能、电解质、肝功能、肾功能、感染性疾病筛查 □ X 线胸片、心电图、超声心动图、腹部超声	**重点诊疗：** □ 手术	**重点诊疗：** □ 补液、抗感染治疗 □ 逐渐恢复饮食 □ 伤口护理	**重点诊疗：** □ 出院 □ 定期复诊
病情变异记录	□ 无　□ 有，原因： 1. 2.	□ 无　□ 有，原因： 1. 2.	□ 无　□ 有，原因： 1. 2.	□ 无　□ 有，原因： 1. 2.

附：原表单（2016 年版）

脐膨出临床路径表单

适用对象：第一诊断为脐膨出（ICD-10：Q21.102）

行一期脐膨出修补术（ICD-9-CM-3：35.51/35.61/35.71）

患儿姓名：	性别： 年龄： 门诊号：	住院号：
住院日期： 年 月 日	出院日期： 年 月 日	标准住院日：≤14 天

时间	住院第 1 天	住院第 1~2 天	住院第 2~3 天 （手术日）
主要诊疗工作	□ 病史询问，体格检查 □ 完成入院病历书写 □ 安排相关检查 □ 上级医师查房	□ 汇总检查结果 □ 完成术前准备与术前评估 □ 术前讨论，确定手术方案 □ 完成术前小结、上级医师查房记录等病历书写 □ 向患儿及家属交代病情及围术期注意事项 □ 签署手术知情同意书、自费用品协议书、输血同意书	□ 气管插管，建立深静脉通路 □ 手术 □ 术后转入监护病房 □ 术者完成手术记录 □ 完成术后病程记录 □ 向患儿家属交代手术情况及术后注意事项
重点医嘱	**长期医嘱：** □ 新生儿护理常规 □ 一级护理 □ 禁食、禁水 **临时医嘱：** □ 血常规、尿常规、大便常规 □ 血型、凝血功能、电解质、肝功能、肾功能、感染性疾病筛查 □ X 线胸片、心电图、超声心动图、腹部超声	**长期医嘱：** □ 保暖、补液 **临时医嘱：** □ 拟于明日在全身麻醉下一期脐膨出修补术 □ 备皮 □ 备血 □ 血型 □ 术前禁食、禁水 □ 术前镇静药（酌情） □ 其他特殊医嘱	**长期医嘱：** □ 新生儿脐膨出术后护理 □ 禁食 □ NICU 监护 □ 持续血压、心电及血氧饱和度监测 □ 呼吸机辅助呼吸（酌情） □ 清醒后拔除气管插管（酌情） □ 预防用抗菌药物 **临时医嘱：** □ 床旁 X 线胸片（酌情） □ 其他特殊医嘱
主要护理工作	□ 入院宣教（环境、设施、人员等） □ 入院护理评估（营养状况、性格变化等）	□ 术前准备 □ 术前宣教	□ 观察患儿病情变化 □ 定期记录重要监测指标
病情变异记录	□ 无 □ 有，原因： 1. 2.	□ 无 □ 有，原因： 1. 2.	□ 无 □ 有，原因： 1. 2.
护士签名			
医师签名			

时间	住院第 3~4 天 （术后 1~2 日）	住院第 5~10 天 （术后 3~8 日）	住院第 10~14 天 （术后 8~12 日）
主要诊疗工作	□ 医师查房 □ 观察切口有无血肿，渗血 □ 拔除尿管 □ 拔除气管插管撤离呼吸机（酌情） □ 患儿出监护室回普通病房（酌情）	□ 医师查房 □ 安排相关复查并分析检查结果 □ 观察切口情况	□ 检查切口愈合情况并拆线 □ 确定患儿可以出院 □ 向患儿交代出院注意事项复查日期 □ 通知出院处 □ 开出院诊断书 □ 完成出院记录
重点医嘱	**长期医嘱：** □ 一级护理 □ 禁食、禁水 □ 生命体征监测 □ 预防用抗菌药物 □ 补液（酌情静脉营养） **临时医嘱：** □ 复查血常规及相关指标（酌情） □ 其他特殊医嘱	**长期医嘱：** □ 一级护理 □ 根据肠功能恢复情况开始胃肠喂养 □ 停监测（酌情） □ 停抗菌药物（酌情） **临时医嘱：** □ 复查胸腹 X 线平片、血常规，血生化全套（酌情） □ 大换药	**临时医嘱：** □ 通知出院 □ 出院带药 □ 拆线换药
主要护理工作	□ 观察患儿情况 □ 记录生命体征 □ 记录 24 小时出入量 □ 术后康复指导	□ 患儿一般状况及切口情况 □ 术后康复指导	□ 帮助办理出院手续 □ 康复宣教
病情变异记录	□ 无　□ 有，原因： 1. 2.	□ 无　□ 有，原因： 1. 2.	□ 无　□ 有，原因： 1. 2.
护士签名			
医师签名			

备注：

1. 院内感染（是/否）______院感名称：__________________
2. 预防性使用抗菌药物的原因：________________抗菌药物名称：________使用时间：____天
3. 延长住院时间原因：____
4. 退径（是/否）____退径原因：____________________________________
5. 其他特殊事项及原因：____

第二十七章

食管闭锁临床路径释义

【医疗质量控制指标】（专家建议）

指标一、诊断需结合临床表现和辅助检查。

指标二、全胃肠外营养使用时间占住院天数比例。

指标三、抗菌药物使用时间。

一、食管闭锁编码

1. 原编码：

疾病名称及编码：先天性食管闭锁 Gross Ⅲ型，即食管闭锁伴食管气管瘘的病例（ICD-10：Q39.100）

手术操作名称及编码：经胸（或胸腔镜辅助）食管气管瘘缝合+食管闭锁矫正术（ICD-9-CM-3：33.4202 + 42.4105）

2. 修改编码：

疾病名称及编码：食管闭锁伴有气管食管瘘（ICD-10：Q39.1）

手术操作名称及编码：气管食管瘘修补（ICD-9-CM-3：31.73）

支气管瘘闭合术（ICD-9-CM-3：33.42）

胸骨前食管吻合术（ICD-9-CM-3：42.6）

二、临床路径检索方法

Q39.1 伴（31.73 /33.42）+42.6　　出院科别：儿科

三、国家医疗保障疾病诊断相关分组（CHS-DRG）

MDCG　消化系统疾病及功能障碍

GZ1　其他消化系统诊断

四、食管闭锁临床路径标准住院流程

（一）适用对象

第一诊断为先天性食管闭锁 Gross Ⅲ型，即食管闭锁伴食管气管瘘的病例（ICD-10：Q39.100），新生儿初诊病例。

释义

■ 本路径适用对象为临床诊断为先天性食管闭锁 Gross ⅢB 型，即先天性食管闭锁伴远端食管气管瘘的患儿且缺失长度不宜过长（不超过 2cm），食管闭锁的其他类型不包含在内，食管长段缺失也不入本路径。

■ 曾行手术治疗，术后效果不佳或有并发症患儿再次手术不入本路径。

（二）诊断依据

1. 病史：新生儿期发病，典型表现为唾液吞咽困难并难以清除，部分病例表现为出生后呛咳、窒息、发绀，部分产前诊断发现胎儿胃泡小或羊水过多。
2. 体征：口腔内及嘴角大量白色泡沫样痰，呈蟹吐泡样，部分病例可见发绀，双肺可闻及干、湿啰音，腹部无明显异常体征。经鼻或经口置入胃管均受阻。部分病例可合并先天性心脏病、先天性肛门闭锁等直肠肛门畸形以及多指（趾）等肢体畸形。
3. 辅助检查：
（1）胸、腹联合 X 线片：可见充气膨胀的食管盲端，胃肠道广泛充气的肠管。部分病例因合并先天性肠闭锁腹部可呈双泡征或三泡征。
（2）食管造影（水溶性对比剂）：见闭锁近端膨胀的食管盲端。

释义

■ 本病为食管近端闭锁，远端食管与气管间存在瘘管，故生后早期即可发病，表现为唾液不能咽下，呛入气管后可出现呼吸道症状。宫内不能吞咽羊水，产前检查可见羊水过多。查体时可因肺炎胸部听诊闻及啰音。典型体征为胃管不能置入，即可诊断。多数胃管在置入 10cm 左右即受阻，不要强行推入，可经口返出。

■ 本病可合并多种畸形，如 VACTERL 综合征（VATER 联合征），合并脊椎、直肠肛门、心脏、气管、食管、肾脏以及四肢发育异常。术前注意除外合并严重心脏畸形，可影响预后。

■ 胸腹联合 X 线摄片可见胃管受阻于近端食管盲袋，腹部广泛充气。食管造影可以进一步明确诊断，明确近端盲端位置。胸部高分辨 CT 的应用，可以进一步了解远端气管食管瘘的位置。

■ 食管造影（水溶性对比剂）：见闭锁近端膨胀的食管盲端，对比剂一般不超过 2ml，避免反流，吸入性肺炎。

（三）进入路径标准

1. 第一诊断必须符合疾病编码（ICD-10：Q39.100）。
2. 当患儿同时具有其他疾病诊断，但在住院期间不需要特殊处理也不影响第一诊断的临床路径实施时，可以进入路径。
3. 长段缺失型食管闭锁或食管气管瘘不伴食管闭锁的患儿不进入此路径。

释义

■ 第一诊断符合此诊断患儿即可进入本路径。但长段食管缺失患儿手术方式选择不同，故不能进入本路径。

■ 曾行手术治疗本病未愈、存在术后并发症患儿手术难度增大，术后恢复时间较长，可能会增加医疗费用，延长住院时间，不入本路径。

■ 经入院常规检查发现以往没有发现的疾病，而该疾病可能对患儿健康影响更为严重，或者该疾病可能影响手术实施、增加手术和麻醉风险、影响预后，则应优先考虑治疗该种疾病，暂不宜进入本路径。如低或极低出生体重患儿、呼吸窘迫综合征、重症感染、心功能不全、肝功能、肾功能不全、凝血功能障碍等。

■若既往患有上述疾病，经合理治疗后达到稳定，抑或目前尚需要持续用药，经评估无手术及麻醉禁忌，则可进入路径。但可能会增加医疗费用，延长住院时间。

（四）住院期间的检查项目

1. 必需的检查项目：

（1）血常规、尿常规、大便常规。

（2）肝功能、肾功能、凝血功能、血气分析、电解质。

（3）血型检测和梅毒、艾滋病、肝炎等传染性疾病筛查。

（4）胸、腹部联合X线平片，心脏超声，心电图。

（5）腹部超声（肝、脾、泌尿系统等重要脏器）。

（6）食管造影（水溶性对比剂）。

2. 根据患儿病情进行的检查项目：

（1）染色体核型检查。

（2）合并直肠肛门畸形病例，需补充倒立正侧位X线、腰骶椎MRI平扫等影像学检查。

（3）合并多指（趾）等肢体畸形病例，需补充患侧肢体的X线检查。

释义

■食管造影为防止对比剂呛入气管引起化学性肺炎，要使用水溶性对比剂（可排出体外）。

■必查项目是确保手术治疗安全、有效开展的基础，在术前必须完成。相关人员应认真分析检查结果，以便及时发现异常情况并采取对应处置。

■因本病患儿可合并其他脏器畸形，术前应尽量完善检查以除外合并畸形，减少不必要的手术风险，并有利于估计预后。

（五）治疗方案的选择

明确诊断Ⅲ型食管闭锁的患儿需行经胸（或胸腔镜辅助）食管气管瘘缝合+食管闭锁矫正术（CM-3：33.4202 + 42.4105）。

1. 预防性抗菌药物选择与使用时机：按照《抗菌药物临床应用指导原则（2015年版）》（国卫办医发〔2015〕43号）执行，围手术期可根据患儿情况予使用预防性抗菌药物。

2. 手术日为入院后1~2天：

（1）麻醉方式：静脉+气管插管全身麻醉。

（2）预防性抗菌药物：可选用第二代或者第三代头孢菌素，并联合抗厌氧菌药物（如甲硝唑）。

（3）手术方式：经胸（或胸腔镜辅助）食管气管瘘缝合+食管闭锁矫正术（CM-3：33.4202+42.4105）。

（4）手术内置物：可使用吻合器、Hem-o-lok夹等置入物。

（5）放置胸腔引流管。

（6）输血：必要时。

3. 术后必须复查的检查项目：
（1）血常规、肝功能、肾功能、凝血功能、血气分析、电解质。
（2）胸部X线片、食管造影。

释义

■ 抗菌药物的使用主要参考国内权威药物使用指南。手术为Ⅱ类切口，需预防用抗菌药物，注意合理及适时应用。术后出现吻合口瘘等胸内感染时，要注意留取感染标本，及时更换抗菌药物。

■ 患儿入院后完善各项检查，证实无手术禁忌证后，可行手术治疗。本病可合并心脏、泌尿系统及脊柱畸形，术前需检查明确，防止无谓增加手术风险。本路径规定的手术均是在全身麻醉辅助下实施。

■ 胸腔镜手术或开放性手术均可，但如果腔镜下手术操作困难时，中转开放手术。腔镜手术可使用吻合器或Hem-o-lok夹。如胸膜外开放性手术入路可不留置胸引管。一般不需输血，对营养不良患儿可根据具体病情输血或血制品。

■ 术后注意观察患儿呼吸情况，复查X线胸片、血气、生化等，加强支持治疗。根据患儿病情需要，检查内容不只限于路径中规定的必须复查的项目，可根据需要增加，必要时可增加同一项目的检查频次。术后1周左右可行食管造影观察吻合口愈合情况。

（六）出院标准

1. 一般情况良好，生命体征平稳。
2. 胃纳良好，奶量已增加至与体重匹配的足量，无需额外补液支持。
3. 伤口愈合良好。
4. 复查相关检查项目，在正常范围。
5. 各种感染均已治愈。

释义

■ 术后进食良好，无并发症或其他感染，可以出院。

■ 如术后出现吻合口瘘，但病情稳定，可以经胃管鼻饲充足肠内营养，无感染表现，亦可出院。

（七）标准住院日≤28天

释义

■ 食管闭锁患儿多数合并低体重或其他畸形，手术打击大，术后恢复时间长。患儿合并感染或出现术后并发症后，治疗时间延长，则平均住院日长。

（八）变异及原因分析

1. 有影响手术的重大合并症，需要进行相关的诊断及治疗，如复杂先天性心脏病、早产儿、极低体重儿、ABO 溶血症等。

2. 合并肠闭锁、高位无肛等肠道畸形需分期手术。

3. 出现严重术后并发症，如食管瘘、食管气管瘘复发、胸腔积液、脓胸、重症感染等。

4. 出现其他意外并发症，如重症肺部感染、坏死性小肠结肠炎、无肛结肠造瘘后脱垂或塌陷或者肠梗阻等。

释义

■ 术前或术后严重合并症或并发症会明显延长治疗时间、增加治疗费用，患儿可以退出本路径。

■ 医师在检查及治疗过程中发现患儿合并存在一些事前未预知的对本路径治疗可能产生影响的情况，但不会明显延长治疗时间、增加治疗费用，可不退出路径，医师需在表单中明确说明变异原因。

■ 如合并其他畸形，亦需手术治疗，需退出此路径。

五、食管闭锁给药方案

可按照清洁-污染（Ⅱ类）切口，使用预防抗菌药物。可选用第二代或者第三代头孢菌素，并联合抗厌氧菌药物（如甲硝唑），按照《抗菌药物临床应用指导原则（2015 年版）》（国卫办医发〔2015〕43 号）执行。

六、食管闭锁护理规范

1. 注意保暖。

2. 术前留置食管上段吸引管或注意吸痰，避免误吸。

3. 维护各种管路畅通，胃管，胸引管，如有外周中心静脉导管置管，需定期维护及换药；注意观察引流液质、量。避免胸引管脱落。

4. 抬高床头体位，尽量保持头部前倾位，避免垫肩垫，有呼吸困难，二氧化碳潴留除外。

5. 患儿年龄幼小，注意及时更换尿裤及衣物，加强生活护理。

6. 开始肠内营养后注意观察患儿纳奶情况，能否进食，进食过程中有无呛咳，进食后有无腹胀呕吐表现，及时告知医师。

7. 拔除胸引管后敷料粘贴牢固，防止脱落，观察呼吸情况。

七、食管闭锁营养治疗规范

1. 新生儿期消化道手术，既往无营养储备，术前无法进行经口喂养，无其他禁忌证时，需积极进行肠外营养支持。

2. 术后 1 周后复查食管造影，如无明显瘘口可经口喂养，同时加用肠外营养，逐渐减停。

3. 如术后 1 周复查食管造影有吻合口瘘情况，可根据情况暂不经口喂养，或经胃管喂养。

八、食管闭锁患者健康宣教

1. 术后注意观察患儿进食情况，有无吞咽困难及呛咳，如有症状及时就诊。

2. 出院后定期复查食管造影。

九、推荐表单

（一）医师表单

食管闭锁临床路径医师表单

适用对象：第一诊断为食管闭锁伴食管气道瘘（ICD-10：Q39.1）

行气管食管瘘修补、支气管瘘闭合术、胸骨前食管吻合术（ICD-9-CM-3：31.73，33.42，42.6）

患儿姓名	性别：　年龄：　病区	床号　住院号
住院日期：　年　月　日	出院日期：　年　月　日	标准住院日≤28 天

时间	住院第 1 天 （术前）	住院第 2 天 （术前）	住院第 3 天 （手术日，术后医嘱）
重点医嘱	**长期医嘱：** □ 儿外科护理常规 □ 一级护理 □ 禁食 □ 半卧位 □ 置暖箱 □ 心电监护 □ 吸痰护理 □ 静脉抗菌药物 □ 留置胃 **临时医嘱：** □ 血常规，尿常规，大便常规 □ 肝功能、肾功能，凝血全套 □ 血气分析、电解质 □ 肝炎、梅毒及艾滋病等传染性疾病筛查 □ 血型测定 □ 胸、腹联合 X 线片 □ 超声心动图，心电图 □ 腹部超声 □ 食管造影（水溶性对比剂） □ 胸部 CT 及重建（可选） □ 补液支持	**长期医嘱：** □ 儿外科护理常规 □ 一级护理 □ 禁食 □ 半卧位 □ 置暖箱 □ 心电监护 □ 吸痰护理 □ 静脉抗菌药物 □ 留置胃管 **临时医嘱：** □ 明日在麻醉下行食管气管瘘缝合+食管闭锁矫正术 □ 备血（可选）	**长期医嘱：** □ 儿外科护理常规 □ 一级护理 □ 半卧位 □ 置暖箱 □ 心电监护 □ 吸痰护理 □ 胃肠减压 □ 禁食 □ 呼吸机管理 □ 胸腔引流护理 □ 静脉抗菌药物 **临时医嘱：** □ 血常规，肝功能、肾功能，凝血功能，血气分析 □ 补液支持 □ 白蛋白支持（必要时） □ 床旁胸部 X 线片
病情变异记录	□ 无　□ 有，原因： 1. 2.	□ 无　□ 有，原因： 1. 2.	□ 无　□ 有，原因： 1. 2.
医师签名			

时间	住院第 4~6 天 （术后 1~3 日）	住院第 7 天 （术后 4 日）	住院第 8~10 天 （术后 5~7 日）
重点医嘱	**长期医嘱：** □ 儿外科护理常规 □ 一级护理 □ 半卧位 □ 置暖箱 □ 心电监护 □ 吸痰护理 □ 胃肠减压 □ 禁食 □ 呼吸机管理 □ 胸腔引流护理 □ 静脉抗菌药物 **临时医嘱：** □ 静脉营养支持	**长期医嘱：** □ 儿外科护理常规 □ 一级护理 □ 半卧位 □ 置暖箱 □ 心电监护 □ 吸痰护理 □ 胃肠减压 □ 禁食 □ 胸腔引流护理 □ 静脉抗菌药物 **临时医嘱：** □ 换药 □ 静脉营养支持	**长期医嘱：** □ 儿外科护理常规 □ 一级护理 □ 半卧位 □ 置暖箱 □ 心电监护 □ 吸痰护理 □ 静脉抗菌药物 □ 胃肠减压 □ 禁食 **临时医嘱：** □ 床旁胸部 X 线片 □ 血常规，肝功能、肾功能，血气分析 □ 静脉营养支持
病情变异记录	□ 无 □ 有，原因： 1. 2.	□ 无 □ 有，原因： 1. 2.	□ 无 □ 有，原因： 1. 2.
医师签名			

时间	住院第 11～14 天 （术后 8～10 日）	住院第 15～21 天 （术后 11～17 日）	住院第 22～28 天 （术后 18～24 日）
重点医嘱	**长期医嘱：** □ 儿外科护理常规 □ 一级护理 □ 半卧位 □ 置暖箱 □ 心电监护 □ 静脉抗菌药物 □ 鼻饲糖牛奶 **临时医嘱：** □ 食管造影（水溶性对比剂） □ 补液支持	**长期医嘱：** □ 儿外科护理常规 □ 一级护理 □ 半卧位 □ 置暖箱 □ 心电监护 □ 糖牛奶口服 **临时医嘱：** □ 补液支持	**长期医嘱：** □ 儿外科护理常规 □ 一级护理 □ 半卧位 □ 置暖箱 □ 心电监护 □ 糖牛奶口服 **临时医嘱：** □ 糖牛奶口服 □ 出院
病情变异记录	□ 无　□ 有，原因： 1. 2.	□ 无　□ 有，原因： 1. 2.	□ 无　□ 有，原因： 1. 2.
医师签名			

（二）护士表单

食管闭锁临床路径护士表单

适用对象：第一诊断为食管闭锁伴食管气道瘘（ICD-10：Q39.1）
行气管食管瘘修补、支气管瘘闭合术、胸骨前食管吻合术（ICD-9-CM-3：31.73，33.42，42.6）

患儿姓名	性别： 年龄： 病区	床号 住院号
住院日期： 年 月 日	出院日期： 年 月 日	标准住院日≤28天

时间	住院第1天 （术前）	住院第2天 （术前）	住院第3天 （手术日，术后医嘱）
重点医嘱	**长期医嘱：** □ 儿外科护理常规 □ 一级护理 □ 禁食 □ 半卧位 □ 置暖箱 □ 心电监护 □ 吸痰护理 □ 静脉抗菌药物 □ 留置胃管 **临时医嘱：** □ 血常规，尿常规，大便常规 □ 肝功能、肾功能，凝血全套 □ 血气分析、电解质 □ 肝炎、梅毒及艾滋病等传染性疾病筛查 □ 血型测定 □ 胸、腹联合X线片 □ 超声心动图，心电图 □ 腹部超声 □ 食管造影（水溶性对比剂） □ 胸部CT平扫及重建（可选） □ 补液支持	**长期医嘱：** □ 儿外科护理常规 □ 一级护理 □ 禁食 □ 半卧位 □ 置暖箱 □ 心电监护 □ 吸痰护理 □ 静脉抗菌药物 □ 留置胃管 **临时医嘱：** □ 明日在麻醉下行食管气管瘘缝合+食管闭锁矫正术 □ 备血（可选）	**长期医嘱：** □ 儿外科护理常规 □ 一级护理 □ 半卧位 □ 置暖箱 □ 心电监护 □ 吸痰护理 □ 胃肠减压 □ 禁食 □ 呼吸机管理 □ 胸腔引流护理 □ 静脉抗菌药物 **临时医嘱：** □ 血常规，肝功能、肾功能，凝血功能，血气分析 □ 补液支持 □ 白蛋白支持（必要时） □ 床旁胸部X线片
病情变异记录	□ 无 □ 有，原因： 1. 2.	□ 无 □ 有，原因： 1. 2.	□ 无 □ 有，原因： 1. 2.
护士签名			

时间	住院第 4~6 天 （术后 1~3 日）	住院第 7 天 （术后 4 日）	住院第 8~10 天 （术后 5~7 日）
重点医嘱	**长期医嘱：** □ 儿外科护理常规 □ 一级护理 □ 半卧位 □ 置暖箱 □ 心电监护 □ 吸痰护理 □ 胃肠减压 □ 禁食 □ 呼吸机管理 □ 胸腔引流护理 □ 静脉抗菌药物 **临时医嘱：** □ 静脉营养支持	**长期医嘱：** □ 儿外科护理常规 □ 一级护理 □ 半卧位 □ 置暖箱 □ 心电监护 □ 吸痰护理 □ 胃肠减压 □ 禁食 □ 胸腔引流护理 □ 静脉抗菌药物 **临时医嘱：** □ 换药 □ 静脉营养支持	**长期医嘱：** □ 儿外科护理常规 □ 一级护理 □ 半卧位 □ 置暖箱 □ 心电监护 □ 吸痰护理 □ 静脉抗菌药物 □ 胃肠减压 □ 禁食 **临时医嘱：** □ 床旁胸部 X 线片 □ 血常规，肝功能、肾功能，血气分析 □ 静脉营养支持
病情变异记录	□ 无　□ 有，原因： 1. 2.	□ 无　□ 有，原因： 1. 2.	□ 无　□ 有，原因： 1. 2.
护士签名			

时间	住院第 11~14 天 （术后 8~10 日）	住院第 15~21 天 （术后 11~17 日）	住院第 22~28 天 （术后 18~24 日）
重点医嘱	**长期医嘱：** □ 儿外科护理常规 □ 一级护理 □ 半卧位 □ 置暖箱 □ 心电监护 □ 静脉抗菌药物 □ 鼻饲糖牛奶 **临时医嘱：** □ 食管造影（水溶性对比剂） □ 补液支持	**长期医嘱：** □ 儿外科护理常规 □ 一级护理 □ 半卧位 □ 置暖箱 □ 心电监护 □ 糖牛奶口服 **临时医嘱：** □ 补液支持	**长期医嘱：** □ 儿外科护理常规 □ 一级护理 □ 半卧位 □ 置暖箱 □ 心电监护 □ 糖牛奶口服 **临时医嘱：** □ 糖牛奶口服 □ 出院
病情变异记录	□ 无　□ 有，原因： 1. 2.	□ 无　□ 有，原因： 1. 2.	□ 无　□ 有，原因： 1. 2.
护士签名			

（三）患儿家属表单

食管闭锁临床路径患儿家属表单

适用对象：第一诊断为食管闭锁伴食管气道瘘（ICD-10：Q39.1）

行气管食管瘘修补、支气管瘘闭合术、胸骨前食管吻合术（ICD-9-CM-3：31.73，33.42，42.6）

患儿姓名	性别：　　年龄：　　病区	床号　　住院号
住院日期：　　年　月　日	出院日期：　　年　月　日	标准住院日≤28 天

时间	住院第 1 天 （术前）	住院第 2 天 （术前）	住院第 3 天 （手术日，术后医嘱）
重点诊疗及检查	□ 儿外科护理常规 □ 一级护理 □ 禁食 □ 半卧位 □ 置暖箱 □ 心电监护 □ 吸痰护理 □ 静脉抗菌药物 □ 留置胃管 □ 血常规，尿常规，大便常规 □ 肝功能、肾功能，凝血全套 □ 血气分析、电解质 □ 肝炎、梅毒及艾滋病等传染性疾病筛查 □ 血型测定 □ 胸、腹联合 X 线片 □ 超声心动图，心电图 □ 腹部超声 □ 食管造影（水溶性对比剂） □ 胸部 CT 平扫及重建（可选） □ 补液支持	□ 儿外科护理常规 □ 一级护理 □ 禁食 □ 半卧位 □ 置暖箱 □ 心电监护 □ 吸痰护理 □ 静脉抗菌药物 □ 留置胃管 □ 明日在麻醉下行食管气管瘘缝合+食管闭锁矫正术 □ 备血（可选）	□ 儿外科护理常规 □ 一级护理 □ 半卧位 □ 置暖箱 □ 心电监护 □ 吸痰护理 □ 胃肠减压 □ 禁食 □ 呼吸机管理 □ 胸腔引流护理 □ 静脉抗菌药物 □ 血常规，肝功能、肾功能，凝血功能，血气分析 □ 补液支持 □ 白蛋白支持（必要时） □ 床旁胸部 X 线片
病情变异记录	□ 无　□ 有，原因： 1. 2.	□ 无　□ 有，原因： 1. 2.	□ 无　□ 有，原因： 1. 2.

时间	住院第4~6天 （术后1~3日）	住院第7天 （术后4日）	住院第8~10天 （术后5~7日）
重点诊疗及检查	□ 儿外科护理常规 □ 一级护理 □ 半卧位 □ 置暖箱 □ 心电监护 □ 吸痰护理 □ 胃肠减压 □ 禁食 □ 呼吸机管理 □ 胸腔引流护理 □ 静脉抗菌药物 □ 静脉营养支持	□ 儿外科护理常规 □ 一级护理 □ 半卧位 □ 置暖箱 □ 心电监护 □ 吸痰护理 □ 胃肠减压 □ 禁食 □ 胸腔引流护理 □ 静脉抗菌药物 □ 换药 □ 静脉营养支持	□ 儿外科护理常规 □ 一级护理 □ 半卧位 □ 置暖箱 □ 心电监护 □ 吸痰护理 □ 静脉抗菌药物 □ 胃肠减压 □ 禁食 □ 床旁胸部X线片 □ 血常规，肝功能、肾功能，血气分析 □ 静脉营养支持
病情变异记录	□ 无 □ 有，原因： 1. 2.	□ 无 □ 有，原因： 1. 2.	□ 无 □ 有，原因： 1. 2.

时间	住院第11~14天 （术后8~10日）	住院第15~21天 （术后11~17日）	住院第22~28天 （术后18~24日）
重点诊疗及检查	□ 儿外科护理常规 □ 一级护理 □ 半卧位 □ 置暖箱 □ 心电监护 □ 静脉抗菌药物 □ 鼻饲糖牛奶 □ 食管造影（水溶性对比剂） □ 补液支持	□ 儿外科护理常规 □ 一级护理 □ 半卧位 □ 心电监护 □ 糖牛奶口服 □ 补液支持	□ 儿外科护理常规 □ 一级护理 □ 半卧位 □ 心电监护 □ 糖牛奶口服 □ 出院
病情变异记录	□ 无 □ 有，原因： 1. 2.	□ 无 □ 有，原因： 1. 2.	□ 无 □ 有，原因： 1. 2.

附：原表单（2016 年版）

食管闭锁临床路径表单

适用对象：第一诊断为食管闭锁伴食管气道瘘（ICD-10：Q39.100）
行食管气管瘘缝合+食管闭锁矫正术（CM-3：33.4202 + 42.4105 ）

患儿姓名	性别： 年龄： 病区	床号 住院号
住院日期： 年 月 日	出院日期： 年 月 日	标准住院日≤28 天

时间	住院第 1 天 （术前）	住院第 2 天 （术前）	住院第 3 天 （手术日，术后医嘱）
重点医嘱	**长期医嘱：** □ 儿外科护理常规 □ 一级护理 □ 禁食 □ 半卧位 □ 置暖箱 □ 心电监护 □ 吸痰护理 □ 静脉抗菌药物 □ 留置胃管 **临时医嘱：** □ 血常规，尿常规，大便常规 □ 肝功能、肾功能，凝血全套 □ 血气分析、电解质 □ 梅毒及艾滋病等传染性疾病筛查 □ 血型测定 □ 胸、腹联合 X 线片 □ 超声心动图，心电图 □ 腹部超声 □ 食管造影（水溶性对比剂） □ 补液支持	**长期医嘱：** □ 儿外科护理常规 □ 一级护理 □ 禁食 □ 半卧位 □ 置暖箱 □ 心电监护 □ 吸痰护理 □ 静脉抗菌药物 □ 留置胃管 **临时医嘱：** □ 明日在麻醉下行食管气管瘘缝合+食管闭锁矫正术 □ 备血	**长期医嘱：** □ 儿外科护理常规 □ 一级护理 □ 半卧位 □ 置暖箱 □ 心电监护 □ 吸痰护理 □ 胃肠减压 □ 禁食 □ 呼吸机管理 □ 胸腔引流护理 □ 静脉抗菌药物 **临时医嘱：** □ 血常规，肝功能、肾功能，凝血功能，血气分析 □ 补液支持 □ 白蛋白支持（必要时） □ 床旁胸部 X 线片
病情变异记录	□ 无 □ 有，原因： 1. 2.	□ 无 □ 有，原因： 1. 2.	□ 无 □ 有，原因： 1. 2.
护士签名			
医师签名			

时间	住院第4~6天 （术后1~3日）	住院第7天 （术后4日）	住院第8~10天 （术后5~7日）
重点医嘱	**长期医嘱：** □ 儿外科护理常规 □ 一级护理 □ 半卧位 □ 置暖箱 □ 心电监护 □ 吸痰护理 □ 胃肠减压 □ 禁食 □ 呼吸机管理 □ 胸腔引流护理 □ 静脉抗菌药物 **临时医嘱：** □ 静脉营养支持	**长期医嘱：** □ 儿外科护理常规 □ 一级护理 □ 半卧位 □ 置暖箱 □ 心电监护 □ 吸痰护理 □ 胃肠减压 □ 禁食 □ 胸腔引流护理 □ 静脉抗菌药物 **临时医嘱：** □ 换药 □ 静脉营养支持	**长期医嘱：** □ 儿外科护理常规 □ 一级护理 □ 半卧位 □ 置暖箱 □ 心电监护 □ 吸痰护理 □ 静脉抗菌药物 □ 胃肠减压 □ 禁食 **临时医嘱：** □ 床旁胸部X线片 □ 血常规，肝功能、肾功能，血气分析 □ 静脉营养支持
病情变异记录	□ 无 □ 有，原因： 1. 2.	□ 无 □ 有，原因： 1. 2.	□ 无 □ 有，原因： 1. 2.
护士签名			
医师签名			

时间	住院第 11~14 天 （术后 8~10 日）	住院第 15~21 天 （术后 11~17 日）	住院第 22~28 天 （术后 18~24 日）
重点医嘱	**长期医嘱：** □ 儿外科护理常规 □ 一级护理 □ 半卧位 □ 置暖箱 □ 心电监护 □ 静脉抗菌药物 □ 鼻饲糖牛奶 **临时医嘱：** □ 食管造影（水溶性对比剂） □ 补液支持	**长期医嘱：** □ 儿外科护理常规 □ 一级护理 □ 半卧位 □ 置暖箱 □ 心电监护 □ 糖牛奶口服 **临时医嘱：** □ 补液支持	**长期医嘱：** □ 儿外科护理常规 □ 一级护理 □ 半卧位 □ 置暖箱 □ 心电监护 □ 糖牛奶口服 **临时医嘱：** □ 糖牛奶口服 □ 出院
病情变异记录	□ 无 □ 有，原因： 1. 2.	□ 无 □ 有，原因： 1. 2.	□ 无 □ 有，原因： 1. 2.
护士签名			
医师签名			

备注：
1. 院内感染（是/否）______院内感染名称：__________________
2. 延长住院时间原因：____
3. 退径（是/否）____退径原因：____________________________________
4. 其他特殊事项及原因：____

第二十八章

胆道闭锁临床路径释义

【医疗质量控制指标】（专家建议）

指标一、诊断需结合临床表现和辅助检查。

指标二、手术治疗应满足胆道闭锁手术治疗指征。

指标三、抗菌药物需有指征用药。

一、胆道闭锁编码

1. 原编码：

疾病名称及编码：胆道闭锁（ICD-10：Q44.203）

手术操作名称及编码：胆道闭锁探查、肝门空肠吻合术（ICD-9-CM-3：51.9803/51.3901）

2. 修改编码：

疾病名称及编码：胆管闭锁（ICD-10：Q44.2）

手术操作名称及编码：肝门空肠吻合术（ICD-9-CM-3：51.7911）

胆道探查术（ICD-9-CM-3：51.5）

二、临床路径检索方法

Q44.2 伴（51.7911+51.5）　　出院科别：儿科

三、国家医疗保障疾病诊断相关分组（CHS-DRG）

MDCH　肝、胆、胰疾病及功能障碍

HZ2　胆道其他疾患

四、胆道闭锁临床路径标准住院流程

（一）适用对象

第一诊断为胆道闭锁（ICD-10：Q44.203）。行胆道探查、肝门空肠吻合术（ICD-9-CM-3：51.9803/51.3901）。

释义

■ 本路径适用对象为第一诊断为胆道闭锁的患儿。

■ 手术采用胆道探查及肝门空肠吻合。

（二）诊断依据

1. 临床特征：新生儿期开始大便灰白、黄疸持续无法消退。

2. 影像学检查：超声可显示肝脏大小及肝门部有无囊肿、纤维块，核素肝胆显像亦可用于辅助检查。

3. 实验室检查：血胆红素升高，直接胆红素为主（直接胆红素占总胆红素 50%~80%），谷氨酰转肽酶升高（>300U/L），多伴有氨基转移酶升高、白蛋白偏低、凝血功能异常。

4. 手术胆道探查和胆道造影是诊断的“金标准”。

释义

■ 本病诊断困难，症状表现为梗阻性黄疸，胆红素持续升高，以直接胆红素升高为主。大便变白、油腻，高度提示本病。

■ 胆道梗阻引起肝功能损害，继而导致肝硬化，最终导致肝衰竭，患儿死亡。各种实验室检查可以了解梗阻及肝脏损害情况。

■ 超声检查可以帮助排除先天性胆管扩张症等其他胆道畸形。超声无法探测胆囊或胆囊较小可提示胆道闭锁，但其敏感度仅有70%~80%。因此，超声检查为正常胆囊也不能完全排除胆道闭锁。观察进奶前后胆囊的收缩情况或可提供更进一步的参考，如进食后胆囊缩小率超过50%，可认为胆道闭锁的可能性小。肝脏瞬时弹性成像检查还可了解肝硬化情况，可有助于估计预后。核素肝胆显像、磁共振亦可用于辅助检查。

■ 新生儿黄疸原因不明时，B型超声是有效的初步检查手段。术中胆道造影是迄今为止最为可靠的胆道闭锁诊断方法。

（三）进入路径标准

1. 第一诊断必须符合胆道闭锁疾病编码（ICD-10：Q44.203）。
2. 患儿一般情况良好，肝功能处于代偿状态，可耐受手术。
3. 当患儿合并其他疾病，但住院期间不需特殊处理，也不影响第一诊断的临床路径实施时，可以进入路径。
4. 因本病发生肝衰竭，严重出血、腹腔积液或严重感染等，或行胆道探查排除胆道闭锁以及等候肝移植患儿不进入路径。

释义

■ 第一诊断符合此诊断且没有严重的肝功能损害，可以耐受手术的患儿进入本路径。肝门空肠吻合是切除肝门部的纤维块，暴露残留的毛细胆管进行胆汁引流的类似姑息手术的治疗方式，本病预后不佳，术前应与家长沟通良好。

■ 出现肝衰竭的患儿、准备做肝移植治疗的患儿以及有严重合并症不能耐受手术的患儿不入路径。胆道探查除外闭锁患儿终止路径。

■ 若患儿同时合并其他疾病，经合理治疗后达到稳定，抑或目前尚需要持续用药，经评估无手术及麻醉禁忌，则可进入路径。但可能会增加医疗费用，延长住院时间。

（四）住院期间的检查项目

1. 必需的检查项目：

（1）实验室检查：血常规、血型、C反应蛋白、尿常规、肝功能、肾功能、凝血功能、感染性疾病筛查［肝炎筛查、优生四项（TORCH）检查］、血电解质、血气分析、血脂分析、肝纤维化指标。

（2）胸部X线正位片、心电图、超声心动图（心电图异常者）。

（3）超声。

2. 根据患儿情况可选择：放射性核素肝胆显像、肝脏穿刺活检或磁共振胰胆管成像（magnetic resonance cholangiopancreatography，MRCP）检查。

释义

■ 必查项目是确保手术治疗安全、有效开展的基础，在术前必须完成，并且可以估计患儿病情，判断预后。相关人员应认真分析检查结果，以便及时发现异常情况并采取对应处置。

■ 放射性核素肝胆管显影仅在胆汁淤积诊断困难时，作为诊断胆道闭锁的一种补充。MRCP、肝脏穿刺活检等可作为辅助检查手段，根据各单位具体情况选择。

（五）治疗方案的选择

行胆道探查肝门部纤维块切除、肝门空肠吻合术（ICD-9-CM-3：51.9803/51.3901）。

1. 预防性抗菌药物选择与使用时机：

（1）按照《抗菌药物临床应用指导原则（2015年版）》（国卫办医发〔2015〕43号）以及《中国大陆地区胆道闭锁诊断与治疗（专家共识）》（中华小儿外科杂志，2013），并结合患儿病情决定选择。

（2）推荐药物治疗方案（使用《国家基本药物》的药物）。

（3）术前预防性用药时间为1天，术前因感染已应用抗菌药物不在此列。

2. 手术日为入院第4天（也可门诊完成检查缩短入院等候手术时间）：

（1）麻醉方式：气管插管全身麻醉。

（2）预防性抗菌药物的给药方法：第三代头孢菌素类（如头孢哌酮或头孢曲松）抗菌药物静脉滴注，切开皮肤前30分钟开始给药，手术延长到3小时以上或大量失血时，补充1个剂量（用头孢曲松时无需追加剂量）。

（3）手术方式：开放或腹腔镜探查肝门部、胆囊及肝脏，必要时可经胆囊注入对比剂，确认肝内胆管无法显影，经腹或腹腔镜辅助下完整切除肝左、右动脉之间纤维块，行肝门空肠Roux-en-Y吻合，直线切割吻合器完成肠管的切割与吻合。

（4）输血：视术中和术后情况而定。

释义

■ 术前依照Ⅱ类切口预防使用抗菌药物。

■ 患儿入院后1~3天完善各项检查，证实无手术禁忌证后，可行手术治疗。

■ 手术先行胆道探查、造影确立诊断后，再行肝门空肠吻合术。术中切除肝门部纤维块是手术要点。一般不需输血，对营养不良患儿可根据具体病情输血或血制品。

3. 术后处理：

（1）必须复查的检查项目：血常规、C反应蛋白、血电解质、肝功能、肾功能、凝血全套。

（2）术后抗菌药物：第三代头孢菌素类（如头孢哌酮或头孢曲松）及甲硝唑，用药时间至术后30天。术后使用第三代头孢菌素仍有发热，细菌感染指标偏高，可使用碳青霉烯类抗菌药物，必要时使用抗真菌感染药物。

（3）术后可能需要补充血制品，如白蛋白类。
（4）可根据情况酌情考虑使用激素减轻胆道水肿并退黄，激素剂量参照《中国大陆地区胆道闭锁诊断与治疗（专家共识）》（中华小儿外科杂志，2013）。
（5）出院前检查：复查肝功能、凝血指标及血常规，腹腔积液，患儿复查 B 超等。

释义

■ 专家共识推荐抗菌药物使用方法：胆道闭锁术后常规预防性使用抗菌药物，静脉滴注第三代头孢菌素 1 个月，口服 2 种抗菌药物，交替使用至半年。最新中文指南见《胆道闭锁诊断及治疗指南》（中华小儿外科杂志，2018）。

■ 术后激素使用推荐方案：方案一，术后 7 天开始 4mg/kg 甲泼尼龙分 2 次口服，2 周后减半，1mg/kg 维持 2 周，最后停药；方案二，术后 5~7 天静脉滴注 4 mg/kg 甲泼尼龙，每 3 天减量，每次减少 1mg/kg，黄疸消退不佳可重复冲击 1 次，再减量至 2mg/kg 维持 12 周后，逐渐减量；方案三，术后 5~7 天开始，静脉滴注递减剂量的甲泼尼龙 10、8、6、5、4、3、2mg/（kg·d），共 7 天，再予口服泼尼松 2mg/（kg·d），连续 8~12 周。激素使用有一定的并发症和不良反应，术后 5~7 天推荐开始剂量为 4mg/kg 比较安全有效。虽然激素对胆道闭锁长期生存率影响不肯定，但可明确促进术后早期黄疸消退。最新中文指南见《胆道闭锁诊断及治疗指南》（中华小儿外科杂志，2018）。

■ 术后需复查血常规、尿常规、肝功能、肾功能、电解质、凝血功能等观察病情变化。

■ 根据患儿病情需要，检查内容不只限于路径中规定的必须复查的项目，可根据需要增加，如肝功能、肾功能、电解质分析等。必要时可增加同一项目的检查频次。

（六）出院标准

1. 一般情况好，无发热，消化道功能恢复好。
2. 切口愈合良好，引流管拔除后愈合良好，无瘘形成。
3. 感染指标基本正常，无其他需要住院处理的并发症。

释义

■ 手术后恢复良好，无手术并发症。

■ 患儿出院前不仅应完成必须复查的项目，且复查项目应无明显异常。若检查结果明显异常，主管医师应进行仔细分析并作出对应处置。

（七）标准住院日 3~4 天

部分检查可门诊完成，术后静脉抗菌药物部分也可选择门诊注射。

释义

■ 患儿合并不同程度肝功能损害，手术耐受力差，易出现各种手术并发症；手术操作复杂，术后用药时间长，标准住院时间较长。

（八）变异及原因分析

1. 术前合并其他基础疾病影响手术的患儿，需要进行相关的诊断和治疗。

2. 有并发症（术后严重肝功能损害、严重低蛋白血症、大出血或吻合口瘘等）的胆道闭锁，则转入相应临床路径。

释义

■ 患儿入选路径后，医师在检查及治疗过程中发现患儿合并存在一些事前未预知的对本路径治疗可能产生影响的情况，需要终止执行路径或者是延长治疗时间、增加治疗费用。医师需在表单中明确说明。

■ 出现严重并发症（术后严重肝功能损害、严重低蛋白血症、大出血或吻合口瘘等）会延长治疗时间、增加治疗费用。如感染严重、吻合口瘘等需入ICU治疗甚至需再次手术，患儿退出本路径。

五、胆道闭锁给药方案

使用第三代头孢菌素类（如头孢哌酮或头孢曲松）及甲硝唑，用药时间至术后30天。使用第三代头孢菌素仍有发热，细菌感染指标偏高，可使用碳青霉烯类抗菌药物，必要时使用抗真菌感染药物。胆道闭锁术后常规预防性使用抗菌药物，静脉滴注第三代头孢菌素1个月，口服2种抗菌药物，交替使用至半年。

术后激素使用推荐方案：方案一：术后7天开始4mg/kg甲泼尼龙分2次口服，2周后减半，1mg/kg维持2周，最后停药；方案二：术后5~7天静脉滴注4mg/kg甲泼尼龙，每3天减量，每次减少1mg/kg，黄疸消退不佳可重复冲击1次，再减量至2mg/kg维持12周后，逐渐减量；方案三：术后5~7天开始，静脉滴注递减剂量的甲泼尼龙10、8、6、5、4、3、2mg/（kg·d），共7天，再予口服泼尼松2mg/（kg·d），连续8~12周。激素使用有一定的并发症和不良反应，术后5~7天推荐开始剂量为4mg/kg比较安全有效。虽然激素对胆道闭锁长期生存率影响不肯定，但可明确促进术后早期黄疸消退。

六、胆道闭锁护理规范

1. 注意保暖。

2. 术后注意观察切口情况，伤口渗出较多时，应及时通知医师及更换敷料。

3. 维护各种管路畅通，如有外周中心静脉导管置管，需定期维护及换药；注意胃管，腹引情况，注意观察引流液质、量。

4. 患儿年龄幼小，注意及时更换尿裤及衣物，加强生活护理。

5. 开始肠内营养后注意观察患儿纳奶情况，能否进食，进食后有无腹胀呕吐表现，及时告知医师。

6、观察患儿皮肤黄染情况以及术后排便颜色。

七、胆道闭锁营养治疗规范

1. 术前待手术期，不限制饮食。

2. 术后视肠功能恢复情况，逐渐过渡为肠内营养，经口摄入不足之时，加用肠外营养支持。

八、胆道闭锁患者健康宣教

1. 术后定期复查，了解患儿胆汁排泄及肝脏功能情况，以及有无肝衰竭引发的并发症。

2. 定期复查血常规、生化及肝脏超声，评估肝功能。若出现肝衰竭及时考虑肝移植。

九、推荐表单

（一）医师表单

胆道闭锁临床路径医师表单

适用对象：第一诊断为胆管闭锁（ICD-10：Q44.2）

行肝门部空肠吻合手术，胆道探查术（ICD-9-CM-3：51.7911，51.5）

患儿姓名：	性别：　年龄：　门诊号：	住院号：
住院日期：　年　月　日	出院日期：　年　月　日	标准住院日：34 天

时间	住院第 1 天	住院第 2 天	住院第 3 天
主要诊疗工作	□ 询问病史与体格检查 □ 上级医师查房与术前评估 □ 确定诊断和手术日期 □ 与患儿家属沟通病情并予以指导	□ 确定所有检查结果符合诊断和手术条件，异常者分析处理后复查 □ 签署输血知情同意书	□ 向患儿监护人交代病情，签署手术知情同意书 □ 麻醉科医师探望患儿并完成麻醉前书面评估 □ 完成手术准备
重点医嘱	**长期医嘱：** □ 二级护理 □ 人工喂养或母乳 **临时医嘱：** □ 血常规、尿常规、C 反应蛋白、血型、大便常规 □ 肝功能、肾功能、血气分析、血电解质、凝血功能、血淀粉酶或尿淀粉酶 □ 心电图、胸部 X 线片 □ 超声 □ 核素显像（必要时） □ 超声心动图（必要时）	**长期医嘱：** □ 二级护理 □ 人工喂养或母乳 □ 给予广谱抗菌药物（必要时） □ 给予维生素 K_1（必要时）	**临时医嘱：** □ 明晨禁食 □ 拟明日全身麻醉下行胆道探查、肝门空肠吻合术 □ 开塞露或灌肠通便 □ 术前下胃管 □ 术前 30 分钟应用预防性抗菌药物 □ 备血
病情变异记录	□ 无　□ 有，原因： 1. 2.	□ 无　□ 有，原因： 1. 2.	□ 无　□ 有，原因： 1. 2.
医师签名			

时间	住院第 4 天 （手术日）	住院第 5 天 （术后 1 日）	住院第 6 天 （术后 2 日）
主要诊疗工作	□ 完成胆道探查、肝门空肠吻合术 □ 完成术后医嘱和检查 □ 上级医师查房 □ 向患儿家属交代手术后注意事项 □ 确定有无手术并发症 □ 确定有无麻醉并发症（麻醉科医师随访和书面评价）	□ 上级医师查房 □ 仔细观察患儿腹部体征变化，腹腔引流情况（如有），伤口有无出血等，对手术进行评估	□ 上级医师查房 □ 仔细观察患儿腹部体征变化，腹腔引流情况，伤口情况。
重点医嘱	**长期医嘱：** □ 禁食 □ 一级护理 □ 置监护病房 □ 心电监护，血压，动脉血氧饱和度 □ 记录出入量 □ 胃肠减压接负压吸引 □ 留置导尿管，记尿量 □ 如有腹腔引流，接袋，记量 □ 甲硝唑静脉滴注 □ 广谱抗菌药物 □ 抑酸剂静脉注射（必要时） **临时医嘱：** □ 血常规、C 反应蛋白 □ 血电解质、血气分析、肝功能、肾功能、凝血全套（必要时） □ 按体重和出入量补液和电解质 □ 必要时按需输血	**长期医嘱：** □ 禁食 □ 一级护理 □ 甲硝唑静脉滴注 □ 广谱抗菌药物 □ 心电监护，血压，动脉血氧饱和度 □ 记录出入量 □ 胃肠减压接负压吸引 □ 留置导尿，记尿量 □ 如有腹腔引流，接袋，记量 □ 抑酸剂静脉注射（必要时） **临时医嘱：** □ 按体重和出入量补液和电解质	**长期医嘱：** □ 禁食 □ 一级护理 □ 甲硝唑静脉滴注 □ 广谱抗菌药物 □ 心电监护，血压，动脉血氧饱和度 □ 记录出入量 □ 胃肠减压接负压吸引 □ 留置导尿管 □ 如有腹腔引流，接袋 □ 抑酸剂静脉注射（必要时） **临时医嘱：** □ 按体重和出入量补液和电解质
病情变异记录	□ 无　□ 有，原因： 1. 2.	□ 无　□ 有，原因： 1. 2.	□ 无　□ 有，原因： 1. 2.
医师签名			

时间	住院第 7 天 （术后 3 日）	住院第 8~13 天 （术后 4~10 日）	住院第 14~34 天 （术后 10~30 日，出院日）
主要诊疗工作	□ 上级医师查房，确定有无手术并发症和手术切口感染 □ 仔细观察患儿腹部体征变化，腹腔引流情况，伤口情况 □ 观察消化道恢复功能情况	□ 上级医师查房，确定有无手术并发症和手术切口感染 □ 静脉使用激素患儿可根据大便情况适当延长住院时间	□ 上级医师查房，确定有无手术并发症和手术切口感染 □ 了解所有实验室检查报告 □ 请示上级医师给予出院 □ 出院医嘱 □ 完成出院病程录、出院小结 □ 通知患儿及其家属，交代出院后注意事项，预约复诊日期
重点医嘱	**长期医嘱：** □ 禁食 □ 一级护理 □ 如有腹腔引流，接袋，记量 □ 甲硝唑静脉滴注 □ 广谱抗菌药物 □ 抑酸剂静脉注射（必要时） **临时医嘱：** □ 按体重和出入量补液和电解质 □ 停留置导尿	**长期医嘱：** □ 适量饮水过渡至人工喂养（推荐中链脂肪酸奶粉）或母乳 □ 一级护理 □ 甲硝唑静脉滴注 □ 广谱抗菌药物 □ 静脉使用激素患儿继续使用抑酸剂 **临时医嘱：** □ 停胃肠减压 □ 血常规、C 反应蛋白 □ 选择使用激素 □ 拔除腹腔引流（如有）	**长期医嘱：** □ 低脂饮食 □ 二级护理 □ 甲硝唑静脉滴注 □ 广谱抗菌药物 □ 静脉使用激素患儿继续使用抑酸剂 **临时医嘱：** □ 术后 12、28 天复查肝功能、凝血全套及血常规 □ 选择使用激素 □ 术后 10~14 天拆线
病情变异记录	□ 无　□ 有，原因： 1. 2.	□ 无　□ 有，原因： 1. 2.	□ 无　□ 有，原因： 1. 2.
医师签名			

（二）护士表单

胆道闭锁临床路径护士表单

适用对象：第一诊断为胆管闭锁（ICD-10：Q44.2）

行肝门部空肠吻合手术，胆道探查术（ICD-9-CM-3：51.7911，51.5）

患儿姓名：	性别：　　年龄：　　门诊号：	住院号：
住院日期：　　年　月　日	出院日期：　　年　月　日	标准住院日：34 天

时间	住院第 1 天	住院第 2 天	住院第 3 天
重点医嘱	**长期医嘱：** □ 二级护理 □ 人工喂养或母乳 **临时医嘱：** □ 血常规、尿常规、C 反应蛋白、血型、大便常规 □ 肝功能、肾功能、血气分析、血电解质、凝血功能、血淀粉酶或尿淀粉酶 □ 心电图、胸部 X 线片 □ 超声 □ 核素显像（必要时） □ 超声心动图（必要时）	**长期医嘱：** □ 二级护理 □ 人工喂养或母乳 □ 给予广谱抗菌药物（必要时） □ 给予维生素 K_1（必要时）	**临时医嘱：** □ 明晨禁食 □ 拟明日全身麻醉下行胆道探查、肝门空肠吻合术 □ 开塞露或灌肠通便 □ 术前下胃管 □ 术前 30 分钟应用预防性抗菌药物 □ 备血
主要护理工作	□ 入院宣教：介绍责任护士、床位医师、病房环境、设施和设备 □ 入院护理评估 □ 动静脉取血（明晨取血） □ 指导患儿到相关科室进行检查	□ 饮食护理 □ 观察有无发热、腹痛、黄疸 □ 观察腹部体征	□ 手术前皮肤准备 □ 手术前物品准备 □ 手术前心理护理 □ 明晨禁食、禁水
病情变异记录	□ 无　□ 有，原因： 1. 2.	□ 无　□ 有，原因： 1. 2.	□ 无　□ 有，原因： 1. 2.
护士签名			

时间	住院第4天 （手术日）	住院第5天 （术后1日）	住院第6天 （术后2日）
重点医嘱	**长期医嘱：** □ 禁食 □ 一级护理 □ 置监护病房 □ 心电监护，血压，动脉血氧饱和度 □ 记录出入量 □ 胃肠减压接负压吸引 □ 留置导尿管，记尿量 □ 如有腹腔引流，接袋，记量 □ 甲硝唑静脉滴注 □ 广谱抗菌药物 □ 抑酸剂静脉注射 **临时医嘱：** □ 血常规、C 反应蛋白 □ 血电解质、血气分析、肝功能、肾功能、凝血全套（必要时） □ 按体重和出入量补液和电解质 □ 必要时按需输血	**长期医嘱：** □ 禁食 □ 转入普通病房 □ 二级护理 □ 甲硝唑静脉滴注 □ 广谱抗菌药物 □ 心电监护，血压，动脉血氧饱和度 □ 记录出入量 □ 胃肠减压接负压吸引 □ 留置导尿，记尿量 □ 如有腹腔引流，接袋，记量 □ 抑酸剂静脉注射 **临时医嘱：** □ 按体重和出入量补液和电解质	**长期医嘱：** □ 禁食 □ 二级护理 □ 甲硝唑静脉滴注 □ 广谱抗菌药物 □ 心电监护，血压，动脉血氧饱和度 □ 记录出入量 □ 胃肠减压接负压吸引 □ 留置导尿管 □ 如有腹腔引流，接袋 □ 抑酸剂静脉注射 **临时医嘱：** □ 按体重和出入量补液和电解质
主要护理工作	□ 观察患儿生命体征、腹部体征 □ 手术后心理与生活护理 □ 伤口护理 □ 引流管护理 □ 疼痛护理指导及镇痛泵（必要时）	□ 观察患儿生命和腹部体征 □ 手术后心理与生活护理 □ 引流管护理 □ 药物不良反应观察和护理 □ 疼痛护理指导及镇痛泵使用	□ 观察患儿生命体征 □ 手术后心理与生活护理 □ 引流管护理 □ 观察排便、排气情况 □ 伤口护理 □ 疼痛护理指导及镇痛泵使用
病情变异记录	□ 无 □ 有，原因： 1. 2.	□ 无 □ 有，原因： 1. 2.	□ 无 □ 有，原因： 1. 2.
护士签名			

时间	住院第 7 天 （术后 3 日）	住院第 8~13 天 （术后 4~10 日）	住院第 14~34 天 （术后 10~30 日，出院日）
重点医嘱	**长期医嘱：** □ 禁食 □ 二级护理 □ 如有腹腔引流，接袋，记量 □ 甲硝唑静脉滴注 □ 广谱抗菌药物 □ 抑酸剂静脉注射 **临时医嘱：** □ 按体重和出入量补液和电解质 □ 停留置导尿	**长期医嘱：** □ 适量饮水过渡至人工喂养（推荐中链脂肪酸奶粉）或母乳 □ 二级护理 □ 甲硝唑静脉滴注 □ 广谱抗菌药物 □ 静脉使用激素患儿继续使用抑酸剂 **临时医嘱：** □ 停胃肠减压 □ 血常规、C 反应蛋白 □ 选择使用激素 □ 拔除腹腔引流（如有）	**长期医嘱：** □ 低脂饮食 □ 二级护理 □ 甲硝唑静脉滴注 □ 广谱抗菌药物 □ 静脉使用激素患儿继续使用抑酸剂 **临时医嘱：** □ 术后 12、28 天复查肝功能、凝血全套及血常规 □ 选择使用激素 □ 术后 10~14 天拆线
主要护理工作	□ 随时观察患儿情况 □ 手术后心理与生活护理 □ 按医嘱拔除尿管、镇痛泵管	□ 随时观察患儿情况 □ 手术后心理与生活护理 □ 指导并监督患儿手术后活动 □ 饮食护理 □ 按医嘱拔除胃管	□ 对患儿家属进行出院准备指导和出院宣教 □ 帮助患儿家属办理出院手续
病情变异记录	□ 无 □ 有，原因： 1. 2.	□ 无 □ 有，原因： 1. 2.	□ 无 □ 有，原因： 1. 2.
护士签名			

（三）患儿家属表单

胆道闭锁临床路径患儿表单

适用对象：第一诊断为胆管闭锁（ICD-10：Q44.2）
行肝门部空肠吻合手术，胆道探查术（ICD-9-CM-3：51.7911，51.5）

患儿姓名：	性别：　　年龄：　　门诊号：	住院号：
住院日期：　年　月　日	出院日期：　年　月　日	标准住院日：34 天

时间	住院第 1 天	住院第 2 天	住院第 3 天
医患配合	□ 询问病史与体格检查 □ 上级医师查房与术前评估 □ 确定诊断和手术日期 □ 与患儿家属沟通病情并予以指导	□ 确定所有检查结果符合诊断和手术条件，异常者分析处理后复查 □ 签署输血知情同意书	□ 向患儿监护人交代病情，签署手术知情同意书 □ 麻醉科医师探望患儿并完成麻醉前书面评估 □ 完成手术准备
重点诊疗及检查	□ 二级护理 □ 人工喂养或母乳 □ 血常规、尿常规、C 反应蛋白、血型、大便常规 □ 肝功能、肾功能、血气分析、血电解质、凝血功能、血淀粉酶或尿淀粉酶 □ 心电图、胸部 X 线片 □ 超声 □ 核素显像（必要时） □ 超声心动图（必要时）	□ 二级护理 □ 人工喂养或母乳 □ 给予广谱抗菌药物（必要时） □ 给予维生素 K_1（必要时）	□ 明晨禁食 □ 拟明日全身麻醉下行胆道探查、肝门空肠吻合术 □ 开塞露或灌肠通便 □ 术前下胃管 □ 术前 30 分钟应用预防性抗菌药物 □ 备血
病情变异记录	□ 无　□ 有，原因： 1. 2.	□ 无　□ 有，原因： 1. 2.	□ 无　□ 有，原因： 1. 2.

时间	住院第4天 （手术日）	住院第5天 （术后1日）	住院第6天 （术后2日）
医患配合	□ 完成胆道探查、肝门空肠吻合术 □ 完成术后医嘱和检查 □ 上级医师查房 □ 向患儿家属交代手术后注意事项 □ 确定有无手术并发症 □ 确定有无麻醉并发症（麻醉科医师随访和书面评价）	□ 上级医师查房 □ 仔细观察患儿腹部体征变化，腹腔引流情况（如有），伤口有无出血等，对手术进行评估	□ 上级医师查房 □ 仔细观察患儿腹部体征变化，腹腔引流情况，伤口情况
重点诊疗及检查	□ 禁食 □ 一级护理 □ 置监护病房 □ 心电监护，血压，动脉血氧饱和度 □ 记录出入量 □ 胃肠减压接负压吸引 □ 留置导尿管，记尿量 □ 如有腹腔引流，接袋，记量 □ 甲硝唑静脉滴注 □ 广谱抗菌药物 □ 抑酸剂静脉注射（必要时） □ 血常规、C反应蛋白 □ 血电解质、血气分析、肝功能、肾功能、凝血全套（必要时） □ 按体重和出入量补液和电解质 □ 必要时按需输血	□ 禁食 □ 一级护理 □ 甲硝唑静脉滴注 □ 广谱抗菌药物 □ 心电监护，血压，动脉血氧饱和度 □ 记录出入量 □ 胃肠减压接负压吸引 □ 留置导尿，记尿量 □ 如有腹腔引流，接袋，记量 □ 抑酸剂静脉注射（必要时） □ 按体重和出入量补液和电解质	□ 禁食 □ 一级护理 □ 甲硝唑静脉滴注 □ 广谱抗菌药物 □ 心电监护，血压，动脉血氧饱和度 □ 记录出入量 □ 胃肠减压接负压吸引 □ 留置导尿管 □ 如有腹腔引流，接袋 □ 抑酸剂静脉注射（必要时） □ 按体重和出入量补液和电解质
病情变异记录	□ 无 □ 有，原因： 1. 2.	□ 无 □ 有，原因： 1. 2.	□ 无 □ 有，原因： 1. 2.

时间	住院第7天 （术后3日）	住院第8~13天 （术后4~10日）	住院第14~34天 （术后10~30日，出院日）
医患配合	□ 上级医师查房，确定有无手术并发症和手术切口感染 □ 仔细观察患儿腹部体征变化，腹腔引流情况，伤口情况 □ 观察消化道恢复功能情况	□ 上级医师查房，确定有无手术并发症和手术切口感染 □ 静脉使用激素患儿可根据大便情况适当延长住院时间	□ 上级医师查房，确定有无手术并发症和手术切口感染 □ 了解所有实验室检查报告 □ 请示上级医师给予出院 □ 出院医嘱 □ 完成出院病程录、出院小结 □ 通知患儿及其家属，交代出院后注意事项，预约复诊日期
重点诊疗及检查	□ 禁食 □ 一级护理 □ 如有腹腔引流，接袋，记量 □ 甲硝唑静脉滴注 □ 广谱抗菌药物 □ 抑酸剂静脉注射（必要时） □ 按体重和出入量补液和电解质 □ 停留置导尿	□ 适量饮水过渡至人工喂养（推荐中链脂肪酸奶粉）或母乳 □ 一级护理 □ 甲硝唑静脉滴注 □ 广谱抗菌药物 □ 静脉使用激素患儿继续使用抑酸剂 □ 停胃肠减压 □ 血常规、C反应蛋白 □ 选择使用激素 □ 拔除腹腔引流（如有）	□ 低脂饮食 □ 二级护理 □ 甲硝唑静脉滴注 □ 广谱抗菌药物 □ 静脉使用激素患儿继续使用抑酸剂 □ 术后12、28天复查肝功能、凝血全套及血常规 □ 选择使用激素 □ 术后10~14天拆线
病情变异记录	□ 无 □ 有，原因： 1. 2.	□ 无 □ 有，原因： 1. 2.	□ 无 □ 有，原因： 1. 2.

附：原表单（2016 年版）

胆道闭锁临床路径表单

适用对象：第一诊断为胆道闭锁（胆道闭锁）（ICD-10：Q44.203），行肝门部纤维块切除、肝门部空肠吻合手术（ICD-9-CM-3：51.9803/51.3901）

患儿姓名：	性别： 年龄： 门诊号：	住院号：
住院日期： 年 月 日	出院日期： 年 月 日	标准住院日：34 天

时间	住院第 1 天	住院第 2 天	住院第 3 天
主要诊疗工作	□ 询问病史与体格检查 □ 上级医师查房与术前评估 □ 确定诊断和手术日期 □ 与患儿家属沟通病情并予以指导	□ 确定所有检查结果符合诊断和手术条件，异常者分析处理后复查 □ 签署输血知情同意书	□ 向患儿监护人交代病情，签署手术知情同意书 □ 麻醉科医师探望患儿并完成麻醉前书面评估 □ 完成手术准备
重点医嘱	**长期医嘱：** □ 二级护理 □ 人工喂养或母乳 **临时医嘱：** □ 血常规、尿常规、C 反应蛋白、血型、大便常规 □ 肝功能、肾功能、血气分析、血电解质、凝血功能、血淀粉酶或尿淀粉酶 □ 心电图、胸部 X 线片 □ 超声 □ 核素显像（必要时） □ 超声心动图（必要时）	**长期医嘱：** □ 二级护理 □ 人工喂养或母乳 □ 给予广谱抗菌药物（必要时） □ 给予维生素 K_1（必要时）	**临时医嘱：** □ 明晨禁食 □ 拟明日全身麻醉下行胆道探查、肝门空肠吻合术 □ 开塞露或灌肠通便 □ 带预防性抗菌药物、胃管、导尿管各 1 根，集尿袋 1 只 □ 备血
主要护理工作	□ 入院宣教：介绍责任护士、床位医师、病房环境、设施和设备 □ 入院护理评估 □ 动静脉取血（明晨取血） □ 指导患儿到相关科室进行检查	□ 饮食护理 □ 观察有无发热、腹痛、黄疸 □ 观察腹部体征	□ 手术前皮肤准备 □ 手术前物品准备 □ 手术前心理护理 □ 明晨禁食、禁水
病情变异记录	□ 无 □ 有，原因： 1. 2.	□ 无 □ 有，原因： 1. 2.	□ 无 □ 有，原因： 1. 2.
护士签名			
医师签名			

时间	住院第 4 天 （手术日）	住院第 5 天 （术后 1 日）	住院第 6 天 （术后 2 日）
主要诊疗工作	□ 完成胆道探查、肝门空肠吻合术 □ 完成术后医嘱和检查 □ 上级医师查房 □ 向患儿家属交代手术后注意事项 □ 确定有无手术并发症 □ 确定有无麻醉并发症（麻醉科医师随访和书面评价）	□ 上级医师查房 □ 仔细观察患儿腹部体征变化，腹腔引流情况（如有），伤口有无出血等，对手术进行评估	□ 上级医师查房 □ 仔细观察患儿腹部体征变化，腹腔引流情况，伤口情况。
重点医嘱	**长期医嘱：** □ 禁食 □ 一级护理 □ 置监护病房 □ 心电监护，血压，动脉血氧饱和度 □ 记录出入量 □ 胃肠减压接负压吸引 □ 留置导尿管，记尿量 □ 如有腹腔引流，接袋，记量 □ 甲硝唑静脉滴注 □ 广谱抗菌药物 □ 抑酸剂静脉注射 **临时医嘱：** □ 血常规、C 反应蛋白 □ 血电解质、血气分析、肝功能、肾功能、凝血全套（必要时） □ 按体重和出入量补液和电解质 □ 必要时按需输血	**长期医嘱：** □ 禁食 □ 转入普通病房 □ 二级护理 □ 甲硝唑静脉滴注 □ 广谱抗菌药物 □ 心电监护，血压，动脉血氧饱和度 □ 记录出入量 □ 胃肠减压接负压吸引 □ 留置导尿，记尿量 □ 如有腹腔引流，接袋，记量 □ 抑酸剂静脉注射 **临时医嘱：** □ 按体重和出入量补液和电解质	**长期医嘱：** □ 禁食 □ 二级护理 □ 甲硝唑静脉滴注 □ 广谱抗菌药物 □ 心电监护，血压，动脉血氧饱和度 □ 记录出入量 □ 胃肠减压接负压吸引 □ 留置导尿管 □ 如有腹腔引流，接袋 □ 抑酸剂静脉注射 **临时医嘱：** □ 按体重和出入量补液和电解质
主要护理工作	□ 观察患儿生命体征、腹部体征 □ 手术后心理与生活护理 □ 伤口护理 □ 引流管护理 □ 疼痛护理指导及镇痛泵（必要时）	□ 观察患儿生命和腹部体征 □ 手术后心理与生活护理 □ 引流管护理 □ 药物不良反应观察和护理 □ 疼痛护理指导及镇痛泵使用	□ 观察患儿生命体征 □ 手术后心理与生活护理 □ 引流管护理 □ 观察排便、排气情况 □ 伤口护理 □ 疼痛护理指导及镇痛泵使用
病情变异记录	□ 无　□ 有，原因： 1. 2.	□ 无　□ 有，原因： 1. 2.	□ 无　□ 有，原因： 1. 2.
护士签名			
医师签名			

时间	住院第 7 天 (术后 3 日)	住院第 8~13 天 (术后 4~10 日)	住院第 14~34 天 (术后 10~30 日，出院日)
主要诊疗工作	□ 上级医师查房，确定有无手术并发症和手术切口感染 □ 仔细观察患儿腹部体征变化，腹腔引流情况，伤口情况 □ 观察消化道恢复功能情况	□ 上级医师查房，确定有无手术并发症和手术切口感染 □ 静脉使用激素患儿可根据大便情况适当延长住院时间	□ 上级医师查房，确定有无手术并发症和手术切口感染 □ 了解所有实验室检查报告 □ 请示上级医师给予出院 □ 出院医嘱 □ 完成出院病程录、出院小结 □ 通知患儿及其家属，交代出院后注意事项，预约复诊日期
重点医嘱	**长期医嘱：** □ 禁食 □ 二级护理 □ 如有腹腔引流，接袋，记量 □ 甲硝唑静脉滴注 □ 广谱抗菌药物 □ 抑酸剂静脉注射 **临时医嘱：** □ 按体重和出入量补液和电解质 □ 停留置导尿	**长期医嘱：** □ 适量饮水过渡至人工喂养（推荐中链脂肪酸奶粉）或母乳 □ 二级护理 □ 甲硝唑静脉滴注 □ 广谱抗菌药物 □ 静脉使用激素患儿继续使用抑酸剂 **临时医嘱：** □ 停胃肠减压 □ 血常规、C 反应蛋白 □ 选择使用激素 □ 拔除腹腔引流（如有）	**长期医嘱：** □ 低脂饮食 □ 二级护理 □ 甲硝唑静脉滴注 □ 广谱抗菌药物 □ 静脉使用激素患儿继续使用抑酸剂 **临时医嘱：** □ 术后 12、28 天复查肝功能、凝血全套及血常规 □ 选择使用激素 □ 术后 10~14 天拆线
主要护理工作	□ 随时观察患儿情况 □ 手术后心理与生活护理 □ 按医嘱拔除尿管、镇痛泵管	□ 随时观察患儿情况 □ 手术后心理与生活护理 □ 指导并监督患儿手术后活动 □ 饮食护理 □ 按医嘱拔除胃管	□ 对患儿家属进行出院准备指导和出院宣教 □ 帮助患儿家属办理出院手续
病情变异记录	□ 无 □ 有，原因： 1. 2.	□ 无 □ 有，原因： 1. 2.	□ 无 □ 有，原因： 1. 2.
护士签名			
医师签名			

备注：
1. 院内感染（是/否）______院内感染名称：__________________
2. 延长住院时间原因：______________________________
3. 退径（是/否）____退径原因：______________________________
4. 其他特殊事项及原因：______________________________

第二十九章

先天性幽门肥厚性狭窄临床路径释义

【医疗质量控制指标】（专家建议）

指标一、诊断需结合临床表现和辅助检查。

指标二、手术治疗应满足先天性幽门肥厚性狭窄手术治疗指征。

指标三、抗菌药物需有指征用药。

一、先天性幽门肥厚性狭窄编码

疾病名称及编码：先天性幽门肥厚性狭窄（ICD-10：Q40.0）

二、临床路径检索方法

Q40.0　　出院科别：儿科

三、国家医疗保障疾病诊断相关分组（CHS-DRG）

MDCG　消化系统疾病及功能障碍

GZ1 其他消化系统诊断

四、先天性幽门肥厚性狭窄临床路径标准住院流程

（一）适用对象

第一诊断为先天性幽门肥厚性狭窄（ICD-10：Q40.0）。

行幽门环肌切开术。

释义

■ 本路径适用对象为临床诊断为先天性幽门肥厚性狭窄的患儿。

■ 治疗方法：本路径针对的是幽门环肌切开术或腹腔镜下幽门环肌切开术手术。

（二）诊断依据

根据《张金哲小儿外科学》（张金哲主编，人民卫生出版社，2013 年），《临床诊疗指南·小儿外科学分册》（中华医学会编著，人民卫生出版社，2005 年），《临床技术操作规范·小儿外科学分册》（中华医学会编著，人民军医出版社，2005 年）。

1. 典型临床症状表现为：生后 2~4 周出现喷射性呕吐，不含胆汁；失水、营养不良。
2. 体征：右上腹肋缘下腹直肌外缘处橄榄形肿块。
3. 超声检查：幽门环肌厚度≥4mm，幽门管长度≥15mm。
4. X 线检查：吞稀钡造影特征表现，①胃扩张；②胃蠕动增强；③幽门管细长如鸟嘴状；④胃排空延迟。

其中 3、4 可任选 1 项。

释义

■ 本路径的制订主要参考国内外权威参考书籍和诊疗指南。

■ 生后2~4周出现的典型喷射样不含胆汁呕吐，呕吐可逐渐加重。呕吐加重时，可见咖啡色呕吐物。但有患儿可早至生后1周或迟至3~4周出现呕吐。随着呕吐加重，患儿可出现脱水、营养不良表现。查体可触及右上腹肋缘下腹直肌外缘处橄榄形肿块。本体征可见于100%患儿，需仔细查体，均可触及此包块。饱食后，还可见到胃型及蠕动波。

■ 本病主要辅助检查为上消化道造影及超声检查。超声检查可见典型幽门肌层肥厚、幽门管延长表现即可确诊，特异度及灵敏度均较高。上消化道造影因存在射线损害的风险，已逐渐减少使用。

（三）治疗方案的选择

根据《张金哲小儿外科学》（张金哲主编，人民卫生出版社，2013年），《临床诊疗指南·小儿外科学分册》（中华医学会编著，人民卫生出版社，2005年），《临床技术操作规范·小儿外科学分册》（中华医学会编著，人民军医出版社，2005年）。

1. 幽门环肌切开术。
2. 腹腔镜下幽门环肌切开术。

释义

■ 本病治疗需行幽门环肌切开术。腹腔镜手术有着美观、术后恢复快的优点，目前已广泛普及，逐渐取代传统开腹手术。

（四）标准住院日为4~7天

释义

■ 本病多数合并水电解质平衡紊乱，术前应予以纠正。1~2天后可行手术治疗。术后少数患儿仍会稍有呕吐，可因幽门水肿等原因导致，至3~5日后喂养正常后可出院。

（五）进入路径标准

1. 第一诊断必须符合ICD-10：Q40.0先天性幽门肥厚性狭窄疾病编码。
2. 当患儿同时具有其他疾病诊断，但在住院期间不需要特殊处理也不影响第一诊断的临床路径实施时，可以进入路径。

释义

■ 第一诊断符合此诊断患儿即可进入本路径。

■ 合并水电解质平衡紊乱、营养不良、呼吸道感染患儿亦可进入路径，但因手术准备时间较长，可能会增加医疗费用，延长住院时间。

（六）术前准备 1~2 天

1. 必需的检查项目：

（1）实验室检查：血常规、尿常规、肝功能、肾功能、电解质、血气分析、凝血功能、感染性疾病筛查（乙型肝炎、丙型肝炎、梅毒、艾滋病等）。

（2）心电图、X 线胸片（正位）。

2. 根据病情可选择：

（1）超声心动图（心电图异常者）。

（2）C 反应蛋白等。

3. 注意补充水、电解质，维持内环境稳定。

释义

■ 必查项目是确保手术治疗安全、有效开展的基础，在术前必须完成。相关人员应认真分析检查结果，以便及时发现异常情况并采取对应处置。可选检查在必查项目异常时，需除外合并疾病，减少不必要的手术风险。

■ 术前补充水、电解质溶液，需复查，结果基本正常后手术治疗。

（七）预防性抗菌药物选择与使用时机

抗菌药物使用：按照《抗菌药物临床应用指导原则（2015 年版）》（国卫办医发〔2015〕43 号）执行，并结合患儿的病情决定抗菌药物的选择与使用时间。

释义

■ 无合并并发症患儿无需使用静脉抗菌药物。入院时存在肺炎等合并症时，依据病情应用相应治疗。

（八）手术日为入院 1~2 天

1. 麻醉方式：全身麻醉或骶管麻醉（年龄<30 天者）。

2. 术中用药：麻醉常规用药。

3. 输血：视术中情况和患儿情况而定，一般不需要输血。

释义

■ 基础情况好的患儿，入院后 1~2 天手术。

■ 本病一般无需输血。

（九）术后住院恢复 2~5 天

1. 必须检查的项目：电解质、血常规。

2. 术后用药：注意补充水、电解质，维持内环境稳定；一般无需使用抗菌药物，如合并肺炎必要时可选用一代或二代头孢类抗菌药物，使用一般不超过 2 天。

释义

■ 术前有严重水电解质失衡的患儿，术后注意复查。术后3天或出院前复查血常规，如出现发热、切口感染等情况，及时复查。

■ 一般无需使用抗菌药物，如出现感染合并症，可酌情使用。

■ 术后依据患儿经口进食的情况，2~5天可出院。

（十）出院标准

1. 一般情况良好，进食可，没有或偶有呕吐。
2. 伤口愈合良好。
3. 没有需要住院处理的并发症。

释义

■ 患儿纳奶好，基本无呕吐。伤口愈合良好，无感染征象。如合并肺炎等合并症，可至相应科室或门诊治疗。

（十一）变异及原因分析

1. 围术期并发症等造成住院日延长和费用增加。
2. 存在其他系统的先天畸形，不能耐受手术的患儿，转入相应的路径治疗。

释义

■ 如患儿合并呼吸道感染及严重超出一般情况的水电解质紊乱，可能增加费用及延长住院时间，需在表单中说明。

■ 如合并影响手术的其他系统畸形，则退出本路径，亦需在表单中说明。

五、先天性幽门肥厚性狭窄给药方案

本病为Ⅰ类切口，术前术后均无需使用抗菌药物。

如合并呼吸道感染，可依据病情使用抗菌药物治疗。

合并水电解质失衡使用相应液体进行补充。严禁使用碱性液。如存在营养不良情况，在经口进食之前或不足时，可适当给予静脉营养支持治疗。

六、先天性幽门肥厚性狭窄护理规范

1. 患儿年龄幼小，注意及时更换尿裤及衣物，加强生活护理。
2. 术后注意观察切口情况，伤口渗出较多时，应及时通知医师及更换敷料。
3. 开始喂养后注意观察患儿纳奶情况，能否进食，进食后有无腹胀呕吐表现，及时告知医师。

七、先天性幽门肥厚性狭窄营养治疗规范

1. 术前积极纠治水电解质平衡紊乱。

2. 目前多数患儿就诊及时，营养不良不多见，不需特殊营养治疗。

3. 对于就诊较晚，出现营养不良患儿，术后很快过渡到正常饮食，小儿可很快追赶至正常体重。

八、先天性幽门肥厚性狭窄患者健康宣教

1. 喂养后注意拍嗝，防止呕吐。

2. 出院后早期注意合理喂养，防止因喂养不当出现消化系统并发症。

3. 如有反复呕吐，症状不缓解者，及时复诊。

九、推荐表单

（一）医师表单

先天性幽门肥厚性狭窄临床路径医师表单

适用对象：第一诊断为先天性幽门肥厚性狭窄（ICD-10：Q40.0）

行幽门环肌切开术或腹腔镜下幽门环肌切开术（ICD-9-CM-3：43.3）

患儿姓名：	性别：　年龄：　门诊号：	住院号：
住院日期：　年　月　日	出院日期：　年　月　日	标准住院日：4~7天

时间	住院第1天	住院第1~2天 （手术日）
主要诊疗工作	□ 询问病史与体格检查 □ 上级医师查房与手术前评估 □ 向患儿家长交代病情，患儿家长签署手术麻醉知情同意书和输血知情同意书	□ 手术 □ 术者完成手术记录 □ 上级医师查房 □ 向患儿家长交代病情
重点医嘱	**长期医嘱：** □ 小儿外科护理常规 □ 一级护理 □ 禁食 □ 胃肠减压 **临时医嘱：** □ 血常规、尿常规 □ 肝功能、肾功能、电解质、血气分析、凝血功能、感染性疾病筛查 □ 心电图、X线胸片（正位）、超声心动（必要时） □ 抗菌药物（必要时） □ 纠正水、电解质紊乱	**长期医嘱：** □ 行幽门环肌切开术 □ 小儿外科护理常规 □ 一级护理 □ 胃肠减压4~6小时 □ 心电监护 □ 头罩吸氧4小时 □ 术后6小时糖水15~30ml，每3小时1次，口服 □ 术后12~24小时婴奶15~30ml，每3小时1次，口服 **临时医嘱：** □ 复查血常规、血气分析（必要时）、电解质（必要时）
病情变异记录	□ 无　□ 有，原因： 1. 2.	□ 无　□ 有，原因： 1. 2.
医师签名		

时间	住院第 3 天	住院第 4~7 天 （出院日）
主要诊疗工作	□ 上级医师查房，对手术进行评估 □ 确定患儿是否可以出院 □ 通知家长明天出院 □ 向家长交代出院的注意事项，预约复诊及拆线日期	**如果患儿可以出院：** □ 完成出院小结 **如果患儿需继续住院：** □ 上级医师查房，确定患儿情况
重点医嘱	**长期医嘱：** □ 一级护理 □ 母乳或婴奶 60~90ml，每 3 小时 1 次	**出院医嘱：** □ 一级护理 □ 母乳或婴奶 60~90ml，每 3 小时 1 次
病情变异记录	□ 无　□ 有，原因： 1. 2.	□ 无　□ 有，原因： 1. 2.
医师签名		

（二）护士表单

先天性幽门肥厚性狭窄临床路径护士表单

适用对象：第一诊断为先天性幽门肥厚性狭窄（ICD-10：Q40.0）

行幽门环肌切开术或腹腔镜下幽门环肌切开术（ICD-9-CM-3：43.3）

患儿姓名：	性别：　　年龄：　　门诊号：	住院号：
住院日期：　　年　月　日	出院日期：　　年　月　日	标准住院日：4~7天

时间	住院第1天	住院第1~2天 （手术日）
重点医嘱	**长期医嘱：** □ 小儿外科护理常规 □ 一级护理 □ 禁食 □ 胃肠减压 **临时医嘱：** □ 血常规、尿常规 □ 肝功能、肾功能、电解质、血气分析、凝血功能、感染性疾病筛查 □ 心电图、X线胸片（正位）、超声心动（必要时） □ 抗菌药物（必要时） □ 纠正水、电解质紊乱	**长期医嘱：** □ 行幽门环肌切开术 □ 小儿外科护理常规 □ 一级护理 □ 胃肠减压4~6小时 □ 心电监护 □ 头罩吸氧4小时 □ 术后6小时糖水15~30ml，每3小时1次，口服 □ 术后12~24小时婴奶15~30ml，每3小时1次，口服 **临时医嘱：** □ 复查血常规、血气分析（必要时）、电解质（必要时）
主要护理工作	□ 入院宣教：介绍病房环境、设施和设备 □ 入院护理评估 □ 护理计划	□ 观察患儿情况 □ 手术后生活护理 □ 夜间巡视
病情变异记录	□ 无　□ 有，原因： 1. 2.	□ 无　□ 有，原因： 1. 2.
护士签名		

时间	住院第 3 天	住院第 4~7 天 （出院日）
重点医嘱	**长期医嘱：** □ 一级护理 □ 母乳或婴奶 60~90ml，每 3 小时 1 次	**出院医嘱：** □ 一级护理 □ 母乳或婴奶 60~90ml，每 3 小时 1 次
主要护理工作	□ 观察患儿情况 □ 手术后生活护理 □ 观察患儿情况 □ 手术后生活护理 □ 夜间巡视	**如果患儿可以出院：** □ 帮助办理出院手续 □ 将出院小结交给家长 **如果患儿需继续住院：** □ 观察患儿情况 □ 手术后生活护理 □ 夜间巡视
病情变异记录	□ 无　□ 有，原因： 1. 2.	□ 无　□ 有，原因： 1. 2.
护士签名		

（三）患儿家属表单

先天性幽门肥厚性狭窄临床路径患儿家属表单

适用对象：第一诊断为先天性幽门肥厚性狭窄（ICD-10：Q40.0）

行幽门环肌切开术或腹腔镜下幽门环肌切开术（ICD-9-CM-3：43.3）

患儿姓名：	性别：　　年龄：　　门诊号：	住院号：
住院日期：　　年　月　日	出院日期：　　年　月　日	标准住院日：4~7 天

时间	住院第 1 天	住院第 1~2 天 （手术日）
医患配合	□ 询问病史与体格检查 □ 上级医师查房与手术前评估 □ 向患儿家长交代病情，患儿家长签署手术麻醉知情同意书和输血知情同意书	□ 手术 □ 术者完成手术记录 □ 上级医师查房 □ 向患儿家长交代病情
重点诊疗及检查	□ 小儿外科护理常规 □ 一级护理 □ 禁食 □ 胃肠减压 □ 血常规、尿常规 □ 肝功能、肾功能、电解质、血气分析、凝血功能、感染性疾病筛查 □ 心电图、X 线胸片（正位）、超声心动图（必要时） □ 抗菌药物（必要时） □ 纠正水、电解质紊乱	□ 行幽门环肌切开术 □ 小儿外科护理常规 □ 一级护理 □ 胃肠减压 4~6 小时 □ 心电监护 □ 头罩吸氧 4 小时 □ 术后 6 小时糖水 15~30ml，每 3 小时 1 次，口服 □ 术后 12~24 小时婴奶 15~30ml，每 3 小时 1 次，口服 □ 复查血常规、血气分析（必要时）、电解质（必要时）
病情变异记录	□ 无　□ 有，原因： 1. 2.	□ 无　□ 有，原因： 1. 2.

时间	住院第 3 天	住院第 4~7 天 （出院日）
医患配合	□ 上级医师查房，对手术进行评估 □ 确定患儿是否可以出院 □ 通知家长明天出院 □ 向家长交代出院的注意事项，预约复诊及拆线日期	**如果患儿可以出院：** □ 完成出院小结 **如果患儿需继续住院：** □ 上级医师查房，确定患儿情况
重点诊疗及检查	**长期医嘱：** □ 一级护理 □ 母乳或婴奶 60~90ml，每 3 小时 1 次	**出院医嘱：** □ 一级护理 □ 母乳或婴奶 60~90ml，每 3 小时 1 次
病情变异记录	□ 无　□ 有，原因： 1. 2.	□ 无　□ 有，原因： 1. 2.

附：原表单（2019年版）

先天性幽门肥厚性狭窄临床路径表单

适用对象：第一诊断为先天性幽门肥厚性狭窄（ICD-10：Q40.0）

行幽门环肌切开术或腹腔镜下幽门环肌切开术（ICD-9-CM-3：43.3）

患儿姓名：	性别：　　年龄：　　门诊号：	住院号：
住院日期：　　年　月　日	出院日期：　　年　月　日	标准住院日：4~7天

时间	住院第1天	住院第1~2天 （手术日）
主要诊疗工作	□ 询问病史与体格检查 □ 上级医师查房与手术前评估 □ 向患儿家长交代病情，患儿家长签署手术麻醉知情同意书和输血知情同意书	□ 手术 □ 术者完成手术记录 □ 上级医师查房 □ 向患儿家长交代病情
重点医嘱	**长期医嘱：** □ 小儿外科护理常规 □ 一级护理 □ 禁食 □ 胃肠减压 **临时医嘱：** □ 血常规、尿常规 □ 肝功能、肾功能、电解质、血气分析、凝血功能、感染性疾病筛查 □ 心电图、X线胸片（正位） □ 抗菌药物 □ 纠正水、电解质紊乱	**长期医嘱：** □ 行幽门环肌切开术 □ 小儿外科护理常规 □ 一级护理 □ 胃肠减压4~6小时 □ 心电监护 □ 头罩吸氧4小时 □ 术后6小时糖水30ml，每3小时1次，口服 □ 术后12小时婴奶30ml，每3小时1次，口服 **临时医嘱：** □ 复查血常规、血气分析、电解质
主要护理工作	□ 入院宣教：介绍病房环境、设施和设备 □ 入院护理评估 □ 护理计划	□ 观察患儿情况 □ 手术后生活护理 □ 夜间巡视
病情变异记录	□ 无　□ 有，原因： 1. 2.	□ 无　□ 有，原因： 1. 2.
护士签名		
医师签名		

时间	住院第 3 天	住院第 4~7 天 （出院日）
主要诊疗工作	□ 上级医师查房，对手术进行评估 □ 确定患儿是否可以出院 □ 通知家长明天出院 □ 向家长交代出院的注意事项，预约复诊及拆线日期	**如果患儿可以出院：** □ 完成出院小结 **如果患儿需继续住院：** □ 上级医师查房，确定患儿情况
重点医嘱	**长期医嘱：** □ 二级护理 □ 母乳或婴奶 60~90ml，每 3 小时 1 次	**出院医嘱：** □ 二级护理 □ 母乳或婴奶 60~90ml，每 3 小时 1 次
主要护理工作	□ 观察患儿情况 □ 手术后生活护理 □ 观察患儿情况 □ 手术后生活护理 □ 夜间巡视	**如果患儿可以出院：** □ 帮助办理出院手续 □ 将出院小结交给家长 **如果患儿需继续住院：** □ 观察患儿情况 □ 手术后生活护理 □ 夜间巡视
病情变异记录	□ 无 □ 有，原因： 1. 2.	□ 无 □ 有，原因： 1. 2.
护士签名		
医师签名		

第三十章

肠闭锁临床路径释义

【医疗质量控制指标】（专家建议）

指标一、诊断需结合临床表现和辅助检查。

指标二、全胃肠外营养使用时间占住院天数比例。

指标三、抗菌药物使用时间。

一、肠闭锁编码

1. 原编码：

疾病名称及编码：先天性小肠闭锁（ICD-10：Q41.900）

手术操作名称及编码：行剖腹探查+小肠吻合术（54.1101 + 45.9101）

2. 修改编码：

疾病名称及编码：先天性小肠闭锁（ICD-10：Q41.903）

先天性空肠闭锁（ICD-10：Q41.102）

先天性回肠闭锁（ICD-10：Q41.203）

先天性十二指肠闭锁（ICD-10：Q41.003）

手术操作名称及编码：小肠-小肠吻合术（ICD-9-CM-3：45.91）

二、临床路径检索方法

Q41.003/Q41.102/Q41.203/Q41.903 伴 45.91　　出院科别：儿科

三、国家医疗保障疾病诊断相关分组（CHS-DRG）

MDCG　消化系统疾病及功能障碍

GZ1　其他消化系统诊断

四、肠闭锁临床路径标准住院流程

（一）适用对象

第一诊断为先天性小肠闭锁的病例（ICD-10：Q41.900），新生儿初诊病例。

释义

- 本路径适用对象为临床诊断为先天性小肠闭锁的患儿。
- 首次就诊手术患儿，不包括已行一期手术再次手术患儿。

（二）诊断依据

1. 病史：新生儿期发病，典型表现为生后反复胆汁性呕吐，无胎粪排出。部分病例产前诊断发现双泡征、三泡征或者胎儿肠管扩张伴或不伴羊水过多或偏多。

2. 体征：胸部无明显异常体征。腹胀或无腹胀（中低位小肠闭锁或高位小肠闭锁），腹软，无压痛，无肠型。胃肠减压引流出大量黄绿色液体，肛指检查见油灰样胎粪或黏液。

3. 辅助检查：胸、腹联合X线平片，腹部可呈双泡征或三泡征（高位小肠闭锁），或者小肠多发宽大气液平，结肠无充气（低位小肠闭锁）。

释义

■ 本病包含小肠闭锁的多种类型。因肠闭锁位置的高低出现不同梗阻表现。空肠起始部以近闭锁患儿可表现为高位肠梗阻，生后早期出现含胆汁呕吐，腹胀不明显。腹X线立位片可见典型双泡征或三泡征，远端肠管无气体充盈。空回肠交界处闭锁患儿可表现为低位肠梗阻。生后呕吐时间较晚，部分患儿甚至可有类似正常胎便排出，随着时间进展，腹胀加重，可有肠型，有时不易与先天性巨结肠患儿鉴别，腹X线立位片可见一明显宽大气液平多支持肠闭锁诊断。不易鉴别患儿可行钡灌肠检查，如见典型胎儿结肠，则为肠闭锁。

■ 目前产前超声诊断较多，可见十二指肠扩张，伴有羊水增多，则肠闭锁诊断可能性极大。如高度怀疑十二指肠闭锁的患儿，应注意排除染色体异常的可能。

（三）进入路径标准

1. 第一诊断必须符合疾病编码（ICD-10：Q41.900）。
2. 当患儿同时具有其他疾病诊断，但在住院期间不需要特殊处理或不影响第一诊断的临床路径实施时，可以进入路径。

释义

■ 第一诊断符合此诊断患儿即可进入本路径。但曾行手术治疗本病未愈、病史长、年龄较大患儿不入本路径。或入院时患儿已经出现腹膜炎肠穿孔表现，病情危重，则不入路径。

■ 经入院常规检查发现以往没有发现的疾病，而该疾病可能对患儿健康影响更为严重，或者该疾病可能影响手术实施、增加手术和麻醉风险、影响预后，则应优先考虑治疗该种疾病，暂不宜进入本路径。如低或极低出生体重患儿、呼吸窘迫综合征、重症感染、心功能不全、肝功能、肾功能不全、凝血功能障碍等。

■ 若既往患有上述疾病，经合理治疗后达到稳定，抑或目前尚需要持续用药，经评估无手术及麻醉禁忌，则可进入本路径。但可能会增加医疗费用，延长住院时间。

（四）住院期间的检查项目

1. 必需的检查项目：
（1）血常规、尿常规、大便常规。
（2）肝功能、肾功能、凝血功能、血气分析、电解质。
（3）血型检测和梅毒、艾滋病、肝炎等传染性疾病筛查。
（4）胸、腹联合X线片，心脏超声，心电图。
（5）腹部超声（肝、脾，泌尿系统等重要脏器）。
2. 根据患儿病情进行的检查项目：
（1）上消化道造影。

（2）钡剂灌肠检查。

释义

■ 必查项目是确保手术治疗安全、有效开展的基础，在术前必须完成。相关人员应认真分析检查结果，以便及时发现异常情况并采取对应处置。

■ 因新生儿期患儿可合并其他脏器畸形，术前应尽量完善检查以除外合并畸形，减少不必要的手术风险。

■ 诊断不易与先天性巨结肠鉴别时，可行钡灌肠检查明确诊断。

（五）治疗方案选择的依据

明确诊断先天性小肠闭锁的病例，需行剖腹探查+小肠吻合术（CM－3：54.1101 + 45.9101）。

1. 术前准备 1~2 天：预防性抗菌药物选择与使用按照《抗菌药物临床应用指导原则（2015 年版）》（国卫办医发〔2015〕43 号）执行，围术期可根据患儿情况予使用预防性抗菌药物。

释义

■ 本病为Ⅱ类手术切口，术前可使用预防性抗菌药物。如为低位小肠闭锁，术中污染较重，可使用较高级别抗菌药物，并可联合应用甲硝唑静脉滴注。

■ 术前纠正患儿水电解质失衡及完善各项检查。

2. 手术日为入院后 1~2 天：

（1）麻醉方式：静脉+气管插管全身麻醉。

（2）预防性抗菌药物：可选用第二代或者第三代头孢菌素，并联合抗厌氧菌药物（如甲硝唑）。

（3）手术方式：剖腹探查+小肠吻合术（CM－3：54.1101+ 45.1901）。

（4）手术内置物：可使用吻合器、空肠营养管。

（5）输血：必要时。

释义

■ 手术探查明确诊断，行小肠闭锁段切除加吻合术。如低位小肠闭锁近端扩张明显，可切除部分明显扩张肠管。

■ 术后肠内营养的早期使用有促进胃肠功能恢复的作用，术中可酌情放置空肠喂养管。

■ 本病术中多不需输血。

3. 术后治疗：

（1）必须复查的检查项目：血常规、肝功能、肾功能、血气分析、电解质。

（2）术后禁食、胃肠减压、静脉抗菌药物、生命体征监护。

（3）肠功能恢复前肠外营养支持。
（4）肠功能恢复后开始肠内营养。

释义

■ 术后复查、监测各项实验室检查结果，以便及时发现异常情况并采取对应处置。

■ 术后长期不能进食患儿，给予肠外营养支持治疗，防止因营养支持不足导致各种并发症的发生。

■ 肠外营养支持治疗时，应根据患儿病情提供恰当的能量及营养成分，氨基酸建议使用小儿专用氨基酸，并含适量牛磺酸。注意防治肠外营养并发症。

（六）出院标准

1. 一般情况良好，生命体征平稳。
2. 胃纳良好，奶量已增加至与体重匹配的足量，无需额外补液支持。
3. 伤口愈合良好。
4. 复查相关检查项目，在正常范围。
5. 各种感染均已治愈。

释义

■ 术后可以正常饮食，并达到生理需要量。

■ 复查各项实验室检查无明显异常，无需住院治疗。

（七）标准住院日≤21天

释义

■ 肠闭锁患儿术后肠功能恢复较慢，住院时间较长，住院日少于21天均符合路径要求。

■ 本病可能合并早产、低体重，术后恢复时间也会延长。

（八）变异及原因分析

1. 有影响手术的重大合并症，需要进行相关的诊断及治疗，如复杂先天性心脏病、早产儿、极低体重儿、ABO溶血症等。
2. 合并食管闭锁、无肛等其他畸形需分期手术。
3. 术中发现多发性肠闭锁、appel-peel型肠闭锁，或合并肠穿孔伴胎粪性腹膜炎而行肠造瘘者，或存在短肠综合征。
4. 出现严重术后并发症，如吻合口瘘、吻合口狭窄、粘连性肠梗阻等。
5. 出现其他意外并发症，如重症肺部感染、坏死性小肠结肠炎等。

释义

■ 本病可合并其他器官畸形，如需同期手术，明显增加住院费用、延长住院时间的，不入本路径。如无明显差异的，可记录变异内容。

■ 术中见为胎粪性腹膜炎、多发肠闭锁或存在短肠综合征可能的畸形类型，不入本路径。

■ 术后出现严重并发症，如吻合口瘘、狭窄、粘连梗阻，有需要再次手术的患儿，则需要离开本路径。

五、肠闭锁给药方案

本病为Ⅱ类手术切口，术前可使用预防性抗菌药物，可选用第二代或者第三代头孢菌素。如为低位小肠闭锁，术中污染较重，可使用较高级别抗菌药物，并可联合应用甲硝唑静脉滴注。按照《抗菌药物临床应用指导原则（2015 年版）》（国卫办医发〔2015〕43 号）执行。

六、肠闭锁护理规范

1. 注意保暖。
2. 术后注意观察切口情况，伤口渗出较多时，应及时通知医师及更换敷料。
3. 维护各种管路畅通，如有外周中心静脉导管置管，需定期维护及换药；有其他引流时，注意观察引流液质、量。
4. 患儿年龄幼小，注意及时更换尿裤及衣物，加强生活护理。
5. 开始肠内营养后注意观察患儿纳奶情况，能否进食，进食后有无腹胀呕吐表现，及时告知医师。

七、肠闭锁营养治疗规范

1. 新生儿期消化道手术，既往无营养储备，术前无法进行经口喂养，无其他禁忌证时，需积极进行肠外营养支持。
2. 术后视肠功能恢复情况，逐渐过渡为肠内营养，经口摄入不足之时，加用肠外营养支持。

八、肠闭锁患者健康宣教

1. 术后可因肠粘连引起梗阻，出院后注意观察腹部情况，如有呕吐、腹胀、停止排气排便，及时就诊。
2. 合并其他器官系统畸形患儿，需视相应情况进行观察或治疗。
3. 出院后早期注意合理喂养，防止因喂养不当出现消化系统并发症。
4. 合并短肠患儿，影响生长发育，定期复查了解肠道代偿情况。

九、推荐表单

（一）医师表单

肠闭锁临床路径医师表单

适用对象：第一诊断为先天性小肠闭锁（ICD-10：Q41.900）
行小肠-小肠吻合术（ICD-9-CM-3：45.91）

患儿姓名：	性别：　　年龄：　　门诊号：	住院号：
住院日期：　　年　月　日	出院日期：　　年　月　日	标准住院日≤21天

时间	住院第1~2天 （术前）	住院第2天 （手术日，术后医嘱）	住院第3天 （术后1日）
重点医嘱	**长期医嘱：** □ 儿外科护理常规 □ 一级护理 □ 禁食 □ 心电监护 □ 胃肠减压 □ 置暖箱 **临时医嘱：** □ 血常规，尿常规，大便常规 □ 肝功能、肾功能，凝血全套 □ 血气分析、电解质 □ 梅毒及艾滋病等传染性疾病筛查 □ 血型测定 □ 胸、腹联合X线片 □ 超声心动图，心电图 □ 腹部超声 □ 下消化道造影（必要时） □ 补液支持 □ 明日在麻醉下行剖腹探查+小肠吻合术 □ 备血	**长期医嘱：** □ 儿外科护理常规 □ 一级护理 □ 禁食 □ 心电监护 □ 胃肠减压 □ 置暖箱 □ 静脉抗菌药物 □ 留置导尿 **临时医嘱：** □ 血常规，肝功能、肾功能，凝血功能，血气分析（必要时） □ 补液支持 □ 白蛋白（必要时）	**长期医嘱：** □ 儿外科护理常规 □ 一级护理 □ 半卧位 □ 置暖箱 □ 心电监护 □ 静脉抗菌药物 □ 胃肠减压 □ 禁食 **临时医嘱：** □ 静脉营养
病情变异记录	□ 无　□ 有，原因： 1. 2.	□ 无　□ 有，原因： 1. 2.	□ 无　□ 有，原因： 1. 2.
医师签名			

时间	住院第 4~8 天 （术后 2~6 日）	住院第 9 天 （术后 7 日）	住院第 10~16 天 （术后 8~14 日）
重点医嘱	**长期医嘱：** □ 儿外科护理常规 □ 一级护理 □ 半卧位 □ 置暖箱 □ 禁食 □ 胃肠减压 **临时医嘱：** □ 静脉营养支持 □ 换药	**长期医嘱：** □ 儿外科护理常规 □ 一级护理 □ 糖水喂养 **临时医嘱：** □ 拆线（如有） □ 静脉营养支持 □ 血常规，肝功能、肾功能，电解质，血气分析	**长期医嘱：** □ 儿外科护理常规 □ 一级护理 **临时医嘱：** □ 补液支持（必要时） □ 择期出院
病情变异记录	□ 无 □ 有，原因： 1. 2.	□ 无 □ 有，原因： 1. 2.	□ 无 □ 有，原因： 1. 2.
医师签名			

（二）护士表单

肠闭锁临床路径护士表单

适用对象：第一诊断为先天性小肠闭锁（ICD-10：Q41.900）
行小肠-小肠吻合术（ICD-9-CM-3：45.91）

患儿姓名：	性别：　年龄：　病区	床号　住院号
住院日期：　年　月　日	出院日期：　年　月　日	标准住院日≤21 天

时间	住院第 1 天 （术前）	住院第 2 天 （手术日，术后医嘱）	住院第 3 天 术后 1 日
重点医嘱	**长期医嘱：** □ 儿外科护理常规 □ 一级护理 □ 禁食 □ 心电监护 □ 胃肠减压 □ 置暖箱 **临时医嘱：** □ 血常规，尿常规，大便常规 □ 肝功能、肾功能，凝血全套 □ 血气分析、电解质 □ 梅毒及艾滋病等传染性疾病筛查 □ 血型测定 □ 胸、腹联合 X 线片 □ 超声心动图，心电图 □ 腹部超声 □ 补液支持 □ 明日在麻醉下行剖腹探查+小肠吻合术 □ 备血	**长期医嘱：** □ 儿外科护理常规 □ 一级护理 □ 禁食 □ 心电监护 □ 胃肠减压 □ 置暖箱 □ 静脉抗菌药物 □ 留置导尿 **临时医嘱：** □ 血常规，肝功能、肾功能，凝血功能，血气分析（必要时） □ 补液支持 □ 白蛋白（必要时）	**长期医嘱：** □ 儿外科护理常规 □ 一级护理 □ 半卧位 □ 置暖箱 □ 心电监护 □ 静脉抗菌药物 □ 胃肠减压 □ 禁食 **临时医嘱：** □ 静脉营养
病情变异记录	□ 无　□ 有，原因： 1. 2.	□ 无　□ 有，原因： 1. 2.	□ 无　□ 有，原因： 1. 2.
护士签名			

时间	住院第 4~8 天 （术后 2~6 日）	住院第 9 天 （术后 7 日）	住院第 10~16 天 （术后 8~14 日）
重点医嘱	**长期医嘱：** □ 儿外科护理常规 □ 一级护理 □ 半卧位 □ 置暖箱 □ 禁食 □ 胃肠减压 **临时医嘱：** □ 静脉营养支持 □ 换药	**长期医嘱：** □ 儿外科护理常规 □ 一级护理 □ 糖水喂养 **临时医嘱：** □ 拆线（如有） □ 静脉营养支持 □ 血常规，肝功能、肾功能，电解质，血气分析	**长期医嘱：** □ 儿外科护理常规 □ 一级护理 **临时医嘱：** □ 补液支持（必要时） □ 择期出院
病情变异记录	□ 无 □ 有，原因： 1. 2.	□ 无 □ 有，原因： 1. 2.	□ 无 □ 有，原因： 1. 2.
护士签名			

（三）患儿家属表单

肠闭锁临床路径患儿家属表单

适用对象：第一诊断为先天性小肠闭锁（ICD-10：Q41.900）
　　　　　行小肠-小肠吻合术（ICD-9-CM-3：45.91）

患儿姓名	性别：　　年龄：　　病区	床号　　住院号
住院日期：　　年　月　日	出院日期：　　年　月　日	标准住院日≤21 天

时间	住院第 1~2 天 （术前）	住院第 2 天 （手术日，术后医嘱）	住院第 3 天 术后 1 日
重点诊疗及检查	□ 儿外科护理常规 □ 一级护理 □ 禁食 □ 心电监护 □ 胃肠减压 □ 置暖箱 □ 血常规，尿常规，大便常规 □ 肝功能、肾功能，凝血全套 □ 血气分析、电解质 □ 梅毒及艾滋病等传染性疾病筛查 □ 血型测定 □ 胸、腹联合 X 线片 □ 超声心动图，心电图 □ 腹部超声 □ 下消化道造影（必要时） □ 补液支持 □ 明日在麻醉下行剖腹探查+小肠吻合术 □ 备血	□ 儿外科护理常规 □ 一级护理 □ 禁食 □ 心电监护 □ 胃肠减压 □ 置暖箱 □ 静脉抗菌药物 □ 留置导尿 □ 血常规，肝功能、肾功能，凝血功能，血气分析（必要时） □ 补液支持 □ 白蛋白（必要时）	□ 儿外科护理常规 □ 一级护理 □ 半卧位 □ 置暖箱 □ 心电监护 □ 静脉抗菌药物 □ 胃肠减压 □ 禁食 □ 静脉营养
病情变异记录	□ 无　□ 有，原因： 1. 2.	□ 无　□ 有，原因： 1. 2.	□ 无　□ 有，原因： 1. 2.

时间	住院第4~8天 （术后2~6日）	住院第9天 （术后7日）	住院第10~16天 （术后8~14日）
重点诊疗及检查	□ 儿外科护理常规 □ 一级护理 □ 半卧位 □ 置暖箱 □ 禁食 □ 胃肠减压 □ 静脉营养支持 □ 换药	□ 儿外科护理常规 □ 一级护理 □ 糖水喂养 □ 拆线（如有） □ 静脉营养支持 □ 血常规，肝功能、肾功能，电解质，血气分析	□ 儿外科护理常规 □ 一级护理 □ 补液支持（必要时） □ 择期出院
病情变异记录	□ 无 □ 有，原因： 1. 2.	□ 无 □ 有，原因： 1. 2.	□ 无 □ 有，原因： 1. 2.

附：原表单（2016年版）

肠闭锁临床路径表单

适用对象：第一诊断为先天性小肠闭锁（ICD-10：Q41.900），行剖腹探查+小肠吻合术（CM-3：54.1101 + 45.9101）

患儿姓名	性别：　　年龄：　　病区	床号　　住院号
住院日期：　　年　月　日	出院日期：　　年　月　日	标准住院日≤21天

时间	住院第1天 （术前）	住院第2天 （手术日，术后医嘱）	住院第3天 术后1日
重点医嘱	**长期医嘱：** □ 儿外科护理常规 □ 一级护理 □ 禁食 □ 心电监护 □ 胃肠减压 □ 置暖箱 **临时医嘱：** □ 血常规，尿常规，大便常规 □ 肝功能、肾功能，凝血全套 □ 血气分析、电解质 □ 梅毒及艾滋病等传染性疾病筛查 □ 血型测定 □ 胸、腹联合X线片 □ 超声心动图，心电图 □ 腹部超声 □ 补液支持 □ 明日在麻醉下行剖腹探查+小肠吻合术 □ 备血	**长期医嘱：** □ 儿外科护理常规 □ 一级护理 □ 禁食 □ 心电监护 □ 胃肠减压 □ 置暖箱 □ 静脉抗菌药物 □ 留置导尿 **临时医嘱：** □ 血常规，肝功能、肾功能，凝血功能，血气分析 □ 补液支持 □ 白蛋白（必要时）	**长期医嘱：** □ 儿外科护理常规 □ 一级护理 □ 半卧位 □ 置暖箱 □ 心电监护 □ 静脉抗菌药物 □ 胃肠减压 □ 禁食 **临时医嘱：** □ 静脉营养
病情变异记录	□ 无　□ 有，原因： 1. 2.	□ 无　□ 有，原因： 1. 2.	□ 无　□ 有，原因： 1. 2.
护士签名			
医师签名			

时间	住院第4~8天 （术后2~6日）	住院第9天 （术后7日）	住院第10~16天 （术后8~14日）
重点医嘱	**长期医嘱：** □ 儿外科护理常规 □ 一级护理 □ 半卧位 □ 置暖箱 □ 禁食 **临时医嘱：** □ 静脉营养支持 □ 换药	**长期医嘱：** □ 儿外科护理常规 □ 一级护理 □ 糖水喂养 **临时医嘱：** □ 拆线 □ 静脉营养支持 □ 血常规，肝功能、肾功能，电解质，血气分析	**长期医嘱：** □ 儿外科护理常规 □ 一级护理 □ 糖牛奶 **临时医嘱：** □ 补液支持（必要时） □ 择期出院
病情变异记录	□ 无 □ 有，原因： 1. 2.	□ 无 □ 有，原因： 1. 2.	□ 无 □ 有，原因： 1. 2.
护士签名			
医师签名			

备注：

1. 院内感染（是/否）_____院内感染名称：________________
2. 延长住院时间原因：____
3. 退径（是/否）____退径原因：________________________________
4. 其他特殊事项及原因：______________________________________

第三十一章

先天性肠旋转不良临床路径释义

【医疗质量控制指标】（专家建议）

指标一、诊断需结合临床表现和辅助检查。

指标二、全胃肠外营养使用时间占住院天数比例。

指标三、抗菌药物使用时间。

一、先天性肠旋转不良编码

疾病名称及编码：先天性肠旋转不良（ICD-10：Q43.301）

手术操作名称及编码：拉德手术（ICD-9-CM-3：54.9501）

二、临床路径检索方法

Q43.301 伴 54.9501　　出院科别：儿科

三、国家医疗保障疾病诊断相关分组（CHS-DRG）

MDCG　消化系统疾病及功能障碍

GZ1　其他消化系统诊断

四、先天性肠旋转不良临床路径标准住院流程

（一）适用对象

第一诊断为先天性肠旋转不良（ICD-10：Q43.301）。

行拉德手术（ICD-9-CM-3：54.9501）。

释义

■ 本路径适用对象为临床诊断为先天性肠旋转不良的患儿。

■ 治疗方法：本路径针对的是拉德手术。

（二）诊断依据

根据《张金哲小儿外科学》（张金哲主编，人民卫生出版社，2013 年），《临床诊疗指南·小儿外科学分册》（中华医学会编著，人民卫生出版社，2005 年），《临床技术操作规范·小儿外科学分册》（中华医学会编著，人民军医出版社，2005 年），《小儿外科学》（施诚仁等主编，人民卫生出版社，2010 年）。

1. 临床表现：多发于新生儿期，以胆汁性呕吐最为突出，并发肠扭转时可以出现完全性梗阻，进而出现血便、腹胀等。婴幼儿病程较长，呈间歇发作的中上腹疼痛，并发肠扭转时产生急性腹痛和剧烈呕吐。

2. 体格检查：早期腹部无特殊体征，并发肠扭转时可出现腹部膨胀、肠鸣音减弱或消失、腹膜刺激征和休克。

3. 腹部平片：胃及十二指肠扩大，有液平，并发肠扭转时小肠内无气体。

4. 上消化道造影：十二指肠C状弯曲消失，呈部分梗阻，十二指肠空肠交界部位于脊柱右侧，并发肠扭转时十二指肠和空肠上端呈螺旋状走向。
5. 钡剂灌肠造影：盲肠位于上腹部或左侧腹部。
6. 腹部超声或CT（必要时）：肠扭转病例，可显示肠系膜呈螺旋状排列（漩涡征），肠系膜上动、静脉位置异常。

释义

■ 本路径的制订主要参考国内权威参考书籍和诊疗指南。

■ 临床表现：新生儿期发病者多见，表现为十二指肠梗阻的症状。呕吐含胆汁，腹部多数不胀。有统计说明，30%患儿在生后首周出现症状，1个月内有50%，1年内诊断者达90%。出现肠扭转坏死后可有腹胀、血便，腹腔穿刺可见血性液。

■ 确诊本病主要依赖辅助检查，如钡灌肠、上消化道造影及超声检查。目前上消化道造影检查见十二指肠形态及走行异常是诊断肠旋转不良的主要依据。钡灌肠中见到回盲部位置较高可能因为回盲部固定不佳。回盲部位置“正常”，则有可能合并中肠扭转时，回盲部恰好位于右下腹。但目前随着超声检查技术的提高，国际上有以其取代上消化道造影检查作为诊断标准的趋势。

（三）选择治疗方案的依据

根据《张金哲小儿外科学》（张金哲主编，人民卫生出版社，2013年），《临床诊疗指南·小儿外科学分册》（中华医学会编著，人民卫生出版社，2005年），《临床技术操作规范·小儿外科学分册》（中华医学会编著，人民军医出版社，2005年），《小儿外科学》（施诚仁等主编，人民卫生出版社，2010年）。
行拉德手术（ICD-9-CM-3：54.9501）。

释义

■ 拉德手术：逆时针复位扭转肠管，松解十二指肠起始部压迫，将十二指肠拉直，打开小肠系膜根部，缓解梗阻。同时新生儿早期手术，要除外合并其他十二指肠畸形可能。切除异位阑尾目前并不是必须的手术步骤。

■ 拉德手术的意义是解决上消化道梗阻，并不要求恢复解剖位置正常。

■ 再次出现肠扭转并不常见，但可有发生，需再次手术。

（四）标准住院日为10天

释义

■ 十二指肠梗阻患儿肠功能恢复较慢，住院时间相对较长。但本病术前可为不完全性肠梗阻，相较于其他十二指肠梗阻患儿，术后恢复时间略短。

（五）进入路径标准

1. 第一诊断必须符合ICD-10：Q43.301先天性肠旋转不良疾病编码。

2. 当患儿合并其他疾病，但住院期间不需特殊处理，也不影响第一诊断的临床路径实施时，可以进入路径。
3. 因肠扭转发生肠坏死，需行肠切除、肠吻合或肠造瘘者不进入路径。

释义

■ 第一诊断符合此诊断患儿即可进入本路径。但曾行手术治疗本病未愈、病史长、年龄较大患儿手术难度增大，术后恢复时间较长，可能会增加医疗费用，延长住院时间。

■ 经入院常规检查发现以往没有发现的疾病，而该疾病可能对患儿健康影响更为严重，或者该疾病可能影响手术实施、增加手术和麻醉风险、影响预后，则应优先考虑治疗该种疾病，暂不宜进入路径。如低或极低出生体重患儿、呼吸窘迫综合征、重症感染、心功能不全、肝功能、肾功能不全、凝血功能障碍等。

■ 若既往患有上述疾病，经合理治疗后达到稳定，抑或目前尚需要持续用药，经评估无手术及麻醉禁忌，则可进入路径。但可能会增加医疗费用，延长住院时间。

■ 合并肠扭转坏死，不能进行拉德手术的患儿不能进入本路径。

（六）术前准备 1~2 天

1. 必需的检查项目：
（1）实验室检查：血常规、C 反应蛋白、血型、尿常规、大便常规+隐血试验、肝功能、肾功能、血电解质、血气分析、凝血功能、感染性疾病筛查。
（2）X 线胸片（正位）、心电图、腹部超声或上消化道造影、钡剂灌肠造影。
2. 消化道造影不明确时可选择超声或 CT 检查。

释义

■ 必查项目是确保手术治疗安全、有效开展的基础，在术前必须完成。相关人员应认真分析检查结果，以便及时发现异常情况并采取对应处置。

■ 因新生儿期患儿可合并其他脏器畸形，术前应尽量完善检查以除外合并畸形，减少不必要的手术风险。

■ 本病合并肠扭转，易出现肠坏死，需尽快完善各项术前检查进行手术。

（七）预防性抗菌药物选择与使用时机

1. 按照《抗菌药物临床应用指导原则（2015 年版）》（国卫办医发〔2015〕43 号），并结合患儿病情决定选择。
2. 推荐药物治疗方案（使用《国家基本药物》的药物）。
3. 肠壁因血供障碍出现水肿增厚和紫色淤斑者不在此列。

释义

■ 抗菌药物的使用主要参考《抗菌药物临床应用指导原则（2015 年版）》（国卫办医发〔2015〕43 号）。如果存在肠管血运障碍可能导致胃肠道屏障功能下降的情况，可依照病情使用抗菌药物，必要时送各项病原学的检查。

（八）手术日为入院后 1~2 天

1. 麻醉方式：气管插管全身麻醉。
2. 预防性抗菌药物的给药方法：可选择二代头孢类（如头孢呋辛）等静脉输入，切开皮肤前 30 分钟开始给药，如有明显感染高危因素，可再用 1 次或数次，一般不超过 2 天。
3. 手术方式：拉德手术。
4. 手术内置物：无。
5. 输血：必要时。

释义

■ 本路径规定的手术均是在全身麻醉辅助下实施。一般不需输血，对营养不良患儿可根据具体病情输血或血制品。

（九）术后住院恢复 7~8 天

1. 必须复查的检查项目：血常规、血生化（必要时）、尿常规、大便常规（必要时）。
2. 术后用药：抗菌药物的使用按照《抗菌药物临床应用指导原则（2015 年版）》（国卫办医发〔2015〕43 号）执行。

释义

■ 术后需复查血常规，观察病情变化。如术后患儿胃肠减压量不减少，肠功能恢复欠佳时，可视胃肠减压量进行补充，必要时复查血电解质。

■ 根据患儿病情需要，检查内容不只限于路径中规定的必须复查项目，可根据需要增加，如血气分析、肝功能、肾功能、血电解质分析、影像学检查等。必要时可增加同一项目的检查频次，且复查项目应无明显异常。若检查结果明显异常，主管医师应进行仔细分析并作出对应处置。

■ 术后抗菌药物使用无特殊情况不超过 2 天。

■ 可酌情应用静脉营养支持治疗。

（十）出院标准

1. 伤口愈合好：局部无红肿、无皮下积液。
2. 胃纳好，排便正常。
3. 没有需要处理的并发症。

释义

■患儿出院前需确认梗阻已经解除，患儿可正常进食，无呕吐。伤口愈合良好，无感染征象。

（十一）变异及原因分析

1. 有影响手术的合并症，需要进行相关的诊断和治疗。

2. 存在其他系统的先天畸形，不能耐受手术的患儿，转入相应的路径治疗。

释义

■ 拉德术可能出现的并发症有：肠管粘连，肠管迟发坏死、穿孔，神经系统或其他重要脏器并发症，以及切口感染、延迟愈合等。

■ 医师认可的变异原因主要指患儿入选路径后，医师在检查及治疗过程中发现患儿合并存在一些事前未预知的对本路径治疗可能产生影响的情况，需要终止执行路径或者是延长治疗时间、增加治疗费用。医师需在表单中明确说明。

■ 因患儿方面的主观原因导致执行路径出现变异，也需要医师在表单中予以说明。

五、先天性肠旋转不良给药方案

本病术中切除阑尾，为清洁-污染手术，可于术前预防性应用抗菌药物。为预防术后切口感染，应针对金黄色葡萄球菌选用药物。预防手术部位感染或全身性感染，则需依据手术野污染或可能的污染菌种类选用，选用的抗菌药物必须是疗效肯定、安全、使用方便及价格相对较低的品种。本病可应用第二代头孢菌素。给药方法：接受清洁-污染手术者的手术时预防用药时间为 24 小时，必要时延长至 48 小时。在术前 30 分钟至 2 小时内给药，或麻醉开始时给药，使手术切口暴露时局部组织中已达到足以杀灭手术过程中入侵切口细菌的药物浓度。本病术中污染不重，仅预防性应用抗菌药物 24 小时，必要时可应用至 48 小时。

六、先天性肠旋转不良护理规范

1. 注意保暖。
2. 术后注意观察切口情况，伤口渗出较多时，应及时通知医师及更换敷料。
3. 维护各种管路畅通，如有外周中心静脉导管置管，需定期维护及换药；有其他引流时，注意观察引流液质、量。
4. 患儿年龄幼小，注意及时更换尿裤及衣物，加强生活护理。
5. 开始肠内营养后注意观察患儿纳奶情况，能否进食，进食后有无腹胀呕吐表现，及时告知医师。

七、先天性肠旋转不良营养治疗规范

1. 新生儿期消化道手术，既往无营养储备，术前无法进行经口喂养，无其他禁忌证时，需积极进行肠外营养支持。
2. 术后视肠功能恢复情况，逐渐过渡为肠内营养，经口摄入不足之时，加用肠外营养支持。

八、先天性肠旋转不良患者健康宣教

1. 术后可因肠粘连引起梗阻，出院后注意观察腹部情况，如有呕吐、腹胀、停止排气排便，及时就诊。
2. 合并其他器官系统畸形患儿，需视相应情况进行观察或治疗。
3. 出院后早期注意合理喂养，防止因喂养不当出现消化系统并发症。

九、推荐表单

（一）医师表单

先天性肠旋转不良临床路径医师表单

适用对象：第一诊断为先天性肠旋转不良（ICD-10：Q43.301）

行 Ladd 术（ICD-9-CM-3：54.9501）

患儿姓名：	性别：　　年龄：　　门诊号：	住院号：
住院日期：　　年　月　日	出院日期：　　年　月　日	标准住院日：10 天

日期	住院第 1 天	住院第 2 天 （手术日）
主要诊疗工作	□ 询问病史与体格检查 □ 完成首次病程录和大病史 □ 开出常规检查、实验室检查单 □ 上级医师查房 □ 完成上级医师查房记录 □ 完成腹部 X 线平片（正侧位） □ 完成上消化道造影或钡灌肠造影 □ 必要时多普勒超声检查 □ 维持水电解质平衡 □ 确定诊断和手术时间 □ 患儿家长签署手术麻醉知情同意书和输血知情同意书 □ 向患儿家长交代手术前注意事项	□ 手术（拉德术） □ 术者完成手术记录 □ 完成手术日病程记录 □ 上级医师查房 □ 向患儿家长交代病情
重点医嘱	**长期医嘱：** □ 一级护理 □ 禁食 □ 胃肠减压 **临时医嘱：** □ 血常规+C 反应蛋白、血型、尿常规、大便常规+隐血试验、肝功能、肾功能 □ 凝血常规、输血前常规 □ 血电解质、血气分析 □ 感染性疾病筛查 □ 心电图、X 线胸片（正位），超声心动（必要时） □ 用血申请书 □ 腹部 X 线平片（正侧位） □ 上消化道造影（或钡剂灌肠造影） □ 肠系膜血管多普勒超声（必要时） □ 行拉德术（必要时）	**长期医嘱：** □ 一级护理 □ 禁食 □ 胃肠减压 □ 心电、经皮氧监护 □ 吸氧 □ 急查血常规、血气分析、血电解质（必要时） □ 补充液体和电解质 □ 行拉德术 □ 抗菌药物：第二代头孢菌素（术前 30 分钟用）
病情变异记录	□ 无　□ 有，原因： 1. 2.	□ 无　□ 有，原因： 1. 2.
医师签名		

日期	住院第 3 天 （术后 1 日）	住院第 4 天 （术后 2 日）	住院第 5 天 （术后 3 日）
主要诊疗工作	□ 上级医师查房，对手术及切口进行评估 □ 完成日常病程记录 □ 确认胃肠减压引流液性质及肠蠕动恢复情况 □ 评估营养状况，应用肠外营养 □ 向家长交代病情	□ 上级医师查房，对手术及切口进行评估 □ 完成日常病程记录 □ 确认胃肠减压引流液性质及肠蠕动恢复情况 □ 向家长交代病情	□ 上级医师查房，确认是否可转入普通病房 □ 完成日常病程记录 □ 确认胃肠减压引流液性质及肠蠕动恢复情况 □ 向家长交代病情
重点医嘱	**长期医嘱：** □ 一级护理 □ 禁食、胃肠减压 □ 心电、血压、血氧饱和度监护 □ 抗菌药物：第二代头孢菌素等 **临时医嘱：** □ 补充液体和电解质 □ 肠外营养全合一制剂（必要时）	**长期医嘱：** □ 一级护理 □ 禁食、胃肠减压 □ 心电、血压、血氧饱和度监护 □ 补充液体和电解质，必要时肠外营养全合一制剂 **临时医嘱：** □ 补充胃肠减压丧失液量（必要时）	**长期医嘱：** □ 一级护理 □ 禁食、胃肠减压 □ 补充液体和电解质，必要时肠外营养全合一制剂 **临时医嘱：** □ 补充胃肠减压丧失液量（必要时） □ 伤口换敷料
病情变异记录	□ 无　□ 有，原因： 1. 2.	□ 无　□ 有，原因： 1. 2.	□ 无　□ 有，原因： 1. 2.
医师签名			

日期	住院第 6 天 （术后 4 日）	住院第 7 天 （术后 5 日）	住院第 8 天 （术后 6 日）
主要诊疗工作	□ 上级医师查房，对手术及切口进行评估 □ 完成日常病程录 □ 确认胃肠减压引流液性质及肠蠕动恢复情况，允许时可停用胃肠减压 □ 向家长交代病情	□ 上级医师查房 □ 完成日常病程录 □ 确认肠蠕动恢复情况，允许时可予半量饮食 □ 向家长交代病情	□ 上级医师查房 □ 完成日常病程录 □ 确认肠蠕动恢复情况，允许时可予全量饮食 □ 复查血尿便常规，了解术后感染情况 □ 向家长交代病情
重点医嘱	**长期医嘱：** □ 二级护理 □ 少量饮水 □ 补充液体和电解质，必要时肠外营养全合一制剂 **临时医嘱：** □ 补充胃肠减压丧失液量（必要时）	**长期医嘱：** □ 二级护理 □ 母乳或婴奶 □ 酌情补液	**长期医嘱：** □ 二级护理 □ 母乳或婴奶
病情变异记录	□ 无 □ 有，原因： 1. 2.	□ 无 □ 有，原因： 1. 2.	□ 无 □ 有，原因： 1. 2.
医师签名			

日期	住院第 9 天 （术后 7 日）	住院第 10 天 （术后 8 日，出院日）
主要诊疗工作	□ 上级医师查房 □ 完成日常病程录 □ 了解所有实验室检查报告 □ 确认肠蠕动恢复情况，确认奶量完成情况 □ 确认伤口恢复情况，酌情拆线 □ 决定患儿是否可以出院 **如果可以出院：** □ 完成出院小结、病史首页 □ 通知家长明天出院 □ 向家长交代出院的注意事项，预约复诊日期	**如果患儿可以出院：** □ 向家长交代出院的注意事项，预约复诊日期 □ 将出院小结交于家长 **如果患儿需继续住院：** □ 上级医师查房，确定进食及排便情况，作相应处理 □ 完成日常病程记录
重点医嘱	**长期医嘱：** □ 二级护理 □ 母乳或婴奶 **临时医嘱：** □ 明日出院	**出院医嘱：** □ 定期复查 **在院医嘱：** □ 二级护理 □ 母乳或婴奶
病情变异记录	□ 无　□ 有，原因： 1. 2.	□ 无　□ 有，原因： 1. 2.
医师签名		

（二）护士表单

先天性肠旋转不良临床路径护士表单

适用对象：第一诊断为先天性肠旋转不良（ICD-10：Q43.301）
行 Ladd 术（ICD-9-CM-3：54.9501）

患儿姓名：	性别： 年龄： 门诊号：		住院号：
住院日期： 年 月 日	出院日期： 年 月 日		标准住院日：10 天

日期	住院第 1 天	住院第 2 天 （手术日）
主要护理工作	□ 介绍病房环境、设施和设备 □ 入院护理评估 □ 护理计划 □ 静脉采血 □ 指导患儿家长带患儿到相关科室进行心电图、X 线胸片等检查	□ 随时观察患儿情况 □ 手术后生活护理 □ 夜间巡视
重点医嘱	**长期医嘱：** □ 一级护理 □ 禁食 □ 胃肠减压 **临时医嘱：** □ 血常规+C 反应蛋白、血型、尿常规、大便常规+隐血试验、肝功能、肾功能 □ 凝血常规、输血前常规 □ 血电解质、血气分析 □ 感染性疾病筛查 □ 心电图、X 线胸片（正位），超声心动（必要时） □ 用血申请书 □ 腹部 X 线平片（正侧位） □ 上消化道造影（或钡剂灌肠造影） □ 肠系膜血管多普勒超声（必要时） □ 行拉德术（必要时）	**长期医嘱：** □ 一级护理 □ 禁食 □ 胃肠减压 □ 心电、经皮氧监护 □ 吸氧 □ 急查血常规、血气分析、血电解质（必要时） □ 补充液体和电解质 □ 行拉德术 □ 抗菌药物：第二代头孢菌素（术前 30 分钟用）
病情变异记录	□ 无 □ 有，原因： 1. 2.	□ 无 □ 有，原因： 1. 2.
护士签名		

日期	住院第 3 天 （术后 1 日）	住院第 4 天 （术后 2 日）	住院第 5 天 （术后 3 日）
主要护理工作	□ 随时观察患儿情况 □ 手术后生活护理 □ 夜间巡视	□ 随时观察患儿情况 □ 手术后生活护理 □ 夜间巡视	□ 随时观察患儿情况 □ 手术后生活护理 □ 夜间巡视
重点医嘱	**长期医嘱：** □ 一级护理 □ 禁食、胃肠减压 □ 心电、血压、血氧饱和度监护 □ 抗菌药物：第二代头孢菌素等 **临时医嘱：** □ 补充液体和电解质 □ 肠外营养全合一制剂（必要时）	**长期医嘱：** □ 一级护理 □ 禁食、胃肠减压 □ 心电、血压、血氧饱和度监护 □ 补充液体和电解质，必要时肠外营养全合一制剂 **临时医嘱：** □ 补充胃肠减压丧失液量（必要时）	**长期医嘱：** □ 二级护理 □ 禁食、胃肠减压 □ 补充液体和电解质，必要时肠外营养全合一制剂 **临时医嘱：** □ 补充胃肠减压丧失液量（必要时） □ 伤口换敷料
病情变异记录	□ 无 □ 有，原因： 1. 2.	□ 无 □ 有，原因： 1. 2.	□ 无 □ 有，原因： 1. 2.
护士签名			

日期	住院第6天 （术后4日）	住院第7天 （术后5日）	住院第8天 （术后6日）
主要护理工作	□ 随时观察患儿情况 □ 手术后生活护理 □ 夜间巡视	□ 随时观察患儿情况 □ 手术后生活护理 □ 夜间巡视	□ 随时观察患儿情况 □ 手术后生活护理 □ 夜间巡视
重点医嘱	**长期医嘱：** □ 二级护理 □ 少量饮水 □ 补充液体和电解质，必要时肠外营养全合一制剂 **临时医嘱：** □ 补充胃肠减压丧失液量（必要时）	**长期医嘱：** □ 二级护理 □ 母乳或婴奶 □ 酌情补液	**长期医嘱：** □ 二级护理 □ 母乳或婴奶
病情变异记录	□ 无 □ 有，原因： 1. 2.	□ 无 □ 有，原因： 1. 2.	□ 无 □ 有，原因： 1. 2.
护士签名			

日期	住院第 9 天 （术后 7 日）	住院第 10 天 （术后 8 日，出院日）
主要护理工作	□ 随时观察患儿情况 □ 手术后生活护理 □ 夜间巡视	**如果患儿可以出院：** □ 帮助办理出院手续 □ 将出院小结交给家长 **如果患儿需继续住院：** □ 随时观察患儿情况 □ 手术后生活护理 □ 夜间巡视
重点医嘱	**长期医嘱：** □ 二级护理 □ 母乳或婴奶 **临时医嘱：** □ 明日出院	**出院医嘱：** □ 定期复查 **在院医嘱：** □ 二级护理 □ 母乳或婴奶
病情变异记录	□ 无　□ 有，原因： 1. 2.	□ 无　□ 有，原因： 1. 2.
护士签名		

（三）患儿家属表单

先天性肠旋转不良临床路径患儿家属表单

适用对象：第一诊断为先天性肠旋转不良（ICD-10：Q43.301）
行 Ladd 术（ICD-9-CM-3：54.9501）

患儿姓名：	**性别：　　年龄：　　门诊号：**	**住院号：**
住院日期：　　年　月　日	**出院日期：**　　年　月　日	**标准住院日：10 天**

时间	住院第 1 天	住院第 2 天	住院第 3~9 天	住院第 9~10 天
医患配合	□ 接受入院宣教 □ 接受入院护理评估 □ 接受病史询问 □ 进行体格检查 □ 交代既往用药情况 □ 进行相关体格检查 □ 向患儿家长交代病情，患儿家长签署手术麻醉知情同意书和输血知情同意书	□ 患儿及家属与医师在手术前、后交流了解病情	□ 了解术后病情变化	□ 接受出院前康复宣教 □ 学习出院注意事项 □ 了解复查程序 □ 办理出院手续 □ 获取出院诊断书 □ 获取出院带药
重点诊疗及检查	**重点诊疗：** □ 一级护理 □ 补液 □ 纠正电解质平衡紊乱 **重要检查：** □ 术前常规实验室检查 □ 超声心动图、X 线胸片	**重点诊疗：** □ 手术	**重点诊疗：** □ 补液、支持治疗 □ 防止电解质平衡紊乱	**重点诊疗：** □ 出院
病情变异记录	□ 无　□ 有，原因： 1. 2.	□ 无　□ 有，原因： 1. 2.	□ 无　□ 有，原因： 1. 2.	□ 无　□ 有，原因： 1. 2.

附：原表单（2019 年版）

先天性肠旋转不良临床路径表单

适用对象：第一诊断为先天性肠旋转不良（ICD-10：Q43.3）

行 Ladd 术（ICD-9CM-3：54.95）

患儿姓名：	性别：　　年龄：　　门诊号：	住院号：
住院日期：　　年　月　日	出院日期：　　年　月　日	标准住院日：10 天

日期	住院第 1 天	住院第 2 天 （手术日）
主要诊疗工作	□ 询问病史与体格检查 □ 完成首次病程录和大病史 □ 开出常规检查、实验室检查单 □ 上级医师查房 □ 完成上级医师查房记录 □ 完成腹部 X 线平片（正侧位） □ 完成上消化道造影或钡灌肠造影 □ 必要时多普勒超声检查 □ 维持水电解质平衡 □ 确定诊断和手术时间 □ 患儿家长签署手术麻醉知情同意书和输血知情同意书 □ 向患儿家长交代手术前注意事项	□ 手术（拉德术） □ 术者完成手术记录 □ 完成手术日病程记录 □ 上级医师查房 □ 向患儿家长交代病情
重点医嘱	**长期医嘱：** □ 一级护理 □ 禁食 □ 胃肠减压 **临时医嘱：** □ 血常规+C 反应蛋白、血型、尿常规、大便常规+隐血试验、肝功能、肾功能 □ 凝血常规、输血前常规 □ 血电解质、血气分析 □ 感染性疾病筛查 □ 心电图、X 线胸片（正位），超声心动（必要时） □ 用血申请书 □ 腹部 X 线平片（正侧位） □ 上消化道造影（或钡剂灌肠造影） □ 肠系膜血管多普勒超声（必要时） □ 行拉德术（必要时）	**长期医嘱：** □ 一级护理 □ 禁食 □ 胃肠减压 □ 心电、经皮氧监护 □ 头罩吸氧（4 小时） □ 急查血常规、血气分析、血电解质（必要时） □ 补充液体和电解质 □ 行拉德术 □ 抗菌药物：第二代头孢菌素（术前 30 分钟用）
主要护理工作	□ 介绍病房环境、设施和设备 □ 入院护理评估 □ 护理计划 □ 静脉采血 □ 指导患儿家长带患儿到相关科室进行心电图、X 线胸片等检查	□ 随时观察患儿情况 □ 手术后生活护理 □ 夜间巡视

续 表

日期	住院第 1 天	住院第 2 天 （手术日）
病情变异记录	□ 无 □ 有，原因： 1. 2.	□ 无 □ 有，原因： 1. 2.
护士签名		
医师签名		

日期	住院第 3 天 （术后 1 日）	住院第 4 天 （术后 2 日）	住院第 5 天 （术后 3 日）
主要诊疗工作	□ 上级医师查房，对手术及切口进行评估 □ 完成日常病程记录 □ 确认胃肠减压引流液性质及肠蠕动恢复情况 □ 评估营养状况，应用肠外营养 □ 向家长交代病情	□ 上级医师查房，对手术及切口进行评估 □ 完成日常病程记录 □ 确认胃肠减压引流液性质及肠蠕动恢复情况 □ 向家长交代病情	□ 上级医师查房，确认是否可转入普通病房 □ 完成日常病程记录 □ 确认胃肠减压引流液性质及肠蠕动恢复情况 □ 向家长交代病情
重点医嘱	**长期医嘱：** □ 一级护理 □ 禁食、胃肠减压 □ 心电、血压、血氧饱和度监护 □ 抗菌药物：第二代头孢菌素等 **临时医嘱：** □ 补充液体和电解质 □ 肠外营养全合一制剂（必要时）	**长期医嘱：** □ 一级护理 □ 禁食、胃肠减压 □ 心电、血压、血氧饱和度监护 □ 补充液体和电解质，必要时肠外营养全合一制剂 **临时医嘱：** □ 乳酸林格液补充胃肠减压丧失液量（必要时）	**长期医嘱：** □ 二级护理 □ 禁食、胃肠减压 □ 补充液体和电解质，必要时肠外营养全合一制剂 **临时医嘱：** □ 乳酸林格液补充胃肠减压丧失液量（必要时） □ 伤口换敷料
主要护理工作	□ 随时观察患儿情况 □ 手术后生活护理 □ 夜间巡视	□ 随时观察患儿情况 □ 手术后生活护理 □ 夜间巡视	□ 随时观察患儿情况 □ 手术后生活护理 □ 夜间巡视
病情变异记录	□ 无　□ 有，原因： 1. 2.	□ 无　□ 有，原因： 1. 2.	□ 无　□ 有，原因： 1. 2.
护士签名			
医师签名			

日期	住院第6天 （术后4日）	住院第7天 （术后5日）
主要诊疗工作	□ 上级医师查房，对手术及切口进行评估 □ 完成日常病程录 □ 确认胃肠减压引流液性质及肠蠕动恢复情况，允许时可停用胃肠减压 □ 向家长交代病情	□ 上级医师查房 □ 完成日常病程录 □ 确认肠蠕动恢复情况，允许时可予半量饮食 □ 向家长交代病情
重点医嘱	**长期医嘱：** □ 二级护理 □ 少量饮水 □ 补充液体和电解质，必要时肠外营养全合一制剂 **临时医嘱：** □ 乳酸林格液补充胃肠减压丧失液量（必要时）	**长期医嘱：** □ 二级护理 □ 母乳或婴奶 □ 酌情补液
主要护理工作	□ 随时观察患儿情况 □ 手术后生活护理 □ 夜间巡视	□ 随时观察患儿情况 □ 手术后生活护理 □ 夜间巡视
病情变异记录	□ 无 □ 有，原因： 1. 2.	□ 无 □ 有，原因： 1. 2.
护士签名		
医师签名		

日期	住院第 8 天 （术后 6 日）	住院第 9 天 （术后 7 日）	住院第 10 天 （术后 8 日，出院日）
主要诊疗工作	□ 上级医师查房 □ 完成日常病程录 □ 确认肠蠕动恢复情况，允许时可予全量饮食 □ 复查血尿便常规，了解术后感染情况 □ 向家长交代病情	□ 上级医师查房 □ 完成日常病程录 □ 了解所有实验室检查报告 □ 确认肠蠕动恢复情况，确认奶量完成情况 □ 确认伤口恢复情况，酌情拆线 □ 决定患儿是否可以出院 **如果可以出院：** □ 完成出院小结、病史首页 □ 通知家长明天出院 □ 向家长交代出院的注意事项，预约复诊日期	**如果患儿可以出院：** □ 向家长交代出院的注意事项，预约复诊日期 □ 将出院小结交于家长 **如果患儿需继续住院：** □ 上级医师查房，确定进食及排便情况，作相应处理 □ 完成日常病程记录
重点医嘱	**长期医嘱：** □ 二级护理 □ 母乳或婴奶	**长期医嘱：** □ 二级护理 □ 母乳或婴奶 **临时医嘱：** □ 明日出院	**出院医嘱：** □ 定期复查 **在院医嘱：** □ 二级护理 □ 母乳或婴奶
主要护理工作	□ 随时观察患儿情况 □ 手术后生活护理 □ 夜间巡视	□ 随时观察患儿情况 □ 手术后生活护理 □ 夜间巡视	**如果患儿可以出院：** □ 帮助办理出院手续 □ 将出院小结交给家长 **如果患儿需继续住院：** □ 随时观察患儿情况 □ 手术后生活护理 □ 夜间巡视
病情变异记录	□ 无 □ 有，原因： 1. 2.	□ 无 □ 有，原因： 1. 2.	□ 无 □ 有，原因： 1. 2.
护士签名			
医师签名			

第三十二章

十二指肠闭锁和狭窄临床路径释义

【医疗质量控制指标】(专家建议)

指标一、诊断需结合临床表现和辅助检查。

指标二、全胃肠外营养使用时间占住院天数比例。

指标三、抗菌药物使用时间。

一、十二指肠闭锁和狭窄编码

疾病名称及编码：先天性十二指肠闭锁或先天性十二指肠狭窄或者环状胰腺的（ICD-10：Q41.000/Q41.002/Q45.100）

手术操作及编码：十二指肠探查+小肠吻合术（ICD-9-CM-3：45.0101+45.9101）

二、临床路径检索方法

45.0101+45.9101

三、国家医疗保障疾病诊断相关分组（CHS-DRG）

MDCG　消化系统疾病及功能障碍

CZ1　其他消化道系统诊断

四、十二指肠闭锁和狭窄临床路径标准住院流程

（一）适用对象

第一诊断为先天性十二指肠闭锁或先天性十二指肠狭窄或者环状胰腺的（ICD-10：Q41.000/Q41.002/Q45.100）

行十二指肠探查+小肠吻合术（ICD-9-CM-3：45.0101+45.9101）。

释义

■ 本路径适用对象为临床诊断为先天性十二指肠闭锁或先天性肠狭窄或者环状胰腺的患儿。

■ 首次就诊手术患儿，不包括已行一期手术再次手术患儿。

（二）诊断依据

根据《小儿外科学》（中华医学会编著，人民卫生出版社），《新生儿外科学》（郑珊主编，人民卫生出版社）。

1. 病史：产前超声发现“双泡征”，生后反复胆汁性呕吐。
2. 体征：严重患者可出现脱水、虚弱或休克现象。
3. 查体：腹壁平软，无压痛，肠鸣音可闻及。
4. 辅助检查：腹部X线平片可见“双泡征”、上消化道造影可见十二指肠完全或不完全梗阻、超声提示十二指肠闭锁或膜式狭窄、环形胰腺。

释义

■ 本路径包含十二指肠梗阻的多种类型。术前确立十二指肠梗阻诊断即可进行十二指肠探查。因技术水平差异术前不能明确病因诊断者，可不强求，于术中探查明确诊断。

■ 术前一定要除外诊断先天性肠旋转不良，因为二者手术方式不同。

■ 十二指肠梗阻的病因诊断和合并存在，如十二指肠隔膜合并环形胰腺，一次手术入路和手术操作可完成所有畸形纠治。

■ 目前产前超声诊断较多，可见十二指肠扩张，伴有羊水增多，则肠闭锁诊断可能性极大。产前如高度怀疑十二指肠闭锁的患儿，应注意排除染色体异常的可能。

（三）进入路径标准

根据《小儿外科学》（中华医学会编著，人民卫生出版社），《实用新生儿外科学》（郑珊主编，人民卫生出版社）。明确为十二指肠梗阻的新生儿病例。

释义

■ 第一诊断符合此诊断新生患儿即可进入本路径。但曾行手术治疗本病未愈、病史长、年龄较大患儿不入本路径。

■ 经入院常规检查发现以往没有发现的疾病，而该疾病可能对患儿健康影响更为严重，或者该疾病可能影响手术实施、增加手术和麻醉风险、影响预后，则应优先考虑治疗该种疾病，暂不宜进入本路径。如低或极低出生体重患儿、呼吸窘迫综合征、重症感染、心功能不全、肝功能、肾功能不全、凝血功能障碍等。

■ 若既往患有上述疾病，经合理治疗后达到稳定，抑或目前尚需要持续用药，经评估无手术及麻醉禁忌，则可进入本路径。但可能会增加医疗费用，延长住院时间。

（四）标准住院日为15~20天

释义

■ 十二指肠梗阻患儿术后肠功能恢复较慢，住院时间较长，住院日少于20天均符合路径要求。

■ 本病可能合并早产、低体重，术后恢复时间也会延长。

（五）住院期间的检查项目

1. 必需的检查项目：

（1）血常规、尿常规。

（2）肝功能、肾功能、电解质、凝血功能、血型、血淀粉酶、感染性疾病筛查（乙型肝炎、丙型肝炎、艾滋病、梅毒等）。

（3）新生儿胸腹X线平片。

（4）心电图。
（5）腹部超声。
2. 根据患者病情进行的检查项目：心脏彩超、上消化道造影。

释义

■ 必查项目是确保手术治疗安全、有效开展的基础，在术前必须完成。相关人员应认真分析检查结果，以便及时发现异常情况并采取对应处置。

■ 因新生儿期患儿可合并其他脏器畸形，术前应尽量完善检查以除外合并畸形，减少不必要的手术风险。

■ 十二指肠梗阻病因诊断不易时，不要为明确诊断反复检查延误手术治疗时间。

（六）治疗方案的选择

1. 禁食、胃肠减压。
2. 补充水、电解质。
3. 纠正酸碱平衡紊乱。
4. 静脉营养支持治疗，因术前、术后禁食时间长，可酌情放置外周中心静脉导管或深静脉置管。
5. 手术治疗。

释义

■ 术前纠正患儿水电解质失衡及完善各项检查。本病为高位肠梗阻，患儿生后早期发病，要注意因不能进食带来的各种并发情况，术前及时纠正。

■ 静脉营养支持治疗在本路径中作用重大，建立长期有效的静脉通路非常重要，如技术水平允许，应留置外周中心静脉导管或深静脉置管。从长期使用的角度来看，甚至更经济，也能减少患儿反复扎针的痛苦。

（七）预防性抗菌药物选择与使用时机

按照《抗菌药物临床应用指导原则（2015年版）》（国卫办医发〔2015〕43号）执行。建议使用第二代头孢菌素（例如头孢呋辛）+甲硝唑；明确感染患者，可根据药敏试验结果调整抗菌药物。预防性抗菌药物在术前0.5~2小时使用。

释义

■ 本病为Ⅱ类手术切口，术前可使用预防性抗菌药物。因为高位肠梗阻，不必长期使用。

（八）手术日

1. 麻醉方式：气管插管全身麻醉。
2. 术中用药：麻醉常规用药。

3. 输血：根据术前血红蛋白状况及术中出血情况决定。
4. 手术方式：剖腹探查+十二指肠吻合术，术中可酌情放置空肠喂养管。手术可选择腔镜辅助术式。

释义

■ 手术探查明确诊断，单纯隔膜者行隔膜切除，十二指肠闭锁及环形胰腺患儿可行十二指肠侧侧吻合术。

■ 术后肠内营养的早期使用有促进胃肠功能恢复的作用，术中可酌情放置空肠喂养管。

■ 本病术中多不需输血。

■ 腔镜技术完善者，可以进行腔镜手术，手术费用略增加，但是美容效果及可能的促进术后恢复的意义，也使得临床医师及家长更为倾向选择。

（九）术后恢复

1. 必须复查的检查项目：血常规、肝功能、肾功能、电解质。
2. 术后用药：
（1）抗菌药物：按照《抗菌药物临床应用指导原则（2015 年版）》（国卫办医发〔2015〕43 号）选用药物，用药时间 1~3 天。
（2）术后胃肠功能恢复之前，使用全肠外营养或经外周静脉肠外营养进行营养支持治疗。
3. 术后饮食指导。

释义

■ 术后复查、监测各项实验室检查结果，以便及时发现异常情况并采取对应处置。

■ 术后长期不能进食患儿，给予静脉营养支持治疗，防止因营养支持不足导致各种并发症的发生。

（十）出院标准

1. 患者一般情况良好，恢复正常饮食，恢复肛门排气、排便。
2. 切口愈合良好：伤口无感染，无皮下积液（或门诊可处理的少量积液）。
3. 体温正常，腹部无阳性体征，相关实验室检查结果和腹 X 线平片基本正常，没有需要住院处理的并发症和/或合并症。

释义

■ 术后可以正常饮食，并达到生理需要量。

■ 复查各项实验室检查无明显异常，无需住院治疗。

（十一）变异及原因分析

1. 术前合并其他影响手术的基础疾病，需要进行相关的诊断和治疗。

2. 术前根据患者病情初步确定手术方式，根据患者术中情况更改手术方式可能。

3. 手术后继发切口感染、腹腔内感染、肠瘘、肠梗阻、吻合口出血等并发症，导致围术期住院时间延长与费用增加。

4. 住院后出现其他内、外科疾病需进一步明确诊断，导致住院时间延长与费用增加。

释义

■ 本病可合并其他器官畸形，如需同期手术，明显增加住院费用、延长住院时间的，不入本路径。如无明显差异的，可记录变异内容。

■ 术中合并胎粪性腹膜炎、多发肠闭锁或存在短肠综合征可能的畸形类型，不入本路径。

■ 术后出现严重并发症，如吻合口瘘、狭窄、粘连梗阻，有需要再次手术的患儿，则需要离开本路径。

五、十二指肠闭锁和狭窄给药方案

本病为Ⅱ类手术切口，术前可使用预防性抗菌药物，可选用第二代头孢菌素或者第三代头孢菌素。按照《抗菌药物临床应用指导原则（2015 年版）》（国卫办医发〔2015〕43 号）执行。

六、十二指肠闭锁和狭窄护理规范

1. 注意保暖。

2. 术后注意观察切口情况，伤口渗出较多时，应及时通知医师及更换敷料。

3. 维护各种管路畅通，如有外周中心静脉导管置管，需定期维护及换药；有其他引流时，注意观察引流液质、量。

4. 患儿年龄幼小，注意及时更换尿裤及衣物，加强生活护理。

5. 开始肠内营养后注意观察患儿纳奶情况，能否进食，进食后有无腹胀呕吐表现，及时告知医师。

七、十二指肠闭锁和狭窄营养治疗规范

1. 新生儿期消化道手术，既往无营养储备，术前无法进行经口喂养，无其他禁忌证时，需积极进行肠外营养支持。

2. 术后视肠功能恢复情况，逐渐过渡为肠内营养，经口摄入不足之时，加用肠外营养支持。

八、十二指肠闭锁和狭窄患者健康宣教

1. 术后可因肠粘连引起梗阻，出院后注意观察腹部情况，如有呕吐、腹胀、停止排气排便，及时就诊。

2. 合并其他器官系统畸形患儿，需视相应情况进行观察或治疗。

3. 出院后早期注意合理喂养，防止因喂养不当出现消化系统并发症。

九、推荐表单

（一）医师表单

十二指肠闭锁和狭窄临床路径医师表单

适用对象：第一诊断为先天性十二指肠闭锁或先天性十二指肠狭窄或者环状胰腺（ICD-10：Q41.000/Q41.002/Q45.100）
行十二指肠探查+小肠吻合术（CM-3：45.0101+45.9101）

患者姓名	性别：　年龄：　门诊号：	住院号：
住院日期　年　月　日	出院日期　年　月　日	标准住院日　天

时间	住院第 1~2 天	住院第 3~4 天 术前 1 天	住院第 4~5 天 （手术日，术后）
主要诊疗工作	□ 询问病史和体格检查 □ 完成住院病历和首次病程记录 □ 开检查检验单 □ 上级医师查房 □ 初步确定诊治方案和特殊检查项目	□ 询问病史和体格检查 □ 完成术前小结与讨论 □ 安排手术日期 □ 完善术前准备	□ 完成术后病程录 □ 术后监护及治疗
重点医嘱	**长期医嘱：** □ 普通外科护理常规 □ 一级或二级护理 □ 禁食、禁水 □ 测生命体征 □ 留置胃管、胃肠减压、记量 □ 记尿量（必要时） □ 记 24 小时液体出入量 **临时医嘱：** □ 三大常规 □ 肝功能、肾功能 □ 凝血全套 □ 乙型肝炎两对半 □ 血型测定 □ 梅毒、艾滋病筛查 □ 血气分析、电解质 □ X 线胸片 □ 心电图 □ 心超彩超（必要时） □ 腹部超声 □ 上消化道造影（必要时） □ 补液	**长期医嘱：** □ 普通外科护理常规 □ 一级或二级护理 □ 禁食、禁水 □ 测生命体征 □ 留置胃管、胃肠减压、记量 □ 记尿量（必要时） □ 记 24 小时液体出入量 **临时医嘱：** □ 手术医嘱 □ 清洁皮肤 □ 备血 □ 术前 0.5 小时预防性抗菌药物（第二代头孢菌素+甲硝唑）	**长期医嘱：** □ 普通外科护理常规 □ 一级护理 □ 禁食、禁水 □ 心电监护 □ 留置胃管、胃肠减压、记量 □ 留置导尿 □ 记尿量（必要时） □ 记 24 小时液体出入量 □ 抗菌药物（同术前） **临时医嘱：** □ 血常规 □ 血气分析 □ 肝功能、肾功能 □ 白蛋白（必要时） □ 补液支持
病情变异记录	□ 无　□ 有，原因： 1. 2.	□ 无　□ 有，原因： 1. 2.	□ 无　□ 有，原因： 1. 2.
医师签名			

时间	住院第6天 （术后第1天）	住院第7天 （术后第2天）	住院第8~10天 （术后第3~5天）
主要诊疗工作	□ 询问病情和体格检查 □ 完善病程记录 □ 上级医师查房	□ 询问病情和体格检查 □ 完善病程记录 □ 上级医师查房	□ 询问病情和体格检查 □ 完善病程记录 □ 上级医师查房
重点医嘱	**长期医嘱：** □ 普通外科护理常规 □ 一级护理 □ 禁食、禁水 □ 心电监护 □ 留置胃管、胃肠减压、记量 □ 记24小时液体出入量 □ 抗菌药物（同术前） **临时医嘱：** □ 静脉营养 □ 伤口护理 □ 纠正电解质酸碱平衡	**长期医嘱：** □ 普通外科护理常规 □ 一级护理 □ 禁食、禁水 □ 心电监护 □ 留置胃管、胃肠减压、记量 □ 记24小时液体出入量 **临时医嘱：** □ 静脉营养 □ 伤口护理 □ 纠正电解质酸碱平衡	**长期医嘱：** □ 普通外科护理常规 □ 一级护理 □ 禁食、禁水 □ 心电监护 □ 留置胃管、胃肠减压、记量 □ 记24小时液体出入量 **临时医嘱：** □ 静脉营养 □ 伤口护理 □ 纠正电解质酸碱平衡 □ 复查血气分析、电解质 □ 复查血常规
病情变异记录	□ 无 □ 有，原因： 1. 2.	□ 无 □ 有，原因： 1. 2.	□ 无 □ 有，原因： 1. 2.
医师签名			

时间	住院第 11 天 （术后第 6 天）	住院第 12~18 天 （术后第 7~13 天）	住院第 19~20 天 （术后第 14~15 天） （出院日）
诊疗工作	□ 询问病情和体格检查 □ 完善病程记录 □ 上级医师查房	□ 询问病情和体格检查 □ 完善病程记录 □ 上级医师查房	□ 询问病情和体格检查 □ 完善病程记录 □ 上级医师查房
重点医嘱	**长期医嘱：** □ 普通外科护理常规 □ 一级或二级护理 □ 禁食、禁饮 □ 心电监护 □ 记 24 小时液体出入量 □ 抗菌药物（同术前） **临时医嘱：** □ 静脉营养 □ 伤口护理 □ 纠正电解质酸碱平衡	**长期医嘱：** □ 普通外科护理常规 □ 一级护理 □ 逐渐开奶 □ 心电监护 □ 留置胃管、胃肠减压、记量 □ 记 24 小时液体出入量 **临时医嘱：** □ 逐渐减少静脉营养液体量 □ 伤口护理 □ 纠正电解质酸碱平衡	**长期医嘱：** □ 普通外科护理常规 □ 一级护理 □ 足量奶 **临时医嘱：** □ 伤口护理 □ 纠正电解质酸碱平衡 □ 复查血气分析、电解质
主要变异记录	□ 无　□ 有，原因： 1. 2.	□ 无　□ 有，原因： 1. 2.	□ 无　□ 有，原因： 1. 2.
医师签名			

（二）护士表单

十二指肠闭锁和狭窄临床路径护士表单

适用对象：第一诊断为先天性十二指肠闭锁或先天性十二指肠狭窄或者环状胰腺（ICD-10：Q41.000/Q41.002/Q45.100）

行十二指肠探查+小肠吻合术（CM-3：45.0101+45.9101）

患者姓名	性别： 年龄： 门诊号：	住院号：
住院日期 年 月 日	出院日期 年 月 日	标准住院日 天

时间	住院第1~2天	住院第3~4天 术前1天	住院第4~5天 （手术日，术后）
主要护理工作	**长期医嘱：** □ 普通外科护理常规 □ 一级或二级护理 □ 禁食、禁水 □ 测生命体征 □ 留置胃管、胃肠减压、记量 □ 记尿量（必要时） □ 记24小时液体出入量 **临时医嘱：** □ 三大常规 □ 肝功能、肾功能 □ 凝血全套 □ 乙型肝炎两对半 □ 血型测定 □ 梅毒、艾滋病筛查 □ 血气分析、电解质 □ X线胸片 □ 心电图 □ 心超彩超（必要时） □ 腹部超声 □ 上消化道造影（必要时） □ 补液	**长期医嘱：** □ 普通外科护理常规 □ 一级或二级护理 □ 禁食、禁水 □ 测生命体征 □ 留置胃管、胃肠减压、记量 □ 记尿量（必要时） □ 记24小时液体出入量 **临时医嘱：** □ 手术医嘱 □ 清洁皮肤 □ 备血 □ 术前0.5小时预防性抗菌药物（第二代头孢菌素+甲硝唑）	**长期医嘱：** □ 普通外科护理常规 □ 一级护理 □ 禁食、禁水 □ 心电监护 □ 留置胃管、胃肠减压、记量 □ 留置导尿 □ 记尿量（必要时） □ 记24小时液体出入量 □ 抗菌药物（同术前） **临时医嘱：** □ 血常规 □ 血气分析 □ 肝功能、肾功能 □ 白蛋白（必要时） □ 补液支持
病情变异记录	□ 无 □ 有，原因： 1. 2.	□ 无 □ 有，原因： 1. 2.	□ 无 □ 有，原因： 1. 2.
护士签名			

时间	住院第 6 天 （术后第 1 天）	住院第 7 天 （术后第 2 天）	住院第 8~10 天 （术后第 3~5 天）
主要护理工作	**长期医嘱：** □ 普通外科护理常规 □ 一级护理 □ 禁食、禁水 □ 心电监护 □ 留置胃管、胃肠减压、记量 □ 记 24 小时液体出入量 □ 抗菌药物（同术前） **临时医嘱：** □ 静脉营养 □ 伤口护理 □ 纠正电解质酸碱平衡	**长期医嘱：** □ 普通外科护理常规 □ 一级护理 □ 禁食、禁水 □ 心电监护 □ 留置胃管、胃肠减压、记量 □ 记 24 小时液体出入量 **临时医嘱：** □ 静脉营养 □ 伤口护理 □ 纠正电解质酸碱平衡	**长期医嘱：** □ 普通外科护理常规 □ 一级护理 □ 禁食、禁水 □ 心电监护 □ 留置胃管、胃肠减压、记量 □ 记 24 小时液体出入量 **临时医嘱：** □ 静脉营养 □ 伤口护理 □ 纠正电解质酸碱平衡 □ 复查血气分析、电解质 □ 复查血常规
病情变异记录	□ 无　□ 有，原因： 1. 2.	□ 无　□ 有，原因： 1. 2.	□ 无　□ 有，原因： 1. 2.
护士签名			

时间	住院第 11 天 （术后第 6 天）	住院第 12~18 天 （术后第 7~13 天）	住院第 19~20 天 （术后第 14~15 天） （出院日）
主要护理工作	**长期医嘱：** □ 普通外科护理常规 □ 一级或二级护理 □ 禁食、禁水 □ 心电监护 □ 记 24 小时液体出入量 □ 抗菌药物（同术前） **临时医嘱：** □ 静脉营养 □ 伤口护理 □ 纠正电解质酸碱平衡	**长期医嘱：** □ 普通外科护理常规 □ 一级护理 □ 逐渐开奶 □ 心电监护 □ 留置胃管、胃肠减压、记量 □ 记 24 小时液体出入量 **临时医嘱：** □ 逐渐减少静脉营养液体量 □ 伤口护理 □ 纠正电解质酸碱平衡	**长期医嘱：** □ 普通外科护理常规 □ 一级护理 □ 足量奶 **临时医嘱：** □ 伤口护理 □ 纠正电解质酸碱平衡 □ 复查血气分析、电解质
病情变异记录	□ 无　□ 有，原因： 1. 2.	□ 无　□ 有，原因： 1. 2.	□ 无　□ 有，原因： 1. 2.
护士签名			

（三）患儿家属表单

十二指肠闭锁和狭窄临床路径患儿家属表单

适用对象：第一诊断为先天性十二指肠闭锁或先天性十二指肠狭窄或者环状胰腺（ICD-10：Q41.000/Q41.002/Q45.100）

行十二指肠探查+小肠吻合术（CM-3：45.0101+45.9101）

患者姓名	性别：　年龄：　门诊号：	住院号：
住院日期　年　月　日	出院日期　年　月　日	标准住院日　天

时间	住院第1~4天	住院第4~5天	住院第6~18天	住院第19~20天
医患配合	□ 接受入院宣教 □ 接受入院护理评估 □ 接受病史询问 □ 进行体格检查 □ 交代既往用药情况 □ 进行相关体格检查 □ 向患儿家长交代病情，患儿家长签署手术麻醉知情同意书和输血知情同意书	□ 患儿及家属与医师在手术前、后交流了解病情	□ 了解术后病情变化 □ 配合病情询问和体格检查	□ 接受出院前康复宣教 □ 学习出院注意事项 □ 了解复查程序 □ 办理出院手续 □ 获取出院诊断书 □ 获取出院带药
重点诊疗及检查	**重点诊疗：** □ 一级护理 □ 补液 □ 纠正电解质平衡紊乱 **重要检查：** □ 术前常规实验室检查 □ 超声心动图、X线胸片等	**重点诊疗：** □ 手术	**重点诊疗：** □ 补液、支持治疗 □ 防止电解质平衡紊乱	**重点诊疗：** □ 出院
病情变异记录	□ 无　□ 有，原因： 1. 2.	□ 无　□ 有，原因： 1. 2.	□ 无　□ 有，原因： 1. 2.	□ 无　□ 有，原因： 1. 2.

附：原表单（2017年版）

十二指肠闭锁和狭窄临床路径表单

适用对象：第一诊断为先天性十二指肠闭锁或先天性十二指肠狭窄或者环状胰腺（ICD-10：Q41.000/Q41.002/Q45.100）

行十二指肠探查+小肠吻合术（CM-3：45.0101+45.9101）

患者姓名	性别： 年龄： 门诊号：	住院号：
住院日期 年 月 日	出院日期 年 月 日	标准住院日 天

时间	住院第1~2天	住院第3~4天 （术前1日）	住院第4~5天 （手术日，术后）
诊疗工作	□ 询问病史和体格检查 □ 完成住院病历和首次病程记录 □ 开检查检验单 □ 上级医师查房 □ 初步确定诊治方案和特殊检查项目	□ 询问病史和体格检查 □ 完成术前小结与讨论 □ 安排手术日期 □ 完善术前准备	□ 完成术后病程记录 □ 术后监护及治疗
重点医嘱	**长期医嘱：** □ 普通外科护理常规 □ 一级或二级护理 □ 禁食、禁水 □ 测生命体征 □ 留置胃管、胃肠减压、记量 □ 记尿量（必要时） □ 记24小时液体出入量 **临时医嘱：** □ 三大常规 □ 肝功能、肾功能 □ 凝血全套 □ 乙型肝炎两对半 □ 血型测定 □ 梅毒、艾滋病筛查 □ 血气分析、电解质 □ X线胸片 □ 心电图 □ 心超彩超（必要时） □ 腹部超声 □ 上消化道造影（必要时） □ 补液	**长期医嘱：** □ 普通外科护理常规 □ 一级或二级护理 □ 禁食、禁饮 □ 测生命体征 □ 留置胃管、胃肠减压、记量 □ 记尿量（必要时） □ 记24小时液体出入量 **临时医嘱：** □ 手术医嘱 □ 清洁皮肤 □ 备血 □ 术前0.5小时预防性抗菌药物（第二代头孢菌素+甲硝唑）	**长期医嘱：** □ 普通外科护理常规 □ 一级护理 □ 禁食、禁水 □ 心电监护 □ 留置胃管、胃肠减压、记量 □ 留置导尿 □ 记尿量（必要时） □ 记24小时液体出入量 □ 抗菌药物（同术前） **临时医嘱：** □ 血常规 □ 血气分析 □ 肝功能、肾功能 □ 白蛋白（必要时） □ 补液支持

续　表

时间	住院第 1~2 天	住院第 3~4 天 （术前 1 日）	住院第 4~5 天 （手术日，术后）
病情变异记录	□ 无　□ 有，原因： 1. 2.	□ 无　□ 有，原因： 1. 2.	□ 无　□ 有，原因： 1. 2.
护士签名			
医师签名			

时间	住院第 6 天 （术后第 1 天）	住院第 7 天 （术后第 2 天）	住院第 8~10 天 （术后第 3~5 天）
诊疗工作	□ 询问病情和体格检查 □ 完善病程记录 □ 上级医师查房	□ 询问病情和体格检查 □ 完善病程记录 □ 上级医师查房	□ 询问病情和体格检查 □ 完善病程记录 □ 上级医师查房
重点医嘱	**长期医嘱：** □ 普通外科护理常规 □ 一级护理 □ 禁食、禁水 □ 心电监护 □ 留置胃管、胃肠减压、记量 □ 记 24 小时液体出入量 □ 抗菌药物（同术前） **临时医嘱：** □ 静脉营养 □ 伤口护理 □ 纠正电解质酸碱平衡	**长期医嘱：** □ 普通外科护理常规 □ 一级护理 □ 禁食、禁水 □ 心电监护 □ 留置胃管、胃肠减压、记量 □ 记 24 小时液体出入量 **临时医嘱：** □ 静脉营养 □ 伤口护理 □ 纠正电解质酸碱平衡	**长期医嘱：** □ 普通外科护理常规 □ 一级护理 □ 禁食、禁水 □ 心电监护 □ 留置胃管、胃肠减压、记量 □ 记 24 小时液体出入量 **临时医嘱：** □ 静脉营养 □ 伤口护理 □ 纠正电解质酸碱平衡 □ 复查血气分析、电解质 □ 复查血常规
病情变异记录	□ 无 □ 有，原因： 1. 2.	□ 无 □ 有，原因： 1. 2.	□ 无 □ 有，原因： 1. 2.
护士签名			
医师签名			

时间	住院第 11 天 （术后第 6 天）	住院第 12~18 天 （术后第 7~13 天）	住院第 19~20 天 （术后第 14~15 天） （出院日）
诊疗工作	□ 询问病情和体格检查 □ 完善病程记录 □ 上级医师查房	□ 询问病情和体格检查 □ 完善病程记录 □ 上级医师查房	□ 询问病情和体格检查 □ 完善病程记录 □ 上级医师查房
重点医嘱	**长期医嘱：** □ 普通外科护理常规 □ 一级或二级护理 □ 禁食、禁水 □ 心电监护 □ 记 24 小时液体出入量 □ 抗菌药物（同术前） **临时医嘱：** □ 静脉营养 □ 伤口护理 □ 纠正电解质酸碱平衡	**长期医嘱：** □ 普通外科护理常规 □ 一级护理 □ 逐渐开奶 □ 心电监护 □ 留置胃管、胃肠减压、记量 □ 记 24 小时液体出入量 **临时医嘱：** □ 逐渐减少静脉营养液体量 □ 伤口护理 □ 纠正电解质酸碱平衡	**长期医嘱：** □ 普通外科护理常规 □ 一级护理 □ 足量奶 **临时医嘱：** □ 伤口护理 □ 纠正电解质酸碱平衡 □ 复查血气分析、电解质
病情变异记录	□ 无　□ 有，原因： 1. 2.	□ 无　□ 有，原因： 1. 2.	□ 无　□ 有，原因： 1. 2.
护士签名			
医师签名			

第三十三章

先天性肛门直肠畸形（中低位）临床路径释义

【医疗质量控制指标】（专家建议）

指标一、诊断需结合临床表现和辅助检查。

指标二、切口感染率。

指标三、抗菌药物使用时间。

一、先天性肛门直肠畸形（中低位）编码

疾病名称及编码：肛门先天性闭锁，伴有瘘（ICD-10：Q42.202）

肛门先天性闭锁，不伴有瘘（ICD-10：Q42.302）

直肠先天性闭锁，伴有瘘（ICD-10：Q42.002 ）

直肠先天性闭锁，不伴有瘘（ICD-10：Q42.102 ）

手术操作名称及编码：经会阴肛门成形术（ICD-9-CM-3：49.7905）

经骶会阴肛门成形术（ICD-9-CM-3：49.7906）

二、临床路径检索方法

（Q42.002/Q42.102/Q42.202/Q42.302）伴（49.7905/49.7906）　　出院科别：儿科

三、国家医疗保障疾病诊断相关分组（CHS-DRG）

MDCG　消化系统疾病及功能障碍

GZ1　其他消化系统疾患

四、先天性肛门直肠畸形（中低位）临床路径标准住院流程

（一）适用对象

第一诊断为肛门先天性闭锁，伴有瘘（ICD-10：Q42.202）；肛门先天性闭锁，不伴有瘘（ICD-10：Q42.302）；直肠先天性闭锁，伴有瘘（ICD-10：Q42.002）；直肠先天性闭锁，不伴有瘘（ICD-10：Q42.102）。

行经会阴肛门成形术（ICD-9-CM-3：49.7905）、经骶会阴肛门成形术（ICD-9-CM-3：49.7906）。

释义

■ 本路径适用对象为临床诊断为先天性肛门直肠畸形（中低位）不包括肛门狭窄的患儿。

■ 治疗方法：本路径针对的是经会阴（经骶）肛门成形术。

（二）诊断依据

根据《张金哲小儿外科学》（张金哲主编，人民卫生出版社，2013年），《临床诊疗指南·小儿外科学分册》（中华医学会编著，人民卫生出版社，2005年），《临床技术操作规范·小儿

外科学分册》（中华医学会编著，人民军医出版社，2005 年）和《小儿外科学》（施诚仁等主编，人民卫生出版社，2010 年）。
1. 临床表现：出生后无胎粪排出或仅有少量胎粪从尿道、会阴部异常开口排出。
2. 体格检查：原正常肛门位置处无肛门存在。
3. 影像学检查：倒立侧位摄片提示直肠盲端位于耻骨中点与骶尾关节连线（PC 线）的远端。

释义

■ 本病诊断容易，表现为生后未见正常肛门开口，存在或不存在会阴部、尿道的异常开口。难点在于判断直肠盲端位置。如果皮肤或尿道有瘘，多数为中低位。

■ 无瘘患儿需通过倒立侧位 X 线片判断盲端位置，确定手术方式。

（三）选择治疗方案的依据

根据《张金哲小儿外科学》（张金哲主编，人民卫生出版社，2013 年），《临床诊疗指南·小儿外科学分册》（中华医学会编著，人民卫生出版社，2005 年），《临床技术操作规范·小儿外科学分册》（中华医学会编著，人民军医出版社，2005 年），《小儿外科学》（施诚仁等主编，人民卫生出版社，2010 年）。
行经会阴肛门成形术（ICD-9-CM-3：49.7905）、经骶会阴肛门成形术（ICD-9-CM-3：49.7906）。

释义

■ 尿道内有胎粪排出者，提示直肠盲端位置较高，多数需要后矢状入路手术。

（四）标准住院日为 10~16 天（经会阴手术 10 天，经骶手术 16 天）

释义

■经骶尾部手术（包括后矢状入路手术）说明直肠盲端位置较高，手术操作复杂，术后恢复所需时间较经会阴手术时间延长。

（五）进入路径标准

1. 第一诊断必须符合 ICD-10：Q42.202/Q42.302/Q42.002/Q42.102 肛门先天性闭锁（伴有瘘）、肛门先天性闭锁（不伴有瘘）、直肠先天性闭锁（伴有瘘）、直肠先天性闭锁（不伴有瘘）编码。
2. 当患儿合并其他疾病，但住院期间不需特殊处理，也不影响第一诊断的临床路径实施时，可以进入路径。

释义

■ 第一诊断符合此诊断患儿即可进入本路径。但曾行手术治疗本病未愈、病史长、年龄较大患儿手术难度增大，术后恢复时间较长，可能会增加医疗费用，延长住院时间，出现并发症，不入本路径。

■ 经入院常规检查发现以往没有发现的疾病，而该疾病可能对患儿健康影响更为严重，或者该疾病可能影响手术实施、增加手术和麻醉风险、影响预后，则应优先考虑治疗该种疾病，暂不宜进入本路径。如低或极低出生体重患儿、呼吸窘迫综合征、重症感染、心功能不全、肝功能、肾功能不全、凝血功能障碍等。

■ 若既往患有上述疾病，经合理治疗后达到稳定，抑或目前尚需要持续用药，经评估无手术及麻醉禁忌，则可进入本路径。但可能会增加医疗费用，延长住院时间。

（六）术前准备（术前评估）1~2 天

必需的检查项目：

1. 实验室检查：血常规、血型、尿常规、大便常规、肝功能、肾功能、电解质、凝血功能、感染性疾病筛查。
2. X 线胸片、骶尾部正侧位 X 线平片、心电图、超声心动图。
3. 腹部超声，必要时可行 CT 或磁共振胰胆管成像检查。

释义

■ 必查项目是确保手术治疗安全、有效开展的基础，在术前必须完成。相关人员应认真分析检查结果，以便及时发现异常情况并采取对应处置。

■ 因新生儿期患儿可合并其他脏器畸形，术前应尽量完善检查以除外合并畸形，减少不必要的手术风险。

（七）预防性抗菌药物选择与使用时机

1. 按照《抗菌药物临床应用指导原则（2015 年版）》（国卫办医发〔2015〕43 号），并结合患儿病情决定选择。
2. 推荐药物治疗方案（使用《国家基本药物》的药物）。

释义

■ 抗菌药物的使用主要参考国内权威药物使用指南。手术为Ⅱ类切口，需预防用抗菌药物，注意合理及适时应用。

（八）手术日为入院第 3 天

1. 麻醉方式：气管插管全身麻醉，或基础麻醉+骶管阻滞。
2. 术中抗菌药物用法：可选择第二代头孢菌素类（如头孢呋辛）+甲硝唑或第三代头孢菌素类（如头孢曲松）+甲硝唑静脉输入，切开皮肤前 30 分钟开始给药，手术延长到 3 小时以上，补充 1 个剂量（用头孢曲松时无需追加剂量）。
3. 手术方式：低位肛门直肠畸形行经会阴肛门成形术，中位肛门直肠畸形行经骶会阴肛门成形术（首选后矢状入路会阴肛门成形术）。
4. 手术内置物：无。
5. 术中用药：维持生命体征药物及麻醉用药。
6. 输血：必要时。

释义

■ 患儿入院后完善各项检查，证实无手术禁忌证后，可行手术治疗。本病可合并心脏、泌尿系统及脊柱畸形，术前需检查明确，防止无谓增加手术风险。本路径规定的手术均是在全身麻醉辅助下实施。一般不需输血，对营养不良患儿可根据具体病情输血或血制品。

■ 手术在完成各项检查后即可执行，如患儿明显腹胀，则无需全部完善后再行手术，只需完成必要检查即可。手术时间不拘泥于要求。

（九）术后住院恢复 7~13 天（经会阴手术 7 天，经骶手术 13 天）

1. 必须复查的检查项目：血常规、尿常规、肝功能、肾功能、电解质。
2. 术后用药：抗菌治疗药物使用按照《抗菌药物临床应用指导原则（2015 年版）》（国卫办医发〔2015〕43 号）执行，用药时间一般不超过 7 天。

释义

■ 术后需复查血常规、尿常规、肝功能、肾功能、电解质，观察病情变化。

■ 根据患儿病情需要，检查内容不只限于路径中规定的必须复查项目，可根据需要增加，如血气分析、肝功能、肾功能、血电解质分析等。必要时可增加同一项目的检查频次。

■ 术后抗菌药物使用无特殊情况不超过 7 天。

（十）出院标准

1. 一般情况良好，进食可，无腹胀，排便通畅。
2. 伤口愈合良好，无出血、感染、瘘等。
3. 无其他需要住院处理的并发症。

释义

■ 患儿出院前不仅应完成必须复查的项目，且复查项目应无明显异常。若检查结果明显异常，主管医师应进行仔细分析并作出对应处置。

（十一）变异及原因分析

1. 围术期并发症等造成住院时间延长和费用增加。

2. 存在其他系统的先天畸形，不能耐受手术的患儿，转入相应的路径治疗。
3. 如果患儿需要先行结肠造瘘术，则退出本路径。

释义

■ 经会阴（经骶）肛门成形术可能出现的并发症有切口感染、切口裂开、延迟愈合等，会延长治疗时间、增加治疗费用。如感染严重，需行结肠造瘘术，患儿退出本路径。

■ 医师认可的变异原因主要指患儿入选路径后，医师在检查及治疗过程中发现患儿合并存在一些事前未预知的对本路径治疗可能产生影响的情况，需要终止执行路径或者是延长治疗时间、增加治疗费用。医师需在表单中明确说明。

■ 因患儿方面的主观原因导致执行路径出现变异，也需要医师在表单中予以说明。

五、先天性肛门直肠畸形（中低位）给药方案

外科手术预防用药基本原则：根据手术野有否污染或污染可能，决定是否预防用抗菌药物。

污染手术：由于胃肠道、尿路、胆道体液大量溢出或开放性创伤未经扩创等已造成手术野严重污染的手术。此类手术需预防用抗菌药物。本病为经消化道手术，术中可因大量粪便污染导致切口感染，需术前预防性应用抗菌药物。

外科预防用抗菌药物的选择及给药方法：抗菌药物的选择视预防目的而定。为预防术后切口感染，应针对金黄色葡萄球菌选用药物。预防手术部位感染或全身性感染，则需依据手术野污染或可能的污染菌种类选用，如结肠或直肠手术前应选用对大肠埃希菌和脆弱拟杆菌有效的抗菌药物。选用的抗菌药物必须是疗效肯定、安全、使用方便及价格相对较低的品种。本病可应用第二代头孢菌素加甲硝唑联合抗感染。

给药方法：在术前30分钟至2小时给药，或麻醉开始时给药，使手术切口暴露时局部组织中已达到足以杀灭手术过程中入侵切口细菌的药物浓度。接受清洁-污染手术者的手术时预防用药时间为24小时，必要时延长至48小时。污染手术可依据患儿情况酌量延长。建议不超过7天。

六、先天性肛门直肠畸形（中低位）护理规范

1. 注意保暖。
2. 术后注意观察切口情况，肛门暴露，便于护理。伤口有异常分泌物时，应及时通知医师。
3. 维护各种管路畅通，如有外周中心静脉导管置管，需定期维护及换药；有其他引流时，注意观察引流液质、量。
4. 患儿年龄幼小，注意及时更换尿裤及衣物，加强生活护理。

七、先天性肛门直肠畸形（中低位）营养治疗规范

1. 新生儿期手术患儿，正常喂养，满足生长发育需要。
2. 非新生儿期手术患儿，尽量使用无渣饮食，减少粪便排出。

八、先天性肛门直肠畸形（中低位）患者健康宣教

1. 注意保持肛周卫生。
2. 术后如需扩肛治疗，告知患儿家长操作要点及复查要求。
3. 注意长期肛门排便功能随访。

九、推荐表单

（一）医师表单

先天性肛门直肠畸形（中低位）临床路径医师表单

适用对象：第一诊断为肛门先天性闭锁（ICD-10：Q42.202，302）或直肠先天性闭锁（ICD-10：Q42.002，102 ）
行经会阴肛门成形术 或经骶会阴肛门成形术（ICD-9-CM-3：49.7905，7906）

患儿姓名：	性别：　　年龄：　　门诊号：	住院号：
住院日期：　　年　月　日	出院日期：　　年　月　日	标准住院日：10~16 天

时间	住院第 1~2 天 （术前准备日）	住院第 3 天 （手术日）
主要诊疗工作	□ 询问病史，体格检查，完成病历书写 □ 开检查、实验室检查单 □ 上级医师查房并确定 □ 有手术指征，确定手术方案 □ 疑难病例需要全科讨论 □ 改善一般情况，完善术前准备 □ 请相应科室会诊 □ 向患儿及家属交代围术期注意事项、签署各种医疗文书	□ 手术 □ 完成手术记录、麻醉记录和术后当天的病程记录 □ 上级医师查房 □ 开术后医嘱 □ 向患儿家属交代病情及术后注意事项 □ 确定有无麻醉、手术并发症
重点医嘱	**长期医嘱：** □ 二级护理 □ 禁食 **临时医嘱：** □ 血常规、血型、尿常规、大便常规 □ 肝功能、肾功能，凝血功能，电解质 □ 感染性疾病筛查 □ 心电图、超声心动 □ X 线胸片、骶尾部倒立正侧位片 □ 腹部超声 □ 胃肠减压（必要时）	**长期医嘱：** □ 一级护理 □ 禁食、禁水 □ 记 24 小时出入量 □ 留置胃管、胃肠减压、记量 □ 尿管接袋记量 □ 抗菌药物 □ 心电监护 □ 禁用肛表 □ 肛周护理 **临时医嘱：** □ 术后急查血常规、电解质 □ 按体重和出入量补充液体和电解质 □ 其他特殊医嘱
病情变异记录	□ 无　□ 有，原因： 1. 2.	□ 无　□ 有，原因： 1. 2.
医师签名		

时间	住院第4天 (术后1日)	住院第5天 (术后2日)
主要诊疗工作	□ 上级医师查房 □ 注意观察生命体征 □ 观察胃管、尿管及性状 □ 观察肠功能恢复情况 □ 观察切口情况 □ 评估辅助检查结果 □ 完成常规病历书写	□ 上级医师查房 □ 注意胃管、尿管及性状 □ 观察肠功能恢复情况 □ 观察切口情况 □ 完成常规病历书写
重点医嘱	**长期医嘱：** □ 一级护理 □ 禁食、禁水 □ 记24小时出入量 □ 留置胃管、胃肠减压、胃管护理记量 □ 尿管接袋记量 □ 抗菌药物 □ 禁用肛表 □ 肛周护理 □ 心电监护 **临时医嘱：** □ 切口换药 □ 按体重和出入量补充液体和电解质	**长期医嘱：** □ 一级护理 □ 禁食、禁水（经会阴手术者酌情可少量饮水） □ 记24小时出入量 □ 留置胃管、胃肠减压、胃管护理记量 □ 尿管接袋记量 □ 抗菌药物 □ 禁用肛表 □ 肛周护理 □ 心电监护 **临时医嘱：** □ 切口换药 □ 按体重和出入量补充液体和电解质
病情变异记录	□ 无 □ 有，原因： 1. 2.	□ 无 □ 有，原因： 1. 2.
医师签名		

时间	住院第6天 （术后3日）	住院第7~9天 （术后4~6日）	住院第10~12天 （术后7~9日，经会阴手术出院日）
主要诊疗工作	□ 上级医师查房 □ 完成常规病历书写 □ 注意病情变化、引流量 □ 确定有无手术并发症和手术切口感染 □ 注意观察体温、血压等 □ 根据引流情况明确是否拔除引流管	□ 上级医师查房 □ 完成常规病历书写 □ 注意病情变化，确定有无手术并发症和手术切口感染 □ 注意观察体温、血压等	□ 上级医师查房 □ 完成常规病历书写 □ 注意病情变化，确定有无手术并发症和手术切口感染 □ 注意观察体温、血压等 □ 通知患儿家属出院 □ 交代经会阴手术的患儿出院后注意事项及术后随访事宜（术后2周扩肛），预约复诊日期（指导患儿家属进行扩肛操作）
重点医嘱	**长期医嘱：** □ 一级或二级护理 □ 少量饮水（经会阴手术者酌情可母乳喂养） □ 停引流记量 □ 停尿管接袋记量 □ 停胃肠减压、胃管记量 □ 抗菌药物 □ 禁用肛表 □ 肛周护理 **临时医嘱：** □ 切口换药 □ 复查血常规、电解质 □ 拔除胃管、尿管（酌情）	**长期医嘱：** □ 二级护理 □ 母乳喂养 □ 抗菌药物（经会阴手术者视情况停抗菌药物） □ 禁用肛表 □ 肛周护理	**长期医嘱：** □ 二级护理 □ 母乳喂养 □ 抗菌药物（中位无肛视情况停抗菌药物） □ 禁用肛表 □ 肛周护理 **临时医嘱：** □ 低位无肛可出院 □ 定期复查，坚持扩肛
病情变异记录	□ 无　□ 有，原因： 1. 2.	□ 无　□ 有，原因： 1. 2.	□ 无　□ 有，原因： 1. 2.
医师签名			

时间	住院第 13~14 天 （术后 10~11 日）	住院第 15~16 天 （术后 12~13 日，经骶手术出院日）
主要诊疗工作	□ 上级医师查房 □ 完成常规病历书写 □ 注意病情变化，确定有无手术并发症和手术切口感染 □ 注意观察体温、血压等	□ 上级医师查房，确定有无手术并发症和手术切口感染 □ 完成常规病历书写，完成出院小结 □ 扩肛，并指导患儿家属进行扩肛操作 □ 通知患儿家属出院 □ 交代经骶手术的患儿出院后注意事项及术后随访事宜，预约复诊日期（如患儿于术后7~9 天出院，须在术后 2 周时复诊，开始扩肛）
重点医嘱	**长期医嘱：** □ 二级护理 □ 母乳喂养 □ 肛周护理	**出院医嘱：** □ 定期复查，坚持扩肛 □ 出院带药
病情变异记录	□ 无 □ 有，原因： 1. 2.	□ 无 □ 有，原因： 1. 2.
医师签名		

（二）护士表单

先天性肛门直肠畸形（中低位）临床路径护士表单

适用对象：第一诊断为肛门先天性闭锁（ICD-10：Q42.202，302）或直肠先天性闭锁（ICD-10：Q42.002，102 ）

行经会阴肛门成形术 或经骶会阴肛门成形术（ICD-9-CM-3：49.7905，7906）

患儿姓名：	性别：　　年龄：　　门诊号：	住院号：
住院日期：　　年　月　日	出院日期：　　年　月　日	标准住院日：10~16 天

时间	住院第 1~2 天 （术前准备日）	住院第 3 天 （手术日）
主要护理工作	□ 入院宣教：介绍医护人员、病房环境、设施和设备 □ 入院护理评估 □ 护理计划 □ 术前指导 □ 术前准备：备皮、肠道准备等 □ 告知患儿家属术前流程及注意事项 □ 术前手术物品准备	□ 术前清洁肠道、保留胃管、尿管 □ 术后密切观察患儿情况 □ 术后心理、生活护理 □ 疼痛护理 □ 留置管道护理及指导 □ 记录 24 小时出入量观察患儿生命体征和腹部体征 □ 禁用肛表 □ 肛周护理
重点医嘱	**长期医嘱：** □ 二级护理 □ 禁食 **临时医嘱：** □ 血常规、血型、尿常规、大便常规 □ 肝功能、肾功能，凝血功能，电解质 □ 感染性疾病筛查 □ 心电图、超声心动 □ X 线胸片、骶尾部倒立正侧位片 □ 腹部超声 □ 胃肠减压（必要时）	**长期医嘱：** □ 一级护理 □ 禁食、禁水 □ 记 24 小时出入量 □ 留置胃管、胃肠减压、记量 □ 尿管接袋记量 □ 抗菌药物 □ 心电监护 □ 禁用肛表 □ 肛周护理 **临时医嘱：** □ 术后急查血常规、电解质 □ 按体重和出入量补充液体和电解质 □ 其他特殊医嘱
病情变异记录	□ 无　□ 有，原因： 1. 2.	□ 无　□ 有，原因： 1. 2.
护士签名		

时间	住院第4天 （术后1日）	住院第5天 （术后2日）
主要护理工作	□ 体位：协助改变体位、取俯卧位 □ 密切观察患儿病情变化 □ 观察胃肠功能恢复情况 □ 留置管道护理及指导 □ 生活、心理护理 □ 记录24小时出入量 □ 疼痛护理指导 □ 营养支持护理 □ 禁用肛表 □ 肛周护理	□ 体位：协助改变体位、取俯卧位 □ 密切观察患儿病情变化 □ 观察胃肠功能恢复情况 □ 留置管道护理及指导 □ 生活、心理护理 □ 记录24小时出入量 □ 疼痛护理指导 □ 营养支持护理 □ 肛周护理
重点医嘱	**长期医嘱：** □ 一级护理 □ 禁食、禁水 □ 记24小时出入量 □ 留置胃管、胃肠减压、胃管护理记量 □ 尿管接袋记量 □ 抗菌药物 □ 禁用肛表 □ 肛周护理 □ 心电监护 **临时医嘱：** □ 切口换药 □ 按体重和出入量补充液体和电解质	**长期医嘱：** □ 一级护理 □ 禁食、禁水（经会阴手术者酌情可少量饮水） □ 记24小时出入量 □ 留置胃管、胃肠减压、胃管护理记量 □ 尿管接袋记量 □ 抗菌药物 □ 禁用肛表 □ 肛周护理 □ 心电监护 **临时医嘱：** □ 切口换药 □ 按体重和出入量补充液体和电解质
病情变异记录	□ 无 □ 有，原因： 1. 2.	□ 无 □ 有，原因： 1. 2.
护士签名		

时间	住院第 6 天 （术后 3 日）	住院第 7~9 天 （术后 4~6 日）	住院第 10~12 天 （术后 7~9 日，经会阴手术出院日）
主要护理工作	□ 活动：协助改变体位、取俯卧位 □ 密切观察患儿病情变化 □ 心理支持、饮食指导、协助生活护理 □ 按医嘱拔除胃管、尿管 □ 营养支持护理 □ 肛周护理	□ 观察患儿情况 □ 手术后生活护理 □ 禁用肛表 □ 肛周护理	□ 观察患儿情况 □ 手术后生活护理 □ 肛周护理 □ 指导并监督患儿术后活动 □ 对低位患儿家属进行出院准备指导和出院宣教 □ 帮助患儿家属办理出院手续
重点医嘱	**长期医嘱：** □ 一级或二级护理 □ 少量饮水（经会阴手术者酌情可母乳喂养） □ 停引流记量 □ 停尿管接袋记量 □ 停胃肠减压、胃管记量 □ 抗菌药物 □ 禁用肛表 □ 肛周护理 **临时医嘱：** □ 切口换药 □ 复查血常规、电解质 □ 拔除胃管、尿管（酌情）	**长期医嘱：** □ 二级护理 □ 母乳喂养 □ 抗菌药物（经会阴手术者视情况停抗菌药物） □ 禁用肛表 □ 肛周护理	**长期医嘱：** □ 二级护理 □ 母乳喂养 □ 抗菌药物（中位无肛视情况停抗菌药物） □ 禁用肛表 □ 肛周护理 **临时医嘱：** □ 低位无肛可出院 □ 定期复查，坚持扩肛
病情变异记录	□ 无 □ 有，原因： 1. 2.	□ 无 □ 有，原因： 1. 2.	□ 无 □ 有，原因： 1. 2.
护士签名			

时间	住院第 13~14 天 （术后 10~11 日）	住院第 15~16 天 （术后 12~13 日，经骶手术出院日）
主要护理工作	□ 观察患儿情况 □ 手术后生活护理 □ 肛周护理 □ 指导并监督患儿术后活动	□ 对中位患儿家属进行出院准备指导和出院宣教 □ 帮助患儿家属办理出院手续
重点医嘱	**长期医嘱：** □ 二级护理 □ 母乳喂养 □ 肛周护理	**出院医嘱：** □ 定期复查，坚持扩肛 □ 出院带药
病情变异记录	□ 无 □ 有，原因： 1. 2.	□ 无 □ 有，原因： 1. 2.
护士签名		

（三）患儿家属表单

先天性肛门直肠畸形（中低位）临床路径患儿家属表单

适用对象：第一诊断为肛门先天性闭锁（ICD-10：Q42.202，302）或直肠先天性闭锁（ICD-10：Q42.002，102）

行经会阴肛门成形术 或经骶会阴肛门成形术（ICD-9-CM-3：49.7905，7906）

患儿姓名：	**性别：　　年龄：　　门诊号：**	**住院号：**
住院日期：　　年　月　日	**出院日期：**　　年　月　日	**标准住院日：10~16 天**

时间	住院第 1~2 天	住院第 3 天	住院第 4~15 天	住院第 10~16 天
医患配合	□ 接受入院宣教 □ 接受入院护理评估 □ 接受病史询问 □ 进行体格检查 □ 交代既往用药情况 □ 进行相关体格检查 □ 医护人员交代病情，患儿家长签署手术麻醉知情同意书和输血知情同意书等	□ 患儿及家属与医师在手术前、后交流了解病情	□ 了解术后病情变化	□ 接受出院前康复宣教 □ 学习出院注意事项 □ 了解复查程序 □ 办理出院手续 □ 获取出院诊断书 □ 获取出院带药
重点诊疗及检查	**重点诊疗：** □ 一级护理 □ 术前准备 **重要检查：** □ 术前常规实验室检查 □ 超声心动图、X 线胸片	**重点诊疗：** □ 手术	**重点诊疗：** □ 补液、抗感染治疗 □ 肛周护理	**重点诊疗：** □ 出院 □ 术后 2 周开始进行扩肛治疗 □ 定期复诊
病情变异记录	□ 无　□ 有，原因： 1. 2.	□ 无　□ 有，原因： 1. 2.	□ 无　□ 有，原因： 1. 2.	□ 无　□ 有，原因： 1. 2.

附：原表单（2019年版）

先天性肛门直肠畸形（中低位）临床路径表单

适用对象：第一诊断为肛门先天性闭锁伴有瘘/不伴有瘘（ICD-10：Q42.202/302）、直肠先天性闭锁伴有瘘/不伴有瘘（ICD-10：Q42.002/102）

行经会阴肛门成形术、经骶会阴肛门成形术（ICD-9-CM-3：49.7905/7906）

患者姓名：	性别： 年龄： 门诊号：	住院号：
住院日期： 年 月 日	出院日期： 年 月 日	标准住院日：10~16天

时间	住院第1~2天 （术前准备日）	住院第3天 （手术日）
主要诊疗工作	□ 询问病史，体格检查，完成病历书写 □ 开检查、化验单 □ 上级医师查房并确定 □ 有手术指征，确定手术方案 □ 疑难病例需要全科讨论 □ 改善一般情况，完善术前准备 □ 请相应科室会诊 □ 向患儿家长交代围术期注意事项、签署相关医疗文书	□ 手术 □ 完成手术记录、麻醉记录和术后当天的病程记录 □ 上级医师查房 □ 开术后医嘱 □ 向患儿家长交代病情及术后注意事项 □ 确定有无麻醉、手术并发症
重点医嘱	**长期医嘱：** □ 二级护理 □ 禁食 **临时医嘱：** □ 血常规、血型、尿常规、大便常规 □ 肝功能、肾功能，凝血功能，电解质 □ 感染性疾病筛查 □ 心电图、超声心动 □ X线胸片、骶尾部倒立正侧位片 □ 腹部超声 □ 胃肠减压（必要时）	**长期医嘱：** □ 一级护理 □ 禁食、禁水 □ 记24小时出入量 □ 留置胃管、胃肠减压、记量 □ 尿管接袋记尿量 □ 抗菌药物 □ 心电监护 □ 禁用肛表 □ 肛周护理 **临时医嘱：** □ 术后急查血常规、电解质 □ 按体重和出入量补充液体和电解质 □ 其他特殊医嘱
主要护理工作	□ 入院宣教：介绍医护人员、病房环境、设施和设备 □ 入院护理评估 □ 护理计划 □ 术前指导 □ 术前准备：备皮、肠道准备等 □ 告知患儿家长术前流程及注意事项 □ 术前手术物品准备	□ 术前清洁肠道、保留胃管、尿管 □ 术后密切观察患儿情况 □ 术后心理、生活护理 □ 疼痛护理 □ 留置管道护理及指导 □ 记录24小时出入量观察患儿生命体征和腹部体征 □ 禁用肛表 □ 肛周护理

续　表

时间	住院第 1~2 天 （术前准备日）	住院第 3 天 （手术日）
病情变异记录	□无　□有，原因： 1. 2.	□无　□有，原因： 1. 2.
护士签名		
医师签名		

时间	住院第4天 （术后第1日）	住院第5天 （术后第2日）
主要诊疗工作	□ 上级医师查房 □ 注意观察生命体征 □ 观察胃管、尿管及引流液性状 □ 观察肠功能恢复情况 □ 观察切口情况 □ 评估辅助检查结果 □ 完成病历书写	□ 上级医师查房 □ 注意胃管、尿管及引流液性状 □ 观察肠功能恢复情况 □ 观察切口情况 □ 完成病历书写
重点医嘱	**长期医嘱：** □ 一级护理 □ 禁食、禁水 □ 记24小时出入量 □ 留置胃管、胃肠减压、胃管护理记量 □ 尿管接袋记尿量 □ 抗菌药物 □ 禁用肛表 □ 肛周护理 □ 心电监护 **临时医嘱：** □ 切口换药 □ 按体重和出入量补充液体和电解质	**长期医嘱：** □ 一级护理 □ 禁食、禁水（经会阴手术者酌情可少量饮水） □ 记24小时出入量 □ 留置胃管、胃肠减压、胃管护理记量 □ 尿管接袋记尿量 □ 抗菌药物 □ 禁用肛表 □ 肛周护理 □ 心电监护 **临时医嘱：** □ 切口换药 □ 按体重和出入量补充液体和电解质
主要护理工作	□ 体位：协助改变体位、取俯卧位 □ 密切观察患儿病情变化 □ 观察胃肠功能恢复情况 □ 留置管道护理及指导 □ 生活、心理护理 □ 记录24小时出入量 □ 疼痛护理指导 □ 营养支持护理 □ 禁用肛表 □ 肛周护理	□ 体位：协助改变体位、取俯卧位 □ 密切观察患儿病情变化 □ 观察胃肠功能恢复情况 □ 留置管道护理及指导 □ 生活、心理护理 □ 记录24小时出入量 □ 疼痛护理指导 □ 营养支持护理 □ 肛周护理
病情变异记录	□ 无 □ 有，原因： 1. 2.	□ 无 □ 有，原因： 1. 2.
护士签名		
医师签名		

时间	住院第 6 天 （术后第 3 日）	住院第 7~9 天 （术后第 4~6 日）	住院第 10~12 天 （术后第 7~9 天，经会阴手术出院日）
主要诊疗工作	□ 上级医师查房 □ 完成病历书写 □ 注意病情变化、引流量 □ 确定有无手术并发症和手术切口感染 □ 注意观察体温、血压等 □ 根据引流情况明确是否拔除引流管	□ 上级医师查房 □ 完成病历书写 □ 注意病情变化，确定有无手术并发症和手术切口感染 □ 注意观察体温、血压等	□ 上级医师查房 □ 完成病历书写 □ 注意病情变化，确定有无手术并发症和手术切口感染 □ 注意观察体温、血压等 □ 通知患儿家长出院 □ 交代经会阴手术的患儿出院后注意事项及术后随访事宜（术后 2 周扩肛），预约复诊日期（指导患儿家长进行扩肛操作）
重点医嘱	**长期医嘱：** □ 一级或二级护理 □ 少量饮水（经会阴手术者酌情可母乳喂养） □ 停引流记量 □ 停尿管接袋记尿量 □ 停胃肠减压、胃管记量 □ 抗菌药物 □ 禁用肛表 □ 肛周护理 **临时医嘱：** □ 切口换药 □ 复查血常规、电解质 □ 拔除胃管、尿管（酌情）	**长期医嘱：** □ 二级护理 □ 母乳喂养 □ 抗菌药物（经会阴手术者 □ 视情况停抗菌药物） □ 禁用肛表 □ 肛周护理	**长期医嘱：** □ 二级护理 □ 母乳喂养 □ 抗菌药物（中位无肛视情况停抗菌药物） □ 禁用肛表 □ 肛周护理 **临时医嘱：** □ 低位无肛可出院 □ 定期复查，坚持扩肛
主要护理工作	□ 活动：协助改变体位、取俯卧位 □ 密切观察患儿病情变化 □ 心理支持、饮食指导、协助生活护理 □ 按医嘱拔除胃管、尿管 □ 营养支持护理 □ 肛周护理	□ 观察患儿情况 □ 手术后生活护理 □ 禁用肛表 □ 肛周护理	□ 观察患儿情况 □ 手术后生活护理 □ 肛周护理 □ 指导并监督患儿术后活动 □ 对低位患儿家长进行出院准备指导和出院宣教 □ 帮助患儿家长办理出院手续
病情变异记录	□ 无 □ 有，原因： 1. 2.	□ 无 □ 有，原因： 1. 2.	□ 无 □ 有，原因： 1. 2.
护士签名			
医师签名			

时间	住院第13~14天 （术后第10~11天）	住院第15~16天 （术后第12~13天，经骶手术出院日）
主要诊疗工作	□ 上级医师查房 □ 完成病历书写 □ 注意病情变化，确定有无手术并发症和手术切口感染 □ 注意观察体温、血压等	□ 上级医师查房，确定有无手术并发症和手术切口感染 □ 完成病历书写，完成出院小结 □ 扩肛，并指导患儿家长进行扩肛操作 □ 通知患儿家长出院 □ 交代经骶手术的患儿出院后注意事项及术后随访事宜，预约复诊日期（如患儿于术后7~9天出院，须在术后2周时复诊，开始扩肛）
重点医嘱	**长期医嘱：** □ 二级护理 □ 母乳喂养 □ 肛周护理	**出院医嘱：** □ 定期复查，坚持扩肛 □ 出院带药
主要护理工作	□ 观察患儿情况 □ 手术后生活护理 □ 肛周护理 □ 指导并监督患儿术后活动	□ 对中位患儿家长进行出院准备指导和出院宣教 □ 帮助患儿家长办理出院手续
病情变异记录	□ 无 □ 有，原因： 1. 2.	□ 无 □ 有，原因： 1. 2.
护士签名		
医师签名		

第三十四章

肾盂输尿管连接部梗阻性肾积水临床路径释义

【医疗质量控制指标】（专家建议）

指标一、术前应诊断明确，符合手术指征。

指标二、手术方法为离断式肾盂输尿管成形术，手术入路可选择开放手术或腹腔镜手术。

指标三、术后给予抗菌药物 3 天预防感染。

一、肾盂输尿管连接部梗阻性肾积水编码

1. 原编码：

疾病名称及编码：肾盂积水伴有输尿管肾盂连接处梗阻（ICD-10：N13.000）

手术操作名称及编码：开放或经腹腔镜离断式肾盂输尿管成形术（ICD-9-CM-3：55.87）

2. 修改编码：

疾病名称及编码：肾盂积水伴有输尿管肾盂连接处梗阻（ICD-10：N13.0）

手术操作名称及编码：肾盂输尿管成形术（ICD-9-CM-3：55.87）

二、临床路径检索方法

N13.0 伴 55.87　　出院科别：儿科

三、国家医疗保障疾病诊断相关分组（CHS-DRG）

MDCL　肾脏及泌尿系统疾病及功能障碍

LX1　尿路结石、阻塞及尿道狭窄

四、肾盂输尿管连接部梗阻性肾积水临床路径标准

（一）适用对象

第一诊断为肾盂输尿管连接部梗阻性肾积水（ICD-10：N13.000）。

释义

■ 适用对象编码参考见第一部分。

■ 肾盂输尿管连接部梗阻是引起肾积水的一种常见的尿路梗阻性疾病，由于肾盂输尿管连接部的梗阻使肾盂排空产生障碍，导致集合系统扩张形成肾积水。引起肾盂输尿管连接部梗阻的原因，包括肾盂输尿管连接部狭窄、瓣膜、息肉、高位输尿管开口以及迷走血管压迫等。

■ 治疗上本路径针对的是行肾盂输尿管离断性成形术的患儿。

（二）诊断依据

根据《小儿外科学》（蔡威等主编，第 5 版，人民卫生出版社，2014）、《临床诊疗指南·小儿外科学分册》（中华医学会编著，人民卫生出版社，2005）。

1. 临床表现：多数新生儿及婴儿以无症状腹部肿块就诊，年龄较大小儿可出现上腹部或脐

周腹痛伴恶心、呕吐。患儿可出现血尿，偶见尿路感染。或孕检、生后体检超声发现，无临床症状。

2. 体格检查：积水严重的患儿患侧腹部可触及肿块，多呈张力较高的囊性包块，表面光滑而无压痛，少数质地柔软，偶有波动感。部分大龄患儿可有肾区叩痛。经超声检查发现的患儿可没有阳性体征。

3. 辅助检查：

（1）超声显示患肾的肾盂肾盏扩张，但同侧输尿管和膀胱形态正常。

（2）静脉尿路造影（intravenous urography，IVU）显示肾盂肾盏扩张，对比剂突然终止于肾盂输尿管连接部，输尿管不显影，或部分显影但无扩张。

（3）如有条件可行肾核素扫描检查，进一步明确肾功能和梗阻肾引流情况。

（4）逆行肾盂输尿管造影用于肾盂输尿管显影不佳病例，可明确积水程度、病变部位、显示远端输尿管通畅情况。

（5）CT 和 MRI 可用于积水较重及复杂病例检查。

（6）有尿路感染史者需行排尿期膀胱尿道造影（voiding cystourethrography，VCUG）以排除膀胱输尿管反流。

释义

■ 在新生儿及婴儿常以无痛性肿块就诊，除婴幼儿外，多数患儿均能陈述上腹部和脐周痛，腹痛多为间歇性并伴有呕吐。大量饮水后出现腰痛，是本病的一大特点，是肾盂因利尿突然扩张而引起的疼痛。另外，还可因合并结石或血块堵塞而引起绞痛。有10%~30%出现血尿，可因肾盂内压力增高，肾髓质血管断裂引起，也可由感染或结石引起。少数患儿出现尿路感染，一旦出现病情严重且不易控制，常伴有全身中毒症状，如高热、寒战和败血症。

■ 典型的肾积水可在患侧腹部触及肿块，多呈中度紧张的囊性，表面光滑无压痛，少数质地柔软，偶有波动感。

■ 随着产前超声的普及，目前大部分肾积水患儿无明显临床症状，而是由超声检查发现，在随访的过程之中逐渐加重。

■ 肾积水诊断并不困难，符合临床表现就可以考虑本病，一般需要一种或多种检查，其中超声、IVU、肾核素扫描检查最为常用。CT 尿路造影，MRI 尿路造影次之。

1. 超声检查：超声发现肾脏集合系统分离（>1cm）或肾内可见互相连通的多个液性暗区即可诊断肾积水。超声可清楚地显示肾脏大小和肾实质的厚度。

2. 静脉肾盂造影检查：表现为扩张的肾盂肾盏，对比剂突然终止于肾盂输尿管连接部，输尿管不显影。

3. 核素扫描检查：肾动态显像可了解肾功能，利尿肾图还可根据利尿后放射性核素排泄的曲线变化区分功能性梗阻和器质性梗阻。

4. VCUG：可了解排尿时有无膀胱输尿管反流，可同时鉴别有无输尿管囊肿，尿道瓣膜和尿道憩室等疾病。对于双侧肾积水的患儿，VCUG 可作为鉴别反流引起的继发性肾积水的必要手段。

5. CT 和 MRI 检查：两者均可诊断肾脏大小形态以及肾实质厚度，三维重建还可进一步了解梗阻的部位，有逐渐取代静脉肾盂造影的趋势。

（三）治疗方案的选择

根据《小儿外科学》（蔡威等主编，第5版，人民卫生出版社，2014）、《临床诊疗指南·小儿外科学分册》（中华医学会编著，人民卫生出版社，2005）。

行开放或经腹腔镜离断式肾盂输尿管成形术（ICD-9-CM-3：55.87）。

释义

■ 肾盂输尿管连接部梗阻的标准术式是离断性肾盂成形术，可选择开放手术与腹腔镜手术，部分医院有条件者也可选用机器人辅助的肾盂成形术。

（四）进入路径标准

1. 第一诊断必须符合肾盂输尿管连接部梗阻性肾积水疾病编码（ICD-10：N13.000）。
2. 当患儿合并其他疾病，但住院期间不需特殊处理，也不影响第一诊断的临床路径实施时，可以进入路径。

释义

■ 本路径仅包括第一诊断为肾盂输尿管连接部梗阻性肾积水。如术前可以诊断患儿存在输尿管多发狭窄，合并膀胱输尿管反流等其他畸形，则不进入本路径。

■ 若患儿合并其他疾病，但住院期间不需特殊处理，也不影响第一诊断的临床路径实施，可以进入路径。若其他疾病可能影响手术实施，提高手术和麻醉风险，影响预后则应优先考虑治疗该种疾病暂不宜进入路径，如严重泌尿系统感染、肾功能异常等。

（五）住院期间的检查项目

1. 必需的检查项目：

（1）实验室检查：血常规、C反应蛋白、血型、尿常规、肝功能、肾功能、电解质、凝血功能、感染性疾病（乙型肝炎病毒抗体、艾滋病、梅毒、结核抗体）筛查。

（2）心电图、胸部X线正位片。

（3）泌尿系统超声。

（4）IVU。

2. 根据患儿病情可选择的检查项目：

（1）超声心动图（心电图异常者）。

（2）排尿性膀胱尿道造影（有尿路感染者）。

（3）CT或MRI。

（4）利尿性肾图。

（5）逆行肾盂输尿管造影。

释义

■ 必查项目是确保手术安全、术后顺利恢复的基础。所有检查均应在术前完成并进行认真核对，如有异常应及时复查或请相关专业医师进行会诊。

■ 患儿有呼吸道症状或近期有过发热、咳嗽等，应在彻底治愈的前提下再收入院治疗。

■ 心电图、超声心动或凝血功能异常者需复查或除外其他疾病，不宜进入路径。

■ 泌尿系超声可以明确肾积水患儿是否合并其他畸形。部分患儿肾功能较差，IVU 不显影，可进一步行核素扫描，CT 或 MRI 检查已明确肾脏的形态和功能，确定梗阻点。

（六）预防性抗菌药物选择与使用时机

按照《抗菌药物临床应用指导原则（2015 年版）》（国卫办医发〔2015〕43 号）执行，并结合患儿的病情决定抗菌药物的选择与使用时间。

释义

■ 离断性肾盂成形手术属于Ⅱ类切口手术，由于存在手术操作复杂，手术时间长，术后需放置支架管等易感因素，且一旦感染可导致伤口裂开、尿外渗等，因此可按规定适当预防性应用抗菌药物。一般应用第二代头孢菌素类抗菌药物，应用 5~7 天为宜。

（七）手术日

手术日为入院第 3~5 天。

1. 麻醉方式：气管插管全身麻醉。
2. 手术方式：开放或经腹腔镜离断式肾盂输尿管成形术（ICD-9-CM-3：55.87）。
3. 预防性抗菌药物：静脉输入，切开皮肤前 30 分钟开始给药。
4. 手术内置物：双 J 管或支架管（必要时）。

释义

■ 离断性肾盂成形术是最常用的手术方法，主要步骤是切除肾盂输尿管连接部和部分扩大的肾盂，进行肾盂输尿管吻合，要求吻合口宽广、低位、呈漏斗状。吻合部位无扭曲。术后可放置外引流支架管或内引流支架管（双 J 管）。外引流支架管一般保留 7~10 天，内引流支架管（双 J 管）可保留 1~2 个月。

（八）术后住院恢复

术后住院恢复 7~10 天。

1. 术后需要复查的项目：根据患儿病情决定。
2. 术后用药：抗菌药物使用按照《抗菌药物临床应用指导原则（2015 年版）》（国卫办医发〔2015〕43 号）执行，并结合患儿的病情决定抗菌药物的选择与使用时间。

释义

■ 术后可常规复查血常规，了解术后是否存在贫血，以及术后是否存在感染。

■ 肾积水手术属于Ⅱ类切口手术，由于存在手术操作复杂，手术时间长，创伤大等易感因素，且一旦感染可导致尿外渗、伤口裂开等，因此可按规定适当预防性应用抗菌药物。一般应用第二代头孢菌素类抗菌药物，应用5~7天为宜。

（九）出院标准

1. 一般情况良好，饮食良好，排便正常。
2. 伤口愈合良好，排尿通畅，无腰腹痛等不适。
3. 没有需要住院处理的并发症。

释义

■ 患儿出院前临床表现无异常，体温正常，血常规检查正常，如检查结果明显异常，主管医师应进行仔细分析，并作出相应处理。

■ 患儿排尿正常，伤口无红肿无渗出物，如放置外引流支架管，需在术后7~10天拔除，并于出院前拔除肾造瘘管。如为内引流支架管（双J管），可带管出院，待1~2个月后门诊拔除双J管。

（十）标准住院日10~15天

病情多变，标准住院日为10~15天。

释义

■ 因手术可选择开放手术及腹腔镜手术，腹腔镜手术需放置双J管作为内引流，相对住院时间较短。放置外引流一般术后7~10天拔除。住院时间可稍长，但总体不超过15天。

（十一）变异及原因分析

1. 围术期并发症等造成住院日延长和费用增加。
2. 存在其他系统的先天畸形或不能耐受手术的患儿，转入相应的路径治疗。

释义

■ 变异是指入选临床路径的患儿未能按照路径流程完成医疗行为或未达到预期的医疗质量控制目标。包括以下情况：①治疗过程中发现合并其他异常，无法完成相应手术；②术后出现伤口感染、裂开、出血等并发症不能按照路径时间出院者；③术后无法拔除肾造瘘管，需带管出院或其他处理者需退出本临床路径。

■ 因患儿方面的主观原因导致执行路径出现变异，医师需在表单中予以说明。

五、肾盂输尿管连接部梗阻性肾积水给药方案

（一）用药选择

离断性肾盂成形术是Ⅱ类切口，一般预防性应用抗菌药物7~10天。可选择第二代头孢菌素类抗菌药物，如头孢孟多、头孢美唑等。

（二）药学提示

头孢孟多甲酸酯钠临床应用发生的不良反应较少（约为7.8%），肾脏毒性比第一代头孢菌素低。

1. 偶见药疹、药物热等过敏反应。
2. 少数患儿用药后可出现肝功能改变（血清谷丙转氨酶、血清谷草转氨酶一过性升高）。
3. 少数患儿用药后出现可逆性肾损害（血清肌酐和血尿素氮升高）。
4. 肾功能减退者大剂量用药时，由于头孢孟多甲酸酯钠干扰维生素K在肝中的代谢，可导致低凝血酶原血症，偶可出现凝血功能障碍所致的出血倾向，凝血酶原时间和出血时间延长等。
5. 肌内或静脉用药时可致注射部位疼痛，严重者可致血栓性静脉炎。

六、肾盂输尿管连接部梗阻性肾积水护理规范

1. 定时巡视病房，注意患儿生命体征变化。
2. 鼓励患儿多饮水，适当活动。
3. 协助进行术前相关检查，正确采集血、尿标本，保证数据准确。
4. 术后注意观察伤口情况，如有活动出血，感染化脓等情况及时通知医师处理。
5. 术后注意观察尿管或腹腔引流情况，如有引流不畅或者尿管阻塞应及时通管，保证引流通畅。
6. 患儿如为开放手术，需进行亚甲蓝通畅试验，应注意尿液蓝染情况。

七、肾盂输尿管连接部梗阻性肾积水营养治疗规范

1. 多饮水，保证尿量充足。
2. 食物均衡，保证每日及生长发育所需热量。
3. 忌食生冷油腻食物，多食蔬菜水果，以保证大便通畅。

八、肾盂输尿管连接部梗阻性肾积水患者健康宣教

1. 入院健康宣教：包括自我介绍、病区制度、安全管理制度、患儿危险因素的评估与宣教，包括跌倒、烫伤、坠床等。
2. 住院期间健康教育：所患疾病的大致介绍，住院期间起居的指导，情绪疏导稳定患儿情绪，避免烦躁，积极配合治疗。
3. 出院健康教育：保持伤口干燥清洁，复查拔管时间等，如有疑问如何咨询等。
4. 出院后清洁间歇导尿的施行方法及注意事项。

九、推荐表单

（一）医师表单

肾盂输尿管连接部梗阻性肾积水临床路径医师表单

适用对象：第一诊断为肾盂输尿管连接部梗阻性肾积水（ICD-10：N13.000）

行离断式肾盂输尿管成形术（ICD-9-CM-3：55.87）

患儿姓名：	性别：　　年龄：　　门诊号：	住院号：
住院日期：　　年　月　日	出院日期：　　年　月　日	标准住院日：10~15 天

时间	住院第 1~3 天	住院第 3~5 天 （手术日）	住院第 4~6 天 （术后 1 日）
主要诊疗工作	□ 询问病史与体格检查 □ 完成病历书写 □ 完成各项检查 □ 评估检查结果 □ 上级医师查房与手术前评估 □ 向患儿家属交代病情，签署手术知情同意书、手术麻醉知情同意书	□ 上级医师查房 □ 手术（肾盂成形术）	□ 上级医师查房，对手术进行评估 □ 注意有无手术后并发症（尿外渗、肠道损伤、出血等）、肾造瘘管、输尿管支架管、导尿通畅情况
重点医嘱	**长期医嘱：** □ 二级护理 □ 普通饮食 **临时医嘱：** □ 血常规、尿常规、大便常规、血型、凝血功能、肝功能、肾功能、感染性疾病筛查 □ 心电图、胸部 X 线正位片 □ 泌尿系统超声 □ IVU 或利尿性肾图（必要时） □ 超声心动图，CT 或 MRI，VCUG，逆行肾盂输尿管造影	**长期医嘱：** □ 今日行肾盂成形术 □ 一级护理 □ 禁食 □ 支架管护理（必要时） □ 导尿管护理 □ 肾造瘘管护理（必要时） □ 留置导尿接无菌袋 □ 抗菌药物 □ 镇静剂（必要时）	**长期医嘱：** □ 二级护理 □ 饮水或半流质饮食 □ 支架管护理（必要时） □ 肾造瘘管护理（必要时） □ 导尿管护理 □ 留置导尿接无菌袋 □ 抗菌药物
病情变异记录	□ 无　□ 有，原因： 1. 2.	□ 无　□ 有，原因： 1. 2.	□ 无　□ 有，原因： 1. 2.
医师签名			

时间	住院第 5~7 天 （术后 2 日）	住院第 6~8 天 （术后 3 日）	住院第 7~11 天 （术后 4~6 日）	住院第 10~15 天 （出院日）
主要诊疗工作	□ 上级医师查房，对手术进行评估 □ 注意有无术后并发症、导尿通畅情况，支架管引流情况	□ 上级医师查房，对手术进行评估 □ 注意有无手术后并发症、导尿通畅情况，支架管引流情况	□ 注意有无术后并发症、导尿通畅情况及支架管引流情况 □ 拔除导尿管及支架管、肾造瘘管	□ 注意有无尿路梗阻、尿外渗、尿路感染症状 □ 向家长交代出院后注意事项 □ 完成出院小结等 □ 术后 7 天拆线
重点医嘱	**长期医嘱：** □ 二级护理 □ 普通饮食 □ 支架管护理（必要时） □ 导尿管护理 □ 肾造瘘管护理（必要时） □ 留置导尿接无菌袋 □ 抗菌药物 **临时医嘱：** □ 复查血常规、尿常规（必要时） □ 复查电解质、血清蛋白（必要时）	**长期医嘱：** □ 二级护理 □ 普通饮食 □ 支架管护理（必要时） □ 肾造瘘管护理（必要时） □ 导尿管护理 □ 留置导尿接无菌袋 □ 抗菌药物	**长期医嘱：** □ 二级护理 □ 普通饮食 □ 口服抗菌药物 **临时医嘱：** □ 停导尿管护理 □ 停支架管护理 □ 停肾造瘘管护理	**出院医嘱：** □ 定期复诊，复查影像学检查 □ 口服抗菌药物
病情变异记录	□ 无 □ 有，原因： 1. 2.	□ 无 □ 有，原因： 1. 2.	□ 无 □ 有，原因： 1. 2.	□ 无 □ 有，原因： 1. 2.
医师签名				

（二）护士表单

肾盂输尿管连接部梗阻性肾积水临床路径护士表单

适用对象：第一诊断为肾盂输尿管连接部梗阻性肾积水（ICD-10：N13.000）

行离断式肾盂输尿管成形术（ICD-9-CM-3：55.87）

患儿姓名：	性别：　　年龄：　　门诊号：	住院号：
住院日期：　　年　月　日	出院日期：　　年　月　日	标准住院日：10~15天

日期	住院第1~3天	住院第3~5天	住院第4~6天 （术后1日）
健康宣教	□ 入院宣教 □ 介绍主管医师、护士 □ 介绍环境、设施 □ 介绍住院注意事项 □ 介绍探视和陪伴制度 □ 介绍贵重物品制度 □ 介绍检查内容	□ 肾盂成形术术前宣教 □ 术前宣教，告知手术安排	□ 术后常规宣教 □ 防止坠床及伤口护理宣教 □ 引流管护理宣教 □ 向家长交代病情
护理处置	□ 核对患儿，佩戴腕带 □ 建立入院护理病历 □ 协助患儿留取各种标本 □ 测量体重 □ 协助医师完成手术前的相关实验室检查	□ 测量生命体征 □ 肾盂成形术术前准备 □ 禁食、禁水 □ 与手术室护士及麻醉医师完成三方核对	□ 随时观察患儿情况 □ 手术后生活护理 □ 夜间巡视
基础护理	□ 二级护理 □ 晨晚间护理 □ 排泄管理 □ 患儿安全管理	□ 二级护理 □ 晨晚间护理 □ 排泄管理 □ 患儿安全管理	□ 观察患儿情况 □ 手术后生活护理 □ 观察各引流管是否通畅及色量 □ 疼痛护理及镇痛泵使用（必要时）
专科护理	□ 护理查体 □ 病情观察 □ 需要时，填写坠床及压疮防范表 □ 需要时，请家属陪伴 □ 确定饮食种类 □ 心理护理	□ 随时观察患儿情况 □ 术前生活护理 □ 夜间巡视	□ 随时观察患儿情况 □ 术前生活护理 □ 夜间巡视
重点医嘱	□ 详见医嘱执行单	□ 详见医嘱执行单	□ 详见医嘱执行单
病情变异记录	□ 无　□ 有，原因： 1. 2.	□ 无　□ 有，原因： 1. 2.	□ 无　□ 有，原因： 1. 2.
护士签名			

日期	住院第 5~7 天 （术后 2 日）	住院第 6~8 天 （术后 3 日）	住院第 7~11 天 （术后 4~6 日）	住院第 10~15 天 （出院日）
健康宣教	□ 术后常规宣教 □ 防止坠床及伤口护理宣教 □ 引流管护理宣教 □ 向家长交代病情	□ 术后常规宣教 □ 防止坠床及伤口护理宣教 □ 引流管护理宣教 □ 向家长交代病情	□ 术后常规宣教 □ 防止坠床及伤口护理宣教 □ 引流管护理宣教 □ 向家长交代病情	□ 术后常规宣教 □ 出院注意事项，复查时间等
护理处置	□ 随时观察患儿情况 □ 手术后生活护理 □ 夜间巡视	□ 随时观察患儿情况 □ 手术后生活护理 □ 夜间巡视	□ 随时观察患儿情况 □ 手术后生活护理 □ 夜间巡视	□ 帮助办理出院手续 □ 交代注意事项
基础护理	□ 二级护理 □ 晨晚间护理 □ 排泄管理 □ 患儿安全管理	□ 二级护理 □ 晨晚间护理 □ 排泄管理 □ 患儿安全管理	□ 二级护理 □ 晨晚间护理 □ 排泄管理 □ 患儿安全管理	□ 二级护理 □ 晨晚间护理 □ 排泄管理 □ 患儿安全管理
专科护理	□ 随时观察患儿情况 □ 手术后生活护理 □ 夜间巡视	□ 随时观察患儿情况 □ 手术后生活护理 □ 夜间巡视	□ 随时观察患儿情况 □ 手术后生活护理 □ 夜间巡视	□ 帮助办理出院手续 □ 交代注意事项
重点医嘱	□ 详见医嘱执行单	□ 详见医嘱执行单	□ 详见医嘱执行单	□ 详见医嘱执行单
病情变异记录	□ 无 □ 有，原因： 1. 2.	□ 无 □ 有，原因： 1. 2.	□ 无 □ 有，原因： 1. 2.	□ 无 □ 有，原因： 1. 2.
护士签名				

（三）患儿家属表单

肾盂输尿管连接部梗阻性肾积水临床路径患儿家属表单

适用对象：第一诊断为肾盂输尿管连接部梗阻性肾积水（ICD-10：N13.000）

行离断式肾盂输尿管成形术（ICD-9-CM-3：55.87）

患儿姓名：	**性别：　　年龄：　　门诊号：**	**住院号：**
住院日期：　年　月　日	**出院日期：**　年　月　日	**标准住院日：10~15 天**

时间	住院第 1~3 天 （入院）	住院第 4 天 （术前）	住院第 5 天 （手术日）
医患配合	□ 配合询问病史、收集资料，务必详细告知既往史、用药史、过敏史 □ 配合对患儿进行体格检查	□ 配合完善手术前相关检查，如采血、留尿、心电图、X 线胸片 □ 医师与患儿及家属介绍病情，肾盂成形术术前谈话、家长需签字表示同意	□ 配合完善相关检查 □ 配合医师安排做好术前禁食、禁水
护患配合	□ 配合测量体温、脉搏、呼吸 3 次，血压、体重 1 次 □ 配合完成入院护理评估（简单询问病史、过敏史、用药史） □ 接受入院宣教（环境介绍、病室规定、订餐制度、贵重物品保管等） □ 配合执行探视和陪伴制度 □ 有任何不适告知护士	□ 配合测量体温、脉搏、呼吸 3 次，询问大便 1 次 □ 接受手术前宣教 □ 接受饮食宣教 □ 接受药物宣教	□ 配合测量体温、脉搏、呼吸 3 次，询问大便 1 次 □ 送往手术室前，协助完成核对，带齐影像资料及用药 □ 返回病房后，配合接受生命体征的测量，配合检查意识（全身麻醉者） □ 接受饮食宣教：手术前禁食、禁水 6~8 小时 □ 接受药物宣教 □ 有任何不适告知护士
饮食	□ 遵医嘱饮食	□ 遵医嘱饮食	□ 术后，根据医嘱 2 小时后试饮水，无恶心呕吐进少量流质饮食或者半流质饮食
排泄	□ 正常排尿便	□ 正常排尿便	□ 正常排尿便
活动	□ 正常活动	□ 正常活动	□ 正常活动

时间	住院第6~13天 （手术后）	住院第14天 （出院）
医患配合	□ 配合腹部伤口部查体 □ 配合完善术后检查，如采血等	□ 接受出院前指导 □ 知道复查程序 □ 获取出院诊断书
护患配合	□ 配合定时测量生命体征、每日询问大便 □ 配合检查会阴部 □ 接受输液、服药等治疗 □ 接受进食、进水、排便等生活护理 □ 配合活动，预防皮肤压力伤 □ 注意活动安全，避免坠床或跌倒 □ 配合执行探视及陪伴	□ 接受出院宣教 □ 办理出院手续 □ 获取出院带药 □ 知道服药方法、作用、注意事项 □ 知道复印病历程序
饮食	□ 遵医嘱饮食	□ 遵医嘱饮食
排泄	□ 正常排尿便	□ 正常排尿便
活动	□ 正常适度活动，避免疲劳	□ 正常适度活动，避免疲劳

附：原表单（2016年版）

肾盂输尿管连接部梗阻性肾积水临床路径表单

适用对象：第一诊断为肾盂输尿管连接部梗阻性肾积水（ICD-10：N13.000），行离断式肾盂输尿管成形术（ICD-9-CM-3：55.87）

患儿姓名：	性别：　　年龄：　　门诊号	住院号：
住院日期：　　年　月　日	出院日期：　　年　月　日	标准住院日：10~15天

时间	住院第1~3天	住院第3~5天 （手术日）	住院第4~6天 （术后1日）
主要诊疗工作	□ 询问病史与体格检查 □ 完成病历书写 □ 完成各项检查 □ 评估检查结果 □ 上级医师查房与手术前评估 □ 向患儿家属交代病情，签署手术知情同意书、手术麻醉知情同意书	□ 上级医师查房 □ 手术（肾盂成形术）	□ 上级医师查房，对手术进行评估 □ 注意有无手术后并发症（尿外渗、肠道损伤、出血等）、肾造瘘管、输尿管支架管、导尿通畅情况
重点医嘱	**长期医嘱：** □ 二级护理 □ 普通饮食 **临时医嘱：** □ 血常规、尿常规、大便常规、血型、凝血功能、肝功能、肾功能、感染性疾病筛查 □ 心电图、胸部X线正位片 □ 泌尿系统超声 □ IVU或利尿性肾图（必要时） □ 超声心动图，CT或MRI，VCUG，逆行肾盂输尿管造影	**长期医嘱：** □ 今日行肾盂成形术 □ 一级护理 □ 禁食 □ 支架管护理（必要时） □ 导尿管护理 □ 肾造瘘管护理（必要时） □ 留置导尿接无菌袋 □ 抗菌药物 □ 镇静剂（必要时）	**长期医嘱：** □ 二级护理 □ 饮水或半流质饮食 □ 支架管护理（必要时） □ 肾造瘘管护理（必要时） □ 导尿管护理 □ 留置导尿接无菌袋 □ 抗菌药物
主要护理工作	□ 入院宣教：介绍病房环境、设施和设备、安全教育 □ 入院护理评估 □ 静脉采血 □ 指导患儿家长带患儿进行心电图、胸部X线片等检查	□ 手术后生活护理 □ 观察各引流管是否通畅及色量 □ 疼痛护理及镇痛泵使用（必要时） □ 复查电解质血清蛋白	□ 观察患儿情况 □ 手术后生活护理 □ 观察各引流管是否通畅及色量 □ 疼痛护理及镇痛泵使用（必要时）
病情变异记录	□ 无　□ 有，原因： 1. 2.	□ 无　□ 有，原因： 1. 2.	□ 无　□ 有，原因： 1. 2.
护士签名			
医师签名			

时间	住院第 5~7 天 （术后 2 日）	住院第 6~8 天 （术后 3 日）	住院第 7~11 天 （术后 4~6 日）	住院第 10~15 天 （出院日）
主要诊疗工作	□ 上级医师查房，对手术进行评估 □ 注意有无术后并发症、导尿通畅情况，支架管引流情况	□ 上级医师查房，对手术进行评估 □ 注意有无手术后并发症、导尿通畅情况，支架管引流情况	□ 注意有无术后并发症、导尿通畅情况及支架管引流情况 □ 拔除导尿管及支架管、肾造瘘管	□ 注意有无尿路梗阻、尿外渗、尿路感染症状 □ 向家长交代出院后注意事项 □ 完成出院小结等 □ 术后 7 天拆线
重点医嘱	**长期医嘱：** □ 二级护理 □ 普通饮食 □ 支架管护理（必要时） □ 导尿管护理 □ 肾造瘘管护理（必要时） □ 留置导尿接无菌袋 □ 抗菌药物 **临时医嘱：** □ 复查血常规、尿常规（必要时） □ 复查电解质、血清蛋白（必要时）	**长期医嘱：** □ 二级护理 □ 普通饮食 □ 支架管护理（必要时） □ 肾造瘘管护理（必要时） □ 导尿管护理 □ 留置导尿接无菌袋 □ 抗菌药物	**长期医嘱：** □ 二级护理 □ 普通饮食 □ 口服抗菌药物 **临时医嘱：** □ 停导尿管护理 □ 停支架管护理 □ 停肾造瘘管护理	**出院医嘱：** □ 定期复诊，复查影像学检查 □ 口服抗菌药物
主要护理工作	□ 观察患儿情况 □ 手术后生活护理 □ 疼痛护理及镇痛泵使用（必要时） □ 观察各引流管是否通畅及色量	□ 观察患儿情况 □ 手术后生活护理 □ 观察各引流管是否通畅及色量 □ 按医嘱拔镇痛泵管（必要时）	□ 观察患儿情况 □ 手术后生活护理 □ 观察各引流管是否通畅及色量 □ 宣教、示范导尿管护理及注意事项	□ 指导家长办理出院手续等事项 □ 出院宣教
病情变异记录	□ 无 □ 有，原因： 1. 2.	□ 无 □ 有，原因： 1. 2.	□ 无 □ 有，原因： 1. 2.	□ 无 □ 有，原因： 1. 2.
护士签名				
医师签名				

第三十五章

神经源性膀胱临床路径释义

【医疗质量控制指标】（专家建议）

指标一、符合神经源性膀胱的诊断标准，应注意除外是否合并有其他疾病，如膀胱外翻、尿道上裂、后尿道瓣膜、输尿管开口异位、尿生殖窦畸形等。

指标二、术前应完善检查，尤其是尿动力学检查，明确膀胱及尿道功能。

指标三、严格掌握手术指征，选择合适手术方法。

一、神经源性膀胱编码

1. 原编码：

疾病名称及编码：神经源性膀胱（ICD-10：N31.901）

手术操作名称及编码：回肠浆肌层膀胱扩容术

2. 修改编码：

疾病名称及编码：神经源性膀胱（ICD-10：N31.9）

手术操作名称及编码：回肠浆肌层膀胱扩大术（ICD-9-CM-3：57.8708）

二、临床路径检索方法

N31.9 伴 57.8708　　出院科别：儿科

三、国家医疗保障疾病诊断相关分组（CHS-DRG）

MDCL　肾脏及泌尿系统疾病及功能障碍

LZ1　肾及泌尿系统其他疾患

四、神经源性膀胱临床路径标准住院流程

（一）适用对象

第一诊断为神经源性膀胱（ICD-10：N31.901）。行回肠浆肌层膀胱扩容术。

释义

■ 适用对象编码参见第一部分。

■ 本路径适用对象为临床诊断为神经源性膀胱的患儿。在小儿，有多种疾病也可表现为尿失禁或尿潴留症状，如膀胱外翻、尿道上裂、后尿道瓣膜、输尿管开口异位、尿生殖窦畸形等，应注意鉴别，不应进入本路径。

（二）诊断依据

《实用小儿泌尿外科学》（黄澄如主编，人民卫生出版社，2006）。

1. 临床表现：小儿尿潴留及尿失禁症状、便秘及大便失禁症状以及伴随下肢功能畸形、功能障碍。

2. 体格检查：主要有泌尿系统及下肢运动系统的阳性体征。

3. 辅助检查：常规术前检查，尿动力学检查，腰骶椎磁共振，泌尿系彩超及 CT。

释义

■ 对于多数神经源性膀胱的诊断并不困难，但重要的是确定其膀胱尿道功能障碍的类型及其相关的合并症，这对于治疗方案的选择和疾病的预后有重大意义。

■ 多数神经源性膀胱患儿有明确的先天性脊髓异常病史，表现为尿失禁或尿潴留，且常伴有肛肠和下肢功能障碍。

■ 神经源性膀胱依据解剖及病理生理有许多不同的分类方法。①功能性临床分类：将神经源性膀胱分为储尿障碍和排空障碍两大类；②按尿动力学分类可分为逼尿肌正常，亢进和低下；③按照神经病理学分类可分为上运动神经元性损伤，下运动神经元性损伤和混合性神经元性损伤。

（三）选择治疗方案的选择依据

《实用小儿泌尿外科学》（黄澄如主编，人民卫生出版社，2006）。

行回肠浆肌层膀胱扩容术。

释义

■ 神经源性膀胱患儿常需要综合治疗，包括导尿治疗、药物治疗和手术治疗。应根据神经源性膀胱的分类及出现的合并症选择合适的治疗方法。

■ 神经源性膀胱的外科手术方法很多，包括改善储尿和排尿的功能，加强盆底肌和尿流改道。

■ 回肠浆肌层膀胱扩大术用于逼尿肌反射亢进的高张力膀胱以及挛缩膀胱的手术治疗。本术式由于去除了消化道黏膜，可明显减少术后感染、结石、电解质紊乱以及恶性变的发生率。

（四）标准住院日 30 天

释义

■ 神经源性膀胱患儿多数病情复杂，总体住院时间较长。术前完善检查较多，包括肠道准备时间，一般 7~10 天。术后恢复根据患儿病情不同住院时间在 10~20 天，总体住院时间不超过 30 天。

（五）进入路径标准

1. 第一诊断必须符合神经源性膀胱疾病编码（ICD-10：N31.901）。

2. 当患儿合并其他疾病，但住院期间不需特殊处理，也不影响第一诊断的临床路径实施时，可以进入路径。

3. 因合并疾病需住院处理，不进入路径。

释义

■ 进入标准应除外合并其他影响手术的疾病。

■ 进入本路径的神经源性膀胱患儿因明确分类，需要行回肠浆肌层扩大术。如需行其他术式如膀胱颈悬吊术或尿流改道手术者不入本路径。

（六）术前准备 7~10 天

1. 必需的检查项目：

（1）实验室检查：血常规、C 反应蛋白、血型、尿常规、大便常规+隐血、肝功能、肾功能、血电解质、血气分析、凝血功能、尿培养及药敏试验、感染性疾病筛查等。

（2）胸部 X 线正位片、心电图。

2. 尿动力学检查，腰骶椎磁共振，泌尿系彩超及 CT。

释义

■ 必查项目是确保手术安全、术后顺利恢复的基础。所有检查均应在术前完成并进行认真核对，如有异常应及时复查或请相关专业医师进行会诊。

■ 患儿有呼吸道症状或近期有过发热、咳嗽等，应在彻底治愈的前提下再收入院治疗。心电图、超声心动或凝血功能异常者需复查或除外其他疾病，不宜进入路径。

■ 神经源性膀胱的实验室检查需重视尿液成分、尿培养及药敏试验的结果，以便确定患儿是否存在尿路感染。此外还应重点检查肾脏功能，包括肌酐、尿素氮以及内生肌酐清除率，有助于发现肾病及肾功能损害程度。对于发育迟缓和营养不良患儿还需查血浆蛋白以确定营养不良的程度。

■ 静脉肾盂造影和排尿期膀胱尿道造影是评价泌尿系病情非常重要的两项检查。静脉肾盂造影可显示双侧肾脏形态及有无合并畸形，了解肾功能及每侧受损程度。排尿期膀胱尿道造影是评价下尿路情况的金标准，可准确反映有无膀胱输尿管反流及其反流程度。还可检测残余尿量，对于神经源性膀胱的诊断及治疗方法的选择有重大意义。

■ 尿动力学检查是指通过仪器来再现储尿和排尿的自然活动来评价膀胱和尿道括约肌的功能。包括尿流率测定、膀胱测压、尿道压力测定和尿道外括约肌及盆底肌的肌电测定。

（七）预防性抗菌药物选择与使用时机

1. 按照《抗菌药物临床应用指导原则（2015 年版）》（国卫办医发〔2015〕43 号），并结合患儿病情决定选择。

2. 药物治疗方案（推荐使用《国家基本药物》的药物）。

3. 患儿多重耐药或长期泌尿系感染不在此列。

释义

■ 回肠浆肌层膀胱扩容术是Ⅱ类切口，一般预防性应用抗菌药物 7~10 天。可选择第二代头孢菌素类抗菌药物。

（八）手术日

手术日为入院后 10 天。

1. 麻醉方式：气管插管全身麻醉。
2. 预防性抗菌药物的给药方法：可选择第二代头孢菌素类（如头孢呋辛）等静脉输入，切开皮肤前 30 分钟开始给药，如有明显感染高危因素，可再用 1 次或数次，一般不超过 2 天。
3. 手术方式：行回肠浆肌层膀胱扩大术。
4. 手术内置物：无。
5. 输血：必要时。

释义

■ 浆肌层膀胱扩大术保留尿路上皮，且其后有肌肉支撑，可减少瘢痕及纤维化，同时可减少自发性穿孔。

（九）术后住院恢复

术后住院恢复 20 天。

1. 必须复查的检查项目：血常规、尿常规、大便常规，泌尿系彩超。
2. 术后用药：抗菌药物的使用按照《抗菌药物临床应用指导原则（2015 年版）》（国卫办医发〔2015〕43 号）执行。

释义

■ 术后常规复查血常规，注意有无贫血，复查尿常规排除泌尿系感染。如存在感染可行尿培养，选择敏感抗菌药物。

（十）出院标准

1. 伤口愈合好：局部无红肿、无皮下积液。
2. 膀胱造瘘管及尿管拔除，患儿自主排尿可。
3. 没有需要处理的并发症。

释义

■ 患儿术后一般情况恢复良好，无活动性出血，无感染表现。

■ 一般术后先拔除导尿管，在夹闭膀胱造瘘管后使患儿自主排尿，观察 1~2 日，如无发热、腹痛以及泌尿系感染表现，无呕吐及腹胀，大便正常的情况下可拔除膀胱造瘘管出院。

（十一）变异及原因分析

1. 有影响手术的合并症，需要进行相关的诊断和治疗。
2. 存在其他系统的先天畸形，不能耐受手术的患儿，转入相应的路径治疗。

释义

■ 变异是指入选临床路径的患儿未能按照路径流程完成医疗行为或未达到预期的医疗质量控制目标。包括以下情况：①治疗过程中发现合并其他异常，无法完成相应手术。②术后出现感染、出血等并发症不能按照路径时间出院者。③术后夹闭膀胱造瘘管后患儿出现发热，泌尿系感染等导致带膀胱造瘘管时间延长者离开本路径。

■ 因患儿方面的主观原因导致执行路径出现变异，医师需在表单中予以说明。

五、神经源性膀胱给药方案

（一）用药选择

回肠浆肌层膀胱扩大术是Ⅱ类切口，一般预防性应用抗菌药物 7~10 天。可选择第二代头孢菌素类抗菌药物，如头孢孟多、头孢美唑等。

（二）药学提示

头孢孟多甲酸酯钠临床应用发生的不良反应较少（约为 7.8%），肾脏毒性比第一代头孢菌素低。

1. 偶见药疹、药物热等过敏反应。
2. 少数患儿用药后可出现肝功能改变（血清谷丙转氨酶、血清谷草转氨酶一过性升高）。
3. 少数患儿用药后出现可逆性肾损害（血清肌酐和血尿素氮升高）。
4. 肾功能减退者大剂量用药时，由于头孢孟多甲酸酯钠干扰维生素 K 在肝中的代谢，可导致低凝血酶原血症，偶可出现凝血功能障碍所致的出血倾向，凝血酶原时原时间和出血时间延长等。
5. 肌内或静脉用药时可致注射部位疼痛，严重者可致血栓性静脉炎。

六、神经源性膀胱护理规范

1. 定时巡视病房，注意患儿生命体征变化。
2. 鼓励患儿多饮水，适当活动。
3. 协助进行术前相关检查，正确采集血、尿标本，保证数据准确。
4. 术后注意观察伤口情况，如有活动出血，感染化脓等情况及时通知医师处理。
5. 术后注意观察尿管及膀胱造瘘管引流情况，如有引流不畅或者尿管阻塞应及时通管，保证引流通畅。
6. 患儿住院时间较长，巡视时应注意定时给患儿更换体位，防止压疮。

七、神经源性膀胱营养治疗规范

1. 多饮水，保证尿量充足。
2. 食物均衡，保证每日及生长发育所需热量。
3. 因手术较大，患儿住院时间长，可适当给与高蛋白食物以增强营养。
4. 忌食生冷油腻食物，多食蔬菜水果，以保证大便通畅。

八、神经源性膀胱患者健康宣教

1. 入院健康宣教：包括自我介绍、病区制度、安全管理制度、患儿危险因素的评估与宣教，包括跌倒、烫伤、坠床等。

2. 住院期间健康教育：所患疾病的大致介绍，住院期间起居的指导，情绪疏导稳定患儿情绪，避免烦躁，积极配合治疗。
3. 出院健康教育：保持伤口干燥清洁，复查时间，如有疑问如何咨询等。
4. 出院后清洁间歇导尿的施行方法及注意事项。

九、推荐表单

（一）医师表单

神经源性膀胱临床路径医师表单

适用对象：第一诊断为神经源性膀胱（ICD-10：N31.9）
　　　　　行回肠代膀胱扩大术（ICD-9-CM-3：57.8708）

患儿姓名：	**性别：　　年龄：　　门诊号：**	**住院号：**
住院日期：　　年　月　日	**出院日期：**　　年　月　日	**标准住院日：30 天**

时间	住院第 1 天	住院第 2 天
主要诊疗工作	□ 询问病史与体格检查 □ 完成首次病程记录和大病史采集 □ 开出常规检查、实验室检查单 □ 上级医师查房 □ 完成上级医师查房记录 □ 维持水、电解质平衡	□ 查体及查阅检查单，确定患儿有无泌尿系感染 □ 向患儿家长交代病情
重点医嘱	**长期医嘱：** □ 二级护理 □ 普通饮食 **临时医嘱：** □ 血常规+C 反应蛋白、血型、尿常规、大便常规+隐血、肝功能、肾功能 □ 凝血常规、输血前常规 □ 血电解质、血气分析 □ 感染性疾病筛查 □ 心电图、胸部 X 线片（正位），超声心动（必要时） □ 泌尿系彩超，腰骶椎 MRI，泌尿系 CT，尿动力检查	**长期医嘱：** □ 二级护理 □ 普通饮食
病情变异记录	□ 无　□ 有，原因： 1. 2.	□ 无　□ 有，原因： 1. 2.
医师签名		

时间	住院第 3 天	住院第 4 天	住院第 5 天
主要诊疗工作	□ 完善泌尿系彩超检查 □ 完成日常病程记录 □ 向家长交代病情	□ 完善尿动力检查 □ 完成日常病程记录 □ 向家长交代病情	□ 完善 CT 检查，必要时增强 □ 完成日常病程记录 □ 向家长交代病情
重点医嘱	**长期医嘱：** □ 二级护理 □ 普通饮食 **临时医嘱：** □ 无特殊	**长期医嘱：** □ 二级护理 □ 普通饮食 **临时医嘱：** □ 无特殊	**长期医嘱：** □ 二级护理 □ 普通饮食 **临时医嘱：** □ 无特殊
病情变异记录	□ 无 □ 有，原因： 1. 2.	□ 无 □ 有，原因： 1. 2.	□ 无 □ 有，原因： 1. 2.
医师签名			

时间	住院第 6 天	住院第 7 天	住院第 8 天
主要诊疗工作	□ 完善逆行膀胱造影检查 □ 完成日常病程记录 □ 向家长交代病情	□ 完善腰骶椎磁共振检查 □ 完成日常病程记录 □ 向家长交代病情	□ 综合评估检查结果 □ 完成日常病程记录 □ 向家长交代病情
重点医嘱	**长期医嘱：** □ 二级护理 □ 普通饮食 **临时医嘱：** □ 无特殊	**长期医嘱：** □ 二级护理 □ 普通饮食 **临时医嘱：** □ 无特殊	**长期医嘱：** □ 二级护理 □ 普通饮食 **临时医嘱：** □ 无特殊
病情变异记录	□ 无 □ 有，原因： 1. 2.	□ 无 □ 有，原因： 1. 2.	□ 无 □ 有，原因： 1. 2.
医师签名			

时间	住院第 9 天	住院第 10 天 （手术日）
主要诊疗工作	□ 上级医师查房，对手术及切口进行评估 □ 完成日常病程记录 □ 确认术前准备工作 □ 确定诊断和手术时间 □ 向患儿家长交代手术前注意事项	□ 手术 □ 术者完成手术记录 □ 完成手术日病程记录 □ 上级医师查房 □ 向患儿家长交代病情
重点医嘱	**长期医嘱：** □ 二级护理 □ 少量饮水 □ 补充液体和电解质，必要时肠外营养全合一制剂 **临时医嘱：** □ 乳酸林格液补充胃肠减压丧失液量（必要时）	□ 一级护理 □ 禁食 □ 胃肠减压 □ 心电、经皮氧监护 □ 头罩吸氧（4 小时） □ 急查血常规、血气分析、血电解质（必要时） □ 补充液体和电解质 □ 抗菌药物：第二代头孢菌素（术前 30 分钟用） □ 尿管、膀胱造瘘管及周围引流管护理
病情变异记录	□ 无　□ 有，原因： 1. 2.	□ 无　□ 有，原因： 1. 2.
护士签名		
医师签名		

时间	住院第11天 （术后1日）	住院第12天 （术后2日）	住院第13天 （术后3日）
主要诊疗工作	□ 上级医师查房，对手术及切口进行评估 □ 完成日常病程记录 □ 确认胃肠减压引流液性质及肠蠕动恢复情况 □ 评估营养状况，应用肠外营养 □ 向家长交代病情	□ 上级医师查房，对手术及切口进行评估 □ 完成日常病程记录 □ 确认胃肠减压引流液性质及肠蠕动恢复情况 □ 向家长交代病情	□ 上级医师查房，确认是否可转入普通病房 □ 完成日常病程记录 □ 确认胃肠减压引流液性质及肠蠕动恢复情况 □ 向家长交代病情
重点医嘱	**长期医嘱：** □ 一级护理 □ 禁食、胃肠减压 □ 心电、血压、血氧饱和度监护 □ 抗菌药物：第二代头孢菌素等 **临时医嘱：** □ 补充液体和电解质 □ 肠外营养全合一制剂（必要时）	**长期医嘱：** □ 一级护理 □ 禁食、胃肠减压 □ 心电、血压、血氧饱和度监护 □ 补充液体和电解质，必要时肠外营养全合一制剂 **临时医嘱：** □ 乳酸林格液补充胃肠减压丧失液量（必要时）	**长期医嘱：** □ 二级护理 □ 禁食、胃肠减压 □ 补充液体和电解质，必要时肠外营养全合一制剂 **临时医嘱：** □ 乳酸林格液补充胃肠减压丧失液量（必要时） □ 伤口换敷料
病情变异记录	□ 无 □ 有，原因： 1. 2.	□ 无 □ 有，原因： 1. 2.	□ 无 □ 有，原因： 1. 2.
护士签名			
医师签名			

时间	住院第14天 （术后4日）	住院第15天 （术后5日）
主要诊疗工作	□ 上级医师查房，对手术及切口进行评估 □ 完成日常病程记录 □ 确认胃肠减压引流液性质及肠蠕动恢复情况，允许时可停用胃肠减压 □ 向家长交代病情	□ 上级医师查房 □ 完成日常病程记录 □ 确认肠蠕动恢复情况，允许时可予半量饮食 □ 向家长交代病情
重点医嘱	**长期医嘱：** □ 二级护理 □ 禁食、禁水 □ 补充液体和电解质，必要时肠外营养全合一制剂 **临时医嘱：** □ 乳酸林格液补充胃肠减压丧失液量（必要时）	**长期医嘱：** □ 二级护理 □ 流质饮食 □ 酌情补液
病情变异记录	□ 无 □ 有，原因： 1. 2.	□ 无 □ 有，原因： 1. 2.
护士签名		
医师签名		

时间	住院第16天 （术后6日）	住院第17天 （术后7日）	住院第18天 （术后8日）
主要诊疗工作	□ 上级医师查房 □ 完成日常病程记录 □ 确认肠蠕动恢复情况，允许时可予全量饮食 □ 复查血、尿、大便常规，了解术后感染情况 □ 向家长交代病情	□ 上级医师查房 □ 完成日常病程记录 □ 了解所有实验室检查报告 □ 确认肠蠕动恢复情况，确认饮食完成情况 □ 确认伤口恢复情况	□ 上级医师查房 □ 完成日常病程记录 □ 了解所有实验室检查报告 □ 确认肠蠕动恢复情况，确认饮食完成情况 □ 确认伤口恢复情况
重点医嘱	**长期医嘱：** □ 二级护理 □ 普通饮食	**长期医嘱：** □ 二级护理 □ 普通饮食	**长期医嘱：** □ 二级护理 □ 普通饮食
病情变异记录	□ 无　□ 有，原因： 1. 2.	□ 无　□ 有，原因： 1. 2.	□ 无　□ 有，原因： 1. 2.
护士签名			
医师签名			

时间	住院第 19 天 （术后 9 日）	住院第 20 天 （术后 10 日）	住院第 21 天 （术后 11 日）
主要诊疗工作	□ 上级医师查房 □ 完成日常病程记录 □ 确认肠蠕动恢复情况，允许时可予全量饮食 □ 复查血、尿、大便常规，了解术后感染情况 □ 向家长交代病情	□ 上级医师查房 □ 完成日常病程记录 □ 了解所有实验室检查报告 □ 确认肠蠕动恢复情况，确认饮食完成情况 □ 确认伤口恢复情况 □ 间断拆线	□ 上级医师查房 □ 完成日常病程记录 □ 了解所有实验室检查报告 □ 确认肠蠕动恢复情况，确认饮食完成情况 □ 确认伤口恢复情况
重点医嘱	**长期医嘱：** □ 二级护理 □ 普通饮食	**长期医嘱：** □ 二级护理 □ 普通饮食	**长期医嘱：** □ 二级护理 □ 普通饮食
病情变异记录	□ 无 □ 有，原因： 1. 2.	□ 无 □ 有，原因： 1. 2.	□ 无 □ 有，原因： 1. 2.
护士签名			
医师签名			

时间	住院第 22 天 （术后 12 日）	住院第 23 天 （术后 13 日）	住院第 24 天 （术后 14 日）
主要诊疗工作	□ 上级医师查房 □ 完成日常病程记录 □ 确认肠蠕动恢复情况 □ 复查血、尿、大便常规，了解术后感染情况 □ 向家长交代病情 □ 间断拆线（剩余） □ 拔除尿管	□ 上级医师查房 □ 完成日常病程记录 □ 了解所有实验室检查报告 □ 确认伤口恢复情况	□ 上级医师查房 □ 完成日常病程记录 □ 了解所有实验室检查报告 □ 确认伤口恢复情况
重点医嘱	**长期医嘱：** □ 二级护理 □ 普通饮食	**长期医嘱：** □ 二级护理 □ 普通饮食	**长期医嘱：** □ 二级护理 □ 普通饮食
病情变异记录	□ 无　□ 有，原因： 1. 2.	□ 无　□ 有，原因： 1. 2.	□ 无　□ 有，原因： 1. 2.
护士签名			
医师签名			

时间	住院第 25 天 （术后 15 日）	住院第 26 天 （术后 16 日）	住院第 27 天 （术后 17 日）
主要诊疗工作	□ 上级医师查房 □ 完成日常病程记录 □ 确认肠蠕动恢复情况 □ 复查血、尿、大便常规，了解术后感染情况 □ 向家长交代病情	□ 上级医师查房 □ 完成日常病程记录 □ 了解所有实验室检查报告 □ 夹闭膀胱造瘘管	□ 上级医师查房 □ 完成日常病程记录 □ 了解所有实验室检查报告 □ 确认伤口恢复情况
重点医嘱	**长期医嘱：** □ 二级护理 □ 普通饮食	**长期医嘱：** □ 二级护理 □ 普通饮食	**长期医嘱：** □ 二级护理 □ 普通饮食
病情变异记录	□ 无 □ 有，原因： 1. 2.	□ 无 □ 有，原因： 1. 2.	□ 无 □ 有，原因： 1. 2.
护士签名			
医师签名			

时间	住院第 28 天 （术后 18 日）	住院第 29 天 （术后 19 日）	住院第 30 天 （术后 20 日，出院日）
主要诊疗工作	□ 上级医师查房 □ 完成日常病程记录 □ 了解所有实验室检查报告 □ 确认肠蠕动恢复情况 □ 排尿无异常可拔除膀胱造瘘管	□ 上级医师查房 □ 完成日常病程记录 □ 了解所有实验室检查报告 □ 确认伤口恢复情况，排尿情况 □ 决定患儿是否可以出院 **如果可以出院：** □ 完成出院小结、病史首页 □ 通知家长明天出院 □ 向家长交代出院的注意事项，预约复诊日期	**如果患儿可以出院：** □ 向家长交代出院的注意事项，预约复诊日期 □ 办理出院手续 **如果患儿需继续住院：** □ 上级医师查房，确定进食及排便情况，作相应处理 □ 完成日常病程记录
重点医嘱	**长期医嘱：** □ 二级护理 □ 普通饮食	**长期医嘱：** □ 二级护理 □ 普通饮食 **临时医嘱：** □ 明日出院	**出院医嘱：** □ 定期复查 **在院医嘱：** □ 二级护理 □ 普通饮食
病情变异记录	□ 无 □ 有，原因： 1. 2.	□ 无 □ 有，原因： 1. 2.	□ 无 □ 有，原因： 1. 2.
护士签名			
医师签名			

（二）护士表单

神经源性膀胱临床路径护士表单

适用对象：第一诊断为神经源性膀胱（ICD-10：N31.9）
行回肠代膀胱扩大术（ICD-9-CM-3：57.8708）

患儿姓名：	性别： 年龄： 门诊号：	住院号：
住院日期： 年 月 日	出院日期： 年 月 日	标准住院日：30 天

时间	住院第 1 天	住院第 2 天
健康宣教	□ 入院宣教 □ 介绍主管医师、护士 □ 介绍环境、设施 □ 介绍住院注意事项 □ 介绍探视和陪伴制度 □ 介绍贵重物品制度 □ 介绍检查内容	□ 神经源性膀胱术前宣教 □ 介绍住院注意事项 □ 介绍探视和陪伴制度 □ 介绍贵重物品制度 □ 介绍检查内容
护理处置	□ 核对患儿，佩戴腕带 □ 建立入院护理病历 □ 协助患儿留取各种标本 □ 测量体重 □ 协助医师完成手术前的相关实验室检查	□ 测量生命体征 □ 协助医师完成手术前的相关实验室检查
基础护理	□ 二级护理 □ 晨晚间护理 □ 排泄管理 □ 患儿安全管理	□ 二级护理 □ 晨晚间护理 □ 排泄管理 □ 患儿安全管理
专科护理	□ 护理查体 □ 病情观察 □ 需要时，填写坠床及压疮防范表 □ 需要时，请家属陪伴 □ 确定饮食种类 □ 心理护理	□ 随时观察患儿情况 □ 术前生活护理 □ 夜间巡视
重点医嘱	□ 详见医嘱执行单	□ 详见医嘱执行单
病情变异记录	□ 无 □ 有，原因： 1. 2.	□ 无 □ 有，原因： 1. 2.
护士签名		

时间	住院第 3 天	住院第 4 天	住院第 5 天
健康宣教	□ 泌尿系彩超检查注意事项 □ 介绍防止跌落坠床教育	□ 尿动力检查注意事项 □ 介绍防止跌落坠床教育	□ CT 检查及增强 CT 检查的注意事项 □ 介绍防止跌落坠床教育
护理处置	□ 随时观察患儿情况 □ 生活护理 □ 夜间巡视	□ 随时观察患儿情况 □ 生活护理 □ 夜间巡视	□ 随时观察患儿情况 □ 生活护理 □ 夜间巡视
基础护理	□ 二级护理 □ 晨晚间护理 □ 排泄管理 □ 患儿安全管理	□ 二级护理 □ 晨晚间护理 □ 排泄管理 □ 患儿安全管理	□ 二级护理 □ 晨晚间护理 □ 排泄管理 □ 患儿安全管理
专科护理	□ 护理查体 □ 病情观察 □ 需要时，填写坠床及压疮防范表 □ 需要时，请家属陪伴 □ 确定饮食种类 □ 心理护理	□ 护理查体 □ 病情观察 □ 需要时，填写坠床及压疮防范表 □ 需要时，请家属陪伴 □ 确定饮食种类 □ 心理护理	□ 护理查体 □ 病情观察 □ 需要时，填写坠床及压疮防范表 □ 需要时，请家属陪伴 □ 确定饮食种类 □ 心理护理
病情变异记录	□ 无　□ 有，原因： 1. 2.	□ 无　□ 有，原因： 1. 2.	□ 无　□ 有，原因： 1. 2.
重点医嘱	□ 详见医嘱执行单	□ 详见医嘱执行单	□ 详见医嘱执行单
护士签名			

时间	住院第6天	住院第7天	住院第8天
健康宣教	□ 排尿性膀胱尿道造影检查注意事项 □ 介绍防止跌落坠床教育	□ 磁共振检查注意事项 □ 介绍防止跌落坠床教育	□ 介绍防止跌落坠床教育
护理处置	□ 随时观察患儿情况 □ 手术后生活护理 □ 夜间巡视	□ 随时观察患儿情况 □ 手术后生活护理 □ 夜间巡视	□ 随时观察患儿情况 □ 手术后生活护理 □ 夜间巡视
基础护理	□ 二级护理 □ 晨晚间护理 □ 排泄管理 □ 患儿安全管理	□ 二级护理 □ 晨晚间护理 □ 排泄管理 □ 患儿安全管理	□ 二级护理 □ 晨晚间护理 □ 排泄管理 □ 患儿安全管理
专科护理	□ 护理查体 □ 病情观察 □ 需要时，填写坠床及压疮防范表 □ 需要时，请家属陪伴 □ 确定饮食种类 □ 心理护理	□ 护理查体 □ 病情观察 □ 需要时，填写坠床及压疮防范表 □ 需要时，请家属陪伴 □ 确定饮食种类 □ 心理护理	□ 护理查体 □ 病情观察 □ 需要时，填写坠床及压疮防范表 □ 需要时，请家属陪伴 □ 确定饮食种类 □ 心理护理
病情变异记录	□ 无 □ 有，原因： 1. 2.	□ 无 □ 有，原因： 1. 2.	□ 无 □ 有，原因： 1. 2.
重点医嘱	□ 详见医嘱执行单	□ 详见医嘱执行单	□ 详见医嘱执行单
护士签名			

时间	住院第 9 天	住院第 10 天 （手术日）
健康宣教	□ 术前宣教，告知手术安排	□ 告知手术后饮食 □ 主管护士与患儿及家长沟通，消除紧张情绪 □ 告知手术后可能出现的情况及应对方式
护理处置	□ 核对患儿，佩戴腕带 □ 建立入院护理病历 □ 协助患儿留取各种标本 □ 测量体重 □ 协助医师完成手术前的相关实验室检查	□ 膀胱扩大术术前准备 □ 禁食、禁水 □ 与手术室护士及麻醉医师完成三方核对
基础护理	□ 二级护理 □ 晨晚间护理 □ 排泄管理 □ 患儿安全管理	□ 一级护理 □ 晨晚间护理 □ 排泄管理 □ 患儿安全管理
专科护理	□ 护理查体 □ 病情观察 □ 需要时，填写坠床及压疮防范表 □ 需要时，请家属陪伴 □ 确定饮食种类 □ 心理护理	□ 病情观察 □ 注意伤口有无出血感染 □ 引流管是否通畅 □ 心理护理
重点医嘱	□ 详见医嘱执行单	□ 详见医嘱执行单
病情变异记录	□ 无 □ 有，原因： 1. 2.	□ 无 □ 有，原因： 1. 2.
护士签名		

时间	住院第11天 （术后1日）	住院第12天 （术后2日）	住院第13天 （术后3日）
健康宣教	□ 术后常规宣教 □ 防止坠床及伤口护理宣教 □ 引流管护理宣教 □ 向家长交代病情	□ 术后常规宣教 □ 防止坠床及伤口护理宣教 □ 引流管护理宣教 □ 向家长交代病情	□ 术后常规宣教 □ 防止坠床及伤口护理宣教 □ 引流管护理宣教 □ 向家长交代病情
护理处置	□ 随时观察患儿情况 □ 手术后生活护理 □ 夜间巡视	□ 随时观察患儿情况 □ 手术后生活护理 □ 夜间巡视	□ 随时观察患儿情况 □ 手术后生活护理 □ 夜间巡视
基础护理	□ 一级护理 □ 晨晚间护理 □ 排泄管理 □ 患儿安全管理	□ 一级护理 □ 晨晚间护理 □ 排泄管理 □ 患儿安全管理	□ 一级护理 □ 晨晚间护理 □ 排泄管理 □ 患儿安全管理
专科护理	□ 随时观察患儿情况 □ 手术后生活护理 □ 注意患儿伤口及引流量的记录 □ 夜间巡视	□ 随时观察患儿情况 □ 手术后生活护理 □ 夜间巡视	□ 随时观察患儿情况 □ 手术后生活护理 □ 夜间巡视
重点医嘱	□ 详见医嘱执行单	□ 详见医嘱执行单	□ 详见医嘱执行单
病情变异记录	□ 无 □ 有，原因： 1. 2.	□ 无 □ 有，原因： 1. 2.	□ 无 □ 有，原因： 1. 2.
护士签名			

时间	住院第 14 天 （术后 4 日）	住院第 15 天 （术后 5 日）
健康宣教	□ 术后常规宣教 □ 防止坠床及伤口护理宣教 □ 引流管护理宣教 □ 向家长交代病情	□ 术后常规宣教 □ 防止坠床及伤口护理宣教 □ 引流管护理宣教 □ 向家长交代病情
护理处置	□ 随时观察患儿情况 □ 手术后生活护理 □ 夜间巡视	□ 随时观察患儿情况 □ 手术后生活护理 □ 夜间巡视
基础护理	□ 二级护理 □ 晨晚间护理 □ 排泄管理 □ 患儿安全管理	□ 二级护理 □ 晨晚间护理 □ 排泄管理 □ 患儿安全管理
专科护理	□ 护理查体 □ 病情观察 □ 需要时，填写坠床及压疮防范表 □ 需要时，请家属陪伴 □ 确定饮食种类 □ 心理护理	□ 病情观察 □ 注意伤口有无出血感染 □ 引流管是否通畅 □ 心理护理
重点医嘱	□ 详见医嘱执行单	□ 详见医嘱执行单
病情变异记录	□ 无 □ 有，原因： 1. 2.	□ 无 □ 有，原因： 1. 2.
护士签名		

时间	住院第16天 (术后6日)	住院第17天 (术后7日)	住院第18天 (术后8日)
健康宣教	□ 术后常规宣教 □ 防止坠床及伤口护理宣教 □ 引流管护理宣教 □ 向家长交代病情	□ 术后常规宣教 □ 防止坠床及伤口护理宣教 □ 引流管护理宣教 □ 向家长交代病情	□ 术后常规宣教 □ 防止坠床及伤口护理宣教 □ 引流管护理宣教 □ 向家长交代病情
护理处置	□ 随时观察患儿情况 □ 手术后生活护理 □ 夜间巡视	□ 随时观察患儿情况 □ 手术后生活护理 □ 夜间巡视	□ 随时观察患儿情况 □ 手术后生活护理 □ 夜间巡视
基础护理	□ 二级护理 □ 晨晚间护理 □ 排泄管理 □ 患儿安全管理	□ 二级护理 □ 晨晚间护理 □ 排泄管理 □ 患儿安全管理	□ 二级护理 □ 晨晚间护理 □ 排泄管理 □ 患儿安全管理
专科护理	□ 随时观察患儿情况 □ 手术后生活护理 □ 夜间巡视	□ 随时观察患儿情况 □ 手术后生活护理 □ 夜间巡视	□ 随时观察患儿情况 □ 手术后生活护理 □ 夜间巡视
重点医嘱	□ 详见医嘱执行单	□ 详见医嘱执行单	□ 详见医嘱执行单
病情变异记录	□ 无 □ 有，原因： 1. 2.	□ 无 □ 有，原因： 1. 2.	□ 无 □ 有，原因： 1. 2.
护士签名			

时间	住院第 19 天 （术后 9 日）	住院第 20 天 （术后 10 日）	住院第 21 天 （术后 11 日）
健康宣教	□ 术后常规宣教 □ 防止坠床及伤口护理宣教 □ 引流管护理宣教 □ 向家长交代病情	□ 术后常规宣教 □ 防止坠床及伤口护理宣教 □ 引流管护理宣教 □ 向家长交代病情	□ 术后常规宣教 □ 防止坠床及伤口护理宣教 □ 引流管护理宣教 □ 向家长交代病情
护理处置	□ 随时观察患儿情况 □ 手术后生活护理 □ 夜间巡视	□ 随时观察患儿情况 □ 手术后生活护理 □ 夜间巡视	□ 随时观察患儿情况 □ 手术后生活护理 □ 夜间巡视
基础护理	□ 二级护理 □ 晨晚间护理 □ 排泄管理 □ 患儿安全管理	□ 二级护理 □ 晨晚间护理 □ 排泄管理 □ 患儿安全管理	□ 二级护理 □ 晨晚间护理 □ 排泄管理 □ 患儿安全管理
专科护理	□ 随时观察患儿情况 □ 手术后生活护理 □ 夜间巡视	□ 随时观察患儿情况 □ 手术后生活护理 □ 夜间巡视	□ 随时观察患儿情况 □ 手术后生活护理 □ 夜间巡视
重点医嘱	□ 详见医嘱执行单	□ 详见医嘱执行单	□ 详见医嘱执行单
病情变异记录	□ 无　□ 有，原因： 1. 2.	□ 无　□ 有，原因： 1. 2.	□ 无　□ 有，原因： 1. 2.
护士签名			

时间	住院第 22 天 （术后 12 日）	住院第 23 天 （术后 13 日）	住院第 24 天 （术后 14 日）
健康宣教	□ 术后常规宣教 □ 防止坠床及伤口护理宣教 □ 引流管护理宣教 □ 拔尿管前宣教，交代可能出现的情况	□ 术后常规宣教 □ 防止坠床及伤口护理宣教 □ 引流管护理宣教 □ 向家长交代病情	□ 术后常规宣教 □ 防止坠床及伤口护理宣教 □ 引流管护理宣教 □ 向家长交代病情
护理处置	□ 随时观察患儿情况 □ 手术后生活护理 □ 夜间巡视	□ 随时观察患儿情况 □ 手术后生活护理 □ 夜间巡视	□ 随时观察患儿情况 □ 手术后生活护理 □ 夜间巡视
基础护理	□ 二级护理 □ 晨晚间护理 □ 排泄管理 □ 患儿安全管理	□ 二级护理 □ 晨晚间护理 □ 排泄管理 □ 患儿安全管理	□ 二级护理 □ 晨晚间护理 □ 排泄管理 □ 患儿安全管理
专科护理	□ 随时观察患儿情况 □ 手术后生活护理 □ 夜间巡视	□ 随时观察患儿情况 □ 手术后生活护理 □ 夜间巡视	□ 随时观察患儿情况 □ 手术后生活护理 □ 夜间巡视
重点医嘱	□ 详见医嘱执行单	□ 详见医嘱执行单	□ 详见医嘱执行单
病情变异记录	□ 无 □ 有，原因： 1. 2.	□ 无 □ 有，原因： 1. 2.	□ 无 □ 有，原因： 1. 2.
护士签名			

时间	住院第 25 天 （术后 15 日）	住院第 26 天 （术后 16 日）	住院第 27 天 （术后 17 日）
健康宣教	□ 术后常规宣教 □ 防止坠床及伤口护理宣教 □ 引流管护理宣教	□ 术后常规宣教 □ 防止坠床及伤口护理宣教 □ 引流管护理宣教 □ 向家长交代膀胱造瘘管夹闭后可能出现尿频尿急的情况	□ 术后常规宣教 □ 防止坠床及伤口护理宣教 □ 引流管护理宣教 □ 向家长交代病情
护理处置	□ 随时观察患儿情况 □ 手术后生活护理 □ 夜间巡视	□ 随时观察患儿情况 □ 手术后生活护理 □ 夜间巡视	□ 随时观察患儿情况 □ 手术后生活护理 □ 夜间巡视
基础护理	□ 二级护理 □ 晨晚间护理 □ 排泄管理 □ 患儿安全管理	□ 二级护理 □ 晨晚间护理 □ 排泄管理 □ 患儿安全管理	□ 二级护理 □ 晨晚间护理 □ 排泄管理 □ 患儿安全管理
专科护理	□ 随时观察患儿情况 □ 手术后生活护理 □ 夜间巡视	□ 随时观察患儿情况 □ 手术后生活护理 □ 夜间巡视	□ 随时观察患儿情况 □ 手术后生活护理 □ 夜间巡视
重点医嘱	□ 详见医嘱执行单	□ 详见医嘱执行单	□ 详见医嘱执行单
病情变异记录	□ 无 □ 有，原因： 1. 2.	□ 无 □ 有，原因： 1. 2.	□ 无 □ 有，原因： 1. 2.
护士签名			

时间	住院第 28 天 （术后 15 日）	住院第 29 天 （术后 16 日）	住院第 30 天 （术后 17 日）
健康宣教	□ 术后常规宣教 □ 防止坠床及伤口护理宣教 □ 引流管护理宣教	□ 术后常规宣教 □ 防止坠床及伤口护理宣教	□ 术后常规宣教 □ 出院注意事项，复查时间等
护理处置	□ 随时观察患儿情况 □ 手术后生活护理 □ 夜间巡视	□ 随时观察患儿情况 □ 手术后生活护理 □ 夜间巡视	□ 帮助办理出院手续 □ 交代注意事项
基础护理	□ 二级护理 □ 晨晚间护理 □ 排泄管理 □ 患儿安全管理	□ 二级护理 □ 晨晚间护理 □ 排泄管理 □ 患儿安全管理	□ 二级护理 □ 晨晚间护理 □ 排泄管理 □ 患儿安全管理
专科护理	□ 随时观察患儿情况 □ 手术后生活护理 □ 夜间巡视	□ 随时观察患儿情况 □ 手术后生活护理 □ 夜间巡视	□ 帮助办理出院手续 □ 交代注意事项
重点医嘱	□ 详见医嘱执行单	□ 详见医嘱执行单	□ 详见医嘱执行单
病情变异记录	□ 无 □ 有，原因： 1. 2.	□ 无 □ 有，原因： 1. 2.	□ 无 □ 有，原因： 1. 2.
护士签名			

（三）患儿家属表单

神经源性膀胱临床路径患儿家属表单

适用对象：第一诊断为神经源性膀胱（ICD-10：N31.9）

行回肠代膀胱扩大术（ICD-9-CM-3：57.8708）

患儿姓名：	**性别：　年龄：　门诊号：**	**住院号：**
住院日期：　年　月　日	**出院日期：**　年　月　日	**标准住院日：30 天**

时间	住院第 1~8 天 （入院）	住院第 9 天 （术前）	住院第 10 天 （手术日）
医患配合	□ 配合询问病史、收集资料，务必详细告知既往史、用药史、过敏史 □ 配合对患儿进行体格检查	□ 配合完善手术前相关检查，如采血、留尿、心电图、X线胸片 □ 医师与患儿及家属介绍病情，膀胱扩大术术前谈话、家长需签字表示同意	□ 配合完善相关检查 □ 配合医师安排做好术前禁食、禁水
护患配合	□ 配合测量体温、脉搏、呼吸 3 次，血压、体重 1 次 □ 配合完成入院护理评估（简单询问病史、过敏史、用药史） □ 接受入院宣教（环境介绍、病室规定、订餐制度、贵重物品保管等） □ 配合执行探视和陪伴制度 □ 有任何不适告知护士	□ 配合测量体温、脉搏、呼吸 3 次，询问大便 1 次 □ 接受手术前宣教 □ 接受饮食宣教 □ 接受药物宣教	□ 配合测量体温、脉搏、呼吸 3 次，询问大便 1 次 □ 送往手术室前，协助完成核对，带齐影像资料及用药 □ 返回病房后，配合接受生命体征的测量，配合检查意识（全身麻醉者） □ 接受饮食宣教：手术前禁食、禁水 6 小时 □ 接受药物宣教 □ 有任何不适告知护士
饮食	□ 遵医嘱饮食	□ 遵医嘱饮食	□ 术后，根据医嘱 2 小时后试饮水，无恶心呕吐进少量流质饮食或者半流质饮食
排泄	□ 正常排尿便	□ 正常排尿便	□ 正常排尿便
活动	□ 正常活动	□ 正常活动	□ 正常活动

时间	住院第 11~29 天 （手术后）	住院第 30 天 （出院）
医患配合	□ 配合腹部伤口部查体 □ 配合完善术后检查，如采血等	□ 接受出院前指导 □ 知道复查程序 □ 获取出院诊断书
护患配合	□ 配合定时测量生命体征、每日询问大便 □ 配合检查会阴部 □ 接受输液、服药等治疗 □ 接受进食、进水、排便等生活护理 □ 配合活动，预防皮肤压力伤 □ 注意活动安全，避免坠床或跌倒 □ 配合执行探视及陪伴	□ 接受出院宣教 □ 办理出院手续 □ 获取出院带药 □ 知道服药方法、作用、注意事项 □ 知道复印病历程序
饮食	□ 遵医嘱饮食	□ 遵医嘱饮食
排泄	□ 正常排尿便	□ 正常排尿便
活动	□ 正常适度活动，避免疲劳	□ 正常适度活动，避免疲劳

附：原表单（2016 年版）

神经源性膀胱临床路径表单

适用对象：第一诊断为神经源性膀胱（N31.901）
行回肠代膀胱扩容术

患儿姓名：	性别：　　年龄：　　门诊号：	住院号：
住院日期：　　年　月　日	出院日期：　　年　月　日	标准住院日：30 天

时间	住院第 1 天	住院第 2 天
主要诊疗工作	□ 询问病史与体格检查 □ 完成首次病程记录和大病史采集 □ 开出常规检查、实验室检查单 □ 上级医师查房 □ 完成上级医师查房记录 □ 维持水、电解质平衡	□ 查体及查阅检查单，确定患儿有无泌尿系感染 □ 向患儿家长交代病情
重点医嘱	**长期医嘱：** □ 二级护理 □ 普通饮食 **临时医嘱：** □ 血常规+C 反应蛋白、血型、尿常规、大便常规+隐血、肝功能、肾功能 □ 凝血常规、输血前常规 □ 血电解质、血气分析 □ 感染性疾病筛查 □ 心电图、胸部 X 线片（正位），超声心动（必要时） □ 泌尿系彩超，腰骶椎 MRI，泌尿系 CT，尿动力检查	**长期医嘱：** □ 二级护理 □ 普通饮食
主要护理工作	□ 介绍病房环境、设施和设备 □ 入院护理评估 □ 护理计划 □ 静脉采血 □ 指导患儿家长带患儿到相关科室进行心电图、胸部 X 线片等检查	□ 随时观察患儿情况 □ 手术后生活护理 □ 夜间巡视
病情变异记录	□ 无　□ 有，原因： 1. 2.	□ 无　□ 有，原因： 1. 2.
护士签名		
医师签名		

时间	住院第 3 天	住院第 4 天	住院第 5 天
主要诊疗工作	□ 完善泌尿系彩超检查 □ 完成日常病程记录 □ 向家长交代病情	□ 完善尿动力检查 □ 完成日常病程记录 □ 向家长交代病情	□ 完善 CT 检查，必要时增强 □ 完成日常病程记录 □ 向家长交代病情
重点医嘱	**长期医嘱：** □ 二级护理 □ 普通饮食 **临时医嘱：** □ 无特殊	**长期医嘱：** □ 二级护理 □ 普通饮食 **临时医嘱：** □ 无特殊	**长期医嘱：** □ 二级护理 □ 普通饮食 **临时医嘱：** □ 无特殊
主要护理工作	□ 随时观察患儿情况 □ 手术后生活护理 □ 夜间巡视	□ 随时观察患儿情况 □ 手术后生活护理 □ 夜间巡视	□ 随时观察患儿情况 □ 手术后生活护理 □ 夜间巡视
病情变异记录	□ 无 □ 有，原因： 1. 2.	□ 无 □ 有，原因： 1. 2.	□ 无 □ 有，原因： 1. 2.
护士签名			
医师签名			

时间	住院第 6 天	住院第 7 天	住院第 8 天
主要诊疗工作	□ 完善逆行膀胱造影检查 □ 完成日常病程记录 □ 向家长交代病情	□ 完善腰骶椎磁共振检查 □ 完成日常病程记录 □ 向家长交代病情	□ 综合评估检查结果 □ 完成日常病程记录 □ 向家长交代病情
重点医嘱	**长期医嘱：** □ 二级护理 □ 普通饮食 **临时医嘱：** □ 无特殊	**长期医嘱：** □ 二级护理 □ 普通饮食 **临时医嘱：** □ 无特殊	**长期医嘱：** □ 二级护理 □ 普通饮食 **临时医嘱：** □ 无特殊
主要护理工作	□ 随时观察患儿情况 □ 手术后生活护理 □ 夜间巡视	□ 随时观察患儿情况 □ 手术后生活护理 □ 夜间巡视	□ 随时观察患儿情况 □ 手术后生活护理 □ 夜间巡视
病情变异记录	□ 无　□ 有，原因： 1. 2.	□ 无　□ 有，原因： 1. 2.	□ 无　□ 有，原因： 1. 2.
护士签名			
医师签名			

时间	住院第9天	住院第10天 （手术日）
主要诊疗工作	□ 上级医师查房，对手术及切口进行评估 □ 完成日常病程记录 □ 确认术前准备工作 □ 确定诊断和手术时间 □ 向患儿家长交代手术前注意事项	□ 手术 □ 术者完成手术记录 □ 完成手术日病程记录 □ 上级医师查房 □ 向患儿家长交代病情
重点医嘱	**长期医嘱：** □ 二级护理 □ 少量饮水 □ 补充液体和电解质，必要时肠外营养全合一制剂 **临时医嘱：** □ 乳酸林格液补充胃肠减压丧失液量（必要时）	□ 一级护理 □ 禁食 □ 胃肠减压 □ 心电、经皮氧监护 □ 头罩吸氧（4小时） □ 急查血常规、血气分析、血电解质（必要时） □ 补充液体和电解质 □ 抗菌药物：第二代头孢菌素（术前30分钟用） □ 尿管，膀胱造瘘管及周围引流管护理
主要护理工作	□ 随时观察患儿情况 □ 手术后生活护理 □ 夜间巡视	□ 随时观察患儿情况 □ 手术后生活护理 □ 夜间巡视
病情变异记录	□ 无 □ 有，原因： 1. 2.	□ 无 □ 有，原因： 1. 2.
护士签名		
医师签名		

时间	住院第 11 天 （术后 1 日）	住院第 12 天 （术后 2 日）	住院第 13 天 （术后 3 日）
主要诊疗工作	□ 上级医师查房，对手术及切口进行评估 □ 完成日常病程记录 □ 确认胃肠减压引流液性质及肠蠕动恢复情况 □ 评估营养状况，应用肠外营养 □ 向家长交代病情	□ 上级医师查房，对手术及切口进行评估 □ 完成日常病程记录 □ 确认胃肠减压引流液性质及肠蠕动恢复情况 □ 向家长交代病情	□ 上级医师查房，确认是否可转入普通病房 □ 完成日常病程记录 □ 确认胃肠减压引流液性质及肠蠕动恢复情况 □ 向家长交代病情
重点医嘱	**长期医嘱：** □ 一级护理 □ 禁食、胃肠减压 □ 心电、血压、血氧饱和度监护 □ 抗菌药物：第二代头孢菌素等 **临时医嘱：** □ 补充液体和电解质 □ 肠外营养全合一制剂（必要时）	**长期医嘱：** □ 一级护理 □ 禁食、胃肠减压 □ 心电、血压、血氧饱和度监护 □ 补充液体和电解质，必要时肠外营养全合一制剂 **临时医嘱：** □ 乳酸林格液补充胃肠减压丧失液量（必要时）	**长期医嘱：** □ 二级护理 □ 禁食、胃肠减压 □ 补充液体和电解质，必要时肠外营养全合一制剂 **临时医嘱：** □ 乳酸林格液补充胃肠减压丧失液量（必要时） □ 伤口换敷料
主要护理工作	□ 随时观察患儿情况 □ 手术后生活护理 □ 夜间巡视	□ 随时观察患儿情况 □ 手术后生活护理 □ 夜间巡视	□ 随时观察患儿情况 □ 手术后生活护理 □ 夜间巡视
病情变异记录	□ 无　□ 有，原因： 1. 2.	□ 无　□ 有，原因： 1. 2.	□ 无　□ 有，原因： 1. 2.
护士签名			
医师签名			

时间	住院第 14 天 （术后 4 日）	住院第 15 天 （术后 5 日）
主要诊疗工作	□ 上级医师查房，对手术及切口进行评估 □ 完成日常病程记录 □ 确认胃肠减压引流液性质及肠蠕动恢复情况，允许时可停用胃肠减压 □ 向家长交代病情	□ 上级医师查房 □ 完成日常病程记录 □ 确认肠蠕动恢复情况，允许时可予半量饮食 □ 向家长交代病情
重点医嘱	**长期医嘱：** □ 二级护理 □ 禁食、禁水 □ 补充液体和电解质，必要时肠外营养全合一制剂 **临时医嘱：** □ 乳酸林格液补充胃肠减压丧失液量（必要时）	**长期医嘱：** □ 二级护理 □ 流质饮食 □ 酌情补液
主要护理工作	□ 随时观察患儿情况 □ 手术后生活护理 □ 夜间巡视	□ 随时观察患儿情况 □ 手术后生活护理 □ 夜间巡视
病情变异记录	□ 无 □ 有，原因： 1. 2.	□ 无 □ 有，原因： 1. 2.
护士签名		
医师签名		

时间	住院第 16 天 （术后 6 日）	住院第 17 天 （术后 7 日）	第 18 天 （术后 8 日）
主要诊疗工作	□ 上级医师查房 □ 完成日常病程记录 □ 确认肠蠕动恢复情况，允许时可予全量饮食 □ 复查血、尿、大便常规，了解术后感染情况 □ 向家长交代病情	□ 上级医师查房 □ 完成日常病程记录 □ 了解所有实验室检查报告 □ 确认肠蠕动恢复情况，确认饮食完成情况 □ 确认伤口恢复情况	□ 上级医师查房 □ 完成日常病程记录 □ 了解所有实验室检查报告 □ 确认肠蠕动恢复情况，确认饮食完成情况 □ 确认伤口恢复情况
重点医嘱	**长期医嘱：** □ 二级护理 □ 普通饮食	**长期医嘱：** □ 二级护理 □ 普通饮食	**长期医嘱：** □ 二级护理 □ 普通饮食
主要护理工作	□ 随时观察患儿情况 □ 手术后生活护理 □ 夜间巡视	□ 随时观察患儿情况 □ 手术后生活护理 □ 夜间巡视	□ 随时观察患儿情况 □ 手术后生活护理 □ 夜间巡视
病情变异记录	□ 无　□ 有，原因： 1. 2.	□ 无　□ 有，原因： 1. 2.	□ 无　□ 有，原因： 1. 2.
护士签名			
医师签名			

时间	住院第 19 天 （术后 9 日）	住院第 20 天 （术后 10 日）	第 21 天 （术后 11 日）
主要诊疗工作	□ 上级医师查房 □ 完成日常病程记录 □ 确认肠蠕动恢复情况，允许时可予全量饮食 □ 复查血、尿、大便常规，了解术后感染情况 □ 向家长交代病情	□ 上级医师查房 □ 完成日常病程记录 □ 了解所有实验室检查报告 □ 确认肠蠕动恢复情况，确认饮食完成情况 □ 确认伤口恢复情况 □ 间断拆线	□ 上级医师查房 □ 完成日常病程记录 □ 了解所有实验室检查报告 □ 确认肠蠕动恢复情况，确认饮食完成情况 □ 确认伤口恢复情况
重点医嘱	**长期医嘱：** □ 二级护理 □ 普通饮食	**长期医嘱：** □ 二级护理 □ 普通饮食	**长期医嘱：** □ 二级护理 □ 普通饮食
主要护理工作	□ 随时观察患儿情况 □ 手术后生活护理 □ 夜间巡视	□ 随时观察患儿情况 □ 手术后生活护理 □ 夜间巡视	□ 随时观察患儿情况 □ 手术后生活护理 □ 夜间巡视
病情变异记录	□ 无 □ 有，原因： 1. 2.	□ 无 □ 有，原因： 1. 2.	□ 无 □ 有，原因： 1. 2.
护士签名			
医师签名			

时间	住院第 22 天 （术后 12 日）	住院第 23 天 （术后 13 日）	住院第 24 天 （术后 14 日）
主要诊疗工作	□ 上级医师查房 □ 完成日常病程记录 □ 确认肠蠕动恢复情况 □ 复查血、尿、大便常规，了解术后感染情况 □ 向家长交代病情 □ 间断拆线（剩余） □ 拔除尿管	□ 上级医师查房 □ 完成日常病程记录 □ 了解所有实验室检查报告 □ 确认伤口恢复情况	□ 上级医师查房 □ 完成日常病程记录 □ 了解所有实验室检查报告 □ 确认伤口恢复情况
重点医嘱	**长期医嘱：** □ 二级护理 □ 普通饮食	**长期医嘱：** □ 二级护理 □ 普通饮食	**长期医嘱：** □ 二级护理 □ 普通饮食
主要护理工作	□ 随时观察患儿情况 □ 手术后生活护理 □ 夜间巡视	□ 随时观察患儿情况 □ 手术后生活护理 □ 夜间巡视	□ 随时观察患儿情况 □ 手术后生活护理 □ 夜间巡视
病情变异记录	□ 无　□ 有，原因： 1. 2.	□ 无　□ 有，原因： 1. 2.	□ 无　□ 有，原因： 1. 2.
护士签名			
医师签名			

时间	住院第 25 天 （术后 15 日）	住院第 26 天 （术后 16 日）	第 27 天 （术后 17 日）
主要诊疗工作	□ 上级医师查房 □ 完成日常病程记录 □ 确认肠蠕动恢复情况 □ 复查血、尿、大便常规，了解术后感染情况 □ 向家长交代病情	□ 上级医师查房 □ 完成日常病程记录 □ 了解所有实验室检查报告 □ 夹闭膀胱造瘘管	□ 上级医师查房 □ 完成日常病程记录 □ 了解所有实验室检查报告 □ 确认伤口恢复情况
重点医嘱	**长期医嘱：** □ 二级护理 □ 普通饮食	**长期医嘱：** □ 二级护理 □ 普通饮食	**长期医嘱：** □ 二级护理 □ 普通饮食
主要护理工作	□ 随时观察患儿情况 □ 手术后生活护理 □ 夜间巡视	□ 随时观察患儿情况 □ 手术后生活护理 □ 夜间巡视	□ 随时观察患儿情况 □ 手术后生活护理 □ 夜间巡视
病情变异记录	□ 无 □ 有，原因： 1. 2.	□ 无 □ 有，原因： 1. 2.	□ 无 □ 有，原因： 1. 2.
护士签名			
医师签名			

时间	住院第 28 天 （术后 18 日）	住院第 29 天 （术后 19 日）	住院第 30 天 （术后 20 日，出院日）
主要诊疗工作	□ 上级医师查房 □ 完成日常病程记录 □ 了解所有实验室检查报告 □ 确认肠蠕动恢复情况 □ 排尿无异常可拔除膀胱造瘘管	□ 上级医师查房 □ 完成日常病程记录 □ 了解所有实验室检查报告 □ 确认伤口恢复情况，排尿情况 □ 决定患儿是否可以出院 **如果可以出院：** □ 完成出院小结、病史首页 □ 通知家长明天出院 □ 向家长交代出院的注意事项，预约复诊日期	**如果患儿可以出院：** □ 向家长交代出院的注意事项，预约复诊日期 □ 办理出院手续 **如果患儿需继续住院：** □ 上级医师查房，确定进食及排便情况，作相应处理 □ 完成日常病程记录
重点医嘱	**长期医嘱：** □ 二级护理 □ 普通饮食	**长期医嘱：** □ 二级护理 □ 普通饮食 **临时医嘱：** □ 明日出院	**出院医嘱：** □ 定期复查 **在院医嘱：** □ 二级护理 □ 普通饮食
主要护理工作	□ 随时观察患儿情况 □ 手术后生活护理 □ 夜间巡视	□ 随时观察患儿情况 □ 手术后生活护理 □ 夜间巡视	**如果患儿可以出院：** □ 帮助办理出院手续 □ 交代注意事项 **如果患儿需继续住院：** □ 随时观察患儿情况 □ 手术后生活护理 □ 夜间巡视
病情变异记录	□ 无　□ 有，原因： 1. 2.	□ 无　□ 有，原因： 1. 2.	□ 无　□ 有，原因： 1. 2.
护士签名			
医师签名			

第三十六章

尿道下裂临床路径释义

【医疗质量控制指标】（专家建议）

指标一、符合尿道下裂诊断标准，除外性别畸形、小阴茎等其他疾病。

指标二、根据患儿具体情况选择合适的手术方法。

指标三、术后留置一定时间尿管，减少并发症的发生率。

指标四、术后给予抗菌药物 3~5 天预防感染。

一、尿道下裂编码

疾病名称及编码：尿道下裂（ICD-10：Q54）

二、临床路径检索方法

Q54　出院科别：儿科

三、国家医疗保障疾病诊断相关分组（CHS-DRG）

MDCM　男性生殖系统疾病及功能障碍

MZ1　其他男性生殖系统疾患

四、尿道下裂临床路径标准住院流程

（一）适用对象

第一诊断为尿道下裂（ICD-10：Q54）。

行阴茎伸直术和尿道成形术（ICD-9-CM-3：58.4501）。

释义

■ 适用对象编码参见第一部分。

■ 本路径适用对象为临床诊断为尿道下裂患儿。对于同时合并有隐睾或其他畸形需矫正的不进入本路径。

（二）诊断依据

根据《张金哲小儿外科学》（张金哲主编，人民卫生出版社，2013 年），《临床诊疗指南·小儿外科学分册》（中华医学会编著，人民卫生出版社，2005 年），《临床技术操作规范·小儿外科学分册》（中华医学会编著，人民军医出版社，2005 年）。

典型的尿道下裂外观：尿道口位置异常、包皮分布于背侧、阴茎下弯。

释义

■ 本路径的制订主要参考技术操作规范，诊疗指南和实用小儿泌尿外科学等权威著作。

■ 尿道下裂的诊断一望便知，典型的尿道下裂有三个特点：异位尿道口、阴茎下弯和包皮的异常分布。

■ 辅助检查：

1. 查体时应注意尿道外口的位置以及阴茎下弯的程度，这对于手术方法的选择有很大的影响。

2. 注意有无合并其他畸形，尿道下裂最常见的伴发畸形为腹股沟斜疝和隐睾，尿道下裂越重，伴发畸形率也越高。此外，重度尿道下裂常合并前列腺囊，一般需行排尿性膀胱尿道造影明确。

3. 对于重度尿道下裂，需要与性别畸形仔细鉴别诊断。常需要进行染色体检查，性腺的活检以及内分泌检查。

（三）治疗方案的选择

根据《张金哲小儿外科学》（张金哲主编，人民卫生出版社，2013 年），《临床诊疗指南・小儿外科学分册》（中华医学会编著，人民卫生出版社，2005 年），《临床技术操作规范・小儿外科学分册》（中华医学会编著，人民军医出版社，2005 年）。

行阴茎伸直术和尿道成形术（ICD-9-CM-3：58.4501）。

释义

■ 尿道下裂手术方法众多，按有无阴茎下弯将手术分为两类：

1. 无或轻度阴茎下弯：

（1）阴茎头型，可采用尿道口前移阴茎头成形术（meatal advancement and glandular plasty，MAGPI），如有阴茎头下弯，也可在阴茎背侧作白膜紧缩。

（2）冠状沟、阴茎体前型，尿道口基底翻转皮瓣法（Mathieu 术）。

（3）阴茎体型，可采用加盖岛状包皮尿道成形术（Onlay 术）。

（4）尿道板卷纵切管尿道成形术（Snodgrass 术）。

2. 合并阴茎下弯多选择 Duckett 术，带蒂岛状包皮瓣尿道成形术。

3. 对于重度尿道下裂治疗目前多有争论，可选择 Duckett+Duplay 术式一次手术，也可选择一期下弯矫正后二期修复尿道。近期有学者提出可行部分 Duckett 术式，即一期矫正下弯后采用 Duckett 术式修复部分尿道，二期手术难度大大降低。

■ 无论何种手术方法均应达到目前公认的治愈标准：

1. 阴茎下弯完全矫正。

2. 尿道口位于阴茎头正位。

3. 阴茎外观满意，与正常人一样站立排尿，成年后可进行正常的性生活。

（四）标准住院日为 7~14 天

释义

■ 入院后需要 1~2 天术前准备，术后 10 天左右拔除导尿管，标准住院日为 10~14 天。

■ 近期有文献报道延长带管时间可减少尿道狭窄及尿道瘘的发生率，也可选择术后7~10天患儿带管出院，留置4周左右，门诊拔除导尿管。

（五）进入路径标准

1. 第一诊断必须符合ICD-10：Q54尿道下裂疾病编码。
2. 无需使用游离移植物的尿道下裂患儿，可以进入路径。
3. 已排除隐睾、性别发育异常，可进行I期手术矫治的患儿，进入路径。
4. 当患儿同时具有其他疾病诊断，但在住院期间不需要特殊处理也不影响第一诊断的临床路径实施时，可以进入路径。

释义

■ 进入本路径的患儿第一诊断为尿道下裂，合并其他疾病（如上呼吸道感染等）时可视情况进入本路径，但可能会增加医疗费用，延长住院时间。

（六）术前准备1~2天

1. 必需的检查项目：
（1）实验室检查：血常规、尿常规、肝功能、肾功能、电解质、凝血功能、感染性疾病筛查。
（2）心电图、X线胸片（正位）。
2. 根据病情选择的项目：
（1）C反应蛋白。
（2）泌尿系统超声。
（3）超声心动图（心电图异常者）。
（4）染色体+SRY基因，性激素等相关激素检测。

释义

■ 必查项目是确保手术安全，术后顺利恢复的基础。所有检查均应在术前完成并进行认真核对，如有异常应及时复查或请相关专业医师进行会诊。

■ 患儿有呼吸道症状或近期有过发热、咳嗽等，应在彻底治愈的前提下再收入院治疗。

■ 心电图、超声心动或凝血功能异常者需复查或除外其他疾病，不宜进入本路径。

■ 泌尿系超声可以明确尿道下裂手术患儿是否合并其他畸形。

（七）预防性抗菌药物选择与使用时机

抗菌药物使用：按照《抗菌药物临床应用指导原则（2015年版）》（国卫办医发〔2015〕43号）执行，并结合患儿的病情决定抗菌药物的选择与使用时间。

释义

■ 尿道下裂手术属于Ⅱ类切口手术，由于存在手术操作复杂、手术时间长、创伤大等易感因素，且一旦感染可导致尿道瘘、伤口裂开等，因此可按规定适当预防性应用抗菌药物。一般应用第二代头孢菌素类抗菌药物，应用3~5天为宜。

（八）手术日为入院第2~3天

1. 麻醉方式：全身麻醉或椎管内麻醉。
2. 手术方式：阴茎伸直术和尿道成形术。
3. 术中用药：麻醉常规用药。
4. 输血：通常无需输血。

释义

■ 本路径规定的阴茎伸直术和尿道成形术，应在全身麻醉或椎管内麻醉下实施，手术医师根据患儿具体情况以及对各种手术方法的熟练程度，选择适当的手术方式。

■ 尿道下裂手术方式众多，但首先要矫正的就是阴茎下弯，多数尿道下裂患儿可同时行尿道成形术，但对于重度尿道下裂尿道缺损较长时不强求一期手术，可根据医师对手术理解及手术技巧选择合适手术方式。

（九）术后住院恢复5~11天

1. 术后需要复查的项目：根据患儿病情决定。
2. 术后用药：抗菌药物使用按照《抗菌药物临床应用指导原则（2015年版）》（国卫办医发〔2015〕43号）执行，并结合患儿的病情决定抗菌药物的选择与使用时间。

释义

■ 术后可常规复查血常规，了解术后是否存在贫血，以及术后是否存在感染。

■ 尿道下裂手术属于Ⅱ类切口手术，由于存在手术操作复杂、手术时间长、创伤大等易感因素，且一旦感染可导致尿道瘘、伤口裂开等，因此可按规定适当预防性应用抗菌药物。一般应用第二代头孢菌素类抗菌药物，应用3~5天为宜。

（十）出院标准

1. 一般情况良好。
2. 没有需要住院处理的并发症。

释义

■ 患儿出院前临床表现无异常，体温正常，血常规检查正常，如检查结果明显异常，主管医师应进行仔细分析，并作出相应处理。

■ 患儿排尿正常，伤口无红肿无渗出物，无尿道瘘，尿道狭窄等并发症。

（十一）变异及原因分析

1. 住院治疗期间，发现染色体异常，合并性别发育异常的患儿，退出本路径。
2. 围术期并发症等造成住院日延长和费用增加。
3. 术后有尿道瘘等并发症，退出本路径。

释义

■ 变异是指入选临床路径的患儿未能按照路径流程完成医疗行为或未达到预期的医疗质量控制目标。包括以下情况：①治疗过程中发现合并其他异常，无法完成相应手术；②术后出现伤口感染、裂开、出血等并发症不能按照路径时间出院者；③术后拔除导尿管后出现尿道狭窄或尿道瘘，考虑需要再次手术治疗者需退出本临床路径。

■ 因患儿方面的主观原因导致执行路径出现变异，需医师在表单中予以说明。

五、尿道下裂给药方案

（一）用药选择

阴茎伸直术及尿道成形术是Ⅱ类切口，一般预防性应用抗菌药物 3~5 天。可选择第二代头孢菌素类抗菌药物，如头孢孟多、头孢美唑等。

（二）药学提示

头孢孟多甲酸酯钠临床应用发生的不良反应较少（约为 7.8%），肾脏毒性比第一代头孢菌素低。

1. 偶见药疹、药物热等过敏反应。
2. 少数患儿用药后可出现肝功能改变（血清谷丙转氨酶、血清谷草转氨酶一过性升高）。
3. 少数患儿用药后出现可逆性肾损害（血清肌酐和血尿素氮升高）。
4. 肾功能减退者大剂量用药时，由于头孢孟多甲酸酯钠干扰维生素 K 在肝中的代谢，可导致低凝血酶原血症，偶可出现凝血功能障碍所致的出血倾向，凝血酶原时原时间和出血时间延长等。
5. 肌内或静脉用药时可致注射部位疼痛，严重者可致血栓性静脉炎。

六、尿道下裂护理规范

1. 定时巡视病房，注意患儿生命体征变化。
2. 鼓励患儿多饮水。
3. 协助进行术前相关检查，正确采集血、尿标本，保证数据准确。
4. 术后注意观察尿管引流情况，如有引流不畅或者尿管阻塞应及时通管，保证引流通畅。

七、尿道下裂营养治疗规范

1. 多饮水，保证尿量充足。
2. 食物均衡，保证每日及生长发育所需热量。
3. 多食蔬菜水果，以保证大便通畅。

八、尿道下裂患者健康宣教

1. 入院健康宣教：包括自我介绍、病区制度、安全管理制度、患儿危险因素（包括跌倒、烫伤、坠床等）的评估与宣教。

2. 住院期间健康教育：所患疾病的大致介绍，住院期间起居的指导，情绪疏导稳定患儿情绪，避免烦躁，积极配合治疗。

3. 出院健康教育：注意观察患儿排尿情况，如有排尿困难应及时就诊。如留置尿管出院，应注意尿管固定，防止脱管，如有疑问如何咨询等。

九、推荐表单

（一）医师表单

尿道下裂临床路径医师表单

适用对象：第一诊断为尿道下裂（ICD-10：Q54）

行阴茎直伸术和尿道下裂尿道成形术（ICD-9-CM-3：58.4501）

患儿姓名：	性别：　年龄：　门诊号：	住院号：
出院日期：　年　月　日	出院日期：　年　月　日	标准住院日：7~14 天

时间	住院第 1 天	住院第 2~3 天 （手术日）	住院第 3~4 天 （术后 1 日）
主要诊疗工作	□ 询问病史与体格检查 □ 完成病历书写 □ 常规相关检查 □ 上级医师查房与手术前评估 □ 向患儿监护人交代病情，签署手术知情同意书、手术麻醉知情同意书	□ 早晨再次术前评估 □ 手术（阴茎伸直+尿道成形术） □ 上级医师查房	□ 上级医师查房，对手术进行评估 □ 注意有无手术后并发症（龟头血供、血肿等）、导尿通畅情况
重点医嘱	**长期医嘱：** □ 小儿外科护理常规 □ 二级护理 □ 普通饮食 **临时医嘱：** □ 血常规、凝血功能、肝功能、肾功能、感染性疾病筛查 □ 心电图、X 线胸片（正位） □ 术前禁食 □ 术前灌肠	**长期医嘱：** □ 今日行阴茎直伸术和尿道下裂尿道成形术 □ 小儿外科护理常规 □ 一级护理 □ 禁食 6 小时后半流质饮食 □ 导尿管护理 □ 留置导尿接无菌袋 □ 抗菌药物 □ 镇静剂（必要时） □ 膀胱舒张药物（必要时）	**长期医嘱：** □ 小儿外科护理常规 □ 二级护理 □ 普通饮食 □ 导尿管护理 □ 留置导尿接无菌袋 □ 抗菌药物
主要护理工作	□ 入院宣教：介绍病房环境、设施和设备、安全教育 □ 入院护理评估 □ 静脉采血 □ 指导患儿家长带患儿到相关科室进行心电图、X 线胸片等检查	□ 观察患儿情况 □ 手术后生活护理 □ 夜间巡视	□ 观察患儿情况 □ 手术后生活护理 □ 夜间巡视
病情变异记录	□ 无　□ 有，原因： 1. 2.	□ 无　□ 有，原因： 1. 2.	□ 无　□ 有，原因： 1. 2.
护士签名			
医师签名			

时间	住院第 4 或 5 天 （术后 2 日）	住院第 5~7 天 （术后 3~4 日）	住院第 8~10 天 （术后 5~6 日）	住院第 10~14 天 （出院日）
主要诊疗工作	□ 上级医师查房，对手术进行评估 □ 注意有无术后并发症、导尿通畅情况	□ 上级医师查房，对手术进行评估 □ 注意有无手术后并发症、导尿通畅情况	□ 注意有无术后并发症、导尿通畅情况 □ 拆除阴茎敷料，观察阴茎皮肤、阴囊情况（有无缺血、血肿、感染等）	□ 观察阴茎皮肤、阴囊情况（有无缺血、血肿、感染等） □ 向家长交代出院后注意事项，导尿管拔除日期（术后 10 ~ 12 天），预约复诊日期 □ 完成出院小结
重点医嘱	**长期医嘱：** □ 二级护理 □ 普通饮食 □ 导尿管护理 □ 留置导尿接无菌袋 □ 抗菌药物 **临时医嘱：** □ 复查血常规、尿常规（必要时） □ 复查电解质（必要时）	**长期医嘱：** □ 二级护理 □ 普通饮食 □ 导尿管护理 □ 留置导尿接无菌袋 □ 抗菌药物	**长期医嘱：** □ 二级护理 □ 普通饮食 □ 导尿管护理 □ 留置导尿接无菌袋 □ 口服抗菌药物	**出院医嘱** □ 导尿管护理 □ 留置导尿接无菌袋 □ 口服抗菌药物（拔除导尿管停用）
主要护理工作	□ 观察患儿情况 □ 手术后生活护理	□ 观察患儿情况 □ 手术后生活护理	□ 观察患儿情况 □ 手术后生活护理 □ 宣教、示范导尿管护理及注意事项	□ 指导家长办理出院手续等事项 □ 出院宣教
病情变异记录	□ 无　□ 有，原因： 1. 2.	□ 无　□ 有，原因： 1. 2.	□ 无　□ 有，原因： 1. 2.	□ 无　□ 有，原因： 1. 2.
护士签名				
医师签名				

（二）护士表单

尿道下裂临床路径护士表单

适用对象：第一诊断为尿道下裂（ICD-10：Q54）

行阴茎直伸术和尿道下裂尿道成形术（ICD-9-CM-3：58.4501）

患儿姓名：	性别：　年龄：　门诊号：	住院号：
出院日期：　年　月　日	出院日期：　年　月　日	标准住院日：7~14 天

时间	住院第 1 天	住院第 2~3 天 （手术日）	住院第 3~4 天 （术后 1 日）
健康宣教	□ 入院宣教 □ 介绍主管医师、护士 □ 介绍环境、设施 □ 介绍住院注意事项 □ 介绍探视和陪伴制度 □ 介绍贵重物品制度 □ 介绍检查内容	□ 尿道成形术术前宣教 □ 术前宣教，告知手术安排	□ 术后常规宣教 □ 防止坠床及伤口护理宣教 □ 导尿管护理宣教 □ 向家长交代病情
护理处置	□ 核对患儿，佩戴腕带 □ 建立入院护理病历 □ 协助患儿留取各种标本 □ 测量体重 □ 协助医师完成手术前的相关实验室检查	□ 测量生命体征 □ 肾盂成形术术前准备 □ 禁食、禁水 □ 与手术室护士及麻醉医师完成三方核对	□ 随时观察患儿情况 □ 手术后生活护理 □ 夜间巡视
基础护理	□ 二级护理 □ 晨晚间护理 □ 排泄管理 □ 患儿安全管理	□ 二级护理 □ 晨晚间护理 □ 排泄管理 □ 安全管理	□ 观察患儿情况 □ 手术后生活护理 □ 观察各引流管是否通畅及色量 □ 疼痛护理及镇痛泵使用（必要时）
专科护理	□ 护理查体 □ 病情观察 □ 需要时，填写坠床及压疮防范表 □ 需要时，请家属陪伴 □ 确定饮食种类 □ 心理护理	□ 随时观察患儿情况 □ 术前生活护理 □ 夜间巡视	□ 随时观察患儿情况 □ 术前生活护理 □ 夜间巡视
重点医嘱	□ 详见医嘱执行单	□ 详见医嘱执行单	□ 详见医嘱执行单
病情变异记录	□ 无　□ 有，原因： 1. 2.	□ 无　□ 有，原因： 1. 2.	□ 无　□ 有，原因： 1. 2.
护士签名			

时间	住院第 4~5 天 （术后 2 日）	住院第 5~7 天 （术后 3 日）	住院第 8~10 天 （术后 4~6 日）	住院第 10~14 天 （出院日）
健康宣教	□ 术后常规宣教 □ 防止坠床及伤口护理宣教 □ 引流管护理宣教 □ 向家长交代病情	□ 术后常规宣教 □ 防止坠床及伤口护理宣教 □ 引流管护理宣教 □ 向家长交代病情	□ 术后常规宣教 □ 防止坠床及伤口护理宣教 □ 引流管护理宣教 □ 向家长交代病情	□ 术后常规宣教 □ 出院注意事项，复查时间等
护理处置	□ 随时观察患儿情况 □ 手术后生活护理 □ 夜间巡视	□ 随时观察患儿情况 □ 手术后生活护理 □ 夜间巡视	□ 随时观察患儿情况 □ 手术后生活护理 □ 夜间巡视	□ 帮助办理出院手续 □ 交代注意事项
基础护理	□ 二级护理 □ 晨晚间护理 □ 排泄管理 □ 患儿安全管理	□ 二级护理 □ 晨晚间护理 □ 排泄管理 □ 患儿安全管理	□ 二级护理 □ 晨晚间护理 □ 排泄管理 □ 患儿安全管理	□ 二级护理 □ 晨晚间护理 □ 排泄管理 □ 患儿安全管理
专科护理	□ 随时观察患儿情况 □ 手术后生活护理 □ 夜间巡视	□ 随时观察患儿情况 □ 手术后生活护理 □ 夜间巡视	□ 随时观察患儿情况 □ 手术后生活护理 □ 夜间巡视	□ 帮助办理出院手续 □ 交代注意事项
重点医嘱	□ 详见医嘱执行单	□ 详见医嘱执行单	□ 详见医嘱执行单	□ 详见医嘱执行单
病情变异记录	□ 无　□ 有，原因： 1. 2.	□ 无　□ 有，原因： 1. 2.	□ 无　□ 有，原因： 1. 2.	□ 无　□ 有，原因： 1. 2.
护士签名				

（三）患儿家属表单

尿道下裂临床路径患儿家属表单

适用对象：第一诊断为尿道下裂（ICD-10：Q54）

行阴茎直伸术和尿道下裂尿道成形术（ICD-9-CM-3：58.4501）

患儿姓名：	性别：　　年龄：　　门诊号：	住院号：
出院日期：　　年　月　日	出院日期：　　年　月　日	标准住院日：7~14天

时间	住院第1~3天 （入院）	住院第4天 （术前）	住院第5天 （手术日）
医患配合	□ 配合询问病史、收集资料，务必详细告知既往史、用药史、过敏史 □ 配合对患儿进行体格检查	□ 配合完善手术前相关检查，如采血、留尿、心电图、X线胸片 □ 医师与患儿及家属介绍病情，尿道成形术术前谈话、家长需签字表示同意	□ 配合完善相关检查 □ 配合医师安排做好术前禁食、禁水
护患配合	□ 配合测量体温、脉搏、呼吸3次，血压、体重1次 □ 配合完成入院护理评估（简单询问病史、过敏史、用药史） □ 接受入院宣教（环境介绍、病室规定、订餐制度、贵重物品保管等） □ 配合执行探视和陪伴制度 □ 有任何不适告知护士	□ 配合测量体温、脉搏、呼吸3次，询问大便1次 □ 接受手术前宣教 □ 接受饮食宣教 □ 接受药物宣教	□ 配合测量体温、脉搏、呼吸3次，询问大便1次 □ 送往手术室前，协助完成核对，带齐影像资料及用药 □ 返回病房后，配合接受生命体征的测量，配合检查意识（全身麻醉者） □ 接受饮食宣教：手术前禁食、禁水6小时 □ 接受药物宣教 □ 有任何不适告知护士
饮食	□ 遵医嘱饮食	□ 遵医嘱饮食	□ 术后，根据医嘱2小时后试饮水，无恶心呕吐进少量流质饮食或者半流质饮食
排泄	□ 正常排尿便	□ 正常排尿便	□ 正常排尿便
活动	□ 正常活动	□ 正常活动	□ 正常活动

时间	住院第 6~13 天 （手术后）	住院第 14 天 （出院日）
医患配合	□ 配合腹部伤口部查体 □ 配合完善术后检查，如采血等	□ 接受出院前指导 □ 知道复查程序 □ 获取出院诊断书
护患配合	□ 配合定时测量生命体征、每日询问大便 □ 配合检查会阴部 □ 接受输液、服药等治疗 □ 接受进食、进水、排便等生活护理 □ 配合活动，预防皮肤压力伤 □ 注意活动安全，避免坠床或跌倒 □ 配合执行探视及陪伴	□ 接受出院宣教 □ 办理出院手续 □ 获取出院带药 □ 知道服药方法、作用、注意事项 □ 知道复印病历程序
饮食	□ 遵医嘱饮食	□ 遵医嘱饮食
排泄	□ 正常排尿便	□ 正常排尿便
活动	□ 正常适度活动，避免疲劳	□ 正常适度活动，避免疲劳

附：原表单（2019 年版）

尿道下裂临床路径表单

适用对象：第一诊断为尿道下裂（ICD-10：Q54）

行阴茎直伸术和尿道下裂尿道成形术（ICD-9-CM-3：58.4501）

患儿姓名：	性别：　　年龄：　　门诊号：	住院号：
出院日期：　　年　月　日	出院日期：　　年　月　日	标准住院日：7~14 天

时间	住院第 1 天	住院第 2~3 天 （手术日）	住院第 3~4 天 （术后 1 日）
主要诊疗工作	□ 询问病史与体格检查 □ 完成病历书写 □ 常规相关检查 □ 上级医师查房与手术前评估 □ 向患儿监护人交代病情，签署手术知情同意书、手术麻醉知情同意书	□ 早晨再次术前评估 □ 手术（阴茎伸直+尿道成形术） □ 上级医师查房	□ 上级医师查房，对手术进行评估 □ 注意有无手术后并发症（龟头血供、血肿等）、导尿通畅情况
重点医嘱	**长期医嘱：** □ 小儿外科护理常规 □ 二级护理 □ 普通饮食 **临时医嘱：** □ 血常规、凝血功能、肝功能、肾功能、感染性疾病筛查 □ 心电图、X 线胸片（正位） □ 术前禁食 □ 术前灌肠	**长期医嘱：** □ 今日行阴茎直伸术和尿道下裂尿道成形术 □ 小儿外科护理常规 □ 一级护理 □ 禁食 6 小时后半流质饮食 □ 导尿管护理 □ 留置导尿接无菌袋 □ 抗菌药物 □ 镇静剂（必要时） □ 膀胱舒张药物（必要时）	**长期医嘱：** □ 小儿外科护理常规 □ 二级护理 □ 普通饮食 □ 导尿管护理 □ 留置导尿接无菌袋 □ 抗菌药物
主要护理工作	□ 入院宣教：介绍病房环境、设施和设备、安全教育 □ 入院护理评估 □ 静脉采血 □ 指导患儿家长带患儿到相关科室进行心电图、X 线胸片等检查	□ 观察患儿情况 □ 手术后生活护理 □ 夜间巡视	□ 观察患儿情况 □ 手术后生活护理 □ 夜间巡视
病情变异记录	□ 无　□ 有，原因： 1. 2.	□ 无　□ 有，原因： 1. 2.	□ 无　□ 有，原因： 1. 2.
护士签名			
医师签名			

时间	住院第4或5天 （术后2日）	住院第5~7天 （术后3~4日）	住院第8~10天 （术后5~6日）	住院第10~14天 （出院日）
主要诊疗工作	□ 上级医师查房，对手术进行评估 □ 注意有无术后并发症、导尿通畅情况	□ 上级医师查房，对手术进行评估 □ 注意有无手术后并发症、导尿通畅情况	□ 注意有无术后并发症、导尿通畅情况 □ 拆除阴茎敷料，观察阴茎皮肤、阴囊情况（有无缺血、血肿、感染等）	□ 观察阴茎皮肤、阴囊情况（有无缺血、血肿、感染等） □ 向家长交代出院后注意事项，导尿管拔除日期（术后10~12天），预约复诊日期 □ 完成出院小结
重点医嘱	**长期医嘱：** □ 二级护理 □ 普通饮食 □ 导尿管护理 □ 留置导尿接无菌袋 □ 抗菌药物 **临时医嘱：** □ 复查血常规、尿常规（必要时） □ 复查电解质（必要时）	**长期医嘱：** □ 二级护理 □ 普通饮食 □ 导尿管护理 □ 留置导尿接无菌袋 □ 抗菌药物	**长期医嘱：** □ 二级护理 □ 普通饮食 □ 导尿管护理 □ 留置导尿接无菌袋 □ 口服抗菌药物	**出院医嘱：** □ 导尿管护理 □ 留置导尿接无菌袋 □ 口服抗菌药物（拔除导尿管停用）
主要护理工作	□ 观察患儿情况 □ 手术后生活护理	□ 观察患儿情况 □ 手术后生活护理	□ 观察患儿情况 □ 手术后生活护理 □ 宣教、示范导尿管护理及注意事项	□ 指导家长办理出院手续等事项 □ 出院宣教
病情变异记录	□ 无　□ 有，原因： 1. 2.	□ 无　□ 有，原因： 1. 2.	□ 无　□ 有，原因： 1. 2.	□ 无　□ 有，原因： 1. 2.
护士签名				
医师签名				

第三十七章

后尿道瓣膜临床路径释义

【医疗质量控制指标】（专家建议）

指标一、符合后尿道瓣膜诊断标准，确诊需要进行排尿性膀胱尿道造影，并完善检查尿动力学检查，了解膀胱及尿道功能。

指标二、如患儿一般情况较差，不能耐受手术，可行膀胱造口或膀胱造瘘术。一般情况较好或肾功能较好患儿可行尿道镜瓣膜切开术。

指标三、术后应严格随访，监测肾功能及膀胱排空情况。

一、后尿道瓣膜编码

1. 原编码：

疾病名称及编码：后尿道瓣膜（ICD-10：Q64.201）

手术操作名称及编码：小儿膀胱镜下后尿道瓣膜电切术

2. 修改编码：

疾病名称及编码：先天性后尿道瓣（ICD-10：Q64.2 ）

手术操作名称及编码：膀胱镜下后尿道瓣膜电切术（ICD-9-CM-3：58.3104）

二、临床路径检索方法

Q64.2 伴 58.3104　　出院科别：儿科

三、国家医疗保障疾病诊断相关分组（CHS-DRG）

MDCL　肾脏及泌尿系统疾病及功能障碍

LZ1　肾及泌尿系统其他疾患

四、后尿道瓣膜临床路径标准住院流程

（一）适用对象

第一诊断为后尿道瓣膜（Q64.201）。

行小儿膀胱镜下后尿道瓣膜电切术。

释义

■ 适用对象编码参见第一部分。

■ 本路径适用对象为临床诊断为后尿道瓣膜的患儿。对于同时合并其他畸形需矫正的不进入本路径。

（二）诊断依据

《实用小儿泌尿外科学》（黄澄如主编，人民卫生出版社，2006）。

1. 临床表现：小儿排尿费力及尿滴沥，甚至急性尿潴留。

2. 体格检查：主要有泌尿系统的阳性体征。

3. 辅助检查：常规术前检查，尿动力学检查，静脉肾盂造影（intravenous pyelography，IVP）及排尿造影，泌尿系彩超、排尿彩超及CT尿路造影（CT urography，CTU）、磁共振水成像。

释义

■ 本路径可参考《实用小儿泌尿外科学》（黄澄如主编，人民卫生出版社，2006），《小儿外科学》第六版（蔡威主编，人民卫生出版社，2020年）。

■ 后尿道瓣膜患儿新生儿期多有排尿费力表现，膀胱过度充盈可于耻骨上触及肿块。部分患儿合并有肺发育不良，出现发绀和呼吸困难。新生儿期严重者可能有尿性腹水。后期可能有反复的泌尿系感染，肾性高血压及发育迟缓等。

■ 学龄期小儿常因排尿异常就诊，表现为排尿费力，尿线细，部分有尿失禁和遗尿表现。

■ 产前超声检查可见肾、输尿管积水，一般均是双侧，膀胱壁增厚，可见长而扩张的后尿道及前列腺部。一般羊水量减少。确诊需生后行排尿性膀胱尿道造影，可见膀胱壁肥厚扩张，成小梁。40%~60%的患儿合并双侧膀胱输尿管反流。

（三）选择治疗方案的选择依据

《实用小儿泌尿外科学》（黄澄如主编，人民卫生出版社，2006）。
行小儿膀胱镜下后尿道瓣膜电切术。

释义

■ 膀胱尿道镜检查常与瓣膜切除术同时进行，于后尿道可见从精阜发出的瓣膜走向远端，在尿道远端截石位12点时钟位处汇合。可电灼或用冷刀切开12点处，注意观察瓣膜边缘位置，注意避免损伤尿道黏膜。

（四）标准住院日14天

释义

■ 术前检查1~3天，术后需留置导尿管7~10天，总体不超过14天为宜。

（五）进入路径标准

1. 第一诊断必须符合后尿道瓣膜。
2. 当患儿合并其他疾病，但住院期间不需特殊处理，也不影响第一诊断的临床路径实施时，可以进入路径。
3. 因合并疾病需住院处理，不进入路径。

释义

■ 进入本路径的患儿第一诊断为后尿道瓣膜，合并其他疾病（如上呼吸道感染等）时可视情况进入本路径，但可能会增加医疗费用，延长住院时间。

（六）术前准备 3~5 天

1. 必需的检查项目：

（1）实验室检查：血常规、C 反应蛋白、血型、尿常规、大便常规+隐血、肝功能、肾功能、血电解质、血气分析、凝血功能、感染性疾病筛查。

（2）胸部 X 线正位片、心电图。

2. 尿动力学检查，IVP 及排尿造影，泌尿系彩超及 CTU，磁共振水成像。

释义

■ 必查项目是确保手术安全、术后顺利恢复的基础。所有检查均应在术前完成并进行认真核对，如有异常应及时复查或请相关专业医师进行会诊。

■ 患儿有呼吸道症状或近期有过发热、咳嗽等，应在彻底治愈的前提下再收入院治疗。

■ 心电图、超声心动或凝血功能异常者需复查或除外其他疾病，不宜进入路径。

■ 泌尿系超声可以明确后尿道瓣膜手术患儿是否合并其他畸形。对于年长儿，需进行尿动力学检查，对于术前术后膀胱功能的了解有极其重要的意义，对于后续的治疗也有指导意义。

（七）预防性抗菌药物选择与使用时机

1. 按照《抗菌药物临床应用指导原则（2015 年版）》（国卫办医发〔2015〕43 号），并结合患儿病情决定选择。

2. 药物治疗方案（推荐使用《国家基本药物》的药物）。

3. 患儿多重耐药或长期泌尿系感染不在此列。

释义

■ 膀胱尿道镜检查及后尿道电切术属于Ⅱ类切口手术，而且术后需留置导尿管，因此可按规定适当预防性应用抗菌药物。一般应用第二代头孢菌素类抗菌药物，应用 3~5 天为宜。

（八）手术日

手术日为入院后 5 天。

1. 麻醉方式：气管插管全身麻醉。

2. 预防性抗菌药物的给药方法：可选择第二代头孢菌素类（如头孢呋辛等）静脉输入，术前 30 分钟开始给药，如有明显感染高危因素，可再用 1 次或数次，一般不超过 2 天。

3. 手术方式：小儿膀胱镜下后尿道瓣膜电切术。

4. 手术内置物：无。

5. 输血：必要时。

释义

■ 本路径规定的小儿膀胱镜下后尿道瓣膜电切术，应在全身麻醉或椎管内麻醉下实施。一般术后需留置导尿管7~10天，本手术出血很少，一般无需输血。

（九）术后住院恢复10天

1. 必须复查的检查项目：血常规、尿常规、大便常规，泌尿系彩超。
2. 术后用药：抗菌药物的使用按照《抗菌药物临床应用指导原则（2015年版）》（国卫办医发〔2015〕43号）执行。

释义

■ 术后可常规复查血常规，了解术后是否存在贫血和/或感染。

■ 膀胱镜后尿道瓣膜切除手术属于Ⅱ类切口手术，由于术后留置导尿管，因此可按规定适当预防性应用抗菌药物。一般应用第二代头孢菌素类抗菌药物，应用3~5天为宜。

（十）出院标准

1. 尿管术后7天左右拔除，小儿排尿无异常时。
2. 没有需要处理的并发症。

释义

■ 患儿出院前临床表现无异常，体温正常，血常规检查正常，如检查结果明显异常，主管医师应进行仔细分析，并作出相应处理。

■ 患儿排尿较术前明显好转，尿线正常，无出血、渗出物，无尿道瘘、尿道狭窄等并发症。

■ 有条件者可与出院前进行尿流率的复查。

（十一）变异及原因分析

1. 有影响手术的合并症，需要进行相关的诊断和治疗。
2. 存在其他系统的先天畸形，不能耐受手术的患儿，转入相应的路径治疗。

释义

■ 变异是指入选临床路径的患儿未能按照路径流程完成医疗行为或未达到预期的医疗质量控制目标。包括以下情况：①治疗过程中发现合并其他异常，无法完成相应手术；②术后出现感染、出血等并发症不能按照路径时间出院者；③术后拔除导尿管后出现尿道狭窄或尿道瘘，考虑需要再次留置导尿管治疗者需退出本临床路径；④如患儿一般情况或肾脏功能较差，需行膀胱造口或者膀胱造瘘术，待一般情况好转后再行手术切除瓣膜。

■ 因患儿方面的主观原因导致执行路径出现变异，需医师在表单中予以说明。

五、后尿道瓣膜给药方法

（一）用药选择

膀胱镜下后尿道瓣膜电切术是Ⅱ类切口，一般预防性应用抗菌药物 7~10 天。可选择二代头孢菌素类抗菌药物。如头孢孟多，头孢美唑等。

（二）药学提示

头孢孟多甲酸酯钠临床应用发生的不良反应较少（约为 7.8%），肾脏毒性比第一代头孢菌素低。

1. 偶见药疹、药物热等过敏反应。
2. 少数患儿用药后可出现肝功能改变（血清谷丙转氨酶、血清谷草转氨酶一过性升高）。
3. 少数患儿用药后出现可逆性肾损害（血清肌酐和血尿素氮升高）。
4. 肾功能减退者大剂量用药时，由于头孢孟多甲酸酯钠干扰维生素 K 在肝中的代谢，可导致低凝血酶原血症，偶可出现凝血功能障碍所致的出血倾向，凝血酶原时原时间和出血时间延长等。
5. 肌内或静脉用药时可致注射部位疼痛，严重者可致血栓性静脉炎。

六、后尿道瓣膜护理规范

1. 定时巡视病房，注意患儿生命体征变化。
2. 鼓励患儿多饮水。
3. 协助进行术前相关检查，正确采集血、尿标本，保证数据准确。
4. 术后注意观察尿管引流情况，如有引流不畅或者尿管阻塞应及时通管，保证引流通畅。

七、后尿道瓣膜营养治疗规范

1. 多饮水，保证尿量充足。
2. 食物均衡，保证每日及生长发育所需热量。
3. 多食蔬菜水果，以保证大便通畅。

八、后尿道瓣膜患者健康宣教

1. 入院健康宣教：包括自我介绍、病区制度、安全管理制度、患儿危险因素的评估与宣教，包括跌倒、烫伤、坠床等。
2. 住院期间健康教育：所患疾病的大致介绍，住院期间起居的指导，情绪疏导稳定患儿情绪，避免烦躁，积极配合治疗。
3. 出院健康教育：注意观察患儿排尿情况，如有排尿困难应及时就诊。注意复查时间，如有疑问如何咨询等。

九、推荐表单

（一）医师表单

后尿道瓣膜临床路径医师表单

适用对象：第一诊断为后尿道瓣膜（ICD-10：Q64.201）

行小儿膀胱镜下后尿道瓣膜电切术（ICD-9-CM-3：58.3104）

患儿姓名：	性别：　　年龄：　　门诊号：	住院号：
住院日期：　　年　月　日	出院日期：　　年　月　日	标准住院日：14 天

时间	住院第 1 天	住院第 2 天
主要诊疗工作	□ 询问病史与体格检查 □ 完成首次病程记录和大病史采集 □ 开出常规检查、实验室检查单 □ 上级医师查房 □ 完成上级医师查房记录 □ 必要时多普勒超声检查 □ 维持水、电解质平衡	□ 查体及查阅检查单，确定患儿有无泌尿系感染 □ 向患儿家长交代病情
重点医嘱	**长期医嘱：** □ 二级护理 □ 普通饮食 **临时医嘱：** □ 血常规+C 反应蛋白、血型、尿常规、大便常规+隐血、肝功能、肾功能 □ 凝血常规、输血前常规 □ 血电解质、血气分析 □ 感染性疾病筛查 □ 心电图、胸部 X 线片（正位），超声心动（必要时） □ 泌尿系彩超，IVP 及排尿造影，泌尿系 CTU，尿动力检查，磁共振水成像	**长期医嘱：** □ 二级护理 □ 普通饮食
病情变异记录	□ 无　□ 有，原因： 1. 2.	□ 无　□ 有，原因： 1. 2.
医师签名		

时间	住院第3天	住院第4天	住院第5天 （手术日）
主要诊疗工作	□ 完善泌尿系彩超检查及IVP、排尿造影 □ 完成日常病程记录 □ 向家长交代病情	□ 完善尿动力检查及CTU检查，磁共振水成像 □ 完成日常病程记录 □ 向患儿家长交代病情 □ 确定诊断和手术时间 □ 向患儿家长交代手术前注意事项	□ 手术 □ 术者完成手术记录 □ 完成手术日病程记录 □ 上级医师查房 □ 向患儿家长交代病情
重点医嘱	**长期医嘱：** □ 二级护理 □ 普通饮食 **临时医嘱：** □ 无特殊	**长期医嘱：** □ 二级护理 □ 少量饮水 □ 补充液体和电解质，必要时肠外营养全合一制剂 **临时医嘱：** □ 乳酸林格液补充胃肠减压丧失液量（必要时）	□ 一级护理 □ 禁食 □ 胃肠减压 □ 心电、经皮氧监护 □ 头罩吸氧（4小时） □ 急查血常规、血气分析、血电解质（必要时） □ 补充液体和电解质 □ 抗菌药物：第二代头孢菌素（术前30分钟用）
病情变异记录	□ 无 □ 有，原因： 1. 2.	□ 无 □ 有，原因： 1. 2.	□ 无 □ 有，原因： 1. 2.
医师签名			

时间	住院第 6 天 （术后 1 日）	住院第 7 天 （术后 2 日）	住院第 8 天 （术后 3 日）
主要诊疗工作	□ 上级医师查房，对手术进行评估 □ 完成日常病程记录 □ 确认胃肠减压引流液性质及肠蠕动恢复情况可进流质饮食 □ 评估营养状况， □ 向家长交代病情	□ 上级医师查房 □ 完成日常病程录 □ 确认肠蠕动恢复情况，允许时可予全量饮食 □ 复查血、尿、便常规，了解术后感染情况 □ 向家长交代病情	□ 上级医师查房 □ 完成日常病程录 □ 向家长交代病情
重点医嘱	**长期医嘱：** □ 一级护理 □ 禁食、胃肠减压 □ 心电图、血压、血氧饱和度监护 □ 抗菌药物：第二代头孢菌素等 **临时医嘱：** □ 补充液体和电解质 □ 肠外营养全合一制剂（必要时）	**长期医嘱：** □ 二级护理 □ 流质饮食	**长期医嘱：** □ 二级护理 □ 普通饮食
病情变异记录	□ 无　□ 有，原因： 1. 2.	□ 无　□ 有，原因： 1. 2.	□ 无　□ 有，原因： 1. 2.
医师签名			

时间	住院第9天 （术后4日）	住院第10天 （术后5日）	住院第11天 （术后6日）
主要诊疗工作	□ 上级医师查房 □ 完成日常病程记录 □ 复查血、尿、便常规，了解术后感染情况 □ 向家长交代病情	□ 上级医师查房 □ 完成日常病程记录 □ 向家长交代病情	□ 上级医师查房 □ 完成日常病程记录 □ 向家长交代病情
重点医嘱	**长期医嘱：** □ 二级护理 □ 普通饮食	**长期医嘱：** □ 二级护理 □ 普通饮食	**长期医嘱：** □ 二级护理 □ 普通饮食
病情变异记录	□ 无 □ 有，原因： 1. 2.	□ 无 □ 有，原因： 1. 2.	□ 无 □ 有，原因： 1. 2.
医师签名			

时间	住院第 12 天 （术后 7 日）	住院第 13 天 （术后 8 日）	住院第 14 天 （术后 9 日）
主要诊疗工作	□ 上级医师查房 □ 完成日常病程记录 □ 复查血、尿、便常规，了解术后感染情况 □ 向家长交代病情 □ 拔除尿管	□ 上级医师查房 □ 完成日常病程录 □ 了解所有实验室检查报告 □ 了解患儿排尿情况 □ 决定患儿是否可以出院 **如果可以出院：** □ 完成出院小结、病史首页 □ 通知家长明天出院 □ 向家长交代出院的注意事项，预约复诊日期	**如果患儿可以出院：** □ 向家长交代出院的注意事项，预约复诊日期 □ 将出院小结交于家长 **如果患儿需继续住院：** □ 上级医师查房，确定进食及排便情况，作相应处理 □ 完成日常病程记录
重点医嘱	**长期医嘱：** □ 二级护理 □ 普通饮食	**长期医嘱：** □ 二级护理 □ 普通饮食 **临时医嘱：** □ 明日出院	**出院医嘱：** □ 定期复查 **在院医嘱：** □ 二级护理 □ 普通饮食
病情变异记录	□ 无　□ 有，原因： 1. 2.	□ 无　□ 有，原因： 1. 2.	□ 无　□ 有，原因： 1. 2.
医师签名			

（二）护士表单

后尿道瓣膜临床路径护士表单

适用对象：第一诊断为后尿道瓣膜（ICD-10：Q64.201）

行小儿膀胱镜下后尿道瓣膜电切术（ICD-9-CM-3：58.3104）

患儿姓名：	性别： 年龄： 门诊号：	住院号：
住院日期： 年 月 日	出院日期： 年 月 日	标准住院日：14 天

时间	住院第 1 天	住院第 2 天
健康宣教	□ 入院宣教 □ 介绍主管医师、护士 □ 介绍环境、设施 □ 介绍住院注意事项 □ 介绍探视和陪伴制度 □ 介绍贵重物品制度 □ 介绍检查内容	□ 后尿道瓣膜术前宣教 □ 介绍住院注意事项 □ 介绍探视和陪伴制度 □ 介绍贵重物品制度 □ 介绍检查内容
护理处置	□ 核对患儿，佩戴腕带 □ 建立入院护理病历 □ 协助患儿留取各种标本 □ 测量体重 □ 协助医师完成手术前的相关实验室检查	□ 测量生命体征 □ 协助医师完成手术前的相关实验室检查
基础护理	□ 二级护理 □ 晨晚间护理 □ 排泄管理 □ 患儿安全管理	□ 二级护理 □ 晨晚间护理 □ 排泄管理 □ 患儿安全管理
专科护理	□ 护理查体 □ 病情观察 □ 需要时，填写坠床及压疮防范表 □ 需要时，请家属陪伴 □ 确定饮食种类 □ 心理护理	□ 随时观察患儿情况 □ 术前生活护理 □ 夜间巡视
重点医嘱	□ 详见医嘱执行单	□ 详见医嘱执行单
病情变异记录	□ 无 □ 有，原因： 1. 2.	□ 无 □ 有，原因： 1. 2.
护士签名		

时间	住院第 3 天	住院第 4 天 （术前）	住院第 5 天 （手术日）
健康宣教	□ 泌尿系彩超检查注意事项，CTU 及 MRI 检查注意事项 □ 介绍防止跌落坠床教育	□ 尿动力检查注意事项 □ 术前宣教，告知手术安排	□ CT 检查及增强 CT 检查的注意事项 □ 介绍防止跌落坠床教育
护理处置	□ 随时观察患儿情况 □ 生活护理 □ 夜间巡视	□ 核对患儿，佩戴腕带 □ 建立入院护理病历 □ 协助患儿留取各种标本 □ 测量体重 □ 协助医师完成手术前的相关实验室检查	□ 膀胱扩大术术前准备 □ 禁食、禁水 □ 与手术室护士及麻醉医师完成三方核对
基础护理	□ 二级护理 □ 晨晚间护理 □ 排泄管理 □ 患儿安全管理	□ 二级护理 □ 晨晚间护理 □ 排泄管理 □ 患儿安全管理	□ 一级护理 □ 晨晚间护理 □ 排泄管理 □ 患儿安全管理
专科护理	□ 护理查体 □ 病情观察 □ 需要时，填写坠床及压疮防范表 □ 需要时，请家属陪伴 □ 确定饮食种类 □ 心理护理	□ 护理查体 □ 病情观察 □ 需要时，填写坠床及压疮防范表 □ 需要时，请家属陪伴 □ 确定饮食种类 □ 心理护理	□ 病情观察 □ 注意伤口有无出血感染，导尿管是否通畅 □ 心理护理
病情变异记录	□ 无 □ 有，原因： 1. 2.	□ 无 □ 有，原因： 1. 2.	□ 无 □ 有，原因： 1. 2.
重点医嘱	□ 详见医嘱执行单	□ 详见医嘱执行单	□ 详见医嘱执行单
护士签名			

时间	住院第6天 （术后1日）	住院第7天 （术后2日）	住院第8天 （术后3日）
健康宣教	□ 术后常规宣教 □ 防止坠床及伤口护理宣教 □ 引流管护理宣教 □ 向家长交代病情	□ 术后常规宣教 □ 防止坠床及伤口护理宣教 □ 引流管护理宣教 □ 向家长交代病情	□ 术后常规宣教 □ 防止坠床及伤口护理宣教 □ 引流管护理宣教 □ 向家长交代病情
护理处置	□ 随时观察患儿情况 □ 手术后生活护理 □ 夜间巡视	□ 随时观察患儿情况 □ 手术后生活护理 □ 夜间巡视	□ 随时观察患儿情况 □ 手术后生活护理 □ 夜间巡视
基础护理	□ 一级护理 □ 晨晚间护理 □ 排泄管理 □ 患儿安全管理	□ 一级护理 □ 晨晚间护理 □ 排泄管理 □ 患儿安全管理	□ 一级护理 □ 晨晚间护理 □ 排泄管理 □ 患儿安全管理
专科护理	□ 随时观察患儿情况 □ 手术后生活护理 □ 注意患儿伤口及引流量的记录 □ 夜间巡视	□ 随时观察患儿情况 □ 手术后生活护理 □ 夜间巡视	□ 随时观察患儿情况 □ 手术后生活护理 □ 夜间巡视
重点医嘱	□ 详见医嘱执行单	□ 详见医嘱执行单	□ 详见医嘱执行单
病情变异记录	□ 无 □ 有，原因： 1. 2.	□ 无 □ 有，原因： 1. 2.	□ 无 □ 有，原因： 1. 2.
护士签名			

时间	住院第 9 天 （术后 4 日）	住院第 10 天 （术后 5 日）	住院第 11 天 （术后 6 日）
健康宣教	□ 术后常规宣教 □ 防止坠床及伤口护理宣教 □ 引流管护理宣教 □ 向家长交代病情	□ 术后常规宣教 □ 防止坠床及伤口护理宣教 □ 引流管护理宣教 □ 向家长交代病情	□ 术后常规宣教 □ 防止坠床及伤口护理宣教 □ 引流管护理宣教 □ 向家长交代病情
护理处置	□ 随时观察患儿情况 □ 手术后生活护理 □ 夜间巡视	□ 随时观察患儿情况 □ 手术后生活护理 □ 夜间巡视	□ 随时观察患儿情况 □ 手术后生活护理 □ 夜间巡视
基础护理	□ 二级护理 □ 晨晚间护理 □ 排泄管理 □ 患儿安全管理	□ 二级护理 □ 晨晚间护理 □ 排泄管理 □ 患儿安全管理	□ 二级护理 □ 晨晚间护理 □ 排泄管理 □ 患儿安全管理
专科护理	□ 随时观察患儿情况 □ 手术后生活护理 □ 夜间巡视	□ 随时观察患儿情况 □ 手术后生活护理 □ 夜间巡视	□ 随时观察患儿情况 □ 手术后生活护理 □ 夜间巡视
重点医嘱	□ 详见医嘱执行单	□ 详见医嘱执行单	□ 详见医嘱执行单
病情变异记录	□ 无　□ 有，原因： 1. 2.	□ 无　□ 有，原因： 1. 2.	□ 无　□ 有，原因： 1. 2.
护士签名			

时间	住院第12天 （术后4日）	住院第13天 （术后5日）	住院第14天 （术后6日）
健康宣教	□ 术后常规宣教 □ 防止坠床及伤口护理宣教 □ 引流管护理宣教 □ 向家长交代病情	□ 术后常规宣教 □ 防止坠床及伤口护理宣教 □ 引流管护理宣教 □ 向家长交代病情	□ 术后常规宣教 □ 出院注意事项，复查时间等
护理处置	□ 随时观察患儿情况 □ 手术后生活护理 □ 夜间巡视	□ 随时观察患儿情况 □ 手术后生活护理 □ 夜间巡视	□ 帮助办理出院手续 □ 交代注意事项
基础护理	□ 二级护理 □ 晨晚间护理 □ 排泄管理 □ 患儿安全管理	□ 二级护理 □ 晨晚间护理 □ 排泄管理 □ 患儿安全管理	□ 二级护理 □ 晨晚间护理 □ 排泄管理 □ 患儿安全管理
专科护理	□ 随时观察患儿情况 □ 手术后生活护理 □ 夜间巡视	□ 随时观察患儿情况 □ 手术后生活护理 □ 夜间巡视	□ 帮助办理出院手续 □ 交代注意事项
重点医嘱	□ 详见医嘱执行单	□ 详见医嘱执行单	□ 详见医嘱执行单
病情变异记录	□ 无 □ 有，原因： 1. 2.	□ 无 □ 有，原因： 1. 2.	□ 无 □ 有，原因： 1. 2.
护士签名			

（三）患儿家属表单

后尿道瓣膜临床路径患儿家属表单

适用对象：第一诊断为后尿道瓣膜（ICD-10：Q64.201）

行小儿膀胱镜下后尿道瓣膜电切术（ICD-9-CM-3：58.3104）

患儿姓名：	性别：　　年龄：　　门诊号：	住院号：
住院日期：　　年　月　日	出院日期：　　年　月　日	标准住院日：14 天

时间	住院第 1~3 天 （入院）	住院第 4 天 （术前）	住院第 5 天 （手术日）
医患配合	□ 配合询问病史、收集资料，务必详细告知既往史、用药史、过敏史 □ 配合对患儿进行体格检查	□ 配合完善手术前相关检查，如采血、留尿、心电图、X 线胸片 □ 医师与患儿及家属介绍病情，后尿道瓣膜切除术术前谈话、家长需签字表示同意	□ 配合完善相关检查 □ 配合医师安排做好术前禁食、禁水
护患配合	□ 配合测量体温、脉搏、呼吸 3 次，血压、体重 1 次 □ 配合完成入院护理评估（简单询问病史、过敏史、用药史） □ 接受入院宣教（环境介绍、病室规定、订餐制度、贵重物品保管等） □ 配合执行探视和陪伴制度 □ 有任何不适告知护士	□ 配合测量体温、脉搏、呼吸 3 次，询问大便 1 次 □ 接受手术前宣教 □ 接受饮食宣教 □ 接受药物宣教	□ 配合测量体温、脉搏、呼吸 3 次，询问大便 1 次 □ 送往手术室前，协助完成核对，带齐影像资料及用药 □ 返回病房后，配合接受生命体征的测量，配合检查意识（全身麻醉者） □ 接受饮食宣教：手术前禁食、禁水 6~8 小时 □ 接受药物宣教 □ 有任何不适告知护士
饮食	□ 遵医嘱饮食	□ 遵医嘱饮食	□ 术后，根据医嘱 2 小时后试饮水，无恶心呕吐进少量流质饮食或者半流质饮食
排泄	□ 正常排尿便	□ 正常排尿便	□ 正常排尿便
活动	□ 正常活动	□ 正常活动	□ 正常活动

时间	住院第6~13天 （手术后）	住院第14天 （出院）
医患配合	□ 配合腹部伤口部查体 □ 配合完善术后检查，如采血等	□ 接受出院前指导 □ 知道复查程序 □ 获取出院诊断书
护患配合	□ 配合定时测量生命体征、每日询问大便 □ 配合检查会阴部 □ 接受输液、服药等治疗 □ 接受进食、进水、排便等生活护理 □ 配合活动，预防皮肤压力伤 □ 注意活动安全，避免坠床或跌倒 □ 配合执行探视及陪伴	□ 接受出院宣教 □ 办理出院手续 □ 获取出院带药 □ 知道服药方法、作用、注意事项 □ 知道复印病历程序
饮食	□ 遵医嘱饮食	□ 遵医嘱饮食
排泄	□ 正常排尿便	□ 正常排尿便
活动	□ 正常适度活动，避免疲劳	□ 正常适度活动，避免疲劳

附：原表单（2016年版）

后尿道瓣膜临床路径表单

适用对象：第一诊断为后尿道瓣膜（Q64.201）

行小儿膀胱镜下后尿道瓣膜电切术

患儿姓名：	性别： 年龄： 门诊号：	住院号：
住院日期： 年 月 日	出院日期： 年 月 日	标准住院日：14天

时间	住院第1天	住院第2天
主要诊疗工作	□ 询问病史与体格检查 □ 完成首次病程记录和大病史采集 □ 开出常规检查、实验室检查单 □ 上级医师查房 □ 完成上级医师查房记录 □ 必要时多普勒超声检查 □ 维持水、电解质平衡	□ 查体及查阅检查单，确定患儿有无泌尿系感染 □ 向患儿家长交代病情
重点医嘱	**长期医嘱：** □ 二级护理 □ 普通饮食 **临时医嘱：** □ 血常规+C反应蛋白、血型、尿常规、大便常规+隐血、肝功能、肾功能 □ 凝血常规、输血前常规 □ 血电解质、血气分析 □ 感染性疾病筛查 □ 心电图、胸部X线片（正位），超声心动（必要时） □ 泌尿系彩超，IVP及排尿造影，泌尿系CTU，尿动力检查，磁共振水成像	**长期医嘱：** □ 二级护理 □ 普通饮食
主要护理工作	□ 介绍病房环境、设施和设备 □ 入院护理评估 □ 护理计划 □ 静脉采血 □ 指导患儿家长带患儿到相关科室进行心电图、胸部X线片等检查	□ 随时观察患儿情况 □ 手术后生活护理 □ 夜间巡视
病情变异记录	□ 无 □ 有，原因： 1. 2.	□ 无 □ 有，原因： 1. 2.
护士签名		
医师签名		

时间	住院第3天	住院第4天	住院第5天 （手术日）
主要诊疗工作	□ 完善泌尿系彩超检查及IVP、排尿造影 □ 完成日常病程记录 □ 向家长交代病情	□ 完善尿动力检查及CTU检查，磁共振水成像 □ 完成日常病程记录 □ 向患儿家长交代病情 □ 确定诊断和手术时间 □ 向患儿家长交代手术前注意事项	□ 手术 □ 术者完成手术记录 □ 完成手术日病程记录 □ 上级医师查房 □ 向患儿家长交代病情
重点医嘱	**长期医嘱：** □ 二级护理 □ 普通饮食 **临时医嘱：** □ 无特殊	**长期医嘱：** □ 二级护理 □ 少量饮水 □ 补充液体和电解质，必要时肠外营养全合一制剂 **临时医嘱：** □ 乳酸林格液补充胃肠减压丧失液量（必要时）	□ 一级护理 □ 禁食 □ 胃肠减压 □ 心电、经皮氧监护 □ 头罩吸氧（4小时） □ 急查血常规、血气分析、血电解质（必要时） □ 补充液体和电解质 □ 抗菌药物：第二代头孢菌素（术前30分钟给药）
主要护理工作	□ 随时观察患儿情况 □ 手术后生活护理 □ 夜间巡视	□ 随时观察患儿情况 □ 手术后生活护理 □ 夜间巡视	□ 随时观察患儿情况 □ 手术后生活护理 □ 夜间巡视
病情变异记录	□ 无 □ 有，原因： 1. 2.	□ 无 □ 有，原因： 1. 2.	□ 无 □ 有，原因： 1. 2.
护士签名			
医师签名			

时间	住院第6天 (术后1日)	住院第7天 (术后2日)	住院第8天 (术后3日)
主要诊疗工作	□ 上级医师查房，对手术进行评估 □ 完成日常病程记录 □ 确认胃肠减压引流液性质及肠蠕动恢复情况可进流质饮食 □ 评估营养状况 □ 向家长交代病情	□ 上级医师查房 □ 完成日常病程录 □ 确认肠蠕动恢复情况，允许时可予全量饮食 □ 复查血、尿、便常规，了解术后感染情况 □ 向家长交代病情	□ 上级医师查房 □ 完成日常病程录 □ 向家长交代病情
重点医嘱	**长期医嘱：** □ 一级护理 □ 禁食、胃肠减压 □ 心电图、血压、血氧饱和度监护 □ 抗菌药物：第二代头孢菌素等 **临时医嘱：** □ 补充液体和电解质 □ 肠外营养全合一制剂（必要时）	**长期医嘱：** □ 二级护理 □ 流质饮食	**长期医嘱：** □ 二级护理 □ 普通饮食
主要护理工作	□ 随时观察患儿情况 □ 手术后生活护理 □ 夜间巡视	□ 随时观察患儿情况 □ 手术后生活护理 □ 夜间巡视	□ 随时观察患儿情况 □ 手术后生活护理 □ 夜间巡视
病情变异记录	□ 无 □ 有，原因： 1. 2.	□ 无 □ 有，原因： 1. 2.	□ 无 □ 有，原因： 1. 2.
护士签名			
医师签名			

时间	住院第 9 天 （术后 4 日）	住院第 10 天 （术后 5 日）	住院第 11 天 （术后 6 日）
主要诊疗工作	□ 上级医师查房 □ 完成日常病程记录 □ 复查血、尿、便常规，了解术后感染情况 □ 向家长交代病情	□ 上级医师查房 □ 完成日常病程记录 □ 向家长交代病情	□ 上级医师查房 □ 完成日常病程记录 □ 向家长交代病情
重点医嘱	**长期医嘱：** □ 二级护理 □ 普通饮食	**长期医嘱：** □ 二级护理 □ 普通饮食	**长期医嘱：** □ 二级护理 □ 普通饮食
主要护理工作	□ 随时观察患儿情况 □ 手术后生活护理 □ 夜间巡视	□ 随时观察患儿情况 □ 手术后生活护理 □ 夜间巡视	□ 随时观察患儿情况 □ 手术后生活护理 □ 夜间巡视
病情变异记录	□ 无 □ 有，原因： 1. 2.	□ 无 □ 有，原因： 1. 2.	□ 无 □ 有，原因： 1. 2.
护士签名			
医师签名			

时间	住院第 12 天 （术后 7 日）	住院第 13 天 （术后 8 日）	住院第 14 天 （术后 9 日）
主要诊疗工作	□ 上级医师查房 □ 完成日常病程记录 □ 复查血、尿、便常规，了解术后感染情况 □ 向家长交代病情 □ 拔除尿管	□ 上级医师查房 □ 完成日常病程录 □ 了解所有实验室检查报告 □ 了解患儿排尿情况 □ 决定患儿是否可以出院 **如果可以出院：** □ 完成出院小结、病史首页 □ 通知家长明天出院 □ 向家长交代出院的注意事项，预约复诊日期	**如果患儿可以出院：** □ 向家长交代出院的注意事项，预约复诊日期 □ 将出院小结交于家长 **如果患儿需继续住院：** □ 上级医师查房，确定进食及排便情况，作相应处理 □ 完成日常病程记录
重点医嘱	**长期医嘱：** □ 二级护理 □ 普通饮食	**长期医嘱：** □ 二级护理 □ 普通饮食 **临时医嘱：** □ 明日出院	**出院医嘱：** □ 定期复查 **在院医嘱：** □ 二级护理 □ 普通饮食
主要护理工作	□ 随时观察患儿情况 □ 手术后生活护理 □ 夜间巡视	□ 随时观察患儿情况 □ 手术后生活护理 □ 夜间巡视	□ 随时观察患儿情况 □ 手术后生活护理 □ 夜间巡视
病情变异记录	□ 无　□ 有，原因： 1. 2.	□ 无　□ 有，原因： 1. 2.	□ 无　□ 有，原因： 1. 2.
护士签名			
医师签名			

第三十八章

单侧隐睾（腹股沟型）临床路径释义

【医疗质量控制指标】（专家建议）

指标一、诊断明确，应与睾丸发育不良，回缩性睾丸相鉴别。

指标二、手术方法即为睾丸固定术，术中应注意需在精索无张力情况下固定睾丸。

指标三、术中应尽量避免损伤精索血管和输精管。

一、单侧隐睾（腹股沟型）编码

1. 原编码：

疾病名称及编码：单侧腹股沟型隐睾（ICD-10：Q53.901）

手术操作名称及编码：单侧睾丸下降固定术（ICD-10-CM-3：62.5001）

2. 修改编码：

疾病名称及编码：单侧腹股沟型隐睾（ICD-10：Q53.101）

手术操作名称及编码：睾丸固定术（ICD-9-CM-3：62.5）

二、临床路径检索方法

Q53.101 伴 62.5　　出院科别：儿科

三、国家医疗保障疾病诊断相关分组（CHS-DRG）

MDCM　男性生殖系统疾病及功能障碍

MZ1　其他男性生殖系统疾患

四、单侧隐睾（腹股沟型）临床路径标准住院流程

（一）适用对象

第一诊断为单侧腹股沟型隐睾（ICD-10：Q53.901）。

行单侧睾丸下降固定术（ICD-10-CM-3：62.5001）。

释义

■ 本路径适用对象为临床诊断为隐睾或睾丸下降不全，查体睾丸位于腹股沟的患儿，如合并睾丸位于腹腔内、滑动睾丸、回缩睾丸、睾丸异位、缺如等情况，需进入其他相应路径。

（二）诊断依据

根据《临床诊疗指南·小儿外科学分册》（中华医学会编著，人民卫生出版社）、《临床技术操作规范·小儿外科学分册》（中华医学会编著，人民军医出版社）。

隐睾指男婴出生后单侧或双侧睾丸未降至阴囊而停留在其正常下降过程中的任何一处。

典型的单侧腹股沟型隐睾体格检查：患侧阴囊发育较差，空虚，阴囊内无法触及睾丸组织，可在腹股沟区触及睾丸样组织，但是不能推送进入阴囊。

辅助检查：对于体检触诊不满意的患儿，可以行超声检查明确睾丸位置。

释义

■ 本路径的制订主要参考国内权威参考书籍和诊疗指南。

■ 临床表现和查体是诊断隐睾的主要依据，患侧阴囊扁平、发育差、不对称，触诊患侧阴囊空虚，无睾丸。部分隐睾患儿睾丸发育差，查体不配合，睾丸发育小，查体触诊睾丸不满意，可行超声检查。但阴囊内不能扪及睾丸并非全为隐睾，应注意和回缩性睾丸、滑动性睾丸鉴别。经反复仔细检查，大多数隐睾可在腹股沟区被扪及，压之胀痛，可与腹股沟淋巴结鉴别。

（三）治疗方案的选择

根据《临床诊疗指南·小儿外科学分册》（中华医学会编著，人民卫生出版社）、《临床技术操作规范·小儿外科学分册》（中华医学会编著，人民军医出版社）。

单侧睾丸下降固定术或腹腔镜睾丸下降固定术。

释义

■ 隐睾确诊后需要尽早治疗，使处于不正常位置的睾丸降至正常阴囊位置，以增加睾丸生精能力，减少小儿及家长的心理压力，对早期发现患侧恶变的睾丸有利。

■ 出生后 6 个月，睾丸仍未下降则自行下降的机会极少，本病确诊后需要在 1 岁左右完成手术。手术可采取标准的睾丸下降固定术，取腹股沟切口，分离并结扎鞘状突，游离睾丸及精索血管，在无张力下将睾丸固定于阴囊中下 1/3 处。上述离断鞘状突、游离精索血管步骤也可在腹腔镜下完成。

（四）标准住院日 3~4 天

释义

■ 隐睾患儿入院后第 1 天，完善术前检查，备皮；第 2 天，全身麻醉下行睾丸下降固定术；第 3~4 天，术后观察，患儿意识清醒，伤口无渗血、血肿，睾丸位置正常者可出院。

（五）进入路径标准

1. 第一诊断必须符合 ICD-10：Q53.101 隐睾疾病编码。
2. 单侧、体表可触及睾丸的隐睾，可以进入路径。
3. 已排除睾丸发育不良、性别畸形。
4. 当患儿同时具有其他疾病诊断，但在住院期间不需要特殊处理也不影响第一诊断的临床路径实施时，可以进入路径。

释义

■ 本路径适用对象为临床诊断为隐睾，查体可于腹股沟触及睾丸的患儿，如合并睾丸位于腹腔内、回缩睾丸、滑动隐睾、睾丸异位、缺如等情况，需进入其他相应路径。

（六）术前准备1~2天

1. 必需的检查项目：
(1) 实验室检查：血常规、尿常规、肝功能、肾功能、电解质、凝血功能、感染性疾病筛查。
(2) 心电图，X线胸片（正位），腹股沟、阴囊超声。
2. 根据病情选择的项目：
(1) 泌尿系超声。
(2) 超声心动图（心电图异常者）。

释义

■ 血常规、尿常规是最基本的常规检查，进入路径的患儿均需完成。肝功能、肾功能、电解质、血糖、凝血功能、心电图、X线胸片可评估有无基础疾病，是否影响住院时间、费用及其治疗预后；血型、感染性疾病筛查用于手术前和输血前准备。

■ 阴囊和腹股沟超声是诊断隐睾最主要的术前检查，为术前了解睾丸发育情况、大小和位置提供了信息。

（七）预防性抗菌药物选择与使用时机

抗菌药物使用：按照《抗菌药物临床应用指导原则（2015年版）》（国卫办医发〔2015〕43号）执行。原则上不应用抗菌药物。

释义

■ 隐睾手术为Ⅰ类手术切口，严格按照无菌操作的原则下，术后无需使用抗菌药物。如术后发热、寒战，可根据血常规、血培养等证据给予抗菌药物治疗。

（八）手术日为入院第2~3天

1. 麻醉方式：全身麻醉。
2. 手术方式：睾丸下降固定术或腹腔镜睾丸下降固定术。
3. 术中用药：麻醉常规用药。

释义

■ 小儿隐睾手术应在全身麻醉下完成，术前无感染征象可不用预防性抗治疗。

（九）术后住院恢复 1 天

术后需要复查的项目：根据患儿病情决定。

释义

■ 术后观察患儿食欲、精神状态恢复情况。术后 3 天可于门诊进行伤口换药，同时了解伤口愈合情况，有无伤口感染、裂开，皮下有无血肿等。

（十）出院标准

1. 一般情况良好，伤口无出血、无感染。
2. 没有需要住院处理的并发症。

释义

■ 患儿无发热，饮食食欲良好，大小便正常，伤口愈合良好，无阴囊肿胀、渗血等情形，则可出院。

（十一）变异及原因分析

1. 围术期并发症等造成住院日延长和费用增加。
2. 术后有明显阴囊血肿、持续高热、切口感染等并发症。

释义

■ 小儿抵抗力相对较弱，手术后容易出现上呼吸道感染症状，如发热、咳嗽、流涕、喘息等，可造成住院日延长。位置较高的隐睾，由于腹膜后游离精索的创面大，出现伤口渗血、皮下血肿、阴囊肿胀的可能风险增加。

五、单侧隐睾（腹股沟型）给药方案

睾丸固定术属于 I 类切口，原则上不应用抗菌药物。

六、单侧隐睾（腹股沟型）护理规范

1. 定时巡视病房，注意患儿生命体征变化。
2. 鼓励患儿多饮水，适当活动。
3. 协助进行术前相关检查，正确采集血、尿标本，保证数据准确。
4. 术后注意观察伤口情况，如有活动出血，感染化脓等情况及时通知医师处理。

七、单侧隐睾（腹股沟型）营养治疗规范

1. 多饮水，保证尿量充足。
2. 食物均衡，保证每日及生长发育所需热量。

八、单侧隐睾（腹股沟型）患者健康宣教

1. 入院健康宣教：包括自我介绍、病区制度、安全管理制度、患儿危险因素的评估与宣教，

包括跌倒、烫伤、坠床等。

2. 住院期间健康教育：所患疾病的大致介绍，住院期间起居的指导，情绪疏导稳定患儿情绪，避免烦躁，积极配合治疗。

3. 出院健康教育：保持伤口干燥清洁，复查时间，如有疑问如何咨询等。

九、推荐表单

（一）医师表单

单侧隐睾（腹股沟型）临床路径医师表单

适用对象：第一诊断为单侧腹股沟型隐睾（ICD-10：Q53.101）
行睾丸固定术（ICD-9-CM-3：62.5）

患儿姓名：	性别：　年龄：　门诊号：	住院号：
出院日期：　年　月　日	出院日期：　年　月　日	标准住院日：3~4 天

时间	住院第 1~2 天	住院第 2~3 天 （手术日）	住院第 3~4 天 （术后 1 日）
主要诊疗工作	□ 询问病史与体格检查 □ 完成病历书写 □ 常规相关检查 □ 上级医师查房与手术前评估 □ 向患儿监护人交代病情，签署手术知情同意书、手术麻醉知情同意书	□ 早晨再次术前评估 □ 手术（睾丸下降固定术） □ 上级医师查房	□ 上级医师查房，对手术进行评估 □ 注意有无手术后并发症
重点医嘱	**长期医嘱：** □ 泌尿外科护理常规 □ 二级护理 □ 饮食：普通饮食/半流质饮食 **临时医嘱：** □ 血常规、凝血功能、肝功能、肾功能、感染性疾病筛查 □ 尿便常规 □ 心电图、X 线胸片（正位） □ 超声（可选） □ 拟明日行左/右侧睾丸下降固定术 □ 5%葡萄糖氯化钠注射液250~500ml 术前慢滴（可选）	**长期医嘱（术后医嘱）：** □ 泌尿外科护理常规 □ 二级护理 □ 术后饮食：普通饮食/半流质饮食 **临时医嘱（术后医嘱）：** □ 继术中补液 □ 5%葡萄糖氯化钠注射液250~500ml 静脉滴注（可选）	**长期医嘱：** □ 小儿外科护理常规 □ 二级护理 □ 饮食：普通饮食/半流质饮食 **临时医嘱：** □ 今日出院 □ 手术伤口换药（可选）
主要护理工作	□ 入院宣教：介绍病房环境、设施和设备、安全教育 □ 入院护理评估 □ 静脉采血 □ 指导患儿家长带患儿到相关科室进行心电图、X 线胸片等检查	□ 观察患儿情况 □ 手术后生活护理 □ 夜间巡视	□ 观察患儿情况 □ 指导家长办理出院手续等事项 □ 出院宣教
病情变异记录	□ 无　□ 有，原因： 1. 2.	□ 无　□ 有，原因： 1. 2.	□ 无　□ 有，原因： 1. 2.

续 表

时间	住院第 1~2 天	住院第 2~3 天 （手术日）	住院第 3~4 天 （术后 1 日）
护士 签名			
医师 签名			

备注：

1. 院内感染（是/否）______院感名称：________________
2. 预防性使用抗菌药物的原因：________________抗菌药物名称：________使用时间：____天
3. 延长住院时间原因：____
4. 退径（是/否）____退径原因：________________________________
5. 其他特殊事项及原因：______________________________________

（二）护士表单

单侧隐睾（腹股沟型）临床路径护士表单

适用对象：第一诊断为单侧腹股沟型隐睾（ICD-10：Q53.101）
　　　　　行睾丸固定术（ICD-9-CM-3：62.5）

患儿姓名：	性别：　　年龄：　　门诊号：	住院号：
出院日期：　　年　月　日	出院日期：　　年　月　日	标准住院日：3~4天

时间	住院第1~2天	住院第2~3天 （手术日）	住院第3~4天 （出院日）
健康宣教	□ 入院宣教 □ 介绍主管医师、护士 □ 介绍环境、设施 □ 介绍住院注意事项 □ 介绍探视和陪伴制度 □ 介绍贵重物品制度 □ 介绍检查内容 □ 术前宣教及手术后注意事项	□ 告知手术后饮食 □ 主管护士与患儿及家长沟通，消除紧张情绪 □ 告知手术后可能出现的情况及应对方式	□ 观察皮肤有无血肿、感染等 □ 向家长交代出院后注意事项，预约复诊日期 □ 完成出院通知 □ 出院宣教
护理处置	□ 核对患儿，佩戴腕带 □ 建立入院护理病历 □ 协助患儿留取各种标本 □ 测量体重 □ 协助医师完成手术前的相关实验室检查	□ 睾丸固定术术前准备 □ 禁食、禁水 □ 与手术室护士及麻醉医师完成三方核对	□ 遵医嘱给予对症治疗
基础护理	□ 二级护理 □ 晨晚间护理 □ 排泄管理 □ 患儿安全管理	□ 一级护理 □ 晨晚间护理 □ 排泄管理 □ 患儿安全管理	□ 指导家长办理出院手续等事项
专科护理	□ 护理查体 □ 病情观察 □ 需要时，填写坠床及压疮防范表 □ 需要时，请家属陪伴 □ 确定饮食种类 □ 心理护理	□ 病情观察 □ 注意伤口有无出血感染 □ 心理护理	□ 病情观察 □ 拔除尿管后观察排尿情况 □ 出院安全宣教
重点医嘱	□ 详见医嘱执行单	□ 详见医嘱执行单	□ 详见医嘱执行单
病情变异记录	□ 无　□ 有，原因： 1. 2.	□ 无　□ 有，原因： 1. 2.	□ 无　□ 有，原因： 1. 2.
护士签名			

（三）患儿家属表单

单侧隐睾（腹股沟型）临床路径患儿家属表单

适用对象：第一诊断为单侧腹股沟型隐睾（ICD-10：Q53.101）
行睾丸固定术（ICD-9-CM-3：62.5）

患儿姓名：	性别：　年龄：　门诊号：	住院号：
住院日期：　年　月　日	出院日期：　年　月　日	标准住院日：3~4天

时间	入院	术前	手术日
医患配合	□ 配合询问病史、收集资料，务必详细告知既往史、用药史、过敏史 □ 配合对患儿进行体格检查	□ 配合完善手术前相关检查，如采血、留尿、心电图、X线胸片 □ 医师与患儿及家属介绍病情，睾丸固定术术前谈话、家长需签字表示同意	□ 配合完善相关检查 □ 配合医师安排做好术前禁食、禁水
护患配合	□ 配合测量体温、脉搏、呼吸3次，血压、体重1次 □ 配合完成入院护理评估（简单询问病史、过敏史、用药史） □ 接受入院宣教（环境介绍、病室规定、订餐制度、贵重物品保管等） □ 配合执行探视和陪伴制度 □ 有任何不适告知护士	□ 配合测量体温、脉搏、呼吸3次，询问大便1次 □ 接受手术前宣教 □ 接受饮食宣教 □ 接受药物宣教	□ 配合测量体温、脉搏、呼吸3次，询问大便1次 □ 送往手术室前，协助完成核对，带齐影像资料及用药 □ 返回病房后，配合接受生命体征的测量，配合检查意识（全身麻醉者） □ 接受饮食宣教：手术前禁食、禁水6小时 □ 接受药物宣教 □ 有任何不适告知护士
饮食	□ 遵医嘱饮食	□ 遵医嘱饮食	□ 术后，根据医嘱2小时后试饮水，无恶心呕吐进少量流质饮食或者半流质饮食
排泄	□ 正常排尿便	□ 正常排尿便	□ 正常排尿便
活动	□ 正常活动	□ 正常活动	□ 正常活动

时间	手术后	出院
医患配合	□ 配合腹股沟伤口部查体 □ 配合完善术后检查，如采血等	□ 接受出院前指导 □ 知道复查程序 □ 获取出院诊断书
护患配合	□ 配合定时测量生命体征、每日询问大便 □ 配合检查会阴部 □ 接受输液、服药等治疗 □ 接受进食、进水、排便等生活护理 □ 配合活动，预防皮肤压力伤 □ 注意活动安全，避免坠床或跌倒 □ 配合执行探视及陪伴	□ 接受出院宣教 □ 办理出院手续 □ 获取出院带药 □ 知道服药方法、作用、注意事项 □ 知道复印病历程序
饮食	□ 遵医嘱饮食	□ 遵医嘱饮食
排泄	□ 正常排尿便	□ 正常排尿便
活动	□ 正常适度活动，避免疲劳	□ 正常适度活动，避免疲劳

附：原表单（2016 年版）

单侧隐睾（腹股沟型）临床路径表单

适用对象：第一诊断为单侧腹股沟型隐睾（ICD-10：Q53.101）

行睾丸下降固定术（ICD-10-CM-3：62.5001）

患儿姓名：	性别： 年龄： 门诊号：	住院号：
出院日期： 年 月 日	出院日期： 年 月 日	标准住院日：3~4 天

时间	住院第 1~2 天	住院第 2~3 天 （手术日）	住院第 3~4 天 （术后 1 日）
主要诊疗工作	□ 询问病史与体格检查 □ 完成病历书写 □ 常规相关检查 □ 上级医师查房与手术前评估 □ 向患儿监护人交代病情，签署手术知情同意书、手术麻醉知情同意书	□ 早晨再次术前评估 □ 手术（睾丸下降固定术） □ 上级医师查房	□ 上级医师查房，对手术进行评估 □ 注意有无手术后并发症
重点医嘱	**长期医嘱：** □ 泌尿外科护理常规 □ 二级护理 □ 饮食：普通饮食/半流质饮食 **临时医嘱：** □ 血常规、凝血功能、肝功能、肾功能、感染性疾病筛查 □ 尿便常规 □ 心电图、X 线胸片（正位） □ 超声（可选） □ 拟明日行左/右侧睾丸下降固定术 □ 5%葡萄糖氯化钠注射液 250~500ml 术前慢滴（可选）	**长期医嘱（术后医嘱）：** □ 泌尿外科护理常规 □ 二级护理 □ 术后饮食：普通饮食/半流质饮食 **临时医嘱（术后医嘱）：** □ 继术中补液 □ 5%葡萄糖氯化钠注射液 250~500ml 静脉滴注（可选）	**长期医嘱：** □ 小儿外科护理常规 □ 二级护理 □ 饮食：普通饮食/半流质饮食 **临时医嘱：** □ 今日出院 □ 手术伤口换药（可选）
主要护理工作	□ 入院宣教：介绍病房环境、设施和设备、安全教育 □ 入院护理评估 □ 静脉采血 □ 指导患儿家长带患儿到相关科室进行心电图、X 线胸片等检查	□ 观察患儿情况 □ 手术后生活护理 □ 夜间巡视	□ 观察患儿情况 □ 指导家长办理出院手续等事项 □ 出院宣教
病情变异记录	□ 无 □ 有，原因： 1. 2.	□ 无 □ 有，原因： 1. 2.	□ 无 □ 有，原因： 1. 2.

续 表

时间	住院第 1~2 天	住院第 2~3 天 （手术日）	住院第 3~4 天 （术后 1 日）
护士 签名			
医师 签名			

备注：

1. 院内感染（是/否）_____院感名称：________________
2. 预防性使用抗菌药物的原因：_______________抗菌药物名称：_______使用时间：___天
3. 延长住院时间原因：____
4. 退径（是/否）____退径原因：_______________________________
5. 其他特殊事项及原因：______________________________________

第三十九章

小儿鞘膜积液临床路径释义

【医疗质量控制指标】（专家建议）

指标一、诊断明确，应与腹股沟斜疝相鉴别。

指标二、手术方法可选择开放手术和腹腔镜手术，但无论何种方法都应做到鞘状突的结扎完全，减少复发概率。

指标三、术中应尽量避免损伤精索血管和输精管。

一、小儿鞘膜积液编码

1. 原编码：

疾病名称及编码：小儿鞘膜积液（ICD-10：N43.301）

手术操作名称及编码：未闭鞘状突高位结扎术（ICD-9-CM-3：35.13，35.25，35.26，35.34，35.35，35.96）

2. 修改编码：

疾病名称及编码：包绕性鞘膜积液（ICD-10：N43.0）

其他鞘膜积液（ICD-10：N43.2）

鞘膜积液（ICD-10：N43.3）

手术操作名称及编码：睾丸鞘状突高位结扎术（ICD-9-CM-3：61.4901）

腹腔镜下鞘状突高位结扎术（ICD-9-CM-3：61.4905）

二、临床路径检索方法

N43.0/N43.2/ N43.3 伴 61.4901/61.4905　　出院科别：儿科

三、国家医疗保障疾病诊断相关分组（CHS-DRG）

MDCM　男性生殖系统疾病及功能障碍

MZ1　其他男性生殖系统疾患

四、小儿鞘膜积液临床路径标准住院流程

（一）适用对象

第一诊断为小儿鞘膜积液（ICD-10：N43.301），行未闭鞘状突高位结扎术（ICD-9-CM-3：35.13，35.25，35.26，35.34，35.35，35.96）。除外鞘膜积液复发患儿。

释义

■ 适用对象编码参见第一部分。

■ 本路径适用对象为临床诊断鞘膜积液的患儿，如患儿为复发性鞘膜积液或合并有隐睾等其他疾病，不应进入本路径。

（二）诊断依据

根据《临床诊疗指南·小儿外科学分册》（中华医学会编著，人民卫生出版社，2010）。

1. 病史：腹股沟或阴囊肿块。
2. 体征：腹股沟或阴囊肿块，不可回纳，透光试验（+）。
3. 辅助检查：腹股沟、阴囊超声。

释义

■ 鞘膜积液患侧的阴囊或腹股沟部有囊性肿块，边界清楚，无明显柄蒂进入腹腔，透光试验为阳性。

■ 部分患儿可有囊性肿块大小发生变化，有日间变大，晨起较小的病史，考虑为交通性鞘膜积液。

■ 部分患儿阴囊内囊性肿块张力较高，不易触及睾丸，需行超声检查以判断是否同时合并隐睾。

（三）进入路径标准

1. 第一诊断必须符合 ICD-10：N43.301 疾病编码。
2. 当患儿同时具有其他疾病诊断，但在住院期间不需要特殊处理也不影响第一诊断的临床路径实施时，可以进入路径。

释义

■ 进入标准应除外合并其他影响手术的疾病，如隐睾、腹股沟斜疝等。

（四）标准住院日 1~4 天

释义

■ 鞘膜积液患儿入院后，术前检查 1~2 天，第 2 或第 3 天手术。术后恢复 1~2 天，总住院时间不宜超过 4 天。

（五）住院期间的检查项目

1. 必需的检查项目：
血常规、尿常规、大便常规、凝血功能、生化、感染性疾病筛查、X 线胸片、心电图、腹股沟及阴囊超声。
2. 根据患儿病情进行的检查项目：
（1）心脏彩超。
（2）泌尿系超声。
（3）肝胆胰脾超声。

释义

■ 必查项目是确保手术安全、术后顺利恢复的基础。所有检查均应在术前完成并进行认真核对，如有异常应及时复查或请相关专业医师进行会诊。

■ 患儿有呼吸道症状或近期有过发热、咳嗽等，应在彻底治愈的前提下再收入院治疗。

■ 心电图、超声心动或凝血功能异常者需复查或除外其他疾病，不宜进入路径。

（六）治疗方案的选择

未闭鞘状突高位结扎术。

释义

■ 对于小儿，鞘状突高位结扎术是经典的手术方法，可根据术者自身情况选择开放手术或腹腔镜手术。

■ 对于部分青春期后年龄较大小儿，单纯鞘状突高位结扎效果不理想，可视情况同时行鞘膜翻转术。

（七）预防性抗菌药物选择与使用时机

一般无需应用抗菌药物。

释义

■ 此手术为Ⅰ类切口，常规无需使用抗菌药物。

（八）手术日

手术日一般在入院1~3天。

1. 麻醉方式：全身麻醉。
2. 术中用药：麻醉常规用药。

释义

■ 应按照临床路径规定使用气管插管或静脉复合麻醉。

（九）术后恢复

术后住院恢复≤2天。

基本对症治疗方案。如出现术后感染，可结合药敏试验结果选择抗菌药物。

释义

■ 如麻醉方式为全身麻醉，术后应常规进行生命体征监测。

■ 术后3天可门诊复查伤口换药。

（十）出院标准

体温正常，切口无出血。

释义

■ 患儿术后一般情况恢复良好，伤口无活动性出血，无感染表现，阴囊无血肿，无腹胀，无明显皮下气肿。

（十一）变异及原因分析

1. 存在相关并发症，需要处理干预。
2. 围术期出现病情变化导致住院时间延长，增加住院费用。

释义

■ 变异是指入选临床路径的患儿未能按照路径流程完成医疗行为或未达到预期的医疗质量控制目标。包括以下情况：①治疗过程中发现合并其他异常，无法完成相应手术；②术后出现感染、出血等并发症不能按照路径时间出院者；③术后阴囊血肿明显，考虑需要再次手术探查治疗者需退出本临床路径。

■ 因患儿方面的主观原因导致执行路径出现变异，需医师在表单中予以说明。

五、小儿鞘膜积液给药方法

鞘状突高位结扎术属于Ⅰ类切口，不应用抗菌药物。

六、小儿鞘膜积液护理规范

1. 定时巡视病房，注意患儿生命体征变化。
2. 鼓励患儿多饮水，适当活动。
3. 协助进行术前相关检查，正确采集血、尿标本，保证数据准确。
4. 术后注意观察伤口情况，如有活动出血，感染化脓等情况及时通知医师处理。

七、小儿鞘膜积液营养治疗规范

1. 多饮水，保证尿量充足。
2. 食物均衡，保证每日及生长发育所需热量。

八、小儿鞘膜积液患者健康宣教

1. 入院健康宣教：包括自我介绍、病区制度、安全管理制度、患儿危险因素的评估与宣教，包括跌倒、烫伤、坠床等。
2. 住院期间健康教育：所患疾病的大致介绍，住院期间起居的指导，情绪疏导稳定患儿情绪，避免烦躁，积极配合治疗。
3. 出院健康教育：保持伤口干燥清洁，复查时间，如有疑问如何咨询等。

九、推荐表单

（一）医师表单

鞘膜积液临床路径医师表单

适用对象：第一诊断为鞘膜积液（ICD-10：N43.300）
行择期鞘膜切除术（ICD-9-CM-3：1.2002）

患儿姓名：	**性别：　年龄：　门诊号：**	**住院号：**
住院日期：　年　月　日	**出院日期：**　年　月　日	**标准住院日：3~4天**

时间	住院第1天	住院第2天	住院第3天（手术日）	住院第4天（出院日）
主要诊疗工作	□ 病史询问与体格检查 □ 完成病历 □ 常规相关检查 □ 上级医师查房及术前评估 □ 向患儿监护人交代病情，签署医患沟通、手术同意书	□ 向患儿监护人交代病情、手术方案、签署手术同意书 □ 麻醉师探视患儿，签署麻醉知情同意书	□ 早晨再次术前评估 □ 手术 □ 完成手术记录和术后病程记录 □ 向患儿家长交代病情及术后注意事项	□ 上级医师查房，进行疗效评估 □ 告知如何保护手术创口 □ 完成出院记录、病案首页、出院证明书 □ 向患儿家长交代出院后注意事项 □ 将出院小结及出院证明交患儿家长
重点医嘱	**长期医嘱：** □ 小儿外科护理常规 □ 二级护理 □ 普通饮食 **临时医嘱：** □ 血常规、尿常规、大便常规 □ 全套生化、血型、凝血功能、感染性疾病筛查 □ 心电图及正位X线胸片 □ 腹股沟超声	**长期医嘱：** □ 小儿外科护理常规 □ 二级护理 **临时医嘱：** □ 拟明日在全身麻醉下行鞘状突高位结扎术 □ 术前禁食6~8小时 □ 常规皮肤准备	**长期医嘱：** □ 小儿外科护理常规 □ 一级护理 □ 术后禁食6~8小时后半流质饮食 □ 止血剂 □ 静脉补液 **临时医嘱：** □ 今日全身麻醉下行鞘状突高位结扎术 □ 术前针肌内注射	**临时医嘱：** □ 今日出院
病情变异记录	□ 无　□ 有，原因： 1. 2.	□ 无　□ 有，原因： 1. 2.	□ 无　□ 有，原因： 1. 2.	□ 无　□ 有，原因： 1. 2.
医师签名				

备注：
1. 院内感染（是/否）________ 院感名称：__________________
2. 预防性使用抗菌药物的原因：________ 抗菌药物名称：______ 使用时间：____ 天
3. 延长住院时间原因：____
4. 退径（是/否）____ 退径原因：____________________________________
5. 其他特殊事项及原因：____

（二）护士表单

鞘膜积液临床路径护士表单

适用对象：第一诊断为鞘膜积液（ICD-10：N43.300）
行择期鞘膜切除术（ICD-9-CM-3：1.2002）

患儿姓名：	性别：　年龄：　门诊号：	住院号：
住院日期：　年　月　日	出院日期：　年　月　日	标准住院日：3~4 天

时间	住院第 1 天	住院第 2 天	住院第 3 天 （手术日）	住院第 4 天 （出院日）
健康宣教	□ 入院宣教 □ 介绍主管医师、护士 □ 介绍环境、设施 □ 介绍住院注意事项 □ 介绍探视和陪伴制度 □ 介绍贵重物品制度	□ 介绍检查内容 □ 术前宣教及手术后注意事项	□ 告知手术后饮食 □ 主管护士与患儿及家长沟通，消除紧张情绪 □ 告知手术后可能出现的情况及应对方式	□ 观察皮肤有无血肿、感染等 □ 向家长交代出院后注意事项，预约复诊日期 □ 完成出院通知 □ 出院宣教
护理处置	□ 核对患儿，佩戴腕带 □ 建立入院护理病历 □ 协助患儿留取各种标本 □ 测量体重	□ 协助医师完成手术前的相关实验室检查	□ 鞘状突高位结扎术术前准备 □ 禁食、禁水 □ 与手术室护士及麻醉医师完成三方核对	□ 遵医嘱给予对症治疗
基础护理	□ 二级护理 □ 晨晚间护理 □ 排泄管理 □ 患儿安全管理	□ 二级护理 □ 晨晚间护理 □ 排泄管理 □ 患儿安全管理	□ 一级护理 □ 晨晚间护理 □ 排泄管理 □ 患儿安全管理	□ 指导家长办理出院手续等事项
专科护理	□ 护理查体 □ 病情观察 □ 需要时，填写坠床及压疮防范表 □ 需要时，请家属陪伴 □ 确定饮食种类 □ 心理护理	□ 病情观察 □ 遵医嘱完成相关检查 □ 心理护理	□ 病情观察 □ 注意伤口有无出血感染 □ 心理护理	□ 病情观察 □ 拔除尿管后观察排尿情况 □ 出院安全宣教
重点医嘱	□ 详见医嘱执行单	□ 详见医嘱执行单	□ 详见医嘱执行单	□ 详见医嘱执行单
病情变异记录	□ 无　□ 有，原因： 1. 2.	□ 无　□ 有，原因： 1. 2.	□ 无　□ 有，原因： 1. 2.	□ 无　□ 有，原因： 1. 2.
护士签名				

（三）患儿家属表单

鞘膜积液临床路径患儿家属表单

适用对象：第一诊断为鞘膜积液（ICD-10：N43.300）
行择期鞘膜切除术（ICD-9-CM-3：1.2002）

患儿姓名：	**性别：　年龄：　门诊号：**	**住院号：**
住院日期：　年　月　日	**出院日期：**　年　月　日	**标准住院日：3~4 天**

时间	入院	术前	手术日
医患配合	□ 配合询问病史、收集资料，务必详细告知既往史、用药史、过敏史 □ 配合对患儿进行体格检查	□ 配合完善手术前相关检查，如采血、留尿、心电图、X 线胸片 □ 医师与患儿及家属介绍病情，鞘状突高位结扎术术前谈话、家长需签字表示同意	□ 配合完善相关检查 □ 配合医师安排做好术前禁食、禁水
护患配合	□ 配合测量体温、脉搏、呼吸 3 次，血压、体重 1 次 □ 配合完成入院护理评估（简单询问病史、过敏史、用药史） □ 接受入院宣教（环境介绍、病室规定、订餐制度、贵重物品保管等） □ 配合执行探视和陪伴制度 □ 有任何不适告知护士	□ 配合测量体温、脉搏、呼吸 3 次，询问大便 1 次 □ 接受手术前宣教 □ 接受饮食宣教 □ 接受药物宣教	□ 配合测量体温、脉搏、呼吸 3 次，询问大便 1 次 □ 送往手术室前，协助完成核对，带齐影像资料及用药 □ 返回病房后，配合接受生命体征的测量，配合检查意识（全身麻醉者） □ 接受饮食宣教：手术前禁食、禁水 6~8 小时 □ 接受药物宣教 □ 有任何不适告知护士
饮食	□ 遵医嘱饮食	□ 遵医嘱饮食	□ 术后，根据医嘱 2 小时后试饮水，无恶心呕吐进少量流质饮食或者半流质饮食
排泄	□ 正常排尿便	□ 正常排尿便	□ 正常排尿便
活动	□ 正常活动	□ 正常活动	□ 正常活动

时间	手术后	出院
医患配合	□ 配合腹股沟伤口部查体 □ 配合完善术后检查，如采血等	□ 接受出院前指导 □ 知道复查程序 □ 获取出院诊断书
护患配合	□ 配合定时测量生命体征、每日询问大便 □ 配合检查会阴部 □ 接受输液、服药等治疗 □ 接受进食、进水、排便等生活护理 □ 配合活动，预防皮肤压力伤 □ 注意活动安全，避免坠床或跌倒 □ 配合执行探视及陪伴	□ 接受出院宣教 □ 办理出院手续 □ 获取出院带药 □ 知道服药方法、作用、注意事项 □ 知道复印病历程序
饮食	□ 遵医嘱饮食	□ 遵医嘱饮食
排泄	□ 正常排尿便	□ 正常排尿便
活动	□ 正常适度活动，避免疲劳	□ 正常适度活动，避免疲劳

附：原表单（2016年版）

鞘膜积液临床路径表单

适用对象：第一诊断为鞘膜积液（ICD-10：N43.300）
行择期鞘膜切除术（ICD-9-CM-3：1.2002）

患儿姓名：	性别：　年龄：　门诊号：	住院号：
住院日期：　年　月　日	出院日期：　年　月　日	标准住院日：3~4天

时间	住院第1天	住院第2天	住院第3天 （手术日）	住院第4天 （出院日）
主要诊疗工作	□ 病史询问与体格检查 □ 完成病历 □ 常规相关检查 □ 上级医师查房及术前评估 □ 向患儿监护人交代病情，签署医患沟通、手术同意书	□ 向患儿监护人交代病情、手术方案、签署手术同意书 □ 麻醉师探视患儿，签署麻醉知情同意书	□ 早晨再次术前评估 □ 手术 □ 完成手术记录和术后病程记录 □ 向患儿家长交代病情及术后注意事项	□ 上级医师查房，进行疗效评估 □ 告知如何保护手术创口 □ 完成出院记录、病案首页、出院证明书 □ 向患儿家长交代出院后注意事项 □ 将出院小结及出院证明交患儿家长
重点医嘱	**长期医嘱：** □ 小儿外科护理常规 □ 二级护理 □ 普通饮食 **临时医嘱：** □ 血常规、尿常规、大便常规 □ 全套生化、血型、凝血功能、感染性疾病筛查 □ 心电图及正位X线胸片 □ 腹股沟超声	**长期医嘱：** □ 小儿外科护理常规 □ 二级护理 **临时医嘱：** □ 拟明日在全身麻醉下行鞘状突高位结扎术 □ 术前禁食6~8小时 □ 常规皮肤准备	**长期医嘱：** □ 小儿外科护理常规 □ 一级护理 □ 术后禁食6~8小时后半流质饮食 □ 止血剂 □ 静脉补液 **临时医嘱：** □ 今日全身麻醉下行鞘状突高位结扎术 □ 术前针肌内注射	**临时医嘱：** □ 今日出院
主要护理工作	□ 介绍病房环境、设施和设备、安全教育 □ 指导患儿到相关科室进行心电图、X线胸片等检查 □ 静脉取血 □ 协助患儿家属对患儿手术野清洁	□ 宣教、备皮等术前准备 □ 手术前心理护理 □ 提醒患儿术前禁食、禁水	□ 观察患儿情况 □ 术后心理与生活护理 □ 全身麻醉术后护理 □ 心电监护 □ 静脉穿刺置管，术前肌内注射	□ 指导家长如何办理出院手续等事项 □ 出院宣教

续　表

时间	住院第1天	住院第2天	住院第3天 （手术日）	住院第4天 （出院日）
病情变异记录	□无　□有，原因： 1. 2.	□无　□有，原因： 1. 2.	□无　□有，原因： 1. 2.	□无　□有，原因： 1. 2.
护士签名				
医师签名				

备注：

1. 院内感染（是/否）________ 院感名称：________________
2. 预防性使用抗菌药物的原因：________ 抗菌药物名称：________ 使用时间：____天
3. 延长住院时间原因：____________________________________
4. 退径（是/否）____ 退径原因：____________________________
5. 其他特殊事项及原因：__________________________________

第四十章

小儿隐匿性阴茎临床路径释义

【医疗质量控制指标】（专家建议）

指标一、符合隐匿性阴茎的诊断标准，应注意除外是否合并有其他外生殖器畸形，如尿道上裂、小阴茎等。

指标二、严格掌握手术指征，包括反复感染，排尿困难，包皮口狭窄阴茎头无法外露等临床表现。

指标三、根据患儿情况选择合适手术方法，不能只进行包皮环切术。

一、小儿隐匿性阴茎编码

1. 原编码：

疾病名称及编码：隐匿性阴茎（ICD-10：Q55.606）

手术操作名称及编码：（隐匿性阴茎延长术）阴茎矫直术（ICD-9-CM-3：64.4901）

2. 修改编码：

疾病名称及编码：隐匿性阴茎（ICD-10：Q55.606）

手术操作名称及编码：隐匿性阴茎延长术（ICD-9-CM-3：64.49）

二、临床路径检索方法

Q55.606 伴 64.49　　出院科别：儿科

三、国家医疗保障疾病诊断相关分组（CHS-DRG）

MDCM　男性生殖系统疾病及功能障碍

MZ1　其他男性生殖系统疾患

四、小儿隐匿性阴茎临床路径标准住院流程

（一）适用对象

第一诊断为隐匿性阴茎（ICD-10：Q55.606）。

行隐匿性阴茎延长术。

释义

■ 适用对象编码参见第一部分。行隐匿性阴茎延长术或包皮成形术。

■ 本路径适用对象为临床诊断隐匿性阴茎的患儿，如同时合并有尿路畸形、尿潴留及泌尿系统感染等需相应对症处理，进入其他相应路径。

（二）诊断依据

根据《临床诊疗指南·小儿外科学分册》（中华医学会编著，人民卫生出版社），《临床技术操作规范·小儿外科学分册》（中华医学会编著，人民军医出版社）。

典型的隐匿性阴茎外观：阴茎隐匿于皮下，阴茎外观短小。包皮似鸟嘴包住阴茎，与阴茎体

不附着，背侧短，腹侧长，内板多，外板少。

释义

■ 隐匿性阴茎多见于肥胖小儿，其原因主要包括阴茎皮肤发育不良，包皮腔过小以及阴茎皮肤没有包绕附着海绵体。

■ 查体时应注意除外其他伴发畸形，如：尿道下裂或上裂，小阴茎等。

（三）治疗方案的选择

根据《临床诊疗指南·小儿外科学分册》（中华医学会编著，人民卫生出版社）、《临床技术操作规范·小儿外科学分册》（中华医学会编著，人民军医出版社）。

隐匿性阴茎延长术。

释义

■ 隐匿性阴茎应与蹼状阴茎、瘢痕包茎以及特发性小阴茎相鉴别。

■ 部分肥胖小儿随年龄增长症状会自行缓解，目前推荐手术年龄以学龄期前后为宜。

■ 行隐匿性阴茎延长术或包皮成形术。目前手术方式主要包括 Shiraki、Johnston 和 Devine 术式及以其为基础的改良术式。

（四）标准住院日 5~7 天

释义

■ 隐匿性阴茎患儿入院后，术前检查 1~2 天，第 2 或第 3 天手术。术后恢复 3~5 天，总住院时间不宜超过 7 天。

（五）进入路径标准

1. 第一诊断必须符合 ICD-10：Q55.606 隐匿性阴茎疾病编码。

2. 已排除隐睾、性别畸形，可进行一期手术矫治的患儿，进入路径。

3. 当患儿同时具有其他疾病诊断，但在住院期间不需要特殊处理也不影响第一诊断的临床路径实施时，可以进入路径。

释义

■ 进入标准应除外肥胖婴幼儿阴茎体部分埋藏于耻骨前脂肪堆中的情况。

（六）术前准备 1~2 天

1. 必需的检查项目：

（1）实验室检查：血常规、尿常规、肝功能、肾功能、电解质、凝血功能、感染性疾病筛查。
（2）心电图、X线胸片（正位）。
2. 根据病情选择的项目：
（1）C反应蛋白。
（2）泌尿系统超声。
（3）超声心动图（心电图异常者）。

释义

■ 必查项目是确保手术安全、术后顺利恢复的基础。所有检查均应在术前完成并进行认真核对，如有异常应及时复查或请相关专业医师进行会诊。

■ 患儿有呼吸道症状或近期有过发热、咳嗽等，应在彻底治愈的前提下再收入院治疗。

■ 患儿如在2周内接种过疫苗，不宜手术。

■ 心电图、超声心动图或凝血功能异常者需复查或除外其他疾病，不宜进入路径。

（七）预防性抗菌药物选择与使用时机

按照《抗菌药物临床应用指导原则（2015年版）》（国卫办医发〔2015〕43号），结合患儿病情，可选用第一代头孢菌素，在术前0.5~2小时内给药，预防使用时间不超过24小时，个别情况可延长至48小时。

释义

■ 隐匿性阴茎手术切口属于Ⅱ类切口，可预防使用第一代头孢菌素类抗菌药物，部分患儿术后需留置导尿管，可适当延长抗菌药物使用时间，但不宜超过3天。

（八）手术日为入院第2~3天

1. 麻醉方式：气管插管全身麻醉，或静脉复合麻醉。
2. 手术方式：根据患儿病情选择合适手术方式，如阴茎伸直术、包皮成形术等。
3. 术中用药：麻醉常规用药。
4. 输血：通常无需输血。

释义

■ 应按照临床路径规定使用气管插管或静脉复合麻醉；一般无需输血。

■ 对于年长儿，可视情况进行局部麻醉下手术。

（九）术后住院恢复5~7天

1. 术后需要复查的项目：根据患儿病情决定。
2. 术后用药：手术预防使用抗菌药物时间不超过24小时；如患儿术后有明确感染指征，应结合患儿情况、感染部位，选择敏感抗菌药物进行治疗用药。

释义

■ 如麻醉方式为全身麻醉，术后应常规进行生命体征监测。

■ 术中如留置导尿管，可适当延长抗菌药物使用时间及住院时间，以不超过7天为宜。

（十）出院标准

1. 一般情况良好。
2. 没有需要住院处理的并发症。

释义

■ 患儿术后一般情况恢复良好，无活动性出血，无感染表现，皮瓣颜色正常。

■ 留置导管患儿在拔除导尿管后排尿正常方可出院。

（十一）变异及原因分析

1. 住院治疗期间，发现染色体异常，合并两性畸形患儿，进入其他路径。
2. 围术期并发症等造成住院日延长和费用增加。
3. 术后有尿道瘘等并发症，进入其他路径。

释义

■ 变异是指入选临床路径的患儿未能按照路径流程完成医疗行为或未达到预期的医疗质量控制目标。包括以下情况：①治疗过程中发现合并其他异常，无法完成相应手术；②术后出现感染、出血等并发症不能按照路径时间出院；③术后出现尿道瘘、尿道狭窄等情况需要再次手术治疗者，需进入其他的临床路径。

■ 因患儿方面的主观原因导致执行路径出现变异，需医师在表单中予以说明。

五、小儿隐匿性阴茎给药方法

（一）用药选择

隐匿性阴茎手术属于Ⅱ类切口，可预防性使用抗菌药物。首选第一代头孢菌素，如头孢拉定、头孢唑林等。

（二）药学提示

1. 头孢拉定不良反应较轻，发生率也较低，约6%。恶心、呕吐、腹泻、上腹部不适等胃肠道反应较为常见。
2. 药疹发生率1~3%，假膜性肠炎、嗜酸性粒细胞增多、直接库姆斯试验阳性反应、周围血象白细胞及中性粒细胞减少等见于个别患儿。少数患儿可出现暂时性血尿素氮升高，血清转氨酶、血清碱性磷酸酶一过性升高。

（三）注意事项

如术后有明显感染迹象，可延长使用抗菌药物时间或根据分泌物培养选择敏感抗菌药物进行治疗。

六、小儿隐匿性阴茎护理规范

1. 定时巡视病房，注意患儿生命体征变化。
2. 鼓励患儿多饮水，适当活动。
3. 协助进行术前相关检查，正确采集血、尿标本，保证数据准确。
4. 妥善固定尿管，防止牵拉、打折等情况。
5. 注意观察排尿情况或尿液引流情况，如有尿液颜色变化，尿潴留等情况，及时通知医师处理。

七、小儿隐匿性阴茎营养治疗规范

1. 多饮水，保证尿量充足。
2. 食物均衡，保证每日及生长发育所需热量。

八、小儿隐匿性阴茎患者健康宣教

1. 入院健康宣教：包括自我介绍、病区制度、安全管理制度、患儿危险因素的评估与宣教，包括跌倒、烫伤、坠床等。
2. 住院期间健康教育：所患疾病的大致介绍，住院期间起居的指导，情绪疏导稳定患儿情绪，避免烦躁，积极配合治疗。
3. 出院健康教育：保持伤口干燥清洁，保证尿管引流通畅。出院带药应遵医嘱服药，复查时间，如有疑问如何咨询等。

九、推荐表单

（一）医师表单

隐匿性阴茎临床路径医师表单

适用对象：第一诊断为隐匿性阴茎（ICD-10：Q55.606）
　　　　　行隐匿性阴茎延长术（ICD-9-CM-3：64.49）

患儿姓名：	性别：　年龄：　门诊号：	住院号：
住院日期：　年　月　日	出院日期：　年　月　日	标准住院日：10 天

时间	住院第 1 天	住院第 2~3 天 （手术日）	住院第 3~4 天 （术后 1 日）
主要诊疗工作	□ 询问病史与体格检查 □ 完成病历书写 □ 常规相关检查 □ 上级医师查房与手术前评估 □ 向患儿监护人交代病情，签署手术知情同意书、手术麻醉知情同意书	□ 早晨再次术前评估 □ 手术（隐匿性阴茎延长术） □ 上级医师查房	□ 上级医师查房，对手术进行评估 □ 注意有无手术后并发症（龟头血供、血肿等）、导尿通畅情况
重点医嘱	**长期医嘱：** □ 小儿外科护理常规 □ 二级护理 □ 普通饮食 **临时医嘱：** □ 血常规、凝血功能、肝功能、肾功能、感染性疾病筛查 □ 心电图、X 线胸片（正位） □ 术前禁食 □ 术前灌肠 □ 术前禁食、禁水 6~8 小时	**长期医嘱：** □ 今日行隐匿性阴茎延长术 □ 小儿外科护理常规 □ 一级护理 □ 禁食 6 小时后半流质饮食 □ 导尿管护理 □ 留置导尿接无菌袋 □ 镇静剂（必要时） □ 膀胱舒张药物（必要时） **临时医嘱：** □ 抗菌药物	**长期医嘱：** □ 小儿外科护理常规 □ 二级护理 □ 普通饮食 □ 导尿管护理 □ 留置导尿接无菌袋 **临时医嘱：** □ 抗菌药物
病情变异记录	□ 无　□ 有，原因： 1. 2.	□ 无　□ 有，原因： 1. 2.	□ 无　□ 有，原因： 1. 2.
医师签名			

时间	住院第4或5天 （术后2日）	住院第5~7天 （术后3~4天日）	住院第8~9天 （术后5~6日）	住院第10天 （出院日）
主要诊疗工作	□ 上级医师查房，对手术进行评估 □ 注意有无术后并发症、导尿通畅情况	□ 上级医师查房，对手术进行评估 □ 注意有无手术后并发症、导尿通畅情况	□ 注意有无术后并发症、导尿通畅情况 □ 拆除阴茎敷料，观察阴茎皮肤、阴囊情况（有无缺血、血肿、感染等）择期拔除导尿管	□ 观察阴茎皮肤、阴囊情况（有无缺血、血肿、感染等） □ 向家长交代出院后注意事项，预约复诊日期 □ 完成出院小结
重点医嘱	**长期医嘱：** □ 二级护理 □ 普通饮食 □ 导尿管护理 □ 留置导尿接无菌袋 **临时医嘱：** □ 复查血常规、尿常规（必要时） □ 复查电解质（必要时）	**长期医嘱：** □ 二级护理 □ 普通饮食 □ 导尿管护理 □ 留置导尿接无菌袋	**长期医嘱：** □ 二级护理 □ 普通饮食 □ 导尿管护理 □ 留置导尿接无菌袋	**出院医嘱：** □ 导尿管护理 □ 出院前拔除导尿管，观察排尿情况 □ 口服抗菌药物（拔除导尿管停用）
病情变异记录	□ 无 □ 有，原因： 1. 2.	□ 无 □ 有，原因： 1. 2.	□ 无 □ 有，原因： 1. 2.	□ 无 □ 有，原因： 1. 2.
医师签名				

备注：

1. 院内感染（是/否）______院感名称：__________________
2. 预防性使用抗菌药物的原因：________________抗菌药物名称：________使用时间：____天
3. 延长住院时间原因：______________________________________
4. 退径（是/否）____退径原因：____________________________________
5. 其他特殊事项及原因：____________________________________

（二）护士表单

隐匿性阴茎临床路径护士表单

适用对象：第一诊断为隐匿性阴茎（ICD-10：Q55.606）
行隐匿性阴茎延长术（ICD-9-CM-3：64.49）

患儿姓名：	性别：　年龄：　门诊号：	住院号：
住院日期：　年　月　日	出院日期：　年　月　日	标准住院日：10 天

时间	住院第 1 天	住院第 2~3 天 （手术日）	住院第 3~4 天 （术后 1 日）
健康宣教	□ 入院宣教 □ 介绍主管医师、护士 □ 介绍环境、设施 □ 介绍住院注意事项 □ 介绍探视和陪伴制度 □ 介绍贵重物品制度	□ 阴茎成形术前宣教及手术后注意事项 □ 告知手术后饮食 □ 主管护士与患儿及家长沟通，消除紧张情绪 □ 告知手术后可能出现的情况及应对方式	□ 术后宣教，告知注意事项，注意保护导尿管，及引流通畅 □ 演示引流管的护理 □ 饮食、活动指导
护理处置	□ 核对患儿，佩戴腕带 □ 建立入院护理病历 □ 协助患儿留取各种标本 □ 测量体重	□ 协助医师完成手术前的相关实验室检查 □ 阴茎成形术前准备 □ 禁食、禁水 □ 与手术室护士及麻醉医师完成三方核对	□ 遵医嘱给予对症治疗
基础护理	□ 二级护理 □ 晨晚间护理 □ 排泄管理 □ 患儿安全管理	□ 一级护理 □ 晨晚间护理 □ 排泄管理 □ 患儿安全管理	□ 二级护理 □ 晨晚间护理 □ 排泄管理 □ 患儿安全管理
专科护理	□ 护理查体 □ 病情观察 □ 需要时，填写坠床及压疮防范表 □ 需要时，请家属陪伴 □ 确定饮食种类 □ 心理护理	□ 病情观察 □ 注意尿管位置及引流是否通畅 □ 遵医嘱完成相关检查 □ 心理护理	□ 病情观察 □ 注意尿管位置及引流是否通畅 □ 遵医嘱完成相关检查 □ 心理护理
重点医嘱	□ 详见医嘱执行单	□ 详见医嘱执行单	□ 详见医嘱执行单
病情变异记录	□ 无　□ 有，原因： 1. 2.	□ 无　□ 有，原因： 1. 2.	□ 无　□ 有，原因： 1. 2.
护士签名			

时间	住院第4或5天 （术后2日）	住院第5~7天 （术后3~4日）	住院第8~9天 （术后5~6日）	住院第10天 （出院日）
健康宣教	□ 术后宣教，告知注意事项，注意保护导尿管，及引流通畅 □ 演示引流管的护理 □ 饮食、活动指导	□ 术后宣教，告知注意事项，注意保护导尿管，及引流通畅 □ 饮食、活动指导	□ 术后宣教，告知注意事项，注意保护导尿管，及引流通畅 □ 拆除辅料后注意观察有无出血及异常分泌物。 □ 饮食、活动指导	□ 观察阴茎皮肤、阴囊情况（有无缺血、血肿、感染等） □ 向家长交代出院后注意事项，预约复诊日期 □ 完成出院通知 □ 出院宣教
护理处置	□ 遵医嘱给予对症治疗	□ 遵医嘱给予对症治疗	□ 遵医嘱给予对症治疗	□ 遵医嘱给予对症治疗
基础护理	□ 二级护理 □ 晨晚间护理 □ 排泄管理 □ 患儿安全管理	□ 二级护理 □ 晨晚间护理 □ 排泄管理 □ 患儿安全管理	□ 二级护理 □ 晨晚间护理 □ 排泄管理 □ 患儿安全管理	□ 指导家长办理出院手续等事项
专科护理	□ 病情观察 □ 注意尿管位置及引流是否通畅 □ 遵医嘱完成相关检查 □ 心理护理	□ 病情观察 □ 注意尿管位置及引流是否通畅 □ 遵医嘱完成相关检查 □ 心理护理	□ 病情观察 □ 注意尿管位置及引流是否通畅 □ 注意伤口有无出血感染 □ 心理护理	□ 病情观察 □ 拔除尿管后观察排尿情况 □ 出院安全宣教
重点医嘱	□ 详见医嘱执行单	□ 详见医嘱执行单	□ 详见医嘱执行单	□ 详见医嘱执行单
病情变异记录	□ 无 □ 有，原因： 1. 2.	□ 无 □ 有，原因： 1. 2.	□ 无 □ 有，原因： 1. 2.	□ 无 □ 有，原因： 1. 2.
护士签名				

（三）患儿家属表单

隐匿性阴茎临床路径患儿家属表单

适用对象：第一诊断为隐匿性阴茎（ICD-10：Q55.606）

行隐匿性阴茎延长术（ICD-9-CM-3：64.49）

患儿姓名：	性别： 年龄： 门诊号：	住院号：
住院日期： 年 月 日	出院日期： 年 月 日	标准住院日：10天

时间	入院	术前	手术日
医患配合	□ 配合询问病史、收集资料，务必详细告知既往史、用药史、过敏史 □ 配合对患儿进行体格检查	□ 配合完善手术前相关检查，如采血、留尿、心电图、X线胸片 □ 医师与患儿及家属介绍病情，阴茎成形术术前谈话、家长需签字表示同意	□ 配合完善相关检查 □ 配合医师安排做好术前禁食、禁水
护患配合	□ 配合测量体温、脉搏、呼吸3次，血压、体重1次 □ 配合完成入院护理评估（简单询问病史、过敏史、用药史） □ 接受入院宣教（环境介绍、病室规定、订餐制度、贵重物品保管等） □ 配合执行探视和陪伴制度 □ 有任何不适告知护士	□ 配合测量体温、脉搏、呼吸3次，询问大便1次 □ 接受手术前宣教 □ 接受饮食宣教 □ 接受药物宣教	□ 配合测量体温、脉搏、呼吸3次，询问大便1次 □ 送往手术室前，协助完成核对，带齐影像资料及用药 □ 返回病房后，配合接受生命体征的测量，配合检查意识（全身麻醉者） □ 接受饮食宣教：手术前禁食、禁水6小时 □ 接受药物宣教 □ 有任何不适告知护士
饮食	□ 遵医嘱饮食	□ 遵医嘱饮食	□ 术后，根据医嘱2小时后试饮水，无恶心呕吐进少量流质饮食或者半流质饮食
排泄	□ 正常排尿便	□ 正常排尿便	□ 正常排尿便
活动	□ 正常活动	□ 正常活动	□ 正常活动

时间	手术后	出院
医患配合	□ 配合会阴部查体 □ 配合完善术后检查，如采血等	□ 接受出院前指导 □ 知道复查程序 □ 获取出院诊断书
护患配合	□ 配合定时测量生命体征、每日询问大便 □ 配合检查会阴部 □ 接受输液、服药等治疗 □ 接受进食、进水、排便等生活护理 □ 配合活动，预防皮肤压力伤 □ 注意活动安全，避免坠床或跌倒 □ 配合执行探视及陪伴	□ 接受出院宣教 □ 办理出院手续 □ 获取出院带药 □ 知道服药方法、作用、注意事项 □ 知道复印病历程序
饮食	□ 遵医嘱饮食	□ 遵医嘱饮食
排泄	□ 正常排尿便	□ 正常排尿便
活动	□ 正常适度活动，避免疲劳	□ 正常适度活动，避免疲劳

附：原表单（2016年版）

隐匿性阴茎临床路径表单

适用对象：第一诊断为隐匿性阴茎（ICD-10：Q55.606）
行隐匿性阴茎延长术

患儿姓名：	性别：　年龄：　门诊号：	住院号：
住院日期：　年　月　日	出院日期：　年　月　日	标准住院日：10天

时间	住院第1天	住院第2~3天 （手术日）	住院第3~4天 （术后1日）
主要诊疗工作	□ 询问病史与体格检查 □ 完成病历书写 □ 常规相关检查 □ 上级医师查房与手术前评估 □ 向患儿监护人交代病情，签署手术知情同意书、手术麻醉知情同意书	□ 早晨再次术前评估 □ 手术（隐匿性阴茎延长术） □ 上级医师查房	□ 上级医师查房，对手术进行评估 □ 注意有无手术后并发症（龟头血供、血肿等）、导尿通畅情况
重点医嘱	**长期医嘱：** □ 小儿外科护理常规 □ 二级护理 □ 普通饮食 **临时医嘱：** □ 血常规、凝血功能、肝功能、肾功能、感染性疾病筛查 □ 心电图、X线胸片（正位） □ 术前禁食 □ 术前灌肠 □ 术前禁食、禁水6~8小时	**长期医嘱：** □ 今日行隐匿性阴茎延长术 □ 小儿外科护理常规 □ 一级护理 □ 禁食6小时后半流质饮食 □ 导尿管护理 □ 留置导尿接无菌袋 □ 镇静剂（必要时） □ 膀胱舒张药物（必要时） **临时医嘱：** □ 抗菌药物	**长期医嘱：** □ 小儿外科护理常规 □ 二级护理 □ 普通饮食 □ 导尿管护理 □ 留置导尿接无菌袋 **临时医嘱：** □ 抗菌药物
主要护理工作	□ 入院宣教：介绍病房环境、设施和设备、安全教育 □ 入院护理评估 □ 静脉采血 □ 指导患儿家长带患儿到相关科室进行心电图、X线胸片等检查	□ 观察患儿情况 □ 手术后生活护理 □ 夜间巡视	□ 观察患儿情况 □ 手术后生活护理 □ 夜间巡视
病情变异记录	□ 无　□ 有，原因： 1. 2.	□ 无　□ 有，原因： 1. 2.	□ 无　□ 有，原因： 1. 2.
护士签名			
医师签名			

时间	住院第4或5天 （术后2日）	住院第5~7天 （术后3~4日）	住院第8~9天 （术后5~6日）	住院第10天 （出院日）
主要诊疗工作	□ 上级医师查房，对手术进行评估 □ 注意有无术后并发症、导尿通畅情况	□ 上级医师查房，对手术进行评估 □ 注意有无手术后并发症、导尿通畅情况	□ 注意有无术后并发症、导尿通畅情况 □ 拆除阴茎敷料，观察阴茎皮肤、阴囊情况（有无缺血、血肿、感染等）择期拔除导尿管	□ 观察阴茎皮肤、阴囊情况（有无缺血、血肿、感染等） □ 向家长交代出院后注意事项，预约复诊日期 □ 完成出院小结
重点医嘱	**长期医嘱：** □ 二级护理 □ 普通饮食 □ 导尿管护理 □ 留置导尿接无菌袋 **临时医嘱：** □ 复查血常规、尿常规（必要时） □ 复查电解质（必要时）	**长期医嘱：** □ 二级护理 □ 普通饮食 □ 导尿管护理 □ 留置导尿接无菌袋	**长期医嘱：** □ 二级护理 □ 普通饮食 □ 导尿管护理 □ 留置导尿接无菌袋	**出院医嘱：** □ 导尿管护理 □ 出院前拔除导尿管，观察排尿情况 □ 口服抗菌药物（拔除导尿管停用）
主要护理工作	□ 观察患儿情况 □ 手术后生活护理	□ 观察患儿情况 □ 手术后生活护理	□ 观察患儿情况 □ 手术后生活护理 □ 宣教、示范导尿管护理及注意事项	□ 指导家长办理出院手续等事项 □ 出院宣教
病情变异记录	□ 无 □ 有，原因： 1. 2.	□ 无 □ 有，原因： 1. 2.	□ 无 □ 有，原因： 1. 2.	□ 无 □ 有，原因： 1. 2.
护士签名				
医师签名				

备注：

1. 院内感染（是/否）________院感名称：________________________
2. 预防性使用抗菌药物的原因：______________抗菌药物名称：________使用时间：____天
3. 延长住院时间原因：____
4. 退径（是/否）____退径原因：________________________________
5. 其他特殊事项及原因：______________________________________

第四十一章

先天性肌性斜颈临床路径释义

【医疗质量控制指标】（专家建议）

指标一、诊断需结合临床表现、体格检查、影像学检查。

指标二、对于年龄大于1岁的肌性斜颈患儿需行手术治疗。

指标三、症状不典型时要排除眼源性和骨性疾病。

指标四、本病不需要预防性应用抗菌药物。

一、先天性肌性斜颈编码

先天性肌性斜颈系一侧胸锁乳突肌挛缩所致的头颈部向患侧倾斜的一种先天性畸形。

疾病名称及编码：先天性肌性斜颈（ICD-10：Q68.001）

手术操作名称及编码：胸锁乳突肌切断松解术（ICD-9-CM-3：83.19）

二、临床路径检索方法

Q68.001 伴 83.19　　出院科别：儿科

三、国家医疗保障疾病诊断相关分组（CHS-DRG）

MDCI　肌肉、骨骼疾病及功能障碍

IG1　肌肉、肌腱手术

四、先天性肌性斜颈临床路径标准住院流程

（一）适用对象

第一诊断为先天性肌性斜颈（ICD-10：Q68.001）。

行胸锁乳突肌切断松解术（ICD-9-CM-3：83.19）。

释义

■ 本路径适于单纯肌性斜颈患儿。

（二）诊断依据

根据《张金哲小儿外科学》（张金哲主编，人民卫生出版社，2013年），《临床诊疗指南·小儿外科学分册》（中华医学会编著，人民卫生出版社，2005年），《临床技术操作规范·小儿外科学分册》（中华医学会编著，人民军医出版社，2005年），《小儿外科学》（施诚仁等主编，人民卫生出版社，2010年）。

1. 临床表现：头偏斜、生后2周左右颈部包块。
2. 体格检查：头向患侧偏斜、下颌转向健侧、患侧胸锁乳突肌明显增粗挛缩或触及条索感。
3. 辅助检查：双侧胸锁乳突肌超声检查，必要时颈椎X线摄片或颈椎三维CT除外颈椎畸形。
4. 其他专科检查：症状不典型时要排除眼源性和骨性疾病。

释义

■ 本路径的制订主要参考国内外权威参考书籍和治疗指南。

■ 先天性肌性斜颈生后 2 周左右颈部出现包块，头偏向患侧，同时可及增粗条索。随患儿年龄增长，3~6 个月包块逐渐消退，成为质硬增粗条索。

■ 肌性斜颈可行颈部超声明确诊断。

（三）治疗方案的选择

根据《张金哲小儿外科学》（张金哲主编，人民卫生出版社，2013 年），《临床诊疗指南·小儿外科学分册》（中华医学会编著，人民卫生出版社，2005 年），《临床技术操作规范·小儿外科学分册》（中华医学会编著，人民军医出版社，2005 年），《小儿外科学》（施诚仁等主编，人民卫生出版社，2010 年）。

行胸锁乳突肌切断松解术（ICD-9-CM-3：83.19）。

释义

■ 先天性肌性斜颈半岁前采用手法按摩、牵拉治疗，1 岁后可行胸锁乳突肌切断松解术，年龄较大患儿可行胸锁乳突肌上、下端切断松解术。

（四）标准住院日为 5~7 天

释义

■ 先天性肌性斜颈入院次日行各项术前检查，第 3 天行胸锁乳突肌切断松解术，术后 3 天伤口换药，进行颈部功能康复锻炼，定做颈部支具，术后 4~5 天平稳出院。

（五）进入临床路径标准

1. 第一诊断必须符合 ICD-10：Q68.001 先天性肌性斜颈疾病编码。

2. 患儿>1 岁。

3. 当患儿合并其他疾病，但住院期间不需特殊处理，也不影响第一诊断的临床路径实施时，可以进入路径。

释义

■ 先天性肌性斜颈 1 岁前采用保守治疗，1 岁后采用手术治疗。

■ 对于其他原因所致斜颈及复发性肌性斜颈，不列入本路径。

（六）术前准备（术前评估）2 天

1. 必需的检查项目：

（1）血常规、血型、尿常规。

（2）血生化、凝血功能。
（3）感染性疾病筛查。
（4）心电图。
（5）X线胸片。
2. 根据患儿情况可选择的检查项目：颈椎X线平片、颈椎三维CT、颈部超声。

释义

■ 年龄较小的先天性肌性斜颈患儿，行术前常规检查。
■ 大年龄先天性肌性斜颈患儿，可行颈椎正侧位X线片、CT检查了解颈椎情况。

（七）预防性抗菌药物选择与使用时机

1. 按照《抗菌药物临床应用指导原则（2015年版）》（国卫办医发〔2015〕43号）选择用药（推荐用药及剂量）。一般情况不需应用抗菌药物。
2. 推荐药物治疗方案（使用《国家基本药物》的药物）。

释义

■先天性肌性斜颈不适用抗菌药物治疗。

（八）手术日为入院第3天

1. 麻醉方式：全身麻醉。
2. 手术方式：胸锁乳突肌切断松解术。
3. 手术内置物：无。
4. 术中用药：一般情况不需应用预防性抗菌药物。
5. 输血：无。

释义

■ 先天性肌性斜颈手术在全身麻醉插管下进行胸锁乳突肌切断松解术，因手术为单纯软组织手术，术前一般不需要预防性应用抗菌药物，出血少，无需备血。

（九）术后住院恢复2~4天

1. 必须复查的检查项目：无。
2. 术后用药：按照《抗菌药物临床应用指导原则（2015年版）》（国卫办医发〔2015〕43号），一般情况不需应用预防性抗菌药物。

释义

■ 手术后3天颈部伤口换药，颈部功能康复锻炼，严重者可行颈部牵引治疗。

（十）出院标准

1. 术后体温平稳，切口无渗出、出血、感染等表现。
2. 无术后并发症。

释义

■ 手术后体温正常，颈部伤口生长好，掌握颈部功能康复锻炼方法。

（十一）变异及原因分析

1. 如术中出现血管或神经损伤、可能要输血，术后住院时间需要延长。
2. 存在其他原因所致斜颈。

释义

■ 其他原因所致斜颈及复发性斜颈，不在本路径范围。

五、先天性肌性斜颈给药方案

肌性斜颈不需预防应用抗菌药物。术后可应用止血药物1~2天，术后可静点葡萄糖维持液或生理盐水补液1~2天。

六、先天性肌性斜颈护理规范

1. 术前护理：

（1）一般护理：评估患儿的病情、配合能力、自理能力、心理状况、生命体征、饮食、睡眠、排便、原发病治疗用药情况、既往病史等。

（2）术前准备：协助做好各项辅助检查 如：血、尿、大便常规，肝、肾、心、肺等功能，以及相关骨骼的影像学检查等。并做好手术区域皮肤准备。术前注意检查患儿留置针穿刺部位及手腕带佩戴位置，不能在患肢。

（3）饮食护理：新生儿禁饮食4个小时，其他患儿禁食水4~6小时。以减轻因术中引起患儿的恶心、呕吐以致呕吐物误吸到气管而引起的窒息。

（4）心理护理：由于患儿家长对疾病情况的不了解，担心患儿的情况，家长常产生紧张、恐惧的心理。需术前细心向患儿家长解释说明有关注意事项，耐心细致的解答问题，以消除患儿家长的负担和压力，积极配合治疗。

2. 术后护理：

（1）一般护理：全麻术后去枕平卧6小时，头偏向一侧，保持呼吸道通畅，及时处理呕吐物，防止窒息。持续低流量吸氧1~2L/min，做好心电监测，准确记录生命体征变化。详细记录24小时出入量。

（2）专科护理：①术后应将患儿头部置于过度矫正的位置，术后用沙袋按压伤口至少12小时，防止局部出血；②密切观察病情变化，定时监测生命体征，观察伤口有无渗血，如渗血过多及时通知医师并协助处置。及时做好病情记录；③术后第5天开始协助患儿做颈部牵拉运动，如头向健侧转，做下颌靠近肩部的牵拉运动；头向患侧转，做下颌与肩同线，抬头牵拉颈部的运动。每日3~4次，每次10~15分钟。

七、先天性肌性斜颈营养治疗规范

待患儿排气排便后可先饮水，逐渐过渡到母乳等营养丰富的易消化的流质饮食，少量多次。

八、先天性肌性斜颈患者健康宣教

1. 出院后，坚持做颈部牵拉运动 3~6 个月，以防手术切口粘连复发。

2. 出院后为防止复发，非功能康复锻炼时要佩戴支具颈托 3 个月左右。注意保持颈托内的皮肤清洁、干燥，颈托边缘的皮肤勿被摩擦而致破损。

3. 饮食指导：进食易消化食物，少食多餐，勿食生、冷、黏、硬、油腻及刺激性食物，禁忌暴饮暴食。

4. 嘱患儿及家长保持伤口敷料清洁，避免洗澡时敷料沾水，如有污染及时到医院给予更换。

5. 出院后尽量少去公共场所，减少呼吸道感染。

6. 出院 1 个月来院复查。

九、推荐表单

（一）医师表单

先天性肌性斜颈临床路径医师表单

适用对象：第一诊断为先天性肌性斜颈（ICD-10：Q68.001）
行胸锁乳突肌切断松解术（ICD-9-CM-3：83.19）

患儿姓名：	**性别：　　年龄：　　门诊号：**		**住院号：**
住院日期：　　年　月　日	**出院日期：**　　年　月　日		**标准住院日：5~7天**

时间	**住院第1天**	**住院第2天**	**住院第3天（手术日）**
主要诊疗工作	□ 询问病史以及体格检查 □ 初步诊断和治疗方案 □ 住院医师完成住院志、首次病程、上级医师查房等病例书写 □ 完善术前检查	□ 上级医师查房，术前评估 □ 决定手术方案 □ 完成上级医师查房记录等 □ 向患儿家属交代围术期注意事项并签署手术知情同意书、输血同意书、自费用品同意书等 □ 麻醉医师看患儿并签署麻醉同意书等 □ 完成各项术前准备	□ 手术前做手术部位标记 □ 向患儿家属交代手术过程情况以及术后注意事项 □ 完成手术记录 □ 上级医师查房 □ 观察患儿一般状态，手术切口是否有渗血等
重点医嘱	**长期医嘱：** □ 二级护理 □ 一级护理 □ 普通饮食 **临时医嘱：** □ 血常规、尿常规 □ 凝血功能 □ 肝功能、肾功能 □ 感染性疾病筛查 □ 心电图 □ X线胸片 □ 颈椎正侧位X线片（必要时）	**长期医嘱：** □ 二级护理 □ 一级护理 □ 普通饮食 **临时医嘱：** □ 手术医嘱，清洁皮肤等 □ 术晨补液 □ 术前麻醉科用药	**长期医嘱：** □ 一级护理 □ 普通饮食 □ 全身麻醉下行胸锁乳突肌切断松解术 **临时医嘱：** □ 静脉补液 □ 伤口沙袋压迫12小时
病情变异记录	□ 无　□ 有，原因： 1. 2.	□ 无　□ 有，原因： 1. 2.	□ 无　□ 有，原因： 1. 2.
医师签名			

时间	住院第 4 天 （术后 1 日）	住院第 5 天 （术后 2 日）	住院第 6~7 天 （出院日）
主要诊疗工作	□ 上级医师查房 □ 完成常规病程记录 □ 观察患儿术后一般情况 □ 切口情况	□ 上级医师查房 □ 完成常规病程记录 □ 依据情况进行选择性换药	□ 伤品换药 □ 上级医师查房，进行手术伤口评估，确定有无手术并发症和伤口愈合不良的情况，明确是否出院 □ 完成住院志、病案首页、出院小结等 □ 向家属交代复诊时间
重点医嘱	**长期医嘱：** □ 一级护理 □ 普通饮食 **临时医嘱：** □ 补液支持 □ 镇痛等对症处理	**长期医嘱：** □ 二级护理 □ 一级护理 □ 普通饮食 **临时医嘱：** □ 镇痛等对症治疗 □ 复查血常规（必要时）	**长期医嘱：** □ 二级护理 □ 一级护理 □ 普通饮食 **出院医嘱：** □ 根据伤口愈合情况，预约换药、拆线的时间 □ 随诊
病情变异记录	□ 无 □ 有，原因： 1. 2.	□ 无 □ 有，原因： 1. 2.	□ 无 □ 有，原因： 1. 2.
医师签名			

（二）护士表单

先天性肌性斜颈临床路径护士表单

适用对象：第一诊断为先天性肌性斜颈（ICD-10：Q68.001）
行胸锁乳突肌切断松解术（ICD-9-CM-3：83.19）

患儿姓名：	**性别：** **年龄：** **门诊号：**	**住院号：**
住院日期： 年 月 日	**出院日期：** 年 月 日	**标准住院日：5~7 天**

时间	住院第 1 天	住院第 2 天	住院第 3 天 （手术日）
健康宣教	**入院宣教：** □ 介绍责任护士、主管医师 □ 病房环境、设施和设备 □ 陪住规定、作息制度、送餐规定 □ 住院注意事项 **疾病相关知识介绍：** □ 饮食指导 □ 术前检查目的与注意事项 □ 术前感染的安全教育 □ 颈部功能康复锻炼指导	□ 术前备皮、禁食、禁水、静脉输液、用药目的 □ 进手术室前排便、排尿的重要性 □ 家长术前的心理疏导	□ 沙袋按压伤口的目的 □ 术后补液用药目的 **饮食指导：** □ 普通饮食
护理处置	□ 核对患儿，佩戴腕带 □ 建立入院病历 □ 卫生处置：剪指/趾甲、沐浴，更换病号服 □ 协助医师完成术前检查	□ 协助医师进一步完成各项术前检查	□ 进手术前再次清洁术野皮肤 □ 进手术前排空肠道、膀胱 □ 术前遵医嘱补液 □ 术后 6 小时全身麻醉护理
基础护理	**二级护理：** □ 晨晚间护理 □ 安全护理 □ 饮食护理	**二级护理：** □ 晨晚间护理 □ 安全护理 □ 饮食护理	**一级护理：** □ 晨晚间护理 □ 安全护理 □ 饮食护理 □ 大小便护理
专科护理	□ 护理查体 □ 日常生活能力评估 □ 完全独立 □ 需部分帮助 □ 完全依赖帮助 □ 坠床/跌倒评估，需要时填写防范表 □ 心理护理 □ 术前感染的预防 □ 需要时请家长陪住	□ 心理护理 □ 术前感染的预防 □ 颈部功能锻炼	□ 伤口护理：沙袋压迫伤口 12~24 小时 □ 疼痛护理 □ 体温发热的护理 □ 正确补液、用药 □ 心理护理

续　表

时间	住院第 1 天	住院第 2 天	住院第 3 天 （手术日）
重点医嘱	□ 详见医嘱执行单	□ 详见医嘱执行单	□ 详见医嘱执行单
病情变异记录	□ 无　□ 有，原因： 1. 2.	□ 无　□ 有，原因： 1. 2.	□ 无　□ 有，原因： 1. 2.
护士签名			

时间	住院第 4 天 （术后 1 日）	住院第 5 天 （术后 2 日）	住院第 6~7 天 （出院日）
健康宣教	□ 术后感染的预防 □ 安全教育 □ 颈部功能锻炼指导 □ 佩戴支具方法和要求 □ 头颈枕颌牵引的目的	□ 术后感染的预防 □ 安全教育 □ 颈部功能锻炼指导 □ 佩戴支具方法和要求 □ 头颈枕颌牵引的目的	□ 坚持颈部功能锻炼防止复发的重要性 □ 佩戴支具颈托 3 个月至半年 □ 复查的时间、地点，发生特殊情况的处理 □ 指导家长办理出院手续 □ 发放健康处方
护理处置	□ 根据医嘱完成治疗 □ 根据病情测量生命体征	□ 根据医嘱完成治疗 □ 根据病情测量生命体征	□ 办理出院手续 □ 完成护理病历
基础护理	**一级护理：** □ 晨晚间护理 □ 安全护理 □ 饮食护理 □ 大小便护理	**二级护理：** □ 晨晚间护理 □ 安全护理 □ 饮食护理 □ 大小便护理	**二级护理：** □ 晨间护理 □ 安全护理 □ 饮食护理 □ 大小便护理
专科护理	□ 疼痛护理 □ 体温发热的护理 □ 心理护理 □ 颈部功能锻炼 □ 正确佩戴支具 □ 头颈枕颌牵引	□ 疼痛护理 □ 体温发热的护理 □ 心理护理 □ 颈部功能锻炼 □ 正确佩戴支具 □ 头颈枕颌牵引	□ 心理护理 □ 颈部功能锻炼 □ 正确佩戴支具 □ 头颈枕颌牵引
重点医嘱	□ 详见医嘱执行单	□ 详见医嘱执行单	□ 详见医嘱执行单
病情变异记录	□ 无 □ 有，原因： 1. 2.	□ 无 □ 有，原因： 1. 2.	□ 无 □ 有，原因： 1. 2.
护士签名			

（三）患儿家属表单

先天性肌性斜颈临床路径患儿家属表单

适用对象：第一诊断为先天性肌性斜颈（ICD-10：Q68.001）
　　　　　行胸锁乳突肌切断松解术（ICD-9-CM-3：83.19）

患儿姓名：	性别：　　年龄：　　门诊号：		住院号：
住院日期：　　年　月　日	出院日期：　　年　月　日		标准住院日：5~7 天

时间	住院第 1 天	住院第 2 天	住院第 3 天 （手术日）
监测	□ 测量生命体征，体重	□ 测量生命体征 □ 与医护沟通	□ 清晨测量体温、脉搏、呼吸、血压 1 次
医患配合	□ 护士行入院护理评估（简单询问病史） □ 接受入院宣教 □ 医师询问现病史、既往病史、用药情况，收集资料 □ 收集资料	□ 配合完善术前相关检查 □ 术前宣教 □ 肌性斜颈知识 □ 术前用物准备	□ 术后宣教 □ 术后体位：麻醉未醒时平卧，清醒后护士协助翻身，颈部沙袋加压 □ 监护设备、吸氧 □ 配合护士定时监测生命体征、伤口敷料等 □ 告知医护术后不适主诉
重点诊疗及检查	**重点诊疗：** □ 二级护理 □ 既往用药	**重点诊疗：** **术前准备：** □ 备皮剃发 □ 术前签字 **重要检查：** □ 抽血实验室检查 □ 心电图 □ X 线胸片	**重点诊疗：** □ 一级护理 □ 予以监测设备、吸氧 □ 用药：止血药、补液药物应用 □ 护士协助记录出入量
饮食活动	□ 术前普通饮食 □ 正常活动	□ 术前普通饮食 □ 术前 6~8 小时禁食、禁水 □ 正常活动	□ 根据病情术后 6 小时半流质饮食 □ 卧床休息，自主体位

时间	住院第4天 (术后1日)	住院第5天 (术后2日)	住院第6~7天 (出院日)
监测	□ 定时监测生命体征	□ 定时监测生命体征	□ 定时监测生命体征
医患配合	□ 医师巡视，了解病情 □ 注意探视及陪伴时间	□ 伤口保护 □ 医师巡视，了解病情 □ 医师讲解术后颈部功能锻炼方法及注意事项	□ 颈部伤口换药及注意事项 □ 颈部功能康复锻炼，严重者牵引治疗 **出院宣教：** □ 出院前康复宣教 □ 颈部支具佩戴方法及时间 □ 了解复查程序，办理门诊预约 □ 办理出院手续
重点诊疗及检查	**重点诊疗：** □ 一级护理 □ 静脉补液用药	**重点诊疗：** □ 一级护理	**重点诊疗：** □ 二级护理
饮食活动	□ 术后根据病情逐渐半流质饮食及普通饮食 □ 逐渐下床活动	□ 术后普通饮食 □ 正常活动	□ 术后普通饮食 □ 正常活动

附：原表单（2019年版）

先天性肌性斜颈临床路径表单

适用对象：第一诊断为先天性肌性斜颈（ICD-10：Q68.001）
行胸锁乳突肌切断松解术（ICD-9-CM-3：83.19）

患儿姓名：	性别：　年龄：　门诊号：	住院号：
住院日期：　年　月　日	出院日期：　年　月　日	标准住院日：5~7天

时间	住院第1天	住院第2天	住院第3天 （手术日）
主要诊疗工作	□ 询问病史以及体格检查 □ 上级医师查房 □ 初步诊断和治疗方案 □ 住院医师完成住院志、首次病程、上级医师查房等病例书写 □ 完善术前检查	□ 上级医师查房，术前评估 □ 决定手术方案 □ 完成上级医师查房记录等 □ 向患儿家属交代围术期注意事项并签署手术知情同意书、输血同意书、自费用品同意书等 □ 麻醉医师探望患儿并签署麻醉同意书等 □ 完成各项术前准备	□ 手术 □ 向患儿家属交代手术过程情况以及术后注意事项 □ 完成手术记录 □ 上级医师查房 □ 患儿一般状态，手术切口是否有渗血等
重点医嘱	**长期医嘱：** □ 二级护理 □ 普通饮食 **临时医嘱：** □ 血常规、尿常规、大便常规 □ 凝血功能 □ 肝、肾功能 □ 感染性疾病筛查 □ 颈椎正侧位X线片 □ 心电图	**长期医嘱：** □ 二级护理 □ 普通饮食 **临时医嘱：** □ 手术医嘱，清洁皮肤等 □ 术晨补液 □ 术前预防性抗菌药物 □ 术前麻醉科用药	**长期医嘱：** □ 一级护理 □ 普通饮食 □ 全身麻醉下行胸锁乳突肌切断松解术 □ 静脉抗菌药物 **临时医嘱：** □ 静脉补液
主要护理工作	□ 入院宣教，介绍医护人员、病房环境、设施和设备 □ 入院护理评估 □ 执行术前检查	□ 等待检查结果 □ 家属沟通 □ 做好术前准备 □ 提醒家属患儿术前禁食、禁水 □ 做好家属术前的心理护理	□ 监护患儿生命体征及呼吸情况 □ 术后护理 □ 术后应用抗菌药物及补液
病情变异记录	□ 无　□ 有，原因： 1. 2.	□ 无　□ 有，原因： 1. 2.	□ 无　□ 有，原因： 1. 2.
护士签名			
医师签名			

时间	住院第4天 （术后1日）	住院第5天 （术后2日）	住院第6~7天 （出院日）
主要诊疗工作	□ 上级医师查房 □ 完成常规病程记录 □ 观察患儿术后一般情况 □ 切口情况 □ 必要时术后应用支具或石膏固定	□ 上级医师查房 □ 完成常规病程记录 □ 依据情况进行选择性换药	□ 上级医师查房，进行手术以及伤口评估，确定有无手术并发症和伤口愈合不良的情况，明确是否出院 □ 完成住院志、病案首页、出院小结等 □ 向家属交代复诊时间
重点医嘱	**长期医嘱：** □ 二级护理 □ 普通饮食 **临时医嘱：** □ 镇痛等对症治疗	**长期医嘱：** □ 二级护理 □ 普通饮食 **临时医嘱：** □ 复查血常规 □ 镇痛等对症治疗	**长期医嘱：** □ 二级护理 □ 普通饮食 **出院医嘱：** □ 根据伤口愈合情况，预约换药拆线的时间 □ 随诊
主要护理工作	□ 监护患儿生命体征及呼吸情况 □ 术后护理 □ 支具或者石膏护理	□ 注意患儿一般情况 □ 术后护理 □ 支具或者石膏护理	□ 指导家属办理出院手续 □ 出院宣教
病情变异记录	□ 无 □ 有，原因： 1. 2.	□ 无 □ 有，原因： 1. 2.	□ 无 □ 有，原因： 1. 2.
护士签名			
医师签名			

第四十二章

发育性髋脱位（2岁以上）临床路径释义

【医疗质量控制指标】（专家建议）

指标一、诊断需结合临床表现、体格检查、影像学检查。

指标二、对于年龄2~8岁髋关节脱位患儿需行手术治疗。

指标三、双侧髋关节脱位，一般先行一侧手术。

指标四、可术前30分钟及术后3天内预防性应用抗菌药物。

一、发育性髋脱位（2岁以上）编码

疾病名称及编码：发育性髋脱位（先天性髋脱位）（ICD-10：Q65.0/Q65.1）

手术操作名称及编码：髋关节切开复位（ICD-9-CM-3：79.85）

骨盆截骨（ICD-9-CM-3：77.29）

髋臼成形（股骨短缩旋转截骨术）（ICD-9-CM-3：77.25）

二、临床路径检索方法

Q65.0/Q65.1伴（79.85、77.29/77.25）年龄在2岁以上、8岁以下　出院科别：儿科

三、国家医疗保障疾病诊断相关分组（CHS-DRG）

MDCI　肌肉、骨骼疾病及功能障碍

IE1　骨盆髋臼手术

四、发育性髋脱位（2岁以上）临床路径标准住院流程

（一）适用对象

第一诊断为发育性髋脱位（先天性髋脱位）（ICD-10：Q65.0/Q65.1），年龄在2岁以上、8岁以下，累及单侧或双侧。

行髋关节切开复位、骨盆截骨/髋臼成形（股骨短缩旋转截骨）术（ICD-9-CM-3：79.85、77.29/77.25）+石膏固定术。

释义

■ 本路径适用于发育性髋关节脱位，不包括病理性髋关节脱位（如髋关节感染所致脱位、神经性髋关节脱位），年龄限制在2~8岁的单侧或双侧患儿。

（二）诊断依据

根据《临床诊疗指南·小儿外科学分册》（中华医学会编著，人民卫生出版社，2005）、《临床技术操作规范·小儿外科学分册》（中华医学会编著，人民军医出版社，2005）、《小儿外科学》（施诚仁等主编，第4版，人民卫生出版社，2009）、《小儿外科学》（余亚雄主编，第3版，人民卫生出版社，2006），以及《Tachdjian小儿骨科学》（第6版，美国Harcourt科学健康出版社，2006）。

1. 临床表现：肢体不等长、跛行或摇摆步态。
2. 体格检查：内收肌紧张、膝高低征阳性（单侧病变），Trendelenburg 征阳性。
3. 骨盆正位 X 线片：股骨头位于 Perkin 方格的外上或外下象限、髋臼浅平、假臼形成。
4. 髋关节三维 CT：必要时。

释义

■ 发育性髋关节脱位在婴幼儿时期可表现为双侧臀纹或大腿皮纹不对称，髋关节外展受限，患儿走路晚，跛行，可有鸭步步态。临床检查单侧髋脱位可有双下肢不等长，患侧髋关节外展受限，内收肌紧张，有时可及关节弹响。

■ 一般骨盆正位片即可明确诊断，可行双髋外展内旋位了解股骨颈干角、前倾角情况，骨盆三维 CT 了解髋臼及股骨颈干角、前倾角情况，年长患儿必要时需行双髋 MRI 检查了解双髋髋臼软骨及股骨头情况。

（三）选择治疗方案的依据

根据《临床诊疗指南·小儿外科学分册》（中华医学会编著，人民卫生出版社，2005）、《临床技术操作规范·小儿外科学分册》（中华医学会编著，人民军医出版社，2005）、《小儿外科学》（施诚仁等主编，第 4 版，人民卫生出版社，2009）、《小儿外科学》（余亚雄主编，第 3 版，人民卫生出版社，2006），以及《Tachdjian 小儿骨科学》（第 6 版，美国 Harcourt 科学健康出版社，2006）。

行髋关节切开复位、骨盆截骨/髋臼成形（股骨短缩旋转截骨）术（ICD-9-CM-3：79.85、77.29/77.25）+石膏固定术。

释义

■ 双侧髋关节脱位，一般先行一侧手术。

■ 行患侧内收肌松解、髋关节切开复位、骨盆截骨术，如果较大年龄小儿脱位较高，股骨近端前倾角、颈干角改变明显，股骨头难于复位，需行股骨短缩及去旋转截骨手术。

■ 术后应用单髋人字石膏固定 6 周，骨盆截骨，取髂骨克氏针固定 6 周，股骨截骨可采用锁定钢板固定。

（四）标准住院日 10~12 天

释义

■ 入院次日行术前检查，3~4 天安排手术，术后 1 天复查骨盆正位片了解关节复位情况，术后 1 周患儿平稳出院。

（五）进入临床路径标准

1. 第一诊断必须符合 ICD-10：Q65.0/Q65.1 发育性髋脱位疾病编码。

2. 患儿年龄在 2 岁以上、8 岁以下。
3. 双侧病变行单侧手术者。
4. 当患儿合并其他疾病，但住院期间不需特殊处理，也不影响第一诊断的临床路径实施时，可以进入路径。

释义

■ 本路径为年龄 2~8 岁髋关节脱位患儿。

■ 单侧髋关节脱位或双侧髋关节脱位行单侧手术患儿，但是病理性髋关节脱位不在本路径范围。

（六）术前准备（术前评估）3~4 天

1. 必需的检查项目：
（1）血尿便常规、血型、凝血功能、电解质、肝功能、肾功能、感染性疾病筛查、备血。
（2）X 线胸片、心电图。
（3）骨盆正位 X 线片+外展内旋位片。
2. 根据患儿情况可选择的检查项目：髋关节三维 CT。

释义

■ 术前常规检查包括血常规、尿常规、大便常规、血型、血生化、凝血检查、乙型肝炎五项、丙型肝炎、梅毒抗体及艾滋病抗体检查，心电图检查，X 线胸片检查及双髋外展内旋位片。

■ 本病检查还包括骨盆 X 线正位片、双髋外展内旋位片及骨盆螺旋 CT，必要时需行髋关节 MRI。

（七）预防性抗菌药物选择与使用时机

1. 按照《抗菌药物临床应用指导原则（2015 年版）》（国卫办医发〔2015〕43 号）选择用药（推荐用药及剂量）。
2. 推荐药物治疗方案（使用《国家基本药物》的药物）。
3. 使用时机：术中 1 天，术后 3 天。

释义

■ 预防性应用抗菌药物，时间为术前 30 分钟静脉给药，术后静脉预防性应用 3 天。

■ 髋脱位手术属于Ⅰ类切口手术，但由于术中应用克氏针（或螺纹针）、钢板固定，应用止血材料及关节防粘连药物，且关节手术一旦感染可导致严重后果，因此可按规定适当应用预防性及术后应用抗菌药物。

（八）手术日为入院第 4~5 天

1. 麻醉方式：全身麻醉或联合麻醉。

2. 手术方式：髋关节切开复位、骨盆截骨/髋臼成形（股骨短缩旋转截骨钢板内固定）术+石膏固定术。
3. 手术内置物：克氏针（或螺纹针）、钢板、同种异体骨等。
4. 术中用药：静脉抗菌药物。
5. 输血：1~2U（必要时）。

释义

■ 本路径髋关节手术均在全身麻醉下进行。

■ 根据髋脱位患儿年龄、脱位程度及股骨形态变化，常采用切开复位、骨盆截骨及股骨旋转短缩截骨等术式。

■ 骨盆截骨需采用克氏针（或螺纹针）内固定，股骨截骨需采用加压钢板内固定。

■ 髋脱位用药为预防性用药，一般术前30分钟后3天，患儿术后体温正常，复查血常规正常可停药。

■ 一般情况下，切开复位及骨盆截骨出血不多可不需输血治疗，联合股骨截骨可采用自体血液回收机或输红细胞悬液1U。

（九）术后住院恢复4~5天

1. 必需复查的检查项目：血常规、骨盆X线正位片+外展内旋位片，必要时肝功能、肾功能、电解质。
2. 术后用药：静脉抗菌药物的应用按照《抗菌药物临床应用指导原则（2015年版）》（国卫办医发〔2015〕43号）执行。

释义

■ 髋脱位术后1天，复查骨盆X线正位片了解关节复位的情况；复查血常规了解术后白细胞及血红蛋白情况。如患儿病情不稳定，需检查血生化了解电解质、肝功能、肾功能的情况。

■ 由于髋脱位手术为关节手术，且应用克氏针（或螺纹针）、钢板等内固定材料，术前、术后需适当应用抗菌药物预防感染。

（十）出院标准

1. 体温正常。
2. 切口干燥无出血、感染、肢体无明显肿胀或血供障碍等表现。
3. 术后复查骨盆X线片证实髋关节复位良好、头臼同心。
4. 没有需要住院处理的并发症和/或合并症。

释义

■ 主治医师可在出院前，通过复查的各项检查并结合患儿恢复情况决定是否能出院。如果出现发热、血红蛋白明显低于正常、石膏严重压伤等需要继续留院治疗的情况，超出了路径所规定的时间，应先处理并发症并在符合出院条件后再准许患儿出院。

（十一）变异及原因分析

1. 围术期并发症（切口感染、再脱位等）可能造成住院时间的延长和费用的增加。
2. 双侧病变同时手术者，转入其他相应临床路径。

释义

■ 根据患儿病情，安排相应的术前检查，可能延长住院时间，增加治疗费用，如年长小儿需行双髋关节螺旋 CT、髋关节 MRI。

■ 髋脱位患儿一般术前行骨盆 X 线正位片及外展内旋位片，年长小儿需行髋关节螺旋 CT，有时需行髋关节 MRI 检查了解髋臼及股骨头等情况，CT 及 MRI 检查可能需时间长些。

■ 髋关节切开复位、髂骨截骨及股骨截骨术后石膏固定期间注意石膏护理，避免石膏压伤。术后 1.5 个月之后需麻醉下拔出固定髂骨块的克氏针或螺纹针、必要时更换 2 期或 3 期石膏，半年后可在麻醉下拆除股骨内固定钢板。

■ 一般双侧髋脱位患儿，可先行一侧髋关节手术，待关节功能恢复后再行另一侧手术。一般在一侧髋关节术后半年至 1 年行另一侧手术。

五、发育性髋脱位（2 岁以上）给药方案

髋关节脱位用药主要是预防性应用抗菌药物，可术前 30 分钟及术后 3 天内应用临床一线药物，如第一代或第二代头孢菌素类抗菌药物。术后可应用止血药物 1~3 天。

六、发育性髋脱位（2 岁以上）护理规范

1. 术前指导患儿术前注意保暖、勿受寒，以免影响手术。
2. 术前训练床上大小便，以及做被固定肢体的静态舒缩活动，以利于术后康复。
3. 术前教会患儿及家长石膏护理方法注意事项及观察要点，防止发生并发症。
4. 术后肢端循环的观察与护理：观察手术部位远端肢体有无感知觉、活动、血运颜色、温度异常，如果患儿诉石膏内某部剧痛，应及时报告医师，必要时开窗减压。
5. 石膏及支具护理：保持有效固定，注意石膏、支具固定松紧度；保持石膏清洁干燥，石膏内应衬垫足够棉垫，石膏边缘应包裹；观察石膏表面有无渗血渗液，如量多或色泽鲜红等，需通知医师及时处理，并将出血范围及时标记在石膏上。支具固定患儿，支具内衬垫柔软毛巾，浅色为宜，以便于观察渗血渗液颜色，毛巾如有大小便污染应及时更换；勿挠抓石膏、支具内皮肤，骶尾部是压力性损伤高发部位，护理时应重点注意；发育性镜关节脱位患儿行人字位石膏固定时，指导患儿少吃多餐，避免过度饱胀引起恶心、呕吐。
6. 因患儿术后佩戴人字位或髋人字支具（石膏），故取平卧位和俯卧位交替，一般每 2~4 小时翻身 1 次，以预防皮肤压力性损伤发生，翻身时注意安全，患侧应在上面，防止石膏折断。使臀部悬空，避免局部长时间受压；俯卧时在患儿胸腹、患侧小腿位置垫软枕，以保证患儿舒适。

七、发育性髋脱位（2 岁以上）营养治疗规范

指导患儿少吃多餐，避免过度饱胀引起恶心、呕吐，饮食中适当增加瘦肉、鸡蛋、水果、蔬菜等高蛋白、高热量、高维生素富含营养的饮食。

八、发育性髋脱位（2 岁以上）患者健康宣教

1. 保持石膏或支具有效固定，加强适当功能康复锻炼，如患侧行踝足运动、小腿肌肉等长

收缩等，运动强度及时间应循序渐进，以患儿不感疲劳和疼痛为宜；术后 2 周可在床上练习坐起，去除小腿段支具后，活动膝关节；1~1.5 个月来院拆除支具后，不负重行患肢的髋关节、膝关节功能康复锻炼；对不耐受主动训练的患儿，可用连续被动运动机辅助锻炼；术后 2~3 个月，如股骨头无缺血性坏死改变，术后关节生长良好，则可逐步负重行走。

2. 如有伤口红、肿、渗液等异常情况，及时就诊。

3. 定期复诊，出院后 1~2 周门诊复查伤口愈合情况，术后 1 个月、2 个月、3 个月、6 个月定期复查髋关节复位及术后生长情况，按指导及时行关节功能康复锻炼，避免关节功能僵硬。

九、推荐表单

（一）医师表单

发育性髋脱位（2 岁以上）临床路径医师表单

适用对象：第一诊断为发育性髋脱位（ICD-10：Q65.0/Q65.1）
行关节囊切开复位、骨盆截骨/髋臼成形（股骨短缩旋转截骨）术（ICD-9-CM-3：79.85、77.29/77.25）+石膏固定术

患儿姓名：	性别：　年龄：　门诊号：	住院号：
住院日期：　年　月　日	出院日期：　年　月　日	标准住院日：10~12 天

时间	住院第 1 天	住院第 2 天	住院第 3 天
主要诊疗工作	□ 询问病史及体格检查 □ 初步诊断和治疗方案 □ 住院医师完成住院志、首次病程、上级医师查房等病历书写 □ 完善术前检查	□ 上级医师查房 □ 进一步完善术前检查 □ 等待术前检查结果	□ 上级医师查房，术前评估 □ 决定手术方案 □ 向患儿家属交代围术期注意事项并签署手术知情同意书、输血同意书、自费用品同意书等 □ 麻醉医师看患儿并签署麻醉同意书等 □ 完成各项术前准备
重点医嘱	**长期医嘱：** □ 二级护理 □ 普通饮食 **临时医嘱：** □ 血常规、尿常规、大便常规 □ 凝血功能 □ 肝功能、肾功能 □ 感染性疾病筛查 □ 骨盆正位 X 线片 □ 双髋外展内旋位 X 线片 □ 根据情况行双髋螺旋 CT，髋关节 MRI □ 心电图 □ X 线胸片	**长期医嘱：** □ 二级护理 □ 普通饮食	**长期医嘱：** □ 二级护理 □ 普通饮食 **临时医嘱：** □ 手术医嘱，清洁皮肤、备皮等 □ 应用抗菌药物 □ 备血 □ 根据情况术中摄 X 线片，开申请单
病情变异记录	□ 无　□ 有，原因： 1. 2.	□ 无　□ 有，原因： 1. 2.	□ 无　□ 有，原因： 1. 2.
医师签名			

时间	住院第4天 （手术日）	住院第5天 （术后1日）	住院第6天 （术后2日）
主要诊疗工作	□ 手术 □ 向患儿家属交代手术过程情况及术后注意事项 □ 完成手术记录 □ 上级医师查房 □ 患儿一般状态，患肢血运情况，足趾活动情况	□ 上级医师查房 □ 完成常规病程记录 □ 观察患儿术后一般情况，导尿情况 □ 切口情况 □ 石膏情况	□ 上级医师查房 □ 完成常规病程记录
重点医嘱	**长期医嘱：** □ 一级护理 □ 禁食 □ 全身麻醉下行X侧髋关节切开复位、骨盆截骨/髋臼成形、股骨短缩旋转截骨术+石膏固定术 □ 静脉抗菌药物 □ 注意患肢血运活动情况 □ 注意石膏护理 **临时医嘱：** □ 静脉补液 □ 据情况输血后复查血常规	**长期医嘱：** □ 一级护理 □ 普通饮食 □ 抗菌药物 **临时医嘱：** □ 补液支持 □ 复查血常规 □ 镇痛等对症处理	**长期医嘱：** □ 一级护理 □ 普通饮食 □ 抗菌药物 **临时医嘱：** □ 补液支持 □ 复查骨盆X线片
病情变异记录	□ 无 □ 有，原因： 1. 2.	□ 无 □ 有，原因： 1. 2.	□ 无 □ 有，原因： 1. 2.
医师签名			

时间	住院第 7~9 天 （术后 3~5 日）	住院第 10~12 天 （出院日）
主要诊疗工作	□ 上级医师查房 □ 完成常规病程记录 □ 观察患儿一般情况、石膏情况、足趾血运及活动情况 □ 切口情况 □ 石膏情况	□ 上级医师查房 □ 完成常规病程记录 □ 观察患儿一般情况 □ 切口情况 □ 石膏情况
重点医嘱	**长期医嘱：** □ 二级护理 □ 普通饮食 □ 据情况停用静脉抗菌药物 □ 注意患肢血运活动情况 □ 注意石膏护理 **临时医嘱：** □ 复查血常规	**长期医嘱：** □ 二级护理 □ 普通饮食 **临时医嘱：** □ 办理出院
病情变异记录	□ 无　□ 有，原因： 1. 2.	□ 无　□ 有，原因： 1. 2.
医师签名		

（二）护士表单

发育性髋脱位（2岁以上）临床路径护士表单

适用对象：第一诊断为发育性髋脱位（ICD-10：Q65.0/Q65.1）

行关节囊切开复位、骨盆截骨/髋臼成形（股骨短缩旋转截骨）术（ICD-9-CM-3：79.85、77.29/77.25）+石膏固定术

患儿姓名：	性别：　年龄：　门诊号：	住院号：
住院日期：　年　月　日	出院日期：　年　月　日	标准住院日：10~12天

时间	住院第1天	住院第2天	住院第3天
健康宣教	**入院宣教：** □ 介绍责任护士、主管医师 □ 病房环境、设施和设备 □ 陪住规定、作息制度、送餐规定 □ 住院注意事项 **疾病相关知识介绍：** □ 饮食指导 □ 术前检查的目的与注意事项 □ 术前感染的预防 □ 安全教育	□ 术前检查目的与注意事项 □ 术前感染的预防 □ 安全教育 □ 肺功能训练及床上大小便训练的方法及目的	□ 术前备皮、配血、禁食、禁水、输液、应用抗菌药物的目的 □ 进手术室前排便、排尿的重要性 □ 家长术前的心理疏导
护理处置	□ 核对患儿，佩戴腕带 □ 建立入院病历 □ 卫生处置：剪指/趾甲、沐浴，更换病号服 □ 协助医师完成术前检查	□ 协助医师进一步完成各项术前检查	□ 术野皮肤准备 □ 采血样协助配血 □ 术前晚、术日晨开塞露保留灌肠清洁肠道 □ 术前禁食、禁水
基础护理	**二级护理：** □ 晨晚间护理 □ 安全护理 □ 饮食护理	**二级护理：** □ 晨晚间护理 □ 安全护理 □ 饮食护理	**二级护理：** □ 晨晚间护理 □ 安全护理 □ 饮食护理
专科护理	□ 护理查体 □ 日常生活能力评估 □ 完全独立 □ 需部分帮助 □ 完全依赖帮助 □ 坠床/跌倒评估，需要时填写防范表 □ 心理护理 □ 预防感染 □ 需要时请家长陪住	□ 心理护理 □ 术前肺功能及床上大小便训练	□ 心理护理 □ 术前肺功能及床上大小便训练 □ 评估患侧肢体有无感觉、运动、肌力等异常
重点医嘱	□ 详见医嘱执行单	□ 详见医嘱执行单	□ 详见医嘱执行单
病情变异记录	□ 无　□ 有，原因： 1. 2.	□ 无　□ 有，原因： 1. 2.	□ 无　□ 有，原因： 1. 2.
护士签名			

时间	住院第4天 （手术日）	住院第5天 （术后1日）	住院第6天 （术后2日）
健康宣教	□ 正确的体位要求和注意事项 □ 防止皮肤压伤的方法 **饮食指导：** □ 禁食 □ 禁水 □ 静脉补液、用药目的 □ 保持石膏干洁、适当垫高患侧肢体的重要性	**饮食指导：** □ 普通饮食 □ 特殊饮食 □ 防止坠积性肺炎的肺功能训练方法 □ 防止患侧肢体失用性肌萎缩的静态运动功能锻炼方法	□ 防止便秘的相关知识 □ 保持会阴清洁防止泌尿系统感染的重要性
护理处置	□ 进手术室前再次清洁术野皮肤 □ 进手术室前排空肠道、膀胱 □ 术前正确补液、用药 □ 备好术中所用X线片、CT片等 □ 术后6小时全身麻醉护理	□ 根据医嘱完成治疗 □ 根据病情测量生命体征	□ 根据医嘱完成治疗 □ 根据病情测量生命体征
基础护理	**一级护理：** □ 晨晚间护理 □ 安全护理 □ 饮食护理 □ 大小便护理	**一级护理：** □ 晨晚间护理 □ 安全护理 □ 饮食护理 □ 大小便护理	**一级护理：** □ 晨晚间护理 □ 安全护理 □ 饮食护理 □ 大小便护理
专科护理	□ 正确体位护理 □ 石膏护理 □ 引流管护理 □ 皮肤护理 □ 疼痛护理 □ 体温发热的护理 □ 心理护理	□ 正确体位护理 □ 石膏护理 □ 引流管护理 □ 皮肤护理 □ 疼痛护理 □ 体温发热的护理 □ 正确补液、用药 □ 心理护理	□ 正确体位护理 □ 石膏护理 □ 引流管护理 □ 皮肤护理 □ 疼痛护理 □ 体温发热的护理 □ 正确补液、用药 □ 心理护理
重点医嘱	□ 详见医嘱执行单	□ 详见医嘱执行单	□ 详见医嘱执行单
病情变异记录	□ 无　□ 有，原因： 1. 2.	□ 无　□ 有，原因： 1. 2.	□ 无　□ 有，原因： 1. 2.
护士签名			

时间	住院第7~9天 （术后3~5日）	住院第10~12天 （出院日）
健康宣教	□ 教会家长正确的卧位护理 □ 教会家长大小便护理	□ 石膏护理的注意事项 □ 出院后注意安全，避免外力碰撞石膏 □ 卧床期间避免坠积性肺炎、皮肤压伤、泌尿系统感染、失用性肌萎缩的重要性 □ 复查的时间 □ 指导家长办理出院手续 □ 发放健康处方
护理处置	□ 根据医嘱完成治疗 □ 根据病情测量生命体征	□ 办理出院手续 □ 完成护理病历
基础护理	**一级或二级护理：** □ 晨晚间护理 □ 安全护理 □ 饮食护理 □ 大小便护理	**二级护理：** □ 晨间护理 □ 安全护理 □ 饮食护理 □ 大小便护理
专科护理	□ 正确体位护理 □ 石膏护理 □ 皮肤护理 □ 疼痛护理 □ 体温发热的护理 □ 心理护理	□ 正确体位护理 □ 石膏护理 □ 皮肤护理
重点医嘱	□ 详见医嘱执行单	□ 详见医嘱执行单
病情变异记录	□ 无 □ 有，原因： 1. 2.	□ 无 □ 有，原因： 1. 2.
护士签名		

（三）患儿家属表单

发育性髋脱位（2 岁以上）临床路径患儿家属表单

适用对象：第一诊断为发育性髋脱位（ICD-10：Q65.0/Q65.1）

行关节囊切开复位、骨盆截骨/髋臼成形（股骨短缩旋转截骨）术（ICD-9-CM-3：79.85、77.29/77.25）+石膏固定术

患儿姓名：	性别：　　年龄：　　门诊号：	住院号：
住院日期：　　年　月　日	出院日期：　　年　月　日	标准住院日：10~12 天

时间	住院第 1 天	住院第 2 天	住院第 3 天
监测	□ 测量生命体征，体重	□ 测量生命体征，体重	□ 测量生命体征 □ 与医护沟通
医患配合	□ 护士行入院护理评估（简单询问病史） □ 接受入院宣教 □ 医师询问现病史、既往病史、用药情况，收集资料 □ 收集资料	□ 接受入院宣教 □ 医师询问现病史、既往病史、用药情况，收集资料 □ 收集资料	□ 配合完善术前相关检查 **术前宣教：** □ 髋脱位知识 □ 术前用物准备
重点诊疗及检查	**重点诊疗：** □ 二级护理 □ 既往用药	**重点诊疗：** □ 二级护理	**重点诊疗：** **术前准备：** □ 备皮，备血 □ 术前签字 **重要检查：** □ 实验室检查 □ 心电图 □ X 线胸片
饮食活动	□ 术前普通饮食 □ 正常活动	□ 术前普通饮食 □ 正常活动	□ 术前普通饮食 □ 术前 12 小时禁食、禁水 □ 正常活动

时间	住院第4天 （手术日）	住院第5天 （术后1日）	住院第6天 （术后2日）	住院第7~12天 （术后3~8日，出院日）
监测	□ 清晨测量体温、脉搏、呼吸、血压1次	□ 定时监测生命体征	□ 定时监测生命体征	□ 定时监测生命体征
医患配合	**术后宣教：** □ 术后体位：麻醉未醒时平卧，清醒后护士协助翻身，抬高患肢，石膏护理 □ 予监护设备、吸氧 □ 配合护士定时监测生命体征、伤口敷料等 □ 告知医护术后不适主诉	□ 医师巡视，了解病情 □ 注意探视及陪伴时间	□ 伤口保护 □ 医师巡视，了解病情 □ 医师讲解术后下肢石膏护理方法及注意事项	□ 下肢石膏护理及注意事项 □ 定时翻身 **出院宣教：** □ 出院前康复宣教 □ 下肢石膏拆除方法及时间 □ 了解复查程序，办理门诊预约 □ 办理出院手续
重点诊疗及检查	**重点诊疗：** □ 一级护理 □ 予以监测设备、吸氧 □ 用药：止血药、补液药物应用 □ 护士协助记录出入量	**重点诊疗：** □ 一级护理 □ 静脉补液用药	**重点诊疗：** □ 一级护理 □ 复查骨盆X线正位片	**重点诊疗：** □ 二级护理
饮食活动	□ 根据病情术后6小时半流质饮食 □ 卧床休息，抬高患肢	□ 术后根据病情逐渐半流质饮食及普通饮食 □ 卧床	□ 术后普通饮食 □ 卧床	□ 术后普通饮食 □ 卧床

附：原表单（2016 年版）

发育性髋脱位（2 岁以上）临床路径表单

适用对象：第一诊断为发育性髋脱位（ICD-10：Q65.0/Q65.1）

行关节囊切开复位、骨盆截骨/髋臼成形（股骨短缩旋转截骨）术（ICD-9-CM-3：79.85、77.29/77.25）+石膏固定术

患儿姓名：	**性别：　　年龄：　　门诊号：**	**住院号：**
住院日期：　　年　月　日	**出院日期：**　　年　月　日	**标准住院日：10~12 天**

时间	住院第 1 天	住院第 2 天	住院第 3 天
主要诊疗工作	□ 询问病史以及体格检查 □ 初步诊断和治疗方案 □ 住院医师完成住院志、首次病程、上级医师查房等病历书写 □ 完善术前检查	□ 上级医师查房 □ 进一步完善术前检查 □ 等待术前检查结果	□ 上级医师查房，术前评估 □ 决定手术方案 □ 向患儿家属交代围术期注意事项并签署手术知情同意书、输血同意书、自费用品同意书等 □ 麻醉医师看患儿并签署麻醉同意书等 □ 完成各项术前准备
重点医嘱	**长期医嘱：** □ 二级护理 □ 普通饮食 **临时医嘱：** □ 血常规、尿常规、大便常规 □ 凝血功能 □ 肝功能、肾功能 □ 感染性疾病筛查 □ 骨盆 X 线正位片 □ 心电图	**长期医嘱：** □ 二级护理 □ 普通饮食	**长期医嘱：** □ 二级护理 □ 普通饮食 **临时医嘱：** □ 手术医嘱，清洁皮肤等 □ 应用抗菌药物 □ 备血 □ 术中 X 线摄片申请单
主要护理工作	□ 入院宣教，介绍医护人员、病房环境、设施和设备 □ 入院护理评估 □ 执行术前检查	□ 等待检查结果 □ 家属沟通	□ 做好术前准备 □ 提醒家属患儿术前禁食、禁水 □ 家属术前的心理护理
病情变异记录	□ 无　□ 有，原因： 1. 2.	□ 无　□ 有，原因： 1. 2.	□ 无　□ 有，原因： 1. 2.
护士签名			
医师签名			

时间	住院第4天 （手术日）	住院第5天 （术后1日）	住院第6天 （术后2日）
主要诊疗工作	□ 手术 □ 向患儿家属交代手术过程情况以及术后注意事项 □ 完成手术记录 □ 上级医师查房 □ 患儿一般状态，患肢血运情况，足趾活动情况	□ 上级医师查房 □ 完成常规病程记录 □ 观察患儿术后一般情况 □ 切口情况 □ 石膏情况	□ 上级医师查房 □ 完成常规病程记录
重点医嘱	**长期医嘱：** □ 一级护理 □ 禁食 □ 全身麻醉下行X侧髋关节切开复位、骨盆截骨/髋臼成形、股骨短缩旋转截骨术+石膏固定术 □ 静脉抗菌药物 □ 注意患肢血运活动情况 □ 注意石膏护理 **临时医嘱：** □ 静脉补液 □ 输血后复查血常规	**长期医嘱：** □ 二级护理 □ 普通饮食 □ 抗菌药物 **临时医嘱：** □ 补液支持 □ 复查血常规 □ 镇痛等对症处理	**长期医嘱：** □ 二级护理 □ 普通饮食 □ 抗菌药物 **临时医嘱：** □ 补液支持 □ 复查X线片
主要护理工作	□ 监护患儿生命体征及呼吸情况 □ 术后护理 □ 术后应用抗菌药物及补液	□ 注意患儿一般情况 □ 术后护理 □ 注意肢端血运和石膏护理	□ 注意患儿一般情况 □ 术后护理 □ 注意肢端血运和石膏护理
病情变异记录	□ 无 □ 有，原因： 1. 2.	□ 无 □ 有，原因： 1. 2.	□ 无 □ 有，原因： 1. 2.
护士签名			
医师签名			

时间	住院第 7~9 天 （术后 3~5 日）	住院第 10~12 天 （出院日）
主要诊疗工作	□ 上级医师查房 □ 住院医师完成病程记录 □ 切口换药（必要时）	□ 上级医师查房，进行手术以及伤口评估，确定有无手术并发症和伤口愈合不良的情况，明确是否出院 □ 完成住院志、病案首页、出院小结等 □ 向家属交代复诊时间
重点医嘱	**长期医嘱：** □ 二级护理 □ 普通饮食 □ 抗菌药物	**出院医嘱：** □ 根据伤口愈合情况，预约换药拆线的时间 □ 定期随诊 □ 石膏护理
主要护理工作	□ 观察患儿病情变化 □ 注意石膏以及肢端血运	□ 注意石膏以及肢端血运 □ 指导家属办理出院手续 □ 出院宣教
病情变异记录	□ 无 □ 有，原因： 1. 2.	□ 无 □ 有，原因： 1. 2.
护士签名		
医师签名		

第四十三章

儿童股骨头缺血性坏死临床路径释义

【医疗质量控制指标】（专家建议）

指标一、诊断需结合临床表现、体格检查、影像学检查。

指标二、确诊股骨头缺血性坏死的病例需行手术治疗。

指标三、双侧髋关节脱位，一般先行一侧手术。

指标四、可术前30分钟及术后3天内预防性应用抗菌药物。

一、儿童股骨头缺血性坏死编码

疾病名称及编码：股骨头缺血性坏死或股骨头无菌性坏死或幼年型股骨头骨骺骨软骨病（ICD-10：M87.951/M87.051/M91.156）

股骨上端截骨术或骨盆截骨术（CM3：77.2501/77.2902）

二、临床路径检索方法

三、国家医疗保障疾病诊断相关分组（CHS-DRG）

MDCI　肌肉、骨骼疾病及功能障碍

IE1　骨盆髋臼手术

IF3　股骨手术

四、儿童股骨头缺血性坏死临床路径标准住院流程

（一）适用对象

第一诊断为股骨头缺血性坏死或股骨头无菌性坏死或幼年型股骨头骨骺骨软骨病（莱格-卡尔夫-佩尔特斯病）的（ICD-10：M87.951/M87.051/M91.156）行股骨上端截骨术或骨盆截骨术（CM3：77.2501/77.2902）。

释义

■ 本路径适用于诊断股骨头缺血性坏死或股骨头无菌性坏死或幼年型股骨头骨骺骨软骨病的、需要行股骨上端截骨术或骨盆截骨术治疗的儿童患者。

（二）诊断依据

根据《小儿骨科学》（吉士俊主编，山东科学技术出版社），《实用小儿骨科学》（潘少川主编，人民卫生出版社）。

1. 病史：持续数月间歇性跛行与疼痛，活动后加重，休息后缓解。
2. 体征：患髋轻度屈曲内收畸形。
3. 查体：患髋疼痛活动受限，大腿及臀部肌肉萎缩，4字试验阳性。
4. 辅助检查：骨盆正侧位X线平片见Ⅲ期或Ⅳ期改变。

释义

■ 儿童股骨头坏死可表现为持续数月间歇性跛行与疼痛，活动后加重，休息后缓解，同时髋关节活动受限，大腿及臀部肌肉萎缩，4字试验阳性。

■ 一般骨盆X线正侧位片即可明确诊断，对于X线片见到Ⅲ期（头骺大部已出现死骨，未波及其内、外侧）或者Ⅳ期（骨骺全部已出现死骨）均需要治疗。

（三）进入路径标准

根据《小儿骨科学》（吉士俊主编，山东科学技术出版社），《实用小儿骨科学》（潘少川主编，人民卫生出版社）明确为股骨头缺血性坏死病例。

释义

■ 本病主要根据《小儿骨科学》（吉士俊主编，山东科学技术出版社），《实用小儿骨科学》（潘少川主编，人民卫生出版社）为标准，明确诊断股骨头缺血性坏死病例可进入临床路径。

（四）标准住院日为10~12天

释义

入院次日行术前检查，3~4天安排手术，术后1天复查骨盆X线正位片了解髋关节对位情况，术后1周患儿平稳出院。

（五）住院期间的检查项目

1. 必需的检查项目：

（1）血常规、尿常规。

（2）肝功能、肾功能、电解质、凝血功能、血型、血淀粉酶、感染性疾病筛查（乙型肝炎、丙型肝炎、艾滋病、梅毒等）。

（3）X线胸片。

（4）心电图。

（5）骨盆X线正位片+髋关节X线蛙式位片；髋关节三维CT检查。

（6）髋关节MRI增强。

2. 根据患者病情进行的检查项目：同位素骨扫描。

释义

■ 术前常规检查包括血常规、尿常规、肝功能、肾功能、电解质、凝血功能、血型、血淀粉酶、感染性疾病筛查（乙型肝炎、丙型肝炎、艾滋病、梅毒等）、心电图检查、X线胸片。

■ 专科的影像学检查：骨盆X线正位片+髋关节X线蛙式位片；髋关节三维CT检查，髋关节MRI增强，这些影像学检查有助于评估股骨头缺血性坏死程度及分期，指导手术治疗。

■ 同位素骨扫描与MRI检查类似，对于早期股骨头缺血性坏死诊断具有重要意义，但其均有核素辐射，一般为MRI检查所替代。

（六）治疗方案的选择

1. 股骨上端截骨术：Catterall Ⅲ型或Ⅳ型病变；6岁以上儿童，有2个以上危象；股骨头有半脱位或伴有前倾角过大和CE角较小者。
2. 骨盆截骨术：股骨头坏死伴明显半脱位者；Catterall Ⅲ型或Ⅳ型；6岁以上儿童，有2个以上危象；Ⅱ型患者非手术治疗期半年内头骺继续变扁小于50%，干骺端出现广泛病损者。

释义

■ 对于Catterall Ⅲ型或Ⅳ型病变；6岁以上儿童，有2个以上危象；股骨头有半脱位或伴有前倾角过大和CE角较小者，需要进行股骨上端截骨术。

■ 对于股骨头坏死伴明显半脱位者；Catterall Ⅲ型或Ⅳ型；6岁以上儿童，有2个以上危象；Ⅱ型患者非手术治疗期半年内头骺继续变扁小于50%，干骺端出现广泛病损者，需要进行骨盆截骨术。

（七）预防性抗菌药物选择与使用时机

按照《抗菌药物临床应用指导原则（2015年版）》（国卫办医发〔2015〕43号）执行。建议使用第一代头孢菌素（如头孢唑啉）。预防性抗菌药物在术前0.5小时使用。

释义

■ 本病手术治疗均需要行截骨操作和使用内固定器械，可以预防性应用抗菌药物。术前可预防性应用第一代头孢菌素类（如头孢唑林），时间为术前0.5小时静脉给药。

（八）手术日

1. 麻醉方式：气管插管全身麻醉。
2. 术中用药：麻醉常规用药。
3. 输血：根据术前血红蛋白状况及术中出血情况决定。
4. 手术方式：股骨上端截骨术或骨盆截骨术。

释义

■ 本路径手术均在全身麻醉下进行。

■ 术中用药为麻醉常规用药。

■ 一般情况下，股骨上端截骨或者骨盆截骨出血不多可不需输血治疗，如出血多或者术前贫血者，术中使用自体血液回吸收血或异体血输注。

■ 根据股骨头缺血性坏死患儿病情程度及股骨形态变化，常采用股骨上端截骨术或骨盆截骨术。

（九）术后恢复

1. 必须复查的检查项目：血常规、骨盆 X 线正位片。
2. 术后用药：抗菌药物按照《抗菌药物临床应用指导原则（2015 年版）》（国卫办医发〔2015〕43 号）选用药物，用药时间 1~3 天。
3. 术后饮食指导。

释义

■ 复查血常规了解术后白细胞及血红蛋白情况。如患儿病情不稳定，需检查血生化了解电解质、肝功能、肾功能的情况。术后复查骨盆 X 线正位片了解术后髋关节及股骨头对位情况。

■ 由于本病治疗需行截骨操作，且应用克氏针或钢板等内固定材料，术前、术后需应用抗菌药物预防感染。用药时间一般 1~3 天，患儿术后体温正常，复查血常规正常可停药。

（十）出院标准

1. 患者一般情况良好。
2. 切口愈合良好：伤口无感染，无皮下积液（或门诊可处理的少量积液）。
3. 体温正常，相关实验室检查结果基本正常，没有需要住院处理的并发症和/或合并症。

释义

■ 主治医师可在出院前，通过复查的各项检查并结合患儿恢复情况决定是否能出院。如果切口愈合良好，伤口无感染，体温正常，相关实验室检查结果基本正常，没有需要住院处理的并发症和/或合并症可准许患儿出院。

（十一）变异及原因分析

1. 术前合并其他影响手术的基础疾病，需要进行相关的诊断和治疗。
2. 术前根据患者病情初步确定手术方式，根据患者术中情况更改手术方式可能。
3. 手术后继发切口感染等并发症，导致围术期住院时间延长与费用增加。
4. 住院后出现其他内、外科疾病需进一步明确诊断，导致住院时间延长与费用增加。

释义

■ 根据患儿病情，安排相应的术前检查，可能延长住院时间，增加治疗费用，如髋关节增强 MRI 预约时间较长。

■ 个别患者术中发现与术前病情不一致的情况，术中可能更改截骨方式或增加手术步骤。

■ 术后出现伤口感染等并发症，需要处理好并发症后患者才可以出院，这就会导致围术期住院时间延长与费用增加。

■ 住院后患者可能会出现呼吸道感染等其他内、外科疾病需要进一步明确诊断治疗，导致住院时间延长与费用增加。

五、儿童股骨头缺血性坏死给药方案

用药主要是预防性应用抗菌药物，可术前 30 分钟及术后 3 天内应用临床一线药物，如第一代头孢菌素或第二代头孢菌素类抗菌药物。术后可应用止血药物 1~3 天。

六、儿童股骨头缺血性坏死护理规范

1. 术前指导患儿术前注意保暖、勿受寒，以免影响手术。
2. 术前训练床上大小便，以及做被固定肢体的静态舒缩活动，以利于术后康复。
3. 术前教会患儿及家长石膏护理注意事项及观察要点，防止发生并发症。
4. 术后肢端循环的观察与护理：观察手术部位远端肢体有无感知觉、活动、血运颜色、温度异常，如果患儿诉石膏内某部剧痛，应及时报告医师，必要时开窗减压。
5. 石膏及支具护理：保持有效固定，注意石膏、支具固定松紧度；保持石膏清洁干燥，石膏内应衬垫足够棉垫，石膏边缘应包裹；观察石膏表面有无渗血渗液，如量多或色泽鲜红等，需通知医师及时处理，并将出血范围及时标记在石膏上。支具固定患儿，支具内衬垫柔软毛巾，浅色为宜，以便于观察渗血渗液颜色，毛巾如有大小便污染应及时更换；勿摇抓石膏、支具内皮肤，骶尾部是压力性损伤高发部位，护理时应重点注意；术后行石膏固定时，指导患儿少吃多餐，避免过度饱胀引起恶心、呕吐。
6. 因患儿术后佩戴支具（石膏），故取平卧位和俯卧位交替，一般每 2~4 小时翻身 1 次，以预防皮肤压力性损伤发生，翻身时注意安全，患侧应在上面，防止石膏折断。使臀部悬空，避免局部长时间受压；俯卧时在患儿胸腹、患侧小腿位置垫软枕，以保证患儿舒适。

七、儿童股骨头缺血性坏死营养治疗规范

指导患儿少吃多餐，避免过度饱胀引起恶心、呕吐，饮食中适当增加瘦肉、鸡蛋、水果、蔬菜等高蛋白、高热量、高维生素富含营养的饮食。

八、儿童股骨头缺血性坏死患者健康宣教

1. 保持石膏或支具有效固定，加强适当功能锻炼，如患侧行踝足运动、小腿肌肉等长收缩等，运动强度及时间应循序渐进，以患儿不感疲劳和疼痛为宜；术后 2 周可在床上练习坐起，去除小腿段支具后，活动膝关节；1~1.5 个月来院拆除支具后，不负重行患肢的髋关节、膝关节功能康复锻炼；对不耐受主动训练的患儿，可用连续被动运动机辅助锻炼；术后 2~3 个月，如股骨头无缺血性坏死改变，术后关节生长良好，则可逐步负重行走。
2. 如有伤口红、肿、渗液等异常情况，及时就诊。
3. 定期复诊，出院后 1~2 周门诊复查伤口愈合情况，术后 1 个月、2 个月、3 个月、6 个月定期复查髋关节复位及术后生长情况，按指导及时行关节功能康复锻炼，避免关节功能僵硬。

九、推荐表单

（一）医师表单

股骨头缺血性坏死临床路径医师表单

适用对象：第一诊断为股骨头缺血性坏死或股骨头无菌性坏死或幼年型股骨头骨骺骨软骨病（莱格-卡尔韦-佩尔特斯）的（ICD-10：M87.951/M87.051/M91.156）
行股骨上端截骨术或骨盆截骨术（CM3：77.2501/77.2902）

患者姓名：	性别： 年龄： 门诊号：	住院号：
住院日期： 年 月 日	出院日期： 年 月 日	标准住院日 天

时间	住院第 1~2 天	住院第 3~4 天 术前 1 天	住院第 4~5 天 （手术日，术后）
主要诊疗工作	□ 询问病史和体格检查 □ 完成住院病历和首次病程记录 □ 开检查检验单 □ 上级医师查房 □ 初步确定诊治方案和特殊检查项目	□ 询问病史和体格检查 □ 完成术前小结与讨论 □ 安排手术日期 □ 完善术前准备	□ 完成术后病程记录 □ 术后监护及治疗
重点医嘱	**长期医嘱：** □ 骨科护理常规 □ 二级护理 □ 普通饮食免负重 **临时医嘱：** □ 三大常规 □ 肝功能、肾功能 □ 凝血全套 □ 乙型肝炎两对半 □ 血型测定 □ 梅毒、艾滋病筛查 □ 血气分析、电解质 □ X 线胸片 □ 心电图 □ 骨盆 X 线正侧位片 □ 髋关节 MRI 增强 □ 同位素骨扫描（必要时）	**长期医嘱：** □ 二级护理 □ 普通饮食免负重	**长期医嘱：** □ 一级护理 □ 普通饮食心电监护 □ 留置导尿（必要时） □ 留置负压球（必要时） □ 抗菌药物（遵医嘱） □ 石膏护理 **临时医嘱：** □ 血常规 □ 补液支持
病情变异记录	□ 无 □ 有，原因： 1. 2.	□ 无 □ 有，原因： 1. 2.	□ 无 □ 有，原因： 1. 2.
医师签名			

时间	住院第6天 （术后第1天）	住院第7天 （术后第2天）	住院第8~10天 （术后第3~5天）	住院第11天 （出院日）
主要诊疗工作	□ 询问病情和体格检查 □ 完善病程记录 □ 上级医师查房	□ 询问病情和体格检查 □ 完善病程记录 □ 上级医师查房	□ 询问病情和体格检查 □ 完善病程记录 □ 上级医师查房	□ 询问病情和体格检查 □ 完善病程记录 □ 上级医师查房
重点医嘱	**长期医嘱：** □ 骨科护理常规 □ 二级护理 □ 普通饮食留置负压球（必要时） □ 抗菌药物（同术前） □ 石膏护理 **临时医嘱：** □ 补液支持	**长期医嘱：** □ 骨科护理常规 □ 二级护理 □ 普通饮食留置负压球（必要时） □ 抗菌药物（同术前） □ 石膏护理 **临时医嘱：** □ 补液支持	**长期医嘱：** □ 骨科护理常规 □ 二级护理 □ 普通饮食 □ 石膏护理 **临时医嘱：** □ 复查血常规 □ 伤口护理 □ 复查骨盆正位片	**长期医嘱：** □ 骨科护理常规 □ 二级护理 □ 普通饮食 □ 石膏护理 **临时医嘱：** □ 出院
病情变异记录	□ 无 □ 有，原因： 1. 2.	□ 无 □ 有，原因： 1. 2.	□ 无 □ 有，原因： 1. 2.	□ 无 □ 有，原因： 1. 2.
医师签名				

（二）护士表单

股骨头缺血性坏死临床路径护士表单

适用对象：第一诊断为股骨头缺血性坏死或股骨头无菌性坏死或幼年型股骨头骨骺骨软骨病（莱格-卡尔韦-佩尔特斯）的（ICD-10：M87.951/M87.051/M91.156）
行股骨上端截骨术或骨盆截骨术（CM3：77.2501/77.2902）

患者姓名：	性别：　年龄：　门诊号：	住院号：
住院日期：　年　月　日	出院日期：　年　月　日	标准住院日　天

时间	住院第1天	住院第2天	住院第3天
健康宣教	入院宣教： □ 介绍责任护士、主管医师 □ 病房环境、设施和设备 □ 陪住规定、作息制度、送餐规定 □ 住院注意事项 疾病相关知识介绍： □ 饮食指导 □ 术前检查的目的与注意事项 □ 术前感染的预防 □ 安全教育	□ 术前检查目的与注意事项 □ 术前感染的预防 □ 安全教育 □ 肺功能训练及床上大小便训练的方法及目的	□ 术前备皮、配血、禁食、禁水、输液、应用抗菌药物的目的 □ 进手术室前排便、排尿的重要性 □ 家长术前的心理疏导
护理处置	□ 核对患儿，佩戴腕带 □ 建立入院病历 □ 卫生处置：剪指/趾甲、沐浴，更换病号服 □ 协助医师完成术前检查	□ 协助医师进一步完成各项术前检查	□ 术野皮肤准备 □ 采血样协助配血 □ 术前晚、术日晨开塞露保留灌肠清洁肠道 □ 术前禁食、禁水
基础护理	二级护理： □ 晨晚间护理 □ 安全护理 □ 饮食护理	二级护理： □ 晨晚间护理 □ 安全护理 □ 饮食护理	二级护理： □ 晨晚间护理 □ 安全护理 □ 饮食护理
专科护理	□ 护理查体 □ 日常生活能力评估 □ 完全独立 □ 需部分帮助 □ 完全依赖帮助 □ 坠床/跌倒评估，需要时填写防范表 □ 心理护理 □ 预防感染 □ 需要时请家长陪住	□ 心理护理 □ 术前肺功能及床上大小便训练	□ 心理护理 □ 术前肺功能及床上大小便训练 □ 评估患侧肢体有无感觉、运动、肌力等异常
重点医嘱	□ 详见医嘱执行单	□ 详见医嘱执行单	□ 详见医嘱执行单
病情变异记录	□ 无　□ 有，原因： 1. 2.	□ 无　□ 有，原因： 1. 2.	□ 无　□ 有，原因： 1. 2.
护士签名			

时间	住院第 4~5 天 （手术日）	住院第 6 天 （术后 1 日）	住院第 7 天 （术后 2 日）
健康宣教	□ 正确的体位要求和注意事项 □ 防止皮肤压伤的方法 **饮食指导：** □ 禁食 □ 禁水 □ 静脉补液、用药目的 □ 保持石膏干洁、适当垫高患侧肢体的重要性	**饮食指导：** □ 普通饮食 □ 特殊饮食 □ 防止坠积性肺炎的肺功能训练方法 □ 防止患侧肢体失用性肌萎缩的静态运动功能锻炼方法	□ 防止便秘的相关知识 □ 保持会阴清洁防止泌尿系统感染的重要性
护理处置	□ 进手术室前再次清洁术野皮肤 □ 进手术室前排空肠道、膀胱 □ 术前正确补液、用药 □ 备好术中所用 X 线片、CT 片等 □ 术后 6 小时全身麻醉护理	□ 根据医嘱完成治疗 □ 根据病情监测生命体征	□ 根据医嘱完成治疗 □ 根据病情监测生命体征
基础护理	**一级护理：** □ 晨晚间护理 □ 安全护理 □ 饮食护理 □ 大小便护理	**一级护理：** □ 晨晚间护理 □ 安全护理 □ 饮食护理 □ 大小便护理	**一级护理：** □ 晨晚间护理 □ 安全护理 □ 饮食护理 □ 大小便护理
专科护理	□ 体位护理 □ 石膏护理 □ 引流管护理 □ 皮肤护理 □ 疼痛护理 □ 体温发热的护理 □ 心理护理	□ 体位护理 □ 石膏护理 □ 引流管护理 □ 皮肤护理 □ 疼痛护理 □ 体温发热的护理 □ 正确补液、用药 □ 心理护理	□ 体位护理 □ 石膏护理 □ 引流管护理 □ 皮肤护理 □ 疼痛护理 □ 体温发热的护理 □ 正确补液、用药 □ 心理护理
重点医嘱	□ 详见医嘱执行单	□ 详见医嘱执行单	□ 详见医嘱执行单
病情变异记录	□ 无 □ 有，原因： 1. 2.	□ 无 □ 有，原因： 1. 2.	□ 无 □ 有，原因： 1. 2.
护士签名			

时间	住院第 8~10 天 （术后 3~5 日）	住院第 11 天 （出院日）
健康宣教	□ 教会家长正确的卧位护理 □ 教会家长大小便护理	□ 石膏护理的注意事项 □ 出院后注意安全，避免外力碰撞石膏 □ 卧床期间避免坠积性肺炎、皮肤压伤、泌尿系统感染、失用性肌萎缩的重要性 □ 复查的时间 □ 指导家长办理出院手续 □ 发放健康处方
护理处置	□ 根据医嘱完成治疗 □ 根据病情测量生命体征	□ 办理出院手续 □ 完成护理病历
基础护理	**一级或二级护理：** □ 晨晚间护理 □ 安全护理 □ 饮食护理 □ 大小便护理	**二级护理：** □ 晨间护理 □ 安全护理 □ 饮食护理 □ 大小便护理
专科护理	□ 体位护理 □ 石膏护理 □ 皮肤护理 □ 疼痛护理 □ 体温发热的护理 □ 心理护理	□ 体位护理 □ 石膏护理 □ 皮肤护理
重点医嘱	□ 详见医嘱执行单	□ 详见医嘱执行单
病情变异记录	□ 无　□ 有，原因： 1. 2.	□ 无　□ 有，原因： 1. 2.
护士签名		

（三）患儿家属表单

股骨头缺血性坏死临床路径患儿家属表单

适用对象：第一诊断为股骨头缺血性坏死或股骨头无菌性坏死或幼年型股骨头骨骺骨软骨病（莱格-卡尔韦-佩尔特斯）的（ICD-10：M87.951/M87.051/M91.156）

行股骨上端截骨术或骨盆截骨术（CM3：77.2501/77.2902）

患者姓名：	性别：　　年龄：　　门诊号：	住院号：
住院日期：　　年　月　日	出院日期：　　年　月　日	标准住院日　　天

时间	住院第1天	住院第2天	住院第3天
监测	□ 监测生命体征，体重	□ 测量生命体征，体重	□ 监测生命体征 □ 与医护沟通
医患配合	□ 护士行入院护理评估（简单询问病史） □ 接受入院宣教 □ 医师询问现病史、既往病史、用药情况，收集资料 □ 收集资料	□ 接受入院宣教 □ 医师询问现病史、既往病史、用药情况，收集资料 □ 收集资料	□ 配合完善术前相关检查 **术前宣教：** □ 髋脱位知识 □ 术前用物准备
重点诊疗及检查	**重点诊疗：** □ 二级护理 □ 既往用药	**重点诊疗：** □ 二级护理	**重点诊疗：** **术前准备：** □ 备皮，备血 □ 术前签字 **重要检查：** □ 抽血实验室检查 □ 心电图 □ X线胸片
饮食活动	□ 术前普通饮食 □ 正常活动	□ 术前普通饮食 □ 正常活动	□ 术前普通饮食 □ 术前12小时禁食、禁水 □ 正常活动

时间	住院第4~5天 (手术日)	住院第6天 (术后1日)	住院第7天 (术后2日)	住院第8~11天 (术后3~7日，出院日)
监测	□ 清晨测量体温、脉搏、呼吸、血压1次	□ 定时监测生命体征	□ 定时监测生命体征	□ 定时监测生命体征
医患配合	**术后宣教：** □ 术后体位：麻醉未醒时平卧，清醒后护士协助翻身，抬高患肢，石膏护理 □ 予监护设备、吸氧 □ 配合护士定时监测生命体征、伤口敷料等 □ 告知医护术后不适主诉	□ 医师巡视，了解病情 □ 注意探视及陪伴时间	□ 伤口保护 □ 医师巡视，了解病情 □ 医师讲解术后下肢石膏护理方法及注意事项	□ 下肢石膏护理及注意事项 □ 定时翻身 **出院宣教：** □ 出院前康复宣教 □ 下肢石膏拆除方法及时间 □ 了解复查程序，办理门诊预约 □ 办理出院手续
重点诊疗及检查	**重点诊疗：** □ 一级护理 □ 予以监测设备、吸氧 □ 用药：止血药、补液药物应用 □ 护士协助记录出入量	**重点诊疗：** □ 一级护理 □ 静脉补液用药	**重点诊疗：** □ 一级护理 □ 复查骨盆X线正位片	**重点诊疗：** □ 二级护理
饮食活动	□ 根据病情术后6小时半流质饮食 □ 卧床休息，抬高患肢	□ 术后根据病情逐渐半流质饮食及普通饮食 □ 卧床	□ 术后普通饮食 □ 卧床	□ 术后普通饮食 □ 卧床

附：原表单（2017年版）

股骨头缺血性坏死临床路径表单

适用对象：第一诊断为股骨头缺血性坏死或股骨头无菌性坏死或幼年型股骨头骨骺骨软骨病（莱格-卡尔韦-佩尔特斯）的（ICD-10：M87.951/M87.051/M91.156）
行股骨上端截骨术或骨盆截骨术（CM3：77.2501/77.2902）

患者姓名：	性别：　年龄：　门诊号：	住院号：
住院日期：　年　月　日	出院日期：　年　月　日	标准住院日　天

时间	住院第6天 （术后第1天）	住院第7天 （术后第2天）	住院第8~10天 （术后第3~5天）	住院第11天 （出院日）
诊疗工作	□ 询问病情和体格检查 □ 完善病程记录 □ 上级医师查房	□ 询问病情和体格检查 □ 完善病程记录 □ 上级医师查房	□ 询问病情和体格检查 □ 完善病程记录 □ 上级医师查房	□ 询问病情和体格检查 □ 完善病程记录 □ 上级医师查房
重点医嘱	**长期医嘱：** □ 骨科护理常规 □ 二级护理 □ 普通饮食留置负压球（必要时） □ 抗菌药物（同术前） □ 石膏护理 **临时医嘱：** □ 补液支持	**长期医嘱：** □ 骨科护理常规 □ 二级护理 □ 普通饮食留置负压球（必要时） □ 抗菌药物（同术前） □ 石膏护理 **临时医嘱：** □ 补液支持	**长期医嘱：** □ 骨科护理常规 □ 二级护理 □ 普通饮食 □ 石膏护理 **临时医嘱：** □ 复查血常规 □ 伤口护理 □ 复查骨盆X线正位片	**长期医嘱：** □ 骨科护理常规 □ 二级护理 □ 普通饮食 □ 石膏护理 **临时医嘱：** □ 出院
病情变异记录	□ 无　□ 有，原因： 1. 2.	□ 无　□ 有，原因： 1. 2.	□ 无　□ 有，原因： 1. 2.	□ 无　□ 有，原因： 1. 2.
护士签名				
医师签名				

第四十四章

先天性马蹄内翻足临床路径释义

【医疗质量控制指标】（专家建议）

指标一、诊断需结合临床表现、体格检查、影像学检查。

指标二、对于先天性马蹄内翻足患儿需行手术治疗。

指标三、除外其他原因导致的马蹄内翻足。

指标四、术后可预防性应用抗菌药物。

一、先天性马蹄内翻足编码

先天性马蹄内翻足是常见的先天性足畸形。由足下垂、内翻、内收三个主要畸形综合而成。以后足马蹄、内翻、内旋，前足内收、内翻、高弓为主要表现的畸形疾病。

疾病名称及编码：先天性马蹄内翻足（ICD-10：Q66.0）

手术操作及编码：足后内侧松解术（ICD-9-CM-3：83.84）

跟腱经皮切断延长（ICD-9-CM-3：83.85）

二、临床路径检索方法

Q66.0 伴（83.84/83.85）　　出院科别：儿科

三、国家医疗保障疾病诊断相关分组（CHS-DRG）

MDCI　肌肉、骨骼疾病及功能障碍

IG1　肌肉、肌腱手术

IJ1　骨骼肌肉系统的其他手术

四、先天性马蹄内翻足临床路径标准住院流程

（一）适用对象

第一诊断为先天性马蹄内翻足（ICD-10：Q66.0）。

行足后内侧松解术（包括跟腱经皮切断延长）（ICD-9-CM-3：83.84/83.85）。

释义

■ 主要适用于先天性马蹄内翻足，不适于神经性及其他继发性马蹄内翻足。

（二）诊断依据

根据《张金哲小儿外科学》（张金哲主编，人民卫生出版社，2013年），《临床诊疗指南·小儿外科学分册》（中华医学会编著，人民卫生出版社，2005年）、《临床技术操作规范·小儿外科学分册》（中华医学会编著，人民军医出版社，2005年），《小儿外科学》（施诚仁等主编，人民卫生出版社，2010年），《小儿外科学》（卫生部规划教材-高等医药院校教材，人民卫生出版社，2014年，第5版）和《实用小儿骨科学》（Lynn T. Staheli主编、潘少川主译，人民卫生出版社，2007年，第2版）。

1. 临床表现：出生后单侧足或双足呈现马蹄内翻改变。
2. 体格检查：前足内收、跟骨内翻、踝关节马蹄畸形等。
3. 影像学检查：X 线检查。

释义

■ 本路径的制订主要参考国内外权威参考书籍和治疗指南。

■ 先天性马蹄内翻足一般生后即可发现患足前足内收、跟骨内翻、踝关节马蹄畸形，且不能被动矫正，足内侧皮肤紧张，足跟腱紧张。患儿腰骶部未见膨出包块及皮毛窦等神经发育畸形。可单侧发生，也可双足同时存在。

（三）选择治疗方案的依据

根据《张金哲小儿外科学》（张金哲主编，人民卫生出版社，2013 年），《临床诊疗指南·小儿外科学分册》（中华医学会编著，人民卫生出版社，2005 年），《临床技术操作规范·小儿外科学分册》（中华医学会编著，人民军医出版社，2005 年），《小儿外科学》（施诚仁等主编，人民卫生出版社，2010 年）、《小儿外科学》（卫生部规划教材-高等医药院校教材，人民卫生出版社，2014 年，第 5 版）和《实用小儿骨科学》（Lynn T. Staheli 主编、潘少川主译，人民卫生出版社，2007 年，第 2 版）。

行足后内侧松解术（包括跟腱经皮切断延长）（ICD-9-CM-3：83.84/83.85）、石膏固定术。

1. 非手术治疗失败或未能完全矫正畸形。
2. 无其他畸形。

释义

■ 早期先天性马蹄内翻足采用按摩及石膏等保守治疗，如 Ponseti 方法石膏矫形。保守治疗效果不佳、复发或年龄较大患儿需行手术治疗。

（四）标准住院日为 5~7 天

释义

■ 术前 2~3 天完善各项检查，术后 2~3 天病情平稳可出院。

（五）进入临床路径标准

1. 第一诊断必须符合 ICD-10：Q66.801 先天性马蹄内翻足疾病编码且需行足后内侧松解术（包括跟腱经皮切断延长）（ICD-9-CM-3：83.84/83.85）、石膏固定术。
2. 当患儿合并其他疾病，但住院期间不需特殊处理，也不影响第一诊断的临床路径实施时，可以进入路径。
3. 需要进行肌力平衡手术以及僵硬型马蹄足、神经源性和肌源性马蹄足不进入路径。

释义

■ 进入本路径为先天性马蹄内翻足，其他继发性马蹄足不在本路径。

（六）术前准备（术前评估）2~3 天

1. 必需的检查项目：
（1）血常规、血型、C 反应蛋白、尿常规、大便常规。
（2）C11、凝血功能。
（3）感染性疾病筛查。
（4）心电图。
（5）足部 X 线。
（6）X 线胸片。
2. 根据患儿病情可选择的检查项目：骶尾椎 X 线平片或 MRI。

释义

■ 术前行血液检查，心电图检查，胸部 X 线正侧位片。对于症状不典型的患儿可根据病情选择行骶尾椎 X 线正位片及 MRI，用于除外神经系统疾病。

（七）预防性抗菌药物选择与使用时机

1. 按照《抗菌药物临床应用指导原则（2015 年版）》（国卫办医发〔2015〕43 号）执行。
2. 推荐药物治疗方案（使用《国家基本药物》的药物）。
3. 术中 1 次，术后 2~3 天。

释义

■ 预防性应用抗菌药物，术中 1 次，术后 2~3 天。

（八）手术日为入院第 3~4 天

1. 麻醉方式：联合麻醉（基础+椎管内麻醉）。
2. 手术方式：足后内侧松解（含经皮跟腱切断）+长腿管型石膏固定术。
3. 手术内置物：克氏针（严重的马蹄内翻足）。
4. 术中用药：静脉抗菌药物（按照《抗菌药物临床应用指导原则（2015 年版）》（国卫办医发〔2015〕43 号）执行）。
5. 输血：无。

释义

■ 目前手术一般采用全身麻醉插管，一般行软组织手术，跟腱延长后内侧软组织松解，石膏固定。术中可应用止血带，不需输血。

（九）术后住院恢复3~4天

1. 必须复查的检查项目：无。
2. 术后用药：按照《抗菌药物临床应用指导原则（2015年版）》（国卫办医发〔2015〕43号）执行。

释义

■ 一般术后无必须复查的检查项目，可以在术后3~4天出院。

（十）出院标准

1. 体温正常。
2. 石膏完整、足趾血运良好、无明显肿胀等表现。
3. 没有需要住院处理的并发症。

释义

■ 术后患儿体温正常，患肢石膏干洁，足趾血运、活动好，可出院。

（十一）变异及原因分析

非典型性马蹄内翻足：石膏容易脱落，可考虑先行经皮跟腱切断手术，然后再按照Ponseti方法中手法和石膏矫形的步骤进行治疗。

释义

■ 如患儿为非典型性马蹄内翻足容易出现并发症，导致出现住院时间延长等变异。

五、先天性马蹄内翻足给药方案

马蹄内翻足如行肌腱转移及固定手术，可术前及术后3天考虑预防性应用抗菌药物，应用临床一线药物，如第一代或第二代头孢菌素类抗菌药物。

六、先天性马蹄内翻足护理规范

1. 术前护理：

（1）一般护理：评估患儿的病情、配合能力、自理能力、心理状况、生命体征、饮食、睡眠、排便、原发病治疗用药情况、既往病史等；对年龄较大患儿术前进行卧床大小便训练、防止术后卧床期间排便习惯改变导致的排便困难。

（2）术前准备：协助做好各项辅助检查 如：血常规、尿常规、大便常规，肝、肾、心、肺等功能，以及相关骨骼的影像学检查等。

（3）饮食护理：术前禁食6小时，禁水4小时，以减轻因术中引起患儿的恶心、呕吐以致呕吐物误吸到气管而引起的窒息。

（4）心理护理：由于患儿家长对疾病情况的不了解，担心患儿的情况，家长常产生紧张、恐惧的心理。需术前细心向患儿家长解释说明有关注意事项，耐心细致的解答问题，以消除患儿家长的负担和压力，积极配合治疗。

2. 术后护理：

（1）一般护理：全麻术后去枕平卧 6 小时，头偏向一侧，保持呼吸道通畅，及时处理呕吐物，防止窒息。持续低流量吸氧 1～2L/min，做好心电监测，准确记录生命体征变化。搬运患儿时，注意保护手术矫形部位、输液肢体及引流装置。

（2）专科护理：①肢端循环的观察与护理：观察手术部位远端肢体有无感知觉、活动、血运颜色、温度异常或患儿诉石膏内某部剧痛，应及时报告医师，必要时开窗减压。②石膏护理：保持有效固定，注意石膏松紧度，给予患肢抬高；保持石膏清洁干燥，石膏边缘应包裹；观察石膏表面如有渗血渗液，需通知医师及时处理，并将出血范围及时标记在石膏上；勿挠抓石膏内皮肤，骶尾部是压力性损伤高发部位，护理时应重点注意。

七、先天性马蹄内翻足营养治疗规范

患儿少吃多餐，避免过度饱胀引起恶心、呕吐，饮食中适当增加瘦肉、鸡蛋、水果、蔬菜等高蛋白、高热量、高维生素、富含营养的饮食。

八、先天性马蹄内翻足患者健康宣教

1. 指导患儿正确的功能锻炼方法，进行足趾的背伸、跖屈和小腿抬高等锻炼，可促进血液循环、消肿；如患儿幼小、不能配合者指导家长为患儿活动足趾；踝关节的功能康复锻炼需在拆除石膏后，在医师指导下进行。

2. 一旦发生趾端循环障碍、石膏部分或全部滑脱，以及石膏内固定部位疼痛、患儿不明原因的哭吵等可能发生石膏内压力性损伤的表现时，应及时就诊。

3. 出院后 1～2 周门诊复诊：管型石膏矫形患儿，定期更换石膏；手术治疗患儿复查骨、伤口愈合情况，1 个月后每月复诊 1 次，了解畸形矫正情况。

九、推荐表单

（一）医师表单

先天性马蹄内翻足临床路径医师表单

适用对象：第一诊断为先天性马蹄内翻足（ICD-10：Q66.0）
行足后内侧松解术（包括跟腱经皮切断延长）（ICD-9-CM-3：83.84/83.85）、石膏固定术

患儿姓名：	性别：　年龄：　门诊号：	住院号：
住院日期：　年　月　日	出院日期：　年　月　日	标准住院日：5~7天

时间	住院第1天	住院第2天	住院第3天（手术日）
主要诊疗工作	□ 询问病史以及体格检查 □ 初步诊断和治疗方案 □ 住院医师完成住院志、首次病程、上级医师查房等病历书写 □ 完善术前检查	□ 上级医师查房，术前评估 □ 决定手术方案 □ 完成上级医师查房记录等 □ 向患儿家属交代围术期注意事项并签署手术知情同意书、输血同意书、自费用品同意书等 □ 麻醉医师探望患儿并签署麻醉同意书等 □ 完成各项术前准备	□ 手术前做手术部位标记 □ 向患儿家属交代手术过程情况以及术后注意事项 □ 完成手术记录 □ 上级医师查房 □ 患儿一般状态，手术切口 □ 是否有渗血、患肢石膏情况等
重点医嘱	**长期医嘱：** □ 二级或一级护理 □ 普通饮食 □ 温水泡足 **临时医嘱：** □ 血常规、尿常规 □ 凝血功能 □ 肝功能、肾功能 □ 感染性疾病筛查 □ X线胸片，必要时腰椎X线片 □ 心电图 □ 足X线片 □ 足踝CT（必要时） □ 腰骶椎MRI（必要时）	**长期医嘱：** □ 二级或一级护理 □ 普通饮食 □ 温水泡足 **临时医嘱：** □ 手术医嘱，清洁皮肤等 □ 术晨补液 □ 术前预防性抗菌药物 □ 术前麻醉科用药	**长期医嘱：** □ 一级护理 □ 禁食 □ 全身麻醉下行足后内侧松解术（包括跟腱经皮切断延长）、石膏固定术 □ 静脉抗菌药物 **临时医嘱：** □ 静脉补液
病情变异记录	□ 无　□ 有，原因： 1. 2.	□ 无　□ 有，原因： 1. 2.	□ 无　□ 有，原因： 1. 2.
医师签名			

时间	住院第 4 天 （术后 1 日）	住院第 5 天 （术后 2 日）	住院第 6~7 天 （术后 3~4 日，出院日）
主要诊疗工作	□ 上级医师查房 □ 完成常规病程记录 □ 观察患儿术后一般情况 □ 患肢石膏及伤口渗血情况	□ 上级医师查房 □ 完成常规病程记录 □ 患肢石膏及伤口渗血情况	□ 上级医师查房，进行手术后评估，确定有无手术并发症和伤口愈合不良的情况，明确是否出院 □ 完成住院志、病案首页、出院小结等 □ 向家属交代复诊时间
重点医嘱	**长期医嘱：** □ 一级护理 □ 普通饮食 □ 抗菌药物（必要时） □ 抬高患肢，注意末梢血运活动 □ 石膏护理 **临时医嘱：** □ 复查血常规 □ 观察伤口出血情况	**长期医嘱：** □ 一级护理 □ 普通饮食 **临时医嘱：** □ 镇痛等对症治疗	**长期医嘱：** □ 二级护理 □ 普通饮食 **出院医嘱：** □ 根据伤口及石膏情况，预约换药、换石膏的时间 □ 随诊复查
病情变异记录	□ 无 □ 有，原因： 1. 2.	□ 无 □ 有，原因： 1. 2.	□ 无 □ 有，原因： 1. 2.
医师签名			

（二）护士表单

先天性马蹄内翻足临床路径护士表单

适用对象：第一诊断为先天性马蹄内翻足（ICD-10：Q66.0）
行足后内侧松解术（包括跟腱经皮切断延长）（ICD-9-CM-3：83.84/83.85）、石膏固定术

患儿姓名：	**性别：　　年龄：　　门诊号：**	**住院号：**
住院日期：　　年　月　日	**出院日期：**　　年　月　日	**标准住院日：5~7 天**

时间	住院第 1 天	住院第 2 天	住院第 3 天 （手术日）
健康宣教	**入院宣教：** □ 介绍责任护士、主管医师 □ 病房环境、设施和设备 □ 陪住规定、作息制度、送餐规定 □ 住院注意事项 □ 疾病相关知识介绍 □ 饮食指导 □ 术前检查目的与注意事项 □ 术前感染的安全教育 □ 温水泡足	□ 术前备皮、禁食、禁水、静脉输液、用药目的 □ 进手术室前排便、排尿的重要性 □ 家长术前的心理疏导	□ 石膏护理及抬高患肢目的 □ 术后补液用药目的 □ 饮食指导：术前禁食
护理处置	□ 核对患儿，佩戴腕带 □ 建立入院病历 □ 卫生处置：剪指/趾甲、沐浴，更换病号服 □ 协助医师完成术前检查	□ 协助医师进一步完成各项术前检查	□ 进手术室前再次清洁术野皮肤 □ 进手术室前排空肠道、膀胱 □ 术前遵医嘱补液 □ 术后 6 小时全身麻醉护理
基础护理	**二级护理：** □ 晨晚间护理 □ 安全护理 □ 饮食护理	**二级护理：** □ 晨晚间护理 □ 安全护理 □ 饮食护理	**一级护理：** □ 晨晚间护理 □ 安全护理 □ 饮食护理 □ 大小便护理
专科护理	□ 护理查体 □ 日常生活能力评估 □ 完全独立 □ 需部分帮助 □ 完全依赖帮助 □ 坠床/跌倒评估，需要时填写防范表 □ 心理护理 □ 术前感染的预防 □ 需要时请家长陪住	□ 心理护理 □ 术前感染的预防 □ 温水泡足	□ 伤口护理：抬高患肢，石膏护理 □ 疼痛护理 □ 体温发热的护理 □ 正确补液、用药 □ 心理护理

续　表

时间	住院第 1 天	住院第 2 天	住院第 3 天 （手术日）
重点医嘱	□ 详见医嘱执行单	□ 详见医嘱执行单	□ 详见医嘱执行单
病情变异记录	□ 无　□ 有，原因： 1. 2.	□ 无　□ 有，原因： 1. 2.	□ 无　□ 有，原因： 1. 2.
护士签名			

时间	住院第4天 (术后1日)	住院第5天 (术后2日)	住院第6~7天 (术后3~4日，出院日)
健康宣教	□ 术后感染的预防 □ 安全教育 □ 足部功能康复锻炼指导	□ 术后感染的预防 □ 安全教育 □ 温水泡足及足部功能锻炼目的	□ 下肢石膏护理重要性 □ 石膏固定6周 □ 复查的时间、地点，发生特殊情况的处理 □ 指导家长办理出院手续 □ 发放健康处方
护理处置	□ 根据医嘱完成治疗 □ 根据病情测量生命体征	□ 根据医嘱完成治疗 □ 根据病情测量生命体征	□ 办理出院手续 □ 完成护理病历
基础护理	**一级护理：** □ 晨晚间护理 □ 安全护理 □ 饮食护理 □ 大小便护理	**二级护理：** □ 晨晚间护理 □ 安全护理 □ 饮食护理 □ 大小便护理	**二级护理：** □ 晨间护理 □ 安全护理 □ 饮食护理 □ 大小便护理
专科护理	□ 疼痛护理 □ 体温发热的护理 □ 心理护理 □ 下肢石膏护理	□ 疼痛护理 □ 体温发热的护理 □ 心理护理 □ 下肢石膏护理	□ 心理护理 □ 下肢石膏护理
重点医嘱	□ 详见医嘱执行单	□ 详见医嘱执行单	□ 详见医嘱执行单
病情变异记录	□ 无 □ 有，原因： 1. 2.	□ 无 □ 有，原因： 1. 2.	□ 无 □ 有，原因： 1. 2.
护士签名			

（三）患儿家属表单

先天性马蹄内翻足临床路径患儿家属表单

适用对象：第一诊断为先天性马蹄内翻足（ICD-10：Q66.0）
行足后内侧松解术（包括跟腱经皮切断延长）（ICD-9-CM-3：83.84/83.85）、石膏固定术

患儿姓名：	性别：　　年龄：　　门诊号：	住院号：
住院日期：　　年　月　日	出院日期：　　年　月　日	标准住院日：5~7 天

时间	住院第 1 天	住院第 2 天	住院第 3 天 （手术日）
监测	□ 测量生命体征、体重	□ 测量生命体征 □ 与医护沟通	□ 清晨测量体温、脉搏、呼吸、血压 1 次
医患配合	□ 护士行入院护理评估（简单询问病史） □ 接受入院宣教 □ 医师询问现病史、既往病史、用药情况，收集资料 □ 收集资料	□ 配合完善术前相关检查 **术前宣教：** □ 先天性马蹄足知识 □ 术前用物准备	**术后宣教：** □ 术后体位：麻醉未醒时平卧，清醒后护士协助翻身，抬高患肢，石膏护理 □ 给予监护设备、吸氧 □ 配合护士定时监测生命体征、伤口敷料等 □ 告知医护术后不适主诉
重点诊疗及检查	**重点诊疗：** □ 二级护理 □ 既往用药	**重点诊疗：** **术前准备：** □ 备皮 □ 术前签字 **重要检查：** □ 实验室检查 □ 心电图 □ X 线胸片	**重点诊疗：** 一级护理 □ 给予以监测设备、吸氧 □ 用药：止血药、补液药物应用 □ 护士协助记录出入量
饮食活动	□ 术前普通饮食 □ 正常活动	□ 术前普通饮食 □ 术前 12 小时禁食、禁水 □ 正常活动	□ 根据病情术后 6 小时半流质饮食 □ 卧床休息，抬高患肢

时间	住院第4天 （术后1日）	住院第5天 （术后2日）	住院第6~7天 （术后3~4日）
监测	□ 定时监测生命体征	□ 定时监测生命体征	□ 定时监测生命体征
医患配合	□ 医师巡视，了解病情 □ 注意探视及陪伴时间	□ 伤口保护 □ 医师巡视，了解病情 □ 医师讲解术后下肢石膏护理方法及注意事项	□ 下肢石膏护理及注意事项 □ 定时翻身 **出院宣教：** □ 出院前康复宣教 □ 下肢石膏更换、拆除方法及时间 □ 了解复查程序，办理门诊预约 □ 办理出院手续
重点诊疗及检查	**重点诊疗：** □ 一级护理 □ 静脉补液用药	**重点诊疗：** □ 一级护理	**重点诊疗：** □ 二级护理
饮食活动	□ 术后根据病情逐渐半流质饮食及普通饮食 □ 卧床	□ 术后普通饮食 □ 卧床	□ 术后普通饮食 □ 卧床

附：原表单（2019年版）

先天性马蹄内翻足临床路径表单

适用对象：第一诊断为先天性马蹄内翻足（ICD-10：Q66.801）

行足后内侧松解术（包括跟腱经皮切断延长）（ICD-9-CM-3：83.84/83.85）、石膏固定术

患者姓名：	性别： 年龄： 门诊号：	住院号：
住院日期： 年 月 日	出院日期： 年 月 日	标准住院日：5~6天

时间	住院第1天	住院第2天
主要诊疗工作	□ 询问病史以及体格检查 □ 初步诊断和确定治疗方案 □ 住院医师完成住院志、首次病程、上级医师查房 □ 完善术前检查和术前评估	□ 向患儿监护人交代病情、签署手术相关知情同意书 □ 辅助检查项目结果核查 □ 安排手术 □ 麻醉医师看患儿并签署麻醉同意书等 □ 完成各项术前准备
重点医嘱	**长期医嘱：** □ 二级护理 □ 普通饮食 **临时医嘱：** □ 血常规、尿常规、大便常规 □ 凝血功能 □ C11 □ 感染性疾病筛查 □ 足X线片 □ 心电图 □ 腰骶椎MRI（必要时） □ 腰骶椎X线片（必要时）	**长期医嘱：** □ 二级护理 □ 普通饮食 **临时医嘱：** □ 手术医嘱 □ 清洁皮肤 □ 术前预防性应用抗菌药物
主要护理工作	□ 入院宣教，介绍医护人员、病房环境、设施和设备 □ 入院护理评估 □ 执行术前检查	□ 术前宣教 □ 术前准备
病情变异记录	□ 无 □ 有，原因： 1. 2.	□ 无 □ 有，原因： 1. 2.
护士签名		
医师签名		

时间	住院第3天 （手术日）	住院第4天 （术后第1天）
主要诊疗工作	**手术：** □ 向患儿家长交代手术中情况以及术后注意事项 □ 完成术后病程记录 □ 完成手术记录 □ 患儿生命体征监护 □ 观察患儿一般状态，患肢血运情况 □ 石膏或外固定架固定	□ 观察患儿术后情况 □ 上级医师查房 □ 检查石膏足趾活动及循环情况 □ 观察伤口有无渗出
重点医嘱	**长期医嘱：** □ 一级护理 □ 普通饮食 □ 抬高患肢，注意患肢血运活动情况 □ 石膏护理 □ 抗菌药物应用 **临时医嘱：** □ 术后6小时禁食、禁水 □ 基础生命体征监测 □ 静脉补液 □ 观察伤口出血情况	**长期医嘱：** □ 一级护理 □ 普通饮食 □ 抬高患肢，注意患肢血运活动情况 □ 石膏护理 □ 抗菌药物应用 **临时医嘱：** □ 复查血常规 □ 观察伤口出血情况
主要护理工作	□ 术后护理 □ 观察生命体征 □ 注意患肢血运、肿胀及活动情况 □ 石膏护理 □ 饮食护理	□ 观察一般情况 □ 注意患肢血运、肿胀及活动情况 □ 石膏护理 □ 按医嘱应用抗菌药物 □ 术后宣教
病情变异记录	□ 无 □ 有，原因： 1. 2.	□ 无 □ 有，原因： 1. 2.
护士签名		
医师签名		

时间	住院第 5~6 天 （术后第 2~3 天，出院日）
主要诊疗工作	□ 观察患肢石膏或外固定情况 □ 完成出院志、病例首页 □ 向家长交代出院后注意事项、复诊的时间、地点、发生特殊情况的处理等康复宣教
重点医嘱	**出院医嘱：** □ 石膏护理宣教 □ 定期随访
主要护理工作	□ 出院宣教 □ 康复宣教 □ 指导家长办理出院手续
病情变异记录	□ 无　□ 有，原因： 1. 2.
护士签名	
医师签名	

第四十五章

腹膜后神经母细胞瘤（Ⅰ~Ⅱ期）临床路径释义

【医疗质量控制指标】（专家建议）

指标一、确定肿瘤转移情况，确认手术适应证及可切除性。

指标二、术中全面探查，确定切除范围，力争肉眼全切。

指标三、注意肿瘤与血管的关系，尽可能保护血管而尽可能多地切除肿瘤，止血操作要确实可靠。

指标四、注意保护正常器官及血供，减少术后并发症。

指标五、清晰、分区域、完整送病理检查，以精确指导后期治疗。

一、腹膜后神经母细胞瘤（Ⅰ~Ⅱ期）编码

1. 原编码：

疾病名称及编码：神经母细胞瘤（Ⅰ~Ⅱ期）（ICD-10：D36.153）

手术操作名称及编码：腹膜后肿瘤切除术（ICD-9：54.4003）

2. 修改编码：

疾病名称及编码：腹膜后腔恶性肿瘤（ICD-10：C48.0M9500/3）

手术操作名称及编码：腹膜后病损切除术（ICD-9-CM-3：54.4×02）

腹腔镜下腹膜后病损切除术（ICD-9-CM-3：54.4×15）

经阴道腹膜后病损切除术（ICD-9-CM-3：54.4×09）

二、临床路径检索方法

（C48.0+M9500/3）伴（54.4×02/54.4×15/54.4×09）　　出院科别：儿科

三、国家医疗保障疾病诊断相关分组（CHS-DRG）

MDCR　骨髓增生疾病和功能障碍，低分化肿瘤

RT1　非特指恶性肿瘤

四、腹膜后神经母细胞瘤（Ⅰ~Ⅱ期）临床路径标准住院流程

（一）适用对象

第一诊断为神经母细胞瘤（Ⅰ~Ⅱ期）（ICD-10：D36.153）。行腹膜后肿瘤切除术（ICD-9：54.4003）。

释义

■ 适用对象编码参见第一部分。

■ 本路径适用对象为临床诊断为神经母细胞瘤（Ⅰ~Ⅱ期）的患儿，Ⅰ期即局限性肿瘤，手术肉眼全切，有/无镜下残留，同侧非肿瘤粘连淋巴结镜下阴性（同侧与肿瘤粘连、与肿瘤一并切除的淋巴结可以为阳性）；Ⅱ期即包括ⅡA期，局限性病变，肉眼不完全切除，同侧非肿瘤粘连的淋巴结镜下阴性；和ⅡB期，局限性病变，

肉眼完全切除或不完全切除，同侧与肿瘤非粘连的淋巴结阳性，对侧淋巴结阴性。需仔细确认分期，排除远处转移。如合并肿瘤破裂、明显副肿瘤综合征（如腹泻型、震颤型神经母细胞瘤），需进入其他相应路径。

（二）诊断依据

根据《临床诊疗指南·小儿外科学分册》（中华医学会编著，人民卫生出版社，2005）、《临床技术操作规范·小儿外科学分册》（中华医学会编著，人民军医出版社，2005）、《小儿外科学》（蔡威等主编，第5版，人民卫生出版社，2014）。

1. 临床表现：腹部肿块，可伴腹痛，可有儿茶酚胺代谢（VMA/HVA）异常及相应并发症状或血管活性物质增多导致的相应并发症。

释义

■ 本路径的制订主要参考国内权威参考书籍和诊疗指南。根据《儿童神经母细胞瘤诊疗专家共识》（中国抗癌协会小儿肿瘤专业委员会，中华医学会小儿外科学分会肿瘤外科学组，《中华小儿外科杂志》，2015年36卷1期3-7页）。

■ 病史和临床症状是诊断神经母细胞瘤的初步依据，但Ⅰ~Ⅱ期腹膜后神经母细胞瘤往往隐匿起病，常在因其他原因做腹部B超时偶然发现，腹部包块不易触及，如触及左右肋下及侧腹部包块应首先警惕本病。腹痛或腹部不适也较常见。儿茶酚胺代谢产物检测内容为香草扁桃酸（3-甲氧基-4-羟苦杏仁酸，VMA）和高香草酸（3-甲氧基-4-羟苯乙酸，HVA），二者的检测值升高具有诊断意义，特异性较强，但敏感性不佳。儿茶酚胺代谢产物升高有时会引起小幅血压波动，但不易察觉。血管活性物质最典型的是血管活性肠肽（vasoactive intestinal peptide，VIP），会引起顽固性腹泻，部分继发致死性电解质紊乱，被称为腹泻型神经母细胞瘤。

2. 体格检查：上腹部肿块；表面光滑，质硬，无压痛。

释义

■ 如肿物较大，但未过中线，触诊多数质硬，固定，位置较深在，无明显压痛。

3. 辅助检查：腹部超声，胸部、腹部、盆腔增强CT，建议三维成像检查明确肿瘤位置，并符合Ⅰ~Ⅱ期肿瘤，MRI可用于检查周围组织浸润及转移。选择性行PET/CT检查。

释义

■ 腹部超声应作为首选影像学检查，多为肾上腺或腹膜后、脊柱旁等部位的低回声包块，实性，血运通常较丰富，可同时判断周围脏器毗邻关系及血管包绕以及有无穿刺活检的可能。胸部检查可了解肋骨胸膜转移及肺转移，但神经母细胞瘤肺转移较少见。增强 CT 检查是明确肿物与血管关系的最优选择，建议行血管重建等三维方法的应用。MRI 适合鉴别软组织的性质分类以及液态结构的区分。PET 检查可以选择，以除外全身广泛转移病灶，价格昂贵，也可以选择全身骨扫描。

4. 手术情况：术中探查和完整切除情况符合Ⅰ~Ⅱ期肿瘤。

释义

■ 一切影像学及术前间接检查的结果均应以术中实际情况为准，如上述肿瘤分期所述，必须符合Ⅰ~Ⅱ期肿瘤诊断标准才能适用本路径，术中情况与术后病理缺一不可。

5. 术后病理证实切缘阴性或仅有镜下残留。

释义

■ 术后病理是肿瘤分期的金标准。

（三）治疗方案的选择

根据《临床诊疗指南·小儿外科学分册》（中华医学会编著，人民卫生出版社，2005）、《临床技术操作规范·小儿外科学分册》（中华医学会编著，人民军医出版社，2005）、《小儿外科学》（蔡威等主编，第 5 版，人民卫生出版社，2014）。

行腹膜后肿瘤切除术（ICD-9：54.4003）。

释义

■ 根据《儿童神经母细胞瘤诊疗专家共识》（中国抗癌协会小儿肿瘤专业委员会，中华医学会小儿外科学分会肿瘤外科学组，《中华小儿外科杂志》，2015 年 36 卷 1 期 3-7 页）。

■ 治疗选择：

（1）手术+化疗（化疗至很好的部分缓解后 4 个疗程，一般 4~6 个疗程，总疗程不超过 8 个疗程）：N-Mye 基因扩增的Ⅰ、Ⅱ期；>18 个月ⅡB 期；神经母细胞瘤病理学分型为预后不良且 DNA 为二倍体的ⅡB 期；具有临床症状的ⅣS 期。

（2）其他情况：手术、术后密切随访（每个月 1 次）。

■ 手术时机：如果存在基于影像学定义的危险因子中的 1 项或多项应推迟手术，通过化疗降低手术并发症的危险性后再手术治疗。

■ 手术范围：

（1）切片检查：若初诊患儿无法明确病理诊断，或者穿刺活检获得的组织无法满足基因分子生物学分析，可考虑对原发灶或转移灶进行手术切片检查。

(2) 部分切除或完全切除：在保证安全的前提下切除原发灶及区域内转移淋巴结，如果手术带来的并发症不可以接受，则行部分切除，残留部分通过放化疗继续治疗。如果通过化疗使转移灶局限，可行手术切除转移灶，比如肝或肺孤立病灶，颈部转移灶可行广泛淋巴结清扫术。

■ 化疗给药方案按危险分级组别制订：

低危组包括：

1) 所有Ⅰ期。

2) <1 岁所有Ⅱ期。

3) >1 岁 N-Mye 基因未扩增Ⅱ期。

4) >1 岁，N-Mye 基因虽扩增但病理学分型为预后良好型Ⅱ期。

5) N-Mye 基因未扩增，病理学分型为预后良好型且 DNA 为多倍体ⅣS 期。

低危组化疗方案：

疗程	方案名		
手术+术后观察或 手术+化疗			
手术			
1	CBP+VP16		
2	CBP+CTX+ADR		
评估（包括 BM） 推迟手术情况：手术及术后评估			
3	CTX+VP16		
4	CBP+CTX+ADR		
全面评估[a]			
5	CTX+VP16		
6	CBP+CTX+ADR		
评估			
7	CBP+VP16		
8	CTX+ADR		
终点评估[b]			
随访：每 2 个月随访 1 次			

注：CTX：1.0g/m^2 第 1 天（<12kg：33mg/kg）；VP16：120mg/m^2 第 1～3 天（<12kg：4mg/kg）；ADR：30mg/m^2 第 1 天（<12kg：1mg/kg）。

a 全面评估：包括原发灶和转移灶，听力评估。有骨髓浸润每 2 个疗程行骨髓涂片及微量肿瘤病灶检查直至转阴。

b 终点评估：主要治疗结束后的全面评估。

中危组包括：

1）<1 岁，N-Mye 基因未扩增Ⅲ期。

2）>1 岁，N-Mye 基因未扩增且病理学分型为预后良好型Ⅲ期。

3）<1 岁半，N-Mye 基因未扩增Ⅳ期。

4）N-Mye 基因未扩增，DNA 为二倍体ⅣS 期。

5）N-Mye 基因未扩增且病理学分型为预后良好型ⅣS 期。

中危组化疗方案（化疗至很好的部分缓解后 4 个疗程）

疗程	方案
1	VCR+CDDP+ADR+CTX
2	VCR+CDDP+VP16+CTX
评估（包括 BM）	
3	VCR+CDDP+ADR+CTX
4	VCR+CDDP+VP16+CTX
全面评估[a] 手术及术后评估	
5	VCR+CDDP+ADR+CTX
6	VCR+CDDP+VP16+CTX
评估	
7	VCR+CDDP+ADR+CTX
8	VCR+CDDP+VP16+CTx
终点评估[b]	
维持治疗：13-cis-RA 160mg/m^2，14 天/月，共 6 个月 随访：每 2 个月随访 1 次	

注：VCR：1.5mg/m^{2}第 1 天（<12kg：0. 05mg/kg）；CTX：1.2g/m^{2}第 1 天（<12kg：40mg/kg）；CDDP：90mg/m^{2}第 2 天（<12kg：3mg/kg）；VP16：160mg/m^{2}第 4 天（<12kg：5.3mg/kg）；ADR：30mg/m^{2}第 4 天（<12kg：1mg/kg）。

a 全面评估：包括原发灶和转移灶，听力评估。有骨髓浸润每 2 个疗程行骨髓涂片及微量肿瘤病灶检测直至转阴。

b 终点评估：主要治疗结束后的全面评估。

药物补充说明：

药物名称	缩写	适应证	禁忌证	补充说明
长春新碱	VCR	①急性白血病，尤其是小儿急性白血病，对急性淋巴细胞白血病疗效显著 ②恶性淋巴瘤 ③生殖细胞肿瘤 ④小细胞肺癌，尤因肉瘤、肾母细胞瘤、神经母细胞瘤 ⑤乳腺癌、慢性淋巴细胞白血病、消化道癌、黑色素瘤及多发性骨髓瘤等	尚不明确	①剂量限制性毒性是神经系统毒性，主要引起外周神经症状，如手指、神经毒性等，与累积量有关。足趾麻木、腱反射迟钝或消失，外周神经炎。腹痛、便秘，麻痹性肠梗阻偶见。运动神经、感觉神经和脑神经也可受到破坏，并产生相应症状。神经毒性常发生于40岁以上者，小儿的耐受性好于成人，恶性淋巴瘤患儿出现神经毒性的倾向高于其他肿瘤患儿 ②骨髓抑制和消化道反应较轻 ③有局部组织刺激作用，药液不能外漏，否则可引起局部坏死 ④可见脱发，偶见血压的改变
放线菌素D（更生霉素）	ACD	①对霍奇金病及神经母细胞瘤疗效突出，尤其是控制发热 ②对无转移的绒癌初治时单用本药，治愈率达90%～100%，与单用MTX的效果相似 ③对睾丸癌亦有效，一般均与其他药物联合应用 ④与放疗联合治疗小儿肾母细胞瘤（Wilms瘤）可提高生存率，对尤因肉瘤和横纹肌肉瘤亦有效	有患水痘病史者禁用	①当本品漏出血管外时，应即用1%普鲁卡因局部封闭，或用50～100mg氢化可的松局部注射，及冷湿敷 ②骨髓功能低下、有痛风病史、肝功能损害、感染、有尿酸盐性肾结石病史、近期接受过放疗或抗癌药物者慎用本品 ③有出血倾向者慎用
环磷酰胺	CTX	本品为目前广泛应用的抗癌药物，对恶性淋巴瘤、急性或慢性淋巴细胞白血病、多发性骨髓瘤有较好的疗效，对乳腺癌、睾丸肿瘤、卵巢癌、肺癌、头颈部鳞癌、鼻咽癌、神经母细胞瘤、横纹肌肉瘤及骨肉瘤均有一定的疗效	抗癌药物，必须在有经验的专科医师指导下用药；凡有骨髓抑制、感染、肝功能、肾功能损害者禁用或慎用；对本品过敏者禁用；妊娠及哺乳期妇女禁用	本品的代谢产物对尿路有刺激性，应用时应鼓励患儿多饮水，大剂量应用时应水化、利尿，同时给予尿路保护剂美司钠。近年研究显示，提高药物剂量强度，能明显增加疗效，当大剂量用药时，除应密切观察骨髓功能外，尤其要注意非血液学毒性如心肌炎、中毒性肝炎及肺纤维化等。当肝功能、肾功能损害、骨髓转移或既往曾接受多程化放疗时，环磷酰胺的剂量应减少至治疗量的1/3～1/2。由于本品需在肝内活化，因此腔内给药无直接作用。环磷酰胺水溶液仅能稳定2～3小时，最好现配现用

续表

药物名称	缩写	适应证	禁忌证	补充说明
阿霉素（多柔比星）	ADR	适用于急性白血病（淋巴细胞性和粒细胞性）、恶性淋巴瘤、乳腺癌、肺癌（小细胞和非小细胞肺癌）、卵巢癌、骨及软组织肉瘤、肾母细胞瘤、神经母细胞瘤、膀胱癌、甲状腺癌、前列腺癌、头颈部鳞癌、睾丸癌、胃癌、肝癌等	①周围血中白细胞＜3500/ml 或血小板＜50000/ml 患儿禁用 ②明显感染或发热、恶病质、失水、电解质或酸碱平衡失调患儿禁用 ③胃肠道梗阻、明显黄疸或肝功能损害患儿禁用 ④心肺功能失代偿患儿、水痘或带状疱疹患儿禁用 ⑤曾用其他抗肿瘤药物或放射治疗已引起骨髓抑制的患儿禁用 ⑥严重心脏病患儿禁用 ⑦孕妇及哺乳期妇女禁用	①本品的肾排泄虽较少，但在用药后1~2日内可出现红色尿，一般都在2日后消失。肾功能不全者用本品后要警惕高尿酸血症的出现；痛风患儿，如应用阿霉素，别嘌醇用量要相应增加 ②少数患儿用药后可引起黄疸或其他肝功能损害，有肝功能不全者，用量应予酌减 ③用药前后要测定心脏功能、监测心电图、超声心动图、血清酶学和其他心肌功能试验； 随访检查周围血象（每周至少1次）和肝功能试验；应经常查看有无口腔溃疡、腹泻以及黄疸等情况，应劝患儿多饮水以减少高尿酸血症的可能，必要时检查血清尿酸或肾功能 ④过去曾用过足量柔红霉素、表柔比星及本品者不能再用 ⑤本品可用于浆膜腔内给药和膀胱灌注，但不能用于鞘内注射 ⑥在进行纵隔或胸腔放疗期间禁用本品，以往接受过纵隔放射治疗者，阿霉素的每次用量和总剂量亦应酌减 ⑦外渗后可引起局部组织坏死，需确定静脉通畅后才能给药
顺铂	CDDP	小细胞与非小细胞肺癌、睾丸癌、卵巢癌、宫颈癌、子宫内膜癌、前列腺癌、膀胱癌、黑色素瘤、肉瘤、头颈部肿瘤及各种鳞状上皮癌和恶性淋巴瘤的治疗	肾损害患儿及孕妇禁用	①下列患儿用药应特别慎重：既往有肾病史、造血系统功能不全、听神经功能障碍，用药前曾接受其他化疗或放射治疗，及非顺铂引起的外周神经炎等 ②治疗前后、治疗期间和每一疗程之前，应作如下检查：肝功能、肾功能、全血计数、血钙以及听神经功能、神经系统功能等检查。此外，在治疗期间，每周应检查全血计数。通常需待器官功能恢复正常后，才可重复下一疗程 ③化疗期间与化疗后，男女患者均需严格避孕；治疗后若想怀孕，需事先进行遗传学咨询 ④顺铂可能影响注意力集中，驾驶和机械操作能力 ⑤本品应避免接触铝金属（如铝金属注射针器等） ⑥在化疗期间与化疗后，患儿必需饮用足够的水分

续表

药物名称	缩写	适应证	禁忌证	补充说明
依托泊苷/足叶乙苷	VP16	①主要对小细胞肺癌，有效率达 40% 增至 85%，完全缓解率为 14%~34%；对小细胞肺癌，口服疗效较静脉注射为好 ②对急性白血病、恶性淋巴瘤、睾丸肿瘤、膀胱癌、前列腺癌、胃癌、绒毛膜上皮癌、卵巢癌、恶性葡萄胎等也有效	①有重症骨髓功能抑制的患儿及对本品有重症过敏既往史的患儿禁用 ②对肝功能、肾功能损害的患儿及合并感染的患儿，水痘患儿应慎用	①不能作皮下或肌内注射，以免引起局部坏死 ②静脉注射或静脉滴注时不能外漏，应充分注意注射部位、注射方法。本品易引起低血压，注射速度尽可能要慢，至少 30 分钟 ③不能作胸腹腔注射和鞘内注射 ④不能与葡萄糖液混合使用，在 5%葡萄糖注射液中不稳定，可形成微粒沉淀，应用生理盐水稀释溶解后尽可能及时使用 ⑤用药前、用药中应观察药物是否透明，如果混浊沉淀，则不能使用 ⑥口服胶囊应在空腹时服用 ⑦本品和阿糖胞苷、环磷酰胺、卡莫司汀有协同作用

（四）标准住院日 14 天

（五）进入路径标准

1. 第一诊断必须符合神经母细胞瘤疾病编码（ICD-10：D36.153）术前评估属Ⅰ~Ⅱ期病例，可行手术切除。
2. 当患儿合并其他疾病，但住院期间不需特殊处理，也不影响第一诊断的临床路径实施时，可以进入路径。
3. 术前评估属Ⅲ、Ⅳ、ⅣS 期者不进入路径：如肿瘤巨大、区域淋巴结受累、术前发现骨髓转移、骨转移或其他位置有远处转移、发现基于影像学定义的危险因子，估计肿瘤无法切除等；或术中术后出现严重并发症，如大出血、乳糜漏等情况需要进一步治疗。

（六）术前准备（术前评估）1~5 天

必需的检查项目：

1. 实验室检查：血常规、血型、尿常规、大便常规、凝血功能、血电解质、血气分析、肝功能、肾功能、VMA/HVA、神经元特异性烯醇化酶、乳酸脱氢酶、铁蛋白、感染性疾病筛查，根据病情可选择甲胎蛋白、绒毛膜促性腺激素等项目。

释义

■ 注意血生化检查中碱性磷酸酶（ALP）和乳酸脱氢酶（LDH）检查，往往有增高表现。

2. 胸部X线片、心电图、超声心动图。

释义

■ 注意有无肺部感染、严重心律失常、心功能不全、先天性心脏病等手术禁忌证。

3. 腹部超声，CT（腹部增强+三维重建、肺部增强、盆腔增强）。

释义

■ 观察化疗效果，手术时机是否合适，影像学检查距手术时间越近越有辅助价值。

4. 骨髓穿刺涂片，神经母细胞瘤微量肿瘤病灶检测。

释义

■ 骨髓穿刺检查或微量肿瘤病灶检查如有阳性发现，则为Ⅳ期肿瘤，需退出本路径。

5. 必要时行核素骨扫描或PET/CT检查。

释义

■ 核素骨扫描或PET/CT如有远处转移阳性发现，退出本路径。

6. 肿瘤N-Myc基因扩增检查。

释义

■ N-Myc基因是已获证实的神经母细胞瘤致病基因，如术前即发现扩增，则属高危组，提示预后极差。如术后病理发现扩增，则需更改治疗方案为高危组化疗。

7. 根据具体实施条件，推荐检测DNA倍性，1p缺失和11q缺失。

释义

■ 染色体DNA倍性，1p缺失和11q缺失是可选择的检查项目，提示预后不良。

（七）预防性抗菌药物选择与使用时机

1. 按照《抗菌药物临床应用指导原则（2015年版）》（国卫办医发〔2015〕43号），并结合患儿病情决定选择。

2. 药物治疗方案（推荐使用《国家基本药物》的药物）。

（八）手术日

手术日为入院第 6 天。

1. 麻醉方式：气管插管全身麻醉。

2. 术中抗菌药物给药方法：静脉输入，切开皮肤前 30 分钟开始给药，手术延长到 3 小时以上或大量失血，补充一个剂量（用头孢曲松时无需追加剂量）。

3. 手术方式：腹膜后肿瘤切除术。

释义

■ 腹膜后肿瘤切除目前通常选择相应部位横行或斜弧形切口，而非纵行切口，通常选择切开同侧结肠外侧腹膜，以暴露腹膜后结构，肠系膜打孔方式常使暴露不满意故不推荐，在关注肾脏及脾脏血运的前提下，左侧可游离脾肾韧带、脾胃韧带，右侧可松解肝周固定韧带如镰状韧带、三角韧带、双侧冠状韧带等以暴露肾上腺区域，肠系膜粘连者松解时注意肠管血管弓的保存。

4. 手术内置物：无。

释义

■ 如需要使用生物材料辅助创面止血，建议使用短时间内吸收较完全的材料，否则在术后复查时易被影像学误判为复发或残留灶。

5. 输血：必要时。

释义

■ 早期肿瘤手术切除通常出血不多，不必输血。不可自体输血。

（九）术后住院恢复 7~9 天

1. 必须复查的检查项目：血常规、尿常规，血电解质或其他检测异常项目。

释义

■ 特别注意神经元特异性烯醇化酶等肿瘤标志物的变化。

2. 术后抗菌药物应用：按照《抗菌药物临床应用指导原则（2015 年版）》（国卫办医发〔2015〕43 号），并根据患儿病情合理使用抗菌药物，用药时间一般不超过 3 天。

释义

■ 如果合并腹腔感染用药时间需延长，根据微生物具体情况选择抗菌药物。

■ 给药方案：结合患儿过敏及病原体培养情况，因腹膜后神经母细胞瘤多为腹膜后、盆腔、肠道、泌尿系统等革兰阴性杆菌为主，故首选头孢菌素类抗菌药物，如为Ⅱ类切口，可加用抗厌氧菌类抗菌药物，如甲硝唑等。如头孢菌素类抗菌药物过敏，可使用大环内酯类抗菌药物，如阿奇霉素等。

3. 化疗：术后7~10天，根据石蜡切片病理结果，选择化疗方案。

（十）出院标准

1. 一般情况良好。
2. 进食良好，无腹胀，尿便正常。
3. 伤口愈合良好。

（十一）变异及原因分析

1. 术后病理提示为原始神经外胚层肿瘤或恶性畸胎瘤等其他腹膜后恶性肿瘤致使治疗方案变更，围术期并发症或化疗不良反应，造成住院时间延长或费用增加。
2. 术中探查示区域淋巴结受累，周围血管、器官、组织受侵犯，或肿瘤无法完整切除，提示患儿已不属Ⅰ~Ⅱ期病例，则转入相应临床路径。

五、腹膜后神经母细胞瘤（Ⅰ~Ⅱ期）护理规范

1. 术前患儿需要避免剧烈运动以防肿瘤破裂。
2. 避免前往人群密集区域、公共场所等，因术前化疗会降低患儿抵抗力。
3. 增加营养，特别是高蛋白饮食的摄入，避免腹泻、受凉等手术禁忌证的出现。
4. 注意术后伤口护理即引流管的管理，坚持与医护人员配合，积极完成后续化疗。

六、腹膜后神经母细胞瘤（Ⅰ~Ⅱ期）营养治疗规范

需制订患儿的全面营养计划，包括营养分期、评估及支持，分3个层次：①饮食咨询、鼓励进食高营养食物及心理辅导；②胃肠内营养，包括鼻胃管饲、空肠喂养管及胃造瘘术管饲；③胃肠外营养，以静脉营养为代表。无论采用何种营养支持方法（肠内或肠外营养），均应该先测定患儿的体内成分及能量消耗，以完善制定适合于患儿的特定营养方案。

七、腹膜后神经母细胞瘤（Ⅰ~Ⅱ期）患者健康宣教

术后注意伤口护理，后续化疗事项细节，定期复查血常规、生化、超声、骨髓穿刺、间碘苄胍显像等影像学检查，不适随诊。

八、推荐表单

（一）医师表单

神经母细胞瘤（Ⅰ～Ⅱ期）临床路径医师表单

适用对象：第一诊断为腹膜后腔恶性肿瘤（ICD-10：C48.0M9500/3）
行腹膜后病损切除术，腹腔镜下腹膜后病损切除术（ICD-9-CM-3：54.4×02，×15）

患儿姓名：	性别：　　年龄：　　门诊号：	住院号：
住院日期：　　年　月　日	出院日期：　　年　月　日	标准住院日：14 天

时间	住院第 1 天	住院第 2~4 天	住院第 5 天 （术前日）
主要诊疗工作	□ 询问病史，体格检查 □ 书写病历 □ 上级医师查房 □ 完善相关检查 □ 与家属沟通病情	□ 完善相关检查 □ 上级医师查房 □ 术前评估 □ 分析异常结果，处理后复查	□ 完善术前准备 □ 向患儿监护人交代病情，签署手术同意书 □ 签署输血同意书 □ 麻醉科医师探望患儿完成麻醉术前评估
重点医嘱	**长期医嘱：** □ 二级护理 □ 普通饮食 **临时医嘱：** □ 血常规、血型、尿常规、大便常规 □ 肝功能、肾功能、凝血检查、血气分析、电解质 □ VMA、神经元特异性烯醇化酶、乳酸脱氧酶 □ 感染性疾病筛查 □ 心电图、胸部 X 线片 □ 超声心电图（必要时）	**长期医嘱：** □ 二级护理 □ 普通饮食 **临时医嘱：** □ 超声 □ CT（腹部增强三维重建、胸部增强，盆腔增强） □ 骨髓穿刺涂片，微量肿瘤病灶检测 □ 核素骨扫描 □ 核素分肾功能（必要时） □ MRI（必要时）	**长期医嘱：** □ 二级护理 □ 普通饮食 **临时医嘱：** □ 拟明日在麻醉下行肿瘤切除术 □ 禁食 □ 备血 □ 备胃管和腹带入手术室 □ 备抗菌药物入手术室 □ 术前晚温盐水灌肠
医师签名			

时间	住院第6天 （手术日，遇法定假日顺延）	住院第7天 （术后1日）	住院第8天 （术后2日）
主要诊疗工作	□ 手术 □ 完成术后医嘱和检查 □ 上级医师查房 □ 向患儿家属交代手术中情况和术后注意事项 □ 确定有无手术和麻醉并发症 □ 书写手术记录 □ 书写术后首次病程记录 □ 麻醉科医师随访和书面评价	□ 上级医师查房 □ 仔细观察生命体征 □ 仔细观察患儿腹部体征 □ 对手术进行评估	□ 上级医师查房 □ 仔细观察生命体征 □ 仔细观察腹部体征 □ 对手术进行评估，确定有无手术并发症
重点医嘱	**长期医嘱：** □ 今日在麻醉下行腹膜后肿瘤切除术 □ 一级护理 □ 禁食 □ 胃肠减压 □ 腹腔引流 □ 持续心电监护 □ 留置导尿，记尿量 □ 广谱抗菌药物 □ 止血药物 **临时医嘱：** □ 按体重和出入液量补充液体和电解质 □ 必要时按需输血 □ 切除标本家长过目并送病理	**长期医嘱：** □ 一级护理 □ 禁食 □ 持续心电监护 □ 胃肠减压 □ 留置导尿，记尿量 □ 广谱抗菌药物 □ 止血药物 **临时医嘱：** □ 复查血常规、C反应蛋白，电解质，血气分析 □ 按体重和出入液量补充液体和电解质	**长期医嘱：** □ 二级护理 □ 禁食 □ 胃肠减压 □ 留置导尿，记尿量 □ 广谱抗菌药物 □ 停止血药物 **临时医嘱：** □ 按体重和出入液量补充液体和电解质
医师签名			

时间	住院第 9 天 （术后 3 日）	住院第 10 天 （术后 4 日）
主要诊疗工作	□ 上级医师查房 □ 仔细观察生命体征 □ 仔细观察腹部体征 □ 对手术进行评估，确定胃肠道功能恢复情况，有无手术并发症	□ 上级医师查房 □ 观察腹部体征和伤口情况
重点医嘱	**长期医嘱：** □ 二级护理 □ 停胃肠减压 □ 停留置导尿 □ 流质饮食 □ 停广谱抗菌药物 **临时医嘱：** □ 伤口换药 □ 按体重和出入液量补充液体和电解质	**长期医嘱：** □ 二级护理 □ 半流质饮食 □ 拔出腹腔引流管（根据引流量决定） **临时医嘱：** □ 复查血常规，C 反应蛋白，肝功能，肾功能，电解质
医师签名		

时间	住院第 11~13 天 （术后 5~7 日）	住院第 14 天 （术后 8 日，出院日）
主要诊疗工作	□ 上级医师查房 □ 观察腹部体征 □ 分析病理结果，确定肿瘤分型分期，制订进一步治疗方案，初步拟定化疗方案	□ 上级医师查房 □ 仔细观察腹部体征 □ 观察化疗反应 □ 检查伤口 **如果患儿可以出院：** □ 通知患儿及其家属出院 □ 交代出院后注意事项及术后随访事宜，预约复诊日期及拆线日期（术后 10 天） □ 小儿肿瘤科化疗，肿瘤门诊随访，定期复查血常规和定期化疗
重点医嘱	**长期医嘱：** □ 二级护理 □ 半流质/普通饮食	**临时医嘱：** □ 定期复查，规范化疗 □ 出院带药
医师签名		

（二）护士表单

神经母细胞瘤（Ⅰ~Ⅱ期）临床路径护士表单

适用对象：第一诊断为腹膜后腔恶性肿瘤（ICD-10：C48.0M9500/3）

行腹膜后病损切除术，腹腔镜下腹膜后病损切除术（ICD-9-CM-3：54.4×02，×15）

患儿姓名：	性别：　　年龄：　　门诊号：	住院号：
住院日期：　　年　月　日	出院日期：　　年　月　日	标准住院日：14 天

时间	住院第 1 天	住院第 2~4 天	住院第 5 天 （术前日）
主要护理工作	□ 入院宣教：介绍医护人员、病房环境、设施 □ 入院护理评估 □ 动静脉取血	□ 指导患儿到相关科室完成辅助检查	□ 腹部皮肤准备 □ 术前肠道准备 □ 术前物品准备 □ 术前心理护理
病情变异记录	□ 无　□ 有，原因： 1. 2.	□ 无　□ 有，原因： 1. 2.	□ 无　□ 有，原因： 1. 2.
护士签名			

时间	住院第 6 天 （手术日，遇法定假日顺延）	住院第 7 天 （术后 1 日）	住院第 8 天 （术后 2 日）
主要护理工作	□ 观察生命体征，腹部体征 □ 手术后心理与生活护理 □ 引流管护理和记录引流量 □ 疼痛护理及镇痛泵使用（必要时）	□ 观察生命体征，腹部体征 □ 手术后心理与生活护理 □ 引流管护理和记录引流量 □ 疼痛护理及镇痛泵使用（必要时）	□ 观察生命体征，腹部体征 □ 手术后心理与生活护理 □ 引流管护理和记录引流量 □ 观察排大便情况 □ 疼痛护理及镇痛泵使用（必要时）
病情变异记录	□ 无　□ 有，原因： 1. 2.	□ 无　□ 有，原因： 1. 2.	□ 无　□ 有，原因： 1. 2.
护士签名			

时间	住院第 9 天 （术后 3 日）	住院第 10 天 （术后 4 日）
主要护理工作	□ 观察患儿情况 □ 术后心理与生活护理 □ 饮食护理 □ 按医嘱拔除胃管、镇痛泵管	□ 观察患儿情况 □ 术后心理和生活护理 □ 指导并监督患儿术后活动
病情变异记录	□ 无　□ 有，原因： 1. 2.	□ 无　□ 有，原因： 1. 2.
护士签名		

时间	住院第 11～13 天 （术后 5~7 日）	住院第 14 天 （术后 8 日，出院日）
主要护理工作	□ 观察患儿情况 □ 术后心理护理 □ 化疗药物不良反应观察	□ 对患儿家属进行出院准备指导和出院宣教 □ 帮助患儿家属办理出院 □ 化疗后的心理辅导和注意事项宣教
病情变异记录	□ 无　□ 有，原因： 1. 2.	□ 无　□ 有，原因： 1. 2.
护士签名		

（三）患儿家属表单

神经母细胞瘤（Ⅰ~Ⅱ期）临床路径患儿家属表单

适用对象：第一诊断为腹膜后腔恶性肿瘤（ICD-10：C48.0M9500/3）
行腹膜后病损切除术，腹腔镜下腹膜后病损切除术（ICD-9-CM-3：54.4×02，×15）

患儿姓名：	性别：　年龄：　门诊号：	住院号：	
住院日期：　年　月　日	出院日期：　年　月　日	标准住院日：14 天	

时间	住院第 1 天	住院第 2~4 天	住院第 5 天 （术前日）
主要任务	□ 询问病史，体格检查 □ 医师查房 □ 完善相关检查 □ 与医护沟通病情	□ 完善相关检查 □ 医师查房 □ 术前评估 □ 分析异常结果，处理后复查	□ 完善术前准备 □ 医护交代病情，签署手术同意书 □ 签署输血同意书 □ 麻醉科医师术前评估
家长签名			

时间	住院第 6 天 （手术日，遇法定假日顺延）	住院第 7 天 （术后 1 日）	住院第 8 天 （术后 2 日）
主要诊疗工作	□ 手术 □ 完成术后检查 □ 医师查房 □ 医护交代手术中情况和术后注意事项 □ 确定有无手术和麻醉并发症 □ 麻醉科医师随访和书面评价	□ 医师查房 □ 仔细观察生命体征 □ 仔细观察患儿腹部体征	□ 医师查房 □ 仔细观察生命体征 □ 仔细观察患儿腹部体征
家长签名			

时间	住院第 9 天 （术后 3 日）	住院第 10 天 （术后 4 日）
主要任务	□ 医师查房 □ 仔细观察生命体征 □ 仔细观察腹部体征 □ 评价胃肠道功能恢复情况，有无手术并发症	□ 医师查房 □ 观察腹部体征和伤口情况
家长签名		

时间	住院第 11~13 天 （术后 5~7 日）	住院第 14 天 （术后 8 日，出院日）
主要任务	□ 医师查房 □ 观察腹部体征 □ 向医师链接病理结果，确定肿瘤分型分期，制订进一步治疗方案，初步拟定化疗方案	□ 医师查房 □ 仔细观察腹部体征 □ 观察化疗反应 □ 检查伤口 **如果患儿可以出院：** □ 通知患儿及其家属出院 □ 交代出院后注意事项及术后随访事宜，预约复诊日期及拆线日期（术后 10 天） □ 小儿肿瘤科化疗，肿瘤门诊随访，定期复查血常规和定期化疗
家长签名		

附：原表单（2016年版）

神经母细胞瘤（Ⅰ~Ⅱ期）临床路径表单

适用对象：第一诊断为神经母细胞瘤（Ⅰ~Ⅱ期）（ICD-10：D36.153）

行腹膜后肿瘤切除术（ICD-9：54.4003）

患儿姓名：	性别：　年龄：　门诊号：	住院号：
住院日期：　年　月　日	出院日期：　年　月　日	标准住院日：14天

时间	住院第1天	住院第2~4天	住院第5天 （术前日）
主要诊疗工作	□ 询问病史，体格检查 □ 书写病历 □ 上级医师查房 □ 完善相关检查 □ 与家属沟通病情	□ 完善相关检查 □ 上级医师查房 □ 术前评估 □ 分析异常结果，处理后复查	□ 完善术前准备 □ 向患儿监护人交代病情，签署手术同意书 □ 签署输血同意书 □ 麻醉科医师探望患儿完成麻醉术前评估
重点医嘱	**长期医嘱：** □ 二级护理 □ 普通饮食 **临时医嘱：** □ 血常规、血型、尿常规、大便常规 □ 肝功能、肾功能、凝血检查、血气分析、电解质 □ VMA、神经元特异性烯醇化酶、乳酸脱氢酶 □ 感染性疾病筛查 □ 心电图、胸部X线片 □ 超声心电图（必要时）	**长期医嘱：** □ 二级护理 □ 普通饮食 **临时医嘱：** □ 超声 □ CT（腹部增强三维重建、胸部增强，盆腔增强） □ 骨髓穿刺涂片，微量肿瘤病灶检测 □ 核素骨扫描 □ 核素分肾功能（必要时） □ MRI（必要时）	**长期医嘱：** □ 二级护理 □ 普通饮食 **临时医嘱：** □ 拟明日在麻醉下行肿瘤切除术 □ 禁食 □ 备血 □ 备胃管和腹带入手术室 □ 备抗菌药物入手术室 □ 术前晚温盐水灌肠
主要护理工作	□ 入院宣教：介绍医护人员、病房环境、设施 □ 入院护理评估 □ 动静脉取血	□ 指导患儿到相关科室完成辅助检查	□ 腹部皮肤准备 □ 术前肠道准备 □ 术前物品准备 □ 术前心理护理
病情变异记录	□ 无　□ 有，原因： 1. 2.	□ 无　□ 有，原因： 1. 2.	□ 无　□ 有，原因： 1. 2.
护士签名			
医师签名			

时间	住院第6天 （手术日，遇法定假日顺延）	住院第7天 （术后1日）	住院第8天 （术后2日）
主要诊疗工作	□ 手术 □ 完成术后医嘱和检查 □ 上级医师查房 □ 向患儿家属交代手术中情况和术后注意事项 □ 确定有无手术和麻醉并发症 □ 书写手术记录 □ 书写术后首次病程记录 □ 麻醉科医师随访和书面评价	□ 上级医师查房 □ 仔细观察生命体征 □ 仔细观察患儿腹部体征 □ 对手术进行评估	□ 上级医师查房 □ 仔细观察生命体征 □ 仔细观察腹部体征 □ 对手术进行评估，确定有无手术并发症
重点医嘱	**长期医嘱：** □ 今日在麻醉下行腹膜后肿瘤切除术 □ 一级护理 □ 禁食 □ 胃肠减压 □ 腹腔引流 □ 持续心电监护 □ 留置导尿，记尿量 □ 广谱抗菌药物 □ 止血药 **临时医嘱：** □ 按体重和出入液量补充液体和电解质 □ 必要时按需输血 □ 切除标本家长过目并送病理	**长期医嘱：** □ 一级护理 □ 禁食 □ 持续心电监护 □ 胃肠减压 □ 留置导尿，记尿量 □ 广谱抗菌药物 □ 止血药物 **临时医嘱：** □ 复查血常规、C 反应蛋白，电解质，血气分析 □ 按体重和出入液量补充 □ 液体和电解质	**长期医嘱：** □ 二级护理 □ 禁食 □ 胃肠减压 □ 留置导尿，记尿量 □ 广谱抗菌药物 □ 停止血药物 **临时医嘱：** □ 按体重和出入液量补充液体和电解质
主要护理工作	□ 观察生命体征，腹部体征 □ 手术后心理与生活护理 □ 引流管护理和记录引流量 □ 疼痛护理及镇痛泵使用（必要时）	□ 观察生命体征，腹部体征 □ 手术后心理与生活护理 □ 引流管护理和记录引流量 □ 疼痛护理及镇痛泵使用（必要时）	□ 观察生命体征，腹部体征 □ 手术后心理与生活护理 □ 引流管护理和记录引流量 □ 观察排大便情况 □ 疼痛护理及镇痛泵使用（必要时）
病情变异记录	□ 无 □ 有，原因： 1. 2.	□ 无 □ 有，原因： 1. 2.	□ 无 □ 有，原因： 1. 2.
护士签名			
医师签名			

时间	住院第9天 （术后3日）	住院第10天 （术后4日）
主要诊疗工作	□ 上级医师查房 □ 仔细观察生命体征 □ 仔细观察腹部体征 □ 对手术进行评估，确定胃肠道功能恢复情况，有无手术并发症	□ 上级医师查房 □ 观察腹部体征和伤口情况
重点医嘱	**长期医嘱：** □ 二级护理 □ 停胃肠减压 □ 停留置导尿 □ 流质饮食 □ 停广谱抗菌药物 **临时医嘱：** □ 伤口换药 □ 按体重和出入液量补充液体和电解质	**长期医嘱：** □ 二级护理 □ 半流质饮食 □ 拔出腹腔引流管（根据引流量决定） **临时医嘱：** □ 复查血常规，C反应蛋白，肝功能，肾功能，电解质
主要护理工作	□ 观察患儿情况 □ 术后心理与生活护理 □ 饮食护理 □ 按医嘱拔除胃管、镇痛泵管	□ 观察患儿情况 □ 术后心理和生活护理 □ 指导并监督患儿术后活动
病情变异记录	□ 无 □ 有，原因： 1. 2.	□ 无 □ 有，原因： 1. 2.
护士签名		
医师签名		

时间	住院第 11～13 天 （术后 5～7 日）	住院第 14 天 （术后 8 日，出院日）
主要诊疗工作	□ 上级医师查房 □ 观察腹部体征 □ 分析病理结果，确定肿瘤分型分期，制订进一步治疗方案，初步拟定化疗方案	□ 上级医师查房 □ 仔细观察腹部体征 □ 观察化疗反应 □ 检查伤口 **如果患儿可以出院：** □ 通知患儿及其家属出院 □ 交代出院后注意事项及术后随访事宜，预约复诊日期及拆线日期（术后 10 天） □ 小儿肿瘤科化疗，肿瘤门诊随访，定期复查血常规和定期化疗
重点医嘱	**长期医嘱：** □ 二级护理 □ 半流质/普通饮食	**临时医嘱：** □ 定期复查，规范化疗 □ 出院带药
主要护理工作	□ 观察患儿情况 □ 术后心理护理 □ 化疗药物不良反应观察	□ 对患儿家属进行出院准备指导和出院宣教 □ 帮助患儿家属办理出院 □ 化疗后的心理辅导和注意事项宣教
病情变异记录	□ 无　□ 有，原因： 1. 2.	□ 无　□ 有，原因： 1. 2.
护士签名		
医师签名		

第四十六章

肾母细胞瘤（Ⅰ~Ⅱ期）临床路径释义

【医疗质量控制指标】（专家建议）

指标一、术前确定分期，包括肿瘤转移情况，手术适应证，是否存在双侧肾母细胞瘤。

指标二、术中避免挤压，操作避免肿瘤包膜破裂，导致升期。

指标三、注意全面清除淋巴结，探查瘤栓，保护下腔静脉，减少出血。

指标四、清晰完整送病理检查，以精确指导后期治疗。

一、肾母细胞瘤（Ⅰ~Ⅱ期）编码

疾病名称及编码：肾母细胞瘤（Ⅰ~Ⅱ期）（ICD-10：C64.0+M8960/3）

手术操作名称及编码：肾切除术（ICD-9-CM-3：55.51）

二、临床路径检索方法

（C64.0+M8960/3）伴 55.51　　出院科别：儿科

三、国家医疗保障疾病诊断相关分组（CHS-DRG）

MDCL　肾脏及泌尿系统疾病及功能障碍

LA1　肾、输尿管及膀胱恶性肿瘤的手术

四、肾母细胞瘤（Ⅰ~Ⅱ期）临床路径标准住院流程

（一）适用对象

第一诊断为肾母细胞瘤（Ⅰ~Ⅱ期）（ICD-10：C64.0+ M8960/3）。行肾切除术（ICD-9：55.51）。

释义

■ 适用对象编码参见第一部分。

■ 本路径适用对象为临床诊断为肾母细胞瘤（Ⅰ~Ⅱ期）的患儿。Ⅰ期：肿瘤局限于肾脏，手术完整切除。肾包膜完整。肿瘤切除前无穿破或术前活检。肾窦血管无侵犯。手术切缘及远端无肿瘤残留依据。Ⅱ期：肿瘤完全切除，手术切缘及远端无肿瘤残存依据，但肿瘤超出肾实质：包含下列情形之一：肿瘤局部扩散浸润（如穿透肾包膜，或肾窦软组织浸润）；切除肿瘤样本中存在肾实质外浸润，如肾窦浸润。

（二）诊断依据

根据《临床诊疗指南·小儿外科学分册》（中华医学会编著，人民卫生出版社，2005）、《临床技术操作规范·小儿外科学分册》（中华医学会编著，人民军医出版社，2005）、《小儿外科学》（蔡威等主编，第5版，人民卫生出版社，2014）。

1. 临床表现：腹部肿块，可伴腹痛、血尿、高血压。

释义

■ 根据《儿童肾母细胞瘤诊疗规范（2019 年版）》（中华人民共和国国家卫生健康委员会发布）。

■ 腹痛和腹部肿块是最常见的临床表现，大部分患儿出现无症状的肿块，约 40%患儿会出现疼痛的症状。患儿偶有发热。肉眼血尿也是需要注意的症状之一，约 25%的肉眼血尿患儿被诊断为肾母细胞瘤。同时，约有 25%的患儿由于肾素的过度分泌造成高血压。

2. 体格检查：上腹季肋部或腰区肿块；表面光滑，中等硬度，无压痛，可有一定活动性。

释义

■ 肾母细胞瘤常因无痛性，偶然发现腹部肿块就诊，所以上腹部或中腹部偏向一侧的肿物是查体的重要体征，肿瘤多数有一定活动度，但如果处于破裂后愈合期，则粘连较重而相对固定。肿物无明显压痛，肿瘤较大时可在腹部表面看到明显隆起，有时伴有腹壁静脉曲张。特殊类型肾母细胞瘤如虹膜缺如型可通过眼底检查发现。

3. 辅助检查：腹部超声、胸腹部增强 CT 三维成像检查明确肿瘤来自肾脏，并符合Ⅰ~Ⅱ期肿瘤，静脉尿路造影和 MRI 亦可用于检查。

释义

■ 肾母细胞瘤的诊断主要依赖于临床症状和影像学诊断，但是仍有 5%左右的病例影像学特征不明显，会被误诊为良性肿瘤或者肾细胞癌。腹部超声应作为首选影像学检查，多为单侧肾脏来源的巨大低回声包块，可辨别来源部位，实性，血运通常较丰富，可同时判断周围脏器毗邻关系及血管包绕以及有无穿刺活检的可能，还有肿物与肾盂输尿管的关系。胸部检查可了解肋骨胸膜转移及肺转移。增强 CT 检查是明确肿物与血管关系的最优选择，建议应用血管重建等三维方法。MRI 适合鉴别软组织的性质分类以及液态结构的区分。PET/CT 对诊断肾母细胞瘤有着重要意义，其高代谢影响对判断双侧病变以及转移性病变都发挥着重要的作用。

4. 手术情况：术中探查和完整切除情况符合Ⅰ~Ⅱ期肿瘤。

释义

■ 病理是肾母细胞瘤的诊断金标准，但是对于Ⅰ、Ⅱ期肾母细胞瘤推荐不做肾活检手术，目的是预防活检过程中肿瘤细胞播散导致的肿瘤升期。肾活检常用于不具有典型肾母细胞瘤临床及影像学表现的患儿或者无法耐受肾切除者，通过肾活检明确病理诊断，指导进一步治疗。因此，对于肾脏肿块患儿，术前腹腔、盆腔及胸部的 CT 及 MRI 检查是必要的，以明确原发肿瘤的影像学诊断并明确有无转移灶存在。

（三）治疗方案的选择

根据《临床诊疗指南·小儿外科学分册》（中华医学会编著，人民卫生出版社，2005）、《临床技术操作规范·小儿外科学分册》（中华医学会编著，人民军医出版社，2005）、《小儿外科学》（蔡威等主编，第5版，人民卫生出版社，2014）。
行肾切除术（ICD-9：55.51）。

释义

■ 根据《儿童肾母细胞瘤诊疗规范（2019年版）》（中华人民共和国国家卫生健康委员会发布）。

■ 一切影像学及术前间接检查的结果均应以术中实际情况为准，如肿瘤分期所述，必须符合Ⅰ~Ⅱ期肿瘤诊断标准才能适用本路径，术中情况+术后病理，缺一不可。

■ 对于Ⅰ期和Ⅱ期肾母细胞瘤的患儿，可以无需进行术前新辅助化疗，而在术后直接辅以化疗。术式选择瘤肾切除术或保存肾单位的肾肿瘤切除术，术后予以化疗。有研究表明，对于Ⅱ期患儿来讲，即使存在术中的肿瘤外溢，术后给予EE-4A方案化疗治疗，无需放疗，仍然能取得令人满意的治疗效果。

（四）标准住院日14天

（五）进入路径标准

1. 第一诊断必须符合肾母细胞瘤疾病编码（ICD-10：C64.0+M8960/3），术前评估属Ⅰ~Ⅱ期病例。
2. 当患儿合并其他疾病，但住院期间不需特殊处理，也不影响第一诊断的临床路径实施时，可以进入路径。
3. 术前评估属Ⅲ、Ⅳ、Ⅴ期者不进入路径：如肿瘤巨大、区域淋巴结受累、术前肿瘤破裂入游离腹腔、肿瘤已侵入肾静脉或下腔静脉形成瘤栓、有远处转移、估计肿瘤无法完全切除或术中肿瘤有破溃危险等。

（六）术前准备（术前评估）1~5天

必需的检查项目：
1. 实验室检查：血常规、血型、尿常规、大便常规、凝血功能、血电解质、血气分析、肝功能、肾功能、乳酸脱氢酶（lactate dehydrogenacs，LDH）、铁蛋白、感染性疾病筛查，根据病情选择血神经元特异性烯醇化酶（neuron specific enolase，NSE）、尿24小时尿草扁桃酸（vanillylmandelic acid，VMA）、血甲胎蛋白（alpha fetal protein，AFP）等项目。
2. 胸部X线片、心电图、超声心动图。

释义

■ 注意有无肺部感染、严重心律失常、心功能不全、先天性心脏病等手术禁忌证。

3. 腹部超声、CT（腹部增强+三维重建，肺部增强）。

释义

■ 观察化疗效果，手术时机是否合适，影像学检查距手术时间越近越有辅助价值。

4. 必要时行骨髓穿刺和核素骨扫描。

（七）预防性抗菌药物选择与使用时机

1. 按照《抗菌药物临床应用指导原则（2015年版）》（国卫办医发〔2015〕43号），并结合患儿病情决定选择。
2. 推荐药物治疗方案（使用《国家基本药物》的药物）。

（八）手术日

手术日为入院第6天。

1. 麻醉方式：气管插管全身麻醉。
2. 术中抗菌药物给药方法：静脉输入，切开皮肤前30分钟开始给药，手术延长到3小时以上或大量失血，补充药物剂量（用头孢曲松时无需追加剂量）。
3. 手术方式：肾切除术+区域淋巴结活检。

释义

■ 手术治疗是肾母细胞瘤的主要治疗手段，目前应用最多的术式为经腹横/斜向切口行肿瘤和瘤肾切除术。如有条件，可行保留肾单位的肿瘤切除术。单侧肿瘤一旦确诊，即使已出现肺转移，也应尽早手术切除。

4. 手术内置物：无。

释义

■ 如需要使用生物材料辅助创面止血，建议使用短时间内吸收较完全的材料，否则在术后复查时易被影像学误判为复发或残留灶。

5. 输血：必要时。

释义

■ 早期肿瘤手术切除通常出血不多，不必输血。不可自体输血。

（九）术后住院恢复7~9天

1. 必须复查的检查项目：血常规、尿常规。
2. 术后抗菌药物应用：按照《抗菌药物临床应用指导原则（2015年版）》（国卫办医发〔2015〕43号），并根据患儿病情合理使用抗菌药物，用药时间一般不超过3天。

释义

■ 如果合并腹腔感染用药时间需延长，根据微生物具体情况选择抗菌药物。

3. 化疗：根据手术中冷冻病理结果，手术当日可给予化疗，术后 5~7 天，根据石蜡切片病理结果，选择化疗方案。

释义

■ EE-4A 方案：

评估							↓						↓						↓
周数	1	2	3	4	5	6	7	8	9	10	11	12	13	14	15	16	17	18	19
方案	A			A			A			A			A			A			A
	V	V	V	V	V	V	V	V	V	V			Vx			Vx			Vx

适应证：Ⅰ期肾母细胞瘤 FH 型。

FH：预后良好型；↓：基本评估：超声及胸 X 线片，停药时胸部 CT 平扫及腹部增强 CT；周数：1 为术后第 8 天、化疗第 1 周第 1 天；A：更生霉素 0.023mg/kg（<1 岁），0.045mg/kg（≥1 岁，最大 2.3mg），第 1 天，静脉滴注；V：长春新碱 0.025mg/kg（<1 岁），0.05mg/kg（1~3 岁），1.5mg/m^2（>3 岁，最大 2mg），第 1 天，静脉推注；Vx：长春新碱 0.03mg/kg（<1 岁），0.067mg/kg（1~3 岁），2mg/m^2（>3 岁，最大 2mg），第 1 天，静脉推注；全程无放疗。

■ DD-4A 方案：

评估						↓							↓						↓						↓
周数	1	2	3	4	5	6	7	8	9	10	11	12	13	14	15	16	17	18	19	20	21	22	23	24	25
方案	A			D+			A			D+			A			Dx			A			Dx			A
	V	V	V	V	V	V	V	V	V	V			Vx			Vx			Vx			Vx			Vx

适应证：Ⅱ期肾母细胞瘤 FH 型；Ⅰ、Ⅱ期局灶间变型；Ⅰ期弥漫间变性。

FH：预后良好型；↓：基本评估：超声及胸 X 线片，术前及停药时胸部 CT 平扫及腹部增强 CT；周数：1 为术后或化疗第 1 周；A：更生霉素 0.023mg/kg（<1 岁），0.045mg/kg（≥1 岁，最大 2.3mg），第 1 天，静脉滴注；D+：阿霉素 1.5mg/kg（≤1 岁），45mg/m2（>1 岁），第 1 天，静脉滴注；Dx：阿霉素 1mg/kg（≤1 岁），30mg/m^2（>1 岁），第 1 天，静脉滴注；V：长春新碱 0.025mg/kg（<1 岁），0.05mg/kg（1~3 岁），1.5mg/m^2（>3 岁，最大 2mg），第 1 天，静脉推注；Vx：长春新碱 0.033mg/kg（<1 岁），0.067mg/kg（1~3 岁），2mg/m^2（>3 岁，最大 2mg），第 1 天，静脉推注；XRT：腹部放疗在术后 10 天内开始；Ⅱ期 FH 型、Ⅰ期局灶间变型不放疗，Ⅳ期及初诊不能切除的Ⅲ期在活检后先化疗，第 6 周再次评估，转移灶消失并可手术完全切除原发肿瘤定义为治疗反应良好，手术后完成原方案，否则为反应不良，进入 M 方案 6 周后再次评估手术

药物说明：

药物名称	缩写	适应证	禁忌证	补充说明
长春新碱	VCR	①急性白血病，尤其是小儿急性白血病，对急性淋巴细胞白血病疗效显著 ②恶性淋巴瘤 ③生殖细胞肿瘤 ④小细胞肺癌，尤因肉瘤、肾母细胞瘤、神经母细胞瘤 ⑤乳腺癌、慢性淋巴细胞白血病、消化道癌、黑色素瘤及多发性骨髓瘤等	尚不明确	①剂量限制性毒性是神经系统毒性，主要引起外周神经症状，如手指、神经毒性等，与累积量有关。足趾麻木、腱反射迟钝或消失，外周神经炎。腹痛、便秘，麻痹性肠梗阻偶见。运动神经、感觉神经和脑神经也可受到破坏，并产生相应症状。神经毒性常发生于40岁以上者，小儿的耐受性好于成人，恶性淋巴瘤患儿出现神经毒性的倾向高于其他肿瘤患儿 ②骨髓抑制和消化道反应较轻 ③有局部组织刺激作用，药液不能外漏，否则可引起局部坏死 ④可见脱发，偶见血压的改变
放线菌素D（更生霉素）	ACD	①对霍奇金病及神经母细胞瘤疗效突出，尤其是控制发热 ②对无转移的绒癌初治时单用本药，治愈率达90%~100%，与单用MTX的效果相似 ③对睾丸癌亦有效，一般均与其他药物联合应用 ④与放疗联合治疗小儿肾母细胞瘤（Wilms瘤）可提高生存率，对尤因肉瘤和横纹肌肉瘤亦有效	有患水痘病史者禁用	①当本品漏出血管外时，应即用1%普鲁卡因局部封闭，或用50~100mg氢化可的松局部注射，及冷湿敷 ②骨髓功能低下、有痛风病史、肝功能损害、感染、有尿酸盐性肾结石病史、近期接受过放疗或抗癌药物者慎用本品 ③有出血倾向者慎用

（十）出院标准

1. 一般情况良好。
2. 进食良好，无腹胀，尿便正常。
3. 伤口愈合良好。

（十一）变异及原因分析

1. 术后病理提示为透明细胞样肉瘤或恶性肾横纹肌样瘤致使治疗方案变更，围术期并发症或化疗不良反应，造成住院时间延长或费用增加。
2. 术中探查示区域淋巴结受累，或术中肿瘤破溃，或肿瘤无法完整切除，提示患儿已不属Ⅰ~Ⅱ期病例，则转入相应临床路径。

五、肾母细胞瘤（Ⅰ~Ⅱ期）护理规范

1. 术前患儿需要避免剧烈运动以防肿瘤破裂。
2. 避免前往人群密集区域、公共场所等，因术前化疗会降低患儿抵抗力。
3. 增加营养，特别是高蛋白饮食的摄入，避免腹泻、受寒等手术禁忌证的出现。
4. 注意术后伤口护理即引流管的管理，坚持与医护人员配合，积极完成后续化疗。

六、肾母细胞瘤（Ⅰ~Ⅱ期）营养治疗规范

需制订患儿的全面营养计划，包括营养分期、评估及支持，分3个层次：①饮食咨询、鼓励进食高营养食物及心理辅导；②胃肠内营养，包括鼻胃管饲、空肠喂养管及胃造瘘术管饲；③胃肠外营养，以静脉营养为代表。无论采用何种营养支持方法（肠内或肠外营养），均应该先测定患儿的体内成分及能量消耗，以完善制订适合于患儿的特定营养方案。

七、肾母细胞瘤（Ⅰ~Ⅱ期）患者健康宣教

术后注意伤口护理，后续化疗事项细节，定期复查，不适随诊等。

八、推荐表单

（一）医师表单

肾母细胞瘤（Ⅰ~Ⅱ期）临床路径医师表单

适用对象：第一诊断为肾母细胞瘤（Ⅰ~Ⅱ期）（ICD-10：C64.0+M8960/3）
行肾切除术（ICD-9-CM-3：55.51）

患儿姓名：	性别：　　年龄：　　门诊号：	住院号：
住院日期：　　年　月　日	出院日期：　　年　月　日	标准住院日：14 天

时间	住院第 1 天	住院第 2~4 天	住院第 5 天 （术前日）
主要诊疗工作	□ 询问病史，体格检查 □ 书写病历 □ 上级医师查房 □ 完善相关检查 □ 与家属沟通病情	□ 完善相关检查 □ 上级医师查房 □ 术前评估 □ 分析异常结果，处理后复查	□ 完善术前准备 □ 向患儿监护人交代病情，签署手术同意书 □ 签署输血同意书 □ 麻醉科医师探望患儿完成麻醉术前评估
重点医嘱	**长期医嘱：** □ 二级护理 □ 普通饮食 **临时医嘱：** □ 血常规、血型、尿常规、大便常规 □ 肝功能、肾功能、凝血检查、血气分析、电解质 □ AFP、NSE、VMA、LDH（必要时） □ 感染性疾病筛查 □ 心电图、胸部 X 线片 □ 超声心电图（必要时）	**长期医嘱：** □ 二级护理 □ 普通饮食 **临时医嘱：** □ 超声 □ CT（腹部增强三维重建、胸部增强） □ 骨髓穿刺（必要时） □ 核素骨扫描（必要时） □ 核素分肾功能（必要时） □ MRI（必要时）	**长期医嘱：** □ 二级护理 □ 普通饮食 **临时医嘱：** □ 拟明日在麻醉下行患侧肾切除术 □ 备血 □ 备胃管和腹带入手术室 □ 备抗菌药物入手术室 □ 术前晚温盐水灌肠
医师签名			

时间	住院第 6 天 （手术日）	住院第 7 天 （术后 1 日）	住院第 8 天 （术后 2 日）
主要诊疗工作	□ 手术 □ 完成术后医嘱和检查 □ 上级医师查房 □ 向患儿家属交代手术中情况和术后注意事项 □ 确定有无手术和麻醉并发症 □ 书写手术记录 □ 书写术后首次病程记录 □ 麻醉科医师随访和书面评价	□ 上级医师查房 □ 仔细观察生命体征 □ 仔细观察患儿腹部体征 □ 对手术进行评估	□ 上级医师查房 □ 仔细观察生命体征 □ 仔细观察腹部体征 □ 对手术进行评估，确定有无手术并发症
重点医嘱	**长期医嘱：** □ 今日在麻醉下行患肾切除术+腹膜后淋巴结活检 □ 一级护理 □ 禁食 □ 胃肠减压 □ 持续心电监护 □ 留置导尿，记尿量 □ 广谱抗菌药物 □ 止血药物 **临时医嘱：** □ 按体重和出入液量补充液体和电解质 □ 必要时按需输血 □ 更生霉素化疗 □ 切除标本家长过目并送病理	**长期医嘱：** □ 一级护理 □ 禁食 □ 持续心电监护 □ 胃肠减压 □ 留置导尿，记尿量 □ 广谱抗菌药物 □ 止血药物 **临时医嘱：** □ 复查血常规、C 反应蛋白，电解质，血气分析 □ 按体重和出入液量补充液体和电解质	**长期医嘱：** □ 二级护理 □ 禁食 □ 胃肠减压 □ 留置导尿，记尿量 □ 广谱抗菌药物 □ 停止血药物 **临时医嘱：** □ 按体重和出入液量补充液体和电解质 □ 长春新碱化疗
医师签名			

时间	住院第 9 天 （术后 3 日）	住院第 10 天 （术后 4 日）
主要诊疗工作	□ 上级医师查房 □ 仔细观察生命体征 □ 仔细观察腹部体征 □ 对手术进行评估，确定胃肠道功能恢复情况，有无手术并发症	□ 上级医师查房 □ 观察腹部体征和伤口情况
重点医嘱	**长期医嘱：** □ 二级护理 □ 停胃肠减压 □ 停留置导尿 □ 流质饮食 □ 停广谱抗菌药物 **临时医嘱：** □ 伤口换药 □ 按体重和出入液量补充液体和电解质	**长期医嘱：** □ 二级护理 □ 半流质饮食 **临时医嘱：** □ 复查血常规，C 反应蛋白，肝功能、肾功能，电解质
医师签名		

时间	住院第 11～13 天 （术后 5~7 日）	住院第 14 天 （术后 8 日，出院日）
主要诊疗工作	□ 上级医师查房 □ 观察腹部体征 □ 分析病理结果，确定肿瘤分型分期，制订化疗方案	□ 上级医师查房 □ 仔细观察腹部体征 □ 观察化疗反应 □ 检查伤口 **如果患儿可以出院：** □ 通知患儿及其家属出院 □ 交代出院后注意事项及术后随访事宜，预约复诊日期及拆线日期（术后 10 天） □ 告知化疗后注意事项，转小儿肿瘤内科化疗，肿瘤门诊随访，定期复查血常规和定期化疗
重点医嘱	**长期医嘱：** □ 二级护理 □ 半流质/普通饮食 **临时医嘱：** □ 给予化疗方案制订的化疗	**临时医嘱：** □ 定期复查，规范化疗 □ 出院带药
医师签名		

（二）护士表单

肾母细胞瘤（Ⅰ～Ⅱ期）临床路径护士表单

适用对象：第一诊断为肾母细胞瘤（Ⅰ～Ⅱ期）（ICD-10：C64.0+M8960/3）

行肾切除术（ICD-9-CM-3：55.51）

患儿姓名：	性别：　　年龄：　　门诊号：	住院号：
住院日期：　　年　月　日	出院日期：　　年　月　日	标准住院日：14 天

时间	住院第 1 天	住院第 2～4 天	住院第 5 天 （术前日）
主要护理工作	□ 入院宣教：介绍医护人员、病房环境、设施 □ 入院护理评估 □ 动静脉取血	□ 指导患儿到相关科室完成辅助检查	□ 腹部皮肤准备 □ 术前肠道准备 □ 术前物品准备 □ 术前心理护理
病情变异记录	□ 无　□ 有，原因： 1. 2.	□ 无　□ 有，原因： 1. 2.	□ 无　□ 有，原因： 1. 2.
护士签名			

时间	住院第 6 天 （手术日）	住院第 7 天 （术后 1 日）	住院第 8 天 （术后 2 日）
主要护理工作	□ 观察生命体征，腹部体征 □ 手术后心理与生活护理 □ 引流管护理和记录引流量 □ 疼痛护理及镇痛泵使用（必要时）	□ 观察生命体征，腹部体征 □ 手术后心理与生活护理 □ 引流管护理和记录引流量 □ 疼痛护理及镇痛泵使用（必要时）	□ 观察生命体征，腹部体征 □ 手术后心理与生活护理 □ 引流管护理和记录引流量 □ 观察排大便情况 □ 疼痛护理及镇痛泵使用（必要时）
病情变异记录	□ 无　□ 有，原因： 1. 2.	□ 无　□ 有，原因： 1. 2.	□ 无　□ 有，原因： 1. 2.
护士签名			

时间	住院第9天 （术后3日）	住院第10天 （术后4日）
主要护理工作	□ 观察患儿情况 □ 术后心理与生活护理 □ 饮食护理 □ 按医嘱拔除胃管、镇痛泵管	□ 观察患儿情况 □ 术后心理和生活护理 □ 指导并监督患儿术后活动
病情变异记录	□ 无 □ 有，原因： 1. 2.	□ 无 □ 有，原因： 1. 2.
护士签名		

时间	住院第11~13天 （术后5~7日）	住院第14天 （术后8日，出院日）
主要护理工作	□ 观察患儿情况 □ 术后心理护理 □ 化疗药物不良反应观察	□ 对患儿家属进行出院准备指导和出院宣教 □ 帮助患儿家属办理出院 □ 化疗后的心理辅导和注意事项宣教
病情变异记录	□ 无 □ 有，原因： 1. 2.	□ 无 □ 有，原因： 1. 2.
护士签名		

（三）患儿家属表单

肾母细胞瘤（Ⅰ~Ⅱ期）临床路径患儿家属表单

适用对象：第一诊断为肾母细胞瘤（Ⅰ~Ⅱ期）（ICD-10：C64.0+M8960/3）
行肾切除术（ICD-9-CM-3：55.51）

患儿姓名：	性别：　　年龄：　　门诊号：	住院号：
住院日期：　　年　月　日	出院日期：　　年　月　日	标准住院日：14 天

时间	住院第 1 天	住院第 2~4 天	住院第 5 天 （术前日）
主要任务	□ 汇报病史，接受体格检查 □ 完善相关检查 □ 与医护沟通病情	□ 完善相关检查 □ 术前准备	□ 术前准备 □ 签署手术同意书 □ 签署输血同意书 □ 麻醉科医师探望患儿
患儿/家长签名			

时间	住院第 6 天 （手术日）	住院第 7 天 （术后 1 日）	住院第 8 天 （术后 2 日）
主要诊疗工作	□ 手术 □ 注意聆听医护交代的手术中情况和术后注意事项	□ 医师查房 □ 仔细观察生命体征 □ 仔细观察腹部体征	□ 医师查房 □ 仔细观察生命体征 □ 仔细观察腹部体征
患儿/家长签名			

时间	住院第9天 （术后3日）	住院第10天 （术后4日）
主要任务	□ 医师查房 □ 仔细观察生命体征 □ 仔细观察腹部体征 □ 观察胃肠道功能恢复情况，有无手术并发症	□ 医师查房 □ 观察腹部体征和伤口情况
患儿/家属签名		

时间	住院第11～13天 （术后5~7日）	住院第14天 （术后8日，出院日）
主要任务	□ 上级医师查房 □ 观察腹部体征 □ 咨询病理结果，确定肿瘤分型分期，咨询化疗方案	□ 上级医师查房 □ 仔细观察腹部体征 □ 观察化疗反应 □ 检查伤口 **如果可以出院：** □ 注意记录医护交代的出院后注意事项及术后随访事宜，预约复诊日期及拆线日期（术后10天） □ 注意化疗后注意事项，转小儿肿瘤内科化疗，肿瘤门诊随访，定期复查血常规和定期化疗
患儿/家长签名		

附：原表单（2016年版）

肾母细胞瘤（Ⅰ~Ⅱ期）临床路径表单

适用对象：第一诊断为肾母细胞瘤（Ⅰ~Ⅱ期）（ICD-10：C64.0+M8960/3）
行肾切除术（ICD-9：55.51）

患儿姓名：	性别： 年龄： 门诊号：	住院号：
住院日期： 年 月 日	出院日期： 年 月 日	标准住院日：14天

时间	住院第1天	住院第2~4天	住院第5天（术前日）
主要诊疗工作	□ 询问病史，体格检查 □ 书写病历 □ 上级医师查房 □ 完善相关检查 □ 与家属沟通病情	□ 完善相关检查 □ 上级医师查房 □ 术前评估 □ 分析异常结果，处理后复查	□ 完善术前准备 □ 向患儿监护人交代病情，签署手术同意书 □ 签署输血同意书 □ 麻醉科医师探望患儿完成麻醉术前评估
重点医嘱	**长期医嘱：** □ 二级护理 □ 普通饮食 **临时医嘱：** □ 血常规、血型、尿常规、大便常规 □ 肝功能、肾功能、凝血检查、血气分析、电解质 □ AFP、NSE、VMA、LDH（必要时） □ 感染性疾病筛查 □ 心电图、胸部X线片 □ 超声心电图（必要时）	**长期医嘱：** □ 二级护理 □ 普通饮食 **临时医嘱：** □ 超声 □ CT（腹部增强三维重建、胸部增强） □ 骨髓穿刺（必要时） □ 核素骨扫描（必要时） □ 核素分肾功能（必要时） □ MRI（必要时）	**长期医嘱：** □ 二级护理 □ 普通饮食 **临时医嘱：** □ 拟明日在麻醉下行患侧肾切除术 □ 备血 □ 备胃管和腹带入手术室 □ 备抗菌药物入手术室 □ 术前晚温盐水灌肠
主要护理工作	□ 入院宣教：介绍医护人员、病房环境、设施 □ 入院护理评估 □ 动静脉取血	□ 指导患儿到相关科室完成辅助检查	□ 腹部皮肤准备 □ 术前肠道准备 □ 术前物品准备 □ 术前心理护理
病情变异记录	□ 无 □ 有，原因： 1. 2.	□ 无 □ 有，原因： 1. 2.	□ 无 □ 有，原因： 1. 2.
护士签名			
医师签名			

时间	住院第 6 天 （手术日）	住院第 7 天 （术后 1 日）	住院第 8 天 （术后 2 日）
主要诊疗工作	□ 手术 □ 完成术后医嘱和检查 □ 上级医师查房 □ 向患儿家属交代手术中情况和术后注意事项 □ 确定有无手术和麻醉并发症 □ 书写手术记录 □ 书写术后首次病程记录 □ 麻醉科医师随访和书面评价	□ 上级医师查房 □ 仔细观察生命体征 □ 仔细观察患儿腹部体征 □ 对手术进行评估	□ 上级医师查房 □ 仔细观察生命体征 □ 仔细观察腹部体征 □ 对手术进行评估，确定有无手术并发症
重点医嘱	**长期医嘱：** □ 今日在麻醉下行患肾切除术+腹膜后淋巴结活检 □ 一级护理 □ 禁食 □ 胃肠减压 □ 持续心电监护 □ 留置导尿，记尿量 □ 广谱抗菌药物 □ 止血药物 **临时医嘱：** □ 按体重和出入液量补充液体和电解质 □ 必要时按需输血 □ 更生霉素化疗 □ 切除标本家长过目并送病理	**长期医嘱：** □ 一级护理 □ 禁食 □ 持续心电监护 □ 胃肠减压 □ 留置导尿，记尿量 □ 广谱抗菌药物 □ 止血药物 **临时医嘱：** □ 复查血常规、C 反应蛋白，电解质，血气分析 □ 按体重和出入液量补充 □ 液体和电解质	**长期医嘱：** □ 二级护理 □ 禁食 □ 胃肠减压 □ 留置导尿，记尿量 □ 广谱抗菌药物 □ 停止血药物 **临时医嘱：** □ 按体重和出入液量补充液体和电解质 □ 长春新碱化疗
主要护理工作	□ 观察生命体征，腹部体征 □ 手术后心理与生活护理 □ 引流管护理和记录引流量 □ 疼痛护理及镇痛泵使用（必要时）	□ 观察生命体征，腹部体征 □ 手术后心理与生活护理 □ 引流管护理和记录引流量 □ 疼痛护理及镇痛泵使用（必要时）	□ 观察生命体征，腹部体征 □ 手术后心理与生活护理 □ 引流管护理和记录引流量 □ 观察排大便情况 □ 疼痛护理及镇痛泵使用（必要时）
病情变异记录	□ 无 □ 有，原因： 1. 2.	□ 无 □ 有，原因： 1. 2.	□ 无 □ 有，原因： 1. 2.
护士签名			
医师签名			

时间	住院第 9 天 （术后 3 日）	住院第 10 天 （术后 4 日）
主要诊疗工作	□ 上级医师查房 □ 仔细观察生命体征 □ 仔细观察腹部体征 □ 对手术进行评估，确定胃肠道功能恢复情况，有无手术并发症	□ 上级医师查房 □ 观察腹部体征和伤口情况
重点医嘱	**长期医嘱：** □ 二级护理 □ 停胃肠减压 □ 停留置导尿 □ 流质饮食 □ 停广谱抗菌药物 **临时医嘱：** □ 伤口换药 □ 按体重和出入液量补充液体和电解质	**长期医嘱：** □ 二级护理 □ 半流质饮食 **临时医嘱：** □ 复查血常规，C 反应蛋白，肝功能、肾功能，电解质
主要护理工作	□ 观察患儿情况 □ 术后心理与生活护理 □ 饮食护理 □ 按医嘱拔除胃管、镇痛泵管	□ 观察患儿情况 □ 术后心理和生活护理 □ 指导并监督患儿术后活动
病情变异记录	□ 无　□ 有，原因： 1. 2.	□ 无　□ 有，原因： 1. 2.
护士签名		
医师签名		

时间	住院第 11~13 天 （术后 5~7 日）	住院第 14 天 （术后 8 日，出院日）
主要诊疗工作	□ 上级医师查房 □ 观察腹部体征 □ 分析病理结果，确定肿瘤分型分期，制订化疗方案	□ 上级医师查房 □ 仔细观察腹部体征 □ 观察化疗反应 □ 检查伤口 **如果患儿可以出院：** □ 通知患儿及其家属出院 □ 交代出院后注意事项及术后随访事宜，预约复诊日期及拆线日期（术后 10 天） □ 告知化疗后注意事项，转小儿肿瘤内科化疗，肿瘤门诊随访，定期复查血常规和定期化疗
重点医嘱	**长期医嘱：** □ 二级护理 □ 半流质/普通饮食 **临时医嘱：** □ 给予化疗方案制订的化疗	**临时医嘱：** □ 定期复查，规范化疗 □ 出院带药
主要护理工作	□ 观察患儿情况 □ 术后心理护理 □ 化疗药物不良反应观察	□ 对患儿家属进行出院准备指导和出院宣教 □ 帮助患儿家属办理出院 □ 化疗后的心理辅导和注意事项宣教
病情变异记录	□ 无　□ 有，原因： 1. 2.	□ 无　□ 有，原因： 1. 2.
护士签名		
医师签名		

第四十七章

手术后恶性肿瘤化学治疗（Ⅰ期肾母细胞瘤术后化疗）临床路径释义

【医疗质量控制指标】（专家建议）

指标一、确定肿瘤转移情况，确认手术适应证。

指标二、术中避免挤压，操作避免肿瘤包膜破裂，导致升期。

指标三、注意全面清除淋巴结，探查瘤栓，保护下腔静脉，减少出血。

指标四、清晰完整送病理检查，以精确指导后期治疗。

一、手术后恶性肿瘤化学治疗（Ⅰ期肾母细胞瘤术后化疗）编码

1. 原编码：

疾病名称及编码：肾母细胞瘤术后化疗（ICD-10：Z51.102）

2. 修改编码：

疾病名称及编码：手术后恶性肿瘤化学治疗（肾母细胞瘤术后化疗）（ICD-10：251.102）

手术操作及编码：注射或输注癌瘤化学治疗药物（ICD-9-CM-3：99.25）

二、临床路径检索方法

251.102 伴 99.25　　出院科别：儿科

三、国家医疗保障疾病诊断相关分组（CHS-DRG）

MDCL　肾脏及泌尿系统疾病及功能障碍

LA1　肾、输尿管及膀胱恶性肿瘤的手术

四、手术后恶性肿瘤化学治疗（Ⅰ期肾母细胞瘤术后化疗）临床路径标准住院流程

（一）适用对象

第一诊断为手术后恶性肿瘤化学治疗（肾母细胞瘤术后化疗）（ICD-10：Z51.102），且术后病理诊断为Ⅰ期肾母细胞瘤。

释义

■ 本路径适用对象为临床诊断为肾母细胞瘤（Ⅰ期）的患儿，即肿瘤局限于肾脏，手术完整切除，肾包膜完整。肿瘤切除前无穿破或术前活检。肾窦血管无侵犯。手术切缘及远端无肿瘤残留依据。

（二）诊断依据

1. 病理诊断为Ⅰ期肾母细胞瘤。

2. 根据《临床诊疗指南·小儿外科学分册》（中华医学会编著，人民卫生出版社）、《临床技术操作规范·小儿外科学分册》（中华医学会编著，人民军医出版社）。

释义

■ 现可根据《儿童肾母细胞瘤诊疗规范（2019 年版）》（中华人民共和国国家卫生健康委员会发布）。

（三）治疗方案的选择

根据《临床诊疗指南·小儿外科学分册》（中华医学会编著，人民卫生出版社）、《临床技术操作规范·小儿外科学分册》（中华医学会编著，人民军医出版社）行肾母细胞瘤术后化疗，应用放线菌素 D（5 天）。

释义

■ 联合化疗的应用使肾母细胞瘤患儿的生存率大为提高，无论是否手术，化疗都始终贯穿肾母细胞瘤的整个治疗过程。其中最常用的联合化疗方案包括 EE-4A 方案（长春新碱+更生霉素）；DD-4A 方案（长春新碱+更生霉素+阿霉素）还有Ⅰ方案（长春新碱+阿霉素+环磷酰胺+依托泊苷）。对于Ⅰ期肾母细胞瘤的患儿，可以无需进行术前新辅助化疗，而在术后直接辅以化疗，通常选用 EE-4A 方案。

■ EE-4A 方案：

评估							↓						↓						↓
周数	1	2	3	4	5	6	7	8	9	10	11	12	13	14	15	16	17	18	19
方案	A			A			A			A			A			A			A
	V	V	V	V	V	V	V	V	V	V			Vx			Vx			Vx

适应证：Ⅰ期肾母细胞瘤 FH 型。

FH：预后良好型；↓：基本评估：超声及胸 X 线片，停药时胸部 CT 平扫及腹部增强 CT；周数：1 为术后第 8 天、化疗第 1 周第 1 天；A：更生霉素 0.023mg/kg（<1 岁），0.045mg/kg（≥1 岁，最大 2.3mg），第 1 天，静脉滴注；V：长春新碱 0.025mg/kg（<1 岁），0.05mg/kg（1~3 岁），1.5mg/m^2（>3 岁，最大 2mg），第 1 天，静脉推注；Vx：长春新碱 0.033mg/kg（<1 岁），0.067mg/kg（1~3 岁），2mg/m^2（>3 岁，最大 2mg），第 1 天，静脉推注；全程无放疗。

■ DD-4A 方案：

评估						↓							↓						↓						↓
周数	1	2	3	4	5	6	7	8	9	10	11	12	13	14	15	16	17	18	19	20	21	22	23	24	25
方案	A			D$^+$			A			D+			A			Dx			A			Dx			A
	V	V	V	V	V	V	V	V	V	V			Vx			Vx			Vx			Vx			Vx

适应证：Ⅱ期肾母细胞瘤 FH 型；Ⅰ、Ⅱ期局灶间变型；Ⅰ期弥漫间变型。

FH：预后良好型；↓：基本评估：超声及胸X线片，术前及停药时胸部CT平扫及腹部增强CT；周数：1为术后或化疗第1周；A：更生霉素0.023mg/kg（<1岁）。0.045mg/kg（≥1岁，最大2.3mg），第1天，静脉滴注；D+：阿霉素1.5mg/kg（≤1岁），45mg/m^2（>1岁），第1天，静脉滴注；Dx：阿霉素1mg/kg（≤1岁），30mg/m^2（>1岁），第1天，静脉滴注；V：长春新碱0.025mg/kg（<1岁），0.05mg/kg（1~3岁），1.5mg/m^2（>3岁，最大2mg），第1天，静脉推注；Vx：长春新碱0.033mg/kg（<1岁），0.067mg/kg（1~3岁），2mg/m^2（>3岁，最大2mg），第1天，静脉推注；XRT：腹部放疗在术后10天内开始；Ⅱ期FH型、Ⅰ期局灶间变型不放疗，Ⅳ期及初诊不能切除的Ⅲ期在活检后先化疗，第6周再次评估，转移灶消失并可手术完全切除原发肿瘤定义为治疗反应良好，手术后完成原方案，否则为反应不良，进入M方案6周后再次评估手术。

（四）标准住院日为8天

（五）进入路径标准

1. 第一诊断必须符合ICD-10：Z51.102手术后恶性肿瘤化学治疗（肾母细胞瘤术后化疗）疾病编码。
2. 已排除患儿复发及恶病质等。
3. 当患儿同时具有其他疾病诊断，但在住院期间不需要特殊处理也不影响第一诊断的临床路径实施时，可以进入路径。

（六）化疗前准备1~2天

1. 必需的检查项目：
（1）实验室检查：血常规、尿常规、肝功能、肾功能、电解质、凝血功能、感染性疾病筛查。
（2）心电图、X线胸片（正位）。
2. 根据病情选择的项目：
（1）C反应蛋白。
（2）局部超声。
（3）超声心动图（心电图异常者）。

释义

■ 术后注意贫血是否改善、术前化疗后骨髓抑制是否继发加重、肾盂型肾母细胞瘤术前血尿是否恢复等。

■ 对于肿瘤较大、淋巴结清扫范围较大的患儿，注意有无腹腔积液、乳糜漏等。

（七）预防性抗菌药物选择与使用时机

如患儿确有感染指征，按照《抗菌药物临床应用指导原则（2015年版）》（国卫办医发〔2015〕43号），结合患儿情况、感染部位，细菌培养、药敏试验结果，选择敏感抗菌药物进行治疗用药。

释义

■ 如果合并腹腔感染用药时间需延长，根据微生物具体情况选择抗菌药物。

（八）化疗开始为入院第2~3天

放线菌素D给药剂量15μg/（kg·d）。

释义

■ 补充：长春新碱给药剂量1~1.5mg/m^2。

（九）化疗持续5天

化疗结束复查项目：根据患儿病情决定。

（十）出院标准

1. 一般情况良好。
2. 没有需要住院处理的并发症。

（十一）变异及原因分析

1. 住院治疗期间，发现肿瘤有复发可能，需进一步检查。
2. 患儿合并上呼吸道感染或其他需要处理的疾病。

五、手术后恶性肿瘤化学治疗（肾母细胞瘤术后化疗）护理规范

1. 术前患儿需要避免剧烈运动以防肿瘤破裂。
2. 避免前往人群密集区域、公共场所等，因术前化疗会降低患儿抵抗力。
3. 增加营养，特别是高蛋白饮食的摄入，避免腹泻、受凉等手术禁忌证的出现。
4. 注意术后伤口护理即引流管的管理，坚持与医护人员配合，积极完成后续化疗。

六、手术后恶性肿瘤化学治疗（肾母细胞瘤术后化疗）营养治疗规范

需制订患儿的全面营养计划，包括营养分期、评估及支持，分3个层次：①饮食咨询、鼓励进食高营养食物及心理辅导；②胃肠内营养，包括鼻胃管饲、空肠喂养管及胃造瘘术管饲；③胃肠外营养，以静脉营养为代表。无论采用何种营养支持方法（肠内或肠外营养），均应该先测定患儿的体内成分及能量消耗，以完善制订适合于患儿的特定营养方案。

七、手术后恶性肿瘤化学治疗（肾母细胞瘤术后化疗）患者健康宣教

术后注意伤口护理，后续化疗事项细节，定期复查，不适随诊等。

八、推荐表单

（一）医师表单

手术后恶性肿瘤化学治疗（肾母细胞瘤术后化疗）临床路径医师表单

适用对象：第一诊断为肾母细胞瘤术后化疗（ICD-10：Z51.102）

行肾母细胞瘤术后化疗（ICD-9-CM-3：99.25）

患儿姓名：	性别： 年龄： 门诊号：	住院号：
住院日期： 年 月 日	出院日期： 年 月 日	标准住院日：8 天

时间	住院第 1 天	住院第 2~3 天 （化疗开始）	住院第 3~4 天 （化疗后 1 日）
主要诊疗工作	□ 询问病史与体格检查 □ 完成病历书写 □ 常规相关检查 □ 上级医师查房与手术前评估 □ 向患儿监护人交代病情，签署化疗同意书	□ 早晨再次化疗前评估 □ 化疗开始 □ 上级医师查房	□ 上级医师查房，对化疗进行评估 □ 注意有无化疗合并发热及其他不适
重点医嘱	**长期医嘱：** □ 小儿外科护理常规 □ 二级护理 □ 普通饮食 **临时医嘱：** □ 血常规、凝血功能、肝功能、肾功能、感染性疾病筛查 □ 心电图、X 线胸片（正位） □ CT	**长期医嘱：** □ 今日化疗第 1 天 □ 小儿外科护理常规 □ 二级护理 □ 化疗药物	**长期医嘱：** □ 小儿外科护理常规 □ 二级护理 □ 普通饮食 □ 化疗药物
病情变异记录	□ 无 □ 有，原因： 1. 2.	□ 无 □ 有，原因： 1. 2.	□ 无 □ 有，原因： 1. 2.
医师签名			

时间	住院第4或5天 （化疗后2日）	住院第5或6天 （化疗后3日）	住院第6或7天 （化疗后4日）	住院第7或8天 （化疗后4日，出院日）
主要诊疗工作	□ 上级医师查房，对化疗进行评估 □ 注意有无化疗合并发热及其他不适	□ 上级医师查房，对化疗进行评估 □ 注意有无化疗合并发热及其他不适	□ 上级医师查房，对化疗进行评估 □ 注意有无化疗合并发热及其他不适	□ 上级医师查房，对化疗进行评估 □ 注意有无化疗合并发热及其他不适
重点医嘱	**长期医嘱：** □ 小儿外科护理常规 □ 二级护理 □ 普通饮食 □ 化疗药物	**长期医嘱：** □ 小儿外科护理常规 □ 二级护理 □ 普通饮食 □ 化疗药物	**长期医嘱：** □ 小儿外科护理常规 □ 二级护理 □ 普通饮食 □ 化疗药物	**长期医嘱：** □ 小儿外科护理常规 □ 二级护理 □ 普通饮食 □ 化疗药物 □ 今日出院
病情变异记录	□ 无　□ 有，原因： 1. 2.	□ 无　□ 有，原因： 1. 2.	□ 无　□ 有，原因： 1. 2.	□ 无　□ 有，原因： 1. 2.
医师签名				

（二）护士表单

手术后恶性肿瘤化学治疗（肾母细胞瘤术后化疗）临床路径护士表单

适用对象：第一诊断为肾母细胞瘤术后化疗（ICD-10：Z51.102）
行肾母细胞瘤术后化疗（ICD-9-CM-3：99.25）

患儿姓名：	性别：　　年龄：　　门诊号：	住院号：
住院日期：　　年　月　日	出院日期：　　年　月　日	标准住院日：8 天

时间	住院第 1 天	住院第 2~3 天 （化疗开始）	住院第 3~4 天 （化疗后 1 日）
主要护理工作	□ 入院宣教：介绍病房环境、设施和设备、安全教育 □ 入院护理评估 □ 静脉采血 □ 指导患儿家长带患儿到相关科室进行心电图、X 线胸片等检查	□ 观察患儿情况 □ 化疗后生活护理 □ 夜间巡视	□ 观察患儿情况 □ 化疗后生活护理 □ 夜间巡视
病情变异记录	□ 无　□ 有，原因： 1. 2.	□ 无　□ 有，原因： 1. 2.	□ 无　□ 有，原因： 1. 2.
护士签名			

时间	住院第 4 或 5 天 （化疗后 2 日）	住院第 5 或 6 天 （化疗后 3 日）	住院第 6 或 7 天 （化疗后 4 日）	住院第 7 或 8 天 （化疗后 4 日，出院日）
主要护理工作	□ 观察患儿情况 □ 化疗后生活护理 □ 夜间巡视	□ 观察患儿情况 □ 化疗后生活护理 □ 夜间巡视	□ 观察患儿情况 □ 化疗后生活护理 □ 夜间巡视	□ 指导家长办理出院手续等事项 □ 出院宣教
病情变异记录	□ 无　□ 有，原因： 1. 2.	□ 无　□ 有，原因： 1. 2.	□ 无　□ 有，原因： 1. 2.	□ 无　□ 有，原因： 1. 2.
护士签名				

（三）患儿家属表单

手术后恶性肿瘤化学治疗（肾母细胞瘤术后化疗）临床路径护士表单

适用对象：第一诊断为肾母细胞瘤术后化疗（ICD-10：Z51.102）
　　　　　行肾母细胞瘤术后化疗（ICD-9-CM-3：99.25）

患儿姓名：	**性别：　　年龄：　　门诊号：**	**住院号：**
住院日期：　　年　月　日	**出院日期：**　　年　月　日	**标准住院日：8 天**

时间	住院第 1 天	住院第 23 天 （化疗开始）	住院第 3~4 天 （化疗后 1 日）
主要任务	□ 汇报病史与体格检查 □ 常规相关检查 □ 医师查房 □ 与医护沟通病情，签署化疗同意书	□ 早晨再次化疗前评估 □ 化疗开始 □ 医师查房	□ 医师查房 □ 注意有无化疗合并发热及其他不适
患儿/家长签名			

时间	住院第 4 或 5 天 （化疗后 2 日）	住院第 5 或 6 天 （化疗后 3 日）	住院第 6 或 7 天 （化疗后 4 日）	住院第 7 或 8 天 （化疗后 4 日，出院日）
主要任务	□ 医师查房 □ 注意有无化疗合并发热及其他不适	□ 医师查房 □ 注意有无化疗合并发热及其他不适	□ 医师查房 □ 注意有无化疗合并发热及其他不适	□ 医师查房 □ 注意有无化疗合并发热及其他不适
患儿/家长签名				

附：原表单（2016年版）

手术后恶性肿瘤化学治疗（肾母细胞瘤术后化疗）临床路径表单

适用对象：第一诊断为肾母细胞瘤术后化疗（ICD-10：Z51.102）
行肾母细胞瘤术后化疗

患儿姓名：	性别： 年龄： 门诊号：		住院号：
住院日期： 年 月 日	出院日期： 年 月 日		标准住院日：8天

时间	住院第1天	住院第2~3天 （化疗开始）	住院第3~4天 （化疗后1日）
主要诊疗工作	□ 询问病史与体格检查 □ 完成病历书写 □ 常规相关检查 □ 上级医师查房与手术前评估 □ 向患儿监护人交代病情，签署化疗同意书	□ 早晨再次化疗前评估 □ 化疗开始 □ 上级医师查房	□ 上级医师查房，对化疗进行评估 □ 注意有无化疗合并发热及其他不适
重点医嘱	**长期医嘱：** □ 小儿外科护理常规 □ 二级护理 □ 普通饮食 **临时医嘱：** □ 血常规、凝血功能、肝功能、肾功能、感染性疾病筛查 □ 心电图、X线胸片（正位） □ CT	**长期医嘱：** □ 今日化疗第1天 □ 小儿外科护理常规 □ 二级护理 □ 化疗药物	**长期医嘱：** □ 小儿外科护理常规 □ 二级护理 □ 普通饮食 □ 化疗药物
主要护理工作	□ 入院宣教：介绍病房环境、设施和设备、安全教育 □ 入院护理评估 □ 静脉采血 □ 指导患儿家长带患儿到相关科室进行心电图、X线胸片等检查	□ 观察患儿情况 □ 化疗后生活护理 □ 夜间巡视	□ 观察患儿情况 □ 化疗后生活护理 □ 夜间巡视
病情变异记录	□ 无 □ 有，原因： 1. 2.	□ 无 □ 有，原因： 1. 2.	□ 无 □ 有，原因： 1. 2.
护士签名			
医师签名			

时间	住院第4或5天（化疗后2日）	住院第5或6天（化疗后3日）	住院第6或7天（化疗后4日）	住院第7或8天（化疗后4日，出院日）
主要诊疗工作	□ 上级医师查房，对化疗进行评估 □ 注意有无化疗合并发热及其他不适	□ 上级医师查房，对化疗进行评估 □ 注意有无化疗合并发热及其他不适	□ 上级医师查房，对化疗进行评估 □ 注意有无化疗合并发热及其他不适	□ 上级医师查房，对化疗进行评估 □ 注意有无化疗合并发热及其他不适
重点医嘱	**长期医嘱：** □ 小儿外科护理常规 □ 二级护理 □ 普通饮食 □ 化疗药物	**长期医嘱：** □ 小儿外科护理常规 □ 二级护理 □ 普通饮食 □ 化疗药物	**长期医嘱：** □ 小儿外科护理常规 □ 二级护理 □ 普通饮食 □ 化疗药物	**长期医嘱：** □ 小儿外科护理常规 □ 二级护理 □ 普通饮食 □ 化疗药物 □ 今日出院
主要护理工作	□ 观察患儿情况 □ 化疗后生活护理 □ 夜间巡视	□ 观察患儿情况 □ 化疗后生活护理 □ 夜间巡视	□ 观察患儿情况 □ 化疗后生活护理 □ 夜间巡视	□ 指导家长办理出院手续等事项 □ 出院宣教
病情变异记录	□ 无　□ 有，原因： 1. 2.	□ 无　□ 有，原因： 1. 2.	□ 无　□ 有，原因： 1. 2.	□ 无　□ 有，原因： 1. 2.
护士签名				
医师签名				

备注：

1. 院内感染（是/否）______院感名称：__________________
2. 预防性使用抗菌药物的原因：________________抗菌药物名称：________使用时间：____天
3. 延长住院时间原因：____
4. 退径（是/否）____退径原因：____________________________________
5. 其他特殊事项及原因：____

第二篇

小儿外科

临床路径释义药物信息表

Therapeutic Drugs

第一章

镇静镇痛药物

第一节　阿片类镇痛药

■ 药品名称	吗啡　Morphine
适应证	1. 注射液及普通片剂用于其他镇痛药无效的急性锐痛，如严重创伤、战伤、烧伤、晚期癌症等疼痛；心肌梗死而血压尚正常者，可使患者镇静并减轻心脏负担；用于心源性哮喘可使肺水肿症状暂时有所缓解；麻醉和手术前给药可保持患者宁静进入深度睡眠；与阿托品等有效的解痉药合用，用于内脏绞痛（如胆绞痛等） 2. 缓控释片主要适用于重度癌痛患者镇痛
制剂与规格	1. 注射液[基,保(甲)]：①0.5ml：5mg；②1ml：10mg 2. 片剂[基,保(甲)]：①5mg；②10mg；③20mg；④30mg 3. 缓释片[基,保(甲)]：①10mg；②20mg；③30mg；④60mg 4. 口服液（硫酸盐）[保(乙)]：①10ml：20mg；②10ml：30mg
用法与用量	1. 皮下注射或肌内注射：①新生儿，0.1mg/kg，每6小时1次；②1~6个月，0.1~0.2mg/kg，每6小时1次；③6个月至2岁，0.1~0.2mg/kg，每4小时1次；④2~12岁，0.2mg/kg，每4小时1次；⑤12~18岁，2.5~10.0mg，每4小时1次。各年龄段用药均需根据反应进行剂量调整，最大剂量为15mg 2. 静脉注射：注射时间5分钟以上。①新生儿，0.05mg/kg，每6小时1次；②1~6个月，0.1mg/kg，每6小时1次；③6个月至12岁，0.1mg/kg，每4小时1次；④12~18岁，2.5mg，每4小时1次。各年龄段用药均需根据反应进行剂量调整，最大剂量为15mg 3. 静脉注射和静脉滴注：①新生儿，静脉注射0.025~0.1mg/kg后（注射时间5分钟以上，以下同），根据反应持续静脉滴注每小时0.005~0.04mg/kg；②1~6个月，静脉注射0.1~0.2mg/kg后，根据反应持续静脉滴注每小时0.01~0.03mg/kg；③6个月至12岁，静脉注射0.1~0.2mg/kg后，根据反应持续静脉滴注每小时0.02~0.03mg/kg；④12~18岁，静脉注射2.5~10.0mg后，根据反应持续静脉滴注每小时0.02~0.03mg/kg 4. 口服或直肠给药：①1~12个月：一次0.08~0.20mg/kg，每4小时1次；②1~2岁：一次0.2~0.4mg/kg，每4小时1次；③2~12岁，一次0.2~0.5mg/kg（最大剂量20mg），每4小时1次；④12~18岁，一次5~20mg，每4小时1次。缓、控释片婴幼儿禁用，具体剂量参见说明书
注意事项	1. 剂量：根据《WHO儿童示范处方集》2010版推荐 2. 本品按麻醉药品严格管理和使用 3. 中毒解救，除一般中毒处理外，还可静脉注射纳洛酮0.005~0.01mg/kg（成人0.4mg）。亦可用烯丙吗啡作为拮抗药

续 表

禁忌	已知对吗啡过敏者、婴幼儿（缓、控释片）、未成熟新生儿、呼吸抑制已显示发绀、颅内压增高和颅脑损伤、支气管哮喘、肺源性心脏病代偿失调、甲状腺功能减退、皮质功能不全、前列腺肥大、排尿困难及严重肝功能不全、休克尚未纠正控制前、麻痹性肠梗阻等患者
不良反应	1. 注射剂连续3~5日即产生耐受性，1周以上可成瘾：但对于晚期中重度癌痛患者，如果治疗适当，少见依赖及成瘾现象 2. 常见：腹痛，食欲减退，便秘，口干，消化不良，恶心，呕吐，思维混乱，头痛，失眠，肌肉不自主收缩，嗜睡，支气管痉挛，咳嗽减少，皮疹，寒战，瘙痒，出汗 3. 不常见：肝酶升高，胆部疼痛，胃肠功能紊乱，肠梗阻，味觉反常，兴奋，烦躁不安，欣快，幻觉，不适，情绪改变，感觉异常，呼吸抑制，癫痫发作，眩晕，视觉异常，戒断综合征，绝经，性欲减退，阳痿，尿潴留，低血压，晕厥，外周性水肿，肺水肿，荨麻疹和过敏反应，药物依赖、面部潮红，瞳孔缩小，药物耐受
药典	USP、Eur. P.、Int. P.、Jpn. P.、Viet. P.、Chin. P.
国家处方集	CNFC
其他推荐依据	
■ 药品名称	**哌替啶（度冷丁） Pethidine**
适应证	适用于各种剧痛，如创伤性疼痛、手术后疼痛、对内脏绞痛应与阿托品配伍应用。用于分娩镇痛时，须监护本品对新生儿的抑制呼吸作用
制剂与规格	1. 注射液[基,保(甲)]：①1ml：50mg；②2ml：100mg 2. 片剂：50mg
用法与用量	1. 口服：①2个月至12岁，一次0.5~2.0mg/kg，每4~6小时1次；②12~18岁，一次50~100mg，每4~6小时1次 2. 皮下或肌内注射：2个月至12岁，一次0.5~2.0mg/kg，每4~6小时1次 3. 静脉注射：①新生儿至2个月，一次0.5~1.0mg/kg，每10~12小时1次；②2个月至12岁，一次0.5~1.0mg/kg，每4~6小时1次；③12~18岁，一次25~50mg，每4~6小时1次 4. 静脉注射和静脉滴注：1个月至18岁，静脉注射首剂1mg/kg后，根据反应持续静脉滴注每小时0.1~0.4mg/kg
注意事项	本品务必在单胺氧化酶抑制药（如呋喃唑酮、丙卡巴肼等）停用14天以上方可给药，而且应先试用小剂量（1/4常用量），否则会发生难以预料的、严重的并发症，临床表现为多汗、肌肉僵直、血压先升高后剧降、呼吸抑制、发绀、昏迷、高热、惊厥，终致循环虚脱而死亡
禁忌	室上性心动过速、颅脑损伤、颅内占位性病变、慢性阻塞性肺病、支气管哮喘、严重肺功能不全等。严禁与单胺氧化酶抑制药同用
不良反应	本品的耐受性和成瘾性程度介于吗啡与可待因之间，一般不应连续使用。治疗剂量时可出现轻度的眩晕、出汗、口干、恶心、呕吐、心动过速及直立性低血压等
药典	USP、Eur. P.、Chin. P.
国家处方集	CNFC
其他推荐依据	

续 表

■ 药品名称	芬太尼 Fentanyl
适应证	本品为强效镇痛药，适用于麻醉前、中、后的镇静与镇痛，是目前复合全身麻醉中常用的药物 ①用于麻醉前给药及诱导麻醉，并作为辅助用药与全身麻醉及局部麻醉药合用于各种手术。与氟哌利多 2.5mg 和本品 0.05mg 的混合液，麻醉前给药，能使患者安静，对外界环境漠不关心，但仍能合作；②用于手术前、后及术中等各种剧烈疼痛
制剂与规格	注射剂[基,保(甲)]：2ml：0.1mg
用法与用量	静脉注射：时间至少 30 秒以上 1. 自主呼吸条件下术中镇痛：①1 个月至 12 岁，初始剂量 0.001～0.003mg/kg，根据需要追加 0.001mg/kg；②12～18 岁，初始剂量 0.05～0.10mg（专科医师医嘱最大剂量 0.2mg），根据需要追加剂量 0.025～0.05mg 2. 辅助通气下术中镇痛：①新生儿至 12 岁，初始剂量 0.001～0.005mg/kg，根据需要追加 0.001～0.003mg/kg；②12～18 岁，初始剂量 0.001～0.005mg/kg，根据需要追加 0.05～0.20mg 3. 辅助通气下 ICU 镇痛及呼吸镇静：①新生儿初始剂量 0.001～0.005mg/kg，维持剂量每小时 0.0015mg/kg；②1 个月至 18 岁初始剂量 0.001～0.005mg/kg，维持剂量每小时 0.001～0.006mg/kg，根据反应调整
注意事项	1. 同哌替啶，禁与单胺氧化酶抑制药同用。务必在单胺氧化酶抑制药停用 14 天以上方可给药，而且应先试用小剂量（1/4 常用量） 2. 硬膜外注入本品镇痛时，一般 4～10 分钟起效，20 分钟脑脊液的药浓度达到峰值，同时可有全身瘙痒，作用时效 3.3～6.7 小时，而且仍有呼吸频率减慢和潮气量减小的可能，应及时处理 3. 心律失常、肝、肾功能不良、慢性梗阻性肺部疾患，呼吸储备力降低及脑外伤昏迷、颅内压增高、脑肿瘤等易陷入呼吸抑制的患者慎用 4. 本品药液有一定的刺激性，不得误入气管、支气管，也不得涂敷于皮肤和黏膜 5. 快速推注本品可引起胸壁、腹壁肌肉僵硬而影响通气。肥胖患者应避免过量用药，应根据理想体重计算用量
禁忌	支气管哮喘、呼吸抑制、呼吸道梗阻、对本品特别敏感的患者及重症肌无力患者。禁止与单胺氧化酶抑制药（如苯乙肼、帕吉林等）合用
不良反应	严重不良反应为呼吸抑制、窒息、肌肉僵直及心动过缓，如不及时治疗，可发生呼吸停止、循环抑制及心脏停搏等。一般不良反应为眩晕、视物模糊、恶心、呕吐、低血压、胆道括约肌痉挛、喉痉挛及出汗等。偶有肌肉抽搐。本品有成瘾性
药典	USP、Eur. P.、Jpn. P.、Pol. P.、Chin. P.
国家处方集	CNFC
其他推荐依据	
■ 药品名称	舒芬太尼 Sulfentanil
适应证	①用于气管内插管，使用人工呼吸的全身麻醉；②作为复合麻醉的镇痛用药；③作为全身麻醉大手术的麻醉诱导和维持用药
制剂与规格	注射剂[保(乙)]：①1ml：50μg；②2ml：100μg；③5ml：250μg（以舒芬太尼计）

续 表

用法与用量	静脉注射： 1. 复合麻醉的一种镇痛成分进行诱导应用时：按 0.1~5.0μg/kg 体重作静脉内推注或者加入输液管中，在 2~10 分钟内滴完。当显示镇痛效应减弱时可按 0.15~0.70μg/kg 体重追加维持剂量 2. 以本品为主的全身麻醉和维持：①总量 8~30μg/kg，当显示镇痛效应减弱时可按 0.35~1.40μg/kg 体重追加维持剂量；②2~12 岁儿童，总剂量建议为 10~20μg/kg，用药时间与间隔取决手术时间。如果临床表现镇痛效果降低时，可给予额外剂量 1~2μg/kg
注意事项	1. 本品禁用于新生儿、妊娠期和哺乳期的妇女。如果哺乳期妇女必须使用舒芬太尼，则应在用药 24 小时后方可再次哺乳婴儿 2. 本品应该根据个体反应和临床情况的不同来调整使用剂量，须考虑如下因素：患者的年龄、体重、一般情况和同时使用的药物等。剂量也取决于手术难度和持续时间以及所需要的麻醉深度。在计算进一步的使用剂量时应考虑初始用药的作用 3. 在诱导麻醉期间可以加用氟哌利多以防止恶心和呕吐的发生 4. 非代偿性甲状腺功能减退、肺部疾患（尤其是那些呼吸贮备降低的疾病）、肝和/或肾功能不全、肥胖和酒精中毒等，其用药量应酌情给予，并延长观察 5. 其他同哌替啶
禁忌	1. 对本品或其他阿片类药物过敏者禁用 2. 分娩期间或实施剖宫产手术期间婴儿剪断脐带之前，静脉内禁用本品。因本品可引起新生儿呼吸抑制 3. 本品禁用于新生儿 4. 在使用舒芬太尼前 14 日内用过单胺氧化酶抑制药者、急性肝卟啉症者、重症肌无力患者禁用 5. 因用其他药物而存在呼吸抑制者或患有呼吸抑制疾病者禁用 6. 低血容量、低血压患者禁用
不良反应	典型的阿片样症状，如呼吸抑制、呼吸暂停、骨骼肌强直（胸壁肌强直）、肌阵挛、低血压、心动过缓、恶心、呕吐和眩晕、缩瞳和尿潴留。在注射部位偶有瘙痒和疼痛。其他较少见的不良反应有：喉痉挛、过敏反应和心脏停搏，偶尔可出现术后恢复期的呼吸再抑制
药典	USP、Eur. P.、Jpn. P.、Pol. P.
国家处方集	CNFC
其他推荐依据	
■ 药品名称	**可待因 Codeine**
适应证	①镇咳，用于较剧的频繁干咳，如痰液量较多宜并用祛痰药；②镇痛，用于中度以上的疼痛；③镇静，用于辅助局部麻醉或全身麻醉
制剂与规格	1. 片剂[基,保(甲)]：①15mg；②30mg 2. 缓释片：①15mg；②30mg 3. 糖浆：①10ml；②100ml 4. 注射液[保(乙)]：①1ml：15mg；②1ml：30mg

续　表

用法与用量	口服：儿童，①镇痛，一次按体重0.5~1.0mg/kg，一日3次；②镇咳，用量按镇痛量的1/3~1/2
注意事项	1. 婴幼儿、未成熟新生儿禁用 2. 对本品过敏的患者禁用；多痰患者禁用，以防因抑制咳嗽反射，使大量痰液阻塞呼吸道，继发感染而加重病情 3. 其他参见说明书
禁忌	对本品过敏的患者禁用，以防因抑制咳嗽反射，使大量痰夜阻塞呼吸道，继发感染而加重病情。婴幼儿、未成熟新生儿禁用
不良反应	较多见的不良反应有幻想、呼吸微弱/缓慢或不规则、心率或快或慢；少见的不良反应有惊厥、耳鸣、震颤或不能自控的肌肉运动，荨麻疹、瘙痒、皮疹或脸肿等过敏反应，长期应用引起依赖性，常用量引起依赖性的倾向较其他吗啡类为弱。典型的依赖症状为食欲减退、腹泻、牙痛、恶心呕吐、流涕、寒战、打喷嚏、打哈欠、睡眠障碍、胃痉挛、多汗、衰弱无力、心动过速、情绪激动或原因不明的发热
药典	USP、Eur. P.、Jpn. P.、Pol. P.、Chin. P.
国家处方集	CNFC
其他推荐依据	

第二节　非阿片类镇痛药

■ 药品名称	曲马多　Tramadol
适应证	用于癌症疼痛、骨折或术后疼痛等各种急、慢性疼痛
制剂与规格	1. 注射剂[保(乙)]：2ml：100mg 2. 粉针剂：①50mg；②100mg 3. 缓释片[保(乙)]：100mg
用法与用量	1. 肌内注射：一次50~100mg，必要时可重复 2. 静脉注射或静脉滴注：一次100mg，缓慢注射或以5%~10%的葡萄糖注射液稀释后静脉滴注 3. 口服：缓释片，整片吞服，一般从一次50mg开始，12小时服用1次，根据患者疼痛程度可调整用药剂量。一般成人及14岁以上中度疼痛的患者，一次50~100mg；体重不低于25kg的1岁以上儿童的服用剂量为每千克体重1~2mg 4. 最高日剂量通常不超过400mg
注意事项	1. 老年患者用量，应有所减少 2. 两次服药的时间间隔，不得少于8小时 3. 突然撤药可能导致戒断症状，建议缓慢减药；过量时呼吸抑制可用纳洛酮解救 4. 有药物滥用或依赖性倾向的患者不宜使用 5. 不得与单胺氧化酶抑制剂同用
禁忌	对曲马多及其赋形剂过敏者：1岁以下儿童；乙醇、镇静药、镇痛药、阿片类或者精神类药物急性中毒患者；正在接受单胺氧化酶抑制药治疗或在过去14日服用过此类药物者；本品不得用于戒毒治疗

续 表

不良反应	常见恶心、呕吐、便秘、口干、头晕、嗜睡、出汗。少见过敏反应、低血压、心动过速、胃肠功能紊乱、头痛、视觉异常、情绪不稳、欣快、活动减退、功能亢进、认知和感觉障碍、惊厥、精神错乱、药物依赖性、幻觉、戒断症状、瘙痒、皮疹、荨麻疹、血管神经性水肿、排尿障碍、尿潴留、呼吸困难、支气管痉挛、呼吸抑制、罕见高血压和心动过缓
药典	Eur. P. 、Chin. P.
国家处方集	CNFC
其他推荐依据	
■ 药品名称	布桂嗪　Bucinnazine
适应证	为中等强度的镇痛药。适用于偏头痛，三叉神经痛，牙痛，炎症性疼痛，神经痛，月经痛，关节痛，外伤性疼痛，手术后疼痛，以及癌症痛（属二阶梯镇痛药）等
制剂与规格	1. 注射液：①1ml：50mg；②2ml：100mg 2. 片剂：①30mg；②60mg
用法与用量	口服：儿童，一次 1mg/kg，疼痛剧烈时用量可酌增
注意事项	少数患者可见有恶心、眩晕或困倦、黄视、全身发麻感等，停药后可消失
禁忌	对本品过敏者禁用
不良反应	少数患者可见有恶心、眩晕或困倦、黄视、全身发麻感等，停药后可消失。本品可引起依赖性的倾向与吗啡类药相比为低，据临床报道，连续使用本品，可产生耐受性和成瘾，故不可滥用
药典	Chin. P.
国家处方集	CNFC
其他推荐依据	
■ 药品名称	对乙酰氨基酚　Acetaminophen
适应证	用于中重度发热。缓解轻度至中度疼痛，如头痛、肌痛、关节痛等的对症治疗。为轻中度骨性关节炎的首选药物
制剂与规格	1. 片剂[保(甲)]：①0. 1g；②0. 3g；③0. 5g[基] 2. 缓释片、缓释干混悬剂[保(乙)]：0. 65g 3. 口服液[保(乙)]：①10ml：0. 25g；②20ml：0. 64g；③100ml：2. 4g[基]；④100ml：3. 2g；⑤120ml：6g 4. 混悬液[基]：15ml：1. 5 g 5. 颗粒剂[保(甲)]：①0. 1g[基]；②0. 5g（以对乙酰氨基酚计） 6. 干混悬剂[基]：0. 3g（以对乙酰氨基酚计） 7. 栓剂[保(乙)]：0. 15g
用法与用量	1. 口服，解热镇痛：①成人：一次 0. 3~0. 6g，一日 3~4 次；一日量不超过 2g，退热疗程一般不超过 3 天，镇痛不宜超过 10 天；②儿童：按体重一次 10~15mg/kg，每 4~6 小时 1 次。或按体表面积一天 1. 5 g/m²，分次服，每 4~6 小时 1 次；12 岁以下的小儿每 24 小时不超过 5 次量。解热用药一般不超过 3 天，镇痛遵医嘱

续　表

	根据 BNFC 推荐：（1）解热镇痛，①1～3 个月，一次 30～60mg，每 8 小时 1 次；②3～12 个月，一次 60～120mg，每 4～6 小时 1 次（每 24 小时最多 4 次）；③1～6 岁，一次 120～250mg，每 4～6 小时 1 次（每 24 小时最多 4 次）；④6～12 岁，一次 250～500mg，每 4～6 小时 1 次（每 24 小时最多 4 次）；⑤12～18 岁，一次 500mg，每 4～6 小时 1 次。（2）严重疼痛和发热，①1～3 个月，先给予 20～30mg/kg 单次剂量，然后，一次 15～20mg，每 6～8 小时 1 次，一日最大剂量 60mg/kg；②3 个月至 6 岁，先给予 20～30mg/kg 单次剂量，然后，一次 15～20mg，每 6～8 小时 1 次，一日最大剂量 90mg/kg；③6～12 岁，先给予 20～30mg/kg（最大 1g）单次剂量，然后，一次 15～20mg，每 6～8 小时 1 次，一日最大剂量 90mg/kg（最大 4g）；④6～12 岁，每次 1g，每 4～6 小时 1 次（每 24 小时最多 4 次） 2. 直肠给药：1～6 岁儿童，一次 1 粒，塞入肛门内，若持续发热或疼痛，可间隔 4～6 小时重复用药 1 次，24 小时内不超过 4 粒
注意事项	1. 对阿司匹林过敏者，一般对本品不发生过敏反应，但有报告在因阿司匹林过敏发生哮喘的患者中，少数（<5%）可于服用本品后发生轻度支气管痉挛性反应 2. 严重肝肾功能不全患者及对本品过敏者禁用。肝病者尽量避免长期使用 3. 肾功能不全者长期大量使用本品有增加肾脏毒性的危险，故建议减量使用。3 岁以下儿童因其肝、肾功能发育不全慎用 4. 不宜大量或长期用药以防引起造血系统和肝肾功能损害 5. 长期大剂量用药应定期进行肝肾功能和血象检查
禁忌	严重肝肾功能不全患者及对本品过敏者禁用
不良反应	常规剂量下的不良反应很少，少见恶心、呕吐、出汗、腹痛、皮肤苍白等；罕见过敏性皮炎（皮疹、皮肤瘙痒等）、粒细胞缺乏、血小板减少、高铁血红蛋白血症、贫血、肝肾功能损害和胃肠道出血等
药典	USP、Int. P.、Eur. P.、Jpn. P.、Pol. P.、Viet. P.、Chin. P.
国家处方集	CNFC
其他推荐依据	
■ 药品名称	**丁丙诺啡　Buprenorphine**
适应证	各种术后疼痛、癌性疼痛、外伤或烧伤后疼痛、肢体痛和心绞痛
制剂与规格	1. 注射液：①1ml：0.15mg；②1ml：0.3mg；③2ml：0.6mg 2. 舌下含片：0.2mg
用法与用量	1. 肌内注射或静脉注射：镇痛，一次 0.3～0.6mg，一日 3～4 次。单剂量作用可持续 6～8 小时。静脉注射应缓慢 2. 舌下含服：一次 0.4～0.8mg。每隔 6～8 小时 1 次
注意事项	1. 7 岁以下儿童不宜使用 2. 与地西泮联用，可发生心脏性或呼吸性虚脱；一般不可与其他吗啡类药物联合应用，因可能发生戒断症状
禁忌	
不良反应	
药典	Eur. P.

续 表

国家处方集	CNFC
其他推荐依据	
■ 药品名称	布洛芬 Ibuprofen
适应证	①缓解各种慢性关节炎的关节肿痛症状，治疗各种软组织风湿性疼痛如肩痛、腱鞘炎、滑囊炎、肌痛及运动后损伤性疼痛等；②缓解各种急性疼痛如手术后、创伤后、劳损后、原发性痛经、牙痛、头痛等，有解热作用
制剂与规格	1. 片剂[基,保(甲)]：①0. 1g；②0. 2g 2. 胶囊[保(甲)]：0. 3g 3. 缓释胶囊[保(乙)]：①0. 1g；②0. 2g 4. 口服液[保(乙)]：10ml：0. 1g 5. 混悬液[基]：100ml：2g 6. 滴剂：15ml：600mg 7. 软膏[保(乙)]：20 克/支
用法与用量	口服：缓解疼痛和退热，①3 个月至 12 岁，一次按体重 5~10mg/kg，必要时每 4~6 小时 1 次，全天最大剂量不超过 40mg/kg；②12~18 岁，最大剂量不超过成人用量，轻中度疼痛一次 0. 2~0. 4g，每 4~6 小时 1 次。一日最大剂量为 2. 4g。缓释剂型一次 0. 3g，一日 2 次
注意事项	1. 对阿司匹林或其他非甾体抗炎药过敏者对本品可有交叉过敏反应 2. 可能增加胃肠道出血的风险并导致水钠潴留 3. 长期用药时应定期检查血象及肝、肾功能 4. 有消化道溃疡病史、支气管哮喘、心功能不全、高血压、血友病或其他出血性疾病、有骨髓功能减退病史的患者慎用
禁忌	1. 活动性消化性溃疡禁用 2. 对阿司匹林或其他非甾体抗炎药过敏者禁用 3. 服用此类药物诱发哮喘、鼻炎或荨麻疹患者禁用 4. 严重肝病患者及中重度肾功能不全者禁用
不良反应	消化道症状包括消化不良、胃烧灼感、胃痛、恶心、呕吐。少见的为胃溃疡和消化道出血，以及头痛、嗜睡、眩晕、耳鸣、皮疹、支气管哮喘发作、肝酶升高、血压升高、白细胞计数减少、水肿等。罕见的为肾功能不全
药典	USP、Eur. P. 、Jpn. P.
国家处方集	CNFC
其他推荐依据	
■ 药品名称	双氯芬酸 Diclofenac
适应证	①急性疼痛的短期治疗：创伤后和手术后疼痛、炎症和肿胀；妇产科疼痛和/或炎症；②脊柱疼痛综合征；③非关节性风湿病；偏头痛发作；④耳鼻喉科严重感染性痛性炎症的辅助治疗
制剂与规格	片剂[保(甲)]：25mg 乳剂：20 克/支
用法与用量	口服：14 岁或以上青少年，每日 75~100mg，分 2~3 次口服，最大剂量可增至每日 150mg

续　表

注意事项	1. 有胃肠道或心血管疾病，哮喘等过敏性疾病，慢性肺病，肝、肾功能损害，血液病的患者，以及老年患者慎用。驾驶或操纵机械时应慎用 2. 妊娠及哺乳期妇女、14 岁以下儿童不宜使用 3. 建议：在延长治疗期间监测肝功能和血细胞计数；有高血压史、心或肾功能损伤、细胞外体液量不足及老年患者，使用利尿药或能损伤肾功能药物的患者监测肾功能 4. 不宜与其他非甾体抗炎药合用。慎与利尿剂和抗高血压药物、甲氨蝶呤、糖皮质激素、SSRI、抗凝血剂及抗血小板药物、抗糖尿病药物、环孢素、锂制剂、地高辛、喹诺酮类抗菌药物、强效 CYP2C9 抑制剂（如磺吡酮和伏立康唑）、苯妥英合用
禁忌	对本品或同类药品有过敏史、活动性消化性溃疡患者、中重度心血管病变者禁用
不良反应	常见上腹部疼痛及恶心、呕吐、腹泻、腹部痉挛、消化不良、腹部胀气、畏食。少见头痛、头晕、眩晕、皮疹、血清 AST 及 ALT 升高、血压升高。罕见过敏反应有水肿及胃肠道溃疡、出血、穿孔
药典	USP、Eur. P. 、Jpn. P. 、Viet. P. 、Chin. P.
国家处方集	CNFC
其他推荐依据	

第三节　镇　静　药

■ 药品名称	地西泮　diazepam
适应证	①用于焦虑、镇静催眠、抗癫痫和抗惊厥，并缓解炎症所引起的反射性肌肉痉挛等；②用于治疗惊恐症、肌紧张性头痛，家族性、老年性和特发性震颤；③麻醉前给药
制剂与规格	1. 片剂[基,保(甲)]：①2. 5mg；②5mg 2. 注射剂[基,保(甲)]：2ml：10mg
用法与用量	1. 口服：儿童常用量：6 个月以下不用；6 个月以上儿童，一次 1. 0~2. 5mg 或按体重 0. 04~0. 20mg/kg 或体表面积 1. 17~6mg/ m^2，一日 3~4 次，用量根据情况酌量增减。最大剂量不超过 10mg 2. 肌内注射或静脉注射：儿童常用量，（1）抗癫痫、癫痫持续状态和严重复发性癫痫时，以静脉注射为宜。①小于 5 岁的儿童，每 2~5 分钟 0. 2~0. 5mg，最大限量 5mg；②5 岁以上儿童，每 2~5 分钟 1mg，最大限用量 10mg。如需要，在 2~4 小时内可重复上述剂量治疗。（2）重症破伤风解痉时。①小于 5 岁，一次 1~2mg，必要时 3~4 小时重复注射；②5岁以上，一次 5~10mg 3. 儿童静脉注射宜缓慢，3 分钟内按体重不超过 0. 25mg/kg，间隔 15~30 分钟后可重复
注意事项	1. 对本品过敏者、妊娠及哺乳期妇女、新生儿禁用 2. 由于新生儿代谢较成人慢，乳母服用可使婴儿体内本品及其代谢产物积聚 3. 老年、体弱、幼儿、肝病和低蛋白血症患者对本类药的中枢性抑制较敏感，静脉注射给药时容易引起呼吸抑制、低血压、肌无力、心动过缓或心脏停搏 4. 静脉注射过快给药可导致呼吸暂停、低血压、心动过缓或心脏停搏 5. 原则上不应做连续静脉滴注，但在癫痫持续状态时例外

续 表

禁忌	对本品过敏者、妊娠及哺乳期妇女、新生儿禁用
不良反应	常见嗜睡、乏力等；大剂量可有共济失调、震颤。罕见皮疹、白细胞减少；个别患者发生兴奋、多语、睡眠障碍甚至幻觉；本品有依赖性；长期应用后停药，可能发生停药反应，表现为激动或抑郁，精神症状恶化，甚至惊厥；本品静脉注射速度宜慢，否则可引起心脏停搏和呼吸抑制；静脉注射用于口腔内镜检查时，若有咳嗽、呼吸抑制、喉头痉挛等反射活动，应同时应用局部麻醉药
药典	USP、Eur. P.、Chin. P.
国家处方集	CNFC
其他推荐依据	
■ 药品名称	劳拉西泮 lorazepam
适应证	①抗焦虑，包括伴有精神抑郁的焦虑症状，如头痛、心悸、胃肠不适、失眠等；②镇静催眠；③缓解由于激动诱导的自主症状
制剂与规格	1. 片剂[保(甲)]：①0.5mg[基]；②1mg[基]；③2mg 2. 注射液：①1ml：2mg；②1ml：4mg
用法与用量	1. 口服：用于抗焦虑12岁以下儿童安全性与剂量尚未确定。适用于长时间手术的镇静或遗忘，BNFC推荐剂量：术前至少1小时给药，①1个月至12岁，0.05～0.10mg/kg（最大剂量4mg）；②12～18岁，1～4mg 2. 静脉注射：术前至少30～45分钟给药，1个月至18岁，0.05～0.10mg/kg（最大剂量4mg）
注意事项	1. 对苯二氮䓬药物过敏者、青光眼患者、重症肌无力者禁用本品。不推荐用于原发性抑郁障碍的精神病患者 2. 连续服用的患者突然停药，会出现戒断症状（抽搐、震颤、腹部和肌肉痉挛、呕吐、多汗），故应先减量后再逐渐停药 3. 用于手术的镇静或遗忘作用起效慢、作用时间长，适用于长时间手术的术前用药，不适用门诊手术 4. 肝功能不全者偶可引起本品清除半衰期的延长
禁忌	对苯二氮䓬类药物过敏者、青光眼患者、重症肌无力者禁用
不良反应	1. 常见镇静、眩晕、乏力，步态不稳 2. 少见头痛、恶心、激越、皮肤症状，一过性遗忘。一般发生在治疗之初，随着治疗的继续而逐渐减轻或消失 3. 静脉注射可发生静脉炎或形成静脉血栓
药典	USP、Eur. P.、Jpn. P.
国家处方集	CNFC
其他推荐依据	
■ 药品名称	咪达唑仑 midazolan
适应证	1. 麻醉前给药，全身麻醉诱导和维持，椎管内麻醉及局部麻醉时辅助用药 2. 诊断或治疗性操作（如心血管造影、心律转复、支气管镜检查、消化道内镜检查等）患者镇静，ICU患者镇静

续　表

制剂与规格	1. 注射液[保(甲)]：①1ml：5mg[基]；②3ml：15mg；③5ml：5mg 2. 片剂[保(乙)]：①7.5mg；②15mg
用法与用量	1. 口服：镇静，1个月至18岁儿童，操作前30~60分钟使用，0.5mg/kg（最大剂量20mg） 2. 静脉注射：静脉给药时用0.9%氯化钠注射液、5%或10%葡萄糖注射液、5%果糖注射液、复方氯化钠注射液稀释。（1）镇静，操作前5~10分钟使用，注射时间2~3分钟以上。①1个月至6岁，初始剂量0.025~0.05mg/kg，如果需要则小剂量追加（最大总剂量6mg）；②6~12岁，初始剂量0.025~0.05mg/kg，如果需要则小剂量追加（最大总剂量10mg）；③12~18岁，初始剂量0.025~0.05mg/kg，如果需要则小剂量追加（最大总剂量7.5mg）。（2）麻醉诱导，7~8岁儿童，初始剂量0.15mg/kg（最大剂量7.5mg），0.05mg/kg逐步给予，时间2~5分钟。如果必须则2~5分钟后每2分钟追加0.05mg/kg（最大剂量2.5mg），最大总剂量0.5mg/kg（不超过25mg） 3. 静脉注射和静脉滴注：ICU镇静，先静脉注射，继之静脉滴注维持。①妊娠小于32周新生儿，每小时0.03mg/kg持续输注，根据反应进行调整；②妊娠大于32周新生儿至6个月婴儿，每小时0.06mg/kg持续输注，根据反应进行调整；③6个月至12岁，初始剂量0.05~0.20mg/kg缓慢静脉注射3分钟以上，输注维持为每小时0.03~0.12mg/kg，根据反应进行调整；④12~18岁，初始剂量0.03~0.30mg/kg，每2分钟给予1.0~1.5mg的速度逐步缓慢推注，输注维持为每小时0.03~0.20mg/kg，根据反应进行调整 4. 如果同时应用阿片类镇痛药，可以不给初始剂量或减少维持剂量；如果存在低血容量、血管收缩和低体温情况，可以减少或不给予初始剂量
注意事项	1. 慢性肾衰竭、肝功能损害者慎用 2. 用作全身麻醉诱导术后常有较长时间再睡眠现象，应注意保持患者的气道通畅 3. 以下情况慎用：体质衰弱者或慢性病、肺阻塞性疾病，或充血性心力衰竭患者，若使用咪达唑仑应减小剂量并进行生命体征的监测 4. 本品不能用6%葡聚糖注射液或碱性注射液稀释或混合 5. 对苯二氮䓬类药过敏者、重症肌无力患者、精神分裂症患者、严重抑郁状态患者禁用 6. 长期静脉注射咪达唑仑，突然撤药可引起戒断症状，推荐逐渐减少剂量
禁忌	禁用于严重神经肌肉病导致的无力，包括重症肌无力；严重呼吸衰竭；急性肺功能障碍。肝功能障碍者慎用，可能促发昏迷；严重肾功能障碍者应从小剂量开始
不良反应	胃肠道不适，影响食欲，黄疸；低血压、心搏骤停（罕见）、心率改变、过敏、血栓形成；喉痉挛、支气管痉挛、呼吸衰竭及呼吸骤停（尤其是大剂量或者快速注射时）；嗜睡、意识模糊、共济失调、健忘、头痛、欣快、幻觉、惊厥（新生儿更常见）、疲乏、头晕、眩晕、不自主运动、反常性兴奋和攻击行为、构音障碍，尿潴留、尿失禁，肌无力，视觉障碍，唾液改变；皮肤反应；注射部位反应
药典	
国家处方集	CNFC
其他推荐依据	

第二章

止吐药

■ 药品名称	甲氧氯普胺　Metoclopramid
适应证	①慢性胃炎、胃下垂伴胃动力低下、功能性消化不良，胆胰疾病等引起的腹胀、腹痛、嗳气、胃灼热及食欲缺乏等；②迷走神经切除后胃潴留，糖尿病性胃排空功能障碍，胃食管反流病；③各种原因引起的恶心、呕吐；④硬皮病等引起的消化不良
制剂与规格	1. 片剂[保(甲)]：①5mg[基]；②10mg；③20mg 2. 注射液[保(甲)]：①1ml∶10mg[基]；②1ml∶20mg
用法与用量	1. 口服：小儿常用量：5~14岁每次用2.5~5.0mg，每日3次，餐前30分钟，宜短期服用。小儿总剂量每日不得超过0.1mg/kg 《WHO儿童示范处方集》2010版推荐：(1) 手术前后，一次0.1~0.2mg/kg，一日3~4次。(2) 治疗，①婴儿（10kg以下）：一次0.1mg/kg（最大量1mg），一日2次；②1~3岁（10~14kg），一次1mg，每日2~3次；③3~5岁（15~19kg），一次2mg，每日2~3次；④5~9岁（20~29kg），一次2.5mg，每日3次；⑤9~12岁（30kg以上），一次5mg，每日3次 2. 肌内注射或静脉注射：小儿，6岁以下每次0.1mg/kg，6~14岁一次2.5~5.0mg。肾功能不全者，剂量减半。用于不能口服者或治疗急性呕吐。严重肾功能不全患者剂量减半
注意事项	1. 肝肾衰竭者慎用 2. 妊娠期妇女不宜使用，哺乳期妇女在用药期间应停止哺乳。小儿不宜长期应用 3. 老年人大量长期应用容易出现锥体外系症状 4. 可使醛固酮与血清泌乳素浓度升高 5. 对本品过敏者、嗜铬细胞瘤、乳腺癌、分泌催乳素的垂体肿瘤（催乳素瘤）、机械性肠梗阻、胃肠道出血、穿孔者禁用。禁与酮康唑（口服制剂）、氟康唑、伏立康唑、红霉素、克拉霉素、胺碘酮合用
禁忌	对普鲁卡因或普鲁卡因胺过敏者、胃肠道出血、机械性梗阻或穿孔、癫痫患者、抗精神病药致迟发性运动功能障碍史者、嗜铬细胞瘤患者禁用
不良反应	常见昏睡、烦躁不安、倦怠；少见乳腺肿痛、恶心、便秘、腹泻、睡眠障碍、眩晕、头痛、易激动、皮疹、直立性低血压，锥体外系反应
药典	USP、Eur. P.、Chin. P.
国家处方集	CNFC
其他推荐依据	
■ 药品名称	多潘立酮　Domperidone
适应证	①因胃排空延缓、胃食管反流、食管炎引起的消化不良；②功能性、器质性、感染性、饮食性、反射性治疗及化疗引起的恶心和呕吐

续　表

制剂与规格	1. 片剂[基,保(甲)]：10mg 2. 混悬液：1ml∶1mg
用法与用量	口服：儿童，一日1～2mg/kg体重，分3次服用餐前15～30分钟服用；如果需要，睡前加服一次，一日总量不得超过30mg。可根据年龄及症状适当增减
注意事项	1. 肝功能损害者慎用；严重肾功能不全者应调整剂量 2. 血清催乳素水平可升高 3. 心脏病患者（心律失常）、低钾血症以及接受化疗的肿瘤患者使用本品时，有可能加重心律失常
禁忌	对本品过敏者、机械性肠梗阻、胃肠道出血、胃肠道穿孔、嗜铬细胞瘤等禁用。禁与酮康唑（口服制剂）、氟康唑、伏立康唑、红霉素、胺碘酮、泰利霉素合用
不良反应	偶见口干、便秘、腹泻、痉挛性腹痛、心律失常、头痛、头晕、嗜睡、神经过敏、一过性皮疹或瘙痒；罕见张力障碍性反应、癫痫发作、泌乳、男性乳房胀痛、月经失调
药典	USP、Eur. P.、Chin. P.
国家处方集	CNFC
其他推荐依据	

第三章

调节水电解质紊乱和酸碱平衡药

■ 药品名称	葡萄糖 Glucose
适应证	用于补充能量和体液，低血糖症，高钾血症，高渗溶液用作组织脱水剂，配制腹膜透析液
制剂与规格	注射液[保(甲)]：①10ml：0.5g；②20ml：1g[基]；③500ml：25g[基]；④500ml：50g[基]；⑤500ml：125g[基]；⑥20ml：10g[基]；⑦100ml：50g[基]；⑧250ml：125g[基]
用法与用量	静脉注射： 1. 补充热能，对于不能进食的患儿，一般给予浓度≤13%葡萄糖注射液，按体重计算，每小时3~5ml/kg，一般不超过每日供给热能的40%~50%（1g葡萄糖=4kcal热能） 2. 静脉营养治疗时，在非蛋白质热能中，葡萄糖供能高于脂肪供能，必要时每5~10g葡萄糖加入胰岛素1单位
注意事项	1. 应用高渗葡萄糖溶液时选用大静脉滴注 2. 分娩时注射过多葡萄糖，可刺激胎儿胰岛素分泌，发生产后婴儿低血糖 3. 水肿及严重心肾功能不全、肝硬化腹水者，易致水潴留，应控制输注量，心功能不全者尤其应该控制滴速
禁忌	1. 糖尿病酮症酸中毒未控制的患儿禁用 2. 高血糖非酮症性高渗状态禁用 3. 各种原因导致的应激性高血糖患儿禁用 4. 无尿症禁用 5. 低渗脱水症患儿禁用
不良反应	1. 静脉炎；高浓度葡萄糖注射液（≥10%）外渗可致局部肿痛 2. 反应性低血糖 3. 高血糖非酮症昏迷 4. 长期和/或单次大剂量输注，可以出现电解质紊乱（低钾、低钠及低磷血症） 5. 原有急、慢性心、能功能不全者输注过快易引起烦躁、心悸、心律失常，甚至肺水肿、急性左心衰竭 6. 胰岛素依赖型糖尿病患者应用高浓度葡萄糖时偶有发生高钾血症，与组织高渗性损伤有关
药典	USP、Eur. P.、Int. P.、Jpn. P.、Viet. P.、Chin. P.
国家处方集	CNFC
其他推荐依据	
■ 药品名称	葡萄糖氯化钠 Glucose/ Sodium Chloride
适应证	补充热能和体液。用于各种原因引起的进食不足或大量体液丢失

续　表

制剂与规格	注射液（葡萄糖/氯化钠）[保(甲)]：①100ml：5g/0.9g[基]；②100ml：10g/0.9g[基]；③250ml：12.5g/2.25g[基]；④250ml：25g/2.25g[基]；⑤500ml：25g/4.5g[基]；⑥500ml：50g/4.5g[基]；⑦1000ml：50g/9g
用法与用量	同时考虑葡萄糖和氯化钠的用法用量
注意事项	1. 同葡萄糖和氯化钠 2. 5%葡萄糖与0.9%氯化钠混合液或10%葡萄糖与0.9%氯化钠混合液
禁忌	
不良反应	
药典	USP、BP、Chin. P.
国家处方集	CNFC
其他推荐依据	
■ 药品名称	氯化钠　Sodium Chloride
适应证	①用于各种原因所致的低渗性、等渗性和高渗性脱水，高渗性非酮症糖尿病昏迷，低氯性代谢性碱中毒；②外用可冲洗眼部、伤口等。浓氯化钠主要用于各种原因所致的水中毒及严重的低钠血症
制剂与规格	1. 注射液[基,保(甲)]：①50ml：0.45g；②100ml：0.9g；③250ml：2.25g；④500ml：4.5g；⑤1000ml：9g 2. 浓氯化钠注射液[保(甲)]：10ml：1g
用法与用量	静脉滴注：①高渗性脱水：所需补液总量（L）=［血钠浓度（mmol/L）-142］/血钠浓度（mmol/L）×0.6×体重（kg），第1日补给半量，余量在以后2~3日内补给，并根据心肺肾功能酌情调节。在治疗开始的48h内，血钠浓度每小时下降不超过0.5mmol/L。若患者存在休克，应先予氯化钠注射液，并酌情补充胶体，待休克纠正，血钠>155mmol/L，血浆渗透浓度>350mOsm/L，可予低渗氯化钠注射液。待血浆渗透浓度<330mOsm/L，改用0.9%氯化钠注射液；②等渗性脱水：原则给予等渗溶液，但应注意防止高氯血症出现；③低渗性脱水：血钠低于120mmol/L或出现中枢神经系统症状时，给予3%~5%氯化钠注射液缓慢静脉滴注，在6小时内将血钠浓度提高至120mmol/L以上。待血钠回升至120~125mmol/L以上，可改用等渗溶液或等渗溶液中酌情加入高渗葡萄糖注射液或10%氯化钠注射液；④低氯性碱中毒：给予0.9%氯化钠注射液或复方氯化钠注射液（林格液）500~1000ml，以后根据碱中毒情况决定用量
注意事项	1. 根据临床需要，检查血清中钠、钾、氯离子浓度；血液中酸碱浓度平衡指标，肾功能及血压和心肺功能 2. 儿童用药及老人用药：补液量和速度应严格控制 3. 浓氯化钠不可直接静脉注射或静脉滴注，应加入液体稀释后应用
禁忌	下列患儿禁用：心力衰竭、肺水肿、脑水肿、颅内压增高、急性肾衰竭少尿期、高钠血症
不良反应	1. 输液容量过多和滴速过快，可致水钠潴留，引起水肿、血压升高，心率加快、胸闷、呼吸困难、急性肺水肿、急性左心衰竭 2. 不适当给予高渗氯化钠可致高钠血症 3. 过多、过快输注低渗氯化钠，可致溶血及脑水肿

续 表

药典	USP、Eur. P.、Int. P.、Jpn. P.、Pol. P.、Viet. P.、Chin. P.
国家处方集	CNFC
其他推荐依据	
■ 药品名称	复方氯化钠（林格液） Compound Sodium Chloride
适应证	各种原因所致的脱水，包括低渗性、等渗性和高渗性脱水；高渗性非酮症糖尿病昏迷；低氯性代谢性碱中毒
制剂与规格	注射液（100ml 含氯化钠 0.85g、氯化钾 0.03g、氯化钙 0.003g）[保(甲)]：①250ml[基]；②500ml[基]；③1000ml
用法与用量	静脉滴注：剂量视病情需要及体重而定。常用剂量，一次 500~1000ml。低氯性碱中毒，根据碱中毒量情况决定用量
注意事项	根据临床需要检查，血清中钠、钾、钙及氯离子的浓度；血液中酸碱浓度平衡指标、肾功能及血压和心肺功能
禁忌	
不良反应	
药典	USP、BP、Chin. P.
国家处方集	CNFC
其他推荐依据	
■ 药品名称	乳酸钠林格 Sodium Lactate Ringer's
适应证	调节体液、电解质及酸碱平衡药；用于代谢性酸中毒或有代谢性酸中毒的脱水病例
制剂与规格	注射液[基,保(甲)]：500ml（含氯化钠 1.5g、氯化钾 0.75g、氯化钙 0.05g、乳酸钠 1.55g）
用法与用量	静脉滴注，成人一次 500~1000ml，按年龄体重及症状不同可适当增减。给药速度：成人每小时 300~500ml
注意事项	1. 酗酒、水杨酸中毒、Ⅰ型糖原贮积症时有发生乳酸性酸中毒倾向，不宜再用乳酸钠纠正酸碱平衡 2. 糖尿病患者服用双胍类药物（尤其是苯乙双胍），阻碍着肝脏对乳酸的利用，易引起乳酸中毒
禁忌	
不良反应	
药典	USP、BP、Chin. P.
国家处方集	CNFC
其他推荐依据	
■ 药品名称	氯化钾 Potassium Chloride
适应证	用于防治低钾血症，治疗洋地黄中毒引起的频发性、多源性早搏或快速心律失常

续 表

制剂与规格	注射液[保(甲)]：①10ml：1g；②10ml：1.5g[基]
用法与用量	静脉滴注：儿童，一日剂量按体重0.22g/kg（3.0mmol/kg）或按体表面积3.0g/m^2计算 1. 一般用法：将10%氯化钾注射液10~15ml或15%氯化钾溶液0.67~10ml加入5%葡萄糖注射液500ml中（最终浓度≤0.3%）静脉滴注，补充速率控制在每小时2.4mmol/kg以下，生理需要补充量为1~2mmol/kg 2. 如病情危急，补钾浓度和速度可以超过上述规定，但需要密切动态观察心电图等，防止高血钾症发生
注意事项	1. 本品严禁直接静脉注射 2. 用药期间需作以下随访检查：血钾、血镁、血钠、血钙、酸碱平衡指标、心电图、肾功能和尿量 3. 老年人肾脏清除K^+功能下降，应用钾盐时较易发生高钾血症
禁忌	高钾血症患儿（血浆钾>5mmol/L），急、慢性肾功能不全患儿，严重脱水者禁用
不良反应	1. 本品可刺激静脉内膜引起疼痛 2. 注射液严禁直接静脉推注。静脉滴注时必须稀释，静脉滴注速度较快、应用过量或原有肾功能损害时，应注意发生高钾血症 3. 口服可以出现胃肠道刺激症状，如恶心、呕吐、咽部不适、胸痛（食管刺激）、腹痛、腹泻，甚至消化性溃疡及出血。在空腹、剂量较大及原有胃肠道疾病者更易发生 4. 应用10%氯化钾溶液口服时应稀释至2%以下，婴幼儿尤其要注意稀释后使用。氯化钾缓释片不能用于吞服困难的患儿，更不能粉碎后分次服用
药典	USP、Eur. P.、Int. P.、Jpn. P.、Pol. P.、Viet. P.、Chin. P.
国家处方集	CNFC
其他推荐依据	
■ 药品名称	**碳酸氢钠 Sodium Bicarbonate**
适应证	用于代谢性酸中毒，碱化尿液以预防尿酸性肾结石，减少磺胺药的肾毒性，及急性溶血时防止血红蛋白沉积在肾小管，治疗胃酸过多引起的症状；静脉滴注对巴比妥类、水杨酸类药物及甲醇等药物中毒有非特异性的治疗作用
制剂与规格	注射液[保(甲)]：①10ml：0.5g[基]；②100ml：5g；③250ml：12.5g[基]
用法与用量	静脉滴注：代谢性酸中毒，儿童，心肺复苏抢救时，首次静脉输注按体重1mmol/kg，以后根据血气分析结果调整剂量
注意事项	1. 下列情况不作静脉内用药：碱中毒；各种原因导致的大量胃液丢失；低钙血症时 2. 长期或大量应用可致代谢性碱中毒，并且钠负荷过高引起水肿等，妊娠期妇女应慎用
禁忌	禁用于吞食强酸中毒的洗胃和限制钠摄入的患儿
不良反应	大量注射、存在肾功能不全或长期应用时可出现心律失常、肌肉痉挛、疼痛、异常疲倦虚弱、呼吸减慢、口内异味、尿频、尿急、持续性头痛、食欲减退、恶心呕吐等
药典	USP、Eur. P.、Int. P.、Jpn. P.、Pol. P.、Viet. P.、Chin. P.
国家处方集	
其他推荐依据	

第四章

止血药物

■ 药品名称	氨基己酸　Aminocaproic acid
适应证	适用于预防及治疗血纤维蛋白溶解亢进引起的各种出血
制剂与规格	1. 注射液[保(乙)]：①10ml：2g；②20ml：4g 2. 片剂[保(乙)]：0.5g
用法与用量	1. 静脉滴注：初量4~6g溶于100ml氯化钠注射液或5%~10%葡萄糖溶液中，于15~30分钟滴完。持续剂量为每小时1g，可静脉滴注也可口服 2. 口服：一次0.1g/kg，一日3~4次 3. 局部应用：用5%~10%溶液纱布浸泡后敷贴伤口
注意事项	1. 有血栓形成倾向或过去有血管栓塞者，弥散性血管内凝血高凝期患者 2. 本品在体内的有效抑制纤维蛋白溶解的浓度至少为130μg/ml。对外科手术出血或内科大量出血者，迅速止血，要求迅速达到上述血液浓度 3. 对凝血功能异常引起的出血疗效差；对严重出血、伤口大量出血及癌肿出血等无止血作用 4. 本品排泄快，需持续给药，否则难以维持稳定的有效血浓度
禁忌	有血栓形成倾向或过去有血管栓塞者，弥散性血管内凝血高凝期患者禁用
不良反应	常见恶心、呕吐和腹泻；其次为眩晕、瘙痒、头晕、耳鸣、全身不适、鼻塞、皮疹等。当一日剂量超过16g时，尤易发生。快速静脉滴注可出现低血压、心律失常，少数患者可发生惊厥及心脏或肝脏损害。大剂量或疗程超过四周可产生肌痛、软弱、疲劳、肌红蛋白尿，甚至肾衰竭等，停药后可缓解恢复
药典	USP、Eur. P.、Pol. P.
国家处方集	CNFC
其他推荐依据	

■ 药品名称	氨甲环酸　Tranexamic Acid
适应证	用于急性或慢性、局限性或全身性原发性纤维蛋白溶解亢进所致的各种出血
制剂与规格	1. 注射液[保(甲)]：①2ml：0.1g；②5ml：0.25g[基]；③2ml：0.2g；④5ml：0.5g[基] 2. 片剂[保(乙)]：①0.125g；②0.25g
用法与用量	1. 静脉注射或静脉滴注：一次0.25~0.50g，一日0.75~2g。以葡萄糖注射液或氯化钠注射液稀释后使用；儿童按年龄适当调整剂量 2. 口服：一次1.0~1.5g，一日2~6g；儿童按年龄适当调整剂量

续　表

注意事项	1. 本品与其他凝血因子合用警惕血栓形成，需要间隔 8 小时后使用 2. 弥散性血管内凝血所致的继发性纤溶性出血，应在肝素化的基础上应用本品 3. 对本品过敏者、有血栓形成倾向或有纤维蛋白沉积时禁用
禁忌	1. 对本品过敏者禁用 2. 有血栓形成倾向或有纤维蛋白沉积时禁用
不良反应	偶有药物过量所致颅内血栓形成和出血；尚有腹泻、恶心及呕吐；较少见经期不适；注射后少见视物模糊、头痛、头晕、疲乏等
药典	Eur. P. 、Jpn. P. 、Chin. P.
国家处方集	CNFC
其他推荐依据	
■ 药品名称	氨甲苯酸　Aminomethylben-zoic acid
适应证	主要用于因原发性纤维蛋白溶解过度所致的出血
制剂与规格	注射液[保(甲)]：①5ml：50mg[基]；②100ml：0. 5g（氯化钠 0. 9g）
用法与用量	1. 静脉注射：①一次 0. 1～0. 3g，溶于 5%葡萄糖注射液或 0. 9%氯化钠注射液 20～30ml 稀释后缓慢静脉注射，成人常用量每天总量不超过 0. 6g；②新生儿一次 0. 02～0. 03g；5 岁以下儿童一次 0. 05～0. 10g；5 岁以上参照成人剂量 2. 口服：青少年，一次 0. 25～0. 50g，一日 3 次，一日最大剂量为 2g；5 岁以下儿童一次 0. 1～0. 125g，一日 2～3 次
注意事项	同氨甲环酸。且与青霉素或输注射液有配伍禁忌
禁忌	血栓栓塞病史者禁用
不良反应	常见腹泻、恶心、呕吐；偶见用药过量导致血栓形成倾向
药典	
国家处方集	CNFC
其他推荐依据	
■ 药品名称	酚磺乙胺　Etamsylate
适应证	防治各种手术前后的出血，也可用于血小板功能不良、血管脆性增加而引起的出血，亦可用于呕血、尿血等
制剂与规格	注射液[保(乙)]：2ml：0. 5g
用法与用量	静脉滴注或肌内注射：预防手术后出血，术前 15～30 分钟 0. 25～0. 50g，必要时 2 小时后再注射 0. 25g；儿童，按体重一次 10mg/kg，一日 3 次
注意事项	不可与氨基己酸注射液混合使用
禁忌	1. 对本品及其中任何成分过敏者禁用 2. 急性卟啉症患者禁用
不良反应	可有恶心、头痛、皮疹、暂时性低血压等，静脉注射后偶可发生过敏性休克

续　表

药典	Eur. P. 、Pol. P.
国家处方集	CNFC
其他推荐依据	
■ 药品名称	凝血酶　Thrombin
适应证	用于手术中不易结扎的小血管止血、消化道出血及外伤出血等
制剂与规格	冻干粉剂[保(甲)]：①200U[基]；②500U[基]；③1000U；④2000U[基]；⑤5000U；⑥10 000U
用法与用量	局部止血：用0.9%氯化钠注射液溶解成50~200U/ml的溶液喷雾或用本品干粉喷洒于创面
注意事项	1. 严禁注射。如误入血管可导致血栓形成、局部坏死危及生命 2. 必须直接与创面接触，才能起止血作用 3. 应新鲜配制使用
禁忌	对本品有过敏史或过敏体质者禁用
不良反应	偶可致过敏反应；外科止血中应用本品曾有致低热反应的报道
药典	USP
国家处方集	CNFC
其他推荐依据	
■ 药品名称	凝血酶原复合物（因子Ⅱ、Ⅶ、Ⅸ、Ⅹ）　Prothrombin Complex（FactorⅡ、Ⅶ、Ⅸ、Ⅹ）
适应证	预防和治疗因凝血因子Ⅱ、Ⅶ、Ⅸ、Ⅹ缺乏导致的出血；用于逆转抗凝药如双香豆素类及茚满二酮等诱导的出血；预防和治疗已产生因子Ⅷ抑制性抗体的甲型血友病患者
制剂与规格	冻干粉剂：①200U；②500U；③1000U；④2000U
用法与用量	静脉滴注：根据体重、出血类型及需要提高的凝血因子血浆浓度而定其用量。一般每千克体重输注10~20血浆当量单位，以后凝血因子Ⅶ缺乏者每隔6~8小时，凝血因子Ⅸ缺乏者每隔24小时，凝血因子Ⅱ和凝血因子Ⅹ缺乏者，每隔24~48小时，一般历时2~3天 1. 在出血量较大或大手术时可根据病情适当增加剂量 2. 凝血酶原时间延长患者如拟作脾切除者要先于手术前用药，术中和术后根据病情决定
注意事项	1. 婴幼儿易发生血栓性合并症，应慎用 2. 用药期间应定期进行活化部分凝血活酶时间、纤维蛋白原、血小板及凝血酶原时间监测，以早期发现血管内凝血等合并症
禁忌	
不良反应	少数患者会出现面部潮红、眼睑水肿、皮疹及呼吸急促等过敏反应，严重者甚至血压下降或过敏性休克；偶可伴发血栓形成；快速静脉滴注可出现发热、寒战、头痛、潮红、恶心、呕吐及气短；A、B或AB血型患者大量输注时，偶可发生溶血
药典	Chin. P.
国家处方集	CNFC
其他推荐依据	

续　表

■ 药品名称	血凝酶（巴曲酶）　Hemocoagulase（Batroxobin）
适应证	用于需减少流血或止血的各种医疗情况下。手术前用药，可减少出血倾向，避免或减少手术及手术后出血
制剂与规格	粉针剂：1.0 单位
用法与用量	1. 静脉注射、肌内注射，也可局部使用：灭菌注射用水溶解，①一般出血，青少年每次 1.0~2.0 单位，儿童 0.3~0.5 单位；②紧急情出血，立即静脉注射 0.25~0.5 单位，同时肌内注射 1.0 单位 2. 肌内注射或静脉注射：各类外科手术，手术前 1 小时给予 1.0 单位肌内注射；或手术前 15 分钟，给予 1.0 单位静脉注射。手术后每日 1.0 单位，连用 3 天，或遵医嘱
注意事项	1. 在用药期间，应注意观察患者的出、凝血时间 2. 有血栓病史者、对本品中任何成分过敏者禁用 3. 用药期间，应注意观察患者的出、凝血时间。应防止用药过量，否则疗效会下降
禁忌	对本药或同类药物过敏者、有血栓病史者禁用
不良反应	偶见过敏样反应
药典	
国家处方集	CNFC
其他推荐依据	
■ 药品名称	凝血因子Ⅷ　Coagulation Glubulin
适应证	用于血浆凝血因子Ⅷ（FⅧ）缺乏的甲型血友病治疗。在纠正或预防出血、急诊或择期手术中，本品起到暂时代替缺失的凝血因子的作用
制剂与规格	粉针剂：①100IU；②200IU；③300IU；④400IU；⑤50IU
用法与用量	静脉滴注：输注剂量参考下列公式： 所需因子Ⅷ剂量（U）=［患者体重（kg）×需提高的因子Ⅷ浓度］/2 控制围手术期的出血：①小型手术：术前 1 小时注射首次剂量 15~25U/kg 或将血浆因子Ⅷ浓度提高到正常人水平的 30%~50%，必要时 8~12 小时后再给予 10~15U/kg；②大型手术：术前 1 小时注射 30~50U/kg 或血浆因子Ⅷ浓度提高到正常人水平的 60%~100%的剂量，5 小时再给半量。术后 10~14 天应将血浆因子Ⅷ浓度维持在正常的 30%或以上
注意事项	1. 对蛋白过敏者可能发生过敏反应 2. 用药前及给药中监测脉搏 3. 大量或多次使用时监测血细胞比容 4. 用药过程中定期作抗体测定和定期监测血浆因子Ⅷ浓度 5. 使用猪血浆纯化的因子Ⅷ时，监测血小板计数
禁忌	
不良反应	
药典	USP、Eur. P.、Int. P.、Jpn. P.、Pol. P.、Viet. P.、Chin. P.
国家处方集	CNFC
其他推荐依据	

第五章

通便药

■ 药品名称	乳果糖　Lactulose
适应证	用于慢性或习惯性便秘，并预防和治疗各种肝病引起的高血氨症以及高血氨所致的肝性脑病
制剂与规格	1. 溶液：①10ml：6.7g；②100ml：66.7g；③ 300ml：200g 2. 口服溶液[保(乙)]：①10ml：5g；②100ml：50g；③15ml：10g[基]
用法与用量	1. 口服：①用于便秘，6~12 岁儿童一次 5g，1~5 岁儿童一次 3g，婴儿一次 1.5g，均一日 1~2 次；②用于肝性脑病者，儿童和婴儿的初始量为 1.7~6.7g，分次给予；年龄较大的儿童和青少年一日 27~60g，后调整剂量到每天 2~3 次软便 2. 灌肠：用于肝性脑病患者，成人，200g 加适量水，保留或流动灌肠 30~60 分钟，每 4~6 小时 1 次
注意事项	1. 以下情况慎用：妊娠初始 3 个月妇女、乳果糖不耐受者、糖尿病患者 2. 本品疗效有个体差异性，须调节剂量 3. 对本品过敏者、胃肠道梗阻和急腹症者、对乳糖或半乳糖不耐受者、乳酸血症者、毒症和糖尿病酸中毒者禁用
禁忌	1. 本品过敏者禁用 2. 胃肠道梗阻和急腹症者禁用 3. 对乳糖或半乳糖不耐受者、乳酸血症者禁用 4. 尿毒症和糖尿病酸中毒者禁用
不良反应	偶见腹部不适、胀气或腹痛；剂量大时偶见恶心、呕吐。长期大量使用致腹泻时可出现水电解质失衡。不良反应在减量或停药不久后消失
药典	USP、Eur. P.、Jpn. P.、Chin. P.
国家处方集	CNFC
其他推荐依据	
■ 药品名称	聚乙二醇 4000　Macrogol 4000
适应证	用于成人及 8 岁以上儿童（包括 8 岁）便秘的症状治疗
制剂与规格	散剂[基,保(甲)]：10 克/袋
用法与用量	口服：成人和 8 岁以上儿童一次 10g，一日 1~2 次，或一日 20g，一次顿服，将每袋本品溶解在一杯水中服用
注意事项	1. 对本品过敏者、炎症性器质性肠病（溃疡性结肠炎、克罗恩病）、肠梗阻、肠穿孔、胃潴留、消化道出血、中毒性肠炎、中毒性巨结肠和肠扭转患者、未确诊的腹痛者禁用 2. 出现水、电解质紊乱者停药

续　表

	3. 建议不要长期使用，儿童应为短期治疗，疗程最好不超过 3 个月，可配合其他通便措施 4. 妊娠及哺乳期妇女慎用
禁忌	1. 对本品过敏者禁用 2. 炎症性器质性肠病（溃疡性结肠炎、克罗恩病）、肠梗阻、肠穿孔、胃潴留、消化道出血、中毒性肠炎、中毒性巨结肠和肠扭转患者禁用 3. 未确诊的腹痛禁用
不良反应	因为在消化道内不被吸收或吸收量极少，潜在毒性极低。可能会导致腹泻，少数甚至腹胀、腹痛，恶心，停药后 24~48 小时将恢复正常。重新再服用小剂量即可。罕有过敏反应，如皮疹、荨麻疹和水肿。特例报道有过敏性休克
药典	
国家处方集	CNFC
其他推荐依据	
■ 药品名称	比沙可啶　Bisacodyl
适应证	用于便秘的治疗，腹部 X 线检查或内镜检查前以及手术前后清洁肠道
制剂与规格	片剂：①5mg；②10mg 栓剂：①5mg；②10mg
用法与用量	1. 口服：成人一次 5~10mg，一日 1 次（片剂起效时间 10~12 小时）。进餐 1 小时内不宜服用本品，服药前 2 小时不得服牛奶或抗酸药，不宜长期使用（不超过 7 天） 2. 直肠给药：栓剂，一次 10mg，一日 1 次。（栓剂起效时间 20~60 分钟） 3. 直肠给药和口服：造影检查和手术前，手术前一日晚上口服或直肠用栓 10~20mg，早上再服 10mg
注意事项	1. 6 岁以下儿童不建议用此药；新生儿禁忌直肠给药 2. 对本品过敏者、急腹症（阑尾炎、肠梗阻和胃肠炎等）、炎症性肠病、严重水、电解质紊乱者禁用 3. 本品有较强刺激性，应避免将本品吸入或与眼睛、皮肤黏膜接触 4. 为避免胃肠道刺激，应用肠溶片在服药时不得咀嚼或压碎
禁忌	1. 对本品过敏者禁用 2. 急腹症（阑尾炎、肠梗阻和胃肠炎等）、炎症性肠病、严重水、电解质紊乱者禁用 3. 6 岁以下儿童禁用
不良反应	偶见明显的腹部绞痛，停药后即消失；直肠给药有时有刺激性，反复应用可能引起直肠炎；可引起过度腹泻；可出现尿色异常和低钾血症
药典	USP、Eur. P. 、Jpn. P. 、Pol. P. 、Chin. P.
国家处方集	CNFC
其他推荐依据	
■ 药品名称	酚酞　Phenolphthalein
适应证	用于治疗便秘，也可在结肠镜检查或 X 线检查时用作肠道清洁剂

续 表

制剂与规格	片剂：①50mg；②100mg
用法与用量	口服：1~2.5岁儿童，一日15~20mg；2.5岁以上儿童，一日30~60mg。一般应睡前顿服，服药后约8小时排便
注意事项	1. 对本品过敏者、阑尾炎、肠梗阻、直肠出血未明确诊断的患者、充血性心力衰竭和高血压、粪块阻塞者、婴儿和哺乳期妇女禁用 2. 幼儿及妊娠期妇女慎用 3. 避免过量或长期应用。药物过量处理应马上洗胃，并给予药用炭
禁忌	1. 对本品过敏者禁用 2. 阑尾炎、肠梗阻、直肠出血未明确诊断的患者、充血性心力衰竭和高血压、粪块阻塞者禁用 3. 婴儿禁用
不良反应	偶见肠绞痛、出血倾向；罕见过敏反应
药典	Eur. P.、Chin. P.
国家处方集	CNFC
其他推荐依据	
■ 药品名称	**蓖麻油 Oleum Rinii**
适应证	1. 用于外科手术前或诊断检查前清洁肠道之用 2. 用于器械润滑
制剂与规格	油剂：500ml
用法与用量	口服：儿童一次5~15ml，小于2岁的婴幼儿，一次1~5ml
注意事项	1. 不宜作为治疗便秘长期用药；忌与脂溶性驱肠虫药同用 2. 泻后可有短期便秘，常见不良反应为恶心、呕吐等。蓖麻油在小肠内可引起形态学改变，并改变黏膜的通透性。可发生腹痛、脱水和电解质失衡
禁忌	同酚酞
不良反应	泻后可有短期便秘，常见不良反应为恶心、呕吐等。蓖麻油在小肠内可引起形态学改变，并改变黏膜的通透性。可发生腹痛、脱水和电解质失衡
药典	
国家处方集	CNFC
其他推荐依据	
■ 药品名称	**甘油 Glycerol**
适应证	用于便秘
制剂与规格	1. 栓剂[保(乙)]：①1.5g；②3g 2. 灌肠剂[保(乙)]：110ml 3. 开塞露（甘油）[保(甲)]：①10ml；②20ml

续　表

用法与用量	1. 直肠塞入：栓剂一次1粒塞入肛门，儿童用1.5g，对儿童及年老体弱者较为适宜 2. 肛门注入：(1) 便秘，①开塞露，将容器顶端刺破或剪开，涂以油脂少许，缓慢插入肛门，然后将药液挤入直肠内，儿童一次10ml支；②甘油灌肠剂，一次60ml，小儿用量酌减。(2) 清洁灌肠，甘油灌肠剂，一次110ml，重复2~3次。取下本品包装帽盖，让少量药液流出滋润管口，患者侧卧位插入肛门内，小儿插入3~7cm。用力挤压容器，将药液缓慢注入直肠内，注完后，将注入管缓缓拔出，然后用清洁棉球按住肛门1~2分钟，通常5~15分钟可以排便
注意事项	1. 肠道穿孔患者禁用；恶心、呕吐、剧烈腹痛等患者禁用；痔疮伴有出血患者禁用。当本品性状发生改变时禁用 2. 严重心力衰竭患者慎用；冬季、宜将本品用40℃温水预热后使用 3. 儿童必须在成人监护下使用。请将此药品放在儿童不能接触的地方
禁忌	同酚酞
不良反应	同蓖麻油
药典	
国家处方集	CNFC
其他推荐依据	
■ 药品名称	液状石蜡　Liquid Paraffin
适应证	用于肠梗阻、肠粪块嵌塞、便秘，也用于器械润滑
制剂与规格	溶液：500ml
用法与用量	口服：6岁以上儿童，一次10~15ml，睡前服用
注意事项	1. 婴幼儿禁用；对有吞咽异常者不宜给予口服液状石蜡 2. 本品不可久用，因口服可妨碍脂溶性维生素和钙、磷的吸收，并有吸入肺部的危险 3. 在摄用后保持直立位至少2小时以减少脂肪性肺炎的危险
禁忌	婴幼儿禁用
不良反应	曾有报道，在全身性吸收液状石蜡后在肝、脾或肠系膜淋巴结内发生异物肉芽肿或液状石蜡瘤。长期应用影响脂溶性维生素和钙、磷的吸收
药典	
国家处方集	CNFC
其他推荐依据	

第六章

膀胱舒张药

■ 药品名称	山莨菪碱 Anisodamine
适应证	用于感染中毒性休克、血管痉挛和栓塞引起的循环障碍、解除平滑肌痉挛、胃肠绞痛、胆道痉挛、有机磷中毒
制剂与规格	片剂[基,保(甲)]：①5mg；②10mg 注射液[保(甲)]：①1ml：5mg；②1ml：10mg[基]；③1ml：20mg
用法与用量	1. 口服：一日 3 次，①1~2 岁，一次 2.5mg；②3~6 岁，一次 4~5mg；③7~10 岁，一次5~7.5mg；④11 以上，一次 5~10mg 2. 肌内注射：小儿一次 0.1~0.2mg/kg（最大量 5~10mg），一日 2 次 3. 静脉注射：用于抗休克及有机磷中毒，一次 0.3~2.0mg/kg（最大 10~40mg），必要时每隔 10~30 分钟重复给药，病情好转时逐渐延长给药间隔，直至停药
注意事项	1. 颅内压增高、脑出血急性期、青光眼、前列腺增生，新鲜眼底出血、幽门梗阻、肠梗阻，恶性肿瘤者禁用 2. 不宜与地西泮在同一注射器中应用，为配伍禁忌 3. 婴幼儿、老年体虚者慎用 4. 急腹症未明确诊断时，不宜轻易使用 5. 夏季用药时，因其闭汗作用，可使体温升高 6. 反流性食管炎，重症溃疡性的结肠炎慎用
禁忌	颅内压增高、脑出血急性期、青光眼、前列腺增生，新鲜眼底出血、幽门梗阻、肠梗阻，恶性肿瘤者禁用
不良反应	本药不良反应与阿托品相似，但毒性较低。可有口干、面红、视物模糊、瞳孔扩大、心率加快、排尿困难等，多在 1~3 小时内消失；阿托品样中毒症状
药典	Chin. P.
国家处方集	CNFC
其他推荐依据	

■ 药品名称	颠茄 Belladonna
适应证	胃及十二指肠溃疡，轻度胃肠平滑肌痉挛等，胆绞痛，输尿管结石腹痛，胃炎及胃痉挛引起的呕吐和腹泻，迷走神经兴奋导致的多汗、流涎、心率慢、头晕等
制剂与规格	1. 片剂[基,保(甲)]：10mg 2. 酊剂[保(甲)]：0.03%（以生物碱计） 3. 浸膏：1%（以生物碱计） 4. 复方颠茄片：含颠茄浸膏 0.01g、苯巴比妥 0.015g

续　表

用法与用量	口服：①浸膏，2岁，一次2~3mg；3~6岁，一次3~4mg；7~10岁，一次4~8mg；11~12岁，一次8~12mg；大于12岁儿童，一次8~16mg；一日3次；②片剂，一日0.2~0.6mg/kg，分3次服用，极量1mg/kg
注意事项	1. 酊剂浓度剂量不可过大，以免发生阿托品化现象 2. 青光眼、前列腺增生、心动过速患者禁用 3. 不能和促动力药合用
禁忌	青光眼、溃疡性结肠炎、尿潴留、心动过速患者禁用
不良反应	较常见的有：口干、便秘、出汗减少、口鼻咽喉及皮肤干燥、视物模糊。少见的情况有：眼痛、眼压升高、过敏性皮疹及疱疹。用药过量的表现为：视物模糊或视野改变，动作笨拙不稳，神志不清，抽搐，眩晕，昏睡不醒，严重口、鼻或咽部发干，发热（婴幼儿多见），幻觉，谵妄，呼吸短促及呼吸困难，言语不清，出现易激动、神经质、坐立不安等反应（儿童多见），心搏异常加快，皮肤特别温热、干燥或发红（儿童多见）
药典	USP、Eur. P.、Pol. P.
国家处方集	CNFC
其他推荐依据	
■ 药品名称	阿托品　Atropine
适应证	①各种内脏绞痛，如胃肠绞痛及膀胱刺激症状。对胆绞痛、肾绞痛的疗效较差；②全身麻醉前给药，严重盗汗和流涎症；③迷走神经过度兴奋所致的窦房阻滞，房室阻滞等缓慢性的心律失常；④抗休克；⑤解救有机磷酸酯类农药中毒
制剂与规格	1. 片剂[基,保(甲)]：0.3mg（以硫酸阿托品计） 2. 注射液[保(甲)]：①1ml：0.5mg[基]；②1ml：1mg[基]；③1ml：5mg[基]；④5ml：25mg（以硫酸阿托品计）
用法与用量	1. 口服：儿童，一次0.01mg/kg，每4~6小时1次；极量一次0.3mg 2. 静脉注射：儿童耐受性差，0.2~10mg可中毒致死
注意事项	1. 婴幼儿对本品的毒性反应及其敏感，特别是痉挛性麻痹与脑损伤的儿童，反应更强 2. 青光眼及前列腺增生者、高热者禁用 3. 下列情况应慎用：脑损害者（尤其是儿童）、心脏病（特别使心律失常、充血性心力衰竭、冠心病、二尖瓣狭窄等）、反流性食管炎、溃疡性结肠炎 4. 环境温度较高时，因闭汗有体温急骤升高的危险，应用时要严密观察 5. 本药可分泌入乳汁，并有抑制泌乳的作用；妊娠期静脉注射本品可使胎儿心动过速 6. 老年人用药：老年人容易发生抗M胆碱样不良反应，如排尿困难、便秘、口干（特别是男性），也易诱发未经诊断的青光眼，一经发现，应即停药。本品对老年人尤易致汗液分泌减少，影响散热，故夏天慎用 7. 对其他颠茄生物碱不耐受者，对本品也不耐受
禁忌	对本品过敏者禁用，高热者、青光眼者禁用
不良反应	1. 常见胃肠动力减弱、胃食管反流、便秘、出汗减少、口鼻咽喉干燥、视物模糊、皮肤潮红、排尿困难，少见眼压升高、过敏性皮疹、疱疹；过量时出现中枢兴奋、烦躁、呼吸兴奋或谵妄幻觉、惊厥等，重则转入抑制、昏迷和呼吸麻痹 2. 眼科用药后，可产生皮肤、黏膜干燥，发热，面部潮红，心动过速等，少数人出现眼睑发痒、红肿及结膜充血等过敏反应

续 表

药典	USP、Eur. P. 、Int. P. 、Jpn. P. 、Pol. P. 、Viet. P. 、Chin. P.
国家处方集	CNFC
其他推荐依据	
■ 药品名称	托特罗定　Tolterodine
适应证	用于因膀胱过度兴奋引起的尿频、尿急或紧迫性尿失禁症状的治疗
制剂与规格	1. 片剂[保(乙)]：①1mg；②2mg 2. 胶囊[保(乙)]：2mg 3. 缓释胶囊[保(乙)]：①2mg；②4mg
用法与用量	口服： 1. 成人初始的推荐剂量为一次 2mg，一日 2 次。根据患者的反应和耐受程度，剂量可下调到一次 1mg，一日 2 次 2. 对于肝功能明显低下和正在服用 CYP3A4 抑制剂者，推荐剂量为一次 1mg，一日 2 次
注意事项	1. 禁用于尿潴留、胃滞纳、未经控制的闭角型青光眼患者；已证实对本品有过敏反应者；重症肌无力、严重的溃疡性结肠炎、中毒性巨结肠患者 2. 下列情况慎用：自主神经疾病、裂孔疝患者、膀胱出口梗阻和胃肠道梗阻者；肾功能低下者；孕妇。哺乳期妇女不宜服用本品 3. 无儿童用药经验，不推荐儿童使用 4. 肝功能明显低下的患者，每次剂量不得超过 1mg 5. 可能引起视物模糊，司机和危险作业者慎用
禁忌	见【注意事项】
不良反应	
药典	
国家处方集	CNFC
其他推荐依据	
■ 药品名称	黄酮哌酯　Flavoxate
适应证	用于下列疾病引起的尿频、尿急、尿痛、排尿困难以及尿失禁等症状： ①下尿路感染性疾病（膀胱炎、前列腺炎、尿道炎等）；②下尿路梗阻性疾病（早、中期前列腺增生症，痉挛性、功能性尿道狭窄）；③下尿路器械检查后或手术后（前列腺摘除术、尿道扩张、膀胱镜内手术）；④尿道综合征；⑤急迫性尿失禁
制剂与规格	糖衣片[保(甲)]：0. 2g
用法与用量	口服：一次 0. 2g，一日 3~4 次，病情严重时可适当增加用量
注意事项	1. 胃肠道梗阻或出血、贲门失弛缓症、尿道阻塞失代偿者、有神经精神症状者及心肝肾功能严重受损者、司机及高空作业人员禁用 2. 12 岁以下儿童不宜使用 3. 下列情况慎用：青光眼、白内障及残余尿量较多者；孕妇使用的安全性尚未确定，故应慎用 4. 伴有炎症的患者应同时加用抗感染药物 5. 勿与大量维生素 C 或钾盐合用

续 表

禁忌	见【注意事项】
不良反应	
药典	BP、Jpn. P.
国家处方集	CNFC
其他推荐依据	
■ 药品名称	奥昔布宁 Oxybutynin
适应证	用于膀胱炎、尿道炎、尿路感染及各种原因所致的尿频、尿急、夜尿和尿失禁等症状
制剂与规格	片剂[保(乙)]：5mg
用法与用量	口服：5岁以上儿童常用量一次5mg，一日2次；最大剂量，一次5mg，一日3次。或遵医嘱
注意事项	1. 青光眼患者、部分或完全胃肠道梗阻、麻痹性肠梗阻、老年或衰弱患者的肠张力缺乏、重症肌无力患者、阻塞性尿道疾病及处于出血性心血管状态不稳定的患者禁用 2. 肝肾疾病患者、5岁以下儿童、老年人、妊娠期妇女、自主神经疾病、伴有食管裂孔疝的消化性食管炎、回肠和结肠造口术的患者慎用 3. 伴有感染的患者，应合并使用相应的抗菌药物 4. 溃疡性结肠炎患者，大剂量使用可能抑制肠蠕动而产生麻痹性肠梗阻 5. 甲状腺功能亢进、冠心病、充血性心力衰竭、心律失常、高血压及前列腺肥大等患者使用本品后，可加重症状 6. 司机、机器操作、高空作业人员及从事危险工作的人员在使用本品时，应告知可能产生视物模糊或瞌睡等症状
禁忌	见【注意事项】
不良反应	
药典	USP、BP
国家处方集	CNFC
其他推荐依据	

第七章

静脉营养药

■ 药品名称	小儿复方氨基酸注射液（19AA-Ⅰ） Paediatric Compound Amino Acid Injection（19AA-Ⅰ）
适应证	本品为静脉用胃肠外营养输液，用于： ①早产儿、低体重儿及各种病因所致不能经口摄入蛋白质或摄入量不足的新生儿；②各种创伤：如烧伤、外伤及手术后等高代谢状态的小儿；③各种不能经口摄食或摄食不足的急、慢性营养不良的小儿，如坏死性小肠结肠炎、急性坏死性胰腺炎、化疗药物反应等
制剂与规格	注射剂[保(乙)]：20ml：1.2g（总氨基酸）
用法与用量	1. 采用中心静脉插管或周围静脉给药但均需缓慢静脉滴注 2. 每日每千克体重用 20~35ml 或遵医嘱 3. 静脉滴注时每克氮应同时供给 150~200 千卡非蛋白质热量（葡萄糖、脂肪乳）另加维生素、微量元素等
注意事项	1. 肝、肾功能严重障碍者慎用 2. 应用本品时，需按时监测代谢、电解质及酸碱平衡等，防止并发症 3. 如发现过敏性皮疹，应立即停药 4. 静脉滴速不宜过快，20kg 儿童一般不宜超过 20 滴/分钟 5. 药液开启后一次用完，切勿贮存 6. 如发生浑浊或沉淀时，不可使用。遇冷析出结晶，可置 50~60℃水浴中使溶解并冷至 37℃澄明再用
禁忌	氨基酸代谢障碍者、氮质血症患者禁用
不良反应	输注本品过快，可引起恶心、呕吐、心悸、发热等不良反应
药典	
国家处方集	
其他推荐依据	中华医学会肠外肠内营养学分会儿科协作组，中华医学会儿科学分会新生儿学组，中华医学会小儿外科学分会新生儿学组．中国新生儿营养支持临床应用指南［J］．临床儿科杂志，2013，31（2）：1177-1182.
■ 药品名称	小儿复方氨基酸注射液（18AA-Ⅱ） Paediatric Compound Amino Acid Injection（18AA-Ⅱ）
适应证	本品为静脉用胃肠外营养输液，可用于以下几方面： ①早产儿、低体重儿及各种病因所致不能经口摄入蛋白质或摄入量不足的新生儿；②各种创伤：如烧伤、外伤及手术后等高代谢状态的小儿；③各种不能经口摄食或摄食不足的急、慢性营养不良的小儿：如坏死性小肠结肠炎、急性坏死性胰腺炎、化疗药物反应等
制剂与规格	注射剂[保(甲)]：①50ml：3.0g（总氨基酸）；②100ml：6.0g（总氨基酸）

续 表

用法与用量	1. 采用中心静脉插管或周围静脉给药但均需缓慢静脉滴注 2. 每日每千克体重用 20~35ml 或遵医嘱 3. 静脉滴注时每克氮应同时供给 150~200 千卡非蛋白质热量（葡萄糖、脂肪乳）另加维生素、微量元素等
注意事项	1. 肝、肾功能严重障碍者慎用 2. 应用本品时，需按时监测代谢、电解质及酸碱平衡等，防止并发症 3. 如发现过敏性皮疹，应立即停药 4. 静脉滴速不宜过快，20kg 儿童一般不宜超过 20 滴/分钟 5. 药液开启后一次用完，切勿贮存 6. 如发生浑浊或沉淀时，不可使用。遇冷析出结晶，可置 50~60℃水浴中使溶解并冷至37℃澄明再用
禁忌	氨基酸代谢障碍者，氮质血症患者禁用
不良反应	输注本品过快，可引起恶心、呕吐、心悸、发热等不良反应
药典	
国家处方集	CNFC
其他推荐依据	中华医学会肠外肠内营养学分会儿科协作组、中华医学会儿科学分会新生儿学组、中华医学会小儿外科学分会新生儿学组．中国新生儿营养支持临床应用指南［J］．临床儿科杂志，2013，31（12）：1177-1182.
■ 药品名称	**小儿复方氨基酸注射液（18AA-Ⅰ） Paediatric Compound Amino Acid Injection（18AA-Ⅰ）**
适应证	儿童、早产儿、低体重儿的肠外营养
制剂与规格	注射液（18AA-Ⅰ）[保(甲)]：①100ml：6.47g（总氨基酸）；②250ml：16.85g（总氨基酸）
用法与用量	应按年龄、体重、病情等不同而定。一般开始时每天 6.47%，15ml/kg，以后递增至每天30ml/kg，疗程将结束时应逐渐减量，防止产生低血糖症。输注速度：完全依赖静脉营养支持时，若外周静脉输注，可将药液稀释后用，全日用量不少于 16 小时均匀静脉滴注
注意事项	同“小儿复方氨基酸注射液（19AA-Ⅰ）”
禁忌	同“小儿复方氨基酸注射液（19AA-Ⅰ）”
不良反应	同“小儿复方氨基酸注射液（19AA-Ⅰ）”
药典	同“小儿复方氨基酸注射液（19AA-Ⅰ）”
国家处方集	CNFC
其他推荐依据	
■ 药品名称	**脂肪乳注射液（$C_{14\sim24}$） Fat emulsion Injection（$C_{14\sim24}$）**
适应证	用于肠外营养补充能量及必需脂肪酸
制剂与规格	注射液（$C_{14\sim24}$）[保(乙)]：①10% 100ml；②10% 250ml；③10% 500ml；④20% 100ml；⑤20% 250ml；⑥20% 500ml；⑦30% 100ml；⑧30% 250ml

续 表

用法与用量	静脉滴注：本品常用于配制含葡萄糖、脂肪、氨基酸、电解质、维生素和微量元素等的“全合一”营养混合液。本品也可与葡萄糖氨基酸混合注射液通过Y型管混合后输入体内 新生儿和婴儿脂肪乳注射液（$C_{14\sim24}$）使用剂量为三酰甘油一日0.5~4.0g/kg，输注速度不超过每小时0.17g/kg。对早产儿及低体重新生儿，应24小时连续输注，开始剂量为按体重一日0.5~1.0g/kg，以后逐渐增加至一日2g/kg。应征求儿科医师的意见
注意事项	新生儿和未成熟儿伴高胆红素血症或可疑肺动脉高压者应慎用本品，新生儿和未成熟儿长期使用本品须监测血小板数目、肝功能和血清三酰甘油
禁忌	下列情况禁用：①休克和严重脂质代谢紊乱（如严重高脂血症）患者；②肠外营养的一般禁忌证：低钾血症、水钠潴留、低渗性脱水、不稳定代谢、酸中毒等；③失代偿性糖尿病、急性心肌梗死、脑卒中、栓塞、不明原因的昏迷的患者；④重度肝功能障碍和凝血功能障碍的患者；⑤伴有酮症的糖尿病患者；⑥对本品中各成分（如大豆油、卵磷脂等）有过敏反应的患者
不良反应	
药典	
国家处方集	CNFC
其他推荐依据	
■ 药品名称	中/长链脂肪乳注射液（$C_{6\sim24}$）（$C_{8\sim24}$） MMedium and Long Chain Fat Emulsion Injection（$C_{6\sim24}$）（$C_{8\sim24}$）
适应证	为需静脉营养的患者提供能量
制剂与规格	注射液（$C_{6\sim24}$）（$C_{8\sim24}$）：①10% 250ml：大豆油12.5g与中链三酰甘油12.5g与卵磷脂1.5g；②10% 500ml：大豆油25g与中链三酰甘油25g与卵磷脂3g；③20% 250ml：大豆油25g与中链三酰甘油25g与卵磷脂3g；④20% 500ml：大豆油50g与中链三酰甘油50g与卵磷脂6g
用法与用量	静脉滴注：按脂肪量计算，三酰甘油一日1~2g/kg，静脉滴注速度每小时0.125g/kg。其他同脂肪乳注射液（$C_{14\sim24}$）
注意事项	同“脂肪乳注射液（$C_{14\sim24}$）”
禁忌	
不良反应	
药典	
国家处方集	CNFC
其他推荐依据	

第八章

其他治疗药物

■ 药品名称	注射用胰蛋白酶　Trypsin for Injection
适应证	用于清除血凝块、脓液、坏死组织及炎性渗出物，用于坏死性创伤．溃疡、血肿、脓肿及炎症等的辅助治疗；还可应用于毒蛇咬伤，使毒素分解破坏
制剂与规格	冻干粉针剂[保(乙)]：1.25 万 U/瓶；2.5 万 U/瓶
用法与用量	1. 肌内注射，一次 1.25 万~5 万 U，一日 1 次 2. 结膜下注射，一次 1250~5000U，每日或隔日 1 次 3. 滴眼，浓度 250U/ml，每日 4~6 次 4. 泪道冲洗，浓度 250U/ml 5. 毒蛇咬伤，以 0.25%~0.50%盐酸普鲁卡因注射液溶解成 5000U/ml 浓度的溶液以牙痕为中心，在伤口周围作浸润注射或在肿胀部位上方作环状封闭，每次用量 5 万~10 万 U
注意事项	1. 用药前先用针头蘸本品溶液作皮肤划痕试验。显示阴性反应，方可注射 2. 本品在水溶液中不稳定，溶解后效价下降较快，故应在临用前配制溶液
禁忌	1. 不可用于急性炎症部位、出血空腔、肺出血 1 周以内 2. 肝功能、肾功能不全、血凝机制异常和有出血情况的患者禁用
不良反应	1. 注射局部疼痛、硬结 2. 本品可引起组胺释放，产生全身反应，有寒战、发热、头痛、头晕、胸痛、腹痛、皮疹、血管神经性水肿、呼吸困难、眼压升高、白细胞减少等。症状轻时不影响继续治疗，给予抗组胺药和对症药物即可控制，严重时应即停药 3. 本品偶可致过敏性休克
特殊人群用药	儿童：未进行该项实验且无可靠参考文献 老年人：未进行该项实验且无可靠参考文献 妊娠与哺乳期妇女：未进行该项实验且无可靠参考文献
药典	Martindale. P.、Chin. P.
国家处方集	
其他推荐依据	

第九章

抗感染药物

第一节　青霉素类

■ 药品名称	青霉素　Benzylpenicillin
抗菌谱与适应证	青霉素为以下感染的首选药物： 1. 溶血性链球菌感染，如咽炎、扁桃体炎、猩红热、丹毒和蜂窝织炎等 2. 肺炎链球菌感染，如肺炎、中耳炎等。由于肺炎链球菌对青霉素的敏感性降低，不再做为肺炎链球菌脑膜炎的首选药物 3. 炭疽 4. 梅毒（包括先天性梅毒） 5. 钩端螺旋体病 6. 回归热 7. 白喉等
制剂与规格	注射用青霉素钠[保(甲)]：①0.12g（20 万 U）；②0.24g（40 万 U）[基]；③0.48g（80 万 U）[基]；④0.6g（100 万 U）；⑤0.96g（160 万 U）[基]；⑥2.4g（400 万 U） 注射用青霉素钾[保(甲)]：①0.125g（20 万 U）；②0.25g（40 万 U）[基]；③0.5g（80 万 U）[基]；④0.625g（100 万 U）
用法与用量	1. 肌内注射或者静脉滴注给药，新生儿和婴儿以及重症感染推荐静脉给药。肌内注射以灭菌注射用水溶解，不应以氯化钠注射液为溶剂。静脉注射时溶于 5%葡萄糖注射液或者氯化钠注射液，滴注时间 15~30 分钟或以上。避免静脉快速大剂量给药以免产生神经毒性反应 2. 剂量：①敏感菌所致轻中度感染（包括咽炎、中耳炎、肺炎、蜂窝织炎等）：早产儿和 7 天以内新生儿，一次 5 万 U/kg，每 12 小时给药 1 次；7~28 天新生儿，一次 5 万 U/kg，每 8 小时给药 1 次；1 个月至 12 岁儿童，肌内注射：一次 2.5 万 U/kg，每 12 小时 1 次。静脉滴注：一日 5 万~20 万 U/kg，分 2~4 次给药；重症感染剂量加倍；②脑膜炎奈瑟球菌感染：静脉滴注。早产儿和 7 天以内新生儿，一次 10 万 U/kg，每 12 小时给药 1 次；7~28 天新生儿，一次 10 万 U/kg，每 8 小时给药 1 次；1 个月至 12 岁儿童，一次 8 万~10 万 U/kg（最大剂量每 4 小时 400 万 U），每 4~6 小时给药 1 次；③先天性梅毒：静脉或肌内给药。＜2岁婴幼儿，出生后 7 天内，一次 5 万 U/kg，每 12 小时给药 1 次；7 天以后，一次 5 万 U/kg，每 8 小时给药 1 次；总疗程 10~14 天。≥2 岁儿童，一次 5 万 U/kg，每 4~6 小时给药 1 次，一日最大剂量 240 万 U，疗程 10~14 天；④肾功能减退患儿：轻、中度肾功能损害者使用常规剂量不需减量，严重肾功能损害者应延长给药间期或调整剂量。肌酐清除率每分钟10~50ml/1.73m^2，给药间期延长至 8~12 小时或给药间期不变、剂量减少 25%，肌酐清除率每分钟＜10ml/1.73m^2，给药间期延长至 12~18 小时或一次剂量减至正常剂量的 25%~50%而给药间期不变，严重肾功能损害时，一日最大剂量不超过 1000 万 U

续 表

注意事项	1. 用药前必须先做青霉素皮肤试验，皮试阴性者方可使用 2. 肾衰竭和心力衰竭慎用，使用时应定期检测电解质，肾功能不全患儿大剂量应用可致神经毒性 3. 新生儿和婴儿首选静脉给药；当剂量超过 1.2g（200 万 U）时必须静脉给药 4. 青霉素 G 与许多药物（包括氨基糖苷类药物）物理性质不同，应单独静脉输注 5. 母乳中含量极微，对婴儿无害，但是需警惕婴儿发生过敏反应
禁忌	1. 有青霉素类药物过敏史或青霉素皮肤试验阳性患者禁用 2. 禁止鞘内注射
不良反应	1. 过敏反应：较常见，包括荨麻疹等各类皮疹、白细胞减少、间质性肾炎、哮喘发作和血清病型反应，过敏性休克偶见 2. 毒性反应：少见，大剂量或肾功能不全患儿使用时，可发生神经毒性反应（青霉素脑病） 3. 赫氏反应：在治疗梅毒和钩端螺旋体病等时可因病原体大量死亡，释放大量异性蛋白引起发热、寒战、头痛、低血压和皮疹反复
药典	Chin. P.、BP、Jpn. P.
国家处方集	CNFC
其他推荐依据	
■ 药品名称	普鲁卡因青霉素　Procaine Benzylpenicillin
抗菌谱与适应证	由于普鲁卡因青霉素血药浓度较低，故仅适用于治疗梅毒、炭疽、肺炎、白喉、蜂窝织炎、口腔感染、咬伤等，以及对青霉素高度敏感病原体所致的轻、中度感染
制剂与规格	注射用普鲁卡因青霉素（1g=100 万 U）[保(乙)]：①40 万 U［普鲁卡因青霉素 30 万 U，青霉素钠（钾）10 万 U］；②80 万 U［普鲁卡因青霉素 60 万 U，青霉素钠（钾）20 万 U］
用法与用量	1. 肌内注射，临用前加适量灭菌注射用水使成混悬液。注射时应缓慢均匀，避免针头阻塞 2. 用量：①儿童肺炎，一日 5 万 U（50mg）/kg，疗程 10 天；②2 岁以内先天性梅毒（除外神经性梅毒），一日 5 万 U（50mg）/kg，疗程 10 天
注意事项	1. 应用前需详细询问药物过敏史并进行青霉素、普鲁卡因皮肤试验 2. 对一种青霉素过敏者可能对其他青霉素类药物、青霉胺过敏。有哮喘、湿疹、花粉症、荨麻疹等过敏性疾病患者应慎用 3. 传染性单核细胞增多症患者慎用，可诱发皮疹 4. 普鲁卡因青霉素含钠，心力衰竭、肾衰竭和限制钠盐摄入的患者慎用 5. 肾功能严重受损，大剂量可能导致神经毒性 6. 禁止静脉注射，可能导致严重的神经、血管损害 7. 应用时须新鲜配制
禁忌	1. 有青霉素类药物或普鲁卡因过敏史者禁用 2. 青霉素或普鲁卡因皮肤试验阳性患者禁用
不良反应	同“青霉素”
药典	Chin. P.、BP
国家处方集	CNFC
其他推荐依据	

续　表

■ 药品名称	苄星青霉素　Benzathine Benzylpenicillin
抗菌谱与适应证	用于链球菌咽炎、白喉、梅毒和预防风湿热复发
制剂与规格	注射用苄星青霉素[基,保(甲)]：①30 万 U（225mg）；②60 万 U（450mg）；③120 万 U（900mg）
用法与用量	1. 肌内注射。临用前加适量灭菌注射用水使成混悬液 2. 《WHO 儿童示范处方集》2010 版建议用量：①链球菌咽炎、风湿热的初次预防。体重<30kg 儿童：单剂 60 万～90 万 U（450～675mg）；体重≥30kg 儿童：单剂 120 万 U（900mg）；②风湿热复发预防。体重<30kg 儿童：单剂 60 万 U（450mg），每 3～4 周 1 次；体重≥30kg 儿童：单剂 120 万 U（900mg），每 3～4 周 1 次；③先天性梅毒（除外神经性梅毒）。2 岁以下儿童：单剂 5 万 U/kg（37.5mg/kg）
注意事项	同"青霉素"
禁忌	有青霉素类药物过敏史者或青霉素皮肤试验阳性患者禁用
不良反应	同"青霉素"
药典	Chin. P.、BP
国家处方集	CNFC
其他推荐依据	
■ 药品名称	青霉素 V　Phenoxymethylpenicillin
抗菌谱与适应证	主要用于儿童轻症呼吸道感染如链球菌咽炎，预防链球菌感染和风湿热复发，预防镰状细胞贫血或者脾切除后肺炎球菌感染
制剂与规格	青霉素 V 钾片[保(甲)]：①125mg（20 万 U）；②250mg（40 万 U）；③375mg（60 万 U）；④500mg（80 万 U）；⑤100 万 U 青霉素 V 钾分散片[保(甲)]：0.25g 青霉素 V 钾干混悬剂：5ml∶125mg 青霉素 V 钾颗粒剂[保(甲)]：0.125g（20 万 U）
用法与用量	1. 口服 2. 用量：①1 个月至 1 岁：一次 62.5mg（10 万 U），一日 4 次，严重感染剂量增加，至少 12.5mg（2 万 U）/kg，一日 4 次；②1～6 岁：一次 125mg（20 万 U），一日 4 次，严重感染剂量增加，至少 12.5mg（2 万 U）/kg，一日 4 次；③6～12 岁：一次 250mg（40 万 U），一日 4 次，严重感染剂量增加，至少 12.5mg（2 万 U）/kg，一日 4 次；④12～18 岁：一次 500mg（80 万 U），严重感染剂量增加至 1g，一日 4 次
注意事项	不宜用于脑膜炎奈瑟球菌和淋病奈瑟球菌感染。余同"青霉素"
禁忌	同"青霉素"
不良反应	同"青霉素"
药典	Chin. P.、BP、Eur. P.
国家处方集	CNFC

续 表

其他推荐依据	
■ 药品名称	苯唑西林 Oxacillin
抗菌谱与适应证	用于治疗产青霉素酶的葡萄球菌属感染，包括血流感染、肺炎、心内膜炎、皮肤软组织感染、化脓性关节炎和骨髓炎、外耳道炎等
制剂与规格	注射用苯唑西林钠（以苯唑西林计）[基,保(甲)]：①0. 5g；②1. 0g
用法与用量	1. 肌内注射或者静脉滴注。①肌内注射，每 500mg 溶于灭菌注射用水 2. 8ml；②静脉滴注，每 1g 溶于灭菌注射用水或者氯化钠注射液 10ml。静脉滴注苯唑西林浓度一般为 20~40mg/ml，快速滴注 2. 用量：①早产儿和新生儿。早产儿、新生儿体重<2kg：日龄 1~14 日者，一次 25mg/kg，每 12 小时 1 次；日龄 15~30 日者，一次 25mg/kg，每 8 小时 1 次。新生儿体重>2kg：日龄 1~14 日者，一次 25mg/kg，每 8 小时 1 次；日龄 15~30 日者，一次 25mg/kg，每 6 小时 1 次；②儿童<40kg 者：一次 12. 5~25. 0mg/kg，每 6 小时 1 次；≥40kg 者：可按成人剂量。肌内注射，一日 4~6g，分 4 次给药；静脉滴注一日 4~8g，分 2~4 次给药，严重感染可增加至一日 12g
注意事项	1. 有过敏性疾病、肝功能损害和新生儿尤其早产儿应慎用 2. 对轻中度肾功能减退患者，剂量可不做调整，但对严重肾功能减退者应避免应用过大剂量，以免发生中枢神经系统毒性反应 3. 母乳中含量极微，对婴儿无害，但是需警惕婴儿发生过敏反应
禁忌	有青霉素类药物过敏史者或青霉素皮肤试验阳性患者禁用
不良反应	1. 过敏反应：同青霉素 2. 静脉使用偶可产生恶心、呕吐、转氨酶升高 3. 大剂量静脉滴注本品可引起抽搐等中枢神经系统毒性反应，尤其易发生于肾功能减退患者 4. 有报道婴儿大剂量用药后可发生血尿、蛋白尿和尿毒症。余同“青霉素”
药典	Chin. P. 、BP、Jpn. P.
国家处方集	CNFC
其他推荐依据	
■ 药品名称	氯唑西林 Cloxacillin
抗菌谱与适应证	本品适应证同苯唑西林，适用于治疗产青霉素酶葡萄球菌感染，包括血流感染、心内膜炎、肺炎和皮肤软组织感染等，也可用于化脓性链球菌或肺炎链球菌与耐青霉素葡萄球菌所致的混合感染
制剂与规格	注射用氯唑西林钠[保(甲)]：①0. 5g；②1. 0g 氯唑西林钠胶囊：①0. 125g；②0. 25g；③0. 5g 氯唑西林钠颗粒：①0. 125g；②0. 05g
用法与用量	《WHO 儿童示范处方集》2010 版推荐： 1. 肌内注射：注射时可加 0. 2%利多卡因减少局部疼痛。一日 25~50mg/kg，分 4 次

续 表

	2. 静脉滴注：①新生儿< 2kg 者：日龄 1~14 日者，一次 25mg/kg，每 12 小时 1 次；日龄 15~30 日者，一次 25mg/kg，每 8 小时 1 次。新生儿体重> 2kg 者：日龄 1~14 日者，一次 25mg/kg，每 8 小时 1 次；日龄 15~30 日者，一次 25mg/kg，每 6 小时 1 次；②儿童：一日 50~200mg/kg，分 2~4 次 3. 口服：一日 50~200mg/kg，分 4 次，餐前半小时口服，不适宜用于严重感染
注意事项	1. 见"青霉素"注意事项前两条 2. 本品降低患者胆红素与血清蛋白结合能力，新生儿尤其是有黄疸者慎用 3. 轻、中度肾功能减退患者不需调整剂量，严重肾功能减退患者应避免应用大剂量，以免发生中枢神经系统毒性反应 4. 新生儿尤其早产儿应慎用
禁忌	有青霉素类药物过敏史者或青霉素皮肤试验阳性患者禁用
不良反应	1. 过敏反应，见"青霉素" 2. 口服用药可出现轻度胃肠道反应，如恶心、腹胀、肠鸣、腹泻等 3. 大剂量注射可引起抽搐等中枢神经系统毒性反应 4. 个别病例发生粒细胞缺乏症或胆汁淤积性黄疸 5. 静脉注射偶可产生恶心、呕吐和 ALT 及 AST 升高 6. 有报道婴儿使用大剂量后出现血尿、蛋白尿和尿毒症
药典	Chin. P.、BP、Jpn. P.
国家处方集	CNFC
其他推荐依据	
■ 药品名称	**氟氯西林　Flucloxacillin**
抗菌谱与适应证	用于治疗对青霉素耐药的葡萄球菌所致的感染，以及葡萄球菌和链球菌所致的双重感染，包括骨和关节感染、心内膜炎、腹膜炎、肺炎、皮肤感染、软组织感染、手术及伤口感染、中毒性休克等
制剂与规格	氟氯西林片：0.125g 氟氯西林胶囊：①0.25g；②0.5g 氟氯西林钠颗粒：0.125g（按氟氯西林计） 注射用氟氯西林钠：①0.5g；②1g
用法与用量	1. 产青霉素酶葡萄球菌感染，包括外耳道炎、肺炎、脓疱病和蜂窝织炎。①口服：用于轻症感染，宜空腹口服给药，以饭前 1 小时为宜。<7 天新生儿：一次 25mg/kg，一日 2 次；7~21 天新生儿：一次 25mg/kg，一日 3 次；21~28 天新生儿：一次 25mg/kg，一日 4 次，1~2 岁儿童：一次 62.5~125.0mg，一日 4 次；2~10 岁儿童：一次 125~250mg，一日 4 次；10~18 岁儿童：一次 250~500mg，一日 4 次；②肌内注射：1 个月至 18 岁儿童，一次 12.5~25.0mg/kg（最大剂量 500mg），每 6 小时 1 次；③静脉滴注：溶于 5% 葡萄糖或者 0.9% 氯化钠溶液，滴注时间 30~60 分钟或以上。<7 天新生儿：一次 25mg/kg，每 12 小时 1 次；7~21 天新生儿：一次 25mg/kg，每 8 小时 1 次；21~28 天新生儿：一次 25mg/kg，每 6 小时 1 次；1 个月至 18 岁儿童：一次 12.5~25.0mg/kg（最大剂量 1g），每 6 小时 1 次。严重感染时剂量加倍 2. 骨髓炎、脑脓肿及葡萄球菌脑膜炎：静脉滴注给药。<7 天新生儿：一次 50~100mg/kg，每 12 小时 1 次；7~21 天新生儿：一次 50~100mg/kg，每 8 小时 1 次；21~28 天新生儿：一次 50~100mg/kg，每 6 小时 1 次；1 个月至 18 岁儿童：一次 50mg/kg（最大剂量 2g），每 6 小时 1 次

续　表

注意事项	1. 应用前须做本品或青霉素过敏试验，方法同青霉素 2. 慢性、复发和严重感染或吸收不良时，宜选用非胃肠道给药 3. 由于本品可少量分泌入乳汁，因此有引起婴儿致敏的危险，但这种危险很小
禁忌	对青霉素或本品其他成分过敏者禁用
不良反应	1. 与青霉素相似，参见“青霉素” 2. 偶见胃肠道不良反应如恶心、呕吐、腹泻、肝炎和胆汁淤积性黄疸 3. 静脉给药曾观察到血栓性静脉炎
药典	Chin. P. 、BP、Eur. P.
国家处方集	CNFC
其他推荐依据	
■ 药品名称	氨苄西林　Ampicillin
抗菌谱与适应证	用于敏感菌所致的呼吸道感染、胃肠道感染、泌尿生殖道感染、软组织感染、牙周炎、心内膜炎、脑膜炎、血流感染、骨髓炎等
制剂与规格	氨苄西林钠胶囊：①0. 125g；②0. 25g；③0. 5g 注射用氨苄西林钠[保(甲)]：①0. 5g[基]；②1. 0g[基]；③2. 0g 氨苄西林干混悬剂：0. 1g
用法与用量	口服，至少饭前 30 分钟口服给药。静脉滴注或肌内注射，静脉注射浓度 50~100mg/ml，溶于5%或者 10%葡萄糖、0. 45%或者 0. 9%氯化钠液，当剂量超过 50mg/kg 时，静脉滴注时间应在 30 分钟以上，以避免神经毒性反应包括惊厥。BNFC（2010-2011）推荐： 1. 治疗敏感菌所致的感染包括尿路感染、中耳炎、鼻窦炎、口腔感染、流感嗜血杆菌感染等：①口服：<7 天新生儿，一次 30mg/kg（最大剂量 62. 5mg），一日 2 次；7~21 天新生儿，一次 30mg/kg（最大剂量 62. 5mg），一日 3 次；21~28 天新生儿，一次 30mg/kg（最大剂量 62. 5mg），一日 4 次；1 个月至 1 岁儿童：一次 62. 5mg，一日 4 次；1~5 岁儿童，一次 125mg，一日 4 次；5~12 岁儿童，一次 250mg，一日 4 次；12~18 岁儿童，一次 500mg，一日 4 次。重症感染剂量加倍；②肌内注射：1 个月~18 岁儿童，一次 12. 5~25. 0mg/kg（最大剂量 500mg），每 6 小时 1 次；③静脉滴注：<7 天新生儿，一次 12. 5~25. 0mg/kg，每 12 小时 1 次，7~21 天新生儿，一次 12. 5~25. 0mg/kg，每 8 小时 1 次；21~28 天新生儿，一次 12. 5~25. 0mg/kg，每 6 小时 1 次；1 个月至 18 岁儿童，一次 25mg/kg（最大剂量 1g），每 6 小时 1 次。严重感染时剂量加倍 2. 治疗无并发症的社区获得性肺炎。①口服：1 个月至 1 岁儿童，一次 125mg，一日 4 次；1~5 岁儿童，一次 250mg，一日 4 次；5~18 岁儿童，一次 500mg，一日 4 次；②静脉滴注：<7 天新生儿，一次 50mg/kg，每 12 小时 1 次；7~21 天新生儿，一次 50mg/kg，每 8 小时 1 次；21~28 天新生儿，一次 50mg/kg，每 6 小时 1 次；1 个月至 18 岁儿童，一次 50mg/kg（最大剂量 1g），每 6 小时 1 次 3. 李斯特菌脑膜炎、B 组链球菌感染、肠球菌心内膜炎（联合其他抗菌药），静脉滴注。<7天新生儿，一次 50mg/kg，每 12 小时 1 次；7~21 天新生儿，一次 50mg/kg，每 8 小时 1 次；21~28 天新生儿，一次 50mg/kg，每 6 小时 1 次；1 个月至 18 岁儿童，一次 50mg/kg（最大剂量 2g，每 4 小时 1 次），每 4~6 小时 1 次。脑膜炎时剂量加倍
注意事项	1. 应用本品前需详细询问药物过敏史并进行青霉素皮肤试验 2. 传染性单核细胞增多症、巨细胞病毒感染、淋巴细胞白血病、淋巴瘤患者伴细菌感染应用本品时易发生皮疹，宜避免使用

续 表

	3. 如果肾功能严重损害，肌酐清除率每分钟< $10ml/1.73m^2$，需减少剂量或给药次数 4. 禁止鞘内注射
禁忌	有青霉素类药物过敏史或青霉素皮肤试验阳性患者禁用
不良反应	不良反应与青霉素相仿，以过敏反应较为常见： 1. 皮疹是最常见的反应，多发生于用药后 5 日，呈荨麻疹或斑丘疹 2. 亦可发生间质性肾炎 3. 少数患者出现 ALT 及 AST 升高 4. 少见抗菌药物相关性肠炎 5. 大剂量静脉给药可发生抽搐等神经系统毒性反应 6. 过敏性休克偶见 7. 偶见中性粒细胞和血小板减少 8. 婴儿应用氨苄西林后可出现颅内压增高，表现为前囟隆起
药典	Chin. P.、BP、Jpn. P.
国家处方集	CNFC
其他推荐依据	
■ 药品名称	阿莫西林 Amoxicillin
抗菌谱与适应证	用于敏感菌（不产 β-内酰胺酶菌株）所致的下列感染：尿路感染、上呼吸道感染、支气管炎、肺炎、中耳炎、口腔感染、淋病等
制剂与规格	阿莫西林片[基,保(甲)]：①0.125g；②0.25g 阿莫西林分散片[保(甲)]：①0.125g；②0.25g；③0.5g 阿莫西林胶囊[保(甲)]：①0.125g[基]；②0.25g[基]；③0.5g 阿莫西林干混悬剂[基,保(甲)]：①0.125g[基]；②0.25g[基]；③1.25g；④1.5g；⑤2.5g 阿莫西林颗粒剂：0.5g∶125mg 注射用阿莫西林钠：①0.5g；②1.0g；③2.0g 注射用阿莫西林舒巴坦钠：①0.75g（阿莫西林 0.5g，舒巴坦 0.25g）；②1.5g（阿莫西林 1g，舒巴坦 0.5g） 阿莫西林舒巴坦匹酯片：0.5g（阿莫西林 0.25g，舒巴坦 0.25g）。口服：9 个月至 2 岁，一次 0.125g，一日 3 次；2~6 岁，一次 0.25g，一日 3 次；6~12 岁，一次 0.5g，一日 3 次；12 岁以上，一次 0.5~1.0g，一日 3 次
用法与用量	口服、肌内注射、静脉滴注。可空腹或餐后口服给药。肌内注射用利多卡因稀释可减轻注射局部疼痛。静脉滴注液的浓度为 50~100mg/ml，溶于 5%或者 10%葡萄糖、0.45%或者 0.9%氯化钠，当剂量超过 50mg/kg 时，静脉滴注时间 30 分钟以上，以避免神经毒性 1. 敏感菌所致的感染包括尿路感染、中耳炎、鼻窦炎、流感嗜血杆菌感染。①口服：<7 天新生儿，一次 30mg/kg（最大剂量 62.5mg），一日 2 次；7~28 天新生儿，一次 30mg/kg（最大剂量 62.5mg），一日 3 次；1 个月至 1 岁儿童，一次 62.5mg，一日 3 次；1~5 岁儿童，一次 125mg，一日 3 次；5~12 岁儿童，一次 250mg，一日 3 次；12~18 岁儿童，一日 500mg，分 3 次。重症感染剂量加倍；②肌内注射：1 个月至 18 岁儿童，一次 30mg/kg（最大剂量 500mg），每 8 小时一次；③静脉滴注：>7 天新生儿，一次 30mg/kg，每 12 小时 1 次；7~28 天新生儿，一次 30mg/kg，每 8 小时 1 次；1 个月至 18 岁儿童，一次 20~30mg/kg（最大剂量 500mg），每 8 小时 1 次。严重感染时剂量加倍

续　表

	2. 无并发症的社区获得性肺炎。①口服：1 个月至 1 岁儿童，一次 125mg，一日 4 次；1~5 岁儿童，一次 250mg，一日 4 次；5~18 岁儿童，一次 500mg，一日 4 次；②静脉滴注：<7天新生儿，一次 50mg/kg，每 12 小时 1 次；7~28 天新生儿，一次 50mg/kg，每 8 小时 1 次；1 个月至 18 岁儿童，一次 30mg/kg（最大剂量 4g），每 6 小时 1 次 3. 李斯特菌脑膜炎、B 组链球菌感染、肠球菌心内膜炎（联合其他抗菌药物），静脉滴注。<7 天新生儿，一次 50mg/kg，每 12 小时 1 次；7~21 天新生儿，一次 50mg/kg，每 8 小时 1 次；21~28 天新生儿，一次 50mg/kg，每 6 小时 1 次；1 个月至 18 岁儿童，一次 50mg/kg（最大剂量 2g），每 4~6 小时 1 次。治疗脑膜炎时剂量加倍
注意事项	1. 大剂量静脉给药时需充分水化 2. 肾功能损害时皮疹更常见，轻、中度肾功能损害时有发生晶体尿的危险性（尤其是肠道外给药），严重肾功能损害应减少剂量 3. 由于乳汁中可分泌少量阿莫西林，乳母服用后可能导致婴儿过敏 4. 余同“氨苄西林”
禁忌	青霉素过敏及青霉素皮肤试验阳性患者禁用。禁忌鞘内注射
不良反应	同“氨苄西林”
药典	Chin. P. 、BP、Jpn. P.
国家处方集	CNFC
其他推荐依据	
■ 药品名称	阿莫西林克拉维酸钾　Amoxicillin and Clavulanate Potassium
抗菌谱与适应证	主要用于治疗产 β-内酰胺酶的敏感细菌所致的感染，包括：呼吸道感染、中耳炎、泌尿生殖道感染、腹部感染、蜂窝织炎、动物咬伤、重症牙周感染、骨髓炎以及预防外科手术后感染
制剂与规格	阿莫西林克拉维酸钾片[保(甲)]：①0. 375g［阿莫西林 0. 25g，克拉维酸钾（以克拉维酸计，下同）0. 125g］[基]；②0. 643g（阿莫西林 0. 6g，与克拉维酸钾 0. 043g）；③1. 0g（阿莫西林 0. 875g，克拉维酸钾 0. 125g）[基] 阿莫西林克拉维酸钾分散片[保(甲)]：①156. 25mg（阿莫西林 125mg，克拉维酸钾 31. 25mg）；②187. 5mg（阿莫西林 125mg，克拉维酸钾 62. 5mg）；③0. 5g（阿莫西林 0. 4375g，克拉维酸钾 0. 0625g）；④643mg（阿莫西林 0. 6g，克拉维酸钾 43mg）
用法与用量	1. 口服、静脉注射或静脉滴注。静脉滴注以氯化钠注射液或注射用水稀释至浓度 10mg/ml，配制后 4 小时内输入，滴注时间 30~40 分钟 2. 用量：①口服（以阿莫西林剂量计算）。<1 岁儿童：一日 20mg/kg，分 3 次口服；1~6 岁儿童：一次 125mg，每 8 小时 1 次；6~12 岁儿童：一次 250mg，每 8 小时 1 次；>12 岁儿童：一次 250mg，每 8 小时 1 次。重症感染剂量加倍；②静脉注射（>3~4 分钟）或静脉滴注。<7 天新生儿或早产儿：一次 30mg/kg，每 12 小时 1 次；7~28 天新生儿；一次 30mg/kg，每 8 小时 1 次；1~3 个月婴儿：一次 30mg/kg，每 8 小时 1 次；3 个月~12 岁儿童：一次 30mg/kg，每 8 小时 1 次，严重感染每 6 小时 1 次；12 至 18 岁儿童：一次 1. 2g，每 8 小时 1 次，严重感染每 6 小时 1 次
注意事项	1. 应用本品前需详细询问药物过敏史并进行青霉素皮肤试验 2. 传染性单核细胞增多症、巨细胞病毒感染、淋巴细胞白血病、淋巴瘤患者应用本品时易发生皮疹，应避免使用 3. 大剂量尤其是静脉给药时需充分水化

续 表

	4. 本品较阿莫西林更易诱发胆汁淤积性黄疸，在治疗过程中或治疗后几周出现，儿童相对少见，黄疸可持续5~6周，多为自限性，疗程通常不宜超过14天 5. 肾功能损害时剂量应减少，大剂量可致晶体尿。口服用药时，肌酐清除率每分钟10~30ml/1.73m^2，每12小时正常剂量给药，肌酐清除率每分钟<10ml/1.73m^2，每12小时正常半量给药。静脉用药时，肌酐清除率每分钟10~30ml/1.73m^2，首剂用正常剂量，然后每12小时正常半量给药；肌酐清除率每分钟<10ml/1.73m^2，首剂用正常剂量，然后每24小时正常半量给药 6. 血液透析可影响阿莫西林克拉维酸钾中阿莫西林的血药浓度，因此在血液透析过程中及结束时应加用本品1次 7. 克拉维酸在脑脊液和脑组织中浓度甚微，不宜用于治疗耐药菌引起的脑膜炎 8. 长期或大剂量使用阿莫西林克拉维酸钾者，应定期检查肝、肾、造血系统功能和检测血清钾或钠 9. 不能与含有葡萄糖、葡聚糖或酸性碳酸盐的溶液混合。也不可与血制品、含蛋白质的液体、静脉脂质乳化液混合。也不能与氨基糖苷类抗生素混合
禁忌	青霉素过敏及青霉素皮肤试验阳性患者禁用。既往因青霉素或者阿莫西林克拉维酸引起的黄疸或肝功能不全者禁用。传染性单核细胞增多症患者禁用
不良反应	同“阿莫西林”
药典	Chin. P.、USP
国家处方集	CNFC
其他推荐依据	
■ 药品名称	氨苄西林舒巴坦钠 Ampicillin and Sulbactam Sodium
抗菌谱与适应证	1. 敏感细菌所引起的感染：鼻窦炎、中耳炎、会厌炎、细菌性肺炎等上、下呼吸道感染；肾盂肾炎；腹膜炎、胆囊炎、子宫内膜炎；细菌性菌血症；皮肤、软组织、骨关节感染；淋病奈瑟菌感染 2. 围手术期注射本品以降低腹部和盆腔手术后患者伤口感染的发生率
制剂与规格	注射用氨苄西林舒巴坦钠[保(乙)]：①0.75g（氨苄西林钠0.5g，舒巴坦钠0.25g）；②1.5g（氨苄西林钠1.0g，舒巴坦钠0.5g）；③3g（氨苄西林钠2g，舒巴坦钠1g） 氨苄西林钠舒巴坦钠片：375mg（氨苄西林钠250mg，舒巴坦钠125mg）
用法与用量	1. 深部肌内注射、静脉注射或静脉滴注（将一次药量溶于50~100ml稀释液中，于10~15分钟静脉滴注）。肌内注射应作深部注射，配以0.2%利多卡因可减少疼痛，肌内注射液应在配制后1小时内使用 2. 用量：<7天新生儿和早产儿：一次75mg/kg（相当于氨苄西林50mg/kg和舒巴坦25mg/kg），每12小时给药1次；7天以上新生儿、婴儿和儿童：一日150mg/kg（相当于氨苄西林100mg/kg和舒巴坦50mg/kg），分6~8小时1次
注意事项	1. 在应用前应仔细询问患儿对青霉素类、头孢菌素类抗菌药物以及其他过敏原的既往过敏反应史，并进行皮肤过敏试验 2. 建议在延长治疗期间，定期检查患儿是否存在器官、系统的功能障碍，包括肾脏、肝脏和造血系统，这点对于新生儿特别是早产儿和小婴儿尤其重要 3. 传染性单核细胞增多症患儿接受氨苄西林治疗后可使皮疹的发生率升高 4. 肾功能受损患者（肌酐清除率每分钟≤30ml/1.73m^2），应减少给药次数
禁忌	禁用于对任何青霉素类抗菌药物有过敏反应史的患者

续　表

不良反应	1. 常见为皮肤过敏反应（皮疹、瘙痒等）和胃肠道反应（恶心、呕吐、腹泻、小肠结肠炎和抗菌药物相关性肠炎） 2. 贫血、溶血性贫血、血小板减少、嗜酸性粒细胞增多和白细胞减少等偶见，停药后可恢复正常 3. 极少发生注射部位疼痛或静脉炎、胆红素血症、一过性 ALT 及 AST 升高 4. 间质性肾炎和惊厥罕见
药典	
国家处方集	CNFC
其他推荐依据	
■ 药品名称	替卡西林　Ticarcillin
抗菌谱与适应证	对产 β-内酰胺酶肠杆菌科细菌和假单胞菌属有抗菌作用。适用于革兰阴性菌包括变形杆菌、大肠埃希菌、肠杆菌属、淋病奈瑟球菌、流感嗜血杆菌等所致的感染
制剂与规格	注射用替卡西林钠：①0.5g；②1g；③3g；④6g
用法与用量	1. 静脉注射或静脉滴注，按每克药物用 4ml 溶剂溶解后缓慢静脉注射或加入适量溶剂中静脉滴注 0.5~1 小时。泌尿系感染可肌内注射给药，用 0.25%~0.50%利多卡因注射液 2~3ml 溶解后深部肌内注射 2. 用量：7 日龄以下新生儿：一日 150mg/kg，分次给予，每 12 小时 1 次；婴儿：一日 225mg/kg；1 个月至 18 岁儿童：一日 200~300mg/kg，分次给予，每 3~6 小时 1 次
注意事项	1. 与青霉素有交叉过敏反应，用前须做青霉素过敏试验 2. 对头孢菌素过敏者、严重肝肾功能损害患者及凝血功能异常者慎用本品 3. 肾功能减退者，当肌酐清除率每分钟< 60ml/1.73m^{2}时，减少剂量；肾功能不全患者，使用本品的双钠盐，可使钠负荷增加
禁忌	对本品或其他青霉素类过敏者禁用
不良反应	1. 皮疹、瘙痒、药物热等过敏反应较多见 2. 低钾血症及出血时间延长 3. 大剂量用于肾功能减退者可出现凝血功能异常而发生紫癜、黏膜和注射部位出血，一旦发生应立即停药
药典	BP、Jpn. P.、USP
国家处方集	CNFC
其他推荐依据	
■ 药品名称	替卡西林克拉维酸钾　Ticarcillin and Clavulanate Potassium
抗菌谱与适应证	适用于产 β-内酰胺酶对本品敏感的细菌所致的严重感染，包括血流感染、腹腔感染、特殊人群（继发于免疫系统抑制或受损）的感染、骨及关节感染、皮肤及软组织感染、呼吸道感染、严重或复杂性泌尿道感染（如肾盂肾炎）
制剂与规格	注射用替卡西林克拉维酸钾[保(乙)]：①1.6g（替卡西林 1.5g，克拉维酸钾 0.1g）；②3.2g（替卡西林 3.0g，克拉维酸钾 0.2g）
用法与用量	1. 静脉滴注，不用于肌内注射。用无菌注射用水或5%葡萄糖注射液稀释至浓度 16~32mg/ml，滴注时间 30~40 分钟

续 表

	2. 用量：7 日龄以下新生儿，一次 80mg/kg，每 12 小时 1 次；7~28 天新生儿，一次 80mg/kg，每 8 小时 1 次；1 个月至 18 岁儿童，一次 80mg/kg（最大剂量 3.2g），每 6~8 小时 1 次，严重感染时每 4 小时 1 次
注意事项	同“替卡西林”
禁忌	对 β-内酰胺类抗菌药物过敏者禁用
不良反应	同“替卡西林”
药典	
国家处方集	CNFC
其他推荐依据	
■ 药品名称	哌拉西林 Piperacillin
抗菌谱与适应证	不产 β-内酰胺酶的敏感肠杆菌科细菌、铜绿假单胞菌、不动杆菌属所致的血流感染、上尿路及复杂性尿路感染、呼吸道感染、胆道感染、腹腔感染、盆腔感染以及皮肤、软组织感染等
制剂与规格	注射用哌拉西林钠（按哌拉西林计）[基,保(甲)]：①0.5g；②1.0g；③2.0g
用法与用量	1. 静脉滴注：溶于 5% 葡萄糖或氯化钠注射液，稀释浓度 15~90mg/ml，滴注时间 20~30 分钟 2. 用量：婴幼儿和 12 岁以下儿童：一日 100~200mg/kg，分次给予，每 6 小时给药 1 次；新生儿体重＜2kg 者：出生后第 1 周，一次 50mg/kg，每 12 小时 1 次；1 周以上者，一次 50mg/kg，每 8 小时 1 次；新生儿体重＞2kg 者：7 日龄以内者，一次 50mg/kg，每 8 小时 1 次；7 日龄以上者，一次 50mg/kg，每 6 小时 1 次
注意事项	1. 使用前需详细询问药物过敏史并进行青霉素皮肤试验，呈阳性反应者禁用 2. 对一种青霉素过敏者可能对其他青霉素类药物过敏。对头孢菌素类、头霉素类、灰黄霉素或青霉胺过敏者，对本品也可能过敏 3. 哌拉西林在少数患者尤其是肾功能不全患者可导致出血，发生后应及时停药并予适当治疗；肾功能减退者应适当减量，＜12 岁儿童肌酐清除率每分钟＜40ml/1.73m^2、12~18 岁儿童肌酐清除率每分钟＜20ml/1.73m^2，应减少剂量
禁忌	有青霉素类药物过敏史或青霉素皮肤试验阳性患者禁用
不良反应	本品不良反应少，常见皮疹、皮肤瘙痒等过敏反应和胃肠道反应。偶见药物热、过敏性休克等。个别患者可出现凝血功能异常、肝功能异常和胆汁淤积性黄疸等。抗菌药物相关性肠炎罕见。大剂量给药时，偶见青霉素脑病，尤其是肾衰竭患者
药典	Chin. P.、BP、Jpn. P.
国家处方集	CNFC
其他推荐依据	
■ 药品名称	哌拉西林钠他唑巴坦钠 Piperacillin Sodium and Tazobatam
抗菌谱与适应证	对哌拉西林耐药但产 β-内酰胺酶的革兰阴性细菌引起的中、重度感染，如血流感染、大肠埃希菌和脆弱拟杆菌所致的腹腔感染、盆腔感染、尿路感染、严重的皮肤及软组织感染等

续　表

制剂与规格	注射用哌拉西林钠他唑巴坦钠（每 1.125g 中含哌拉西林钠 1g，他唑巴坦钠 0.125g）[保(乙)]：①1.125g；②2.25g[基]；③3.375g；④4.5g[基]
用法与用量	1. 静脉注射（3~5 分钟）或静脉滴注，溶于 5%葡萄糖注射液或氯化钠注射液，稀释浓度 15~90mg/ml，滴注时间至少 30 分钟 2. 用量（以哌拉西林钠他唑巴坦复合物计算）：①下呼吸道感染、尿路感染、腹腔感染、皮肤感染、细菌性脓毒血症。新生儿，一次 90mg/kg，每 8 小时 1 次；1 个月至 12 岁儿童，一次 90mg/kg，每 6~8 小时 1 次，最大剂量每 6 小时 4.5g；12~18 岁儿童，一次 2.25~4.50g，每 6~8 小时 1 次，通常每 8 小时 4.50g；②伴并发症的阑尾炎。2~12 岁儿童，一次 112.5mg/kg，每 8 小时 1 次，最大剂量每 8 小时 4.5g，疗程 5~14 天
注意事项	1. 同哌拉西林的注意事项。用药前须做青霉素皮肤试验，阳性者禁用 2. 需要控制盐摄入量的患者使用时，应定期检查血清电解质水平：对于同时接受细胞毒药或利尿药治疗的患者，要警惕发生低钾血症的可能 3. 出现腹泻时应警惕发生抗菌药物相关性肠炎 4. 用药期间应定期检查造血功能，特别是对疗程≥21 日的患者 5. 肾功能损害时剂量需减少，＜12 岁儿童肌酐清除率每分钟＜40ml/1.73m^2、12~18 岁儿童肌酐清除率每分钟＜20ml/1.73m^2，应减少剂量 6. 与能导致低凝血酶原症、血小板减少症、胃肠道溃疡或出血的药物合用时，将有可能增加凝血障碍和出血的危险
禁忌	对青霉素类、头孢菌素类抗菌药物或β-内酰胺酶抑制药过敏者禁用
不良反应	常见不良反应： 1. 过敏反应，皮疹、瘙痒等 2. 消化道反应，如腹泻、恶心、呕吐等 3. 局部反应，如注射局部刺激反应、疼痛、静脉炎、血栓性静脉炎和水肿等 4. 其他反应，如血小板减少、胰腺炎、发热、发热伴嗜酸性粒细胞增多、ALT 及 AST 升高等，这些反应常发生在本品与氨基糖苷类药物联合治疗时
药典	Chin. P.
国家处方集	CNFC
其他推荐依据	
■ 药品名称	阿洛西林　Azlocillin
抗菌谱与适应证	用于敏感革兰阳性菌及阴性菌所致的各种感染以及铜绿假单胞菌感染，包括血流感染，脑膜炎，心内膜炎，化脓性胸膜炎，腹膜炎及下呼吸道、胃肠道、胆道、泌尿道、骨及软组织和生殖器官等感染
制剂与规格	注射用阿洛西林钠[保(乙)]：①0.5g；②1.0g；③2.0g；④3.0g
用法与用量	1. 静脉滴注，加入适量 5%葡萄糖氯化钠注射液或 5%~10%葡萄糖注射液中 2. 儿童用量：一日 75mg/kg，分 2~4 次滴注；婴儿及新生儿，一日 100mg/kg，分 2~4 次滴注
注意事项	同美洛西林。静脉滴注时注意速度不宜太快
禁忌	对青霉素类抗菌药物过敏者禁用
不良反应	可发生皮疹、药物热、嗜酸性粒细胞增多、胃肠道反应（食欲缺乏、腹胀、恶心、呕吐、腹泻）、血小板减少、白细胞计数减少和转氨酶轻度增高

续 表

药典	Chin. P.
国家处方集	CNFC
其他推荐依据	

第二节　头孢菌素类

■ 药品名称	头孢唑林　Cefazolin
□ 其他名称	新泰林
抗菌谱与适应证	第一代头孢菌素。除肠球菌属、耐甲氧西林葡萄球菌属外，对其他革兰阳性球菌均有良好抗菌活性，肺炎链球菌和溶血性链球菌对其高度敏感，对部分大肠埃希菌、奇异变形杆菌和肺炎克雷伯菌有良好抗菌活性。临床用于敏感菌所致的呼吸道感染、尿路感染、皮肤软组织感染、骨和关节感染、肝胆系统感染、感染性心内膜炎、败血症及眼、耳、鼻、咽喉部感染；外科手术预防用药
制剂与规格	注射用头孢唑林钠[基,保(甲)]：①0.5g；②1g；③1.5g；④2g 注射用五水头孢唑林钠[基,保(甲)]：①0.5g；②1g；③1.5g；④2g
用法与用量	成人：可静脉缓慢推注、静脉滴注或肌内注射 成人常用剂量：一次 0.5~1.0g，一日 2~4 次，严重感染可增至一日 6g，分 2~4 次静脉给予，或遵医嘱 用于预防外科手术后感染时，一般为术前 0.5~1 小时肌内注射或静脉给药 1g，手术时间超过 6 小时者术中加用 0.5~1.0g，术后每 6~8 小时给药 0.5~1.0g，至手术 24 小时后止 儿童：一日 50~100mg/kg，分 2~3 次静脉缓慢推注，静脉滴注或肌内注射
注意事项	1. 交叉过敏反应：对青霉素过敏患者应用本品时应根据患者情况充分权衡利弊后决定。有青霉素过敏性休克或即刻反应者，不宜再选用头孢菌素类 2. 对诊断的干扰：应用本品和其他头孢菌素的患者抗球蛋白试验可出现阳性；孕妇产前应用这类药物，此阳性反应也可出现于新生儿。当应用本品的患者尿中头孢类含量超过 10mg/ml 时，以磺基水杨酸进行尿蛋白测定可出现假阳性反应。以硫酸铜法测定尿糖可呈假阳性反应。血清丙氨酸氨基转移酶、门冬氨酸氨基转移酶、碱性磷酸酶和血尿素氮在应用本品过程中皆可升高。如采用 Jaffe 反应进行血清和尿肌酐值测定时可有假性增高 3. 有胃肠道疾病史者，特别是溃疡性结肠炎、局限性肠炎或抗菌药相关性结肠炎（头孢菌素类很少产生假膜性结肠炎）者和有肾功能减退者应慎用头孢菌素类 4. 本品与庆大霉素或其他肾毒性抗菌药合用有增加肾损害的危险性；对肾功能减退患者应在减少剂量情况下谨慎使用；因本品部分在肝脏代谢，因此肝功能损害患者也应慎用
禁忌	对头孢菌素过敏者及有青霉素过敏性休克或即刻反应史者禁用本品

续 表

不良反应	应用头孢唑林的不良反应发生率低，静脉注射发生的血栓性静脉炎和肌内注射区域疼痛均较头孢噻吩少而轻。药疹发生率为1.1%，嗜酸性粒细胞增多的发生率为1.7%，单独以药物热为表现的过敏反应仅偶有报道。本品与氨基糖苷类抗菌药合用是否增加后者的肾毒性尚不能肯定。临床上本品无肝损害现象，但个别患者可出现暂时性血清氨基转移酶、碱性磷酸酶升高。肾功能减退患者应用高剂量（每日12g）的头孢唑林时可出现脑反应。白色念珠菌二重感染偶见
特殊人群用药	肝、肾功能不全患者：因本品部分在肝脏代谢，因此肝功能损害患者应慎用；肾功能减退者的肌酐清除率> 50ml/min时，仍可按正常剂量给药 儿童：早产儿及1个月以下的新生儿不推荐应用本品 老年人：本品在老年人中清除半衰期较年轻人明显延长，应按肾功能适当减量或延长给药间期 妊娠与哺乳期妇女：头孢菌素类可经乳汁排出，哺乳期妇女应用头孢菌素类虽尚无发生问题报道，但其应用仍须权衡利弊后决定
药典	Chin. P.
国家处方集	CNF
其他推荐依据	郑伯强，李正然，黄跃海，等．头孢唑林钠和头孢呋辛钠在治疗小儿肺炎的成本——效果分析［J］．吉林医学，2014，35（6）：1190.
■ 药品名称	头孢拉定 Cefradine
抗菌谱与适应证	本品适用于敏感菌所致的急性咽炎、扁桃体炎、中耳炎、支气管炎和肺炎等呼吸道感染、泌尿生殖道感染及皮肤软组织感染等
制剂与规格	头孢拉定胶囊[基,保(甲)]：①0.25g；②0.5g 头孢拉定分散片[保(甲)]：0.25g 头孢拉定干混悬剂：①0.125g；②0.25g；③1.5g；④3g 头孢拉定片[基,保(甲)]：①0.25g；②0.5g 头孢拉定颗粒[保(乙)]：①0.125g；②0.25g 注射用头孢拉定[保(乙)]：①0.5g；②1.0g
用法与用量	1. 口服、静脉滴注、静脉注射或肌内注射。①肌内注射：将2ml注射用水加入0.5g瓶装内，须做深部肌内注射；②静脉注射：0.5g装瓶，至少用10ml注射用水或5%葡萄糖注射液溶解稀释，于5分钟内注射完毕；③静脉滴注：0.5g装瓶，用适宜的稀释液10ml溶解稀释，然后再以氯化钠注射液或5%葡萄糖液作进一步稀释；④干混悬剂：加饮用水至瓶上刻度线后摇匀成混悬液，混悬液室温贮放，7日内服用完；冰箱内贮放，14日内服用完 2. 用量：①口服：儿童一次6.25~12.50mg/kg，每6小时1次；②静脉滴注、静脉注射或肌内注射：儿童（1周岁以上）一次12.5~25.0mg/kg，每6小时1次；③若肌酐清除率每分钟< $20ml/1.73m^2$，剂量应减少
注意事项	1. 须注意头孢菌素类与青霉素类存在交叉过敏反应 2. 肾功能减退者须减少剂量或延长给药间期 3. 以硫酸铜法测定尿糖时可出现假阳性反应
禁忌	对头孢菌素过敏者及有青霉素过敏性休克或即刻反应史者禁用本品

续 表

不良反应	1. 恶心、呕吐、腹泻、上腹部不适等胃肠道反应较为常见 2. 药疹、嗜酸性粒细胞增多少见 3. 少数患者可出现暂时性血尿素氮升高，ALT、AST 及血清碱性磷酸酶一过性升高 4. 肌内注射部位疼痛明显，有报道静脉注射后可发生静脉炎 5. 个别患者出现直接 Coombs 试验阳性反应、周围血象白细胞及中性粒细胞减少等
药典	Chin. P. 、BP、Jpn. P.
国家处方集	CNFC
其他推荐依据	
■ 药品名称	头孢氨苄 Cefalexin
抗菌谱与适应证	用于敏感菌株引起的下列轻、中度感染： 1. 扁桃体炎、扁桃体周炎、咽喉炎、支气管炎和肺炎 2. 急性及慢性肾盂肾炎、膀胱炎、前列腺炎及泌尿生殖系感染 3. 中耳炎、外耳炎、鼻窦炎 4. 颌面部及口腔感染 5. 眼科感染 6. 皮肤软组织感染等
制剂与规格	头孢氨苄胶囊[基,保(甲)]：①0. 125g；②0. 25g 头孢氨苄干混悬剂：①1. 5g；②0. 5g 头孢氨苄片[基,保(甲)]：①0. 125g；②0. 25g 头孢氨苄颗粒[基,保(甲)]：①50mg；②125mg 头孢氨苄缓释胶囊：0. 25g 头孢氨苄泡腾片：0. 125g
用法与用量	口服给药： 1. 用于敏感菌所致的感染：①<7 天新生儿，一日 25mg/kg（最大剂量 125mg），分 2 次；7~21 天新生儿，一日 25mg/kg（最大剂量 125mg），分 3 次；21~28 天新生儿，一日 25mg/kg（最大剂量 125mg），分 4 次；1 个月至 12 岁儿童，一次 6. 25~12. 50mg/kg，每 6 小时 1 次，重症感染时一次 25mg/kg（最大剂量 1g），一日 4 次；②1 个月至 1 岁，一次 125mg，一日 2 次；1. 0~5 岁，一次 125mg，一日 3 次；5~12 岁，一次 250mg，一日 2 次；12~18 岁，一次 500mg，一日 2~3 次，严重感染时可加大剂量至一次 1. 0~1. 5g，一日 3~4 次 2. 预防反复发作的尿路感染：1 个月至 12 岁儿童，一次 12. 5mg/kg，每天晚上口服 1 次
注意事项	1. 对青霉素类药物过敏及过敏体质者慎用 2. 有胃肠道疾病史的患者，尤其有溃疡性结肠炎、局限性肠炎或抗菌药物相关性结肠炎者以及肾功能减退者应慎用 3. 对诊断的干扰：可出现直接 Coombs 试验阳性反应和尿糖假阳性反应（硫酸铜法）；少数患者的碱性磷酸酶、ALT 和 AST 可升高 4. 肾功能减退患者应用需减量
禁忌	对头孢菌素过敏者及有青霉素过敏性休克或即刻反应史者禁用
不良反应	1. 恶心、呕吐、腹泻和腹部不适较为多见 2. 皮疹、药物热等过敏反应 3. 头晕、复视、耳鸣、抽搐等神经系统反应

续　表

	4. 应用期间偶可出现肾损害、AST 及 ALT 升高 5. 溶血性贫血罕见，中性粒细胞减少也有报道
药典	Chin. P. 、BP、Jpn. P.
国家处方集	CNFC
其他推荐依据	
■ 药品名称	头孢羟氨苄　cefadroxil
适应证	第一代口服头孢菌素。主要用于敏感细菌所致的尿路感染，如尿道炎、膀胱炎、前列腺炎、肾盂肾炎、淋病；呼吸道感染，如肺炎、鼻窦炎、支气管炎、咽喉炎、扁桃体炎；皮肤软组织感染，如蜂窝织炎、疖；中耳炎等
制剂与规格	头孢羟氨苄胶囊[保(乙)]：①0. 125g；②0. 25g；③0. 5g 头孢羟氨苄片[保(乙)]：①0. 125g；②0. 25g 头孢羟氨苄颗粒[保(乙)]：①0. 125g；②0. 25g 头孢羟氨苄咀嚼片[保(乙)]：①0. 125g；②0. 25g
用法与用量	成人：口服（咀嚼片嚼服），一次 0. 5～1. 0g，一日 2 次。成人肾功能减退者：首次剂量为 1g 饱和量，然后根据肾功能减退程度予以延长给药间期。根据肌酐清除率（Ccr）调整剂量，Ccr 为 25～50ml/min 者，一次 0. 5g，每 12 小时 1 次；Ccr 为 10～25ml/min 者，一次 0. 5g，每 24 小时 1 次；Ccr 为 0～10ml/min 者，一次 0. 5g，每 36 小时 1 次 儿童：口服（咀嚼咀嚼服），一次按体重 15～20mg/kg，一日 2 次；A 组溶血性链球菌咽炎及扁桃体炎，一次 15mg/kg，每 12 小时 1 次，疗程最少 10 日
注意事项	1. 在应用前须详细询问患者对头孢菌素类、青霉素类及其他药物过敏史：有青霉素类药物过敏性休克史者不可应用，其他患者应用时必须注意头孢菌素类与青霉素类存在交叉过敏反应的概率为 5%～7%，需在严密观察下慎用。一旦发生过敏反应，立即停用药物。如发生过敏性休克，须立即就地抢救，包括保持气道通畅、吸氧和肾上腺素、糖皮质激素的应用等措施 2. 有胃肠道疾病时的患者，尤其有溃疡性结肠炎、局限性肠炎或抗菌药物相关性结肠炎（头孢菌素很少产生抗生素相关性肠炎）者以及肾功能减退者应慎用 3. 对诊断的干扰：应用本品患者的抗球蛋白（Coombs）试验（直接）可出现阳性；以硫酸铜法测定尿糖可有假阳性反应；血尿素氮、血清丙氨酸氨基转移酶、门冬氨酸氨基转移酶和碱性磷酸酶可有短暂性升高 4. 当每日口服剂量超过 4g 时，应考虑改用注射用头孢菌素类药物
禁忌	对头孢菌素类药物过敏史者和有青霉素过敏性休克史者或即刻反应史者禁用
不良反应	以恶心、上腹部不适等胃肠道反应为主。少数患者尚可发生皮疹等过敏反应，偶可发生过敏性休克。也可出现尿素氮、AST 及 ALT、血清碱性磷酸酶一过性升高。
特殊人群用药	肝、肾功能不全患者：慎用 老年人：肾功能减退，用药时需调整剂量 妊娠与哺乳期妇女：因本品可通过胎盘屏障，也可进入乳汁，故孕妇及哺乳期妇女慎用
药典	Chin. P.

续 表

国家处方集	CNF
其他推荐依据	中华医学会儿科学分会呼吸学组. 儿童社区获得性肺炎管理指南(2013修订)(下)[J]. 中华儿科杂志, 2013, 51 (11): 856-862.
■ 药品名称	头孢硫脒 Cefathiamidine
抗菌谱与适应证	本品适用于敏感菌株所引起的呼吸系统、肝胆系统、五官、尿路感染及心内膜炎、血流感染
制剂与规格	注射用头孢硫脒[保(乙)]: ①0.5g; ②1.0g; ③2.0g
用法与用量	1. 肌内注射: 一日50~100mg/kg, 分3~4次给药 2. 静脉注射: 一日50~100mg/kg, 分2~4次给药。用前加灭菌注射用水或氯化钠注射液适量溶解
注意事项	1. 用前须详细询问头孢菌素类及青霉素类药过敏史 2. 对青霉素过敏患者应用本品时应根据患者情况充分权衡利弊后决定 3. 有胃肠道疾病史者, 特别是溃疡性结肠炎、局限性肠炎或抗菌药物相关性结肠炎者应慎用 4. 肾功能减退患者应用本品须适当减量 5. 应用本品的患者抗球蛋白试验可出现假阳性
禁忌	对头孢菌素类抗菌药物过敏者或青霉素过敏性休克者禁用
不良反应	偶见荨麻疹、哮喘、瘙痒、寒战、高热、血管神经性水肿、血尿素升高、ALT及AST升高
药典	Chin. P.
国家处方集	CNFC
其他推荐依据	
■ 药品名称	头孢呋辛 Cefuroxime
抗菌谱与适应证	适用于敏感菌株所致的以下感染: 1. 呼吸道感染: 急、慢性支气管炎, 细菌性肺炎, 肺脓肿和术后胸腔感染 2. 耳、鼻、喉科感染: 鼻窦炎、扁桃腺炎、咽炎 3. 泌尿道感染: 急、慢性肾盂肾炎, 膀胱炎 4. 皮肤和软组织感染: 蜂窝织炎、丹毒及创伤感染 5. 骨、关节感染骨髓炎及脓毒性关节炎 6. 淋病 7. 其他感染: 包括血流感染、脑膜炎、腹膜炎等 8. 预防术后感染
制剂与规格	注射用头孢呋辛钠[保(甲)]: ①0.25g[基]; ②0.5g[基]; ③0.75g[基]; ④1.0g; ⑤1.5g[基]; ⑥2.0g; ⑦2.25g; ⑧2.5g; ⑨3.0g
用法与用量	1. 深部肌内注射、静脉注射或静脉滴注 2. 用量: 7天以下新生儿, 一次25mg/kg (最大剂量750mg), 每12小时1次, 重症感染剂量加倍, 仅用于静脉给药; 7~21天新生儿, 一次25mg/kg (最大剂量750mg), 每8小时1次, 重症感染剂量加倍, 仅用于静脉给药; 21~28天新生儿, 一次25mg/kg (最大剂量

续　表

	750mg），每 6 小时 1 次，重症感染剂量加倍，仅用于静脉给药；1 个月至 18 岁儿童，一次 20mg/kg（最大剂量 750mg），每 8 小时 1 次。重症感染，一次 50~60mg/kg（最大剂量 1.5g），每 6~8 小时 1 次。预防手术感染：术前 0.5~1 小时麻醉诱导期静脉注射或静脉滴注，按体重 50mg/kg（最大剂量 1.5g），若手术时间过长，则每 8 小时静脉或肌内注射，一次 30mg/kg（最大剂量 0.75g）
注意事项	1. 对青霉素类药物或者其他头孢菌素类药物过敏者慎用，可能发生交叉过敏 2. 肾功能减退者慎用，肾功能不全者应减少剂量，使用时应注意监测肾功能，特别是用高剂量治疗的重症患者 3. 有胃肠道疾病史者，特别是溃疡性结肠炎、局限性肠炎或抗菌药物相关性结肠炎者慎用 4. 对实验室检查指标的干扰：①抗球蛋白（Coombs）试验可出现阳性；②硫酸铜尿糖试验可呈假阳性；③高铁氰化物血糖试验可呈假阴性；④ALT、AST 及碱性磷酸酶和血尿素氮可升高；⑤采用 Jaffe 反应进行血清和尿肌酐值测定时可有假性增高
禁忌	对头孢菌素类药物过敏者禁用本品
不良反应	1. 可引起肾损害，肾功能不全者应减量 2. 可引起腹泻、恶心、呕吐、腹胀、食欲缺乏等常见胃肠道反应，以及皮疹 3. 可有注射局部疼痛，血栓性静脉炎罕见 4. 可见血红蛋白和血细胞比容减少、短暂性嗜酸性粒细胞增多、短暂性中性粒细胞减少及白细胞减少等，偶见血小板减少。可发生转氨酶及血清胆红素一过性升高
药典	Chin. P.、BP、Jpn. P.
国家处方集	CNFC
其他推荐依据	
■ 药品名称	**头孢呋辛酯　Cefuroxime Axetil**
抗菌谱与适应证	用于敏感菌株所致的轻症感染，包括急性咽炎或扁桃体炎、急性中耳炎、上颌窦炎、支气管炎、单纯性尿路感染、皮肤软组织感染及单纯性淋病奈瑟球菌尿道炎
制剂与规格	头孢呋辛酯片[基,保(甲)]：①0.125g；②0.25g 头孢呋辛酯分散片[基,保(甲)]：0.125g 头孢呋辛酯干混悬剂：①5ml：125mg；②5ml：250mg 头孢呋辛酯胶囊[基,保(甲)]：0.125g
用法与用量	口服：3 个月至 2 岁儿童，一次 10mg/kg（最大剂量 125mg），一日 2 次；2~12 岁儿童，一次 15mg/kg（最大剂量 250mg），一日 2 次；12~18 岁儿童，一次 250mg，一日 2 次。重症下呼吸道感染，剂量加倍。下尿路感染，剂量减半，一次 125mg，一日 2 次
注意事项	1. 应于餐后服用，以增加吸收，提高血药浓度，并减少胃肠道反应 2. 片剂、胶囊剂不宜压碎后使用，应整片吞服，因此 5 岁以下小儿禁用胶囊剂、片剂，宜服用头孢呋辛酯干混悬液。余同头孢呋辛
禁忌	对本品及其他头孢菌素类过敏者、有青霉素过敏性休克或即刻反应史者及胃肠道吸收障碍者禁用
不良反应	1. 常见腹泻、恶心和呕吐等胃肠反应 2. 少见皮疹、药物热等过敏反应

续 表

	3. 偶见抗菌药物相关性肠炎、嗜酸性粒细胞增多、血胆红素升高、血红蛋白降低、肾功能改变、Coombs 试验阳性和一过性肝酶升高
药典	Chin. P.、USP、BP、Jpn. P.
国家处方集	CNFC
其他推荐依据	
■ 药品名称	**头孢克洛 Cefaclor**
抗菌谱与适应证	适用于敏感菌所致轻症感染，包括呼吸系统、泌尿系统、耳鼻喉科及皮肤、软组织感染等
制剂与规格	头孢克洛片[保(乙)]：0.25g 头孢克洛分散片[保(乙)]：①0.125g；②0.25g 头孢克洛胶囊[保(乙)]：①0.125g；②0.25g 头孢克洛缓释片[保(乙)]：0.375g 头孢克洛缓释胶囊[保(乙)]：0.1875g 头孢克洛颗粒[保(乙)]：①0.1g；②0.125g；③0.25g
用法与用量	口服：1 个月至 12 岁儿童，一日 20mg/kg，分 3 次，重症感染剂量加倍，最大剂量一日 1g；或者 1 个月至 1 岁儿童，一次 62.5mg，一日 3 次，严重感染剂量加倍；1~5 岁儿童，一次 125mg，一日 3 次，严重感染剂量加倍；5~12 岁儿童，一次 250mg，一日 3 次，严重感染剂量加倍；12~18 岁儿童，一次 250mg，一日 3 次，严重感染剂量加倍，最大剂量一日 4g
注意事项	1. 使用前注意确定患者是否对其他头孢菌素类、青霉素类等药物过敏，可能产生交叉过敏反应 2. 严重肾功能不全者慎用，对于中度至严重肾功能受损患者，应进行仔细的临床和实验室监测 3. 用头孢菌素类抗菌药物治疗期间，直接 Coombs 试验可呈阳性
禁忌	禁用于对头孢菌素类过敏
不良反应	本品不良反应较少，常见者为软便、腹泻、胃部不适、食欲缺乏等胃肠道反应，偶有皮疹、瘙痒等过敏反应
药典	Chin. P.、USP、BP、Jpn. P.
国家处方集	CNFC
其他推荐依据	
■ 药品名称	**头孢丙烯 Cefprozil**
抗菌谱与适应证	适用于敏感菌所致的轻、中度感染：上、下呼吸道感染、中耳炎、急性鼻窦炎、皮肤及软组织感染
制剂与规格	头孢丙烯片[保(乙)]：①0.25g；②0.5g 头孢丙烯分散片[保(乙)]：0.25g 头孢丙烯咀嚼片[保(乙)]：0.25g 头孢丙烯胶囊[保(乙)]：①0.25g；②0.125g 头孢丙烯颗粒剂[保(乙)]：0.125g

续 表

用法与用量	口服： 1. 6个月至12岁儿童：①上呼吸道感染，一次7.5mg/kg，一日2次；②皮肤或皮肤软组织感染，一次20mg/kg，一日1次；③中耳炎，一次15mg/kg，一日2次；④急性鼻窦炎，一次7.5mg/kg，一日2次。严重病例，一次15mg/kg，一日2次。疗程一般7~14日，但β溶血性链球菌所致急性扁桃体炎、咽炎的疗程不少于10日 2. 13~18岁儿童：①上呼吸道感染，一次0.5g，一日1次；②下呼吸道感染，一次0.5g，一日2次；③皮肤或皮肤软组织感染，一日0.5g，分1~2次。严重病例一次0.5g，一日2次。疗程一般不少于14日，但β溶血性链球菌所致急性扁桃体炎、咽炎的疗程不少于10日 3. 严重肾功能不全患者服用本品应调整剂量：肌酐清除率每分钟30~120ml/1.73m^{2}时，给予常用剂量；肌酐清除率每分钟0~29ml/1.73m^{2}时，给予50%的常用剂量
注意事项	1. 使用前注意确定患者是否对其他头孢菌素类、青霉素类等药物过敏，可能产生交叉过敏反应 2. 肾功能损害者，应减少剂量 3. 同时使用强利尿药物可能对肾功能产生影响 4. 胃肠道疾病，尤其是结肠炎患者应慎用 5. 对实验室检查指标的干扰：抗球蛋白（Coombs）试验可出现阳性；尿糖还原试验可呈假阳性；血清ALT及AST、碱性磷酸酶和血尿素氮可升高
禁忌	对头孢丙烯及其他头孢菌素类过敏患者禁用
不良反应	1. 主要为胃肠道反应：包括腹泻、胃部不适、食欲缺乏、恶心、呕吐、嗳气等 2. 也可发生过敏反应：常见为皮疹、荨麻疹、嗜酸性粒细胞增多、药物热等
药典	Chin. P.、USP、BP
国家处方集	CNFC
其他推荐依据	
■ 药品名称	头孢替安 Cefotiam
抗菌谱与适应证	适用于敏感菌株所致的肺炎、支气管炎、胆道感染、腹膜炎、尿路感染以及手术和外伤所致的感染和血流感染等
制剂与规格	注射用盐酸头孢替安[保(乙)]：①0.5g；②1g
用法与用量	肌内注射、静脉注射或静脉滴注： 1. 肌内注射：用0.25%利多卡因注射液溶解后做深部肌内注射 2. 静脉注射：用灭菌注射用水、氯化钠注射液或5%葡萄糖注射液溶解，每0.5g药物稀释成约20ml，缓慢注射 3. 静脉滴注：将1次用量溶于适量的5%葡萄糖注射液、氯化钠注射液或氨基酸输液中，于30分钟内滴入 4. 一日40~80mg/kg，严重感染可增至一日160mg/kg，分3~4次给予
注意事项	1. 使用前注意确定患者是否对其他头孢菌素类、青霉素类等药物过敏，可能产生交叉过敏反应 2. 肾功能不全者应减量或慎用，用药期间应监测尿液分析，发现异常应停药 3. 有胃肠道疾病史者，特别是溃疡性结肠炎、局限性肠炎或抗菌药物相关性结肠炎者慎用 4. 本品溶解后应立即使用，否则药液色泽会变深

续 表

	5. 使用本品期间，用碱性酒石酸铜试液进行尿糖实验时，可有假阳性反应；直接抗球蛋白（Coombs）试验可出现假阳性反应
禁忌	对头孢菌素类抗菌药物过敏者禁用
不良反应	常见不良反应主要为皮疹等过敏反应、胃肠道反应、血象改变及一过性 AST 及 ALT 升高。偶见肠道菌群改变
药典	USP、Jpn. P.
国家处方集	CNFC
基本药物目录	
其他推荐依据	
■ 药品名称	头孢地尼　Cefdinir
抗菌谱与适应证	用于对本品敏感菌株引起的轻、中度感染，包括：上、下呼吸道感染，眼、耳、鼻、喉感染，泌尿生殖道感染，外伤或手术伤口继发感染，皮肤、软组织感染等
制剂与规格	头孢地尼分散片[保(乙)]：①50mg；②100mg 头孢地尼胶囊[保(乙)]：0. 1g
用法与用量	口服：一日 9~18mg/kg，分 3 次口服
注意事项	1. 下列患者应慎重使用：对青霉素类抗菌药物有过敏史者，有支气管哮喘、荨麻疹等过敏性疾病者，严重肾功能障碍者，进食或吸收困难者 2. 可能出现红色尿或红色粪便 3. 可出现抗球蛋白（Coombs）试验阳性和尿糖还原试验假阳性
禁忌	对本品有休克史者禁用。对青霉素或头孢菌素有过敏史者慎用
不良反应	可发生腹泻、腹痛、皮疹、瘙痒、AST 及 ALT 升高；其他偶可发生史-约综合征（Stevens-Johnson 综合征）或毒性表皮坏死松解症、过敏性休克、中性粒细胞缺乏、血小板减少或溶血性贫血、严重结肠炎、肺部嗜酸性粒细胞浸润（PIE），急性肾衰竭、严重肝炎等
药典	Chin. P. 、USP、Jpn. P.
国家处方集	CNFC
其他推荐依据	
■ 药品名称	头孢唑肟　Ceftizoxime
抗菌谱与适应证	适用于敏感细菌所致的下呼吸道、尿路、腹腔、盆腔、皮肤与软组织、骨与关节感染，血流感染，肺炎链球菌或流感嗜血杆菌所致脑膜炎和淋病奈瑟球菌所致的单纯性淋病
制剂与规格	注射用头孢唑肟钠[保(乙)]：①0. 5g；②1. 0g；③2. 0g
用法与用量	1. 静脉注射或静脉滴注。本品可用灭菌注射用水、氯化钠注射液、5%葡萄糖注射液溶解后缓慢静脉注射，亦可加在 10%葡萄糖注射液、电解质注射液或氨基酸注射液中静脉滴注 30 分钟至 2 小时 2. 剂量：6 个月及 6 个月以上的婴儿和儿童，一次 50mg/kg，每 6~8 小时 1 次

续 表

注意事项	1. 使用前注意确定患者是否对其他头孢菌素类、青霉素类等药物过敏，注意可能产生交叉过敏反应 2. 易发生支气管哮喘、皮疹、荨麻疹等过敏性体质者慎用 3. 有胃肠道疾病病史者，特别是结肠炎患者慎用 4. 肾功能损害者需根据肾功能调整剂量 5. 过长时间应用本品可致不敏感微生物的过度繁殖，需要严密观察，一旦发生二重感染，需采取相应措施 6. 一次大剂量静脉注射时可引起血管痛、血栓性静脉炎，应尽量减慢注射速度以防其发生 7. 6 个月以下小儿使用本品的安全性和有效性尚未确定
禁忌	对本品及其他头孢菌素过敏者禁用
不良反应	1. 常见不良反应有皮疹、瘙痒、发热等过敏反应 2. 恶心、呕吐、腹泻等胃肠道症状少见 3. 偶见一过性肝功能异常及黄疸、血白细胞和血小板减少、凝血酶原时间延长、少尿、蛋白尿等 4. 罕见过敏性休克
药典	Chin. P.、USP、Jpn. P.
国家处方集	CNFC
其他推荐依据	
■ 药品名称	**头孢噻肟 Cefotaxime**
抗菌谱与适应证	敏感细菌所致的肺炎及其他下呼吸道感染、尿路感染、脑膜炎、血流感染、腹腔感染、盆腔感染、皮肤软组织感染、生殖道感染、骨和关节感染等。头孢噻肟可以作为预防外科手术感染的选用药物
制剂与规格	注射用头孢噻肟钠[保(甲)]：①0.5g；②1.0g；③2.0g
用法与用量	1. 肌内注射、静脉注射或静脉滴注。①肌内注射：本品 0.5g、1.0g 或 2.0g 分别加入 2ml、3ml 或 5ml 灭菌注射用水；②静脉注射：加至少 10~20ml 灭菌注射用水于上述不同量的本品内，于 5~10 分钟内缓慢静脉注入；③静脉滴注：将静脉注射液再用适当溶剂稀释至 100~500ml 2.《WHO 儿童示范处方集》2010 版建议用量。①治疗敏感菌所致的感染：<7 天新生儿，一次 25mg/kg，每 12 小时 1 次；7~21 天新生儿，一次 25mg/kg，每 8 小时 1 次；21~28 天新生儿，一次 25mg/kg，每 6~8 小时 1 次。新生儿严重感染和脑膜炎，剂量加倍。1 个月至 18 岁儿童，一次 50mg/kg，每 8~12 小时 1 次，严重感染和脑膜炎患者剂量可增至每 6 小时一次给药，最大剂量一日 12g，静脉给药；②严重肾功能减退患者应用本品时需适当减量。血清肌酐清除率每分钟低于 5ml/1.73m^{2}时，首剂按正常剂量，维持量减半 3. 治疗淋病：肌内注射、静脉注射或静脉滴注。12~18 岁儿童单剂一次 500mg
注意事项	1. 交叉过敏反应：对一种头孢菌素或头霉素过敏者对其他头孢菌素类或头霉素也可能过敏。对青霉素或青霉胺过敏者也可能对本品过敏 2. 对诊断的干扰：应用本品者抗球蛋白（Coombs）试验可出现阳性；硫酸铜法测定尿糖可呈假阳性；血清碱性磷酸酶、血尿素氮、ALT 及 AST 或血清乳酸脱氢酶值可增高 3. 头孢噻肟钠 1.05g 约相当于 1g 头孢噻肟，含钠量约为 2.2mmol（51mg） 4. 肾功能减退者应在减少剂量情况下慎用；有胃肠道疾病或肾功能减退者慎用

续 表

禁忌	对头孢菌素过敏者及有青霉素过敏性休克或即刻反应史者禁用本品
不良反应	不良反应发生率低： 1. 有皮疹和药物热、静脉炎、腹泻、恶心、呕吐、食欲缺乏等 2. 碱性磷酸酶或转氨酶轻度升高、暂时性血尿素氮和肌酐升高等 3. 白细胞减少、嗜酸性粒细胞增多或血小板减少不良反应少见 4. 偶见头痛、麻木、呼吸困难和面部潮红 5. 极少数患者可发生黏膜念珠菌病
药典	Chin. P.、USP、BP、Jpn. P.
国家处方集	CNFC
其他推荐依据	
■ 药品名称	头孢曲松 Ceftriaxone
抗菌谱与适应证	适用于敏感致病菌引起的如下疾病：①脓毒血症，脑膜炎，播散性莱姆病（早、晚期），腹部感染（腹膜炎、胆道及胃肠道感染）；②骨、关节、软组织、皮肤及伤口感染；③免疫功能低下患者感染；④肾脏及泌尿道感染；⑤呼吸道感染，尤其是肺炎、耳鼻咽喉感染；⑥生殖系统感染，包括淋病
制剂与规格	注射用头孢曲松钠[保(甲)]：①0.25g[基]；②0.5g[基]；③0.75g；④1.0g[基]；⑤1.5g；⑥2.0g[基]；⑦3.0g；⑧4.0g
用法与用量	1. 肌内注射、静脉注射或静脉滴注。①肌内注射：0.25g或0.5g溶于0.2%盐酸利多卡因注射液2ml中，用于肌内注射；②静脉注射：0.25g或0.5g溶于5ml注射用水中，1g溶于10ml中用于静脉注射，注射时间不能少于3分钟；③静脉滴注：2g溶于40ml无钙静脉注射液中，如0.9%氯化钠、5%葡萄糖、10%葡萄糖等。静脉滴注时间至少30分钟，新生儿至少60分钟 2. 用量：①敏感菌所致的感染。新生儿，一次20~50mg/kg，一日1次；1个月至12岁或体重<50kg儿童，一次50mg/kg，一日1次，重症感染或脑膜炎，剂量可增至一次80mg/kg；12~18岁或体重≥50kg儿童，剂量1g，一日1次（每24小时），重症感染或脑膜炎，剂量可增至2~4g，一日1次；②治疗先天性淋病奈瑟球菌结膜炎：新生儿单剂一次25~50mg/kg（最大剂量125mg）；③治疗无并发症的淋病和盆腔炎症：12岁以下和体重<45kg儿童，深部肌内注射单剂125mg；12岁以上和体重>45kg儿童，深部肌内注射单剂250mg；④早期梅毒：12~18岁儿童，一次500mg，深部肌内注射，连续10日；⑤预防外科手术感染：12~18岁儿童在麻醉诱导期一次1g，大肠肛门手术一次2g，肌内注射、静脉注射或静脉滴注；⑥预防脑膜炎奈瑟球菌脑膜炎：1个月至12岁儿童，单剂125mg，肌内注射；12~18岁儿童，单剂250mg，肌内注射；⑦肾衰竭患者（肌酐清除率每分钟<10ml/1.73m^2），最大剂量50mg/kg，一日用量不能超过2g。严重肾功能伴肝功能障碍者，应减少剂量
注意事项	1. 交叉过敏反应：对青霉素类抗生素或青霉胺过敏者、对一种头孢菌素或头霉素过敏者，也可能对其他头孢菌素交叉过敏 2. 有胃肠道疾病史者，特别是溃疡性结肠炎、局限性肠炎或抗菌药物相关性结肠炎（头孢菌素类很少产生抗菌药物相关性肠炎）者应慎用 3. 有严重肝肾损害或肝硬化者应调整剂量 4. 血液透析清除的量不多，透析后无需增补剂量

续　表

	5. 对诊断的干扰：应用本品者抗球蛋白（Coombs）试验可出现阳性；以硫酸铜法测尿糖时可获得假阳性反应；血尿素氮和血清肌酐可有暂时性升高；血清胆红素、碱性磷酸酶、ALT 及 AST 皆可升高 6. 头孢曲松不能与含钙溶液同时使用，年龄> 28 天的儿童，头孢曲松与含钙溶液应间隔静脉滴注，不可使用同一静脉输液管 7. 出生体重小于 2kg 新生儿的用药安全尚未确定。有黄疸的新生儿或有黄疸严重倾向的新生儿应慎用或避免使用本品
禁忌	1. 禁用于对本品及其他头孢菌素抗菌药物过敏的患者。有青霉素过敏性休克史的患者避免应用本品 2. 头孢曲松不得用于高胆红素血症的新生儿和早产儿的治疗 3. ≤28 天新生儿如果需要（或预期需要）使用含钙静脉输液营养液治疗，则禁止使用头孢曲松，因为有钙沉淀的危险
不良反应	1. 全身性不良反应：①胃肠道不适，稀便或腹泻、恶心、呕吐、胃炎和舌炎；②血液学改变：嗜酸性粒细胞增多，白细胞减少，中性粒细胞减少，溶血性贫血，血小板减少等；③皮肤反应：皮疹、过敏性皮炎、瘙痒、荨麻疹、水肿、多形性红斑等 2. 其他罕见不良反应：①头痛和眩晕，症状性头孢曲松钙盐之胆囊沉积，肝脏转氨酶增高，少尿，血肌酐增高，生殖道真菌病，发热，寒战以及过敏性或过敏样反应；②头孢曲松与钙结合，可致新生儿和早产儿肾、胆管和肺内沉积，可致严重不良性反应；③抗菌药物相关性肠炎及凝血障碍极其罕见 3. 局部不良反应：极少发生静脉用药后静脉炎，肌内注射致局部疼痛
药典	Chin. P. 、USP、BP、Jpn. P.
国家处方集	CNFC
其他推荐依据	
■ 药品名称	头孢哌酮　Cefoperazone
抗菌谱与适应证	用于敏感菌所致的下呼吸道感染、尿路感染、胆道感染、皮肤软组织感染、血流感染、腹腔感染、盆腔感染等（后两者宜与抗厌氧菌药联合应用）
制剂与规格	注射用头孢哌酮钠：①0. 5g；②1. 0g；③1. 5g；④2. 0g
用法与用量	1. 肌内注射、静脉注射或静脉滴注。①肌内注射：每 1g 药物加灭菌注射用水 2. 8ml 及 0. 2%利多卡因注射液 1ml，其浓度为 250mg/ml；②静脉注射：每 1g 药物加葡萄糖氯化钠注射液 40ml 溶解；③静脉滴注：取 1~2g 头孢哌酮溶解于 100~200ml 葡萄糖氯化钠注射液或其他稀释液中，最后药物浓度为 5~25mg/ml。每 1g 头孢哌酮的钠含量为 1. 5mmol（34mg） 2. 用量：一日 50~200mg/kg，分 2~3 次静脉滴注
注意事项	1. 对早产儿和新生儿的研究尚缺乏资料，新生儿和早产儿应用本品时，应权衡利弊，谨慎考虑 2. 肝病和/或胆道梗阻患者，半衰期延长（病情严重者延长 2~4 倍），尿中排泄量增多；但肝病、胆道梗阻严重或同时有肾功能减退者，胆汁中仍可获得有效治疗浓度；给药剂量应适当调整，一日给药剂量不应超过 2g 3. 部分患者可引起维生素 K 缺乏和低凝血酶原血症，用药期间应进行出血时间、凝血酶原时间监测。同时应用维生素 K_1 可防止出血现象的发生 4. 长期应用头孢哌酮可引起二重感染

续 表

	5. 对诊断的干扰：用硫酸铜法进行尿糖测定时可出现假阳性反应，直接抗球蛋白（Coombs）试验呈阳性反应；偶有碱性磷酸酶、ALT 及 AST、血清肌酐和血尿素氮增高 6. 交叉过敏：对任何一种头孢菌素过敏者对本品也可能过敏
禁忌	对头孢菌素类过敏及有青霉素过敏休克和即刻反应史者禁用本品
不良反应	1. 皮疹较为多见 2. 少数患者尚可发生腹泻、腹痛、嗜酸性粒细胞增多，轻度中性粒细胞减少 3. 暂时性 AST 及 ALT、碱性磷酸酶、尿素氮或血肌酐升高 4. 血小板减少、凝血酶原时间延长等可见于个别病例。偶有出血者，可用维生素 K 预防或控制 5. 菌群失调可在少数患者出现 6. 应用本品期间饮酒或接受含乙醇药物或饮料者可出现双硫仑样反应
药典	Chin. P. 、USP、BP、Jpn. P.
国家处方集	CNFC
其他推荐依据	
■ 药品名称	**头孢哌酮舒巴坦　Cefopcrazone and Sulbactam**
抗菌谱与适应证	用于治疗敏感菌所引起的下列感染：①呼吸道感染；②泌尿道感染；③腹膜炎、胆囊炎、胆管炎和其他腹腔内感染；④血流感染；⑤脑膜炎；⑥皮肤和软组织感染；⑦骨骼及关节感染、盆腔炎；⑧子宫内膜炎、淋病及其他生殖系统感染
制剂与规格	注射用头孢哌酮钠舒巴坦钠（每 1g 中含头孢哌酮钠 0.5g，舒巴坦钠 0.5g）[保(乙)]：①1.0g；②1.5g；③2.0g；④2.25g；⑤3g；⑥4.5g
用法与用量	1. 静脉注射或静脉滴注：①静脉滴注时，每瓶头孢哌酮舒巴坦用适量的 5%葡萄糖注射液或氯化钠注射液或灭菌注射用水溶解，然后再用上述相同溶液稀释至 50~100ml，静脉滴注时间应至少为 30~60 分钟；②静脉注射时，每瓶头孢哌酮舒巴坦应按上述方法溶解，静脉注射时间至少应超过 3 分钟 2. 用量：①常用量：一日 40~80mg/kg，分 2~4 次；严重或难治性感染可增至一日 160mg/kg，分 2~4 次。新生儿出生第一周内，应每隔 12 小时给药 1 次。舒巴坦一日最高剂量不超过 80mg/kg；②肝功能障碍患者用药：一日给药剂量不应超过 2g；③肾功能障碍患者用药：肾功能明显降低的患者，舒巴坦清除减少。肌酐清除率每分钟为 15~30ml/1.73m^{2}的患者，一日舒巴坦的最高剂量为 1g，分等量，每 12 小时注射 1 次。肌酐清除率每分钟< 15ml/1.73m^{2}的患者，一日舒巴坦的最高剂量为 0.5g，分等量，每 12 小时注射 1 次。对严重感染者，必要时可单独增加头孢哌酮的用量
注意事项	同“头孢哌酮”
禁忌	已知对青霉素类，舒巴坦、头孢哌酮及其他头孢菌素类抗菌药物过敏者禁用
不良反应	同“头孢哌酮”
药典	
国家处方集	CNFC
其他推荐依据	

续　表

■ 药品名称	头孢他啶　Ceftazidime
抗菌谱与适应证	适用于敏感革兰阴性菌特别是铜绿假单胞菌所引起的感染： 1. 呼吸道感染：肺炎、支气管炎、肺脓肿、肺囊性纤维病变继发感染、支气管扩张继发感染 2. 泌尿生殖道感染：肾盂肾炎、尿道炎、子宫附件炎、盆腔炎 3. 腹腔内感染：胆囊炎、胆管炎、腹膜炎 4. 皮肤及皮肤软组织感染：蜂窝织炎、严重烧伤或创伤感染 5. 严重耳鼻喉感染：中耳炎、恶性外耳炎、鼻窦炎 6. 骨关节感染：骨髓炎、化脓性关节炎 7. 其他严重感染：血流感染、中枢神经系统感染、中性粒细胞缺乏伴感染，可联合氨基糖苷类或其他β-内酰胺类抗菌药物使用 8. 与血液透析和腹膜透析及持续腹膜透析（CAPD）有关的感染
制剂与规格	注射用头孢他啶[保(乙)]：①0. 25g；②0. 5g[基]；③1. 0g[基]；④2. 0g
用法与用量	1. 静脉给药或深部肌内注射给药。肌内注射时可用 1. 5～3. 0ml 0. 2%盐酸利多卡因注射液配制 2. 用量：①新生儿，静脉滴注。<7 天新生儿，一次 25～50mg/kg，每 24 小时给药 1 次；7～21 天新生儿，一次 25～50mg/kg，每 12 小时给药 1 次；21～28 天新生儿，一次 25～50mg/kg，每 8 小时给药 1 次；②1 个月至 18 岁儿童：一次 25～50mg/kg，每 8 小时给药 1 次，最大剂量一日 6g，静脉注射或滴注；③患有囊性纤维化并发肺部铜绿假单胞菌感染的 1 个月至18 岁儿童，一次 50mg/kg，每 8 小时给药 1 次，最大剂量一日 9g，肌内注射、静脉注射或滴注；④肾功能损害者，当肌酐清除率每分钟< 50ml/1. 73m^2，应减少剂量
注意事项	1. 交叉过敏反应：对青霉素或β-内酰胺类抗菌药物曾有过敏反应的患者应注意交叉过敏的可能性 2. 肾功能；①正在接受肾毒性药物（如氨基糖苷类抗菌药物，或强效的利尿药如呋塞米）的患者，同时使用高剂量头孢菌素类抗菌药物时应谨慎，因这些药合用会影响肾功能；②肾功能不全的患者使用时，剂量需根据肾功能的降低程度而相应减少 3. 非敏感菌的过度生长：长期使用本品可能会引起非敏感菌过度生长（如念珠菌属，肠球菌），可能需要终止治疗或采取适当的措施 4. 敏感菌耐药：在使用头孢他啶治疗的过程中，一些原本对本品敏感的菌属如大肠埃希菌属和沙雷菌属可能会产生耐药。因此在使用本品对上述菌属感染治疗的过程中，应定期进行敏感性测试
禁忌	禁用于对本品及其他头孢菌素过敏的患者
不良反应	1. 常见不良反应有皮疹等过敏反应，恶心、呕吐、腹泻等胃肠道症状 2. 头痛、头晕等中枢神经系统反应及念珠菌感染较少见 3. 偶见嗜酸性粒细胞增多、Coombs 试验阳性、转氨酶及肌酐、尿素氮升高 4. 中性粒细胞减少和血小板减少极少见
药典	Chin. P. 、USP、BP、Jpn. P.
国家处方集	CNFC
其他推荐依据	
■ 药品名称	头孢克肟　Cefixime
抗菌谱与适应证	用于敏感菌引起的下列轻中、度感染： 1. 支气管炎、支气管扩张合并感染、肺炎

续 表

	2. 单纯性尿路感染、淋病奈瑟球菌性尿道炎 3. 细菌性胆囊炎、胆管炎 4. 细菌性咽炎、化脓性扁桃体炎和猩红热 5. 中耳炎、鼻窦炎等
制剂与规格	头孢克肟片[保(乙)]：①50mg；②0.1g 头孢克肟咀嚼片[保(乙)]：①50mg；②0.1g 头孢克肟分散片[保(乙)]：①50mg；②100mg；③200mg 头孢克肟胶囊[保(乙)]：①50mg；②0.1g 头孢克肟颗粒[保(乙)]：50mg 头孢克肟干混悬剂[保(乙)]：①50mg；②0.1g；③0.2g；④0.3g
用法与用量	口服。①体重< 30kg 儿童：一次 1.5~3.0mg/kg，一日 2 次；重症患者，一次 6mg/kg，一日 2 次；②体重> 30kg 儿童：一次 50~100mg，一日 2 次；重症患者，可一次口服 200mg，一日 2 次
注意事项	1. 给药前应充分询问药物过敏史 2. 肾功能不全患者应调整给药剂量，当肌酐清除率每分钟< 20ml/1.73m^2，应减少剂量 3. 下列患者慎重给药：对青霉素类药物有过敏史者，有支气管哮喘、皮疹、荨麻疹等过敏体质者，严重肾功能障碍患者，经口给药困难或非经口营养患者，全身恶病质状态患者（因可出现维生素 K 缺乏） 3. 对临床检验结果的影响：①除试纸反应以外，对 Benedict 试剂、Fehling 试剂、尿糖试药丸进行尿糖检查，有假阳性出现的可能性，应予以注意；②有出现直接 Coombs 试验阳性的可能性 4. 头孢克肟对小于 6 个月的儿童的安全性和有效性尚未确定
禁忌	对头孢克肟及其成分或其他头孢菌素类药物过敏者禁用
不良反应	1. 主要不良反应有腹泻等消化道反应，皮疹 2. 偶见肝功能指标升高、尿素氮升高、嗜酸性粒细胞增多等 3. 罕见过敏性休克、血小板减少等
药典	Chin. P.、USP、Jpn. P.、Eur. P.
国家处方集	CNFC
其他推荐依据	
■ 药品名称	头孢泊肟酯 Cefpodoxime Proxetil
抗菌谱与适应证	用于敏感菌引起的轻、中度感染： 1. 呼吸道感染：包括咽喉炎、咽喉脓肿、扁桃体炎、扁桃体周围炎、扁桃体周围脓肿、急性气管支气管炎、支气管扩张症继发感染、肺炎 2. 泌尿生殖系统感染：包括肾盂肾炎、膀胱炎、前庭大腺炎、前庭大腺脓肿、淋病奈瑟菌性尿道炎等 3. 皮肤及软组织感染：包括毛囊炎、疖、疖肿症、痈、丹毒、蜂窝织炎、淋巴管（结）炎、化脓性甲沟炎、皮下脓肿、汗腺炎、肛门周围脓肿等 4. 中耳炎、鼻窦炎 5. 乳腺炎

续　表

制剂与规格	头孢泊肟酯片．①0.1g；②0.2g 头孢泊肟酯分散片：0.1g 头孢泊肟酯胶囊：①50mg；②0.1g 头孢泊肟酯干混悬剂：①50mg；②0.1g；③36g：0.6g；④36g：1.2g；⑤60ml：600mg 头孢泊肟酯颗粒剂：40mg
用法与用量	餐后口服： 1. 敏感菌感染：15天至6个月儿童，一次4mg/kg，一日2次；6个月至2岁儿童，一次40mg，一日2次；3～8岁儿童，一次80mg，一日2次；9～12岁儿童，一次100mg，一日2次；12～18岁儿童，一次100mg，一日2次。鼻窦炎、皮肤软组织感染、无并发症上尿路感染和下呼吸道感染，剂量可增至一次200mg，一日2次 2. 无并发症淋病：12～18岁儿童，单剂一次200mg
注意事项	1. 避免与抗酸药、H_2受体阻断药、质子泵抑制药同时服用，可降低本品的血浆浓度及药物吸收度 2. 严重肾功能损害患者应调节给药剂量和给药间隔。肌酐清除率每分钟10～40ml/1.73m^2，用药间隔每24小时1次，肌酐清除率每分钟<10ml/1.73m^2，用药间隔每48小时1次 3. 以下患者慎用：对青霉素类抗菌药物有过敏史、严重过敏体质者、全身营养状态不佳者
禁忌	对头孢菌素过敏者及有青霉素过敏性休克或即刻反应史者禁用
不良反应	以腹泻、恶心等胃肠道症状为常见，皮疹少见，偶见一过性血清氨基转移酶、胆红素及尿素、肌酐升高
药典	Chin. P.、USP、BP、Jpn. P.、Eur. P.
国家处方集	CNFC
其他推荐依据	
■ 药品名称	**头孢吡肟　Celepime**
抗菌谱与适应证	用于敏感菌引起的中重度感染： 1. 下呼吸道感染（肺炎和支气管炎） 2. 单纯性下尿路感染和复杂性尿路感染（包括肾盂肾炎） 3. 非复杂性皮肤和皮肤软组织感染 4. 复杂性腹腔内感染（包括腹膜炎和胆道感染） 5. 血流感染 6. 中性粒细胞减少伴发热患者的经验治疗 7. 细菌性脑膜炎。腹腔和盆腔感染应联合应用甲硝唑
制剂与规格	注射用盐酸头孢吡肟[保(乙)]：①0.5g；②1.0g
用法与用量	1. 静脉滴注或深部肌内注射给药。①静脉给药：静脉滴注时，将药物1～2g溶于50～100ml 0.9%氯化钠注射液，5%或10%葡萄糖注射液，1/6mmol/L乳酸钠注射液，葡萄糖氯化钠注射液，乳酸林格和5%葡萄糖混合注射液中，药物浓度不应超过40mg/ml，于30分钟滴注完毕；②肌内注射：将0.5g加1.5ml注射用水，或1g加3.0ml注射用水溶解后，经深部肌群注射 2. 用量：2个月至12岁儿童，一次40mg/kg（最大剂量不超过2g），每12小时1次。①细菌性脑脊髓膜炎儿童：一次50mg/kg，每8小时1次；②中性粒细胞减少伴发热治疗：一次50mg/kg，每8小时1次。2个月以下儿童慎用，必须使用时一次30mg/kg，每8小时或12小时1次

续 表

	3. 肾功能不全患者，其初始剂量与肾功能正常的患者相同，但维持剂量和给药间隔需按肌酐清除率（CCr）调整，CCr 30~60ml/min 者，一次 0.5~2.0g，每 24 小时 1 次；CCr 11~29ml/min 者，一次 0.5~1.0g，每 24 小时 1 次；CCr < 11ml/min 者，一次 0.25~0.50g，每 24 小时 1 次
注意事项	1. 使用本品前，应该确定患者是否有头孢吡肟、其他头孢菌素类药物、青霉素或其他 β-内酰胺类抗菌药物过敏史。对于任何有过敏，特别是药物过敏史的患者使用应谨慎 2. 可诱发抗菌药物相关性肠炎 3. 有胃肠道疾患，尤其是肠炎患者慎用 4. 可能会引起凝血酶原活性下降。如肝肾功能不全、营养不良及延长抗菌治疗的患者应监测凝血酶原时间。必要时给予外源性维生素 K 5. 对肾功能不全的患者，用量应根据肾功能调整
禁忌	禁用于对头孢吡肟、*L*-精氨酸、头孢菌素、青霉素或其他 β-内酰胺类药物过敏者
不良反应	1. 常见腹泻和皮疹 2. 偶有注射部位局部反应如静脉炎或注射部位疼痛和炎症、抗菌药相关性肠炎、口腔念珠菌感染、感觉异常和头痛 3. 实验室检查异常多为轻度一过性，包括转氨酶升高，嗜酸性粒细胞增多，部分凝血酶原时间和凝血酶原时间延长、碱性磷酸酶降低。儿童偶见高钾血症
药典	Chin. P.
国家处方集	CNFC
其他推荐依据	

第三节 其他β-内酰胺类

■ 药品名称	头孢西丁 Cefoxitin
抗菌谱与适应证	用于敏感细菌引起的下列感染上、下呼吸道感染，泌尿道感染（包括无并发症的淋病），腹膜炎及其他腹腔内和盆腔内感染，血流感染（包括伤寒），骨、关节软组织感染，心内膜炎等，特别适用于需氧及厌氧菌混合感染，以及产 β-内酰胺酶而对本品敏感的细菌引起的感染
制剂与规格	注射用头孢西丁钠[保(乙)]：①1g；②2g
用法与用量	1. 肌内注射、静脉注射或静脉滴注。①本品用于肌内注射，每克溶于 0.5%盐酸利多卡因注射液 2ml；②静脉注射时，每克溶于 10ml 无菌注射用水；③静脉滴注时，每 1~2g 溶于 50ml 或 100ml 氯化钠注射液或 5%或 10%葡萄糖注射液中 2. 用量：①早产儿（体重> 1500g）：一次 20~40mg/kg，每 12 小时 1 次；②新生儿：一次 20~40mg/kg，每 8~12 小时 1 次；③婴儿和儿童：一次 20~40mg/kg，每 6~8 小时 1 次。严重感染病例，一日总剂量可增加至 200mg/kg，最大剂量不超过 12g。肾功能不全的儿童，剂量和用药次数应适当减少。3 个月以内婴儿，不建议肌内注射
注意事项	1. 青霉素过敏者慎用

续　表

	2. 肾功能损害者及有胃肠疾病史（特别是结肠炎）者慎用 3. 本品与氨基糖苷类抗菌药物配伍时，会增加肾毒性
禁忌	对本品及头孢菌素类抗菌药物过敏者禁用
不良反应	1. 最常见的为局部反应，静脉注射后可出现血栓性静脉炎，肌内注射后可有局部硬结压痛 2. 偶见的为过敏反应（皮疹、瘙痒、嗜酸性粒细胞增多、发热、呼吸困难等）、低血压、腹泻、恶心、呕吐、白细胞减少、血小板减少、贫血以及 ALT、AST、ALP、LDH、BUN 或血清 Cr 值一过性升高
药典	Chin. P. 、USP、BP、Eur. P.
国家处方集	CNFC
其他推荐依据	
■ 药品名称	**头孢美唑　Cefmetazole**
抗菌谱与适应证	用于治疗对本品敏感菌引起的下述感染： 1. 血流感染 2. 急性支气管炎、肺炎、肺脓肿、脓胸等 3. 泌尿生殖系统感染 4. 腹腔感染（腹膜炎、胆囊炎、胆管炎等） 5. 颌面部感染。腹腔盆腔感染需联合使用甲硝唑
制剂与规格	注射用头孢美唑钠[保(乙)]：①1g；②2g
用法与用量	1. 静脉注射或滴注。①静脉注射，一次用量溶于灭菌注射用水中（按本品 1g 溶于 10ml 计），缓慢静脉注射（不少于 4~6 分钟）；②静脉滴注，一次用量溶于氯化钠注射液、5%~10%葡萄糖液 60~100ml 中（按本品 1g 溶于 20ml 计），于半小时内静脉滴注 2. 用量：一日 25~100mg/kg，分 2~4 次。严重感染（如细菌性脑膜炎、血流感染），一日 150mg/kg，分 2~4 次。肾功能损害患者酌情减少剂量和用药间隔
注意事项	1. 下述患者应慎用：对青霉素类抗菌药物有过敏史者、过敏体质者、严重肾损害者、经口摄食不足患者或非经口维持营养者、全身状态不良者（通过摄食，可能出现维生素 K 缺乏）、对本品所含成分或头孢类抗菌药物有过敏史者原则上不用本药 2. 给药期间及给药后至少 1 周内避免饮酒，饮酒会出现双硫仑样作用 3. 早产儿、新生儿慎用
禁忌	对本品有过敏性休克史者禁用
不良反应	1. 少见，主要为氨基转移酶升高、皮疹及恶心、呕吐 2. 其他少见反应包括中性粒细胞减少、嗜酸性粒细胞增多、红细胞减少、血小板减少 3. 偶见抗菌药物相关性肠炎，肾损害及维生素缺乏症，如维生素 K 缺乏（低凝血酶原血症、出血倾向等）、B 族维生素缺乏（舌炎、口腔炎、食欲缺乏、神经炎等） 4. 过敏性休克罕见
药典	Chin. P. 、USP、Jpn. P.
国家处方集	CNFC
其他推荐依据	

续 表

■ 药品名称	头孢米诺 Cefminox
抗菌谱与适应证	用于治疗敏感细菌引起的感染： 1. 呼吸系统感染：扁桃体炎、扁桃体周围脓肿、支气管炎、细支气管炎、支气管扩张症（感染时）、慢性支气管炎继发感染、肺炎 2. 泌尿系统感染：肾盂肾炎、膀胱炎 3. 腹腔感染：胆囊炎、胆管炎、腹膜炎 4. 盆腔感染：盆腔炎、子宫附件炎、子宫内感染 5. 血液感染
制剂与规格	注射用头孢米诺钠[保(乙)]：①0.5g；②1.0g；③1.5g；④2.0g
用法与用量	1. 静脉注射或静脉滴注。①静脉注射：每1g可用20ml灭菌注射用水、5%～10%葡萄糖注射液或0.9%氯化钠注射液溶解；②静脉滴注：每1g可用100～500ml的5%～10%葡萄糖注射液或0.9%氯化钠注射液溶解，滴注1～2小时。本品应临用时配制，溶解后尽快使用 2. 用量：一次20mg/kg，一日3～4次
注意事项	1. 本品可能引起过敏性休克，使用前应仔细询问药物过敏史，对β-内酰胺类抗菌药物有过敏史者慎用，有支气管哮喘、荨麻疹等过敏体质者慎用 2. 肾功能不全者可调整剂量使用，严重肾功能损害患者慎用 3. 饮酒可能引起颜面潮红、心悸、眩晕、头痛、恶心等，故用药期间及用药后至少1周避免饮酒 4. 新生儿、早产儿用药安全性尚未确立
禁忌	对头孢米诺或头孢烯类抗菌药物过敏的患者禁用
不良反应	1. 常见胃肠道反应及皮疹较为常见，转氨酶及碱性磷酸酶升高亦较常见 2. 偶有肾损害，中性粒细胞减少，嗜酸性粒细胞增多，红细胞减少，血小板减少 3. 偶见维生素K缺乏病和维生素B缺乏病 4. 罕见过敏性休克。余同“头孢美唑”
药典	Chin. P.、Jpn. P.
国家处方集	CNFC
其他推荐依据	
■ 药品名称	拉氧头孢 Latamoxef
抗菌谱与适应证	1. 用于敏感致病菌所引起的中、重度感染，如血流感染、心内膜炎、外伤与手术伤口等继发感染、肺炎、扁桃体周围脓肿、脓胸、支气管炎、支气管扩张症继发感染、慢性呼吸道疾病急性发作感染、肾盂肾炎、膀胱炎、前列腺炎、淋菌性尿道炎 2. 胆囊炎、胆管炎、腹膜炎、盆腔炎等
制剂与规格	注射用拉氧头孢钠[保(乙)]：①1g；②2g
用法与用量	1. 静脉注射或静脉滴注，静脉滴注时间至少要30分钟以上 2. 用量：①早产儿、新生儿，一次20mg/kg，出生后3日内一日给药2～3次，出生4日后一日给药3～4次；②儿童，一日60～80mg/kg，分3～4次给药。严重感染时早产儿、新生儿、儿童可增量到一日150mg/kg，分3～4次给药
注意事项	对青霉素有过敏史者、肾功能损害者慎用

续　表

禁忌	对本品过敏者禁用，对头孢菌素类过敏者慎用
不良反应	1. 常见皮疹、荨麻疹、瘙痒、恶心、呕吐、腹泻、腹痛等 2. 少见过敏性休克 3. 偶见 AST 及 ALT 升高，停药后均可自行消失 4. 饮酒可发生双仑硫样反应
药典	Chin. P. 、Jpn. P.
国家处方集	CNFC
其他推荐依据	
■ 药品名称	氟氧头孢　Flomoxef
抗菌谱与适应证	用于敏感菌所致的下列感染： 1. 呼吸系统感染，如中耳炎、咽炎、扁桃体炎、支气管炎、肺炎等 2. 腹腔内感染，如胆道感染、腹膜炎等 3. 泌尿、生殖系统感染，如肾盂肾炎、膀胱炎、前列腺炎、盆腔炎、子宫及附件炎等 4. 皮肤、软组织感染，如蜂窝织炎、创口感染等 5. 其他严重感染，如心内膜炎、败血症等
制剂与规格	注射用氟氧头孢钠：①0. 5g；②1. 0g；③1. 5g
用法与用量	1. 静脉注射。轻症：一日 40~80mg/kg，分 2~4 次用药；重症：一日 150mg/kg，分 3~4 次用药 2. 如病情需要，早产儿和新生儿，一次剂量 20mg/kg；3 日龄以内者一日给药 2~3 次；4 日龄及以上者一日 3~4 次 3. 肾功能不全患者应减少给药剂量或延长给药间隔
注意事项	1. 交叉过敏：氟氧头孢钠与头孢菌素类药有交叉过敏，与青霉素类药有部分交叉过敏 2. 严重肾功能障碍者慎用 3. 对新生儿的用药安全性尚未确定，应慎用 4. 药物对临床结果的影响：应用本品时可出现直接抗球蛋白（Coombs）试验阳性反应，可出现尿糖试验假阳性（硫酸铜法） 5. 长期使用本品时应常规监测肝、肾功能和血象 6. 少数患者应用本品后可出现碱性磷酸酶、血清丙氨酸氨基转移酶和门冬氨酸氨基转移酶升高
禁忌	对本品过敏者禁用，对头孢菌素类过敏者慎用
不良反应	1. 常见皮疹、荨麻疹、瘙痒、恶心、呕吐、腹泻、腹痛等 2. 少见转氨酶升高、造血系统异常（红细胞减少、粒细胞减少、血红蛋白降低、嗜酸性粒细胞增多、血细胞比容下降、血小板减少或增多） 3. 静脉注射可有局部红肿、硬结，严重者可致血栓性静脉炎 4. 罕见过敏性休克
药典	Jpn. P.
国家处方集	CNFC
其他推荐依据	

续 表

■ 药品名称	氨曲南 Aztreonam
抗菌谱与适应证	1. 适用于治疗敏感需氧革兰阴性菌所致的各种感染，如尿路感染、下呼吸道感染、血流感染、腹腔内感染、术后伤口及烧伤、溃疡等皮肤软组织感染等 2. 亦用于治疗院内感染中上述类型感染，包括免疫缺陷患者的医院感染 3. 盆腔与腹腔感染应联合使用甲硝唑。可替代氨基糖苷类治疗肾功能损害患者革兰阴性菌感染
制剂与规格	注射用氨曲南[保(乙)]：①0.5g；②1.0g；③2.0g
用法与用量	1. 用法：静脉滴注、静脉注射、肌内注射。①静脉滴注：每1g至少用注射用水3ml溶解，再用适当输液（0.9%氯化钠注射液、5%或10%葡萄糖注射液或林格注射液）稀释，浓度不得超过2%，滴注时间20~60分钟；②静脉注射：每瓶用注射用水6~10ml溶解，于3~5分钟缓慢注入；③肌内注射：每1g至少用注射用水或氯化钠注射液3ml溶解，深部肌内注射 2. 用量：①体重<1200g新生儿，一次30mg/kg，每12小时1次；②7日龄以下新生儿，体重1200~2000g者，一次30mg/kg，每12小时1次；体重>2000g者，一次30mg/kg，每8小时1次；③7日龄以上新生儿，体重1200~2000g者，一次30mg/kg，每8小时1次；体重>2000g者，一次30mg/kg，每6小时1次；④儿童：轻中度感染，一日90mg/kg，分3次，一日最大剂量不超过3g；重度感染，一日90~120mg/kg，分3~4次，一日最大剂量不超过8g
注意事项	1. 氨曲南与青霉素之间无交叉过敏反应，但对青霉素、头孢菌素过敏及过敏体质者仍需慎用 2. 氨曲南肝毒性低，但对肝功能已受损的患者应观察其动态变化 3. 可引起不同程度的抗菌药物相关性肠炎
禁忌	对氨曲南有过敏史者禁用
不良反应	1. 个别有皮肤过敏反应，如瘙痒，胃肠道反应如恶心、呕吐、腹泻 2. 偶见转氨酶升高 3. 无肝肾毒性 4. 罕见白细胞计数降低、血小板减少、抗菌药相关性腹泻、胃肠出血、剥脱性皮炎、低血压、一过性心电图变化、肝胆系统损害、中枢神经系统反应及肌肉疼痛等
药典	Chin. P.、USP、Jpn. P.
国家处方集	CNFC
其他推荐依据	
■ 药品名称	亚胺培南-西司他丁 Imipenem-Cilastatin
抗菌谱与适应证	1. 用于需氧/厌氧菌引起的严重感染，以及在病原菌未确定前严重感染的经验治疗 2. 用于由敏感细菌所引起的下列严重感染，尤其是院内感染：①下呼吸道感染；②腹腔、盆腔感染；③血流感染；④泌尿生殖道感染；⑤骨关节感染；⑥皮肤软组织感染；⑦心内膜炎
制剂与规格	注射用亚胺培南-西司他丁（每0.5g中含亚胺培南0.25g，西司他丁0.25g）[保(乙)]：①0.5g；②1.0g；③2.0g
用法与用量	1. 静脉滴注：用氯化钠注射液或5%葡萄糖溶解稀释，配成5mg/ml浓度，500mg以下滴注时间20~30分钟，500mg以上滴注时间40~60分钟

续　表

	2. 用量（以亚胺培南计）：①新生儿：<7天新生儿，一次20mg/kg，每12小时1次；7~21天新生儿，一次20mg/kg，每8小时1次；21~28天新生儿，一次20mg/kg，每6小时1次；②儿童：1~3个月婴儿，一次20mg/kg，每6小时1次；3个月至18岁或者体重<40kg儿童，一次15mg/kg（最大剂量500mg），每6小时1次；体重≥40kg儿童，一次250~500mg，每6小时1次 3. 对肾功能损害的儿童患者（血清肌酐>177μmol/L），尚无足够的临床资料作为推荐依据
注意事项	1. 使用前应详细询问患者过去有无对β-内酰胺抗菌药物的过敏史 2. 患过胃肠道疾病尤其是结肠炎的患者，需慎用。对在使用过程中出现腹泻的患者，应考虑抗菌药物相关性肠炎的可能 3. 中枢神经系统：静脉滴注可产生中枢神经系统的不良反应，如肌肉阵挛、惊厥、精神错乱或癫痫发作。易发生于已有中枢神经系统疾患的患者（如脑损害或有癫痫病史）和/或肾功能损害者。本品不宜用于治疗脑膜炎 4. 中性粒细胞减少者慎用 5. 肌酐清除率每分钟≤5ml/1.73m^{2}的患者不应使用，除非在48小时内进行血液透析。血液透析患者亦仅在使用亚胺培南-西司他丁的益处大于诱发癫痫发作的危险性时才可考虑 6. 尚无足够的临床资料可推荐用于肾功能损害（血肌酐>177μmol/L）的儿童患者 7. 当丙戊酸钠和碳青霉烯类抗菌药物同时给药时，丙戊酸钠血清水平下降，在一些病例中发生癫痫发作，如果同时给药，注意监测丙戊酸血浆浓度水平
禁忌	禁用于对本品任何成分过敏的患者
不良反应	1. 可有皮肤过敏反应、血栓性静脉炎，可引起胃肠道反应如恶心、呕吐、腹泻 2. 粒细胞减少、血小板减少，肝肾损害 3. 已报道可引起抗菌药物相关性肠炎 4. 超剂量使用本品可能引起中枢神经系统的不良反应，如肌阵挛、精神障碍，包括幻觉、错乱状态或癫痫发作
药典	
国家处方集	CNFC
其他推荐依据	
■ 药品名称	**帕尼培南-倍他米隆　Panipenem Betamipron**
抗菌谱与适应证	对本品敏感细菌所致的严重感染 1. 血流感染、感染性心内膜炎 2. 蜂窝织炎、淋巴管（结）炎 3. 肛门周围脓肿、外伤和烧伤以及手术创伤等的表面性二次感染，骨髓炎、关节炎 4. 呼吸道感染，如咽喉脓肿、扁桃体周脓肿、肺炎、肺脓肿、脓胸 5. 泌尿生殖道感染 6. 腹膜炎、盆腔腹膜炎、胆囊炎、胆管炎、肝脓肿 7. 脑膜炎 8. 眼窝感染、全眼球炎（包括眼内炎） 9. 中耳炎、鼻窦炎、腭骨周围蜂窝织炎
制剂与规格	注射用帕尼培南-倍他米隆：①0.5g（帕尼培南0.25g，倍他米隆0.25g）；②1.0g（帕尼培南0.5g，倍他米隆0.5g）

续 表

用法与用量	静脉滴注：30分钟以上。一日30~60mg/kg（按帕尼培南计，下同），分3次给药。重症或难治感染，可增至一日100mg/kg，分3~4次给药，一日不得超过2g
注意事项	1. 既往对碳青霉烯类、青霉素类及头孢菌素类等抗菌药物有过敏体质者，严重肾功能损害患者，经口摄食不足患者或非经口维持营养患者，全身状态不良者需慎用。此外，推荐使用前进行皮试 2. 早产儿、新生儿不宜应用 3. 本品禁止与丙戊酸钠合并使用
禁忌	既往对本品的成分发生过休克反应或正在使用丙戊酸钠的患者
不良反应	发生率低： 1. 主要为胃肠道反应，如嗳气、腹泻、恶心、呕吐，皮疹、药物热等过敏反应，头痛、失眠等轻微中枢神经系统症状 2. 可致临床检验值异常，如转氨酶升高，嗜酸性粒细胞增多等 3. 严重中枢神经系统不良反应发生率低于亚胺培南
药典	
国家处方集	CNFC
其他推荐依据	

第四节 氨基糖苷类

■ 药品名称	庆大霉素 Gentamycin
抗菌谱与适应证	1. 严重革兰阴性杆菌感染常与哌拉西林等广谱半合成青霉素类或头孢菌素类联合用于治疗严重革兰阴性杆菌感染，如血流感染、肺炎、脑膜炎、骨髓炎等 2. 尿路感染：庆大霉素可与其他药物联合治疗尿路有梗阻或畸形等复杂性尿路感染，但不宜作为尿路感染的首选药物 3. 感染性心内膜炎：庆大霉素可与青霉素或氨苄西林联合治疗肠球菌心内膜炎，庆大霉素亦可与其他β内酰胺类联合（依据药敏实验结果）治疗革兰阴性杆菌或铜绿假单胞菌心内膜炎
制剂与规格	硫酸庆大霉素注射液（以庆大霉素计）[保(甲)]：①1ml：2万U；②1ml：4万U；③2ml：8万U 庆大霉素片[保(乙)]：①20mg（2万U）；②40mg（4万U） 庆大霉素颗粒：10mg（1万U）
用法与用量	1. 口服：一日5~10mg/kg，分4次服用，用于肠道感染或手术前准备 2. 肌内注射或静脉滴注：①一日1次用药（静脉滴注），不适用于心内膜炎或脑膜炎，1个月~18岁儿童，初始剂量为7mg/kg，以后的治疗剂量依据血药浓度来调整；②一日多次用药（肌内注射或静脉滴注），1个月至12岁儿童，一次按体重2.5mg/kg，每8小时1次；12~18岁儿童，一次2mg/kg，每8小时1次

续 表

	3. 鞘内及脑室内给药：小儿（3个月以上），一次1~2mg，每2~3日1次。注射时将药液稀释至不超过0.2%的浓度，抽入5ml或10ml的无菌针筒内，进行腰椎穿刺后先使相当量的脑脊液流入针筒内，边抽边推，将全部药液于3~5分钟内缓缓注入 4. 肾功能减退患者的用量：按肾功能正常者每8小时1次，一次的正常剂量为1.0~1.7mg/kg，肌酐清除率为每分钟10~50ml/1.73m^{2}时，每12小时1次，给予正常剂量的30%~70%；肌酐清除率<每分钟10ml/1.73m^{2}时，每24~48小时给予正常剂量的20%~30%
注意事项	1. 婴幼儿用药必须进行血药浓度监测，否则不宜用 2. 本品具有肾毒性、耳毒性和神经毒性，采用本品时不可与其他肾毒性或耳毒性药物同时或先后应用（包括全身用药和局部用药） 3. 本品注射后在肾组织中的浓度高，应用注射的患者应摄入充足的水分。在用药前和疗程中应定期监测尿常规和肾功能，如尿常规检查出现蛋白、红、白细胞或管型，或肾功能减退时应减量或停用 4. 重症肌无力及帕金森病的患者应慎用氨基糖苷类，因该类药物可加重症状 5. 疗程中应监测血药浓度，并据以调整剂量
禁忌	对本品或其他氨基糖苷类过敏者禁用
不良反应	庆大霉素对耳前庭功能影响较大，对耳蜗的损害较小，使用后可发生头晕、耳鸣、麻木、共济失调等，少数可出现听力损害。此外，亦可出现蛋白尿、管型尿或血尿素氮升高等。偶见皮疹、呼吸抑制、恶心、呕吐、白细胞和中性粒细胞减少等
药典	Chin. P.
国家处方集	CNFC
其他推荐依据	
■ 药品名称	**阿米卡星 Amikacin**
抗菌谱与适应证	本品适应证与庆大霉素相同，宜用于对庆大霉素或妥布霉素等耐药的革兰阴性杆菌感染。本品偶可作为治疗脑部星形奴卡菌或某些不典型分枝杆菌感染的联合用药之一
制剂与规格	硫酸阿米卡星注射液[基,保(甲)]：①1ml：0.1g（10万U）；②2ml：0.2g（20万U） 注射用阿米卡星[保(甲)]：0.2g
用法与用量	根据BNFC（2010-2011）推荐：①严重革兰阴性菌感染，缓慢静脉注射（>3~5分钟）。1个月至18岁儿童，一次7.5mg/kg，每12小时用药1次；严重感染剂量可增加至7.5mg/kg，每8小时用药1次；最大剂量为500mg，每8小时1次，疗程最长为10日（最大累计剂量为15g）；②一日1次用药（静脉滴注或静脉注射），不适用于心内膜炎或脑膜炎。1个月至18岁儿童，初始剂量为15mg/kg，然后依据血药浓度调整剂量
注意事项	婴幼儿用药必须进行血药浓度监测，否则不宜使用。其他见“庆大霉素”
禁忌	参见“庆大霉素”
不良反应	参见“庆大霉素”
药典	Chin. P.、USP、BP、Jpn. P.
国家处方集	CNFC
其他推荐依据	

第五节　四环素类

■ 药品名称	四环素　Tetracycline
抗菌谱与适应证	1. 四环素作为首选或选用药物可用于下列疾病的治疗：立克次体病，包括流行性斑疹伤寒、地方性斑疹伤寒、落基山热、恙虫病和Q热；支原体属感染；回归热；布鲁菌病；霍乱；兔热病；鼠疫。治疗布鲁菌病和鼠疫时需与氨基糖苷类联合应用 2. 可应用于对青霉素类抗菌药物过敏的破伤风、气性坏疽、雅司、梅毒、淋病和钩端螺旋体病的患者。由于常见病原菌对四环素类耐药现象严重，四环素类不宜作为多数常见病原菌感染的首选药物
制剂与规格	盐酸四环素片：①0.125g；②0.25g 盐酸四环素胶囊：0.25g 注射用盐酸四环素：①0.125g；②0.25g；③0.5g
用法与用量	1. 静脉滴注：8岁以上儿童，一日10~20mg/kg，分2次给药，一日剂量不超过1g，药物浓度应不超过1mg/ml 2. 口服：8岁以上儿童，一日25~50mg/kg，分4次服用。疗程7~14日，支原体肺炎、布鲁菌病则需3周
注意事项	1. 长期用药期间应定期随访检查血常规及肾功能 2. 由于较长时间静脉给药有发生血栓性静脉炎的可能，故应在病情许可时尽早改为口服给药 3. 8岁以下儿童不用 4. 重症肌无力患者的肌无力症状会加重 5. 使系统性红斑狼疮病情恶化
禁忌	1. 有四环素类药物过敏史者禁用 2. 肾功能不全者禁用四环素
不良反应	1. 四环素类的不良反应较多。消化道反应最多，口服给药最显著，其严重程度与剂量相关。主要有食管烧灼感、腹痛、恶心、呕吐等，大剂量口服或注射可产生肝毒性。肾功能正常者用药较安全，但肾功能损害者用药后会加重氮质血症、尿毒症 2. 儿童用药可导致牙齿黄染，疗程长者比剂量大者更易出现，8岁以下儿童易受药物影响 3. 长期用药可能引起粒细胞减少，出现异常淋巴细胞、粒细胞毒性颗粒、血小板减少等。偶可引起各种变态反应，以血管神经性水肿和过敏性休克最严重。用药后会发生二重感染，严重者可引起假膜性肠炎
药典	Chin. P.
国家处方集	CNFC
其他推荐依据	

■ 药品名称	多西环素　Doxycycline
抗菌谱与适应证	参见“四环素”
制剂与规格	盐酸多西环素片[基,保(甲)]：①0.05g；②0.1g 盐酸多西环素胶囊[保(甲)]：①0.25g；②0.1g

续 表

	盐酸多西环素分散片[基,保(甲/乙)]：0.1g 盐酸多西环素干混悬剂[基,保(甲/乙)]：①1g：50mg；②2g：100mg
用法与用量	根据 BNFC（2010-2011）推荐：口服。①8 岁以上儿童，第 1 日 2mg/kg，每 12 小时 1 次；继以 2mg/kg，一日 1 次（最大剂量 100mg），严重感染一日 2 次，一日最大剂量为 200mg；②12～18 岁儿童，第 1 日 200mg，然后一日 100mg，严重感染（复杂性尿路感染）可加量至一日 200mg
注意事项	与抗酸药同时使用时，应间隔至少 2 小时，与铁剂间隔至少 3 小时，与钙盐间隔 2～3 小时；服药时饮用大量的水，服药后 1 小时不要躺下，防止药物刺激食管道。单次用药时，早上服药最适。其他参见“四环素”
禁忌	参见“四环素”
不良反应	肾毒性较四环素轻。其他参见“四环素”
药典	Chin. P.、USP、BP、Jpn. P.
国家处方集	CNFC
其他推荐依据	

第六节 大环内酯类

■ 药品名称	红霉素 Erythromycin
抗菌谱与适应证	1. 肺炎支原体、肺炎衣原体、溶脲脲原体等所致的呼吸道、泌尿生殖道感染，其他非典型病原体引起的鹦鹉热、回归热、Q 热，局部应用也可用于沙眼衣原体引起的结膜炎 2. 厌氧菌或厌氧菌与需氧菌混合感染所致的口腔感染 3. 甲氧西林敏感葡萄球菌属引起的皮肤软组织感染，如疖、痈，棒状杆菌引起的红癣 4. 空肠弯曲菌性肠炎、军团菌、百日咳等
制剂与规格	注射用乳糖酸红霉素[基,保(甲)]：①0.25g（25 万 U）；②0.3g（30 万 U） 硬脂酸红霉素片[保(甲)]：①0.05g（5 万 U）；②0.125g（12.5 万 U）；③0.25g（25 万 U） 硬脂酸红霉素胶囊[基,保(甲)]：①0.1g（10 万 U）；②0.125g（12.5 万 U） 硬脂酸红霉素颗粒：50mg（5 万 U） 红霉素片[基,保(甲)]：①0.125g（12.5 万 U）；②0.25g（25 万 U）
用法与用量	1. 口服：一日 20～40mg/kg，分 3～4 次 2. 静脉滴注：一日 20～30mg/kg，分 2 次，滴注速度宜缓，静脉滴注药液浓度以 1%～5%为宜
注意事项	1. 此类药物通常仅适用于敏感细菌所致的轻、中度感染 2. 孕妇、肝病或肝功能不全者慎用该类药物，不宜选用红霉素酯化物
禁忌	对红霉素类药物过敏者禁用，禁止与抗组胺药特非那定合用，以避免引起心脏毒性

续 表

不良反应	主要引起胃肠道不良反应，与药物直接刺激胃肠道有关。偶有药疹与药物热、肝功能异常、外周血白细胞减少；假膜性肠炎、溶血性贫血、间质性肾炎、急性肾衰竭等严重不良反应罕见。红霉素酯化物可致肝毒性，常在用药后 10~12 日出现，可能属过敏反应。停药后大多自行消退，预后良好
药典	Chin. P.
国家处方集	CNFC
其他推荐依据	
■ 药品名称	阿奇霉素 Azithromycin
抗菌谱与适应证	1. 院外获得性呼吸道感染，包括嗜血流感杆菌属、卡他莫拉菌所致的轻、中度肺炎，社区获得性支原体、衣原体或军团菌肺炎 2. 沙眼衣原体宫颈炎及尿道炎 3. 单纯性皮肤软组织感染 4. HIV 患者全身播散性鸟分枝杆菌复合体病的治疗
制剂与规格	阿奇霉素片[保(甲)]：①0.25g（25 万 U）[基]；②0.5g（50 万 U） 阿奇霉素分散片[保(甲)]：①0.125g（12.5 万 U）；②0.25g（50 万 U）[基]；③0.5g（50 万 U） 阿奇霉素颗粒[保(甲)]：①0.1g（10 万 U）[基]；②0.125g（12.5 万 U）；③0.25g（25 万 U）；④0.5g（50 万 U） 阿奇霉素胶囊[保(甲)]：①0.125g（12.5 万 U）；②0.25g（25 万 U）[基] 阿奇霉素糖浆[保(乙)]：25ml：0.5g（50 万 U） 阿奇霉素混悬剂：①0.125g（12.5 万 U）；②0.25g（25 万 U） 阿奇霉素干混悬剂：①0.1g（10 万 U）；②0.125g（12.5 万 U）；③0.25g（25 万 U）；④0.4g；⑤0.8g
用法与用量	根据 BNFC（2010-2011）推荐：口服，适用于 6 个月以上儿童，餐前 1 小时或餐后 2 小时服用 1. 中耳炎、呼吸道感染，皮肤和软组织感染：一日 10mg/kg（一日最大量为 500mg），一日 1 次，连用 3 日 2. 非复杂性生殖器衣原体感染和非淋病尿道炎，12~18 岁的儿童，一剂 1g 治疗
注意事项	仅少部分药物从肾脏排出，肾功能不全时，不需要作剂量调整。肝病患者的消除半衰期略有延长，但对轻、中度肝硬化患者如仅需短疗程（3~5 天）用药，不需作剂量调整。其他参见红霉素
禁忌	对阿奇霉素、红霉素或其他任何一种大环内酯类药物过敏者禁用
不良反应	与红霉素相比，阿奇霉素的一日给药次数及给药剂量均明显减少，故不良反应发生率明显下降。不良反应发生率为 12%，其中胃肠道反应为 9.6%，偶可出现肝功能异常、外周血白细胞减少
药典	Chin. P.、USP、BP、Jpn. P.
国家处方集	CNFC
其他推荐依据	

续　表

■ 药品名称	罗红霉素　Roxithromycin
抗菌谱与适应证	临床用于下列敏感细菌所致的轻，中度感染： 1. 上、下呼吸道感染、耳鼻喉感染、生殖器感染（淋病奈瑟菌感染除外）、皮肤软组织感染 2. 用于支原体肺炎、沙眼衣原体感染及军团病
制剂与规格	罗红霉素片[保(乙)]：150mg 罗红霉素分散片[保(乙)]：①50mg（5 万 U）；②75mg（7.5 万 U）；③0.15g（15 万 U） 罗红霉素干混悬剂：①25mg（2.5 万 U）；②50mg（5 万 U）；③75mg（7.5 万 U）；④100mg（10 万 U） 罗红霉素颗粒剂[保(乙)]：①50mg；②150mg
用法与用量	口服：一日 5~10mg/kg，分 2 次服用
注意事项	参见“红霉素”
禁忌	对本品过敏者禁用
不良反应	胃肠道反应明显低于红霉素，发生率为 3.1%。偶见皮疹、皮肤瘙痒、头晕，头痛等
药典	Chin. P.、BP、Jpn. P.、Eur. P.
国家处方集	CNFC
其他推荐依据	
■ 药品名称	克拉霉素　Clarithromycin
抗菌谱与适应证	用于敏感菌所引起的感染： 1. 上、下呼吸道感染 2. 单纯性皮肤软组织感染 3. 与其他抗菌药联合治疗播散性鸟分枝杆菌或细胞内分枝杆菌感染 4. 与阿莫西林、奥美拉唑联合用于幽门螺杆菌感染
制剂与规格	克拉霉素片[基,保(乙)]：①0.125g（12.5 万 U）；②0.25g（25 万 U） 克拉霉素胶囊[基,保(乙)]：①0.125g（12.5 万 U）；②0.25g（25 万 U） 克拉霉素分散片[保(乙)]：①50mg（5 万 U）；②100mg（10 万 U）；③125mg（12.5 万 U）[基]；④250mg（25 万 U）；⑤500mg（50 万 U） 克拉霉素颗粒[保(乙)]：①50mg（5 万 U）；②0.125g（12.5 万 U）；③0.25g（25 万 U） 克拉霉素干混悬剂：①1g：0.125g（12.5 万 U）；②2g：0.125g（12.5 万 U）；③2g：0.25g（25 万 U）；④5ml：125mg
用法与用量	口服：6 个月以上者一次 7.5mg/kg，每 12 小时 1 次。根据感染的严重程度应连续服用 5~10 日
注意事项	与红霉素相仿，禁止与特非那定合用，以避免因后者血浓度过高导致的心脏毒性。肝功能损害、中度至严重肾功能损害者慎用。肾功能严重损害者（肌酐清除率<每分钟 30ml/1.73m^2），需做剂量调整。6 个月以下儿童的疗效和安全性尚未确定。其他参见“红霉素”
禁忌	1. 对克拉霉素或大环内酯类药物过敏者禁用 2. 严重肝功能损害者、水电解质紊乱患者、服用特非那丁者禁用 3. 某些心脏病（包括心律失常、心动过缓、QT 间期延长、缺血性心脏病、充血性心力衰竭等）患者禁用

续 表

不良反应	不良反应发生率低于红霉素，主要为胃肠道反应，可能发生过敏反应，轻者为药疹、荨麻疹，重者为过敏性休克及 Stevens-Johnson 综合征，偶见肝毒性、艰难梭菌引起的抗菌药物相关性肠炎，可能发生短暂性中枢神经系统不良反应，包括焦虑、头晕、失眠、幻觉、噩梦或意识模糊
药典	Chin. P.、USP、BP、Jpn. P.
国家处方集	CNFC
其他推荐依据	
■ 药品名称	丙酸交沙霉素颗粒 Josamycin Propionate Granules
抗菌谱与适应证	适用于化脓性链球菌引起的咽炎及扁桃体炎，敏感菌所致的鼻窦炎、中耳炎、急性支气管炎及口腔脓肿，肺炎支原体所致的肺炎，敏感细菌引起的皮肤软组织感染；也可用于对青霉素、红霉素耐药的葡萄球菌感染
制剂与规格	颗粒剂：0.1g（10 万 U）
用法与用量	1. 本品的调制方法：每袋加入热水 3ml 搅拌成悬浊状液体服用 2. 口服，小儿按体重一日 30mg/kg，分 3~4 次服用，可根据年龄适当增减或遵医嘱
注意事项	1. 患者对大环内酯类中一种药物（如红霉素）过敏或不能耐受时，对其他大环内酯类药物（如本品）也可过敏或不能耐受 2. 溶血性链球菌感染患者用本品治疗时至少需持续 10 日，以防止急性风湿热的发生 3. 肾功能减退患者一般无需减少用量 4. 服用本品期间宜定期随访肝功能。肝病患者和严重肾功能损害者的剂量应适当减少 5. 对实验室检查指标的干扰：本品可干扰 Higerty 法的荧光测定，使尿儿茶酚胺的测定值出现假性增高。血清碱性磷酸酶、胆红素、丙氨酸氨基转移酶和门冬氨酸氨基转移酶的测定值均可能增高 6. 因不同细菌对本品的敏感度存在一定差异，故宜作药敏测定
禁忌	对本品、红霉素或其他大环内酯类抗菌药过敏者禁用
不良反应	胃肠道反应有腹泻、恶心、呕吐、中上腹痛、口舌疼痛、食欲缺乏等，发生率与剂量有关。本品的胃肠道反应发生率明显低于红霉素 乏力、恶心、呕吐、腹痛、发热及肝功能异常等肝毒性症状少见，偶见黄疸等 大剂量服用本品，可能引起听力减退，停药后大多可恢复 偶见过敏反应，表现为药物热、皮疹、嗜酸性粒细胞增多等 偶有心律失常、口腔或阴道念珠菌感染
药典	Chin. P、Eur. P、Jpn. P.
国家处方集	
其他推荐依据	王胜兴．硝苯吡啶联合交沙霉素治疗毛细支气管炎的疗效观察［J］．中国全科医学，2006，9（16）：1358.

第七节 酰胺醇类

■ 药品名称	氯霉素 Chloramphenicol
抗菌谱与适应证	由于常见病原菌对氯霉素的耐药性增加，且本品具有严重不良反应，目前在国内外的应用普遍减少。其主要适应证为： 1. 伤寒及其他沙门菌属感染。尽管耐氯霉素株引起的伤寒在国内呈上升趋势，但散在病例大多属氯霉素敏感株所致，故氯霉素仍可用于对本品敏感株所致的伤寒 2. 细菌性脑膜炎和脑脓肿，特别是耐氨苄西林的流感嗜血杆菌、肺炎链球菌、脑膜炎奈瑟菌所致者，以及青霉素过敏患者。也可适用于对本品敏感的革兰阴性杆菌脑膜炎和需氧菌与厌氧菌混合感染所致的耳源性脑脓肿，临床上常采取联合用药 3. 细菌性眼部感染，如敏感株所致的全球炎，氯霉素全身用药与局部用药均能达到较高的眼内组织浓度，有良好疗效 4. 其他如厌氧菌感染、立克次体病、衣原体感染等
制剂与规格	氯霉素片或胶囊：0. 25g 棕榈氯霉素片：50mg 棕榈氯霉素颗粒：0. 1g 棕榈氯霉素混悬液：1ml：25mg 氯霉素注射液[保(甲)]：①1ml：0. 125g；②2ml：0. 25g 注射用琥珀氯霉素：①0. 125g；②0. 25g；③0. 5g
用法与用量	1. 口服：一日按体重 25～50mg/kg，分 3～4 次服用；新生儿一日不超过 25mg/kg，分 4 次服用 2. 静脉滴注：一日 25～50mg/kg，分 3～4 次给予；新生儿一日不超过 25mg/kg，分 4 次给予。亦可肌内注射
注意事项	1. 严格掌握适应证，剂量不可太大，严禁长疗程使用 2. 用药期间注意监测血常规，如有骨髓抑制表现，应及时停药，并给予适当处理 3. 新生儿尤其是早产儿不宜应用。确有指征必须用药时，应在监测血药浓度下使用 4. 肾功能不全时，氯霉素用量不必调整，但应注意骨髓抑制反应。肝功能不全时，应避免应用，或适当减量 5. 禁止与其他骨髓抑制药物合用
禁忌	对本品过敏者禁用
不良反应	可引起严重骨髓抑制、再生障碍性贫血及灰婴综合征等严重不良反应，此外也可引起皮疹、消化道反应、凝血功能障碍等
药典	Chin. P. 、USP、BP、Jpn. P.
国家处方集	CNFC
其他推荐依据	

第八节 林可霉素类

■ 药品名称	林可霉素 Lincomycin
抗菌谱与适应证	用于敏感厌氧菌及需氧革兰阳性菌所致的感染，亦可用于青霉素过敏患者感染的治疗： 1. 厌氧菌、肺炎链球菌、其他链球菌（粪肠球菌除外）及敏感金黄色葡萄球菌所致的下呼吸道感染，包括肺炎、脓胸及肺脓肿 2. 化脓性链球菌、金黄色葡萄球菌及厌氧菌引起的皮肤软组织感染 3. 子宫内膜炎、非淋病奈瑟球菌性卵巢—输卵管脓肿、盆腔炎 4. 敏感菌所致的腹膜炎、腹腔脓肿 5. 静脉制剂尚可用于金黄色葡萄球菌、链球菌属及敏感厌氧菌引起的血流感染；金黄色葡萄球菌所致的血行性骨髓炎等
制剂与规格	盐酸林可霉素片：①0.25g；②0.5g 盐酸林可霉素胶囊：①0.25g；②0.5g 盐酸林可霉素注射液[保(甲)]：①1ml：0.2g；②2ml：0.6g 盐酸林可霉素口服溶液：①1ml：50mg（5万U）；②10ml：0.5g；③100ml：5g
用法与用量	1. 口服：宜空腹服用，一日30~60mg/kg，分3~4次口服，小于4周者不用 2. 肌内注射：一日10~20mg/kg，分2~3次注射，小于4周者不用 3. 静脉滴注：一日10~20mg/kg，分2~3次给药。需注意静脉滴注时每0.6g溶于不少于100ml的溶液中，滴注时间不少于1小时。小于4周者不用
注意事项	1. 与克林霉素有交叉过敏反应 2. 使用该类药物时，假膜性肠炎的发生率相对较高，应注意观察大便次数及性状 3. 本品不推荐应用于新生儿 4. 肾功能损害者，林可霉素需减量；肝功能损害者宜慎用或适当减量，应做血药浓度监测，必要时作剂量调整 5. 静脉制剂应缓慢滴注，不可用于静脉注射
禁忌	对本品或克林霉素有过敏史者禁用
不良反应	胃肠道反应为主，口服较注射给药多见，表现为恶心，呕吐、腹痛、腹泻等症状。其中腹泻与药物刺激或肠道菌群失调有关，少数属艰难梭菌引起的假膜性肠炎，口服给药发生率较静脉给药者高3~4倍。偶可发生白细胞计数减少、中性粒细胞计数减少或缺乏和血小板减少，再生障碍性贫血罕见。偶可出现皮疹、药物热、嗜酸性粒细胞增多等变态反应。静脉给药可引起血栓性静脉炎。快速滴注本品时可能发生低血压、心电图变化，甚至心搏、呼吸停止。偶可出现肝转氨酶增高、高胆红素血症
药典	Chin. P.、USP、BP、Jpn. P.
国家处方集	CNFC
其他推荐依据	
■ 药品名称	克林霉素 Clindamycin
抗菌谱与适应证	参见“林可霉素”

续　表

制剂与规格	盐酸克林霉素胶囊[保(甲)]：①0.075g；②0.15g 盐酸克林霉素棕榈酸酯颗粒剂（以克林霉素计）：①1g：37.5mg；②2g：75mg；③24g：0.9g 盐酸克林霉素棕榈酸酯干混悬剂（以克林霉素计）：0.5g：37.5mg 盐酸克林霉素棕榈酸酯分散片[基,保(甲)]：75mg 盐酸克林霉素注射液[保(甲)]：①2ml：0.3g；②4ml：0.3g；③8ml：0.6g 注射用盐酸克林霉素[保(甲)]：0.5g 克林霉素磷酸酯注射液[保(甲)]：①2ml：0.3g；②4ml：0.6g 注射用克林霉素磷酸酯[保(甲)]：①0.3g；②0.6g；③1.2g
用法与用量	1. 口服：4周或4周以上小儿，一日8~16mg/kg，分3~4次 2. 肌内注射或静脉滴注：4周及4周以上小儿，一日15~25mg/kg，分3~4次应用；严重感染，一日25~40mg/kg，分3~4次应用。小于4周者禁用
注意事项	轻度至中度肾功能损害时，克林霉素的半衰期无明显延长，无尿等严重肾功能损害时，静脉给药时血药浓度可上升1倍，需减至正常剂量的1/2。其他参见“林可霉素”
禁忌	对本品或林可霉素有过敏史者禁用
不良反应	参见“林可霉素”
药典	Chin. P.、USP、BP、Jpn. P.
国家处方集	CNFC
其他推荐依据	

第九节　利福霉素类

■ 药品名称	利福平　Rifampicin
抗菌谱与适应证	1. 与其他抗结核药联合用于各种结核病的初治与复治（包括结核性脑膜炎） 2. 预防用药：利福平可用于脑膜炎奈瑟菌咽喉部慢性带菌状态并有引起临床发病的高危人群的预防。也可用于脑膜炎奈瑟菌感染密切接触者的预防用药，但不宜用于治疗脑膜炎奈瑟菌感染，因细菌可能迅速产生耐药性 3. 麻风：利福平对麻风杆菌具杀灭作用，现已成为麻风联合化疗中的主要药物之一 4. 其他：单独应用利福平，细菌易产生耐药性，故通常不推荐本类药物常规用于细菌性感染的治疗。在个别情况下，对耐甲氧西林葡萄球菌（MRSA、MRSE）所致的严重感染，可以考虑采用万古霉素联合利福平治疗
制剂与规格	利福平片[基,保(甲)]：0.15g 利福平胶囊[基,保(甲)]：①0.15g；②0.3g 利福平注射液[保(甲)]：5ml：0.3g 注射用利福平[保(甲)]：①0.15g；②0.45g；③0.6g

续 表

用法与用量	根据 BNFC（2010-2011）推荐： 1. 抗结核治疗：1个月以上者，一日 10～20mg/kg，空腹顿服，一日量不超过 0.6g 2. 预防性治疗：脑膜炎奈瑟菌感染密切接触者的预防用药，口服。新生儿，一次 5mg/kg，每 12 小时 1 次，连服 2 日；1 个月至 1 岁，一次 5mg/kg，每 12 小时 1 次，连服 2 日；1～12 岁，一次 10mg/kg，每 12 小时 1 次，连服 2 日；12～18 岁，一次 600mg，每 12 小时 1 次，连服 2 日 3. 布鲁菌病、军团菌病、严重的葡萄球菌感染，需联合其他抗菌药物：口服或静脉滴注。1 岁以内，一次 5～10mg/kg，一日 2 次；1～18 岁，一次 10mg/kg（最大量 600mg），一日 2 次
注意事项	1. 肝功能不全、胆管梗阻者应避免应用利福平 2. 用药期间应定期复查肝功能及血常规 3. 应避免大剂量间歇用药 4. 应于餐前 1 小时或餐后 2 小时服用，最好清晨空腹一次服用，因进食影响吸收 5. 服药后其便、尿、唾液、汗液、痰液、泪液等排泄物均可显橘红色 6. 有发生间质性肾炎的可能 7. 5 岁以下小儿慎用
禁忌	1. 对利福平或利福霉素类抗菌药过敏者禁用 2. 肝功能严重不全、胆道阻塞者禁用
不良反应	1. 如按推荐剂量每日或隔日给药，利福平耐受性好，严重不良反应少见 2. 多见消化道反应：厌食、恶心、呕吐、上腹部不适、腹泻等胃肠道反应，但均能耐受 3. 肝毒性为主要不良反应：在疗程最初数周内，少数患者可出现 ALT 及 AST 升高，肝大和黄疸 4. 变态反应：大剂量间歇疗法后偶可出现“流感样症候群”，表现为畏寒、寒战、发热、不适、呼吸困难、头晕、嗜睡及肌肉疼痛等，发生频率与剂量大小及间歇时间有明显关系 5. 偶可发生急性溶血或肾衰竭，目前认为其产生机制属过敏反应。可出现血小板减少性紫癜，溶血性贫血，常出现于利福平间歇给药者，常于用药后 2～3 小时出现，停药后血小板和红细胞可自行恢复。应避免使用大剂量利福平间歇治疗，使用利福平者每月监测周围血象
药典	Chin. P.、BP、Eur. P.
国家处方集	CNFC
其他推荐依据	
■ 药品名称	利福霉素 Rifamycin
抗菌谱与适应证	参见“利福平”
制剂与规格	利福霉素钠注射液[保(乙)]：5ml：0.25g（25 万 U）
用法与用量	静脉滴注或肌内注射：一日 10～30mg/kg，分 2 次给药
注意事项	参见“利福平”
禁忌	1. 有肝病或肝损害者禁用 2. 对本品过敏者禁用

续　表

不良反应	1. 滴注过快时可出现暂时性巩膜或皮肤黄染 2. 少数患者可出现一过性肝脏损害、黄疸及肾损害 3. 其他不良反应有恶心、食欲缺乏及眩晕，偶见耳鸣及听力下降、过敏性皮炎等
药典	BP、Eur. P.
国家处方集	CNFC
其他推荐依据	

■ 药品名称	利福昔明　Rifaximin
抗菌谱与适应证	对本品敏感的病原菌引起的肠道感染，包括急性和慢性肠道感染、腹泻综合征、夏季腹泻、旅行者腹泻和小肠结肠炎等
制剂与规格	利福昔明片[保(乙)]：0.2g 利福昔明干混悬剂[保(乙)]：①0.1g；②0.2g 利福昔明胶囊[保(乙)]：0.1g
用法与用量	口服。儿童，6～12 岁，一次 0.1～0.2g，一日 4 次；12 岁以上儿童，剂量同成人，一次 0.2g，一日 4 次，1 个疗程不应超过 7 日
注意事项	1. 连续服用本药不能超过 7 日 2. 长期大剂量用药或肠黏膜受损时，会有极少量（少于 1%）被吸收，导致尿液呈粉红色 3. 6 岁以下儿童不要使用本药片剂
禁忌	对本药或利福霉素类药过敏者、肠梗阻者、严重的肠道溃疡性病变患者禁用
不良反应	常见恶心、呕吐、腹胀、腹痛；少见荨麻疹、足部水肿。肝性脑病患者服用本品后，可有体重下降、血清钾和血清钠浓度轻度升高
药典	Chin. P.、BP、Eur. P.
国家处方集	CNFC
其他推荐依据	

第十节　糖肽类

■ 药品名称	万古霉素　Vancomycin
抗菌谱与适应证	1. 仅适用于耐药革兰阳性球菌所致的严重感染，特别是对甲氧西林耐药的葡萄球菌属（MRSA 或 MRCNS）、肠球菌属及青霉素耐药肺炎链球菌所致的严重感染。对于葡萄球菌耐药株所致的严重感染，可加用利福平。长期以来是 MRSA 治疗的有效药物，近年出现对本品不敏感株和万古霉素治疗 MRSA 感染疗效较前下降的报道 2. 用于对青霉素类过敏患者的严重革兰阳性菌感染，包括血流感染、心内膜炎等 3. 万古霉素或去甲万古霉素口服也可用于经甲硝唑治疗无效的艰难梭菌所致的假膜性肠炎
制剂与规格	注射用盐酸万古霉素[保(乙)]：①0.5g（50 万 U）；②1.0g（100 万 U）

续 表

	盐酸万古霉素胶囊[保(乙)]：①0.125g（12.5万U）；②0.25g（25万U）
用法与用量	根据BNFC（2010-2011）推荐： 1. 口服：用于治疗由难辨梭状杆菌引起的抗菌药物相关肠炎。1个月至5岁，一日20mg/kg，分4次服用，连服10~14日；5~12岁，一次62.5mg，一日4次，口服10~14日；12~18岁，一次125mg，一日4次，口服10~14日 2. 静脉滴注。新生儿：月龄<29周，一次15mg/kg，每24小时1次；月龄29~35周，一次15mg/kg，每12小时1次；月龄大于35周，一次15mg/kg，每8小时1次；均依据血浆浓度调整剂量。1个月~18岁，一次15mg/kg，每8小时1次，一次给药时间至少为60分钟以上。依据血浆浓度调整剂量，应密切监测万古霉素的血药浓度，一日最大剂量为2g
注意事项	1. 静脉用药时需延长给药时间，避免红人综合征出现 2. 本药具有一定耳、肾毒性，应掌握适应证，轻症感染不宜选用。给药期间应定期复查尿常规与肾功能，必要时监测听力 3. 肾功能不全、新生儿与早产儿或原有耳、肾疾患者需慎用本品，必须根据肾功能调整剂量，同时监测血药浓度，疗程一般不超过10~14日 4. 肝功能不全者使用万古霉素不需作剂量调整，但需注意监测血药浓度
禁忌	对万古霉素过敏者，严重肝、肾功能不全者禁用
不良反应	可出现耳鸣、听力减退，多为可逆性，少数患者可发展至耳聋，是本品最严重的毒性反应。耳毒性的发生和血药浓度过高有关。目前产品纯度高，肾毒性轻微。偶有药物热、皮疹、瘙痒等。部分患者静脉滴注速度太快或药物浓度过高，可出现后颈部、上肢、上身皮肤潮红、瘙痒，偶有血压下降，称为红人综合征。症状常在停药后1小时消失，抗组胺药和肾上腺皮质激素有效
药典	Chin. P.、USP、BP、Jpn. P.
国家处方集	CNFC
其他推荐依据	
■ 药品名称	去甲万古霉素 Norvancomycin
抗菌谱与适应证	参见“万古霉素”
制剂与规格	注射用盐酸去甲万古霉素[保(乙)]：①0.4g（40万U）；②0.8g（80万U）
用法与用量	静脉缓慢滴注：一日按体重16~24mg/kg（1.6万~2.4万U/kg），分2~4次静脉滴注
注意事项	参见“万古霉素”
禁忌	对万古霉素类抗菌药物过敏者禁用
不良反应	参见“万古霉素”
药典	Chin. P.
国家处方集	CNFC
其他推荐依据	
■ 药品名称	替考拉宁 Teicoplanin
抗菌谱与适应证	与万古霉素相仿，适用于耐药革兰阳性菌，如耐甲氧西林金黄色葡萄球菌、耐甲氧西林凝固酶阴性葡萄球菌。肠球菌属及链球菌属等革兰阳性球菌所致的各类感染，包括心内膜炎、皮肤和软组织感染、骨髓炎、下呼吸道感染等

续　表

制剂与规格	注射用替考拉宁[保(乙)]：0.2g
用法与用量	肌内、静脉注射或静脉滴注，静脉滴注时间超过30分钟 1. 新生儿，静脉滴注首剂16mg/kg，24小时后8mg/kg，一日1次用药 2. 1个月至18岁儿童：中度感染，前3剂一次10mg/kg（最大剂量400mg），每12小时1次，然后一次6mg/kg（最大剂量200mg），一日1次用药；严重感染和中性粒细胞减少者，前3剂负荷剂量一次10mg/kg（最大剂量400mg），每12小时1次，随后剂量为一次10mg/kg（最大剂量400mg），一日1次。负荷量的3剂后，随后的用药可肌内注射
注意事项	1. 肾功能不全者根据肾功能调整剂量 2. 中度感染可肌内注射给药，重度感染需静脉给药 3. 用药期间需定期复查尿常规、肾功能，并检测听力 4. 重症患者剂量加大时仍需监测血药浓度
禁忌	有替考拉宁过敏史者禁用。对万古霉素和去甲万古霉素过敏者禁用
不良反应	替考拉宁与万古霉素有交叉过敏反应，但替考拉宁很少引起红人综合征。可有皮疹等过敏反应、注射部位疼痛、药物热、耳毒性、肝肾功能异常。偶见恶心、呕吐、眩晕、颤抖，以及嗜酸性粒细胞增多、中性粒细胞增多、血小板减少等
药典	Chin. P.、BP、Jpn. P.、Eur. P.
国家处方集	CNFC
其他推荐依据	

第十一节　硝基呋喃类

■ 药品名称	呋喃妥因　Nitrofurantoin
抗菌谱与适应证	1. 敏感的大肠埃希菌、肠球菌属、葡萄球菌属以及克雷伯菌属、肠杆菌属等细菌所致的急性单纯性下尿路感染 2. 反复发作性尿路感染的预防，但不宜用于肾盂肾炎及肾脓肿的治疗
制剂与规格	呋喃妥因片[基,保(甲)]：50mg
用法与用量	口服： 1. 急性非复杂性尿路感染：3个月至12岁，一次750μg/kg，一日4次，疗程3~7日；12~18岁，一次50mg，一日4次，疗程3~7日；严重的慢性反复感染，剂量可增加至一次100mg，一日4次 2. 预防尿路感染反复发作：3个月至12岁，一日1mg/kg，每晚睡前服用1次；12~18岁，50~100mg，每晚睡前服用1次
注意事项	1. 宜与食物同服，以减少对胃肠道的刺激 2. 长期服用6个月以上的患者，偶可引起间质性肺炎或肺纤维化，应及早停药并采取相应治疗措施 3. 肝脏反应极少见

续 表

	4. 本药可诱发伯喹啉敏感性溶血性贫血，如发生溶血应即停用 5. 可发生假膜性肠炎
禁忌	禁用于对呋喃类药物过敏及无尿、少尿或肾功能明显受损者（内生肌酐清除率<每分钟60ml）。亦禁用于妊娠后期（38~42周）及新生儿，哺乳期妇女用药时需停止哺乳
不良反应	恶心、呕吐、食欲缺乏和腹泻等胃肠道反应最为常见。少见皮疹、药物热、中性粒细胞减少、肝炎等变态反应。偶发生头痛、头晕。嗜睡、肌痛、眼球震颤等神经系统不良反应。长期服用6个月以上的患者，偶可引起间质性肺炎或肺纤维化
药典	Chin. P.、BP、Eur. P.
国家处方集	CNFC
其他推荐依据	

第十二节　硝基咪唑类

■ 药品名称	甲硝唑　Metronidazole
抗菌谱与适应证	1. 肠道和肠外阿米巴病（如阿米巴肝脓肿、胸膜阿米巴病等） 2. 阴道滴虫病、贾第鞭毛虫病、结肠小袋虫病和皮肤利什曼病、麦地那龙线虫感染等 3. 广泛应用于各种厌氧菌感染，包括脆弱拟杆菌等敏感株所致的腹腔感染、皮肤软组织感染、妇科感染、血流感染、中枢神经系统感染、下呼吸道感染、心内膜炎、牙周感染、鼻窦炎、骨髓炎等；亦可用于某些可能涉及厌氧菌手术的预防用药 4. 口服可用于艰难梭菌所致的假膜性肠炎、幽门螺杆菌所致的胃窦炎及消化性溃疡。腹腔和盆腔感染常与其他抗需氧菌药联合
制剂与规格	甲硝唑片[基,保(甲)]：0.2g 甲硝唑口含片[保(甲)]：①2.5mg；②3mg 甲硝唑注射液[保(甲)]：①20ml：100mg；②100ml：0.2g；③100ml：0.5g[基]；④250ml：0.5g；⑤250ml：1.25g 甲硝唑葡萄糖注射液[保(乙)]：250ml（内含甲硝唑0.5g，葡萄糖12.5g） 注射用甲硝唑磷酸二钠：0.915g
用法与用量	根据2010版WHO儿童示范处方集推荐： 1. 厌氧菌感染。①口服用药：首剂15mg/kg，24小时后维持量一次7.5mg/kg，新生儿每12小时1次；婴儿或儿童，每8小时1次；②静脉滴注。首剂15mg/kg，24小时后给予维持量，一次7.5mg/kg（最大剂量500mg），新生儿每12小时静脉滴注1次；婴儿或儿童，每8小时1次 2. 抗生素相关性肠炎：口服用药：<5岁，一次5mg/kg，一日4次，疗程7~10日；5~12岁，一次62.5mg，一日4次，疗程7~10日
注意事项	1. 有活动性中枢神经系统疾患者避免应用，用药后出现神经系统反应时应及时停药 2. 肝功能异常或肾功能不全者，应注意调整用药剂量，减量或延长给药间期 3. 本品代谢产物可使尿液呈深红色 4. 重复一个疗程前，应复查血象

续 表

禁忌	对本品和硝基咪唑类药物有过敏史者
不良反应	消化系统最常见：恶心、呕吐、食欲缺乏、腹部绞痛，一般不影响治疗。神经系统症状主要在大剂量用药时发生（一日>300mg/kg），出现头痛、眩晕，偶有感觉异常、肢体麻木、共济失调、多发性神经炎等，大剂量可致抽搐。少数病例发生荨麻疹、潮红、瘙痒、膀胱炎、排尿困难、口中金属味及白细胞减少等，均属可逆性，停药后自行恢复
药典	Chin. P. 、USP、BP、Jpn. P.
国家处方集	CNFC
其他推荐依据	
■ 药品名称	替硝唑 Tinidazole
抗菌谱与适应证	参见“甲硝唑”
制剂与规格	替硝唑片[基,保(甲)]：0.5g 替硝唑注射液[保(乙)]：①100ml∶0.4g；②200ml∶0.8g 替硝唑葡萄糖注射液[保(乙)]：①100ml（内含替硝唑0.2g，葡萄糖5g）；②100ml（内含替硝唑0.4g，葡萄糖5g）；③200ml（内含替硝唑0.4g，葡萄糖10g）
用法与用量	1. 口服用药。①肠阿米巴病：12岁以下儿童，一日50mg/kg，顿服；12岁以上儿童，一日2g顿服，疗程3日；②阿米巴肝脓肿：必须同时引流脓肿，12岁以上儿童，一日1.5~2.0g顿服，疗程5日；③泌尿生殖道滴虫病和贾第鞭毛虫病：12岁以下儿童，一日50mg/kg，单剂顿服，必要间隔3~5日重复上述剂量1次 2. 静脉滴注，仅适合12岁以上儿童。①厌氧菌感染：一次0.8g，一日1次，疗程5~6日；②外科预防用药：总量为1.6g，分1~2次给药，第一次与术前2~4小时，第二次于术中或术后12~24小时内给药
注意事项	参见“甲硝唑”
禁忌	静脉制剂12岁以下患者禁用。其他见“甲硝唑”
不良反应	替硝唑的不良反应亦以消化道症状最为多见。其他见“甲硝唑”
药典	Chin. P. 、USP、BP、Jpn. P.
国家处方集	CNFC
其他推荐依据	
■ 药品名称	奥硝唑 Ornidazole
抗菌谱与适应证	1. 用于治疗由脆弱拟杆菌、梭状芽胞杆菌、消化链球菌、幽门螺杆菌、牙龈脆弱拟杆菌等敏感厌氧菌所引起的感染，包括：①腹膜炎、腹内脓肿、肝脓肿等；②盆腔脏器及软组织感染等；③牙周炎、根尖周炎、冠周炎、急性溃疡性龈炎等；④伤口感染、表皮脓肿、压疮溃疡感染、蜂窝织炎、气性坏疽等；⑤脑膜炎、脑脓肿；⑥血流感染、菌血症等 2. 用于手术前预防感染和手术后厌氧菌感染的治疗 3. 治疗消化系统严重阿米巴虫病，如阿米巴痢疾、阿米巴肝脓肿等。治疗需氧菌与厌氧菌混合感染时常与抗需氧菌药物合用
制剂与规格	奥硝唑分散片[保(乙)]：0.25g 奥硝唑注射液[保(乙)]：5ml∶0.5g

续　表

	奥硝唑氯化钠注射液[保(乙)]：100ml（内含奥硝唑0.25g，氯化钠0.825g） 奥硝唑葡萄糖注射液[保(乙)]：100ml（内含奥硝唑0.5g，葡萄糖5g）
用法与用量	静脉滴注。用量：一日20~30mg/kg，每12小时1次，滴注时间30分钟
注意事项	1. 肝损害患者仍用正常用量，但用药间隔时间加倍，以免药物蓄积 2. 使用过程中，如出现神经系统症状即停药 3. 儿童慎用，建议3岁以下儿童不用
禁忌	1. 禁用于对本品及其他硝基咪唑类药物过敏的患者 2. 禁用于脑和脊髓发生病变的患者 3. 禁用于器官硬化症、造血功能低下、慢性酒精中毒患者
不良反应	本品通常具有良好的耐受性，用药期间会出现下列反应： 1. 消化系统，包括轻度胃部不适、胃痛、口腔异味等 2. 神经系统，包括头痛及困倦、眩晕、颤抖、运动失调、周围神经病变、癫痫发作、意识短暂消失、四肢麻木、痉挛和精神错乱等 3. 过敏反应，如皮疹、瘙痒等 4. 局部反应，包括刺痛感、疼痛等 5. 其他，如白细胞减少等
药典	Chin. P.
国家处方集	CNFC
其他推荐依据	

第十三节　磺胺类药及甲氧苄啶

■ 药品名称	磺胺甲噁唑　Sulfamethoxazole
抗菌谱与适应证	由于目前许多临床常见病原菌对该类药物呈现耐药，故治疗细菌感染需参照药敏结果。目前临床常用者为复方磺胺甲噁唑（磺胺甲噁唑和甲氧苄啶SMZ-TMP的成分比例为5：1） 1. 可用于敏感细菌所致的急性非复杂性尿路感染，还可用于慢性尿路感染的预防用药 2. 治疗对其敏感的流感嗜血杆菌、肺炎链球菌和其他链球菌所致的慢性支气管炎急性加重 3. 肠道感染：本品可用于志贺菌属所致的肠道感染 4. 卡氏肺孢子菌肺炎的防治及诺卡菌感染的治疗
制剂与规格	磺胺甲噁唑片：0.5g 复方磺胺甲噁唑片[保(甲)]：磺胺甲噁唑0.4g，甲氧苄啶80mg 复方磺胺甲噁唑分散片[保(甲)]：①磺胺甲噁唑0.1g，甲氧苄啶20mg；②磺胺甲噁唑0.4g，甲氧苄啶80mg 复方磺胺甲噁唑胶囊[保(甲)]：①磺胺甲噁唑0.2g，甲氧苄啶40mg；②磺胺甲噁唑0.4g，甲氧苄啶80mg 复方磺胺甲噁唑口服混悬液：①磺胺甲噁唑4%，甲氧苄啶0.8%；②磺胺甲噁唑8%，甲氧苄嘧啶1.6%

续　表

	复方磺胺甲噁唑注射液[保(乙)]：2ml（内含磺胺甲噁唑 0.4g，甲氧苄啶 0.08g）
用法与用量	1. 治疗细菌感染（剂量按复方磺胺甲噁唑计算）。①口服（首选口服用药）：2 个月至 12 岁，一次 24mg/kg，一日 2 次；②静脉滴注：2 个月至 12 岁，一次 18mg/kg，每 12 小时 1 次；严重感染剂量增加至一次 27mg/kg（最大剂量 1.44g），每 12 小时 1 次 2. 治疗卡氏肺孢子菌感染，口服或静脉滴注：2 个月至 18 岁，一次 60mg/kg，每 12 小时 1 次，疗程 14 日，一日的剂量也可分成 3~4 次使用；首选口服用药 3. 预防卡氏肺孢子菌感染，口服 2 个月至 18 岁，一次 450mg/m^2（最大剂量 960mg），一日 2 次，一周用药 3 日（可以连续用药或隔日用药）
注意事项	1. 本品慎用于肝、肾功能不全者、可能叶酸缺乏者、严重过敏及支气管哮喘的患者。葡萄糖-6-磷酸酶缺乏者应用本品可发生溶血，该反应通常为剂量依赖型 2. 慎用于血卟啉病及甲状腺功能异常者 3. 用药期间应多饮水，防止结晶尿和结石发生，必要时可服碱化尿液的药物 4. 注意检查血常规，如任何一种血细胞显著降低时，应停用。下列情况不宜应用本品：①中耳炎的预防或长程治疗；②化脓性链球菌扁桃腺炎和咽炎
禁忌	对本品及其他磺胺类药过敏者。禁用于巨幼红细胞性贫血患者。国内建议新生儿及小于 2 个月的婴儿和重度肝、肾功能损害者禁用
不良反应	最常见的不良反应为恶心、呕吐、食欲缺乏等胃肠道反应及皮疹、荨麻疹等皮肤过敏反应。严重不良反应如 Stevens-Johnson 综合征、中毒性表皮坏死、暴发性肝炎、中性粒细胞缺乏症。再生障碍性贫血和其他血液恶性病变虽可发生，但极少见
药典	Chin. P.、USP、BP、Jpn. P.
国家处方集	CNFC
其他推荐依据	
■ 药品名称	磺胺嘧啶　Sulfadiazine
抗菌谱与适应证	参见“磺胺甲噁唑”
制剂与规格	磺胺嘧啶片[基,保(甲)]：0.5g 磺胺嘧啶混悬液：10% 注射用磺胺嘧啶钠[基,保(甲)]：①0.4g；②1g
用法与用量	1. 口服：用于一般感染。12~18 岁，一次 1g，一日 2 次，首次剂量加倍。2 个月以上婴儿及小儿常用量口服，一次 25~30mg/kg，一日 2 次，首次剂量加倍（总量不超过 2g）；用于预防流行性脑脊髓膜炎，12~18 岁，一次 1g，一日 2 次，疗程 2 日。2 个月以上婴儿及小儿，一日 0.5g，疗程 2~3 日 2. 缓慢静脉注射或静脉滴注：以注射用水或 0.9%氯化钠注射液稀释成 5%的溶液，缓慢静脉注射；静脉滴注浓度约为 1%。一般感染：2 个月以上小儿一日 50~75mg/kg，分 2 次应用
注意事项	参见“磺胺甲噁唑”
禁忌	对磺胺类药过敏、小于 2 个月以下婴儿和肝、肾功能不良者禁用
不良反应	参见“磺胺甲噁唑”
药典	Chin. P.、USP、BP、Jpn. P.

续　表

国家处方集	CNFC
其他推荐依据	

第十四节　其他抗菌药物

■ 药品名称	磷霉素　Fosfomycin
抗菌谱与适应证	1. 口服主要用于敏感菌所致的轻中度尿路感染、肠道感染、皮肤和软组织感染等 2. 严重感染则需要大剂量静脉给药，并与β-内酰胺类、氨基糖苷类等抗菌药物合用，治疗由多重耐药菌所致的血流感染、骨髓炎、肺部感染、脑膜炎等严重感染 3. 与万古霉素等联用，用于甲氧西林耐药金黄色葡萄球菌等革兰阳性菌所致的严重感染
制剂与规格	磷霉素钙片（以磷霉素计）[保(乙)]：①0.1g；②0.2g；③0.5g 磷霉素钙胶囊[保(乙)]：0.1g 磷霉素钙颗粒剂：0.5g 磷霉素氨丁三醇散[保(乙)]：6g（相当于磷霉素3g） 磷霉素氨丁三醇干混悬剂：3g 注射用磷霉素钠[保(甲)]：①1g（100万U）；②2g（200万U）；③4g（400万U）
用法与用量	1. 口服：一日50~100mg/kg，分3~4次服 2. 静脉滴注轻中度感染，一日100~200mg/kg；重度感染，一日300mg/kg，分2~3次滴注
注意事项	1. 静脉滴注速度宜缓慢，静脉滴注时间1~2小时 2. 肾功能减退者应适当减量 3. 每克钠盐含钠0.32g，心功能不全、高血压及需要限制钠盐摄入者需注意
禁忌	对磷霉素过敏者。5岁以下儿童禁忌静脉给药
不良反应	发生率为10%~17%，主要为轻度胃肠道反应，恶心、食欲减退、腹部不适、稀便或轻度腹泻。偶可发生皮疹，嗜酸性粒细胞增多和血清转氨酶升高。肝肾及血液系统等毒性反应较少见
药典	Chin. P.、USP、BP、Jpn. P.
国家处方集	CNFC
其他推荐依据	
■ 药品名称	夫西地酸　Fusidic Acid
抗菌谱与适应证	用于敏感革兰阳性细菌，尤其是葡萄球菌属，包括甲氧西林耐药株所致的各种感染，如骨髓炎、血流感染、心内膜炎、肺炎、皮肤及软组织感染，外科及创伤性感染等。静脉制剂用于严重的葡萄球菌感染或耐药菌感染，但一般不作为严重感染的首选药物。本品口服亦可用于治疗艰难梭菌所致假膜性肠炎
制剂与规格	夫西地酸片：250mg 夫西地酸口服混悬液：50ml：2.5g 夫西地酸干混悬剂：0.25g

续　表

	注射用夫西地酸钠[保(乙)]：①0. 125g；②0. 5g
用法与用量	1. 口服：儿童可用混悬剂。新生儿及 1 岁以下儿童，一次 15mg/kg，一日 3 次；1~5 岁，一次 250mg，一日 3 次；5~12 岁，一次 500mg，一日 3 次；12~18 岁，一次 750mg，一日 3 次 2. 静脉滴注：新生儿，一次 10mg/kg，每 12 小时 1 次；1 个月至 18 岁，一次按体重 6~7mg/kg（最大剂量 50mg），每 8 小时 1 次
注意事项	1. 肝功能不全和胆道异常的患者长期大剂量用药或联合其他排泄途径相似的药物（如林可霉素或利福平）时，应定期检查肝功能 2. 早产儿、黄疸、酸中毒及严重病弱的新生儿使用时需注意有无胆红素脑病症状 3. 静脉注射时不能与卡那霉素、庆大霉素、万古霉素、头孢噻啶或阿莫西林混合；亦不可与全血、氨基酸溶液或含钙溶液混合 4. 慢性感染者较长时间使用时细菌易出现耐药
禁忌	对夫西地酸过敏者禁用
不良反应	毒性轻微，口服时可出现轻度消化道不适或腹泻，偶有轻微皮疹，静脉滴注可能导致血栓性静脉炎和静脉痉挛；某些患者会出现肝功能异常及黄疸；无肾功能损害的报道
药典	BP、Eur. P.
国家处方集	CNFC
其他推荐依据	
■ 药品名称	利奈唑胺　Linezolid
抗菌谱与适应证	1. 万古霉素耐药的肠球菌感染，包括并发的血流感染 2. 致病菌为金黄色葡萄球菌（甲氧西林敏感或耐甲氧西林的菌株）或肺炎链球菌（包括多重耐药菌株）引起的院内获得性肺炎，如果已证实或怀疑合并革兰阴性致病菌感染，需要联合用药 3. 复杂性皮肤或软组织感染，包括糖尿病足部感染，金黄色葡萄球菌（甲氧西林敏感或甲氧西林耐药的菌株）、化脓链球菌或无乳链球菌引起的复杂性皮肤或软组织感染
制剂与规格	利奈唑胺注射液：①100ml∶0. 2g；②300ml∶0. 6g 利奈唑胺片[保(乙)]：①200mg；②600mg
用法与用量	口服或静脉滴注，从静脉给药转换成口服给药时无需调整剂量，滴注时间 30~120 分钟 1. 革兰阳性细菌引起的复杂性皮肤或皮肤软组织感染、院内获得性肺炎，疗程 10~14 日：①出生后 7 天内新生儿，一次 10mg/kg，每 12 小时 1 次，治疗反应欠佳，可改为每 8 小时用药 1 次；②出生后日龄大于 7 天新生儿，一次 10mg/kg，每 8 小时 1 次；③1~12 岁：一次 10mg/kg（最大剂量 600mg），每 8 小时 1 次；④12 岁以上儿童，一次 600mg，每 12 小时 1 次 2. 万古霉素耐药的屎肠球菌感染及伴发的菌血症，疗程 14~28 日：剂量同上
注意事项	1. 可引起血液系统异常（血小板减少、贫血、白细胞减少及全血细胞减少），应每周进行全血细胞计数的检查 2. 本品具有单胺氧化酶抑制药作用，在应用过程中，应避免使用含有大量酪氨酸的食品，包括腌渍、泡制、烟熏及发酵的食品 3. 若超过 28 天的最长推荐疗程，可能出现周围神经病和视神经病，应及时进行眼科检查。对于所有长期（≥3 个月）使用的患者，应当进行视觉功能监测。多数视神经病变可于停药后缓解，但周围神经病变并非如此

续 表

	4. 肾功能不全者，无需调整剂量；轻度至中度功能肝损害者，利奈唑胺剂量无须调整，重度肝功能损害者中缺乏临床资料，应权衡利弊后应用 5. 疗程>4 周的有效性和安全性未建立
禁忌	对利奈唑胺或本品其他成分过敏者
不良反应	较常见的不良反应（≥1%）腹泻、头痛、恶心、呕吐、味觉异常等。便秘、皮疹、发热、口干、腹痛、口腔念珠菌病、阴道念珠菌病、血小板减少、贫血、白细胞减少、嗜酸性粒细胞增多等少见。肾衰竭、全血细胞减少、Stevens-Johnson 综合征罕见。外周神经病变及视神经病变多见于治疗时间较长者（>28 天）
药典	USP
国家处方集	CNFC
其他推荐依据	

第十五节　抗病毒药

■ 药品名称	更昔洛韦　Ganciclovir（GCV）
适应证	预防和治疗巨细胞病毒感染，也适用于单纯疱疹病毒感染： 1. 免疫缺陷患者（包括艾滋病患者）并发巨细胞病毒感染的诱导期和维持期治疗 2. 接受器官移植或巨细胞病毒血清试验阳性的艾滋病患者预防发生巨细胞病毒疾病者
制剂与规格	注射用更昔洛韦[保(乙)]：①50mg[基]；②0. 15g[基]；③0. 25g[基]；④0. 5g 更昔洛韦注射液[保(乙)]：①10ml：0. 5g；②5ml：0. 25g 更昔洛韦分散片[保(乙)]：0. 25g
用法与用量	儿童静脉用药治疗方案尚不统一，由于儿童 GCV 的药物动力学与成人相似，一般可参照成人方案给予二期疗法。 1. 诱导治疗：静脉滴注（静脉滴注 1 小时以上），一次 5mg/kg，每 12 小时 1 次，共 14~21 日 2. 维持治疗：静脉滴注（静脉滴注 1 小时以上），5mg/kg，一日 1 次，连续 7 日，总疗程 3~4 周 3. 肾功能减退者，按肌酐清除率调整剂量。①诱导期：肌酐清除率每分钟 50~69ml 者，每 12 小时静脉滴注 2. 5mg/kg；每分钟 25~49ml 者，每 24 小时静脉滴注 2. 5mg/kg；每分钟 10~24ml 者，每 24 小时静脉滴注 1. 25mg/kg；每分钟<10ml 者，一周给药 3 次，一次 1. 25mg/kg，于血液透析后给予；②维持期：肌酐清除率每分钟 50~69ml 者，每 24 小时静脉滴注 2. 5mg/kg；每分钟 25~49ml 者，每 24 小时静脉滴注 1. 25mg/kg；每分钟 10~24ml 者，每 24 小时静脉滴注 0. 625mg/kg；每分钟< 10ml 者，一周给药 3 次，一次 0. 625mg/kg，于血液透析后给予
注意事项	1. 对阿昔洛韦过敏者也可能对本品过敏 2. 本品可引起中性粒细胞减少、血小板减少，并易引起出血和感染，用药期间应注意口腔卫生，还应经常检查血细胞数，初始治疗期间应视情一日或每 2 日测定血细胞计数，以后为一周测定 1 次

续　表

	3. 不可肌内注射，不能快速给药或静脉推注。用静脉滴注给药，一次至少滴注 1 小时以上，患者需给予充足水分，以免增加肾毒性 4. 本品配制需充分溶解，浓度不能超过 10mg/ml 5. 用药期间应每 2 周进行血清肌酐或肌酐清除率的测定。肾功能减退者剂量应酌减 6. 孕妇患者及 12 岁以下小儿患者用药应充分权衡利弊
禁忌	对本品或阿昔洛韦过敏者禁用。严重中性粒细胞或血小板减少者禁用
不良反应	1. 常见的为骨髓抑制，表现为中性粒细胞数减低，血小板计数减低，此外可有贫血 2. 可出现中枢神经系统症状，如精神异常、紧张、震颤等。偶有昏迷、抽搐等 3. 可出现皮疹，瘙痒、药物热、出汗、视觉改变、头痛、头晕、恶心、呕吐、腹痛、腹泻、食欲缺乏、肝功能异常等
药典	Chin. P.、USP、BP、
国家处方集	CNFC
其他推荐依据	
■ 药品名称	阿昔洛韦　Aciclovir
适应证	本品是抗单纯疱疹病毒的有效药物；亦用于水痘-带状疱疹病毒感染的治疗。可对全身的和局部的单纯疱疹病毒感染进行有效治疗；并用于免疫缺陷者初发和复发性黏膜皮肤感染的治疗，以及反复发作性感染的预防和治疗；也用于单纯疱疹性脑炎治疗。及用于单纯疱疹病毒性角膜炎
制剂与规格	阿昔洛韦胶囊[基,保(甲)]：200mg 阿昔洛韦分散片[保(甲)]：①0.1g；②0.2g[基] 注射用阿昔洛韦[保(乙)]：500mg 阿昔洛韦滴眼液[保(甲)]：0.1% 阿昔洛韦眼膏：0.3% 阿昔洛韦霜膏剂[保(甲)]：5%
用法与用量	根据 BNFC（2010-2011）推荐如下，但国内缺乏实际经验： 1. 口服。1 个月至 2 岁儿童 100mg，每天 5 次，一般疗程为 5 天（如果在治疗过程中出现新的病变，或者没有完全康复可延长疗程）；免疫缺陷者剂量可适量增加。2～18 岁儿童 200mg，每天 5 次，一般疗程为 5 天（如果在治疗过程出现新的病变，或者没有完全康复可延长疗程）；免疫缺陷者剂量可增倍 2. 静脉滴注。①新生儿 20mg/kg，每 8 小时给药，疗程 14 天（如果累及中枢神经系统，疗程 21 天）；②1～3 个月婴儿 20mg/kg，每 8 小时给药，疗程 14 天（如果累及中枢神经系统，疗程 21 天）；③3 个月至 12 岁儿童 250mg/m^2，每 8 小时给药，疗程一般为 5 天，如果累及中枢神经系统（最多不超过 21 天）或者免疫受损，剂量加倍；④12～18 岁儿童一次 5mg/kg，每 8 小时给药，疗程一般为 5 天，如果累及中枢神经系统（最多不超过 21 天）或者免疫受损，剂量加倍 3. 眼科用药：①滴眼液：一次 1 滴，每 2 小时 1 次；②眼膏：对婴幼儿和儿童，涂入结膜囊内，一次适量，一日 5 次
注意事项	1. 肝功能不全者、脱水者、精神异常者慎用 2. 注射给药必须缓慢滴注（持续 1～2 小时），不可快速推注。不能用于肌内注射和皮下注射 3. 应用此药时，应摄入充足水分，避免药物沉积于肾小管内

续 表

	4. 一旦皮疹症状及体征出现应尽早用药 5. 对更昔洛韦过敏者，也可能对本品过敏
禁忌	对阿昔洛韦过敏者禁用
不良反应	常见：恶心、呕吐、腹泻、头痛、注射部位反应、静脉炎、荨麻疹。偶见发热，激动、眩晕、精神错乱、头晕、水肿、肾功能损害、关节痛、咽喉痛、便秘、皮疹、虚弱、血尿、低血压。罕见：昏迷、癫痫发作、幻觉、中性粒细胞减少、贫血、血小板减少、尿结晶、厌食、疲乏、肝炎、Stevens-Johnson 综合征（重症多形性红斑）、中毒性表皮坏死性松解症、过敏
药典	Chin. P. 、BP、Jpn. P. 、Eur. P.
国家处方集	CNFC
其他推荐依据	
■ 药品名称	金刚烷胺 Amantadine
适应证	预防和治疗甲型流感病毒感染
制剂与规格	盐酸金刚烷胺片[基,保(甲)]：0. 1g 盐酸金刚烷胺胶囊[保(甲)]：0. 1g
用法与用量	口服：新生儿和 1 岁内婴儿不用，起病 48 小时内开始给药。1~9 岁小儿剂量，一日 5mg/kg，分 2 次，总量不超过一日 150mg；9~12 岁小儿，每 12 小时口服 100mg；12 岁及 12 岁以上，用量同成人，一次 200mg，一日 1 次；或 200mg，分 2 次，每 12 小时 1 次
注意事项	1. 宜在发病最初 1~2 日给药 2. 仅对甲型流感病毒有效 3. 高血浆浓度时可能引起头晕、幻觉、焦虑或抑郁、失眠、易激动、共济失调和惊厥等，故下列情况下应在严密监护下使用：有癫痫史、精神错乱、幻觉、充血性心力衰竭、肾功能不全、外周血管性水肿或直立性低血压的患儿 4. 耐药可在治疗期迅速发生，也可以是天然固有的 5. 中枢神经系统毒副作用和耐药问题限制了这类药物在儿科临床上的使用。用药后也不能减少并发症，故在儿童流感的防治选择上，不作为首选
禁忌	对金刚烷胺过敏者、新生儿和 1 岁以下婴儿
不良反应	可见眩晕、失眠和神经质，恶心、呕吐、厌食、口干、便秘。少见白细胞减少、中性粒细胞减少。偶见抑郁、焦虑、幻觉、精神错乱、共济失调、头痛。罕见惊厥
药典	Chin. P. 、USP、BP、Jpn. P.
国家处方集	CNFC
其他推荐依据	江载芳. 实用小儿呼吸病学［M］. 北京：人民卫生出版社，2010：257.
■ 药品名称	金刚乙胺 Rimantadine
适应证	用于预防和治疗 A 型流感病毒引起的感染；可补充接种的预防作用
制剂与规格	盐酸金刚乙胺片[保(乙)]：0. 1g 盐酸金刚乙胺颗粒[保(乙)]：2g：50mg（以盐酸金刚乙胺计） 盐酸金刚乙胺口服溶液[保(乙)]：①60ml：600mg；②100ml：1g

续　表

用法与用量	口服。1~9岁，一日6.6mg/kg（总量不超过150mg），分2次服用。10岁以上儿童：用量同成人，一日200mg，分2次。密切接触的预防应在48小时内开始服药，并持续8~10日。无密切接触而进行季节性预防：应在流行病原体鉴定为甲型流感病毒后即开始给药，并持续8~10日
注意事项	1. 1岁以下婴儿使用本品尚无经验，故不推荐使用 2. 金刚烷类药物可改变患者的注意力和反应性
禁忌	对金刚烷类药物过敏者及严重肝功能不全者禁用
不良反应	1. 胃肠道反应：恶心、呕吐、腹痛、食欲缺乏、腹泻 2. 神经系统障碍：神经过敏、失眠、集中力差、头晕、头痛 3. 其他：无力、口干
药典	Chin. P.、USP
国家处方集	CNFC
其他推荐依据	江载芳．实用小儿呼吸病学［M］．北京：人民卫生出版社，2010：257.
■ 药品名称	奥司他韦　Oseltamivir
适应证	1. 用于成人和1岁及1岁以上儿童的甲型和乙型流感治疗（奥司他韦能够有效治疗甲型和乙型流感，但是乙型流感的临床应用数据尚不多） 2. 用于成人和13岁及13岁以上青少年的甲型和乙型流感的预防 3. 用于2009甲型H1N1流感病毒治疗有效药物
制剂与规格	磷酸奥司他韦胶囊[基,保(乙)]：75mg 磷酸奥司他韦颗粒[保(乙)]：①15mg[基]；②25mg[基]；③75mg
用法与用量	1. 流感的治疗（口服）：在流感症状开始的第1日或第2日（36~48小时）内开始服用。①13岁以上青少年推荐口服剂量：一次75mg，一日2次，共5日；②儿童（1岁以上）推荐按照下列体重—剂量表服用，共服5日。体重≤15kg，一次30mg，一日2次；体重16~23kg，一次45mg，一日2次；体重24~40kg，一次60mg，一日2次；体重>40kg，一次75mg，一日2次；③肾功能不全患者剂量的调整：对肌酐清除率为每分钟10~30ml者，一次75mg，一日1次，共5日 2. 预防：在与流感患者密切接触后2日内开始用药；或流感季节时预防流感。一次75mg，一日1次，至少7日。有数据表明连用药物6周安全有效。服药期间一直具有预防作用。肾功能不全患者剂量的调整：对肌酐清除率为每分钟10~30ml者，一次75mg，隔日1次，或一日30mg
注意事项	1. 对1岁以下儿童治疗流感，对13岁以下儿童预防流感，对健康状况差、免疫抑制、心肺基础疾病的患儿治疗流感的安全性和有效性尚不确定 2. 奥司他韦不能取代流感疫苗；其使用不应影响每年接种流感疫苗；只有在可靠的流行病学资料显示社区出现了流感病毒流行后才考虑用于治疗和预防 3. 对肌酐清除率每分钟10~30ml的患者，用于治疗和预防的推荐剂量应做调整。不推荐用于肌酐清除率每分钟小于10ml的患者和严重肾衰竭需定期进行血液透析和持续腹膜透析的患者；肾衰竭儿童的用药剂量资料缺乏 4. 肝功能不全患者：用于肝功能不全患者治疗和预防流感时剂量不需要调整 5. 自奥司他韦上市后，陆续收到流感患者使用奥司他韦治疗发生自我伤害和谵妄事件的报道，大部分报道来自日本，主要是儿科患者，但奥司他韦与这些事件的相关性还不清楚。在使用该药物治疗期间，应该对患者的自我伤害和谵妄事件等异常行为进行密切监测

续 表

	6. 尚无奥司他韦和减毒活流感疫苗相互作用的评估。但由于两者之间可能存在相互作用，除非临床需要，在使用减毒活流感疫苗两周内不应服用奥司他韦，在服用奥司他韦后 48 小时内不应接种减毒活流感疫苗。因为奥司他韦作为抗病毒药物可能会抑制活疫苗病毒的复制。三价灭活流感疫苗可以在服用奥司他韦前后的任何时间使用
禁忌	对奥司他韦及制剂中任何成分过敏者
不良反应	恶心、呕吐、失眠、头痛、头晕。少见腹痛、鼻出血、皮疹、乏力、支气管痉挛、耳痛、结膜炎等
药典	Chin. P. 、USP、BP
国家处方集	CNFC
其他推荐依据	中华人民共和国卫生部．甲型 H1N1 流感诊疗方案（2010 年版）［J］．国际呼吸杂志．2011，31（2）：252-256.
■ 药品名称	**拉米夫定 Lamivudine**
适应证	乙型肝炎病毒复制的慢性乙型肝炎。HBsAg 阳性持续 6 个月以上；有免疫活动证据（表现为 ALT 水平高于正常值上限两倍以上）持续 3~6 个月以上；有活动性 HBV 复制（血清 HBeAg 阳性或者 HBV DNA > 10^4copies/ml）；与其他抗逆转录病毒药物联合用于治疗 HIV 感染
制剂与规格	拉米夫定片[保(乙)]：0. 1g 齐多夫定-拉米夫定片：齐多夫定 300mg，拉米夫定 150mg 拉米夫定口服溶液：①240ml：1. 2g；②240ml：2. 4g
用法与用量	1. 慢性乙型肝炎治疗：口服：儿童 3mg/kg，一日 1 次，最大剂量为 100mg，一日 1 次 2. 获得性免疫缺陷综合征治疗：口服。新生儿：一次 2mg/kg，一日 2 次。儿童：一次 4mg/kg，一日 2 次。最大量一次 150mg，一日 2 次。12 岁以上一次 300mg，一日 1 次；或一次 150mg，一日 2 次
注意事项	1. 治疗期间应对患者的临床情况及病毒学指标进行定期检查 2. 少数患者停止使用后，肝炎病情可能加重。因此如果停用，要对患者进行严密观察，若肝炎恶化，应考虑重新使用拉米夫定治疗 3. 肌酐清除率每分钟< 30ml 者，不建议使用。肝脏损害者不影响拉米夫定的药物代谢过程 4. 拉米夫定治疗期间 HBVDNA 未转阴者仍有感染他人的危险，故仍应采取适当防护措施 5. 孕妇服用后仍应对新生儿进行常规的乙型肝炎免疫接种 6. 目前尚无 2 岁以下患者的疗效和安全性资料 7. 与干扰素 α 或利巴韦林合用有增加肝脏毒性的危险
禁忌	对拉米夫定或制剂中任何成分过敏者及妊娠 3 个月内的患者禁用
不良反应	常见上呼吸道感染样症状、头痛、恶心、身体不适、腹痛和腹泻，症状一般较轻并可自行缓解
药典	Chin. P. 、USP、BP
国家处方集	CNFC
其他推荐依据	张鸿飞，儿童慢性乙型肝炎抗病毒治疗的时机与方案选择，中国实用儿科杂志，2010，25（12）：903-905.

续 表

■ 药品名称	恩替卡韦 Entecavir
适应证	用于病毒复制活跃、血清 ALT 持续升高或肝脏组织学显示有活动性病变的 16 岁以上慢性乙型肝炎
制剂与规格	恩替卡韦片[基,保(乙)]：0.5mg 恩替卡韦分散片（以 $C_{12}H_{15}N_5O_3$ 计）[基,保(乙)]：0.5mg
用法与用量	口服：应空腹服用（餐前或餐后至少 2 小时） 1. 16 岁以上一次 0.5mg，一日 1 次。拉米夫定治疗时病毒血症或出现拉米夫定耐药突变的患者为一日 1 次，一次 1mg 2. 肾功能不全：肌酐清除率每分钟<50ml（包括接受血液透析或 CAPD 治疗的患者）应根据肌酐清除率的值调整用药剂量。①每分钟 30~50ml 者：一日 1 次，一次 0.25mg；拉米夫定治疗失效（1.0mg）者，一日 1 次，一次 0.5mg；②每分钟 10~30ml 者：一日 1 次，一次 0.15mg；拉米夫定治疗失效（1.0mg）者，一日 1 次，一次 0.3mg。血液透析或 CAPD 者一日 1 次，一次 0.15mg；拉米夫定治疗失效（1.0mg）者，一日 1 次，一次 0.3mg。血液透析后用药
注意事项	1. 有慢性乙型肝炎患者停止治疗后，出现重度急性肝炎发作的报道。应在医生的指导下改变治疗方法 2. 核苷类药物在单独或与其他抗逆转录病毒药物联合使用时，已经有乳酸性酸中毒和重度的脂肪性肝大，包括死亡病例的报道 3. 使用恩替卡韦治疗并不能降低经性接触或污染血源传播 HBV 的危险性。因此，需要采取适当的防护措施 4. 应采取适当的干预措施以防止新生儿感染 HBV 5. 16 岁以下儿童患者使用的安全性和有效性数据尚未建立 6. 恩替卡韦主要由肾脏排泄，在肾功能损伤的患者中，可能发生毒性反应的危险性更高
禁忌	对恩替卡韦或制剂中任何成分过敏者
不良反应	1. 常见 ALT 升高、疲乏、眩晕、恶心、腹痛、腹部不适、肝区不适、肌痛、失眠和皮疹 2. 使用恩替卡韦的患者在治疗过程中发生 ALT 增高至 10 倍的正常值上限和基线值的 2 倍时，通常继续用药一段时间，ALT 可恢复正常；在此之前或同时伴随有病毒载量 2 个对数值的下降。故在用药期间，需定期检测肝功能
药典	USP、BP、Eur. P.
国家处方集	CNFC
其他推荐依据	
■ 药品名称	利巴韦林 Ribavirin
适应证	用于呼吸道合胞病毒引起的病毒性肺炎与支气管炎，肝功能代偿期的慢性丙型肝炎患者
制剂与规格	利巴韦林片[保(甲)]：①20mg；②50mg；③100mg[基] 利巴韦林含片[保(甲)]：①20mg；②100mg 利巴韦林胶囊[保(甲)]：①100mg[基]；②150mg 利巴韦林分散片[保(甲)]：①50mg；②100mg；③200mg 利巴韦林口服溶液：5ml：0.15g 利巴韦林颗粒：①50mg；②100mg；③150mg 利巴韦林注射液[保(乙)]：1ml：0.1g 利巴韦林滴眼液[保(甲)]：①0.8ml：0.8mg；②8ml：8mg 利巴韦林眼膏：①2g：0.8mg；②2.5g：12.5mg

续 表

用法与用量	根据 BNFC（2010-2011）推荐： 1. 慢性丙型肝炎（与干扰素 α 或聚乙二醇干扰素合用）：用于无肝脏损害的初治患者，口服。>3 岁儿童，体重<47kg 者，一天 15mg/kg，分 2 次；47~50kg 者，早 200mg，晚 400mg；50~65kg 者，一次 400mg，一日 2 次；65~86kg 者，早 400mg，晚 600mg；86~105kg 者，一次 600mg，一日 2 次 2. 免疫抑制患儿的致命性呼吸道合胞病毒、副流感病毒或腺病毒感染（遵循专家建议）：静脉给药，>15 分钟。1 个月至 18 岁儿童：33mg/kg 一剂，然后 16mg/kg，每 6 小时 1 次，连用 4 天；然后 8mg/kg，每 8 小时 1 次，连用 3 天
注意事项	1. 长期或大剂量服用对肝功能、血象有不良反应。有严重贫血、肝肾功能异常者慎用 2. 对诊断的干扰口服后引起血胆红素增高者可高达 25%。大剂量可引起血红蛋白含量下降 3. 活动性结核病患者、严重或不稳定型心脏病不宜使用
禁忌	1. 对利巴韦林过敏者 2. 治疗前 6 个月内不稳定和未控制的心脏病、血红蛋白异常、重度虚弱患者、重度肝功能异常或失代偿期肝硬化、自身免疫病（包括自身免疫性肝炎），不能控制的严重精神失常及儿童期严重精神病史者 3. 活动性结核不宜使用
不良反应	常见贫血、乏力等，停药后即消失。少见疲倦、头痛、失眠、食欲缺乏、恶心、呕吐、轻度腹泻、便秘等，并可致红细胞、白细胞及血红蛋白下降
药典	Chin. P. 、USP、BP、Jpn. P.
国家处方集	CNFC
其他推荐依据	
■ 药品名称	齐多夫定 Zidovudine
适应证	与其他抗逆转录酶病毒药物联合使用，用于治疗儿童的 HIV 感
制剂与规格	齐多夫定胶囊：100mg 齐多夫定片：100mg 齐多夫定口服溶液[保(乙)]：100ml：1g
用法与用量	口服。新生儿/婴幼儿：一次 2mg/kg，一日 4 次；儿童一次 4mg/kg，一日 3 次。（艾滋病诊疗指南，2006）最大剂量不超过每 6 小时 200mg
注意事项	1. 血红蛋白水平低于 75~90g/L 或中性粒细胞计数低至（0.75~1.0）$\times10^9$/L，则应减少一日用药剂量直至有骨髓恢复的迹象；否则，应停药（2~4 周）以促进骨髓恢复 2. 患者用药期间，若出现乳酸性酸中毒或肝毒性症状，应停药
禁忌	本品禁用于已知对齐多夫定或制剂中任何成分过敏者。中性粒细胞计数异常低下（<0.75×10^9/L）者或血红蛋白水平异常低下（<75g/L）者禁忌使用
不良反应	有骨髓抑制作用，肌病，乳酸性酸中毒，严重肝脂肪变性肿大。可改变味觉，引起神经系统症状如头痛、失眠、嗜睡及惊厥等。偶有咽喉痛、发热、寒战、胸痛、虚弱等。肝功能不全者易引起毒性反应
药典	Chin. P. 、USP、BP、Jpn. P.
国家处方集	CNFC
其他推荐依据	

第十六节　抗结核等分枝杆菌药

■ 药品名称	异烟肼　Isoniazid
适应证	本品为小儿抗结核治疗首选药，与其他抗结核药联合，用于各种类型结核病及部分非结核分枝杆菌病。异烟肼单用适用于结核感染预防性化疗
制剂与规格	异烟肼片[基,保(甲)]：①50mg；②100mg；③300mg 异烟肼注射液[基,保(甲)]：①2ml：50mg；②2ml：100mg
用法与用量	1. 口服。①预防：一日 10mg/kg，最高 0.3g，顿服；②治疗，一日 10~15mg/kg，最高 0.3g，顿服 2. 肌内注射或静脉滴注：极少肌内注射；一般在强化期或对于重症或不能口服用药的患者可用静脉滴注的方法，用氯化钠注射液或 5% 葡萄糖注射液稀释后使用，一日 10~15mg/kg，最高 0.3g 3. 局部用药。①雾化吸入，一次 0.1~0.2g，一日 2 次；②局部注射（胸膜腔、腹腔或椎管内），一次 25~200mg
注意事项	1. 有精神病史、癫痫病史者，严重肾功能损害者应慎用本品或酌情减量 2. 与乙硫异烟胺、吡嗪酰胺、烟酸或其他化学结构有关药物存在交叉过敏 3. 大剂量应用时，可使维生素 B_6 大量随尿排出，抑制脑内谷氨酸脱羧变成 γ 氨基丁酸而导致惊厥，也可引起周围神经系统的多发性病变。因此，成人同时口服维生素 B_6 一日 50~100mg 有助于防止或减轻周围神经炎和/或维生素 B_6 缺乏症状。小儿不必常规合用维生素 B_6，因维生素 B_6 可降低本品浓度，即降低其疗效 4. 肾功能减退但血肌酐值 $<530\mu mol/L$ 者，异烟肼的用量无须减少。如肾功能减退严重或患者系慢乙酰化者则需减量，以异烟肼服用 24 小时后的血药浓度不超过 1mg/L 为宜。在无尿患者，异烟肼的剂量可减为常用量的 1/2 5. 肝功能减退者剂量应酌减 6. 用药前、疗程中应定期检查肝功能，包括血清胆红素、AST、ALT，疗程中密切注意有无肝炎的前驱症状，一旦出现肝毒性的症状及体征时应立即停药，必须待肝炎的症状、体征完全消失后方可重新用药，此时必须从小剂量开始，逐步增加剂量，如有任何肝毒性表现应立即停药 7. 如疗程中出现视神经炎症状，需立即进行眼部检查，并定期复查 8. 慢乙酰化患者较易产生不良反应，故宜用较低剂量 9. 新生儿肝脏乙酰化能力较差，以致半衰期延长，故用药时应密切观察不良反应 10. 与对乙酰氨基酚合用，因本药可诱导细胞色素 P_{450}，使对乙酰氨基酚形成毒性代谢产物的量增加，可增加肝毒性及肾毒性 11. 精神病患者慎用。如病情需要，应在神经科医生指导下使用
禁忌	1. 对本药及乙硫异烟胺、吡嗪酰胺、烟酸及其他化学结构相关的药物过敏者 2. 肝功能不良者 3. 癫痫患者 4. 有异烟肼引起肝炎病史者

续 表

不良反应	常规剂量的不良反应发生率较低。剂量加大至6mg/kg时，不良反应发生率显著增加，主要为周围神经炎及肝脏毒性，加用维生素B_6虽可减少毒性反应，但也可影响疗效 1. 肝脏：可引起轻度一过性肝损害如AST及ALT升高及黄疸等，发生率为10%~20%。肝脏毒性与本品的代谢产物乙酰肼有关，快乙酰化者乙酰肼在肝脏积聚增多，故易引起肝损害。服药期间饮酒可使肝损害增加。毒性反应表现为食欲不佳、异常乏力或软弱、恶心或呕吐（肝毒性的前驱症状）及深色尿、眼或皮肤黄染（肝毒性） 2. 神经系统：周围神经炎多见于慢乙酰化者，并与剂量有明显关系。较多患者表现为步态不稳、麻木针刺感、烧灼感或手脚疼痛。此种反应在铅中毒、动脉硬化、甲状腺功能亢进、糖尿病、酒精中毒、营养不良及孕妇等较易发生。其他毒性反应如兴奋、欣快感、失眠、丧失自主力、中毒性脑病或中毒性精神病则均属少见，视神经炎及萎缩等严重毒性反应偶有报道 3. 变态反应：包括发热、多形性皮疹、淋巴结病、脉管炎等。一旦发生，应立即停药，如需再用，应从小剂量开始，逐渐增加剂量 4. 血液系统：可有粒细胞减少、嗜酸性粒细胞增多、血小板减少、高铁血红蛋白血症等 5. 其他：口干、维生素B_6缺乏症、高血糖症、代谢性酸中毒、内分泌功能障碍等偶有报道
药典	Chin. P.、USP、BP、Jpn. P.
国家处方集	CNFC
其他推荐依据	
■ 药品名称	利福平 Rifampicin
适应证	1. 与其他抗结核药联合用于各种结核病的初治与复治（包括结核性脑膜炎） 2. 预防用药：利福平可用于脑膜炎奈瑟球菌咽喉部慢性带菌状态并有引起临床发病的高危人群的预防。也可用于脑膜炎奈瑟球菌感染密切接触者的预防用药，但不宜用于治疗脑膜炎奈瑟菌感染，因细菌可能迅速产生耐药性 3. 麻风：利福平对麻风杆菌具杀灭作用，现已成为麻风联合化疗中的主要药物之一 4. 其他：单独应用利福平，细菌易产生耐药性，故通常不推荐本类药物常规用于细菌性感染的治疗。在个别情况下，对耐甲氧西林葡萄球菌（MRSA、MRSE）所致的严重感染，可以考虑采用万古霉素联合利福平治疗
制剂与规格	利福平片[基,保(甲)]：0.15g 利福平胶囊[基,保(甲)]：①0.15g；②0.3g 利福平注射液[保(甲)]：5ml：0.3g 注射用利福平[保(甲)]：①0.15g；②0.45g；③0.6g
用法与用量	根据BNFC（2010-2011）推荐： 1. 抗结核治疗：1个月以上者，一日10~20mg/kg，空腹顿服，一日量不超过0.6g 2. 预防性治疗：脑膜炎奈瑟球菌感染密切接触者的预防用药，口服。新生儿，一次5mg/kg，每12小时1次，连服2日；1个月至1岁，一次5mg/kg，每12小时1次，连服2日；1~12岁，一次10mg/kg，每12小时1次，连服2日；12~18岁，一次600mg，每12小时1次，连服2日 3. 布鲁菌病、军团菌病、严重的葡萄球菌感染，需联合其他抗菌药物：口服或静脉滴注。1岁以内，一次5~10mg/kg，一日2次；1~18岁，一次10mg/kg（最大量600mg），一日2次
注意事项	1. 肝功能不全、胆管梗阻者应避免应用利福平 2. 用药期间应定期复查肝功能及血常规

续　表

	3. 应避免大剂量间歇用药 4. 应于餐前 1 小时或餐后 2 小时服用，最好清晨空腹一次服用，因进食影响吸收 5. 服药后其便、尿、唾液、汗液、痰液、泪液等排泄物均可显橘红色 6. 有发生间质性肾炎的可能 7. 5 岁以下小儿慎用
禁忌	1. 对利福平或利福霉素类抗菌药过敏者禁用 2. 肝功能严重不全、胆道阻塞者禁用
不良反应	如按推荐剂量每日或隔日给药，利福平耐受性好，严重不良反应少见。多见消化道反应：厌食、恶心、呕吐、上腹部不适、腹泻等胃肠道反应，但均能耐受。肝毒性为主要不良反应：在疗程最初数周内，少数患者可出现 ALT 及 AST 升高，肝大和黄疸。变态反应：大剂量间歇疗法后偶可出现“流感样症候群”，表现为畏寒、寒战、发热、不适、呼吸困难、头晕、嗜睡及肌肉疼痛等，发生频率与剂量大小及间歇时间有明显关系。偶可发生急性溶血或肾衰竭，目前认为其产生机制属过敏反应。可出现血小板减少性紫癜，溶血性贫血，常出现于利福平间歇给药者，常于用药后 2~3 小时出现，停药后血小板和红细胞可自行恢复。应避免使用大剂量利福平间歇治疗，使用利福平者每月监测周围血象
药典	Chin. P.、BP、Jpn. P.、Eur. P.
国家处方集	CNFC
其他推荐依据	
■ 药品名称	**吡嗪酰胺　Pyrazinamide**
适应证	本品仅对分枝杆菌有效，与其他抗结核药（如链霉素、异烟肼、利福平及乙胺丁醇）联合用于治疗结核病
制剂与规格	吡嗪酰胺片[保(甲)]：①0.25g[基]；②0.5g 吡嗪酰胺胶囊[基,保(甲)]：0.25g
用法与用量	如临床需要，根据《实用小儿结核病学（2006）》推荐：一日 20~30mg/kg，顿服或分 2~3 次口服，儿童一日最大量不超过 1.5g
注意事项	1. 交叉过敏，对乙硫异烟胺、异烟肼、烟酸或其他化学结构相似的药物过敏患者可能对吡嗪酰胺也过敏 2. 糖尿病、痛风或严重肝功能减退者慎用 3. 使血尿酸增高，可引起急性痛风发作，需定时测定 4. 对诊断的干扰：可与硝基氰化钠作用产生红棕色，影响尿酮测定结果；可使 AST 及 ALT、血尿酸浓度测定值增高 5. 本药具有较大的毒性，儿童应慎用，若必须应用时应充分权衡利弊后决定
禁忌	对本品过敏者禁用
不良反应	发生率较高者：关节痛（由于高尿酸血症引起，常轻度，有自限性）；发生率较少者：食欲缺乏、发热、乏力或软弱、眼或皮肤黄染（肝毒性），畏寒；偶见过敏反应
药典	Chin. P.、USP、BP、Jpn. P.
国家处方集	CNFC
其他推荐依据	

续 表

■ 药品名称	乙胺丁醇 Ethambutol
适应证	1. 联合治疗结核杆菌所致的肺结核 2. 结核性脑膜炎及非结核分枝杆菌感染的治疗
制剂与规格	盐酸乙胺丁醇片[基,保(甲)]：0.25g 盐酸乙胺丁醇胶囊[基,保(甲)]：0.25g
用法与用量	口服：13 岁以上儿童，与其他抗结核药合用治疗儿童结核病或非结核分枝杆菌感染，一日 15~25mg/kg，一次顿服
注意事项	1. 痛风、视神经炎、肾功能减退者慎用 2. 治疗期间应检查：①眼部，视野、视力、红绿鉴别力等，在用药前、疗程中应注意监测，尤其是疗程长，一日剂量超过 15mg/kg 的患者；②本品可使血清尿酸浓度增高，引起痛风发作，应定期测定 3. 可与食物同服，一日剂量宜一次顿服 4. 单用时可迅速产生耐药性，必须与其他抗结核药联合应用 5. 肝或肾功能减退的患者，本品血药浓度可能增高，半衰期延长。有肾功能减退的患者应用时需减量 6. 婴幼儿因不能主诉和配合检查视力最好不用本药
禁忌	对本品过敏者、已知视神经炎患者、乙醇中毒者以及 13 岁以下儿童应用时应充分权衡利弊后决定
不良反应	1. 常见视物模糊、眼痛、红绿色盲或视力减退、视野缩小（视神经炎一日剂量 25mg/kg 以上时易发生）。视力变化可为单侧或双侧 2. 少见畏寒、关节肿痛（趾、踝、膝关节）、病变关节表面皮肤发热发紧感（急性痛风、高尿酸血症） 3. 罕见皮疹、发热、关节痛等过敏反应；或麻木，针刺感、烧灼痛或手足软弱无力（周围神经炎）
药典	Chin. P. 、USP、BP、Jpn. P.
国家处方集	CNFC
其他推荐依据	
■ 药品名称	链霉素 Streptomycin
适应证	1. 与其他抗结核药联合用于结核分枝杆菌所致各种结核病，或其他敏感分枝杆菌感染 2. 单用于治疗土拉菌病或与其他抗菌药物联合用于鼠疫、腹股沟肉芽肿、布鲁菌病、鼠咬热等的治疗 3. 与青霉素或氨苄西林联合治疗草绿色链球菌或肠球菌所致的心内膜炎
制剂与规格	注射用硫酸链霉素[基,保(甲)]：①0.75g（75 万 U）；②1g（100 万 U）
用法与用量	肌内注射： 1. 其他感染。一日 15~25mg/kg，分 2 次给药 2. 结核病，与其他抗结核药联用，按 20mg/kg，一日 1 次；一日最大量不超 0.75g
注意事项	1. 交叉过敏，对一种氨基糖苷类过敏的患者可能对其他氨基糖苷类也过敏

续　表

	2. 慎用：①失水，可使血药浓度增高，易产生毒性反应；②第Ⅷ对脑神经损害，因本品可导致前庭神经和听神经损害；③重症肌无力，因本品可引起神经肌肉阻滞作用，导致骨骼肌软弱；④肾功能损害，因本品具有肾毒性 3. 疗程中应定期进行下列检查：①尿常规和肾功能；②听力 4. 儿童，尤其早产儿及新生儿，因其肾脏组织尚未发育完全，使本类药物的半衰期延长，药物易在体内积蓄而产生毒性反应，故在新生儿、幼儿中应慎用。必要用时最好监测血药浓度，并据此调整剂量
禁忌	对链霉素或其他氨基糖苷类过敏的患者
不良反应	1. 影响前庭功能时可有步履不稳、眩晕等症状；影响听神经出现听力减退、耳鸣、耳部饱满感。少数患者停药后仍可发生听力减退、耳鸣、耳部饱满感等耳毒性症状，应引起注意 2. 血尿，排尿次数减少或尿量减少、食欲缺乏、口渴等肾毒性症状，少数可产生血液中尿素氮及肌酐值增高 3. 部分患者可出现面部或四肢麻木、针刺感等周围神经炎症状 4. 偶可发生视力减退（视神经炎），嗜睡、软弱无力、呼吸困难等神经肌肉阻滞症状 5. 偶可出现皮疹、瘙痒、红肿
药典	Chin. P.、USP、BP、Jpn. P.
国家处方集	CNFC
其他推荐依据	
■ 药品名称	对氨基水杨酸钠　Sodium Aminosalicylate
适应证	联合治疗结核分枝杆菌所致的肺及肺外结核病
制剂与规格	对氨基水杨酸钠肠溶片[基,保(甲)]：0.5g 对氨基水杨酸钠片[保(甲)]：0.5g 注射用对氨基水杨酸钠[保(甲)]：①2g[基]；②4g
用法与用量	1. 口服：一日 0.15~0.20g/kg，分 3~4 次服 2. 静脉滴注：剂量同口服量，临用前加注射用水适量使溶解后再用 5%葡萄糖注射液 500ml 稀释（遮光），2~3 小时滴完
注意事项	1. 交叉过敏反应：对其他水杨酸类包括水杨酸甲酯（冬青油）或其他含对氨基苯基团（如某些磺胺药和染料）过敏的患者本品亦可呈过敏 2. 对诊断的干扰：使硫酸铜法测定尿糖出现假阳性；使尿液中尿胆原测定呈假阳性反应；使 ALT 和 AST 的正常值增高 3. 慎用：充血性心力衰竭、胃溃疡、葡萄糖-6-磷酸脱氢酶（G-6-PD）缺乏症、严重肝或肾功能损害患者 4. 儿童严格按用法、用量服用
禁忌	对本品过敏者禁用
不良反应	常见食欲缺乏、恶心、呕吐、腹痛、腹泻、关节酸痛；过敏反应有瘙痒、皮疹、药物热、哮喘、嗜酸性粒细胞增多；少见胃溃疡及出血、血尿、蛋白尿、肝功损害及粒细胞减少
药典	Chin. P.、BP、Eur. P.
国家处方集	CNFC

续 表

其他推荐依据	
■ 药品名称	**氨苯砜 Dapsone**
适应证	1. 用于联合治疗由麻风分枝杆菌引起的各种类型麻风和疱疹样皮炎 2. 脓疱性皮肤病、类天疱疮、坏死性脓皮病、复发性多软骨炎、环形肉芽肿、系统性红斑狼疮的某些皮肤病变、放线菌性足分枝菌病、聚会性痤疮、银屑病、带状疱疹 3. 与甲氧苄啶联合治疗卡氏肺孢子菌感染 4. 与乙胺嘧啶联合预防氯喹耐药性疟疾；与乙胺嘧啶和氯喹三者联合预防间日疟
制剂与规格	氨苯砜片[基,保(甲)]：①50mg；②100mg 氨苯砜凝胶：5%
用法与用量	口服： 1. 抑制麻风：多与其他抗麻风药合用，一次 0.9~1.4mg/kg，一日 1 次 2. 治疗疱疹样皮炎：开始一次 2mg/kg，一日 1 次，如症状未完全控制，可逐渐增加剂量，待病情控制后减至最小有效量。由于本品有蓄积作用，故每服药 6 日停药 1 日，每服药 10 周停药 2 周
注意事项	1. 下列情况应慎用：严重贫血、葡萄糖-6-磷酸脱氢酶（G-6-PD）缺乏、变性血红蛋白还原酶缺乏症、肝及肾功能减退、胃与十二指肠溃疡及有精神病史者 2. 交叉过敏：砜类药物之间存在交叉过敏现象。此外，对磺胺类、呋塞米类、噻嗪类、磺酰脲类以及碳酸酐酶抑制药过敏的患者亦可能对本品发生过敏 3. 随访检查：①血常规计数，用药前和治疗第 1 个月中 1 周 1 次，以后每月 1 次，连续 6 个月，以后每半年 1 次；②G-6-PD 测定，如为 G-6-PD 缺乏者则本品应慎用，应用时需减量；③治疗中患者发生食欲缺乏、恶心或呕吐时应做肝功能测定，如有肝脏损害，应停用本品；④肾功能减退者在治疗中应定期测定肾功能，并适当调整剂量，如肌酐清除率低于每分钟 10ml 时需测定血药浓度，无尿患者应停用 4. 应与利福平、氯法齐明、乙硫异烟胺、丙硫异烟胺、氧氟沙星、米诺环素、克拉霉素等联合应用 5. 皮损查菌阴性者疗程 6 个月；阳性者至少 2 年或用药至细菌转阴。治疗未定型和结核样麻风需持续 3 年，非结核型麻风需 2~10 年，瘤型麻风需终身服药 6. 快乙酰化型患者本品的血药浓度可能很低，慢乙酰化型患者本品的血药浓度可能较高，均需调整剂量 7. 用药过程中如出现新的或中毒性皮肤反应，应迅速停用。但出现麻风反应状态时不需停药 8. 治疗中如出现严重“可逆性”反应（Ⅰ型）或神经炎时，应合用大剂量肾上腺皮质激素 9. 治疗疱疹样皮炎时，应服用无麸质饮食，连续 6 个月，本品剂量可减少 50%或停用 10. 氨苯砜可在乳汁中达有效浓度，对新生儿有预防作用。但砜类药物在 G-6-PD 缺乏的新生儿中可能引起溶血性贫血
禁忌	对本品及磺胺类药过敏者、严重肝功能损害和精神障碍者禁用
不良反应	1. 多见背痛、腿痛、胃痛、食欲缺乏；皮肤苍白、发热、溶血性贫血；皮疹、异常乏力或软弱；变性血红蛋白血症。少见皮肤瘙痒、剥脱性皮炎、精神紊乱、周围神经炎；咽痛、粒细胞减低或缺乏；砜类综合征或肝脏损害等 2. 下列症状如持续存在需引起注意：眩晕、头痛、恶心、呕吐
药典	Chin. P.、USP、BP

续　表

国家处方集	CNFC
其他推荐依据	

第十七节　抗真菌与抗寄生虫药

■ 药品名称	两性霉素 B　Amphotericin B
抗菌谱与适应证	用于敏感真菌所致的深部真菌感染，如血流感染、心内膜炎、脑膜炎（隐球菌及其他真菌）、腹腔感染（包括与透析相关者）、肺部感染、尿路感染和眼内炎等
制剂与规格	注射用两性霉素 B[基,保(甲)]：①5mg（5000U）；②25mg（2.5 万 U）；③50mg（5 万 U） 注射用两性霉素 B 脂质体（AMBL）[保(乙)]：①2mg（2000U）；②10mg（1 万 U）；③50mg（5 万 U）；④100mg（10 万 U）
用法与用量	1. 注射用两性霉素 B（AMB）。①静脉滴注，滴注液的药物浓度不超过 10mg/100ml，避光缓慢静脉滴注，一次滴注时间需 6 小时以上，稀释用葡萄糖注射液的 pH 应在 4.2 以上。根据 BNFC（2010-2011）推荐：新生儿，1mg/kg，一日 1 次（初始剂量为一日 0.1mg/kg），7 天后可减至 1mg/kg，隔日 1 次。1 月龄至 18 岁，开始时按一日 0.1mg/kg 给药，以后逐渐增至一日 0.25mg/kg（周期应超过 2~4 天），如果可耐受则继续加量至一日 1mg/kg。严重感染，可增加剂量至 1.5mg/（kg·d）或 1.5mg/kg，隔日 1 次，需要长期治疗时，剂量应不低于一日 0.25mg/kg 并逐渐增加。②鞘内给药。根据 BNFC（2010-2011）推荐：首次 0.05~0.10mg，以后渐增至一次 0.5mg，最大量一次不超过 1mg，一周给药 2~3 次，总量 15mg 左右。鞘内给药时宜与小剂量地塞米松或琥珀酸氢化可的松同时给予，并需用脑脊液反复稀释药液，边稀释边缓慢注入以减少不良反应。鞘内注射液的药物浓度不可高于 25mg/100ml，pH 应在 4.2 以上。③局部用药：超声雾化吸入时本品浓度为 0.01%~0.02%，一日吸入 2~3 次，一次吸入 5~10ml；持续膀胱冲洗时一日以两性霉素 B 5mg 加入 1000ml 灭菌注射用水中，按每小时注入 40ml 速度进行冲洗，共用5~10日 2. 两性霉素 B 脂质体（AMBL）：静脉滴注，起始剂量一日 0.1mg/kg，以后一日 1mg/kg，逐日递增至一日 3mg/kg，严重感染，可增加剂量至一日 5mg/kg。肝功能损害者无需减量
注意事项	1. 本品毒性较大，不良反应多，其含脂复合制剂因其药动学特性而肾毒性有所降低。因此，本品含脂复合制剂适用于不能耐受两性霉素 B 引起的肾毒性、或用后出现严重毒性反应的患者。其中两性霉素 B 胆固醇复合体（ABCD）尚可适用于中性粒细胞缺乏患者发热疑为真菌感染的经验治疗 2. 下列情况应慎用或避免用本品：①肾功能重度减退时，其半衰期仅轻度延长。肾功能轻、中度损害的患者如病情需要仍可选用；重度肾功能损害者则需延长给药间期或减量应用，应用最小有效量；②可致肝毒性，肝病患者应避免应用本品 3. 治疗期间定期随访血、尿常规、肝及肾功能、血钾、心电图等，如血尿素氮或血肌酐明显升高时，需减量或暂停治疗，直至肾功能恢复 4. 中断治疗 7 日以上需恢复使用本品者，应自小剂量（0.25mg/kg）开始逐渐增加至所需剂量 5. 本品宜缓慢避光滴注，每剂滴注时间至少 6 小时

续 表

	6. 药液静脉滴注时应避免外漏，因其可致局部刺激 7. 儿童静脉及鞘内给药剂量以体重计算均同成人，应限用最小有效剂量
禁忌	对两性霉素 B 过敏及严重肝病患者禁用
不良反应	1. 静脉滴注过程中或静脉滴注后发生寒战、高热、严重头痛、食欲缺乏、恶心、呕吐，有时可出现血压下降、眩晕等 2. 可出现不同程度的肾功能损害，尿中可出现红细胞、白细胞、蛋白和管型、血尿素氮和肌酐增高，肌酐清除率降低，也可引起肾小管性酸中毒 3. 低钾血症 4. 血液系统毒性反应有正常红细胞性贫血，偶可有白细胞或血小板减少 5. 肝毒性，较少见，可致肝细胞坏死，急性肝衰竭亦有发生 6. 静脉滴注过快时可引起心室颤动或心搏骤停。电解质紊乱亦可导致心律失常。滴注时易发生血栓性静脉炎 7. 鞘内注射可引起严重头痛、发热、呕吐、颈项强直、下肢疼痛及尿潴留等，严重者可发生下肢截瘫等 8. 过敏性休克、皮疹等变态反应偶有发生
药典	Chin. P. 、USP、Jpn. P. 、Eur. P.
国家处方集	CNFC
其他推荐依据	
■ 药品名称	氟康唑 Fluconazole
抗菌谱与适应证	1. 系统性念珠菌病包括念珠菌血症、播散性念珠菌病和其他类型的侵袭性念珠菌感染，侵袭性感染包括腹膜、心内膜、眼、肺和尿路感染。可用于恶性肿瘤、重症监护患者、接受细胞毒或免疫抑制药治疗，或有其他易感因素的念珠菌感染患者 2. 隐球菌病包括隐球菌脑膜炎和其他部位的隐球菌感染（如肺部、皮肤）。可用于免疫功能正常的患者、艾滋病患者及器官移植或其他原因引起免疫功能抑制的患者。氟康唑可用于艾滋病患者隐球菌病的维持治疗，以防止其复发 3. 黏膜念珠菌病包括口咽部、食管、非侵袭性支气管肺部感染，念珠菌菌尿症，皮肤黏膜和口腔慢性萎缩性念珠菌病（牙托性口疮）。可用于机体防御功能正常者和免疫功能缺陷患者的治疗。可用于防止艾滋病患者口咽部念珠菌病的复发 4. 经细胞毒药物化疗或放疗后恶性肿瘤易感者预防真菌感染 5. 免疫功能正常者的地方性深部真菌病，如球孢子菌病，类球孢子菌病，孢子丝菌病和组织胞浆病
制剂与规格	氟康唑片[保(甲)]：①50mg[基]；②100mg[基]；③150mg；④200mg 氟康唑胶囊[保(甲)]：①50mg[基]；②100mg[基]；③150mg 氟康唑注射液[保(乙)]：①50ml：100mg；②100ml：200mg[基] 氟康唑分散片[保(甲)]：①50mg[基]；②0. 1g[基]；③0. 15g 氟康唑颗粒剂[保(乙)]：①1g：50mg；②2g：100mg
用法与用量	16 岁以下儿童使用本品的资料有限，因此，除非必须使用本品者，不推荐将本品用于儿童。儿童一日最高剂量不应超过成人一日最高剂量。黏膜念珠菌病：4 周以上的婴儿或儿童，氟康唑一日推荐剂量为 3mg/kg。为能更迅速地达到稳态浓度，第 1 天可给予 6mg/kg 饱和剂量，疗程 7~14 天。其他黏膜感染如食管炎，念珠菌尿以及非侵袭性念珠菌感染 14~30 天疗程。新生儿氟康唑自体内排出缓慢，小于 2 周的患儿剂量同上，但应每 72 小时给药 1 次

续　表

	出生后3~4周的患儿，给予相同剂量，每48小时给药1次。系统性念珠菌病和隐球菌感染：根据疾病的严重程度，一日推荐剂量为6~12mg/kg，最大量一日600mg。小于2周的新生儿剂量一次6mg/kg，但应每72小时给药1次。出生后3~4周的患儿，给予相同剂量，每48小时给药1次。对接受多剂量氟康唑治疗的肾功能受损患者（包括儿童），首剂可给予饱和剂量50~400mg。氟康唑可口服给药，也可以静脉滴注，给药途径应根据患者的临床状态确定。从静脉给药改为口服给药时，不需要改变每日用药剂量。氟康唑注射液由氯化钠注射液配制而成，每200mg（每瓶200mg/100ml）中分别含15mmol钠离子和氯离子。由于氟康唑注射液为盐水稀释液，对需要限制钠盐或液体摄入量的患者，应考虑液体输注的速率
注意事项	1. 与其他吡咯类药物可发生交叉过敏反应，因此对任何一种吡咯类药物过敏者都应禁用氟康唑 2. 需定期监测肝肾功能，用于肝肾功能减退者需减量应用 3. 在免疫缺陷者中的长期预防用药，已导致念珠菌属等对氟康唑等吡咯类抗真菌药耐药性的增加，应避免无指征预防用药 4. 治疗过程中可发生轻度一过性AST及ALT升高，偶可出现严重肝毒性，包括致死性肝毒性，主要发生在有严重基础疾病。停用氟康唑后，肝毒性通常是可逆的。氟康唑使用过程中肝功能异常的患者，应密切监测患者肝功能。如出现了肝损害加重时，应停用氟康唑。与肝毒性药物合用、需服用氟康唑2周以上或接受高于常用剂量的本品时，可使肝毒性的发生率增高，需严密观察 5. 偶有患者出现剥脱性皮炎，如Stevens-Johnson综合征及中毒性表皮坏死溶解症等，应立即停用氟康唑 6. 某些唑类抗真菌药包括氟康唑，与心电图中QT间期延长有关。有发生QT间期延长和尖端扭转型室速的报道。已有潜在引起心律失常病情的患者，应慎用氟康唑
禁忌	对本品或其他吡咯类药物有过敏史者禁用。接受氟康唑治疗的患者禁止同时服用西沙必利；接受氟康唑一日400mg或更高剂量治疗的患者禁止同时服用特非那丁
不良反应	氟康唑通常耐受性良好。常见的不良反应如下： 1. 神经系统异常：头痛。皮肤及皮下组织异常：皮疹 2. 胃肠道异常：腹痛、腹泻、胃肠胀气、恶心 3. 肝胆系统异常：肝毒性，包括罕见的致死性肝毒性病例，碱性磷酸酶升高，胆红素升高和SGOT及SGPT升高
药典	Chin. P.、USP、BP、Jpn. P.
国家处方集	CNFC
其他推荐依据	
■ 药品名称	**伊曲康唑　Itraconazole**
抗菌谱与适应证	系统性真菌感染：系统性曲霉病及念珠菌病、隐球菌病（包括隐球菌性脑膜炎）、组织胞浆菌病、孢子丝菌病、巴西副球孢子菌病、芽生菌病和其他各种少见的系统性或热带真菌病
制剂与规格	伊曲康唑胶囊[基,保(乙)]：0.1g 伊曲康唑分散片[基,保(乙)]：0.1g 伊曲康唑口服溶液[基,保(乙)]：150ml：1.5g 伊曲康唑注射液[基,保(乙)]：25ml：0.25g

续 表

用法与用量	口服液用于轻度深部真菌病的治疗或其他抗真菌药物的序贯治疗，或免疫缺陷患儿的长期预防治疗。根据 BNFC（2010-2011）和国内临床报道，在必须应用时，推荐剂量为一日 5mg/kg，6 个月以上，2 岁以下的患儿，可增加 2 倍剂量。静脉制剂第 1、2 天，2.5mg/kg，一日 2 次，以后改为一日 1 次，静脉用药不超过 14 天。最大剂量均不超过一日 200mg
注意事项	1. 对持续用药超过 1 个月者及治疗过程中如出现厌食、恶心、呕吐、疲劳等，建议检查肝功能。如果出现异常，应停止用药 2. 肝功能异常患者慎用（除非治疗的必要性超过肝损伤的危险性）。肝硬化患者，使用时应考虑调整剂量，并监测肝酶 3. 当发生神经系统症状时应终止治疗 4. 对肾功能不全患者，患者肌酐清除率每分钟< 30ml 时，不得使用静脉给药 5. 对有充血性心力衰竭危险因素的患者，应谨慎用药，并严密监测。对患有充血性心力衰竭或有充血性心力衰竭病史的患者，应权衡利弊使用。严重的肺部疾病，如慢性阻塞性肺病；肾衰竭和其他水肿性疾病者慎用 6. 钙通道阻滞药具有负性肌力作用，合并使用时需多加注意 7. 如果发生可能与伊曲康唑注射液有关的神经病变时，应当停药 8. 对其他唑类药物过敏的患者使用伊曲康唑注射液时应慎重 9. 伊曲康唑注射液只能用随包装提供的 50ml 0.9%氯化钠注射液稀释 10. 儿童的临床资料有限，一般不用于儿童患者，除非权衡利弊确认利大于弊
禁忌	1. 禁用于已知对伊曲康唑及辅料过敏的患者 2. 注射液禁用于不能注射 0.9%氯化钠注射液的患者 3. 注射液禁用于肾功能损伤患者肌酐清除率每分钟< 30ml 者 4. 禁止与特非那定、阿司咪唑、咪唑斯汀、西沙必利、多非利特、奎尼丁、匹莫齐特、口服咪达唑仑、经 CYP3A4 代谢的羟甲戊二酰辅酶 A 还原酶抑制药等合用
不良反应	1. 常见厌食、恶心、腹痛和便秘。较少见的不良反应包括头痛、可逆性 ALT 及 AST 升高、月经紊乱、头晕和过敏反应（如瘙痒、红斑、风团和血管性水肿）。有个例报道出现 Stevens-Johnson 综合征（重症多形性红斑） 2. 已有潜在病理改变并同时接受多种药物治疗的大多数患者，长疗程治疗时可见低钾血症、水肿、肝炎和脱发等症状
药典	Chin. P.、USP、BP、Jpn. P.
国家处方集	CNFC
其他推荐依据	
■ 药品名称	**伏立康唑 Voriconazole**
抗菌谱与适应证	1. 侵袭性曲霉病 2. 对氟康唑耐药的念珠菌病作为备选用药 3. 由足放线病菌属和镰孢霉属引起的严重感染 4. 应主要用于治疗进展性、可能威胁生命的感染患者
制剂与规格	伏立康唑片[保(乙)]：①50mg；②200mg 伏立康唑干混悬剂：45g∶3g 注射用伏立康唑[保(乙)]：200mg

续　表

用法与用量	因为安全性和有效性数据尚不充分，不推荐2岁以下儿童使用本品。根据国家处方集和国内儿科临床实践2~12岁的儿童中推荐的维持用药方案见下表。尚未对肝功能或肾功能不全的2~12岁的儿童患者应用本品进行研究。如果儿童患者不能耐受7mg/kg一日2次的静脉用药，根据群体药代动力学分析和以往的临床经验，可以考虑从7mg/kg减量到4mg/kg一日2次。这个剂量相当于成年人中3mg/kg一日2次的暴露量。本品在青少年（12~16岁）中的用药剂量应同成人
注意事项	1. 已知对其他唑类药物过敏者慎用 2. 极少数使用者发生了尖端扭转性室性心动过速，伴有心律失常危险因素的患者需慎用 3. 治疗前或治疗期间应监测血电解质，如有电解质紊乱应及时纠正 4. 连续治疗超过28日者，需监测视觉功能，包括视敏度、视力范围以及色觉 5. 伴有严重基础疾病（主要为恶性血液病）的患者可发生肝毒性反应，包括肝炎和黄疸，也可发生在无确定危险因素的患者中。停药后即能好转。治疗过程中需检测肝功能，一旦发生肝功能损害，应考虑停药。轻度到中度肝硬化者（Child-Pugh A和B）的负荷剂量不变，但维持剂量减半。严重肝功能不全的患者应慎用本品 6. 片剂应在餐后或餐前至少1小时服用，其中含有乳糖成分，先天性的不能耐受半乳糖者、Lapp乳糖酶缺乏或葡萄糖一半乳糖吸收障碍者不宜应用片剂 7. 在治疗中患者出现皮疹需严密观察，如皮损进一步加重则需停药。用药期间应避免强烈的、直接的阳光照射 8. 用药期间必须监测肾功能（主要为血肌酐）。中度到严重肾功能减退（肌酐清除率每分钟< 50ml）的患者，不宜应用注射剂，但仍可选用口服制剂 9. 伏立康唑可经血液透析清除，清除率为每分钟121ml。4小时的血液透析仅能清除少许药物，无需调整剂量 10. 禁止与CYP3A4底物如特非那定、阿司咪唑、西沙必利、匹莫齐特或奎尼丁合用，因为伏立康唑可使上述药物的血浓度增高，从而导致QT间期延长，并且偶见尖端扭转性室性心动过速
禁忌	已知对伏立康唑或任何一种赋形剂有过敏史者
不良反应	1. 常见视觉障碍、发热、皮疹、恶心、呕吐、腹泻、头痛、败血症、周围性水肿、腹痛以及呼吸功能紊乱、肝功能试验值增高 2. 少见过敏反应、虚弱、背痛、注射部位疼痛、房性心律失常、心房颤动、完全性房室传导阻滞、二联率、心动过缓、束支传导阻滞、期外收缩、QT间期延长、室上性心动过速、厌食、便秘、消化不良、腹胀、胃肠炎、齿龈炎、舌炎、肾上腺皮质功能不全、胃炎、甲状腺功能降低、粒细胞缺乏症、贫血、出血时间延长、发绀、血栓性血小板减少性紫癜、蛋白尿、尿素氮增高、肌酐磷酸激酶增高、高血钾、高镁血症、高钠血症、高尿酸血症、关节痛、肌痛、肌无力、激动、张力过高、感觉减退、失眠、眩晕、咳嗽增加、鼻出血、咽炎、声音改变、血管性水肿、接触性皮炎、光敏性皮肤反应、皮肤出汗、荨麻疹、耳聋、耳痛、眼痛、眼干、味觉异常、排尿困难、少尿、尿潴留
药典	Chin. P.、USP、BP、Jpn. P.
国家处方集	CNFC
其他推荐依据	
■ 药品名称	卡泊芬净　Caspofungin
抗菌谱与适应证	根据对3月龄至17岁的儿童患者药代学数据研究，支持本品在儿童中应用，其适应证为：

续 表

	1. 对于发热，中性粒细胞减少症并怀疑为真菌感染的患者进行经验治疗 2. 治疗中性粒细胞减少症或非中性粒细胞减少症患者的侵袭性念珠菌病，包括念珠菌血症 3. 治疗念珠菌病所致的食管炎、菌血症、腹腔内脓肿、腹腔感染、肠腔感染 4. 治疗难治性或对其他药物无效或不能耐受的侵袭性曲霉菌病患者
制剂与规格	注射用醋酸卡泊芬净[基,保(乙)]：①50mg；②70mg
用法与用量	在儿童患者（3月龄至17岁）中，本品需要大约1小时经静脉缓慢地输注给药，给药剂量应当根据患者的体表面积（参见本品儿童用药说明，Mosteller公式）。对于所有适应证，第1天都应当给予70mg/m^{2}的单次负荷剂量（日实际剂量不超过70mg），之后给予50mg/m^{2}的日剂量（日实际剂量不超过70mg）。疗程可以根据适应证进行调整。如果50mg/m^{2}的日剂量无法获得满意临床反应，但是患者又能很好地耐受，可以将日剂量增加到70mg/m^2（日实际剂量不超过70mg）。尽管70mg/m^{2}的日剂量能否提高药效尚缺乏证据，但是有限的安全性数据显示，日剂量提升至70mg/m^{2}仍能被很好地耐受。在儿童患者中，当本品和代谢诱导剂（如利福平、依法韦仑、奈韦拉平、苯妥英、地塞米松或卡马西平）联合使用时，本品的日剂量可调整到70mg/m^2（日实际剂量不超过70mg）。根据BNFC（2010-2011）推荐：1~3月龄，25mg/m^2，一日1次。3月龄至1岁，50mg/m^2，一日1次
注意事项	有关本品有效性和安全性的前瞻性临床试验，在新生儿和3月龄以下婴儿中尚缺乏充分研究。本品尚未在儿童中对由念珠菌引起的心内膜炎、骨髓炎和脑膜炎进行研究。本品作为儿童患者侵袭性曲霉菌病的初始治疗，也未进行研究。在儿童患者中，药代学数据的回归分析结果显示，联合使用地塞米松和本品可引起卡泊芬净谷浓度有临床意义的下降
禁忌	对本品中任何成分过敏的患者禁用
不良反应	1. 常见发热、头痛、腹痛、疼痛、恶心、腹泻、呕吐、AST、ALT升高、贫血、静脉炎/血栓性静脉炎。静脉输注并发症、皮肤皮疹、瘙痒等 2. 实验室检查异常：低白蛋白、低钾、低镁血症、白细胞减少、嗜酸性粒细胞增多、血小板减少、中性粒细胞减少、尿中红细胞增多、部分凝血激酶时间延长、血清总蛋白降低、尿蛋白增多、凝血酶原时间延长、低钠、尿中白细胞增多及低钙
药典	
国家处方集	CNFC
其他推荐依据	
■ 药品名称	氟胞嘧啶 Flucytosine
抗菌谱与适应证	深部隐球菌以及念珠菌感染
制剂与规格	氟胞嘧啶片[保(乙)]：①0.25g；②0.5g 氟胞嘧啶注射液[保(乙)]：250ml：2.5g
用法与用量	根据BNFC（2010-2011）推荐如下： 1. 新生儿：50mg/kg，每12小时1次 2. 婴儿或儿童：50mg/kg，每6小时1次。对于极其敏感真菌，25.0~37.5mg/kg，每6小时1次，治疗一般不超过7天，对于隐球菌脑膜炎，疗程至少4个月 3. 肾功能不全：①轻度，常规剂量，每12小时1次；②中度：常规剂量，每24小时1次；③重度：常规剂量，每24~28小时1次 4. 肝功能不全：不需减少剂量

续 表

注意事项	1. 本品慎用于：①骨髓抑制、血液系统疾病或同时应用骨髓抑制药治疗的患者；②肝功能损害者；③肾功能损害者，尤其是同时应用两性霉素 B 或其他肾毒性药物治疗时 2. 用药期间应进行如下检查：①需定期检查周围血象；②定期检查血清氨基转移酶、碱性磷酸酶和血胆红素等；③肾功能，定期测定尿常规、血尿素氮和血肌酐；根据病情需要（如肾功能减退者）监测血药浓度，血药浓度以 40~60μg/ml 为宜，最高不宜超过 80μg/ml，否则易出现血液及肝脏的不良反应
禁忌	严重肾功能不全及对本品过敏患者禁用
不良反应	1. 可致恶心、呕吐、厌食、腹痛、腹泻等胃肠道反应 2. 皮疹、嗜酸性粒细胞增多等变态反应 3. 可发生肝毒性反应，一般表现为 ALT 及 AST 一过性升高，偶见血清胆红素升高 4. 可致白细胞或血小板减少，偶可发生全血细胞减少，骨髓抑制和再生障碍性贫血。合用两性霉素 B 者较单用本品为多见，此不良反应的发生与血药浓度过高有关 5. 偶可发生暂时性神经精神异常，表现为精神错乱、幻觉、定向力障碍和头痛、头晕等
药典	Chin. P.、USP、BP、Jpn. P.
国家处方集	CNFC
其他推荐依据	
■ 药品名称	**制霉菌素（制霉素） Nystatin（Nysfung）**
抗菌谱与适应证	1. 口服用于治疗消化道念珠菌病 2. 局部用于治疗阴道念珠菌病、皮肤念珠菌感染等 3. 局部用于口腔念珠菌病。也可用于难愈的口腔黏膜损害如天疱疮、糜烂型口腔扁平苔藓等，配合糖皮质激素局部制剂
制剂与规格	制霉菌素片：①10 万 U；②25 万 U；③50 万 U 制霉菌素阴道泡腾片：10 万 U 制霉菌素口含片：10 万 U 制霉菌素阴道栓：10 万 U 制霉菌素软膏：①1g∶10 万 U；②1g∶20 万 U 制霉菌素糊：1g∶10 万 U
用法与用量	1. 口服，治疗口腔念珠菌、肠道和食管念珠菌病，根据国家处方集推荐：小儿按一日 5 万~10 万 U/kg，分 3~4 次服用，疗程一般 7 天或病变消退后 2 天，建议餐后服用 2. 外用：用于阴道念珠菌感染或真菌性外阴道炎，应用阴道片或栓剂一次 1 枚，一日 1~2 次。用于皮肤念珠菌感染，应用软膏剂，一次 1~2g 或适量涂敷，一日 1~2 次 3. 用于口腔科念珠菌感染，取适量糊剂涂布，2~3 小时 1 次，涂布后可咽下。口含片一次 1~2 片，一日 3 次
注意事项	1. 本品对系统性真菌感染无治疗作用 2. 5 岁以下儿童不推荐使用 3. 本品混悬剂在室温中不稳定，临用前宜新鲜配制并于短期用完
禁忌	对本品过敏者禁用
不良反应	口服较大剂量时可发生腹泻、恶心、呕吐和上腹疼痛等消化道反应，减量或停药后迅速消失。局部应用可引起过敏性接触性皮炎。个别患者阴道应用后可引起阴道白带增多

续 表

药典	Chin. P.、USP、BP、Jpn. P.
国家处方集	CNFC
其他推荐依据	
■ 药品名称	氯喹 Chloroquine
适应证	1. 用于治疗对氯喹敏感的恶性疟、间日疟及三日疟 2. 可用于疟疾症状的抑制性预防 3. 也可用于治疗肠外阿米巴病、结缔组织病、光敏感性疾病（如日晒红斑）等
制剂与规格	磷酸氯喹片[基,保(甲)]：①75mg（相当于氯喹 50mg）；②250mg（相当于氯喹 155mg） 磷酸氯喹注射液[保(甲)]：①2ml：129mg（相当于氯喹 80mg）；②2ml：250mg（相当于氯喹 155mg）；③5ml：250mg（相当于氯喹 155mg）；④5ml：322mg（相当于氯喹 200mg）[基]
用法与用量	1. 口服：①间日疟，口服首次剂量 10mg/kg（以氯喹计算，以下同），最大量不超过 600mg，6 小时后 5mg/kg 再服 1 次，第 2～3 日一日 5mg/kg；②肠外阿米巴病，第 1～2 日口服 10mg/kg（最大量不超过 600mg），分 2～3 次服，以后一日 5mg/kg，连服 2 周，休息 1 周后，可重复 1 个疗程 2. 静脉滴注：脑型疟患者第 1 日静脉滴注 18～24mg/kg（体重超过 60kg 者按 60kg 计算），第 2 日 12mg/kg，第 3 日 10mg/kg。浓度为每 0.5g 磷酸氯喹加入 10%葡萄糖溶液或 5%葡萄糖、0.9%氯化钠注射液 500ml 中，静脉滴注，速度为每分钟 12～20 滴。儿童须慎用静脉内给药
注意事项	1. 肝肾功能不全、心脏病、重型多型红斑、血卟啉病、银屑病及精神病患者慎用 2. 耐氯喹者效果不佳 3. 不宜作肌内注射，尤其是儿童易致心肌抑制。禁止静脉推注 4. 白细胞减至 4×10^9/L 以下应停药 5. 长期维持剂量以一日 250mg 或以下为宜，疗程不宜超过 1 年 6. 药物过量：急性氯喹中毒常是致死性的，其致死量可低至 50mg（基质）/kg，迅速出现恶心、呕吐、困倦，继之言语不清、激动、视力障碍，由于肺水肿而呼吸困难，甚至停止，还有心律不齐、抽搐及昏迷。应立即停药，并作对症处理，特别是维持心肺功能
禁忌	对本品过敏者禁用
不良反应	1. 氯喹用于治疗疟疾时，不良反应较少，口服一般可能出现的反应有：头晕、头痛、视物模糊、食欲缺乏、恶心、呕吐、腹痛、腹泻、皮肤瘙痒、皮疹，甚至剥脱性皮炎，耳鸣、烦躁等。反应大多较轻，停药后可自行消失 2. 在治疗肺吸虫病、华支睾吸虫病时，用药量大，疗程长，可能会有较重的反应，常见者为对眼的毒性，因氯喹可由泪腺分泌，并由角膜吸收，在角膜上出现弥漫性白色颗粒，停药后可消失 3. 氯喹相当部分在组织内蓄积，久服可致视网膜轻度水肿和色素聚集，出现暗点，影响视力，常为不可逆 4. 氯喹还可损害听力 5. 氯喹偶可引起窦房结的抑制，导致心律失常、休克，严重时可发生阿-斯综合征，而导致死亡 6. 氯喹尚可导致药物性精神病、白细胞减少、紫癜、银屑病、毛发变白、脱毛、神经肌肉痛、轻度短暂头痛等 7. 溶血、再障、可逆性粒细胞缺乏症、血小板减少等较为罕见

续　表

药典	Chin. P.、USP、BP
国家处方集	CNFC
其他推荐依据	
■ 药品名称	奎宁　Quinine
适应证	1. 用于治疗脑型疟疾和其他严重的恶性疟 2. 也可用于治疗间日疟
制剂与规格	硫酸奎宁片[保(甲)]：0.3g 二盐酸奎宁注射液[保(乙)]：①1ml：0.25g；②1ml：0.5g；③10ml：0.25g
用法与用量	1. 口服。①小儿用于治疗耐氯喹虫株所致的恶性疟时，小于1岁者一日0.1~0.2g，分2~3次服；②1~3岁为0.2~0.3g；③4~6岁为0.3~0.5g；④7~11岁为0.5~1.0g。疗程10日 2. 静脉滴注：二盐酸奎宁注射液严禁静脉注射。每次5~10mg/kg（最高量500mg），加入氯化钠注射液500ml中静脉滴注，4小时滴完，12小时后重复1次，病情好转后改口服
注意事项	1. 对于哮喘、心房纤颤及其他严重心脏疾患、葡萄糖-6-磷酸脱氢酶缺乏、重症肌无力、视神经炎患者和月经期均应慎用 2. 对诊断的干扰：奎宁可干扰17-羟类固醇的测定 3. 盐酸奎宁注射液严禁静脉注射
禁忌	对本品过敏者
不良反应	1. 一日用量超过1g或连用较久，常致金鸡纳反应，有耳鸣、头痛、恶心、呕吐，视力、听力减退等症状，严重者产生暂时性聋，停药后常可恢复 2. 24小时内剂量大于4g时，可直接损害神经组织并收缩视网膜血管，出现视野缩小、复视、弱视等 3. 大剂量中毒时，除上述反应加重外，还可抑制心肌、扩张外周血管而致血压骤降、呼吸变慢变浅、发热、烦躁、谵妄等，多死于呼吸麻痹 4. 奎宁致死量约8g 5. 少数患者对奎宁高度敏感，小量即可引起严重金鸡纳反应 6. 奎宁还可以引起皮疹、瘙痒、哮喘等 7. 静脉滴注应密切观察血压变化
药典	Chin. P.、USP、BP、Jpn. P.
国家处方集	CNFC
其他推荐依据	
■ 药品名称	葡萄糖酸锑钠　Sodium Stibogluconate
适应证	用于治疗利什曼原虫病
制剂与规格	葡萄糖酸锑钠注射液[基,保(甲)]：6ml（内含五价锑0.6g，约相当于葡萄糖酸锑钠1.9g）
用法与用量	肌内或静脉注射。儿童总剂量按120~150mg/kg（最大量以6500mg为限），分为6次，一日1次。全身情况较差者，一般每周注射2次，3周为1个疗程。对敏感性较差的虫株感染，可重复1~2个疗程，间隔10~14日。新近曾接受锑剂治疗者，可减少用量
注意事项	1. 肝功能不全者慎用

续　表

	2. 治疗过程中有出血倾向，体温突然上升或粒细胞减少、呼吸加速、剧烈咳嗽、水肿、腹水时，应暂停注射 3. 过期药物有变成三价锑的可能，不宜使用
禁忌	对本品过敏者；肺结核活动期，严重心、肝、肾疾病患者
不良反应	与三价锑相仿，但较少而轻，一般患者多能耐受： 1. 一般反应恶心、呕吐、腹痛、腹泻等消化道症状，偶见白细胞减少 2. 特殊反应：包括肌内注射局部痛、肌痛和关节僵直。后期出现心电图改变（如T波低平或倒置、QT间期延长等），为可逆性，但也可能为严重心律失常的前奏。肝、肾功能异常者应加强监测 3. 罕见休克和突然死亡
药典	Chin. P. 、BP
国家处方集	CNFC
其他推荐依据	
■ 药品名称	双碘喹啉　Diiodohydroxyquinoline
适应证	1. 治疗轻型或无明显症状的阿米巴痢疾 2. 与依米丁、甲硝唑合用，治疗急性阿米巴痢疾及较顽固病例
制剂与规格	双碘喹啉片：200mg
用法与用量	口服：儿童一次5~10mg/kg，一日3次，连服14~21日。重复治疗需间隔15~20日
注意事项	1. 肝、肾功能不全者慎用 2. 治疗期间可使蛋白结合碘的水平增高，故能干扰某些甲状腺功能试验 3. 对肠外阿米巴病（如阿米巴肝脓肿）无效
禁忌	对碘过敏者、甲状腺肿大者、严重肝肾疾病患者、神经紊乱者禁用
不良反应	1. 主要的不良反应为腹泻，但不常见，一般在治疗第2~3日开始，不需停药，数日后即可自行消失 2. 还可出现恶心、呕吐 3. 大剂量可致肝功能减退 4. 可见瘙痒、皮疹 5. 偶见发热、寒战、头痛和眩晕
药典	Chin. P.
国家处方集	CNFC
其他推荐依据	
■ 药品名称	吡喹酮　Praziquantel
适应证	广谱抗吸虫和绦虫药物。用于各种血吸虫病、华支睾吸虫病、并殖吸虫病、姜片虫病、绦虫病及囊虫病
制剂与规格	吡喹酮片[基,保(甲)]：0.2g

续　表

用法与用量	口服： 1. 治疗吸虫病。①血吸虫病：急性血吸虫病疗程总剂量为140mg/kg，分一日3次，连服4日。慢性血吸虫病采用总剂量60mg/kg的2日疗法，一日量分3次餐间服。②华支睾吸虫病：总剂量为120～150mg/kg，分一日3次，3日服完。③肺吸虫病：总剂量150～225mg/kg，分一日3次，连服3～5日。④姜片虫病：5mg/kg，顿服 2. 治疗绦虫病。①牛肉和猪肉绦虫病：10mg/kg，清晨顿服，1小时后服硫酸镁；②短小膜壳绦虫和阔节裂头绦虫病：15mg/kg，顿服 3. WHO推荐：①血吸虫病：4岁以上儿童，推荐剂量为一次20mg/kg，一天3次，治疗1日，2次给药间隔应为4~6小时；②肝吸虫病：4岁以上儿童，推荐剂量为一次25mg/kg，给药3次，治疗1日，2次给药间隔为4~6小时；③并殖吸虫病：4岁以上儿童，一次25mg/kg，一日3次，治疗2日，2次给药间隔4~6小时
注意事项	1. 治疗寄生于组织内的寄生虫如血吸虫、肺吸虫、囊虫等，由于虫体被杀死后释放出大量的抗原物质，可引起发热、嗜酸性粒细胞增多、皮疹等，偶可引起过敏性休克，必须注意观察 2. 脑囊虫病患者需住院治疗，并辅以防治脑水肿和降低高颅压（应用地塞米松和脱水药）或防治癫痫持续状态的治疗措施，以防发生意外 3. 合并眼囊虫病时，需先手术摘除虫体，而后进行药物治疗 4. 严重心、肝、肾患者及有精神病史者慎用 5. 有明显头晕、嗜睡等神经系统反应者 6. 在囊虫病驱除带绦虫时，需应将隐性脑囊虫病除外，以免发生意外 7. 本药应吞服，不宜嚼碎
禁忌	眼囊虫病者
不良反应	1. 常见头晕、头痛、恶心、腹痛、腹泻、乏力、四肢酸痛等，一般程度较轻，持续时间较短，不影响治疗，不需处理 2. 少数见心悸、胸闷等症状，心电图显示T波改变和期前收缩，偶见室上性心动过速、心房颤动 3. 少数病例可出现一过性ALT及AST升高 4. 偶可诱发精神失常或出现消化道出血
药典	Chin. P.、USP、BP
国家处方集	CNFC
其他推荐依据	
■ 药品名称	阿苯达唑　Albendazole
抗菌谱与适应证	广谱驱虫药，可治疗蓝氏贾第鞭毛虫病，还用于治疗钩虫、蛔虫、鞭虫、蛲虫、旋毛虫、粪类圆线虫、广州管圆线虫等线虫病，也可用于治疗华支睾吸虫病、囊虫和包虫病
制剂与规格	阿苯达唑片[保(甲)]：①0.1g[基]；②0.2g[基]；③0.4g 阿苯达唑咀嚼片[保(甲)]：0.1g 阿苯达唑胶囊[保(甲)]：①0.1g[基]；②0.2g[基] 阿苯达唑颗粒剂：①1g：0.1g；②1g：0.2g
用法与用量	口服。2~12岁儿童用量如下： 1. 蛔虫病：400mg，顿服，如需要，10天后重复1次 2. 蛲虫：400mg，顿服，2~4周后重复一次

续 表

	3. 钩虫、鞭虫、蓝氏贾第鞭毛虫、粪类圆线虫病：一次 200mg，一日 2 次，连眼 3 日 4. 旋毛虫病：一次 200mg，一日 3 次，疗程 7 日 5. 广州管圆线虫病：一日 20mg/kg，分 3 次口服，疗程 7 日 6. 猪囊尾蚴病：一日 20mg/kg，分 3 次口服，10 日为 1 个疗程，一般需 1~3 个疗程，疗程间隔视病情而定 7. 华支睾吸虫病：一日 20mg/kg，分 3 次口服，连服 3~4 日；或一日 10mg/kg，顿服，连服 7 日 8. 棘球蚴病：一日 20mg/kg，一般至少需要 6~12 个疗程，疗程间隔为 5~7 日
注意事项	1. 蛲虫病易自身重复感染，故在治疗 2~4 周后应重复治疗 1 次 2. 脑囊虫患者必须住院治疗，以免发生意外 3. 合并眼囊虫病时，需先行手术摘除虫体，而后进行药物治疗 4. 本药无特效解毒药，用药过量时，应立即催吐或洗胃及对症支持治疗 5. 2 岁以下儿童不宜服用
禁忌	1. 有蛋白尿、化脓性皮一炎、癫痫以及各种急性疾病患者 2. 严重肝、肾、心脏功能不全及活动性溃疡病患者 3. 对本品过敏者
不良反应	1. 少数病例有恶心、呕吐、腹泻、口干、乏力、发热、皮疹及头痛，但均较轻微，停药后可自行消失 2. 治疗囊虫病特别是脑囊虫病时，主要因囊虫死亡释出异性蛋白，可出现头痛、发热、皮疹、肌肉酸痛、视力障碍、癫痫发作等，多于服药后 2~7 日发生，须采取相应措施（应用肾上腺皮质激素，降颅压、抗癫痫等治疗） 3. 治疗囊虫病和包虫病，因用药剂量较大，疗程较长，可出现 ALT 升高，多于停药后逐渐恢复正常 4. 治疗蛔虫病时，偶见口吐蛔虫的反应 5. 偶见脑炎综合征，发生于服药后 10~40 日，出现精神、神经方面的症状及体征：①精神症状主要有缄默少动、情感淡漠、思维抑制、记忆力障碍和计算力锐减等；②继之出现头晕、头痛、行走无力、抽搐、四肢瘫痪、大小便失禁等神经系统弥漫性受损症状；还可能伴有不同程度的意识障碍；③体检可见肌张力改变、腱反射亢进和病理反射阳性；④脑电图出现中、重度异常，以慢波表现为主；⑤脑脊液检查可有 IgG 增高，半数病例呈轻度炎症改变；⑥CT 检查脑部呈多病灶片状低密度阴影；磁共振图像显示脑白质多病灶密度增高
药典	Chin. P. 、USP、BP
国家处方集	CNFC
其他推荐依据	

药品名称索引（汉英对照）

A

阿苯达唑　Albendazole　833
阿洛西林　Azlocillin　767
阿米卡星　Amikacin　791
阿莫西林　Amoxicillin　762-764，795，809
阿莫西林克拉维酸钾　Amoxicillin and Clavulanate Potassium　763，764
阿奇霉素　Azithromycin　680，794
阿托品　Atropine　30，723，724，748，749
阿昔洛韦　Aciclovir　810-812
氨苯砜　Dapsone　822
氨苄西林　Ampicillin　761-764，790，797，820
氨苄西林舒巴坦钠　Ampicillin and Sulbactam Sodium　764
氨基己酸　Aminocaproic acid　740，741
氨甲苯酸　Aminomethylben-zoic acid　741
氨甲环酸　Tranexamic Acid　740，741
氨曲南　Aztreonam　788
奥司他韦　Oseltamivir　813，814
奥昔布宁　Oxybutynin　751
奥硝唑　Ornidazole　805，806

B

苯唑西林　Oxacillin　759
比沙可啶　Bisacodyl　745
吡喹酮　Praziquantel　832
吡嗪酰胺　Pyrazinamide　817，819
蓖麻油　Oleum Rinii　746，747
苄星青霉素　Benzathine Benzylpenicillin　758
丙酸交沙霉素颗粒　Josamycin Propionate Granules　796
布桂嗪　Bucinnazine　728
布洛芬　Ibuprofen　730

D

地西泮　diazepam　729，731，748
颠茄　Belladonna　748，749
丁丙诺啡　Buprenorphine　729
对氨基水杨酸钠　Sodium Aminosalicylate　821

对乙酰氨基酚 Acetaminophen 728, 817
多潘立酮 Domperidone 734
多西环素 Doxycycline 792, 793

E

恩替卡韦 Entecavir 815

F

芬太尼 Fentanyl 725
酚磺乙胺 Etamsylate 741
酚酞 Phenolphthalein 745, 746, 747
夫西地酸 Fusidic Acid 808, 809
呋喃妥因 Nitrofurantoin 803
伏立康唑 Voriconazole 731, 734, 735, 826, 827
氟胞嘧啶 Flucytosine 828
氟康唑 Fluconazole 734, 735, 824-826
氟氯西林 Flucloxacillin 760
氟氧头孢 Flomoxef 787
复方氯化钠（林格液） Compound Sodium Chloride 733, 737, 738

G

甘油 Glycerol 746, 747
更昔洛韦 Ganciclovir（GCV） 810, 812

H

红霉素 Erythromycin 734, 735, 793-796
黄酮哌酯 Flavoxate 750
磺胺甲噁唑 Sulfamethoxazole 806, 807
磺胺嘧啶 Sulfadiazine 807

J

甲硝唑 Metronidazole 53, 57, 58, 63, 64, 67, 70, 78, 214, 218, 225, 229, 249, 261, 265-267, 282, 285, 288, 291, 295, 298-301, 315, 316, 318, 374, 376, 390, 392, 394, 395, 397, 398, 400, 401, 403, 404, 420, 422, 452, 455, 458, 462, 468, 470, 680, 783, 785, 788, 801, 804, 805, 832
甲氧氯普胺 Metoclopramid 734
金刚烷胺 Amantadine 812
金刚乙胺 Rimantadine 812
聚乙二醇 4000 Macrogol 4000 744

K

卡泊芬净 Caspofungin 827, 828
可待因 Codeine 724, 726
克拉霉素 Clarithromycin 734, 795, 822

克林霉素 Clindamycin 798，799
奎宁 Quinine 831

L

拉米夫定 Lamivudine 814，815
拉氧头孢 Latamoxef 316，786
劳拉西泮 lorazepam 732
利巴韦林 Ribavirin 814-816
利福霉素 Rifamycin 800，801，819
利福平 Rifampicin 799-801，809，818，819，822，828
利福昔明 Rifaximin 801
利奈唑胺 Linezolid 809，810
链霉素 Streptomycin 819-821
两性霉素 B Amphotericin B 823，824，829
林可霉素 Lincomycin 798，799，809
磷霉素 Fosfomycin 808
氯化钾 Potassium Chloride 738，739
氯化钠 Sodium Chloride 32，733，737，738，740-742，756，759-763，766，767，769，772，775，776，778，780，783-786，788，806，807，817，825，826，830，831
氯喹 Chloroquine 822，830，831
氯霉素 Chloramphenicol 797
氯唑西林 Cloxacillin 759
罗红霉素 Roxithromycin 795

M

吗啡 Morphine 723，724，727-729
咪达唑仑 midazolan 732，733，826

N

凝血酶 Thrombin 742
凝血酶原复合物（因子Ⅱ、Ⅶ、Ⅸ、Ⅹ） Prothrombin Complex（FactorⅡ、Ⅶ、Ⅸ、Ⅹ） 742
凝血因子Ⅷ Coagulation Glubulin 743

P

帕尼培南-倍他米隆 Panipenem Betamipron 789
哌拉西林 Piperacillin 766，767，790
哌拉西林钠他唑巴坦钠 Piperacillin Sodium and Tazobatam 766，767
哌替啶（度冷丁） Pethidine 724，725，726
葡萄糖 Glucose 614，677，727，733，736，737，740，752-754，760-762，764，769，778，783，785，788，804-807，827，830
葡萄糖氯化钠 Glucose/ Sodium Chloride 581，586，736，767，779，783
葡萄糖酸锑钠 Sodium Stibogluconate 831
普鲁卡因青霉素 Procaine Benzylpenicillin 757

Q

齐多夫定 Zidovudine 814, 816
青霉素 V Phenoxymethylpenicillin 758
青霉素 Benzylpenicillin 30, 31, 42, 43, 55, 741, 756-788, 790, 792, 796-798, 801, 820
庆大霉素 Gentamycin 768, 790, 791, 809
曲马多 Tramadol 727
去甲万古霉素 Norvancomycin 801-803
乳果糖 Lactulose 744
乳酸钠林格 Sodium Lactate Ringer' s 738

S

山莨菪碱 Anisodamine 748
舒芬太尼 Sulfentanil 725, 726
双碘喹啉 Diiodohydroxyquinoline 832
双氯芬酸 Diclofenac 730
四环素 Tetracycline 792, 793

T

碳酸氢钠 Sodium Bicarbonate 739
替卡西林 Ticarcillin 765, 766
替卡西林克拉维酸钾 Ticarcillin and Clavulanate Potassium 765
替考拉宁 Teicoplanin 802, 803
替硝唑 Tinidazole 805
头孢氨苄 Cefalexin 770
头孢吡肟 Celepime 783, 784
头孢丙烯 Cefprozil 774, 775
头孢泊肟酯 Cefpodoxime Proxetil 782, 783
头孢地尼 Cefdinir 776
头孢呋辛 Cefuroxime 43, 53, 55, 67, 214, 249, 300, 315, 434, 452, 468, 502, 556, 769, 772
头孢呋辛酯 Cefuroxime Axetil 773
头孢克洛 Cefaclor 774
头孢克肟 Cefixime 781, 782
头孢拉定 Cefradine 601, 769
头孢硫脒 Cefathiamidine 772
头孢美唑 Cefmetazole 490, 503, 544, 558, 785, 786
头孢米诺 Cefminox 786
头孢哌酮 Cefoperazone 214, 215, 316, 390, 392, 779, 780
头孢哌酮舒巴坦 Cefopcrazone and Sulbactam 300, 780
头孢羟氨苄 cefadroxil 771
头孢曲松 Ceftriaxone 214, 229, 390, 392, 468, 469, 679, 695, 778, 779
头孢噻肟 Cefotaxime 229, 777
头孢他啶 Ceftazidime 781

头孢替安 Cefotiam 775
头孢西丁 Cefoxitin 784
头孢唑林 Cefazolin 53，601，644，768，769
头孢唑肟 Ceftizoxime 776
托特罗定 Tolterodine 750

W

万古霉素 Vancomycin 799，801-803，808，809，818

X

小儿复方氨基酸注射液（18AA-Ⅱ） Paediatric Compound Amino Acid Injection（18AA-Ⅱ） 752
小儿复方氨基酸注射液（18AA-Ⅰ） Paediatric Compound Amino Acid Injection（18AA-Ⅰ） 753
小儿复方氨基酸注射液（19AA-Ⅰ） Paediatric Compound Amino Acid Injection（19AA-Ⅰ） 752，753
新泰林 768
血凝酶（巴曲酶） Hemocoagulase（Batroxobin） 743

Y

亚胺培南-西司他丁 Imipenem-Cilastatin 788，789
液状石蜡 Liquid Paraffin 747
伊曲康唑 Itraconazole 825，826
乙胺丁醇 Ethambutol 819，820
异烟肼 Isoniazid 817，819

Z

脂肪乳注射液（$C_{14\sim24}$） Fat emulsion Injection（$C_{14\sim24}$） 753，754
制霉菌素（制霉素） Nystatin（Nysfung） 829
中/长链脂肪乳注射液（$C_{6\sim24}$）（$C_{8\sim24}$） Medium and Long Chain Fat Emulsion Injection（$C_{6\sim24}$）（$C_{8\sim24}$） 754
注射用胰蛋白酶 Trypsin for Injection 755

名词缩略语

AFP	血甲胎蛋白
BP	英国药典
Chin. P.	中国药典
CNF	中国国家处方集
CNFC	中国国家处方集（儿童版）
CPAP	持续正压通气
CRP	C 反应蛋白
CT	电子计算机 X 射线断层扫描技术
CTU	CT 尿路造影
ERCP	经内镜逆行性胰胆管造影术
Eur. P.	欧洲药典
HD	霍奇金病
HVA	3-甲氧基-4-羟苯乙酸
ICD	国际疾病分类
ICU	重症加强护理病房
IP	印度药典
IVP	静脉肾盂造影
Jpn. P.	日本药典
KP	韩国药典
MRCP	磁共振胰胆管造影
MRCP	磁共振胰胆管造影
NSE	血神经元特异性烯醇化酶
NUSS	漏斗胸微创矫正
PBPV	经皮球囊肺动脉瓣成形术
PET/CT	正电子发射计算机断层显像
VCUG	排尿性膀胱尿道造影
VIP	血管活性肠肽
VMA	3-甲氧基-4-羟苦杏仁酸
VMA	尿 24 小时尿草扁桃酸

参考文献

[1] 雷霆．小儿神经外科学．北京：人民卫生出版社，2011.

[2] 唐力行，张杰．特殊类型的儿童气管异物 212 例诊治分析．重庆医学，2015（2）：241-243.

[3] 王桂香，刘世琳，张亚梅．儿童气管异物的诊疗要点．临床耳鼻咽喉头颈外科杂志，2013（15）：812-814.

[4] 阎承先．气管、支气管异物．小儿耳鼻咽喉科学．2 版．天津：天津科学技术出版社，2000：685-689.

[5] 张亚梅，张天宇．实用小儿耳鼻咽喉科学．北京：人民卫生出版社，2011.

[6] 中华医学会耳鼻咽喉头颈外科学分会小儿学组．中国儿童气管支气管异物诊断与治疗专家共识．中华耳鼻咽喉头颈外科杂志，2018，53（5）：325-338.

[7] 张金哲．张金哲小儿外科学．北京：人民卫生出版社，2013.

[8] 中华医学会．临床诊疗指南・小儿外科学分册．北京：人民卫生出版社，2005.

[9] 中华医学会．临床技术操作规范・小儿外科学分册．北京：人民军医出版社，2005.

[10] 施诚仁，金先庆，李仲智．小儿外科学．北京：人民卫生出版社，2009.

[11] 邹科．甲状腺舌管囊肿及瘘管患儿围手术期护理．现代医药卫生，2014（9）：1385-1387.

[12] 陈玉微，陈良嗣，梁璐．内镜二氧化碳激光烧灼治疗先天性梨状窝瘘的护理．护理研究，2015，29（10）：3655-3656.

[13] 中华医学会．临床诊疗指南・消化系统疾病分册．北京：人民卫生出版社，2005.

[14] 中华医学会．临床诊疗指南・胸外科分册．北京：人民卫生出版社，2009.

[15] 抗菌药物临床应用指导原则（2015 年版）（国卫办医发〔2015〕43 号）．http：//www. gov. cn/foot/2015-08/27/content_ 2920800. htm.

[16] Richard A Jonas. Comprehensive Surgical Management of Congenital Heart Disease. London：Hodder Arnold Publication，2004.

[17] Constantine Mavroudis. Pediatric Cardiac Surgery. 4th. New Jersey ：Wiley-Blackwell，2013.

[18] 中华医学会小儿外科分会新生儿外科学组，小儿肝胆外科学组．中国大陆地区胆道闭锁诊断与治疗（专家共识）．中华小儿外科杂志，2013，34（9）：700-705.

[19] 张金哲，孙宁，倪鑫．张金哲小儿外科学（上下册）．北京：人民卫生出版社，2013.

[20] 吴晔明．小儿外科学．6 版．北京：北京大学医学出版社，2009.

[21] 蔡威，张潍平，魏光辉．小儿外科学．6 版．北京：人民卫生出版社，2020.

[22] 张琳琪，王天有．实用儿科护理学．北京：人民卫生出版社，2018：366-367

[23] 王世平，辛文琼，向波．小儿外科护理手册．北京：科学出版社，2014.

[24] 张金哲，潘少川，黄澄如．实用小儿外科学．北京：人民卫生出版社，2013.

[25] 中国抗癌协会小儿肿瘤专业委员会，中华医学会小儿外科学分会肿瘤外科学组．儿童神经母细胞瘤诊疗专家共识．中华小儿外科杂志，2015，36（1）：3-7.

[26] 中华人民共和国国家卫生健康委员会．儿童肾母细胞瘤诊疗规范（2019 年版）（2019-09-04）．http：//www. gov. cn/yzygj/s3593/201909/5f1d332960be46c2aabe501603703ee4/files/90f825b25c994147aa434d6b252146c4. pdf

[27] 国家药典委员会．中国药典．北京：中国医药科技出版社，2010.

[28] 厚生大臣津岛雄二．韩国抗生物质医药品基准（韩抗基）．厚生省，1990.

[29] 美国药典委员会．美国药典/国家处方集．第 31 版．沪西书店，2013.

[30] 欧洲药典委员会．欧洲药典（中文版）．北京：中国医药科技出版社，2010.
[31] 日本抗生物质学术协议会．日本抗生物质医药品基准（日抗基）．药业时报社，1998.
[32] 日本要局方编辑委员会．日本药典．第16版．日本厚生省，2011.
[33] 世界卫生组织专家委员会．国际药典．世界卫生组织，2011.
[34] 希恩．C. 斯威曼（Sean C Sweetman）编，李大魁，金有豫，汤光，等译．马丁代尔大药典．第35版．北京：化学工业出版社，2008.
[35] 许桓忠，张健．抗菌药合理临床应用指南．北京：化学工业出版社，2008.
[36] 中国国家处方集编委会．中国国家处方集．北京：科学出版社，2020.
[37] 中国国家处方集编委会．中国国家处方集（儿童版）．北京：人民军医出版社，2013.

致读者

本系列图书中介绍的药物剂量和用法是编委专家根据当前医疗观点和临床经验并参考本书附录中的相关文献资料慎重制订的，并与通用标准保持一致，编校人员也尽了最大努力来保证书中所推荐药物剂量的准确性。必须强调的是，临床医师开出的每一个医嘱都必须以自己的理论知识、临床实践为基础，以高度的责任心对患者负责。本书列举的药物用法和用量主要供临床医师参考，并且主要针对疾病诊断明确、临床表现典型的患者。读者在选用药物时，还应该认真研读药品说明书中所列出的适应证、禁忌证、用法、用量、不良反应等，并参考《中华人民共和国药典》《中国国家处方集》等权威著作为据。此书仅为参考，我社不对使用此书所造成的医疗后果负责。

中国协和医科大学出版社

《临床路径治疗药物释义》专家组